安 宁 疗 护 系 列 丛 书

临终关怀学词典

主 编　施永兴　罗冀兰

复旦大学 出版社

编 委 会

主　编　施永兴　罗冀兰

副主编　李义庭　张　静

编　委（按姓氏笔画排列）

马　克	云南新昆华医院
马振山	首都医科大学附属北京天坛医院
王华萍	上海市浦东新区老年医院
毛伯根	上海市静安区临汾路街道社区卫生服务中心
邓　涤	武汉大学中南医院
达庆东	复旦大学公共卫生学院
刘　兵	上海市普陀区人民医院
刘荣辉	上海市浦东新区迎博社区卫生服务中心
严　非	复旦大学公共卫生学院
苏红梅	上海市嘉定区中医医院
杨颖华	上海市保健局
李义庭	首都医科大学
李水静	上海市卫生健康委员会
李金祥	四川大学华西第四医院姑息医学科
李　玲	河南省郑州市第九人民医院
肖立军	慈康生命 * 上海立谷医院管理有限公司
吴玉苗	上海市普陀区利群医院
吴　颖	上海市普陀区利群医院
邸淑珍	河北中医药大学
宋岳涛	北京老年医院
张学茹	河北中医药大学
张　敏	上海中医药大学附属岳阳中西医结合医院
张　静	浙江省宁波市鄞州区中河街道社区卫生服务中心
张　鹄	上海市静安区市北医院
陈慧平	四川大学华西第四医院

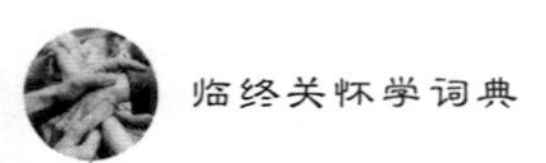

罗冀兰　中国生命关怀协会
荆丽梅　上海交通大学公共卫生学院
胡　敏　上海市静安区临汾路街道社区卫生服务中心
俞建华　浙江省宁波市鄞州区百丈街道社区卫生服务中心
施永兴　中国生命关怀协会
顾文娟　上海市杨浦区长海社区卫生服务中心
顾伟民　上海市浦东新区老年医院
顾竞春　上海市静安区芷江西路街道社区卫生服务中心
徐东浩　上海市徐汇区康健街道社区卫生服务中心
唐跃中　上海市徐汇区康健街道社区卫生服务中心
陶志敏　河南大学护理与健康学院
黄长富　上海华康护理院
崔　静　中国人民解放军海军军医大学
程明明　上海大学社会学院
舒之群　上海交通大学医学院附属第九人民医院
路桂军　清华大学附属北京清华长庚医院
蔡静芳　上海市静安区宝山路街道社区卫生服务中心
潘毅慧　上海市静安区疾病预防控制中心

学术秘书　毛懿雯　李笑飞　杨　婧

序

临终关怀在人的全生命周期健康管理服务体系中，是一项重要的工作，是充满人文精神和大爱情怀的事业。随着老龄化程度的日益加深，患有恶性肿瘤、慢性病等不可治愈疾病的老年人口逐渐增多，包括老年人在内的疾病终末期患者的临终关怀服务需求日益增加。临终关怀事业已经成为当前社会高度关注的一个热点。

2014 年，世界卫生组织指出："随着全球人口的老龄化，临终关怀变得越来越重要。"同年 5 月，第 67 届世界卫生大会通过决议，包括我国在内的 194 个成员国承诺，将临终关怀服务作为本国卫生系统的重点工作之一。

习近平总书记在 2016 年全国卫生与健康大会上指出，要把人民健康放在优先发展的战略地位，努力为人民群众提供全生命周期的卫生与健康服务，为老年人提供连续的健康管理服务和医疗服务。《"健康中国 2030"规划纲要》明确要求，为老年人提供治疗期住院、康复期护理、稳定期生活照料、安宁疗护一体化的健康和养老服务。国家卫生健康委员会认真贯彻落实党中央、国务院关于加强安宁疗护工作的要求，于 2017 年 10 月启动了全国安宁疗护试点工作，于 2019 年 5 月提出，在全国 29 个省、自治区、直辖市的 91 个地级城市开展基线调查、建设服务体系、探索制度保障、加强队伍建设和宣传教育等工作。目前我国已经拥有一批安宁疗护中心和临终关怀机构，也有不少著作出版，各地相继研究制定了临终关怀的标准规范和指南。经过 30 多年的发展，我国临终关怀事业取得了一定的进步，但较国际先进水平仍有较大差距。在 2015 年经济学人智库发布的世界死亡质量指数调研中，中国在 80 个国家和地区中的排名为第 71 位。

这部词典是我国临终关怀领域的第一部辞书，具有专业性、实用性、结构完整、新颖等特色。参加词典编纂和审定的人员是当今中国临终关怀与姑息医学界的理论研究者及具有临床实践经验者。他们历时 13 年辛勤耕耘、通力合作，完成了这部工具书。

我衷心祝贺《临终关怀学词典》的出版。这部工具书的出版，必将为我国临终关怀事业的进一步发展作出积极的贡献。让我们大家为促进临终关怀事业的发展而共同努力！

全国人大常委会原副委员长
中国生命关怀协会名誉主席 彭珮云

2023 年 11 月 30 日

前　　言

《临终关怀学词典》是一部囊括了临终关怀领域相关知识的专科词典。我们编纂本书的目的是为中国临终关怀学的教学、科研、知识普及学术交流提供简明实用的工具。

任何社会实践都离不开理论的指导，理论发展是临终关怀学的重要基石，理论创新是临终关怀事业发展的重要标志。在21世纪，中国临终关怀事业进入卫生体系全面发展的今天，加强中国特色的临终关怀发展理论体系建设已经成为摆在我们面前的紧要课题。无论是临终关怀法律、政策、制度，还是临终关怀从业人员培养和医疗卫生机构的专科设置，抑或临终关怀服务内容、考评标准等方面，很多问题都没有从理论上得到很好的诠释，甚至许多基本概念仍然没有清晰的定义。临终关怀战略地位的提升要求临终关怀学术研究能够更规范、更精准。临终关怀事业发展需要一部完整而实用的工具书。这部工具书能系统、全面和权威地对临终关怀相关概念作出科学的解释。在这一背景下，我们着手组织编纂《临终关怀学词典》，这既是中国临终关怀事业发展进程中的一项重大基础工程，也是落实健康中国战略、加强人的全生命周期健康管理服务的重要举措。

编纂词典被誉为“圣人苦役”，是件严肃而枯燥的事情，实是一项烦琐、艰辛、细致的工作。鉴于我国临终关怀学现有的理论研究条件和背景，需要进行大量的开创性工作。专业书、教科书和词典是医务人员著书所追求的三大目标。从2011年5月9日，我们开始酝酿和构思《临终关怀学词典》，2012年7月起广泛选取古今中外临终关怀及其相关领域的术语、名词、学说、学派、人物、著作等方面的资料，其中检索论文2 500余篇，参考教科书和专著380余部，初入选词条5 600余条。2017年4月1日决定正式启动《临终关怀学词典》的编纂工作，成立了编写委员会，组织了国内临终关怀行政管理部门、学术界和实践界的专家团队。先后召开16次编写委员会会议，经25次改稿、6次统稿，共同完成了这部收词1 118条、近80万字的专业工具书。在13年的编纂过程中，全国100余名专家学者、数十位工作人员和出版人员付出了艰辛劳动，从框架体例的确定、词条的选取、释义的斟酌到最终的印制出版，无不凝结了大家的智慧与努力。读者面前的这部《临终关怀学词典》，就是中国临终关怀学蓬勃发展、只争朝夕的最好证明。

这部词典主要涵盖了临终关怀学、姑息医学、社会学和伦理学等领域专业词汇的定义和基本概念。在规范阐释学科重要名词术语的同时，还包罗了临终关怀学的发展轨迹，提供了历史上临终关怀方面的典型案例。以已有政策、规范和已出版的教科书、专著及论文等为依据，词典遵照理论主线规律，以知识模块为分类依据，按照逻辑关系排序并阐述。全书遵循“以我为主，为我所用”的收词原则，博采众长，坚持理论和实践相结合的原则，争取实现政治性、先进性、原创性、导向性、系统性、科学性、实用性和可读性的高度统一。

中国有着悠久的历史和厚重的传统文化底蕴，这一点充分体现在本词典中，并增加了它的特色。自20世纪80年代以来，中国的临终关怀事业的发展无不伴随着社会学和伦理学的争论，其中有些问题至今尚未达成一致意见。在编写词典时，我们尽可能反映客观现实并体现临终关怀学领域的关注点。关于国际姑息医学和临终关怀学的前沿进展，我们力所能及地做了介绍。对国内比较关心的临终关怀政策和安宁疗护工作全国试点开展的问题，本书也提供了相关信息。

《临终关怀学词典》的正文包括词目和释文，在节末均注明撰稿人和审定人。词目的选取既考虑了姑息医学、姑息医疗、临终关怀专业等基础性词条，也包含国家政策文件所提及的安宁疗护中心基本标准、安宁疗护服务规范指南、安宁疗护全国试点等方面特色词条，还收录了临终关怀政策、临终关怀管理、临终关怀伦理、临终关怀与中医学、临终关怀与心理学、临终关怀文化等体现临终关怀时代发展特征的词条。

本词典是国内首部临终关怀学词典，它不仅填补了国内临终关怀学理论与实践领域大型工具书的空白，在全球临终关怀学界也是一个新的突破，为世界各国了解中国临终关怀政策及文化提供了一个窗口。

参与本书编写的都是从事临终关怀学、伦理学、社会学、文化学研究的学者和临终关怀临床专家。本书还特邀国内外同领域学者崔以泰（天津医科大学教授）、黄中天（美国纽约州库克大学教授、副校长兼中国总校区校长）、罗健（中国科学院肿瘤医院教授）、赵刚（中国社会科学院研究员）、张小军（清华大学健康研究中心主任、教授）、程瑜（中山大学人类学系主任、教授）、桑吉扎西（中国佛教协会秘书长）、张金钟（天津中医药大学伦理系主任、教授）、刘继同（北京大学社会学系教授）参与某些词条的审定。在编写过程中还得到了一些领导和同事的帮助，包括吴乾渝、杨超、张天晔、李春英、王卫卫、杨芬红、曹海涛、唐红梅、林艳侠、冯青云、袁珺、谭军、陈琦、胡芳、徐昊犇等，在此表示衷心感谢，并向本书参考的相关书籍、论文的作者致敬。许多专家分散在全国各地，在编写、修改、审定工作过程中，大家都付出了巨大的努力，克服了诸多困难，抱着共同的理想，促成本书的诞生。

13年的编写、修改、再修改……许多词条从无到有、从生到熟，历经了反复锤炼。由于许多工作是开创性的，过程中充满了困惑、纠结、难以取舍，直至最终达成一致，新书付梓问世。它是集体创作完成的一项阶段性成果。尽管我们尽了最大努力，但书中不免存在诸多错误与不足，期望读者能批评指正，方便编者在此基础上继续努力，修订再版，不断完善，让临终关怀学理论发展更上一层楼。

施永兴　罗冀兰

2023年11月26日

目　　录

凡　例

一、本词典是临终关怀学科的一部兼具理论性、知识性、实用性、综合性的专科工具书。共分 3 个板块：卷首，包括编委会、序、前言、凡例、目录；正文，即词条阐述；卷尾，即附录，包括临终关怀相关评价表和词目索引。

二、本词典共收入 1 118 个条目，按其内容分为 25 类。其中包括与临终关怀学关系密切的普通临终关怀学的部分名词、临终关怀学基本名词、临终关怀学相关理论学说、人与生命、健康、老化与衰竭、临终医学、姑息医学、临终护理、患者与医务人员、卫生法学、临终关怀制度、临终关怀管理学、临终关怀伦理、临终关怀与中医学、社会学、行为学、临终关怀与心理学、临终关怀与精神障碍、死亡学、安宁疗护、临终关怀文化，以及临终关怀学重要文献、相关人物、临终关怀组织等。

三、本词典词目选取范围为临终关怀服务、临终关怀理论及学派、临终关怀学密切相关领域的术语，包括专业名词、人物、著作、组织、事件、会议，以及相关文件中的重要词语和常用词语等。

四、释文力求客观、简明、准确、科学、专业，以学术界定评为主。如有异说，则客观引用，或以其中较有代表性的一说为主。本词典释文开头不重复词目标题。

五、本词典的词目包括英文翻译，所有条目均附有中文、英文索引以备查考。

六、本词典正文按知识体系分类编排。

七、本词典对于少量内容互为交叉、表述角度不同的词条，采用并序方法处理，以便读者从不同角度查阅。

八、释文中一般使用我国法定计量单位。

九、本词典“附录一”中以二维码的形式提供临终关怀相关评价表，以供读者查阅。

十、本词典资料来源时间截至 2020 年 10 月。

词条

一、普通临终关怀名词

美(beauty) 人类发现或创造的所有能够体现事物本质的力量或令人愉悦的事物形象。学术界对美的本质探讨各有侧重但又相互联系，主要有，美是主观的，美是客观的，美是人的本质力量的对象化，等等。它们的主要分歧在于如何理解和阐释马克思主义关于美“是人的本质力量的对象化”或“自然的人化”以及“创造人本身”命题内涵。理论核心是，美的根源来自实践，实践活动，即合规律性与合目的性有机统一的人的活动，使对象事物成为人的审美对象，并使人从中获得审美感受。在美的现实性上，美的现象呈现为广泛性和多层次性，表现为自然美、社会美、科学与技术美和艺术美，以及医学、建筑、园林、工业工程设计、广告、服饰、饮食、旅游等领域延伸的综合化。美作为关系范畴，不是自然性物质存在，美是社会存在。美是人的。人是社会的，人是社会性与个性的统一。美因时代变迁而不同，因主客体而不同，因此，美的感受，因人而异，因时空而异。美与人，都是开放的和生成中的。

人类在不断的社会进步中探索和发现美的本质特征。原始时代，人们通过最初的劳动实践，和现实发生审美的关系，开始发现美、追求美、创造美。文明时代，许多思想家、哲学家、文艺学家开始从理论上不断探讨美的本质特征以及美的创造功能。中国先秦时期，主要侧重于从政治伦理方面探讨美，包含有“美德”“美丽”“美化”“赞美”等。孔子把“中和”之美视为最高审美理想，老子提出“道法自然”“美恶相生”，孟子提出“充实之谓美”。外国美学史上对于美的本质、特征的探讨，形成了各种不同学说，影响较大的有和谐说、形式说、理念说、客观说、主观说、典型说、关系说、无意识说、实践说等。

马克思主义美学(Marxist aesthetics)认为美是自然的人化，人的本质力量的对象化和形象显现，是人的社会实践的产物，确证了人的思想、情感、智慧、才能、愿望。美是主体与客体、客观性与社会性、合规律性与合目的性、感性与理性的统一体，具有形象性、可塑性、发展性、丰富性、感染性、独特性、愉悦性等特征。美包含内容美与形式美两个要素，有自然美、社会美、艺术美等不同形态。美是审美的对象，美感的源泉，随着人类审美实践和感知、创造美的能力的发展而发展。

爱(love) 以人与人之间的互相关心、互相爱慕、互相理解为基础，表示人与人之间较深层次的各种社会利益关系的一致性和亲近性，也表示对具体的特定人物、事物、事件、团体有积极倾向性的一种道德情感。

作为人类意识形态之一，爱是人类道德意识的产物，是人的社会属性具有的一项基本特质及组成部分，归属人的社会属性范畴。爱的内容：①个人之间的爱，表现形式有亲情之爱、崇拜之爱、人道主义之爱等；②个人与社会或社会群体之间的爱，表现形式有对祖国之爱、对生活之爱、对自然人文之爱等；③道德概念的爱，是具体的而不是抽象的，是在一定道德原则的支配和规范下，具有相当程度的自主性、自觉性和选择性，并排斥任何强制性。

1943 年，美国心理学家亚伯拉罕 · 哈罗德 · 马斯洛(Abraham Harold Maslow)在著作《人类动机理论》(*A Theory of Human Motivation*)中，按重要性和发生的先后顺序，将人基本需求由高至低划分为 5 类：自我实现、尊重、爱和归属感、安全需求、生理需求。从人的生物利己特征视角看，爱是一种自我给予，也是一种需要；从人的生物利己与利他特征视角看，爱是一种交换与自我给予；从人的社会属性与生物属性视角看，爱是一种情感与利益的给予；从人类个体与社会的关系、人的社会性与生物性的关系的视角看，爱是以实现自身与社会的发展与生存为目的，在情感、利益与精神方面人类成员与社会的相互与自我给予。临终患者常常会产生孤独感，对爱的需求强烈，希望得到亲人、朋友、周围人的关心、关爱和接纳。

善(kind) 形容对待他人具有心地仁爱，品质淳厚的良好品行。善有广义和狭义之分。广义的善是哲学的范畴，泛指使人在自然关系和社会关系中各方面需要得到满足的实际价值。古语中善就是“好”“益”的意思，对主体(社会、群体、个人)有益、符合主体利益的东西都是善。狭义的善是伦理学范畴，指道德上合乎规范，即善行，共同满足为善，在被动个体自我意识出于自愿或不拒绝的情况下，主动方对被动个体实施精神、语言、行为的任何一项的介入，皆为善。

古今中外对善的理解不尽相同：我国传统的孔孟儒学主张人性本善。古希腊哲学家伊壁鸠鲁(Epicurus)认为：“幸福生活是我们天生的最高的善，我们的一切取舍都从快乐出发；我们的最终目的乃是得到快乐，而以感触为标准判断一切的善。”古希腊哲学家亚里士多德(Aristotle)认为：“一切事物所追求的目的都是善。”著名的荷兰哲学家巴鲁克·德·斯宾诺莎(Baruch de Spinoza)认为：“凡是符合我们的本性之物必然是善的。”伊曼努尔·康德(Immanuel Kant)认为，先验道德的“绝对命令”即无条件的“应该”就是善。现代伦理学认为，符合一定社会或阶级的道德原则和规范的行为或事件就是善行。

善是人的需要的满足，具有以下特点：①主体性。善是以主体尺度为尺度的主客体统一的状态，是最典型的价值形态，具有强烈的主体性。善既是主体目的性的实现，也是客体必然性的实现。②社会性。道德行为是人的行为对社会、群体的价值，对社会群体有益就是善，由于人的行为具有社会性，作为主体的社会群体具有社会性，因而善也具有社会性。③历史性。善的相对性表明，善的标准随着社会的发展而变化，不同历史时期有不同的道德价值观念。

善在临终关怀中表现为善行、慈善、善终。行善以善行为本，以使得受助者真正受益为原则。“临终关怀”译自英文“hospice care”，是指由宗教团队兴办，设立在修道院附近为朝圣者和旅行者提供中途休息和给养的场所。19 世纪 70 年代末和 80 年代初，hospice 的含义已经演变成为社区里需要照顾的贫困晚期患者和临终者提供帮助的慈善收容、照顾机构。中华慈善总会创始人崔乃夫对慈善的概括为：“慈”为父母对子女的爱，讲的是纵向关系，如“慈母手中线，游子身上衣”。“善”为人与人之间的关爱，讲的是横向的关系。慈善是有同情心的人们之间的互助行为。崔乃夫会长以纵横的关系，深刻地勾画出了慈善事业的全部活动和真谛。

善在临终关怀中对患者的价值，即以善心、善行为晚期患者或临终者提供帮助，使得患者得以善终，实现人生命旅程的圆满。

痛苦(suffering) 身体或精神无法适应的不适感。常由两种因素引起：①因躯体伤害产生的痛苦，为痛觉；②因社会精神压力形成的痛苦，为心理痛苦。痛苦的强烈程度不仅受外在因素的影响，还受个体自身的注意力、意志力、情绪、经验等其他心理因素的影响。心理学上所指的痛苦，大多源于生活压力。

在临床上，患者因身患疾病，痛苦不仅是指肉体上的疼痛，还包括心理及心灵上的痛苦。心理上的痛苦是指生理痛苦伴随过去的经验或情境的变化，或患者所受到的内外压力等在心理上的泛化；心灵的痛苦则与人的内在良知相关，往往把伤痛与愧疚感联系起来，这是一种深层次的痛苦，即使肉体与心理的痛苦消退，心灵的痛苦

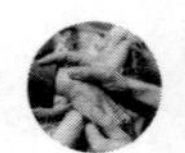

仍然挥之不去。因此，医护人员在解除患者肉体痛苦的同时，还应予以心理上的疏导，心灵上的慰藉。临终关怀中的痛苦有两层含义：一是指由特定神经纤维传导的感觉，这种感觉是当事人能够感知的，无论当事人喜欢与否，包括循环功能衰竭、呼吸功能衰竭、胃肠道功能紊乱、体温失常、肌张力丧失、感知觉改变、意识改变、疼痛，出现临近死亡的体征；二是指当事人所不喜欢的任何生理或心理体验。导致心理痛苦的因素包括躯体症状、情绪症状、社会家庭支持缺乏及性别、家庭境遇等其他因素，主要是对死亡的恐惧和悲伤。

幸福(happiness) 人们因在物质或精神生活中实现或接近预定目标或理想而引发的内心满足感。幸福是一种情感体验，没有固定标准。属伦理学范畴。

在中国伦理思想中，幸福被表述为“福”“福德”等。从西方伦理学史来看古代先哲对幸福的观点：古希腊思想家梭伦(Solon)最早对幸福范畴作了理论的探讨，认为只有财富并不能决定幸福，还必须要有德行；古希腊哲学家伊壁鸠鲁曾指出对幸福与快乐的追求是人生的重要目的，其伦理学被称为“快乐论”或者“幸福论”；中世纪神学家对现世的幸福持否认观点，近代资产阶级唯物主义思想家将个人生活欲望的满足认为是幸福的重要内容之一，而德国哲学家路德维希·安德列斯·费尔巴哈(Ludwig Andreas Feuerbach)则以“幸福论”来命名其伦理学著作。从马克思主义的角度来看，人们对于人生意义与目的的理解会影响到他们对幸福的认识，从本质上来讲，人们关于幸福的认识取决于当时的社会生活条件与经济关系。幸福是精神层面对社会物质生活条件与政治经济关系的一种反映，按获取来源分为个人幸福与群体幸福，个人幸福依赖于群体幸福，群体幸福高于个人幸福。无产阶级以集体主义作为实现幸福的基础，指出人们的幸福生活除了物质生活以外，还涵盖精神生活；幸福除了与个人享受有关之外，还与斗争、劳动与创造有关。

与社会及个体发展、公众根本利益相符的幸福为道德的幸福，反之为不道德的幸福。把为公众服务，为大多数人谋利益，追求美好的未来，在自觉的创造性的工作中发挥自己的才智，把获得物质、心灵层面的成果和个人满足视为幸福，把个人的幸福同他人及社会人群的幸福结合起来，这才是真正的幸福。“幸福”在临终关怀中的最大体现在于“善终”，于个人而言尽可能地减轻临终期的痛苦，使患者及家属都达到内心满足，于社会则降低了医疗成本和资源，是为真正的幸福。

照护(care) 照料护理，指对因生理疾病、心理疾病或社会适应性受损等导致生活不能自理或只能半自理者的生活照顾和医疗护理。

照护的范围包括患者健康和功能状态的评估，计划并提供适当的护理和其他健康服务，评估这些照顾服务的有效性；强调增进日常活动的功能性能力；促进、维持和恢复健康，包括心理健康；预防和减少因急性或慢性疾病所造成的残障；维持生命的尊严与舒适直到死亡。照护的重点是从患者生理、心理、社会文化以及发展的角度出发，综合自然、社会、文化、生理、心理因素对患者健康的影响，运用护理手段或措施解决患者的健康问题。

在照护实践中，照护的最高目标是根据患者个性化、多样化的需求，提供保持患者生命连续性和个体特征性的健康照护，最大限度地发挥患者生理、心理、社会方面的潜在能力，尽量地以日常生活自理状态，保持其人性的尊严，最终迈向人生的终点。要达到此目标，照护人员不但要学会照护的知识和技能，而且要掌握促进患者健康的知识和方法。

临终关怀照护是指罹患严重伤病，经两个以上专科医生诊断为不可治愈，且有医学上证据，近期内病程进展至死亡不可避免者，一般认定为死亡前3～6个月的照护。临终患者虽临近死亡，但其仍有思维、意志、情感、个人的尊严和权利，故临终关怀的照护强调临终患者的个人尊严不应以

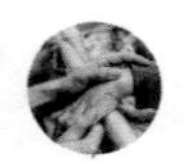

生命活力的降低而递减，个人的权利也不可因身体衰竭而被剥夺。

良好的临终照护质量不仅能减轻临终患者痛苦、提高家属满意度，还能有效减少医患纠纷的发生。照护者应注意维护临终患者的尊严，尽量满足其合理要求，使其能安详舒适地度过人生的最后阶段，临终患者的照护应充分显示人类对生命的尊重与热爱。

信任(trust) 伦理学术语。指人与人之间的道德关系。是主体对他人言行或生活于其中的社会制度可信性的期待和信念。表明主体(个人和集体)对他人或社会团体的可靠、忠实、诚意和正直具有坚定的信念，相信他人或集体的行为与承诺，对此没有怀疑。

信任产生于人们相互交往的伦理实践中，其基础是共同的事业与利益，以及相互理解、尊重与支持。人际信任的经验是由个人价值观、态度、心情及情绪、个人魅力交互作用的结果，是一组心理活动的产物。对信任关系的破坏，从根本上说，常常是为了满足一己的利益或自私的需要，破坏了共同利益，从而丧失信任基础所引起的。

临终关怀过程中，医护人员与患者及其家属建立信任关系，有助于充分地了解临终患者疾病信息、心理的状态、情绪的变化，以便医护人员制定适宜的临终关怀措施。同时医护人员与临终患者及其家属之间良好的沟通，就是给予支持性的心理治疗，改变不良认知，建立科学生死观念的方式。

尊严(dignity) 指人们对自身的社会价值和道德价值的一种自尊、自信，庄重而威严的心理意识或情感，是独立不可侵犯的地位与形象。尊严作为人之所以为人的内在规定性及其由此所形成的道德主体意识、价值观念和人格品质的总和，意味着不能被任意处置和被当作工具器物来对待，必须而且应当得到来自他人、社会的尊重和善待。属伦理学范畴。

个人尊严是自己的心理承受的底线。人格尊严权是人格权中的核心权利。民法学理上，有认为人格尊严是具有伦理性品格的权利，是主体对自己尊重和被他人尊重的统一，是对个人价值主客观评价的结合。也有认为人格尊严是一般人格权的内容之一，也是一般人格权的最重要内容，是指民事主体作为一个“人”所应有的最起码社会地位并且受到他人和社会的最基本尊重，是民事主体对自身价值的认识与其在社会上享有的最起码尊重的结合。

集体尊严是指源于一个或多个社会群体的积极自我概念，是个体对自己作为社会群体成员的自我评估，是来源于社会群体的自我概念的态度。由集体尊严所引出的每个公民的自尊、自强、自信、自立等道德情感和品质，也会变成公民投身公益事业的动力，进而促进民族繁荣，国家综合实力增强，国际地位提高，赢得国家和民族的尊严。

在临终关怀服务中，尊重临终关怀团队的人格尊严的道德要求，追求临终关怀团队与患者及其亲人三方的尊严和维护尊严的情感和意识，是出自三方个人尊严的责任感和自尊心。临终关怀团队医务人员只要全心全意毫无私心地投入为患者及家属服务中，就会获得自身价值的实现和实现个人尊严的机会，并得到社会的尊重和赞扬。

临终患者尊严(terminal patient dignity) 临终患者具有的人固有的内在尊严以及能够被感知到的被尊重的尊严。

尊严对于处于临终的人来说是至关重要的，因为临终的人们缺少了参与社会角色并得到认可的机会，而且他们丧失独立的能力而转为依靠他人，因此，处于临终的患者最容易丧失应有的尊严。临终患者尊严主要表现在自主权、隐私权、保密权、知情同意权、病情告知权。临终患者权益是公民人权的特殊社会表现形式，也是维护患者尊严的具体表现。

在生命末期维护患者的尊严已成为临床实践的关键目标。在生命的末期，患者自己的任务是怎样以尊严的方式度过生命

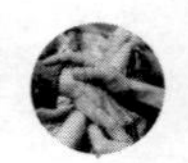

的最后时光;医生的任务是为此创造条件,包括肉体上的解除疼痛和心理上的克服恐惧,更深入地理解临终患者的经验背景,制定照顾计划,以维护临终者的尊严为基础,从而有助于提高患者生命末期的生活质量。

共情(empathy) 亦称同感,能体验他人精神世界犹如体验自身精神世界一样的能力。源于德文术语"einfuhlung",是人际交往中一种积极的感觉能力,核心是理解。共情有利于个体理解和共享他人的情绪感受,通常共情水平高的个体在处理人际沟通方面有更好的表现,对他人的情绪感受也更敏感。共情测试在国外最常用的是多维共情量表,即人际反应指数(Interpersonal Reactivity Index, IRI),由28个项目组成,4个分量表分别为观点采择(Perspective Taking, PT)、想象力(Fantasy Scale, FS)、共情性关心(Empthy Concern, EC)与个人痛苦(Personal Distress, PD),每个分量表有7个题项。台湾学者詹志禹试用该量表在华人人群中做了信效度的测试,在原量表28个项目的基础上修订为22个项目,形成中文版的人际反应指针量表(Interpersonal Reactivity Index-C)。

在临终关怀服务中,共情是医护人员以患者为中心,注重人文关怀,理解临终患者对于疾病、死亡的观点、看法,了解其个体化需求,设身处地地为临终患者着想。体现在:①通过患者的言行,深入体验患者内心世界的情感、思维;②借助自身临终关怀专业知识和实践经验,把握临终患者的体验与经历,更好地理解问题的实质;③利用适宜的沟通技巧,将关心、理解、尊重传递给患者,以影响患者,并取得反馈。医护人员共情表达的过程是倾听、换位思考、信息整理、信息反馈和验证的过程。

同情(sympathy) 对别人的遭遇或行动在情感上取得一致,它是人与人之间情绪状态的交换,是社会关系或人际关系的重要形式,也是道德情感的重要组成部分。英国哲学家大卫·休谟(David Hume)认为同情是人们的最基本道德情感,也是人们产生利他美德与仁爱情感的根源。英国经济学家亚当·斯密(Adam Smith)认为同情是普遍人性的基础,产生人们的道德认识能力,并形成道德判断和行为的一般原则。同情是个人的道德心理和品质,其心理基础是承认他人的需要和利益的合法性,对他人的感情和思想能够理解,并准备促进这些愿望的实现。同情存在于人与人之间、社会之中,也存在于全体宗教、文化、民族国家之中。同情的对象是那些令人感怀的具体情境,其结构成分包括以下几种情况:一是能够觉察出他人的情感状态,即认知成分,并能有效地进行推测;二是能够体验他人的悲伤情感,即情感体验成分,并且这种体验能够直接诱发人们积极行为的产生。同情的形式有情感共有、情感参与、情绪传染、情感一体。同情是医护人员救死扶伤必备的道德品质,是建立在为人民健康服务基础上的一种自觉、持久和稳定的内在情感。临终关怀团队成员对患者真挚深切的同情可以稳定患者情绪,并成为调动患者主观因素、完成未尽心愿的良好心理条件,也是团队成员做好工作的情感基础。

自尊(self-esteem) 即自我尊重,是个体通过社会比较形成的对其社会角色进行自我评价的结果。自尊是对自我价值感的综合肯定,受社会比较、他人评价以及自己做事成败的综合影响。自爱是自尊的根本特征。自尊具体表现为两个方面:①自我尊重和自我爱护;②期望要求他人、集体和社会给予自己相应的敬重。

在临终关怀护理中,增强临终患者自尊感和安全感、提高服务质量以取得临终患者信任有助于提高临终关怀护理水平。

公平(fair) 指处理事情合情合理,不偏袒某一方或某一个人,即参与社会合作的每个人承担着他应承担的责任,得到他应得的利益。也指按照一定的社会标准(法律、道德、政策等)、正当的秩序合理地待人处事。属伦理学范畴。

在伦理学范畴，公平同公道公正、正义等有着相近的含义。含有从公正的角度出发，平等地善待每一个与之相关的对象的意义。在集体、民族国家之间的交往中，公平指相互间给予与获取大致持平的平等互利，同时还包含有对待两个或两个以上的对象时的一视同仁；在个人与社会集体之间的关系上，公平指个人的劳动活动创造的社会效益与社会提供给个人的物质精神回报的平衡合理；在个人与个人之间的关系上，公平指他们之间的对等互利和礼尚往来。

作为临终关怀伦理学的公平是指同样有临终关怀需求的患者，应该得到同样的临终关怀服务待遇。其在临终关怀实践中应用就是医疗公平和程序性公平，就是根据临终关怀宗旨与目的，按照合理的道德原则，给予每个临终关怀患者所应得到的医疗服务。公平就是要求医护人员应平等地对待每一位临终患者，在态度上对临终患者一视同仁，尊重和关心每一位临终患者的人格、权利和尊严。

善别(good separation) 在患者生命末期提供身体、心理、社会、宗教及灵性等层面的照护。一是处理患者整体性痛苦，让患者达到身、心、灵的舒适，安详、平静、有尊严地走完人生旅途；二是通过对患者亲属的疏导，让患者家属树立正确的生死观，减缓心理创伤及痛苦。

善别在临终关怀中的重点在于珍惜生命、关爱生命，维护生命尊严，引导人们深刻体会生命终结所阐发的生命本质，使临终者和他的亲友面对现实，笑迎回归。达到临终死亡平静、安宁、祥和，创造一个“优逝”的境界。

在患者濒死期：遵循“放弃全力救治、舒适照护、减轻痛苦”的3个基本临终关怀原则，通过生理和心理疗法改善临终者生存质量。向患者讲解一些死亡知识，使患者树立正确的死亡观，引导患者更快地调整心理状态，做到“准备死、面对死、接受死、庄严死”，帮助患者在生命最后阶段有尊严地逝去。同时用爱心、耐心、同理心为家属提供心理、灵性等精神支持，主动向家属介绍疾病的过程和变化，耐心倾听家属的感受，关注家属的预期性哀伤处理，稳定其情绪，帮助患者家属缩短悲伤时间，减轻痛苦过程。充分尊重患者及其家属的宗教信仰、民族习惯，提醒家属根据患者的喜好及各地风俗习惯准备置办临终物品。体认生命临终阶段提高生活质量的重要性，坦然面对，用自己的方式陪伴患者度过生命的最后一程。

宣布死亡后：对家属进行心理疏导，鼓励家属正确面对患者死亡的现实，努力克服各种心理障碍，帮助家属尽快缓解丧亲之痛，进入居丧善后阶段。亲属与逝者的告别是一个充满情感和仪式的过程，根据逝者当地风俗习惯及逝者的临终意愿邀请家属和亲朋来与逝者做最后的告别。

综上所述，善别不仅包含生前的照护，还要做好善后工作，倡导临终关怀“四全”——全人、全家、全程和全队的照顾理念，充分认识人的价值，理解生命的意义，体现人文关怀的内涵。开展善别照护，能帮助患者改变对待死亡的态度，提高家属对死亡的接受度，提升临终关怀服务的满意率。

宽恕(forgive) 宽容饶恕。临终者在去世之前能够释怀和原谅过去自己或他人的错误，接受当下的自己，肯定生命的意义。

在中国的传统文化中，宽恕与慈悲、仁爱有关。孔子告诉子贡“恕”可作为人终身奉行的原则。《魏书・文帝纪》：“始祖与邻国交接，笃信推诚，不为倚伏以要一时之利，宽恕任真，而遐迩归仰。”——宽恕为宽大仁恕之意。《隋书・高丽传》：“盖当由朕训导不明，王之愆违，一已宽恕，今日以后，必须改革。”——宽恕为饶恕，原谅。

从精神层面来说，宽恕具有正能量，有助于减少恐惧、焦虑、愤怒、敌意、沮丧和无望感，宽恕能让人感到快乐、幸福和更高的安全感，让人有更强的能力感和自我效能感，有助于形成积极乐观的心态，并做出积极的自我评价。宽恕可以提供更高水平的社会和情绪支持，尤其是亲密友谊的帮助，

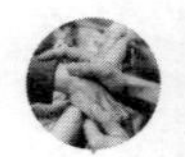

使自己有归属感,有助于促进身心健康。心理学家认为,原谅曾伤害过你的人,有助于化解积怨、消除隔阂,特别是会赢得对方的尊重,会获得心理上的一种平衡,这种心理平衡能让人产生快乐感和满足感。从中医的角度分析,宽恕让人情绪平和,让自心安定。美国心理治疗家露易丝·海(Louise L. Hay)在她的著作《生命的重建》中有句话:“所有的疾病都是不宽恕导致的。自我宽恕与生活质量呈正相关,而自责与生活质量呈负相关。”宽恕能有效地降低遭遇人际伤害及抑郁、愤怒等消极情绪,提升积极情绪,改善心理健康,提高主观幸福感。

人的一生不断在善恶、对错、好坏间游走,又在不断犯错的过程中反思修正,想达到完美无憾的人生实属不易。人们或许会为曾经的不理智行为悔恨不已,为自己有意或无意地伤害他人而感到不安和愧疚,又或为他人对自己造成的伤害而怀恨在心,这种痛苦会深藏在心中,啃噬着人的心灵。应积极鼓励临终者采取各种方式,宽恕过去自己或者他人的错误,争取尽早和自我或亲友和解,涤荡心灵,消除仇恨。

宽恕自我和他人,能让临终者内心获得不容置疑的力量和安详。宽恕自己的错误更有利于临终者接受当下的自我,肯定自我生命旅程的意义,达到临终时此生无憾的圆满状态。

临终慰藉(hospice consolation) 在患者临终前满足患者合理要求,使患者在生命的最后阶段感受到心身舒适、内心安宁的一种状态,让患者临终前精神上有一种安慰感和满足感,坦然无憾地走完生命最后一刻,达到善终状态。

慰藉,即安慰、抚慰。《后汉书·隗嚣传》中“报以殊礼,言称字,用敌国之仪,所以慰藉之良厚”的“慰藉”就是安慰的意思。临终慰藉常指临终前精神层面的安慰,患者在生命的最后阶段接受死亡是生命的必要组成部分,感受到自尊及自我价值的满足感,达到善终的状态。

临终慰藉常见的方式。①宗教信仰。宗教超越生死的生命观,可以让临终患者及其亲属从信仰的宗教中获得精神上和信仰上的慰藉,视死亡为自然、正常的生命过程,并达到不恐惧、不怨恨,身心两安的境界,并从痛苦中获得解脱的智慧。宗教提倡的博爱、慈悲精神与临终慰藉的宗旨是相契合的。早在1980年,日本的佛教组织在佛教信徒之间发起了一场以临终关怀实践为主旨的“精舍运动”(Vihara Movement),为临终者提供心理、思想和精神上的开导,让临终者在一定程度上获得精神上的信念。此后这项运动开展到诸多非佛教徒当中,并更广泛地应用到临终关怀之中。②民俗习惯。遵循当地特定的丧葬民俗习惯,也能让临终者在精神上得到慰藉。在德国莱茵河地区,喝临终酒是至今仍遵循的古老习俗,此习惯流传于中世纪。是人在临终前喝一口陈年老酒,当地人相信这种圣酒可唤醒亡灵,驱散招魂魔鬼,使临终者得到安宁。临终前,家人还会在死者身旁点燃洗礼烛、圣餐烛、圣光烛,同时点燃一支红色大蜡烛,用烛光为亡灵祝福,并为亡灵照亮通向天堂之路。在德国南部山区,人在临终时,家人会打开窗户,揭开楼顶砖瓦,给死者敞开通向另一个世界的通道,因为他们相信人去世后会到另一个世界生活。通过这些临终慰藉,能使亡者安详地离去。③音乐安慰。音乐可以激发起人对过去的回忆。在美国,一些乐队会上门为临终的人演奏其喜爱的音乐或者特定的宗教音乐,有一些职业音乐家和大学生志愿者还会专门拨出时间参加临终关怀志愿服务,用音乐为临终的人带来精神上的安慰。

如何做好临终慰藉?①重视心理需求。由于疾病的折磨、对死亡的恐惧、对亲人的牵挂等,患者临终时心理变化是复杂的,在人生的最后阶段能满足临终者的心理需求有时比满足他们的生理需求更为重要。家属及从事临终关怀的医护工作人员应把患者仍作为有价值的人,关注重点从生理需要转移到社会、心理、思想方面。引导和患者体认自我价值,面对死亡树立勇敢无畏的榜样,为亲友留下宝贵的精神财富。②利用肢体交流。临终者期待被看成正常的人,只要触摸他的手,注视他的眼睛,轻轻为他按摩,就可以让他获得极大的安慰。③帮助患者保持社会联系。适当引导临终者参加特定的精神、文化或宗教方面的实践活动,可帮助患者得到临终慰藉。④耐心倾听,诚恳交谈,充分进行心灵沟通。在临终者弥留之际,重视亲人的陪伴及情感的交流,关注临终患者的精神心理需求。趁一切都来得及的时候,对临终的亲人说出所有想说的话,表达所有的感情和心声,应用适当的语言达到与临终者的精神共鸣。这种最后的交流,对临终期的患者来说,往往是极大的安慰。临终关怀的慰藉,不仅对于临终患者有着积极的作用,更为重要的是,可以帮助临终患者的家属获得一种更为豁达的解脱。让我们用高度的同情心和爱心,尽量满足患者的合理要求,使那些救治无望的患者坦然无憾地走完生命的最后一刻,在生命的最终阶段获得身心的舒适,达到善终。

良心(conscience) 指人们在履行对他人和社会义务过程中形成的道德责任感和自我评价能力,即人对其道德责任的自觉意识。是隐藏在人们内心深处的一种意识活动,通常所说的善良之心。属最基本的道德范畴。

良心也属于中国古代伦理学范畴,最早由孟子提出的主要是关于性善论的概念。“虽存乎人者,岂无仁义之心哉?其所以放其良心者,亦犹斧斤之于木也,旦旦而伐之,可以为美乎?”(《孟子·告子上》)这句话指在某些人身上,难道没有仁义之心吗?他之所以丧失良心,也正像斧子对于树木一样,天天砍伐它,还能茂盛吗?“良”即本然之善,“良心”即天生的善良本性。中国古代也有“良心”是“天之所赋我”与“物使之然”之争。

在欧洲语言中,“良心”一词在词源上的意义是“共同的认识”,俄语中的“良心”出自“知道”一词。马克思主义认为,良心有其社会根源,取决于人们的存在条件和教育条件,取决于人们的社会属性和阶级属性。马克思说:“共和党的良心不同于保皇党的良心,有产者的良心不同于无产者的良心,有思想的人的良心不同于没有思想的人。”良心在人们道德生活中具有特殊的重要作用,在人的行为开始之前,行为进行过程中以及行为结束后。良心在指导个体的行动的动机决定,自我控制和自我评价中,起着重要的作用;也是一定社会生活和社会关系的反映,是在实践过程中逐渐形成的,对于人们行为具有判断、指导和监督作用。

以“仁慈”之心服务临终者及家属,这是临终关怀服务的核心价值和基本道德准则。这种“仁慈”指导着临终关怀“良心”,贯穿于临终关怀服务的始终。

临终关怀良心是对临终关怀工作的自我觉悟,体现一种稳定的道德意识和一种强烈的人道主义情感。它使临终关怀团队人员意识到并遵从自己道德责任,以此来选择临终关怀服务行为。这是一种理性认识和自我评价的能力。

临终关怀良心是宗旨目的与服务理念的认识和道德情感的统一,是人们内心遵从道德义务的精神原则,也是强有力的心理机制和主动调节力量。

临终关怀良心并非天生或人类本性中固有的,而是在一定社会生活条件和社会关系中按照一定道德要求形成的对临终患者及家属和社会公益的认识与态度。临终关怀良心是经过学习、教育和生活体验逐步培养起来的,表现出个人品德的善良,正直和诚实。

临终关怀伦理道德意义上的良心,通常也指医务人员的职业良心,体现在医务人员对临终关怀服务对象的关系上,对自己职业行为所负的道德责任感和自我评价的状态。

虽然,临终关怀良心是每个临终关怀服务团队人员所必需的,但仅良心也难以搞好临终关怀一切事情。良心的局限性主要在于“心-物”两者在理论与实践上是有距离的。

因此,临终关怀良心需要科学、合理合法地适应人文及个体心理素质发展的需

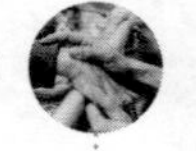

求。这样才能提高“良心”,最终可能是一种人们向往的“完形”良心。

触摸(touch) 用手接触、抚摸和感受,是一种肢体语言,是医护人员表达对患者的关心、体贴、理解、安慰和支持的一种有效的沟通方式。恰当有效的触摸可以缓解患者紧张焦虑的情绪,增进医患之间的信任关系。如对老年人的触摸可以用手抚摸其手背,表达关怀、关注和爱护。但是不恰当的触摸也容易引起误会,应注意患者的年龄、性别、社会文化背景,准确、适时、有礼节地触摸。

情感(feeling) 也称为“感情”,指人在活动中由外界事物所引起的主观体验,以表明自己道德立场是肯定或否定,如人的喜、怒、哀、乐、爱、憎、忧、惧等。它既是主观态度的表现,也是人际关系的心理反应。

内涵:情感是伴随着人的立场、观点和生活经历转移的,对同一事物,由于人的看法和评价不同,会产生不同的情感。情感在道德起源和道德评价中具有重要意义。

意义:情感反映了医学道德原则规范与医务人员自身的道德意识,对于调整医务人员行为、密切医患关系具有重要意义。

慎独(cautiousness) 中国儒家道德修养用语,是一种道德修养的途径,也是经过长期修养所达到的一种境界。是指一个人在独处且无人监督、有做坏事的可能且不会被人觉察的时候,仍能遵循道德要求去行动而不做任何坏事。

《礼记·中庸》说:“道也者,不可须臾离也,可离非道也。是故君子戒慎乎其所不睹,恐惧乎其所不闻,莫见乎隐,莫显乎微,是故君子慎其独也。”东汉郑玄注:“慎独者,慎其闲居之作为。”《大学》说:“诚于中,形于外,故君子必慎其独也。”以慎独要“诚其意”而“毋自欺也”,从道德心理对“慎独”作了阐发。南宋朱熹则以理学的观点进行发挥,认为对待人所不知而己所独知的微细之事,君子之心应“常有敬畏”,不敢疏忽,此“所以存天理之本然而不使离于须臾之顷也”,“所以遏人欲于将萌而不使其滋长于隐微之中”(朱熹《中庸章句》);将“慎独”作为“存天理”的重要方法。真德秀又以“主敬”说释“慎独”,“盖戒惧慎独者,敬也。”(《西山答问》)明末刘宗周贯通本体论、认识论、人性论和修养论,以“心学”论“慎独”,认为“独”即“至善之所统会也”,是本“本心”“良知”,为“物之本,性之本”。“而慎独者,格之始事也”(《刘子全书》卷十二《会录》)。“千古相传只慎独二字要诀,先生(指王守仁)言致良知,正指此。”(《刘子全书》卷十三《阳明传信录》)又说:“独即天命之性所藏精之处,而慎独即尽性之学。”(《刘子全书》卷五《圣学宗要》)视“慎独”为能使人的道德修养达到“尽性”的必要途径。

然而,传统慎独因受到时代和阶级的制约而不免带有历史局限。例如,它单纯强调主观层面的个人修养,而忽视人的意识活动不能脱离环境的客观事实,以致空谈心性而荡以玄虚,易陷入唯心主义的误区。尽管如此,慎独仍是儒家富有特色的道德修养方法,作为一种文化传统和精神,对中华民族的性格起着巨大的支撑作用,包容着自律道德思想,反映了道德行为的本质特点。

慎独强调有修为的君子,应该人前人后行为一致,有人知与无人知行为一致。在医学道德修养层面,慎独是指医务人员在无人知晓与评价时,自觉按照医学道德要求实践医德行为的修养和境界。尽管医务人员共处于医疗机构内,但他们常常一个人独立工作,无人监督。在这种情形下,他们是否认真负责地工作在很大程度上取决于个人的自觉性,即自觉履行医学道德义务,洁身自律,具有“慎独”所要求的高度自觉性。因此,医务人员应不断强化“慎独”修养意识和行为,努力达到“慎独”境界。

自律(autonomy) 西方哲学史与西方伦理思想史用语,源于希腊语 autos,意为自身,意指从人的意志自身引申出道德原则和规范,说明人何以会遵守道德。

中世纪的阿伯拉尔提出善恶出自人的意志,已初具自律思想。康德思想的自律是指一个人不受外界约束和情感支配,依从自己的善良意志、按照自己颁布的道德规律行事,表现为道德良心。他认为每个理性者的实践理性都可以自己颁布普遍的道德规律,即"自己为自己立法",是从主体内在的道德观念中引申出道德原则和规范,并要求人人遵守自己制定的道德规律或绝对命令,并相信其他理性者也可以按照自己的道德目的行事,而不把别人仅仅当作手段或工具。这种观点具有人道主义的个性自由与个性解放的特征。

不过,医学伦理学的自律与康德先验主义的自律道德学说从内涵到外延均有质的区别。医学伦理学范畴的自律一般指个体自觉遵循道德规范、严格要求自己、自愿履行道德义务的行为,是在现实的医学实践和伦理实践中,依据特定的医学道德信念而建立在个人自觉、自主、自责基础之上的自我约束机制。它既不是一切道德的源泉,也不是所谓先验的、理性固有的、永恒的绝对命令。自律是医学道德修养的根基,表现为强烈的内心信念,是医务人员自我道德磨炼的原动力。对于在特定环境中拥有较多个人独立工作的时间和空间,且事关生命和人类健康及社会发展的医学科研人员和医务人员而言,自律不可或缺。总之,道德修养的基点是自律。良心、慎独、对理想人格的追求,是良好职业道德形成的基本条件。医务人员的自律在其理想人格的培养和履行医学使命的过程中有着十分重要的现实意义。

他律(heteronomy) 西方哲学史与西方伦理思想史用语,源于希腊语 hetero,意为其他,指服从于自身外在的权威与规则的约束而行事。与"自律"相对。

康德思想的他律是一种古典道德学说,意指完全无视道德主体意志及其能动性而强行制定,并迫使人们遵循的所谓人为规则,是为追求道德之外的目的而制定的道德原则。这种外在的约束可能来自社会(快乐的追求,幸福的渴求),或来自宗教(宗教权威,宗教礼仪,宗教狂热和迷信),但康德认为无论源于何处都属于他律。道德他律片面重视行为效果,而不注重行为的动机,有时会出现违背道德良心的指导、违反道德原则的谬误。

在医学伦理学中,他律是指通过家庭道德、社会道德和职业道德教育和他人的道德评价等外界手段提高社会成员的道德素质,要求他们践行特定道德原则与规范的行为,具有外在性和强制性特点。主要包括两层含义:①与医务人员的自律相对应,通过体现社会道德主流的社会舆论为主要表现形式,继而对医务人员的医德状态发生作用的一种外在约束机制;②体现社会道德主流、医学科学宗旨和角色期望,且不论医务人员主观上认可与否,均客观存在的各种医德规范的总和。总之,在医学实践中,他律通过社会舆论、传统习惯、榜样感化和思想教育等途径在培养医务人员良好职业道德中发挥着重要的作用。

(张静　俞建华　邸淑珍
寇楠楠　李义庭　梁立智)

二、临终关怀基本名词

临终(deathbed) 生命的临近终止,或死亡之前其生命本质发生无法复原的退化。

由疾病或损伤或寿限致人体主要脏器衰竭,患者接受根治性或姑息性治疗后,其病情仍加速恶化,各种迹象显示生命即将终结的这段时间谓之临终。它是生命的组成部分,也是死亡前的一个特殊阶段。

临即为"面对;到;正当;将要和临走"字义;终是"最后;结束;竟;尽"。就生命而言,终即为生命的终点,称死亡为终。临终就是将要或接近死亡。

临终的原因及其影响因素:①内在因素。遗传是人生命临终的内在因素,人类个体同其他生物一样,具有特定的寿限遗传特性,寿限与临终紧密相关,自然临终死亡是指生物物种活到终极特定寿限。②外在因素。一是自然因素,天灾侵袭,气候条件突然改变,疾病传播等;二是社会因素,

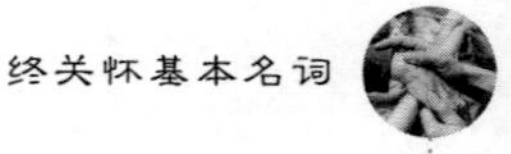

战争、贫困、精神疾病及环境污染等，使人类个体活不到特定自然寿限。

临终方式可以分为4种：①意外事故。包括自然灾害等偶然的致死事件，死亡完全是由意外事故所造成的。②自杀。主要由心理障碍或信仰思维的狭隘导致。③疾病。目前人类医学科学还不能治愈所有疾病，由于疾病的发展而渐渐死亡者，有一个较漫长的临终过程。④衰老。是自然死亡的主要原因。

临终过程：是指人在死亡前其生命机能不可逆变化的过程。临终过程可以很短暂，只持续几个小时或几天、几周；也可以很长久，能持续几个月，甚至1年。在临终的过程中，治愈疾病，恢复健康已无望，临终者日渐衰竭逐步死亡。临终是患者及其家属身心俱痛的时期，也被视作最为圣洁的历程和最后温馨相聚时间。

临终的时限：目前对临终时限界定仍是一个较为模糊的概念，各个国家都有不同界定的时限。临终时限需要经过一个或长或短的预期的死亡阶段，处于生命—死亡间隙，是逐渐发生由量变到质变的过程。在美国，将临终时限定于患者已无治疗意义，估计只能存活6个月以内；在日本，以患者只有2～6个月存活时间为临终时限；在英国以预后1年或不到1年为临终时限。在我国香港地区，以临终患者住院至死亡的16天为临终时限；在我国台湾地区则以预期存活30天为临终时限。在内地，学者提出：高龄老衰自然死亡预期存活1年内为临终时限；慢性病终末期患者，预期存活6个月内为临终时限；晚期恶性肿瘤患者转移到脑、骨等部位，估计90天以内存活时间为临终时限。

临终的社会反应：临终患者的心身等多层面的需求会反射到亲属、医务人员和社会其他人员。①临终患者亲属对临终的反应。亲属往往比患者本身更难以接受死亡的事实，亲属会和临终患者同样经历相似的悲痛心理过程：震惊、否认、愤怒、怨恨、悲伤、忧郁和理智复原。亲属的心理反应表现各异，程度也不等。②医护人员对临终的反应。医护人员面对患者临终过程存在着一种抑郁、焦虑、失落、恐惧的心理。医护人员对患者的临终过程有一个由不适应到适应的阶段，也需要一种外界的支持与教育以维持其心理平衡。

濒死是临终的一种状态。濒死是死亡过程的起始阶段，又称微弱生命。主要特点是脑干以上神经功能丧失或深度抑制，而脑干以下功能犹存，但由于失去了上位的控制而意识、心跳、血压、呼吸和代谢方面紊乱。濒死与临终两者关系密切，濒死是临终-死亡间隙的必经阶段，是进入临床死亡的前奏。人的濒死分为超自然存在型、身体幻觉型和综合型。

濒死期：指狭义的临终阶段，濒死期一般3～5天，短则数小时，其长短和症状因不同死因而有所不同，也有极少的死因不经过濒死期而直接进入到临床死亡期。

生命终末期：英国全科医疗委员会将生命终末期定义为那些有可能在12个月内死亡的人，即生命终末期，包括那些即将死亡（预计将在几小时或几天）和以下情况。①晚期的，进行的，无法治愈的情况；②整体比较虚弱，从现况来分析预计可能在12个月内死亡；③根据目前的状况，若病情进展将有死亡的风险；④因突发灾难性事件引起危及生命的状况。

生命终末期和临终期都是生命处于死亡过程的间隙，临终期即围终期是指生命本质不可逆转地退化到临床死亡，并可以延伸到安葬这一期间。

临终者（the dying） 指临近死亡的人，包括濒死的人，其中包括儿童、成年人和老年人。

临终者最终导致死亡的原因有多种。目前造成临终的主要是疾病（心血管病、脑血管病、癌症、呼吸系统疾病及其他疾病末期）、自然衰老和意外损伤等，最终是临终者濒临死亡。

临终者的特点：①临终是生命的组成部分，同样是具有躯体、精神与心灵意义的统一体；②临终者处在生命开放的系统和环境，持续进行物质、能量及信息的交换，并接受环境的影响；③临终者具有独特性，临终原因不同，症状不同，死亡观不同和需求不同；④因年龄、原因等致临终在生理、精神、心灵和社会支持发生的时间上的“非同步性”；⑤临终者中的临终患者是临终关怀服务的主体。

临终患者(terminal patient) 指患有活动性、进行性、预后有限的终末期疾病的患者或高龄老衰者，包括躯体、精神、心理和社会宗教困扰求医的人。

从医学社会学的角度来看，临终患者这一概念通常用求医行为加以定义。求医行为一般发端于感到有某种症状或不适，处于临终状态的人即为临终患者。终末期疾病导致的临终病态，从医学社会学的角度认为其是一种社会状态。临终患者由3个要素组成，即患有临终疾病、有病痛或不适、有求医行为并接受治疗或帮助。

终末期疾病包括主要脏器衰竭，各种意外损伤致生命垂危无抢救意义者，无治疗意义的晚期恶性肿瘤、艾滋病及其他慢性病。

临终患者的生理改变。处在疾病终末期的患者会发生一系列的生理改变，这是一个渐进的过程，生理变化有以下特点：①一般性改变：贫血貌、食欲不振或厌食、便秘或腹泻，尿潴留或尿失禁、呼吸困难、皮肤干燥、睡眠紊乱、运动障碍或意识改变；②严重性改变：疼痛、脏器功能衰竭症状、晚期肿瘤或各种不可治愈的疾病均会导致临终患者人体内各个脏器(特别是心脏、肺脏、脑、肝脏、肾脏)的急性或慢性衰竭。患者会出现循环功能衰竭，呼吸功能衰竭、肾和肝功能等一系列特殊的症状与体征。

死亡即将发生前的改变。患者出现吞咽困难，越吃越少或拒食；视力逐渐模糊，目光呆滞、无焦距、目视前方、睡眠时眼睛不能完全闭合、球结膜水肿。患者常常能听到周围的声音，但无力回应或表示。皮肤苍白湿冷、肌肉无光泽、暗淡松软无弹性，出现淤血斑点。患者的神志开始不清，言语困难，有时虽意识尚存，但表现烦躁不安，感觉迟钝，恍恍惚惚、昏迷，最终意识丧失。患者的肌力丧失，全身软瘫，下颌下垂、眼睛下陷、大小便失禁，各种深浅反射逐渐消失，体温低于正常或高热等。

临终前征兆。面色呈绿灰或铅灰色，四肢和耳、鼻发冷，口唇呈青紫色，舌黑如猪肝，血压下降，心音低而无力，脉搏微弱且不规则，甚至摸不到。瞳孔固定不动。大部分患者在临近死亡前清空大便，濒死吼声，关闭气门；听到奇怪的声音。双手突然红肿、肿胀、掌纹消失、指甲发青、胡须发硬。患者表现为呼吸表浅，加速或极慢，出现潮式呼吸或临终呼吸(双叹气、叹气、点头样呼吸等)。

临终患者心理行为改变。临终患者对生的渴求和对死亡的恐惧会产生一系列复杂的心理变化和行为与人格的改变。美国精神病学家伊丽莎白·库布勒·罗斯(Elisabeth Kubler Ross)将临终患者心理反应和行为改变归纳为五个典型阶段：①震惊与否认阶段；②愤怒阶段；③协议乞求阶段；④抑郁阶段；⑤接受阶段。以上五个阶段对临终患者不是“固定阶段”，通常在次序和程度上都会因每个临终患者情况不同而有所差异。每个临终患者各个阶段不一定会按顺序发展，各个阶段持续时间不一样。大多数临终患者都有孤独、压抑和恐惧的心理反应，对临终恐惧要比对死亡的惧怕更严重。

临终患者因社会地位、生活环境、文化层次、个性特征、宗教信仰等不同而表现出不同的心理反应。一般有：①负罪轻生型；②悲观失望型；③犹豫孤独型；④渴望生存型；⑤视死如归型。不同年龄组临终患者，其心理反应各异。

临终患者多样化需求。加拿大维多利亚安宁疗护学会(Victoria Hospice Society, VHS)将临终患者的多样化需求综合为以下七大类：①生理上的需求，如良好的症状控制；②安全的需求，如有安全感等；③归属的需求，如有被他人需要的需求及不觉是他人负担的需求；④爱的需求，如能表达爱的情绪，抒发情感与人性化的接触等；⑤了解与晓悟的需求，如对疾病与其他症状的了解，并有讨论死亡过

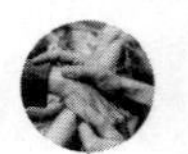

程的机会；⑥被接受的需求，不论其个性或可亲性如何；⑦自尊的需求，如能参与各种决定，尤其是当身体功能每况愈下，而依赖度却与日俱增时。

对终末期疾病的临终患者，因面对疾病所致身体症状与心理精神困扰，可由提供的人道和温馨的临终关怀服务而得以缓解改善，从而使生命与死亡质量均得到提升。

临终环境(terminal environment) 人在临终阶段所处的内外环境。内环境包括临终患者的生理、心理、精神和心灵等方面；外环境则由自然环境和社会文化环境组成。内外环境相互作用，相互影响，不能截然分开，持续进行着物质、能量以及信息的交换。临终环境是决定临终患者死亡质量的重要因素。临终患者因自身疾病终末期以及面对死亡所带来的生理、心理的痛苦使其临终内环境处于比较脆弱的状态，需要临终关怀服务团队对临终患者的内环境加强关怀，了解和满足临终患者的基本生理需求，及时解除病痛、控制疾病症状，尽最大可能使其处于舒适状态，同时了解和理解临终患者及其家属心理需要并予以心理支持，协助他们识别环境中的有利因素，使临终患者正视现实，摆脱恐惧，满足精神及心灵方面的需要，提高临终阶段的生命质量。同时，临终关怀团队应尽可能为临终患者提供一个好的、温馨的外环境，主要是临终关怀病房，配备经专业培训合格的临终关怀医生和护师，提供临终患者与家属亲友共处的场所。临终关怀病房总体环境应凸显家庭氛围，布局有服务区、管理区和生活辅助区三大功能区，设有病室、治疗室、护士室、医生室、处置室、评估室、陪伴室、活动室、配膳室、淋浴室和关怀室等。整个病区的色调要以暖色为主，舒适温馨，清洁卫生并有较好的采光和通风，采用标准单元式布局；病区一个护理单元以10～20张床位为宜，对患者进行躯体、心理、精神和心灵的全面照料关怀，使临终患者安详有尊严地走完最后时光。

濒死时限(impending death stage) 临终阶段的末期，即将达到死亡的最后生命时期。在濒死这段时间，由于疾病末期造成人体主要器官生理功能趋于衰竭，脑干以上的中枢神经功能处于抑制或丧失状态，患者会出现濒死喉音、小便失禁或潴留、疼痛、躁动不安或昏迷、喘息、恶心呕吐、冒汗、意识改变、尿量＜500毫升/天、身上紫斑、生命体征改变、四肢冰冷发绀、呼吸有暂停、死前预告、看见死去的亲人等。大部分患者呈现濒死面容，包括面色苍白、耳朵冰凉透明、呼吸困难、耳垂耷拉、眼睛凹陷、角膜混浊、太阳穴凹陷、眼神呆滞、下唇持续发绀、吸气性呼吸困难(非肺病或癔症)、吞咽困难、面色黑青或铅色、前额肿胀苍白等。濒死时限的长短由患者的年龄、体质、心理、疾病、治疗、护理、死因等决定。目前世界上对濒死时限尚无统一的标准，根据患者的病情时间可为几个月、几天、几小时甚至是几分钟等。上海市临终关怀病房使用生存期评估表来界定濒死时限。该生存期评估表的主要内容为：呼吸频率＞30次/分或＜10次/分；浅昏迷；血压＜80/60毫米汞柱；脉搏＞160次/分或＜50次/分；仅口唇动；仅能肢体徐动、吞咽；少尿(＜400毫升/天)；体温＞39.0℃或＜36.3℃。符合该表任意3项或以上者，或符合以下2项及以上者：呼吸呈张口点头样；深昏迷或见“回光返照”；脉搏＜45次/分；血压＜70/50毫米汞柱；腋下体温＞40℃或＜36℃；尿量＜100毫升/天，可预测患者的预估生存期约为3天。

临终抛物曲线(terminal parabola) 由美国社会学家巴尼·格拉泽(Barney Glaser)和安塞尔姆·施特劳斯(Anselm Strauss)提出。抛物曲线是指平面内到一个定点F和一条定直线L的距离相等的点的轨迹。这里借指临终患者死亡之后，其亲属由悲恸之中复原的时间长短，往往和逝者死亡的方式有关(图1)。

临终到死亡的时间和形式，对亲属情感变化起决定性作用。临终的历程则由抛物线的长短和形式所决定，有的患者病情

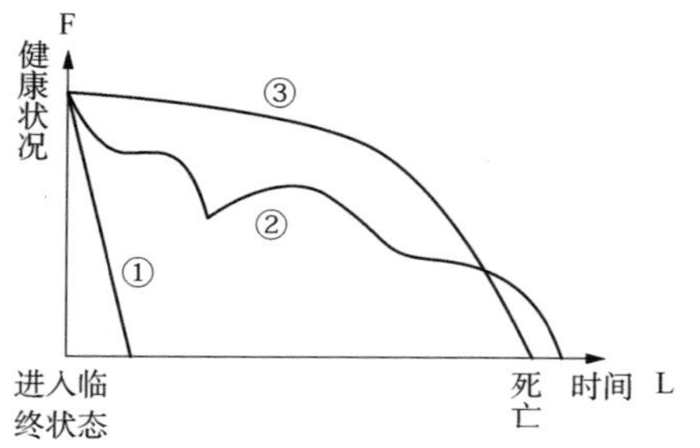

图 1　临终抛物曲线

注:①患者突然死亡,家属介入程度低;②患者病情反复,病程长,家属介入程度高且有负面情绪;③患者病程较长,家属介入程度高且在家属的心理预估期内。

进展迅猛,急速恶化或者突然死亡;也有的患者病情进展缓慢,从临终到死亡的时间很长,病情绵延起伏很难预测。这段时间的长短与形式不同直接导致亲属心理反应的差异和介入死亡事件的程度。①因意外突然死亡的死者亲属,其内疚感最强,因此克服伤痛的时间也最长。一般患者从临终到死亡的时间小于半年,有些甚至更短,尤其是猝死患者,因其亲属较低的介入程度,导致较深的伤痛,短时间内无法应对巨大的应激而产生不良情绪,如愤怒、怀疑等,反复无常,甚至丧失理智,做出冲动行为,或责难怀疑医护人员的疏失。②死者因病拖延很长一段时间才死亡,或病情起伏波动较大,令亲属身心皆承受莫大压力,并因此而产生既盼其生又盼其死的心态时,家属的悲恸期也往往因为内疚而延滞多时。亲属的介入程度虽高,但却受内心所产生的负面想法影响,会产生挫折、焦虑、矛盾、愤怒等情绪反应,好像患者或上苍有意拖累折磨,尤其产生希望患者逝去的想法会使亲属产生强烈的内疚和罪恶感,一旦亲人过世,亲属因为无法应对强烈的内疚、罪恶感而产生心理问题,因此延缓了复原的时间。③死者因故而拖延了一段时间,在亲属已竭尽全力,但尚未至身心交瘁的时候死亡,亲属的悲恸复原期往往最短。因死亡与预期相符,患者从临终到死亡的时间在 1 年左右,亲属介入程度较高,已有预期心理准备,也竭尽全力给予治疗、照顾,心情比较平静,又尚未萌生负面想法,因此复原的状态相对来说最好,心理问题比较少。

关怀(care)　亦称关心,指人与人之间表达爱意,是由道德情感、道德认识、道德意志和道德行为所构成的一种德行。临终期关怀是对患者及家属的关爱和呵护,是人道主义奉献。

关怀分为两种:一是自然关怀,源于爱的情感,是原始的,最初的感觉;二是伦理关怀,源于对自然关怀的记忆和一种情感。

临终关怀(hospice care)　亦称“安宁疗护”“舒缓疗护”“宁养服务”“善终服务”等,是指为疾病终末期患者在临终前通过控制痛苦和不适症状,提供身体、心理、精神等方面的照料和人文关怀等服务,以提高生命质量,帮助患者舒适、有尊严地离世,同时为患者家庭提供支持服务。

美国国立医学图书馆出版的医学主题词、索引对“临终关怀”解释为:对临终患者提供的专业性卫生保健服务,通过整体照护方法,在满足患者当前生理需求的同时,为患者及其家属提供法律、经济、情感和精神上的支持咨询,并对已故患者家属进行丧亲支持。

2014 年中国全国科技名词审定委员公布的临终关怀名词定义为:在不可治愈的疾病晚期,向患者及其家庭提供的适应其生理、心理和社会需求的照顾。

2015 年,世界卫生组织对临终关怀概念进一步解释为:改善面临威胁生命疾病的患者及其家属的生活质量方法,主要通过早期识别、评估和治疗疼痛及其生理、心理、社会和灵性的问题,预防和缓解他们的痛苦。

因为临终关怀着重在临终患者生活质量的提高,但随着疾病的恶化,其所占的分量将愈发加重。世界卫生组织对“临终关怀”做了进一步解释:临终关怀肯定生命的意义,但同时也承认死亡是自然过程。不可加速死亡,也不需无所不用其极,英雄式的拖延死亡过程。医疗团队协助患者缓解

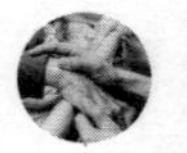

身体上的痛苦的症状,同时提供患者及家属心理及灵性上的支持照顾,让家属得以喘息,帮助他们面对死亡和丧亲之痛。

2018 年,国际收容和缓和治疗协会(International Association for Hospice and Palliative Care, IAHPC)对临终关怀重新定义为:对因严重疾病引起的严重健康相关的所有各年龄患者和接近生命末期患者的积极的全人照护,其目的是提高患者及家人和照护者的生命质量。严重疾病解释为:导致严重功能障碍,并可能引发长期身体衰弱、残疾甚至死亡的任何急性或慢性疾病或状态。

概述:临终关怀就其词义而言,包括“临终”和“关怀”两部分。

临终指各种疾病或损伤导致人体主要功能趋于衰竭,或患者已接受医疗性治疗和姑息治疗。虽然意识清楚,但病情加速恶化,各种迹象显示生命活动趋于终结的状态。循环系统疾病、恶性肿瘤和呼吸系统疾病为人类主要的死亡原因。其他疾病末期、自然衰老等会导致机体新陈代谢的衰退,各脏器功能衰竭最终使患者面临临终和死亡。临终期也称临终阶段,即患者处于生命与死亡的间隙,它由量变到质变逐渐发生变化的过程,具有特殊的发展规律。1968 年格拉泽和施特劳斯描述了 3 种不同的临终轨迹:一是突然死亡;二是可预计死亡,包括短时间内可预计死亡如临终疾病,又如可预计延长死亡的衰老;三是反复出入院的临终。患者病况逐渐下降,但在居家和医院之间多次反复。临终期时限仍然是一个较为模糊的概念。通常参考为:自然衰老的临终期在 300 天内;非恶性疾病的慢性病在 180 天内;晚期恶性肿瘤伴近、远处转移在 90 天内;急性猝死或意外伤害所致死亡,一般不经过临终阶段而直接进入濒死状态,仅在数天或数小时发生。

临终期关怀是对患者及家属的关爱和呵护,也是人道主义奉献。临终关怀起始于四世纪的拜占庭帝国时期,基督教徒为旅行者所设的招待机构。这些机构最初在希腊被称为异乡客之家或陌生客的避难所,延伸到罗马帝国后,即被赋予拉丁名称“*hospitium*”,源自拉丁词根“*hopes*”,可称为“host(主人)”,含有“hospitaum”(好客、款待)与 wel-come(欢迎)之意。这些概念综合组成了临终关怀的理念。现代临终关怀萌芽于 17 世纪,1600 年法国传教士文斯·德·保罗(Vincent dePaul)在巴黎成立了“慈善修女会”,初次显露现代临终关怀雏形。1897 年都柏林的修女玛丽·艾肯亥(Mary Aitkenhead)创办了世界第一所“我们女主人的宁养院”,致力于疾病末期患者的照护机构。1905 年在英国伦敦市区的圣约瑟安宁院(St. Josph's Hospice),为全球第一所专门照顾肿瘤终末期患者。

现代意义上的临终关怀起源于 1967 年西西里·桑德斯(Dame Cicely Mary Saunders)在英国伦敦创立了圣克利斯朵夫安宁院(St. Christopher's Hospice),为现代第一所临终关怀机构。此后,西方国家医学界普遍接受了圣克利斯朵夫安宁院的理念。1975 年加拿大最早引入并在蒙特利创办该国第一所皇家维多利亚临终关怀院。1976 年美国建立第一所康乃狄克临终关怀院。1981 年英国设儿童临终医院。1984 年日本淀川基督教医院附设的临终关怀中心成立。1988 年 10 月上海市南汇县退休职工护理院设立我国第一家临终关怀病房。1990 年我国台湾地区第一家安宁病房创立于台北市马偕纪念医院。1992 年我国香港地区第一家临终关怀机构白普理宁养中心成立。

我国早期的临终关怀可追溯到春秋战国时期成立的“庇护所”,是对临终患者关怀的雏形。唐代已基本形成较为完整的对年长者和临终者的关怀和照顾的养老制度。唐代的“悲田院”、北宋的“福田院”、元代的“济众院”、明代的“养济院”等机构就是现代临终关怀的雏形。

临终关怀“hospice”古代指“清教徒,旅行者或陌生人用以休息和娱乐的房间”;1975 年法语中“hospice”被用来指代养老院;加拿大临终关怀协会(Canadian Hospice Palliative Care Association,

CHPCA),将"临终关怀"解释为致力于解除患者及丧亲者痛苦,提高其生活质量的实践活动。其目标是为临终患者及其家人提供舒适、有尊严的照护,使其获得最佳的生活质量,包括全面满足患者及其家人生理、心理、社会、文化、情感及精神等方面的需求。"hospice"在《柯林斯英语词典》(*Collins GEM*, 1984版)被解释为:由宗教团体管理的旅客家,是指一群具有共同目的的人,希望能够给过路的疲惫不堪的旅行者提供新的活力。《韦氏词典》(*Merriam-Webster Dictionary*, 1992年版)则解释为:"在阿尔卑斯山一带,提供隐蔽及招待来往旅客的地方"。1988年我国将"hospice"翻译成临终关怀,开始在我国正式使用。2016年4月全国政协双周协商会议确定了"安宁疗护"代替临终关怀专用名词。

临终关怀政策。联合国提出:"享有临终关怀服务是人的一项基本权利,被视为国家和社会文明进步的标志。"2014年5月,世界卫生组织认为:"临终关怀包括威胁生命的慢性病管理和支持患者达到尽可能好的生活质量,是全世界范围内急迫需求。"并通过一项决议:所有194个成员国都承诺,将把临终关怀服务列为自己国家卫生系统的重点工作。1994年,我国卫生部把"临终关怀科"列入《医疗机构诊疗科目名录》。2006年,卫生部、国家中医药管理局《城市社区卫生服务机构管理办法(试行)的通知》将临终关怀作为诊疗科目。2011年卫生部《护理院基本标准(2011版)》将临终关怀科设置为必设的科室。2017年国家卫生和计划生育委员会公布《安宁疗护中心基本标准(试行)》《安宁疗护实践指南(试行)》和《安宁疗护中心管理规范(试行)》。

临终关怀与安乐死。临终关怀不是安乐死,不能把安乐死与临终关怀混淆在一起。临终关怀与安乐死都致力于解除临终患者的痛苦,但两者存在质的差别。临终关怀注重人活得有尊严,强调关怀照护和生命质量。临终关怀更具人道、更富情感的选择,易被社会接受。安乐死是由患者自我要求,采取某种措施加速死亡,促使死亡时间缩短,其从产生到今天一直处于争论中。

临终关怀与安宁疗护。国家层面推广的"安宁疗护"内涵等同于"临终关怀",两者亦可借用。采用"安宁疗护"一词可避因传统文化和生死观而产生的对于"临终"和"死亡"的忌讳。在现有语境下容易被社会接受,有利于推动临终关怀事业的发展。

临终关怀与缓和医疗(姑息医疗)。临终关怀并不等于缓和医疗。两者在症状控制和对患者关爱照顾方面的服务是相似的,强调的都是以提高生命质量为目的,其范围都是包含患者家属支持照顾整个疾病过程及哀伤期。临终关怀是缓和医疗的一部分,其最简单的目的即获得一种舒适与自然的死亡。缓和医疗,患有疾病之初即介入,作为疾病非终末期的辅助治疗,应与专科医疗相结合,但不应成为必要的治愈性治疗的替代品。美国临床实践中以"是否继续进行原发疾病的治疗"来划分临终关怀与缓和医疗的界线更具实际操作性和科学性。

临终关怀与姑息照护。两者常被互相借用,有时很难区别开来,临终关怀仅为姑息照护的一部分。一般存活6个月以内的终末期患者或老年患者才能接受临终关怀服务。姑息照护适用于所有威胁生命或潜在威胁生命的慢性疾病,如癌症、充血性心力衰竭及运动神经元疾患等。临终关怀和姑息照护在理论上和实践上均有着密切的联系,但又不完全等同。

生理关怀(physiological care) 对机体生命活动和各个器官功能上的关注及照护。生理关怀贯穿于整个生命周期,是人的本质属性要求,也是心理、灵性和社会层面关怀的基础。临终患者的生理变化是一个渐进的过程,可出现循环衰竭、呼吸困难、胃肠道功能紊乱、肌张力丧失、感知觉和意识改变、疼痛、临近死亡等体征。临终患者在临终期间生理需要应得到基本满足,应提供皮肤、口腔、呼吸道及疼痛护理以减轻感、知觉改变的影响,达到最佳舒适

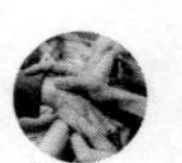

度、最低疼痛阈值的生存状态。①控制疼痛。疼痛是临终患者中最普遍、最主要的一种症候,它是不同疾病所表现出来的相同临床症状。临终患者的疼痛是长期的、顽固的,不仅局限于生理范畴,而且涉及心理、社会及精神等领域,严重影响患者的生命质量。缓解疼痛是临终患者进行生理关怀的首要问题,临床控制疼痛,一般采取按阶梯药物止痛,辅以非药物的方法配合止痛。②缓解呼吸困难。在生命临终阶段,临终者往往处于衰竭状态,无力咳嗽、咳痰及吞咽,应帮助排痰、吸氧、保持呼吸道通畅及有效供氧,必要时给予镇静治疗。③加强生活护理。包括饮食、排泄、个人卫生活动与休息等方面的护理。饮食护理,提供高蛋白、高热量、含丰富维生素且易于消化的食物,保证营养的摄入;口腔护理,保持口腔及皮肤清洁与舒适;皮肤护理,防止压疮发生;排泄护理,保持临终患者排便通畅;睡眠护理,安置在光线充足的南向房间,并且保持室内空气清新,温度、湿度适宜,保证睡眠环境安静、光线柔和,尽量减少夜间护理操作,偏瘫老人宜加床挡,防止老人坠床。

心理关怀(psychological care) 运用心理学方法和技术消除或缓解患者不良心理状态和行为,促进疾病转归和康复的方法和手段。目的是促进患者的认知、情感和行为朝向有益的方向发展,最终达到适应社会的状态。

心理关怀包括:①提供良好的心理环境;②消除患者的不良情绪;③满足患者的合理要求;④提高患者的适应能力;⑤调整患者的社会角色。

心理关怀的基本要求:①具备一定的心理学知识和技能;②有步骤有计划地实施;③需综合使用心理学理论和技术。

临终关怀服务中,心理关怀应贯穿于为临终患者及其家属服务的全过程。临终患者心理反应有否认、愤怒、协议、抑郁和接纳5个阶段,心理关怀应根据各阶段的心理反应开展。①否认期。短暂的心理防卫阶段,患者有意或无意否定疾病的严重性,无法接受即将面临死亡的事实,期盼有奇迹出现。临终关怀团队应鼓励他们说出自己的恐惧与不安,给予适当的解释和诱导,鼓励其面对问题或表达,提供有关指导及必要的心理支持,使其得到心灵的解脱。②愤怒期。临终患者表现为生气、愤怒、怨天尤人、拒绝治疗甚至会迁怒于医务人员和家属,以谩骂等破坏性行为发泄其内心的痛苦。临终关怀团队应以宽容、理解的态度对待他们,使其宣泄情感,并给予积极的关爱,使其逐步面对现实。③妥协期。临终患者承认已存在的事实,情绪平稳,不再怨天尤人,此期能顺从地接受治疗,要求生理上有舒适、周到的护理,希望能延缓死亡的时间。临终关怀团队应与其坦诚沟通,了解他们对自己病情的认知程度,维持他们适度的希望,鼓励他们正确认识和对待疾病,积极配合治疗。④抑郁期。临终患者随着身体状况的每况愈下产生悲伤、失落甚至自杀的想法,表现为沉默、哭泣、沮丧等。临终关怀团队应给予患者最大的心理安慰,密切注意患者的动向,防止患者自杀。⑤接纳期。患者平静、安详,对死亡已有所准备,机体极度衰弱,常处于嗜睡状态,情感减退,也有患者因疼痛难忍而希望速死。亲属应时刻陪伴在他们的身边,及时给予精神上的安慰和寄托,并尽可能满足他们对美的需求或其他特殊需要,使他们安宁、无痛苦、无遗憾地度过人生的最后时刻。

心理关怀还包括对临终患者家属的慰藉:①通过对临终患者的全面照护和舒缓治疗,减轻患者的痛苦,从而使患者家属得到心理安慰;②让患者家属参与照护过程,增加家属和患者的沟通,减轻家属在患者死亡后的遗憾心理;③增加与患者家属的交流、建立情感联系,并对其进行死亡教育,指导家属掌握一些常用的心理疏导方法,以及尽量满足家属的合理要求,给予家属尽可能多的帮助。

人文关怀(humanistic care) 亦称人性关怀、人文主义关怀,指对人从弘扬人文精神角度予以关注、关切和关照,表现为对人的生命、价值、命运和尊严的关怀,对人的生存状况和生活条件的关切。

在中国古代，“人文”一词出自《易·贲》：“文明以止，人文也。观乎天文，以察时变；观乎人文，以化成天下。”“人文”即区别于“物”的人之为“人”的价值及其文化显现。“人文主义”发端于欧洲文艺复兴时期，肯定人性和人的价值，针对人的精神和心理层面，从文化背景、自然情感、生命价值、人际协调、需求满足等维度体现以人为本的理念与内涵。

人文关怀的核心价值观是关心人、尊重人和爱护人：①以人的生存为根基；②是人类行动的价值观；③是规范和调整人类实践行为的原则。其基本要素包括人的文化、自然情感、道德情怀、利益需要和社会关系等。人文关怀的本质是以人为本，一切都以人为主体，为对象、为动力、为目标，实现人与自然、人与社会、人与人的和谐和人的德智体美的全面发展。它既体现了人的发展与自然、社会发展相一致的思想，又显现于人的创造性的实践行为和人所创造的具有思想价值、审美价值的精神产品、物质产品，尤其是文学艺术之中。

人文关怀是一个动态的概念。在医学领域人文关怀也不断被赋予新的含义，体现为关注大多数人的利益，公平、公正地分配和使用医疗资源，对患者的生命、尊严、价值的维护、追求和关切。其意义与价值在于：①体现人道主义精神；②构建和谐医患关系；③满足患者与家属需求；④提高医护人员素质；⑤提升医护服务质量；⑥促进医学人文教育发展。

医学领域中的人文关怀能满足临终患者各种需要，改善和促进其生命质量，关注和重视其人格与尊严，是一种实践人性化、人道化医疗服务的行为与规范，具体表现为：①营造人文关怀氛围，创造和谐关怀环境；②注重身、心、灵、社全面关怀，培养积极生活态度；③进行有效的死亡教育，丰富生命关怀知识体系。

居家关怀(home care)　家庭成员(或护理员)与医疗机构共同为需要生活照护的老人、失能失智者、残疾人群及临终者等特定对象在居住处提供健康照护的服务。居家临终关怀服务(hospice home care)是居家关怀的组成部分，是由社区医护人员、社会志愿者等组成的临终关怀服务团队为居住在自己家里的临终患者及其家属提供的缓和性和支持性照顾。其目的是：①使临终患者和家庭达到最好的状态；②提高临终患者的生命质量；③帮助临终患者平静、舒适、有尊严地死亡；④患者死后为其家属提供哀丧服务。居家临终关怀服务的内容是：①疼痛和症状的控制；②基础护理；③心理护理和社会、精神支持；④支持和关心家属，尊重患者的自主权，让患者和家属参与症状控制计划；⑤非药物治疗和哀伤辅导；⑥发挥中医药优势与特色。居家临终关怀服务的方法是，设置居家临终关怀病床，医护人员根据患者的需要定期上门开展医疗护理服务，并通过加强与二、三级医院有关科室的沟通交流，建立居家与医疗机构临终关怀的相互转介制度。

日间关怀(daytime care)　白天为老年人提供的日常照料服务。其服务对象是希望留在家中，生活难以自理，家中又无人照顾的老年人。服务内容有：①基础生活照料，维持身体功能状态，提供适宜的个性化服务；②心理慰藉沟通，精神慰藉，满足患者情感需求，缓解家庭压力，促进家庭和谐；③保健康复训练，医疗护理及康复训练服务。在临终关怀服务中提供日间关怀的对象是从医院转出院后在家里与家人共度余生的人群。服务内容包括控制症状的姑息关怀，提供沐浴、理发、修指(趾)甲、手足保健和按摩等基本生活服务，以及采用音乐疗法、艺术疗法、支持疗法等补充疗法进行治疗。在家属的陪伴与配合下通过居家照护形式，为临终患者实施全面照顾的家庭型临终关怀。

人道关怀(humanitarian concern)　人事、人伦、为人之道的关怀。为人道精神的重要内容，立足于道德情感，是在对社会群体尊重、关爱的同时，予以其物质和精神上的帮助和保障。

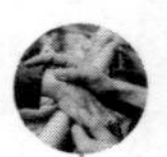

从人的本质出发,基于对“人”的本质、地位、使命、价值的肯定,尊重人类的生活质量与生命尊严,强调道德情感的重要性,其核心是尊重人权。人道关怀的实现是社会保障的道义基础,其实施应遵循三个基本原则:①普遍性原则,对人的支持和保障;②需求满足原则,保障人的物质和精神需求;③人格尊重原则,尊重人的人格尊严。包含三个层面:①生理层面,是最基本的层面,首先要适应生理发展的需求,能让人的生理需求得到释放;②心理层面,能满足人内心的某种需求,如审美需求、安慰需求、情感需求或者启迪意义层面的需求;③人道关怀应当提倡一种人性的自我完善,也称之为终极关怀。其关怀的方式首先应当体现最为自然的状态,其次,人道关怀的终极目标传达的是一种可持续发展理念,是对人类文明的传承与发展。

人道关怀在临终关怀中的主要表现为:①尊重临终患者的价值与人格,不论患者的性别、民族、籍贯、职业、地位、亲疏等,都应给予平等的临终关怀服务,不论对意识清醒的患者,还是对意识有缺陷的患者,都应尊重他们的人格;②对临终患者生命的尊重和爱护超出了医务人员与患者个人的全面照料,而扩展到临终患者的亲人的哀伤辅导的整体层面;③尊重临终患者的正当愿望,满足其精神渴求,医务人员应充分尊重患者的正当愿望,关心体贴患者的疾苦,满足临终患者精神渴求和信仰,包括生前恩怨了断和亲属心理慰藉等。

亲属关怀(relatives care) 具有血亲或姻亲等因血缘、婚姻或法律而产生的关系的人提供的生活照料和精神支持。亲属关怀与临床护理具有互补作用。通过家属的关怀、帮助,对临终患者从心理、身体等层面给予心理慰藉及帮助。临终患者亲属关怀的内容主要是:①给予支持和关怀,亲属通过交谈对患者进行慰藉,给以关怀,满足其各种社会需要,使其得到心理的满足。②参与日常照料,包括日常生活照顾和部分基础护理。③承担家庭事务,承担起患者在家庭中的事务。④参与尸体料理,对亡者进行整容、着装,并向遗体告别。亲属关怀应贯穿整个临终期,全方位尽可能满足患者需求,适时给予心理疏导和关怀,有利于提升临终患者的生活质量。

姑息关怀(palliative care) 由多功能的执业团队对所患疾病,呈不能治愈性的、进展性的和威胁生命状况的患者及其亲属所提供的积极、整体的关怀服务。

“姑息”一词来源于拉丁文“*pallium*(大披肩)”,指斗篷或一种遮盖物。在姑息关怀的过程中,采用各种以促进舒服为基本目的的治疗把所有的痛苦症状“掩盖”和“保护”起来,并维持生命末期的尊严。姑息关怀的宗旨是改善生命质量,包括躯体的康复。其目标是缩小期望与现实之间的差异,以便最大化改善生命质量。通过姑息关怀团队和伙伴合作,即临床医护执业者、社会工作者、患者和家属之间的合作,追求和实现躯体、精神心理、社会和心灵方面的关怀为一体的整体照护,以对终末期疾患的患者提供支持和关怀服务,使其尽可能活得完美和舒服。

姑息关怀关注患者所有躯体的痛苦和社会心理心灵的困扰:①以患者为中心的医疗服务,而不是以治疗疾病为焦点;②痛苦症状的控制,精神心理的支持;③接受不可避免的死亡,但也要提高生命质量;④患者和照护者是伙伴关系;⑤关心患者的舒适和尊严,而不是根治疾病和刻意延缓生命;⑥不刻意加速死亡,也不拖延死亡;⑦改善生命质量;⑧寻求心灵平安。

姑息关怀的特征:①多维度的评估和处理,包括对躯体症状,社会心理压力,功能的、心灵的、经济的以及亲属所关心的种种困扰等多维度因素的评估和处理;②多学科的关怀,包括团队关怀服务所有成员,医生、护士、社会工作者、精神心理医生、物理治疗师、药剂师、劝导师、营养师和志愿者等,整合为一体,联合提供姑息关怀服务;③强调关怀患者和他们的亲人,患者在接近生命末期时的大多数躯体和情感的关怀是由他们的亲属所提供的,所以要同时开展关怀亲属的服务项目,包括为亲属提供咨询、培训教育、短期的休息和居丧关怀。

姑息关怀的任务:①提供缓解疼痛及控制其他痛苦症状的临床医疗服务;②可同时采用有逆转特殊疾病状况的治疗;③维护和尊重生命,把濒死认作一个正常的过程;④既不故意加速死亡,也不拖延死亡;⑤整合患者精神心理和心灵层面的姑息关怀为一体;⑥提出支持系统以帮助患者尽可能以积极的态度活着直至辞世;⑦提供系统支持以帮助家属应对患者的疾病过程以及自己的哀伤过程;⑧用团队合作的工作模式关注和满足患者及其亲属的整体需求,包括患者和家属需要时提供哀丧咨询;⑨提高生命质量;⑩联合应用其他积极的延长生命的治疗,以便于较好地评估、理解和治疗各种痛苦的临床并发症;⑪涉及医疗和社会的关怀,由健康执业者和社会关怀管理层提供。

临终关怀转介服务(hospice referral service) 通过临终关怀联动转诊网络,为有临终关怀需求的患者实施在各医疗养老机构、安宁疗护中心或病房、社区居家之间的双向转诊。目的是能够充分利用辖区内的临终关怀资源,帮助临终患者和家属获得最佳的照护,使临终患者能够平静、安详、有尊严地离世。

转介的形式:①安宁疗护中心与医疗机构内部其他科室之间的转诊;其他科室有符合安宁疗护收治标准且患者及家属有此需求的,可经医生会诊,评估后转入安宁疗护科。②其他二、三级医院或社会办医院有临终关怀需求的患者,可通过转诊网络,联系就近的安宁疗护中心(包括社区安宁疗护病房)。③居家安宁疗护、社区安宁病房、安宁疗护中心之间的根据患者的病情变化及意愿可行双向转诊。临终关怀服务团队根据临终患者和家庭的需求进行适当及时的转介,提高转诊的必要性和有效性,并持续跟进,能使临终关怀的作用最大化,避免过度的晚期干预,改善并缓解症状,减轻患者痛苦,提高其生命质量。当患者病情稳定时可以选择社区医院安宁疗护病房,甚至居家治疗,当患者的症状在社区医院无法解决时,可转至综合性医院进行治疗,并形成一套行之有效的转介细则,规范化转介流程,形成真正意义上的转介机制,构建“综合医院-安宁舒缓疗护病区-社区居家”的多层次网络服务体系,完成临终关怀服务全覆盖。

选择合适的转介时间是姑息治疗和临终关怀服务得以充分开展的重要保障。晚期癌症患者大概遵循在死亡前 1～2 个月转介至临终关怀科的规律。但由于决定是否使用临终关怀以及何时使用临终关怀是一项复杂、动态的过程,涉及的领域广泛,目前国内还未确定影响临终关怀介入时间的决定因素以及统一的转介标准、流程。

临终关怀服务(hospice care service) 是指以临终患者和家属为中心,以多学科协作模式进行的一种综合服务措施和特殊的卫生保健项目。其服务内容主要包括疼痛及其他症状控制、舒适护理、心理、精神及社会支持等。

临终关怀服务是对患者及其家属提供医疗、护理和人文关怀服务。以“提高临终患者生命质量”为目标;以终末期疾病患者为重点;以家庭为单位、社区为范围,团队为骨干,医院为支持,需求为导向;以解决临终关怀问题,融入对临终患者生理(身体)、心理、精神、心灵和社会服务等为一体的诊疗、护理服务。

目标:基本目标是缩小临终患者及其家人期望与现实之间的差异,以便最大化地改善生命质量。服务目标是协助解决临终患者各种基本生理需要,控制疼痛、缓解症状和尽可能使患者处于舒适状态。为家属提供照顾与关怀服务目标是认识和理解临终患者家属的悲痛心理过程,提供心理安抚,鼓励支持并帮助家属顺利度过居丧期。

基本原则:①以患者和家属为服务对象,并强调患者和家属参与;②以治愈为主的治疗转变为以关怀为主的照护;③注重对患者全方位的整体照护;④首要工作是有效控制症状；⑤尊重患者的信仰与文化；⑥维护患者基本尊严和权利；⑦团队服务应持续评估患者需求并提供帮助。

发展原则：①适合国情的本土化服务模式原则；②以人为本的全面照护原则；③社区与居家间、医院与医养机构间，医院与社区间联动转介原则；④充分动员全社会参与原则。

马丁内斯·休利特（Martinez Hewlett）和爱德华·瓦格纳（Edward Wagner）在1998年综合归纳临终关怀的实施原则，如下：①其整体的目标为达到患者最理想的生命质量，即使患者充满“希望”与“理想”中；②视死亡为生命中的自然过程，既不加速，也不拖延死亡；③尽量减少诊断性与侵入性的检查或措施，除非有缓解症状的结果；④避免创伤性或试验性的治疗方法，永远以患者的利益为治疗选择的取决点，确实尊重患者的自主权；⑤当使用麻醉性止痛药物时，能达到疼痛缓解而无难以接受的不良反应的剂量即为最恰当的剂量；⑥对各种疼痛与症状是否达到缓解的真正“专家”为患者本人；⑦切勿强迫患者进食或给液，只有患者能决定自己的需要；⑧提供个性化的照护，患者与其家属应视为照顾的一个单位，其照护目标应基于患者与其家属的需要。此外，欧洲肿瘤医学会对临终关怀照顾提出的核心原则：①尊重患者和照顾者的尊严；②能敏锐感知并尊重患者及家属的心愿；③配合患者的心愿使用合适的措施（治疗性的）；④高度优先缓解疼痛及其他症状；⑤了解濒死患者的良好照护需要有品质的医疗照护，也需要以家庭和社区为基础的服务来处理心理、社会、灵性和宗教信仰的问题；⑥如果患者希望，应提供主治医生或肿瘤科医生的持续性服务信息；⑦倡导预期可提升患者生命品质的疗法，并确认选择代替治疗而非传统治疗；⑧提供姑息治疗与安宁疗护服务；⑨尊重患者拒绝治疗的权利（或当患者无法参与时，法定代理人可能决定拒绝治疗）；⑩考量患者和家属的选择，并尊重医生停止繁重而无效的治疗的专业职责；⑪提升生命末期照护的临床和实证研究。

临终关怀服务理论：以临终关怀理念及临终关怀实践为基础，并借鉴其他学科理论原理及原则，清晰阐述临终关怀服务现象的本质及其相互间关系。这是由临终关怀相关定义、基本概念和概念间关系，以及临终关怀服务观点和解释等组成的用于解释临终关怀的系统描述，是对临终关怀服务中现象、活动本质及规律的总结。对临终关怀服务理论影响较大的相关学科的理论主要有：系统论；人的基本需要层次理论；奥瑞姆自理的相关理论结构；金的达标理论；罗伊适应模式；华森关怀科学模式理论；儒家“天人合一”整体观等。

临终关怀服务并非一种治愈的方法，而是人类对自身关怀的表达，是人道主义的体现，其核心之处是生与死的智慧，对人类社会进步具有重要意义。其意义主要有：①符合人类追求高质量生命的客观要求；②是对传统思想的纠正和补充，具有伦理意义；③体现了医护工作者职业道德的崇高；④有利于提高死亡价值，有利于节约医疗资源，有利于推动社会文明发展。

重要性：临终关怀服务被越来越多的人认可，是社会文明发展到一定阶段的必然产物，是符合人类追求高生命质量的客观要求，体现了以“患者为中心”的服务，更彰显了维护人的基本尊严。临终关怀服务和医疗、预防成为当代卫生保健系统的三大基本组成部分。

理念：世界卫生组织倡导临终关怀服务理念是一种理想模式，在经济水平、文化层次和精神生活极大改善，医患关系和谐稳定的基础上，才能更好地用于实践。临终关怀服务的焦点是生活而不是死亡。照料关怀是广义的治疗，其本质是进入患者及其家属心理、精神和心灵世界，包括丰富临终患者临终生活质量内涵。我国台湾地区提出临终关怀服务“五全照护理念”：即全人（综合性照护，包括身体、心理、心灵等方面）；全程（持续性照顾患者临终过程和每个环节）；全家（以家庭为中心，不仅是患者，其家属也应关怀和照顾）；全队（跨团队服务，通过不同专业合作，提供整合型高品质服务)；全社区(以社区为范围，利用社会资源提供支持服务)。

观念：①临终关怀价值观念，生命的质量重于生命的数量，接纳死亡的观念是一种辩证唯物主义和历史唯物主义世界观。②认知世界的观念，对临终和死亡客观世界的认知，对临终患者精神世界和心灵世界的认知。

特征：临终关怀服务是针对特殊人群，具有特定内容的特殊服务模式。首先关注患者“全人”，而不是传统医学关注“病”。以临终患者及其家人为服务的主要对象。重点是尊重作为人的权利，关心作为人的生命质量。以医护人员为主导的多学科协作。倡导对患者整体照护和体现家庭式温暖服务。

服务对象：临终患者。包括：①诊断明确的疾病终末期患者出现症状；②疾病终末期或老年患者在临终前拒绝原发疾病的检查、诊断和治疗；③接受临终关怀服务理念，具有临终关怀需求和意愿；④高龄老衰临终患者；⑤因意外伤害和突发自然事件所致的临终患者。家人的范畴由患者界定，包括其配偶、亲属，甚至朋友，由此体现人性化关怀的理念。

临终关怀服务开展建立在一定的哲理基础上：①以虔诚的态度接受死亡，既不加速也不延迟死亡的来临；②发挥人类的大爱，给临终患者最好的关怀与照护；③临终关怀服务团队人员和临终患者及其家属共同面对死亡，以现实态度面对死亡，以主动的态度追求生命终末期的生活质量；④一个温馨、整洁、安全的家庭氛围的安宁环境；⑤尊重患者的人格、权利和生命价值。

策略：加强临终患者的基础护理，实施有效的疼痛护理。提供身体、心理、精神等方面的医疗照料和人文关怀方面的需要。鼓励家属表达感情，满足家属照顾患者的需要，适时进行死亡教育。丧亲者心理辅导包括陪伴和聆听、鼓励宣泄感情，协助表达罪恶感，协助解决实际困难和参加各种社会活动。

世界卫生组织提出临终关怀服务 6 条要点：①肯定生命、认同死亡是一种自然的历程；②并不加速和延长死亡；③尽可能减轻痛苦及其他身体不适症状；④支持患者，使他在死亡前能有很好的生活质量；⑤结合心理、社会及灵性照顾；⑥支持患者家属，使他们在患者疾病期间及患者去世后的悲伤期中能做适当的调整。

生命质量：生命质量是一个人所要追求的理念，涉及对生命所感受到的主观的满意度。它受个人多维因素的影响，如躯体、精神、心理、社会和宗教等诸方面要素的影响。临终生命质量主要内容：①疼痛及身体不适症状减至最低；②身体清洁完整；③有活动的空间；④有选择的自由；⑤解除恩怨情结；⑥准备交代后事；⑦可以选择不做急救；⑧体会自己的存在是有意义的；⑨有信仰，不畏死亡；⑩由衷地说出 3 句话并心中有爱，“谢谢您”“对不起”“再见”。

服务模式：临终关怀服务是一种理念，提供临终关怀服务不一定要有特别的场所，只要受过临终关怀专业训练，即可在任何一家医院、社区和居家从事临终关怀服务，世界各国有不同的临终关怀服务模式。国际临终关怀服务机构的组织类型通常为：在医院设立独立专门病房、独立的临终关怀院和社区居家型。英国常见的临终关怀 3 种服务模式：住院病房、居家临终关怀及日间照顾。美国通常临终关怀服务模式为：例行和居家照护模式，持续性的居民照护服务模式，暂时性照护模式和正式住院账户模式。在一般综合医院设有临终关怀小组流动性去医院各病房服务。借鉴国外临终关怀服务模式经验，我国通常有：①以患者为中心的服务模式；②以家庭为单位的服务模式；③集体合作性服务模式；④有偿但非营利性服务模式；⑤门诊服务模式等。

社会支持：临终关怀服务社会支持是指社会各方面，包括家庭、亲属、朋友、同事、工会等个人或组织所给予精神上和物质上的帮助和支持。临终关怀社会支持着重于呼吁并调动社会资源和各方面力量，为临终患者及其家属提供有效的社会援助。

宁养服务(hospice service) 为终末期癌症患者开展各种姑息性治疗的专门服务。主要包括身体、心理、精神等多个层面的服务,在缓解患者痛苦的同时,更注重照顾患者及其家属身心,帮助患者提高生命品质和生活质量。

宁养服务由香港商人李嘉诚提出。宁养取自“安宁其心,养护其病”之语。李嘉诚认为用“宁养”容易被社会所接受。宁养服务的宗旨是以人为本,全人服务,实现癌症患者生活质量的提升。服务目标是缓解癌症疼痛及不适症状,为患者及其家属提供身体、心理、灵性、社会的全面照护,使晚期癌症患者在人生的最后阶段能活得有意义、有尊严,同时减轻患者家属失去亲人的痛苦,做到生死两相安。宁养服务有着免费、家居、镇痛治疗,“身-心-灵-社”全人服务模式的特点。服务内容包括:为患者提供家居护理、症状治疗,让患者面临的疼痛得到减轻或是控制;为患者及家属提供心理辅导,减少前者面临的心理压力;围绕临终关怀进行相关知识的宣传,开展门诊接诊、家居服务、咨询服务、哀伤辅导,提供、介绍及协办社会资源和义工服务等。

居丧关怀(grief counselling) 亦称“哀伤辅导”,由美国哈佛大学医学院精神科教授威廉·沃登(William Worden)于 1982 年提出。是指针对近期丧失亲人的人,协助他们完成哀悼任务的心理辅导,以促进居丧者及时地宣泄,释放悲伤,健康地完成正常悲伤过程,减少或避免向病态或复杂哀伤的转变。

目标:①增加失落的现实感,帮助居丧者接受逝者离开的事实;②协助居丧者处理已表达或潜在的情感;③协助丧亲者面对和克服失落后再适应过程中的障碍;④鼓励居丧者向逝者告别,以健康的方式将情感投入新的关系中,继续有效而积极地生活。

任务:以个体需要为中心,协助其逐步完成哀伤任务,包括建立信任关系,聆听与陪伴,指导居丧者宣泄情绪,提高居丧者应对新生活的能力,阐明正常的哀伤行为,提供持续支持,允许个体差异,应对预期性哀伤,评估转诊的需要。居丧关怀的具体内容:一是提供善别辅导。协助居丧者应对因丧亲而引起的身体、心理、灵性、社会关系方面的困境,重投新生活,包括:①个体及家庭善别辅导服务,通过与临终关怀团队的面谈,帮助丧亲者面对心中的痛楚和现实困扰;②成立善别辅导小组,通过成立互助组织、开展义工服务的多样化形式,让有相同丧亲经历的组员互相支持和学习,给予双向的情绪支援。二是推广临终关怀。通过举办多样化的培训及教育工作,为临床人员提供的“临终照顾培训课程”,为专业人士举办的研讨会,为社会公众开设讲座和工作坊,把临终关怀的理念推广至各社会阶层。三是开展生死教育。引导丧亲者走出死亡心理误区,理解生与死是不可抗拒的自然规律,正确对待优生、优活、优死。居丧关怀的技巧包括共情式倾听,引导想象,回忆人生过往,体验哀伤之痛,使用逝者留下的纪念物品。方式包括:①针对不同年龄层的人群采用不同的辅导方式,丧亲的成年人多进行个人心理治疗、同伴支持干预、团体支持干预;②丧亲的老年人则可在成人干预的基础上增加基于网络的干预;③针对丧亲的儿童和青少年多进行丧亲家庭计划干预。

生命全周期关怀(lifecycle care) 对人的生命从出生、成长、成熟、衰退到死亡的全过程照护和关爱。生命全周期关怀可划分为 7 个周期,其关怀内容为:①婴儿期,关注生长发育中的问题,多与婴儿沟通交流,满足婴儿情感心理需要;②幼儿期,开展安全教育,增强体质,膳食均衡,正确运用游戏,培养良好意志,善于诱导,培养幼儿情绪自控能力;③学龄期,注意营养,加强锻炼,培养良好行为习惯,预防近视;加强素质教育,陶冶高尚情操,有效沟通,融洽人际关系;④青少年期,养成良好生活习惯,合理引导,开启性教育,关注成长,积极进行心理干预,适当挫折教育;⑤成年期，注意平衡膳食结构，培养良好生活方式和作息时间，维护和调整心理平衡，提高社会适应能力；⑥老年期，注意老年病的预防，加强健康意识，尊重老年人习惯，提高睡眠质量，理解老年情绪变化，传递正能量，帮助老年人融洽家庭关系，扩大交际圈；⑦临终期，以照料为中心，关注身体舒适、控制疼痛、生活护理和心理支持，由治疗为主转为对症处理和护理照顾为主，正确认识和尊重患者最后生活的价值，提高其临终生活质量，维护个人的尊严，保障和支持其个人的权利，保留个人隐私和自己的生活方式，参与医疗护理方案的制定，共同面对死亡，死亡和出生一样是客观世界的自然规律，是每个人都要经历的事实。

人文关怀测评工具（assessment tools of humanistic care） 测评工具是指对某些具体内容进行测量和评定的科学手段与方法。人文关怀测评工具是指以现代心理学和行为科学为基础，客观测量和评定护理人员人文关怀品质的科学手段，包括量表和调查问卷。

国外护理人文关怀测评工具的研究主要为测评工具的研制与开发。根据不同的划分依据，国外现有应用于护理的人文关怀测评工具可分为不同的类型。①按测评方式划分：自陈量表（self-report inventory）、评定量表（rating scale）、投射测验（projective test）；②按评分类型划分：Q分类法（Q-sort）、视觉模拟评分法（visual analogue scale, VAS）、核检法（Check list）、里克特量表（Likert scale）、哥特曼（Guttman）量表、语义差异量表。国外测评工具的研制年代段为1984—2006年，主要有：关怀评估问卷（Caring Assessment Reportevaluation Q-sort, CARE - Q）、关怀行为量表（Caring Behaviors Inventory, CBI）、关怀行为评价工具（Caring Behaviors Assessment Tool, CBA）、护士关怀行为量表（Caring Behaviors of Nurses Scale, CBNS）、专业关怀行为问卷（Professional Caring Behaviors, PCB）、关怀评估量表（Caring Assessment Scale, CAS）、关怀能力量表（Caring Ability Inventory, CAI）、关怀效能量表（Caring Efficacy Scale, CES）、整体关怀量表（Holistic Caring Inventory, HCI）、护理人文关怀量表（Methodist Health Care System Nurse Caring Instrument, MHCSNCI）。

国内人文关怀测评工具主要有护理专业大学生人文关怀能力量表（Humanistic Caring Ability of Nursing Undergraduates Assessment Scale, NCANU）、护士人文关怀品质测评量表（Nursing Caring Characters Assessment Tool, NCCAT）、关怀行为问卷（Caring Behavior Measurement, CBM）。

临终关怀模式（model of hospice care） 在临终关怀实践中逐步形成和发展起来的一种向晚期患者及其家属提供照护的方式和做法。

孟宪武等将中国临终关怀实践总结为6种类型，即家庭型、社会型、宗教型、医院型、自我型及反向型临终关怀。主要模式有：①宁养院类模式；②社区医院组织模式，包括社区医院临终关怀病房或服务中心康宁病区等；③家庭病床模式，包括施氏模式、家庭临终关怀等；④综合模式，包括PDS模式、家庭-社区-医护人员相结合的临终关怀模式等；⑤其他模式，包括人文护理模式、满足模式等。目前比较公认的模式有：李义庭的PDS（one-point three-direction nine-subject）模式、施榕的施氏模式及家庭-社会-医护人员模式。

李义庭的PDS模式：其基本理论是全面构建"一个中心、三个方位、九个结合"。"一个中心"即以解除临终患者的病痛为中心。"三个方位、九个结合"即在服务层面上，坚持临终关怀医院、社区临终关怀服务与家庭临终关怀病房相结合；在服务主体上，坚持国家、集体、民营相结合，共办临终关怀事业；在服务费用上，坚持国家、集体和社会（团体或个人捐助）投入相结合。特点：PDS模式涉及面极广，是趋于理想化的模式，在具体实施上参与机构和人员有限，使之过于简单化。

施氏模式(施榕):其基本理论是主要着眼点在乡村,其核心是家庭临终照护。应尊重在中国文化背景下的临终患者的祈望,有利于老人及家庭的利益,有利于社会卫生资源的公正分配。施氏模式内容:①要统一认识,全面规划,把我国乡村的临终关怀事业纳入老年医疗保健的总体规划,制订临终关怀的政策法规,家庭临终护的相应政策,使家庭临终照护模式有章可循,健康运转;②要建立乡村家庭临终照护指导中心,对所管辖的家庭临终照护进行统管,提高全科医生、家庭临终照护的家属和有关人员的业务技能、研究能力和协调水平;③施氏模式认为全科医生是乡村卫生工作中一支不可替代的力量,全科医生的种种特性为他们在家庭临终照护模式中占据非常重要的地位,因此提出了针对全科医生进行有计划有组织的临终关怀培训;④为防止患者家属或照顾者对患者不愿或不好好照顾,有必要订立"家庭临终护理公约";⑤妇女在家庭中的地位由依赖、顺从、被动的"主妇"名分,上升到独立、自由、主动的主角地位。因此,需要提高妇女角色意识,使她们更好配合全科医生共同做好家庭临终照护。其特点是施氏模式将重点放在乡村的家庭病房的建立上,看到了乡村建立家庭临终照护的有利条件,但没有考虑到诸如传统观念、经济投入、支付能力等重要因素的制约。曾经一度被认为具有广阔的发展前景,但随着我国农村留守家庭和空巢家庭越来越多,这一模式也遭遇挑战。

家庭-社区-医护人员模式:其理论基础是该模式吸取了 PDS 模式和施氏模式的优点。指出由家庭为临终者提供全部或部分医疗费用(其余部分由保险公司支付),创造患者满意的临终环境,家庭成员作为临终团队主要成员进行生活护理、精神抚慰及其他帮助;社区帮助组织安排志愿者组成临终团队进行资金的筹集,如单位提供医疗费用,协助落实保险金、贫困人口医疗补助金、募捐等,并监督家庭中临终关怀的实施。由社区医疗机构或综合医院的临终关怀中心的医务人员进行其他相关的临终关怀服务。特点是这种模式覆盖面广,也是可行性和实用性最强的。这种模式在一定程度上减轻了社区在人员、技术等方面的负担。但考虑到我国的经济以及国民素质的局限性,此模式的实施,也面临着不小的困难。

临终关怀团队(hospice care team) 临终关怀团队是由医生、护士、心理学家、营养学家、社会工作者和志愿者等个体为实现临终关怀目标而相互协同作用、组合而成的集合体。整个团队分工明确,职责分明,发挥各自的专业特长,又互相协调,发挥团队合作精神,共同实施临终患者的照护方案。

临终关怀是一种新兴的医疗保健服务项目,是一套组织化的医疗护理方案。临终关怀团队具有以下特点:①按团队在工作形态方面的区别,临终关怀团队属于非正式团队。为临终关怀服务项目临时组建的工作团队,包括团队成员中社会志愿者。②按团队的工作方式划分,临终关怀团队为适应团队。适应团队的驱动力是合作,团队焦点既关注外在联系也重视团队成员之间内在沟通联系,成员为了一个共同的"善"的目标,自觉地努力。因此,团队成员感受是快乐的,长期的结果是使团队能维持。③按团队存在目的,临终关怀团队为多功能团队类型。团队成员由来自不同工作领域的人员组成,他们为了完成一项临终关怀共同任务来到一起。在成员之间,尤其那些背景不同和经历不同的成员之间,建立起相互信任并能真正的合作需要有共同信仰目标。

建立临终关怀工作团队需要:①外部和内部的支持。在临终关怀中团队是临终关怀系统的一部分。首先是从团队那里得到完成工作所必需的各种资源支持。这种支持包括及时的信息,充分的人员和社会的支持等。从团队内部条件来看,临终关怀团队应拥有一个合理的人员基本结构。②共同的目标。临终关怀团队通常会有在集体水平和个体水平上都能被团队成员接受的目标。团队成员可以通过相互讨论,

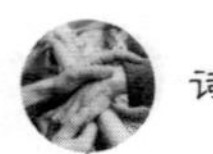

塑造和完善临终关怀共同目标,目标可以被团队接受,并能够为成员指引方向,提供推动力。成功的临终关怀团队能把他们的共同目标分解成为具体的现实可行的目标,使每位团队成员都能清楚知道团队希望他们做生命工作,以及他们如何共同工作最后完成临终关怀任务。③恰当的领导。临终关怀团队的领导者担任的是教练和后盾的角色,他们对团队提供指导和支持,帮助团队成员充分了解自己的潜力,鼓舞团队成员自信心。④相互的信任。临终关怀团队成员间相互信任是有效团队的显著特征。所以,维持团队内的相互信任,需要引起临终关怀团队领导足够的重视。⑤互补的技能。临终关怀团队是由一群有爱心的,有互补的知识、经验、能力和技能的成员组成的。他们具备实现临终关怀目标所必需的理想和能力,而且相互之间有良好合作的个性品质和人际关系能力。⑥良好的沟通。临终关怀团队在团队成员之间,成员与服务对象之间建立起畅通的信息交流和反馈渠道,能迅速而准确地了解彼此的想法和情感。

临终关怀团队是临终关怀工作的核心,在临终关怀服务中具有重要作用:①激发团队精神,临终关怀服务团队的成员以团队的方式开展临终关怀工作,成员之间的相互帮助与支持,促进了成员之间的合作,合作带来的成果能更大地鼓舞团队成员的积极性,同时创造了临终关怀工作团队精神;②提升服务品质,临终关怀团队成员从不同角度对服务对象进行了身、心、灵、社整体关怀,提升了服务对象的生命质量;③使临终关怀管理更加科学,采用临终关怀工作团队形式,使临终关怀管理更具有人性和科学。

临终关怀工作程序(hospice care procedure)以临终关怀学为理论框架,为临终患者及其家属提供姑息治疗和临终护理时所进行的评估、诊断、计划、实施和评价等一系列有目的、有计划的工作步骤。临终关怀工作程序是一种系统地、科学地解决临终关怀工作问题的工作方法和思维方式;是一个持续的、循环的和动态变化的过程;是为维护生命所采取的积极的整体的关怀照顾,是指导安宁医生和护士工作及解决问题的工作方法。临终关怀程序一般可分为5个步骤:评估、诊断、计划、实施和评价。

评估:是指有组织地、系统地收集资料并对资料的价值进行判断的过程,也是有计划、有目的、有系统地收集临终患者资料的过程。根据收集到的资料,对临终患者和相关事物做出大概推断,如生存期预估、疼痛评估及生存质量评估等,从而为临终关怀服务提供基本依据。评估是整个临终关怀工作程序的基础,同时也是整个临终关怀工作程序中最为关键的步骤,如果最初的评估阶段出现错误将导致临终关怀诊断和计划的错误及预期目标失败。

诊断:是对临终患者临终阶段中生理、心理、精神、心灵、社会文化及发展和临终患者的家属临终关怀态度,知识和行为以及哀伤反应所出现的临终关怀问题反应的说明,这些临终关怀问题的反应属于临终关怀范畴,可以用姑息医疗和临终护理的方法来解决。通过制定统一的临终关怀工作诊断名称,有利于医护人员之间的交流与探讨;有利于临终关怀教育规范;有利于临终关怀科研;有利于临终关怀专业性体现。

计划:是根据临终关怀工作诊断拟定相应的临终关怀目标及制订临终关怀措施,并书写临终关怀计划报告。临终关怀计划的制订体现了临终关怀的有组织性和科学性。

实施:是计划制订以后,按计划执行的过程。临终关怀工作实施是执行所书写的临终关怀计划活动的过程。实施临终关怀工作计划时临终关怀服务提供者的角色是决策者、实施者、教育者、组织者。通过临终关怀工作计划实施有利于医护人员了解患者的情况,是医护人员完成临终关怀工作和患者及其家属接受临终关怀服务的证明,有利于医护人员了解患者的情况,为以后的临终关怀工作能提供资料和途径。

评价:是一个判断的处理过程。布卢

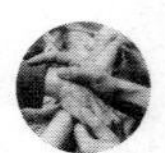

姆(Bloom)将评价作为人类思考和认知过程的等级结构模型中最基本的因素。临终关怀工作评价是将临终患者的生命质量与预定目标进行比较并做出判断的过程。通过临终关怀工作评价可发现临终关怀工作程序中的新问题,以做出新诊断和新计划,判断临终关怀工作诊断是否正确,临终关怀工作诊断目标实现与否,临终关怀工作目标未实现的原因。

临终关怀机构发展(hospice care development in institutions) 我国率先开展临终关怀工作的是香港、台湾地区,近 20 多年来,临终关怀事业得到了较快的发展。香港九龙圣母医院于 1982 年首先提出善终服务,1986 年成立了善终服务会,1992 年第一个独立的临终关怀机构——白普理宁养院在香港沙田落成,该院除照顾临终患者住院服务外,还开展了居家临终关怀服务。香港地区还有 9 家综合性医院开设 166 张临终关怀病房。1994 年,香港医管局制订了《安老院条例》,对安老院分类管理。1995 年又制定了《安老院实务守则》,对混合式安老院做出了具体规定。我国台湾地区于 1983 年,由天主教康泰医疗基金会成立癌症末期患者居家照顾及服务,开创了台湾地区临终关怀居家服务之先河。1990 年在马偕纪念医院淡水分院成立台湾地区第一家拥有 18 张病床的临终关怀住院机构,该地区成为当时世界上第十八个拥有临终关怀病房的地区。1999 年台湾地区成立安宁缓和医学会,2000 年制订了《安宁缓和医学专科医师制度》,2000 年 5 月 23 日,通过《安宁缓和医疗条例》地方立法并于 2002 年 11 月修订,从此台湾地区临终关怀服务中不做心肺复苏术(DNR)正式合法。我国内地临终关怀的发端,源于理论的引进。学者张泉于 1986 年首先在《医学与哲学》杂志上刊登译文“垂危患者医院”,介绍了临终关怀及其概念。孟宪武在《国外医学·护理学分册》介绍具有临终关怀含义的“终末护理的概念”。此后,我国医学伦理学从生命伦理学角度,开始对安乐死及临终患者所引发的种种问题给予关注并展开广泛热烈的讨论。1988 年 7 月,天津医学院(现天津医科大学)临终关怀研究中心成立,这是中国内地第一家临终关怀专门研究机构,该中心还建立了我国第一家临终关怀病房。该研究中心由美国黄天中博士赞助,与天津崔以泰教授共同开展临终关怀研究工作。1988 年 10 月,上海市南汇县老年护理院(现上海市浦东新区老年医院)成为我国第一家机构型临终关怀医院。1997 年,上海市闸北区临汾路街道社区卫生服务中心成立了国内第一家临终关怀科。到 2006 年中国生命关怀协会成立,我国临终关怀事业经历了理论研究和早期实践探索过程。

虽然在临床实践方面,30 个省、自治区、直辖市,除西藏外,各地都纷纷因地制宜地创办了临终关怀服务机构,但是还没有一个大专院校开设临终关怀专业。随着生命科学迅速发展,随之所带来的临终关怀学、社会学、医学及伦理学问题日益突出和尖锐,为了能从理论上、实践上给医护人员及管理者提供思考与答案,迫切需要临终关怀专业提供支持。同时,全球的临终关怀服务需求、文化价值多元化、疾病谱的改变、医学模式的转变和老龄化趋势,对临终关怀专业的发展提出了种种挑战,也提供了向前发展的动力。

临终反向关怀(reverse hospice care) 在亲友及临终关怀专业照顾团队协助下,临终者对亲友、专业照顾团队、社会爱心人士怀感恩之情,知道如何给予反馈,愿意并采取行动对他们给予关怀和慰藉,获得心理、灵性的联结与互动,达到临终患者善终、家属善别的目标。

临终反向关怀以临终患者为对象,以心理学视角为出发点,主张专业照顾团队与临终患者及亲友进行互动。临终反向关怀的实施,需要对象满足具有统一的“知情意行”,涵盖进行临终反向关怀获取的途径及能力、对临终反向关怀的认知、反向关怀的具体行为、临终反向关怀需要营造的情境和条件、临终反向关怀的意愿。临终反向关怀不只是以专业照顾团队及亲友为对象由临终患者做出积极反馈及给予关怀，而且强调借助物品反向、言语反向、精神反向与行为反向关怀的方法，由专业照顾团队与亲友在临终反向关怀方面为临终患者提供指导，帮助临终患者获得“知情意”的支持。临终反向关怀可划分为以下 4 个层次：①主我层次。主我也称作是“主体自我”，是指作为认识主体的我，个体思想和行为的发起者、维持者、协调者、完成者，对他人的照顾与关怀保持被动地接受状态，认定自己无须在任何方面为他人提供关怀。②立言层次。在言语方面，能够向他人提供反向关怀，分为能够主动进行及需要引导方能够实施的反向关怀言语。③立功层次。不仅在言语方面能够为他人提供反向关怀，而且能够借鉴榜样的实际行为，为他人提供反向关怀，分为能够主动进行及需要引导方能够实施的反向关怀行动。④立德层次。临终患者能够留存承载反向关怀深意的物品，并由精神层面向他人提供反向关怀，对他人与自我的灵性联结进行启发，使得他人获得迈向生命完满的可能性，分为在精神层面能够主动进行及需要引导方能够实施的反向关怀。

临终善后(aftermath) 合理处理死者的安葬、死者家属的抚恤等工作。

临终患者生命终结后，要以高尚的道德观念和深切的同情心认真做好临终善后服务，临终善后主要注意事项包括：①患者死亡后若家属不在，应尽快通知。②在尸体料理的时候，应始终保持尊重死者的态度，不随便摆弄、暴露尸体，严肃认真地按操作规程进行料理。既不能畏缩不前，也不能打斗乱语。动作敏捷果断，抓紧时间，以防尸体僵硬造成料理困难。在具体环节上，医护人员应尊重家属的意见，并注意死者的宗教信仰和民族习惯。③患者在病房中即将死亡或刚刚死亡，为避免影响他人情绪，将患者移送到关怀室后便于进行尸体料理。④对于死者的穿戴用物等，应予以彻底的消毒再抛弃处理。特别是患有传染病的死者，其尸体更应该按照严格的隔离消毒常规进行料理，防止传染病的传播。⑤患者死亡后，医护人员应妥善地清点和保管好死者的遗嘱、遗物，及时移交给患者法定家属或所在单位领导。在家中料理死者，也要妥善料理遗嘱或遗物，以免以后亲属之间发生矛盾。对生前交代遗体捐献或器官移植的患者，患者死亡后，应及时通知接受遗体单位。⑥在患者濒死到死亡的过程中，做好家属的安抚工作，尽可能提供家属宣泄内心痛苦的机会，针对家属心理反应给予关怀和支持，充分征求家属意见，给予他们与亲人最后道别的机会。

临终善后的一项重要内容是在患者死亡后，专业护理人员要以医学心理学的理论体系为指导，本着“去者能善终，留者能善别”的宗旨，向其家属提供丧亲的哀伤辅导支持服务，帮助丧亲者在合理时间内引发正常的悲伤并健康地完成悲伤过程，以增进重新开始正常生活的能力，鼓励活着的人告别已逝的人或物，尝试去克服失落后再适应过程中遇到的困难，最终生者能够坦然地接受现实，并将情感投注到新的关系中。

老年医学(geriatrics) 从医学的角度研究人类衰老的起因、发生机制、人体老年性变化规律和发展过程，并研究影响衰老的相关因素，实施老年保健，防治老年疾病，提高人类平均寿命和生活质量。“老年医学”一词是 1909 年美国学者纳赫(Nacher)提出，随着社会的进步和医学科学的发展，目前老年医学已发展成为具有专业特色的独立学科。是老年学的组成部分，也是临床医学的一个重要分支。老年医学的目的不是为了治愈疾病，而是为老年患者提供全面合理的治疗与预防保健服务，最大限度地维持和恢复患者功能状态，提高生活质量。

老年医学的研究范畴可包括如下：①老年基础医学。研究衰老的机制，老年器官组织的形态和生理功能的衰老变化及老年期的基本特征，探索延缓衰老的对策等。②老年流行病学。调查老年人群的健康状况，常见老年病发病情况，老年人致残和死亡原因及相关因素分析，提出相应防

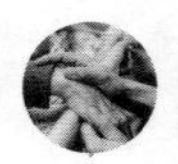

治规划。③老年临床医学。探索老年人患病的临床特点,老年病的早期诊断和临床药理学的特殊问题,老人患病后的康复护理等。重点研究导致老人病残和过早死亡的常见老年病。④老年预防医学。研究如何预防老年人的常见疾病,保护老年人的身心健康,注重老年人的保健。⑤老年社会医学。重点是研究老年人的心理、智能和行为及老年人的社会福利、权益、教育和环境保护等问题。

尊严疗法(dignity therapy) 一种针对临终患者的个体化、简短的新型心理干预疗法,由加拿大的心理医生、心理精神学专家哈维·麦斯·乔奇诺(Harvey Max Chochinov)博士创立。该疗法旨在降低临终患者的心理悲伤情绪,提高患者尊严水平,增强生存意愿,进而提高生活质量,使患者有尊严地度过生命的最后历程。

特点:①对临终患者及家属均有积极作用;②重点强调实施此疗法过程本身的意义所在,不注重对研究结果的解释、叙述及报告;③综合多种传统心理学疗法的优点,如借鉴支持疗法中的“移情”和“连通性”、存在主义心理疗法中的“人生意义”“希望”及汲取人生回顾法和人生叙事法的优点;④简单易行,可在患者床边进行。

核心:①为患者提供可以敞开心扉、表达内心感受的机会。②在生命末期,回顾并体验自己的一生。回忆最值得自豪、最有意义和最想被后人记住的事情,并将人生智慧或感悟等精神财富留给自己爱的人,从而使患者感受到自己生命存在的价值、目的和意义,激发其对生活的热情。③感受来自家庭和社会的关爱及支持,进而增强生存意愿,有尊严地度过生命的最后时光。

实施:采用访谈形式,由接受过尊严疗法培训的医护人员、心理治疗师或精神学家实施。访谈依据访谈提纲进行,在访谈过程中访谈者可根据被访者情况调整访谈提纲,提纲内容包括:①请回顾您的人生经历,到今天为止,哪部分您记忆最深刻,或者您认为最重要。您觉得何时活得最充实?那个经历在您的脑海里代表什么?②您有哪些事想让家人了解或记住吗?分别是什么?③您人生中担任过的最重要的角色是什么?例如家庭、生活、社会、工作角色?为什么您觉得这是最重要的?在这些角色中您实现了什么?取得了哪些成就?④您这一生中最大的成就是什么?最令您自豪的事是什么?⑤您有什么想要告诉您爱的人?有哪些事情想再跟他们说一次?⑥您对您爱的人有什么期望吗?⑦您有哪些宝贵的人生经验或人生建议想要告诉您的子女、配偶、父母或其他您关心的人?⑧您对家人有什么需要特殊叮嘱的吗?或者您对家人有什么特殊的教导或想传达的?⑨还有什么其他的,您想记录在这份文件里的?

(张静　施永兴　邸淑珍)

三、临终关怀相关理论

临终关怀学(hospice care discipline) 综合国内众多学者的观点,可将临终关怀学定义为自然科学、社会人文科学和医学相结合的交叉学科。它是研究生命末期与临终关怀之间的关系,研究解决临终关怀领域中的相关医疗护理和人文关怀问题,以及临终关怀服务过程的普遍规律、基本原理与技能方法的一门交叉学科。

概述:基于现代临终关怀学模式和目标,研究临终关怀事业发展的客观规律及服务实践领域中人的生命质量问题,是运用临终关怀学的基本科学原理和一般临终关怀学的基本分析方法及技术手段的一门交叉性学科。

临终关怀学起源于20世纪70年代临终关怀运动,随着临终关怀运动在世界范围广泛深入开展而形成的。

临终关怀学理论是由一组临终关怀相互关系定义、基本概念和概念间关系、临终关怀观点和假设等组成的用于解释临终关怀的系统性描述。临终关怀学理论是在临终关怀实践中产生并经过临终关怀实践证明的理论体系,是对临终关怀领域中的现象、活动的本质及规律的系统总结。

通常认为临终关怀理论基础由3个方面组成：①临终关怀学科发展史；②临终关怀学存在和发展的主旨与思想资源；③临终关怀学与相关学科的理论。

临终关怀学在发展过程中逐渐形成了自己特定的研究内容、基本理论和研究方法，结构要素包括学科的概念、学科范畴、基本理论和基本技能。它需要多学科理论、方法、知识和技术的交叉融合，这就是临终关怀作为一门交叉学科产生的基础。正如钱学森所说：交叉学科的发展是历史的必然，具有强大的生命力。

临终关怀学知识基础主要来自两个方面：①医学科学，包括基础医学、临床医学、护理学、心理学、姑息医学和中医学等；②社会科学，包括社会学、人类学、哲学、伦理学、行为学、现代生死学、经济学和管理学等。

临终关怀学是一门交叉学科、基础学科和应用学科。分为3种基本类型：①规范临终关怀学；②描述临终关怀学；③分析临终关怀学。

基本原则：①前提和出发点是追求临终生活的真情、善良、美好和圆满；②理论基础是把道德情感、认识、意愿和医学相结合；③评价标准有自然和社会两个维度；④最终目的为提高人的生命质量和维护人的基本尊严。

基本任务：①倡导积极的临终关怀观。2015年世界卫生组织提出：改善面临威胁生命疾病的患者及其家属的生命质量方法，主要通过早期识别、评估和治疗疼痛及其生理、心理、社会和灵性问题，预防和缓解他们的痛苦。宣传和倡导正确临终关怀观，使医务人员和社会公众认识到影响临终关怀服务的因素既有生物因素，也有社会和心理因素。对临终患者来说，社会心理因素比生物因素更为重要，只有采取综合性的措施，才能提高生命质量。②弘扬正确的临终关怀模式。根据“因地制宜”的原则，结合本地区的政治、经济、文化、道德及医疗卫生等实际开展临终关怀服务。在临终关怀实践中产生正确的临终关怀模式。③发现临终关怀问题。研究临终关怀状况是临终关怀学的基本内容，发现临终关怀问题、提出建议和措施，是临终关怀学的重要任务。④制定临终关怀政策和策略。发现临终关怀问题—分析原因—提出解决的办法，是研究和制定临终关怀政策的基本步骤和程序，更是临终关怀学主要目标和任务。⑤临终关怀学知识与教育培训。开展社会大众临终关怀知识宣传教育普及和倡导积极的临终关怀观；在医护学生和医护人员中进行临终关怀知识与技能教育培训，树立正确的医学观和生死观。

基本信念：①来源于宗教或个人信仰；②来自科学理论的判断；③来源于伦理学、哲学思想史的历史积淀和成就。上述三类信念，究其目的都是追求生命尊严，其本质是临终关怀动因、动机和驱动力。

研究对象：①临终关怀学的基本理论。临终关怀学在其发展的过程中形成系统理论，中医学理论的“天人合一”思想等理论体系，是指导临终关怀实践的依据。②临终关怀学的技术方法：主要是指在临终关怀中医疗、护理和人文关怀服务的技术方法，是临终关怀学重点研究内容。③法律、政策、制度与措施中的临终关怀问题。临终关怀学把法律法规、卫生政策、制度措施作为重大的研究课题。④临终关怀中的伦理道德、职业活动现象。临终关怀的伦理道德始终是临终关怀学的重点研究内容，因为临终关怀学是以临终伦理为基础的。

范围与内容：①临终关怀学的自然描述范畴：临终关怀是人的自然行为，在临终期患者心理尺度大于生理尺度，如对死亡恐惧、无知、精神紧张、烦躁和焦虑等。②临终关怀学的自然方式，包括以保护尊严和顺应身体自然的方式体验临终期自然过程。③临终关怀学的文化范畴：包括躯体维度、情绪维度、社会维度、理智维度、环境维度、职业维度、心灵维度。④研究内容：社会状况及影响临终关怀的社会因素；临终关怀策略与措施，包括临终关怀发展目标和重点，有效使用社会卫生资源的政策，科学组织社会临终关怀服务策略和保护临终患者及其家属的意愿、尊严与基本人权的组织措施。

目的：①临终关怀学首先对医学目的和性质进行了重新思考，临终关怀学最终目的是理解和尊重患者及家属。②发展临终关怀学目的，也是要把自然科学与社会科学的观念和方法、技术与人文服务整合为一体，使之成为服务于人的科学。③建立一套临终关怀新观念、方法和原则。

意义：①完善医学体系，还医学为人服务的本质。②实现医学模式转变，建立服务于人的观念、方法和原则。③维护人的基本权利，提高社会文明。

指导思想：①坚持理论与实际相结合；②坚持普及与提高相结合；③坚持学习和创新相结合。

临终关怀学与相关学科：从学科归属来说，临终关怀学归属于医学和社会学两大类。临终关怀学与哲学、医学、护理学、伦理学、心理学、社会学、管理学、法学、卫生政策学、卫生经济学和美学等多学科相互渗透，在理论上相互促进，在方法上相互启迪，在技术上相互借鉴，但与这些学科又具有显著差异。①姑息医学：临终关怀学与姑息医学相互渗透相互影响，两者服务对象和目的相同。姑息医学是一门临床学科，通过早期识别、积极评估、控制疼痛和治疗其他痛苦症状，包括躯体、社会心理困扰，来预防和缓解身心痛苦，从而改善面临威胁生命疾病的患者和他们的亲人生命质量。两者都以提高生命质量为己任，但分工不同，并在同一过程中相互渗透和影响，在不同阶段扮演着不同角色。姑息医学的发展和进步直接或间接地决定临终关怀学的发展。反之，临终关怀学的发展和进步也对姑息医学的进步产生重要促进作用。②临床医学：临床医学各个学科和专业均有丰富的临终关怀学的内涵，两者的着眼点相同——服务于患者。临终关怀学借助临床医学的理论和生命质量观作为理论基础，研究临终患者生理疾病的性质和形态。临终关怀学始于临床医学研究，继而向专业的临终关怀学发展。临床医学研究对象是患病需要治疗的患者，临终关怀学以临终关怀患者及其家属为主要对象。两者目的不同，临床医学以治愈疾病为主，而临终关怀学则以照料和提高生命质量为主。③老年学：老年学是研究人类老化规律的科学，即研究人类个体和群体老龄化现象、过程和规律以及人口老龄化与社会发展相互关系及对策的科学，由衰老生物学、老年医学、老年心理学和老年社会学四部分组成，是一门兼有自然科学和社会科学两大门类的综合科学。④老年医学：是医学科学的组成部分，也是老年学的一个分支。老年医学是一门研究对老年人身体、心理、社会及生活功能做全方位医疗照护的学科，以改善老年人生活质量为目标。它包括老年基础学、老年临床医学、老年预防医学(包括老年保健)及老年社会医学等。老年医学与临终关怀学两者密切相关，老年医学重点在于研究抗衰老措施、老年人常见病、多发病的临床特点，诊疗和防治方法；研究老年人健康状况以及老年人死因；研究遗传、环境、生活、卫生和衰老以及对老年疾病影响。⑤社会学：临终关怀学与社会学两者相互渗透、彼此互含。临终关怀学在组织理论、信息沟通等管理领域借用社会学方法，特别是通过对人际关系的研究，建立临终领域的正常秩序及其与社会之间的和谐，两者的研究成果相互贯通、互为所用。临终关怀学研究需要依靠社会学实证研究所提供的具体材料，并为社会学研究提供道德判断的根源与原则。两者学科的性质不同，临终关怀学为交叉性学科，其中部分属于医学范畴、部分属于社会学范畴。临终关怀学研究侧重点在于对患者身、心、灵、社进行全面照护和社会支持。社会学则是重在研究社会因素对人的影响。从事临终关怀学研究的主要是以医学背景为主的专业人员，从事社会学研究的主要是以社会学背景为主的专业人员。⑥社会医学：是从社会学角度研究医学问题的一门学科，研究社会因素对个体和群体健康、疾病的作用及其规律，制定各种社会措施，保护和增进人们的身心健康和社会活动能力，提高生活质量。临终关怀学是运用社会卫生状况、社会因素和健康之间的相互关系及规律，对临终关怀事业进

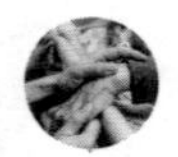

行管理。

交叉学科(interdiscipline) 两门或两门以上的不同学科之间相互交叉、融合、渗透而出现的新兴学科,是与单一学科相对应的综合性学科,主要形成于自然科学、社会科学、人文科学、数学科学、哲学科学等学科之间发生的外部交叉,以及本门类学科内部发生的内部交叉所形成的综合性、系统性的知识体系。

交叉学科有狭义与广义之分。狭义的交叉学科是指人文社会科学与自然科学互相交叉地带生长出的学科。广义的交叉学科既包括横向学科、边缘学科、综合学科等许多交叉学科在内的学科群,又包括广泛使用跨学科的规律和方法,因此亦被称为"科学交叉学"或"跨学科学"。

发展:国际上最早公开使用交叉学科是美国哥伦比亚大学心理学教授伍德沃思(R.S. Woodworth)在1926年新成立的美国社会科学研究理事会上使用;其后1937年《新韦氏大学字典》《牛津英语词典补本》首次收入该词,用于指称超过一个学科范围的研究活动。我国对交叉学科的引入是在1985年首届"全国交叉科学讨论会"(北京)上;钱学森在1985年将交叉学科定义为自然科学和社会科学相互交叉地带生长出的一系列新生学科。

边缘学科(interdisciplinary subject) 两个或两个以上的学科边缘部分互相渗透、交叉而产生的学科,如物理学和化学之间的物理化学和化学物理,物理学、化学和生物学之间的生物物理和生物化学。

发展:19世纪70年代,恩格斯根据自然科学发展所显示的突破原有学科界限的新趋势,在分析各种物质运动形态相互转化的基础上指出,原有学科的邻接领域将是新学科的生长点。此后在物理学、化学、生物学、地质学、天文学等原有基础学科相互交界的领域产生出了一系列的边缘学科,如物理化学、生物化学、生物物理等。20世纪以来边缘学科层出不穷,使各门科学结合成一个完整统一的科学知识体系。

边缘学科与交叉学科:边缘学科包含交叉学科,交叉学科是边缘学科的一部分,边缘学科的外延远大于交叉学科。

基因理论(gene theory) 生物学的一个分支,是研究生物体的遗传和变异的科学。

发展:1909年荷兰植物学家约翰森(Johannsen)首先提出"基因"一词,其是生物遗传信息的载体,通过自我复制将遗传信息传递给下一代,使后代表现出与亲本相同的性状。20世纪50年代,遗传物质脱氧核糖核酸双螺旋结构发现。20世纪60年代提出的生命周期理论和仿生学理论被广泛应用于各大学科,生命科学、多学科交叉研究已成为国内外学者研究的热点,其中,遗传理论的跨学科研究起着关键作用。

关怀理论(care theory) 现代德育思想理论,其代表人物是美国当代著名教育哲学家内尔·诺丁斯(Nel Noddings)。下面介绍两个关怀理论:诺丁斯关怀理论和华生关怀理论。

诺丁斯关怀理论:20世纪80年代,随着西方女权运动的兴起,关怀理论开始出现在人们的视野中。诺丁斯从女性主义的视角来研究伦理学和道德教育,以关系为核心,强调情感关怀,强调在人与人之间建立一种关怀关系,认为"关怀是人的基本需要"。当关怀者基于被关怀者的需要施以援助和关心时,被关怀者须做出积极回应,接受关怀者的关心,这种关怀才是有意义的,否则是无效的;其强调关怀者与被关怀者双方都须积极努力与回应,双方地位平等,互惠互利。

华生关怀理论:从关怀者和被关怀者的角度出发,指出护理是一种明智的关怀,其目的是促进患者的健康和独立。强调关怀是护理的本质,护理是一门人性科学,建立在人性价值的基础之上。它把关怀分为"理解、陪伴、为个人做点什么、使能够、维持信念",这5个过程为护理者的护理实践提供了一个清晰的过程和方向,可以帮助护士确定何时何地为患者提供关怀。

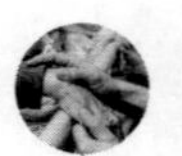

华生关怀理论10要素：①人道主义-利他主义价值系统的形成；②护理实践中为患者灌输信任和希望；③培养对自己及他人的敏感性；④建立帮助、信任、关怀性的关系；⑤鼓励并接受服务对象对积极与消极情绪的表达；⑥做决策时系统运用解决问题的科学方法；⑦促进人际教学互动；⑧提供支持性、保护性、纠正性的心理、社会文化及精神的环境；⑨协助满足人类的需要；⑩允许存在主义、现象主义力量的存在。

系统理论(system theory) 研究系统的一般模式、结构和规律的科学。主要是对自然界、人类社会和思维领域的研究，任何系统都是一个有机的整体，系统理论立足于整体，研究系统整体和组成系统的各要素之间的相互关系，最后通过总结得出规律性认识。

发展：系统理论创始人贝塔朗菲(Bertalanfy)认为："系统是由互相作用的各个部分形成的一个综合体"或"处于一定相互联系中，与环境发生关系的各个组成部分的整体"。中国著名科学家钱学森院士认为系统是相互作用和相互依赖的若干组成部分合成的具有特定功能的有机整体，同时这个系统本身又是它所从属的一个更大系统的组成部分。在宏观世界和微观世界，从基本粒子到宇宙，从细胞到人类社会，无一不是系统的存在方式。系统理论帮助人类更好地研究系统、认识系统的特点和规律，通过把整体划分为若干个要素，再研究各要素以此说明一个复杂的整体。

衰老理论(senescence theory) 衰老是指生物体生长发育到成熟期以后，在形态结构和生理功能方面出现的一系列退行性变化，机体对环境的生理和心理适应能力进行性降低、逐渐趋向死亡。衰老包括生理性衰老和病理性衰老，前者指成熟期后出现的生理性退化过程，后者是各种外来因素(包括各种疾病)所导致的老年性变化。

发展：衰老是由多因素引起的复杂的生物学过程，目前中西医的各种假说均不完备，都不能完全阐明衰老机制。早期形成的衰老理论多是唯心主义的思想积淀。19世纪中期起，衰老理论研究步入唯物主义轨道，随着基因研究和分子生物学的兴起，衰老理论的研究进入分子时代。20世纪中叶产生许多有影响的非内因驱动型衰老学说，自由基、氧化应激衰老理论成为普遍关注的衰老理论。

老化理论(aging theory) 1988年，比伦(Birren)提出了涵盖心理学的老化理论的定义，认为老化是指由于时间的推移，有代表性的有机生命体在有代表性的环境中所发生的一种有秩序或有规则的转型。

老化既可以看作是内源的过程，也可以看作是外源的过程。从生物内源角度，老化是由于时间的推移，细胞向不利的方向变化，不利的变化累积最终表现为老化，它不以个人意志为转移；从生物外源角度，老化是由于感染、事故或外在环境中有毒物质的损害而造成的结果。

人口老化理论：包括健康老化、生产性老化、积极老化、成功老化4种，这4种理论之间相互联系、相互影响。何迎朝等构建了一个集成的成功老化模型，将老化当作一个过程，过程中既强调个体的身心健康，也强调个体参与社会活动及社会为个体提供必要的保障等因素，通过健康、参与、保障3个因素为基础的积极老化过程，最终实现老年人客观的身心状态和主观的幸福度方面的成功老化。

角色理论(role theory) 关于人的态度、行为与个性如何受其所在的社会角色地位及社会角色期望所影响和制约的社会心理学理论，强调人的行为的社会影响并分析其中规律，认为角色规定了社会分工方式和人际相互作用方式。

发展：角色理论是从符号相互作用论发展出来的一个分支，研究的代表性人物包括布鲁默、莫雷诺、林顿、纽科姆、萨宾和戈夫曼等。

角色理论包括3个方面：①角色的认

知，各种社会角色总是在社会组织活动中不断地相互影响和相互作用，个体在扮演某一个角色时，既要清楚自己的身份和地位，也要知道对方的身份和地位。②角色的学习，个体在社会组织活动中具有不同的权利和义务，在不同社会情境下个体往往要扮演不同的社会角色，必须在社会化发展中不断学习符合各种角色的社会行为，包括学习角色的义务和权利以及学习角色的态度与感情。③角色的期待，组织中的每个个体在组织中总是占有一定的"职位"，人们对每个"职位"赋予一定的行为期望。

角色理论在解释人的各种行为特点以及角色行为与人格之间的关系方面作出了重要贡献，通过角色理论可深入研究社会文化环境对于个人人格形成的影响因素、过程等。同时，角色理论通过增强人们的角色意识，来达到规范社会行为、促进社会健康氛围的作用。

舒伯职业生涯发展论（Super's career development theory）由美国生涯管理专家舒伯（D. E. Super）提出，是当代生涯管理理论研究过程的里程碑。他以个体的职业生涯发展周期为研究内容，根据个体不同生命周期的特点和不同职业阶段的任务、目标，将职业生涯划分为5个阶段，根据不同的职业生涯阶段，提出相对的管理重点。

职业生涯的5个阶段：①生理和心理成长阶段（≤14岁）。这个阶段认同并建立自我概念及其相关的能力、态度、兴趣和需求，并逐步有意识地培养职业能力。②探索阶段（15～24岁）。对自己和社会进一步加深了解，通过学校学习和实践获得更多相关的知识和信息，进行自我检查、角色尝试，通过学校中的职业探索，形成自我概念和职业概念，完成择业及初步就业。③建立阶段（25～44岁）。通过尝试经验，获取一个合适的工作领域，并根据自己的工作经验谋求发展。④维持阶段（45～65岁）。不断调整，开发新技能，维护已获得的成就和社会地位，维持家庭和工作两者之间的和谐关系，并继续把工作做好。⑤衰退阶段（>65岁）。由于体力和心理能力逐渐衰老，逐步退出和结束职业，减少工作中的权力和责任，适应退休后的生活。

发展：舒伯在1953年提出生涯的概念，1980年提出职业生涯发展理论，舒伯将发展心理学、差异心理学、自我心理学以及关于生涯的有关理论整合为一个系统的理论体系，自称为"差异-发展-社会-现象学的心理学"。

舒伯的职业生涯发展理论，是现今生涯辅导重要的理论基础，将生涯辅导引向一个新的领域。个体可以通过职业生涯发展理论，清晰地看到自己处于生涯发展的哪个阶段，对自己进行全方位、公正合理的评价，认识自己的一切。

年龄阶层理论（aging stratification theory）人格与行为特点是群体处于社会环境中相互影响的结果，它将人群按一定年龄间隔分成不同的年龄阶层。该理论认为：同一年代出生的人拥有相似的生理特点、心理特点和社会经历；新的年龄层群体所置身的社会环境不同，对历史的感受也不同；根据不同的年龄及其所扮演的角色可将社会分为不同的阶层；各年龄阶层的人群及其角色随社会变化而不断变化；人的老化过程与社会变化之间总是在动态地相互影响和作用。

发展：年龄阶层理论又称年龄社会学理论，起源于20世纪60年代，其主要代表人物马蒂尔达·怀特·赖利，他把0～100岁的社会成员分成不同的年龄组并划分不同的年龄阶层，从收入、声望、权力、社会流动等方面，整合运用社会分层理论和方法进行分析研究。

西美尔信任理论（Simmel's trust theory）从人与人的互动出发，西美尔（G. Simmel）认为有互动才能构成复杂的社会关系，人与人之间的互动是构成社会的起点。西美尔信任理论有以下4个基本观点：①信任是重要的社会综合力量；②从以人格信任为主转到以系统信任为主；③信任不同于弱归纳性知识；④信任中存在超验的因素。

发展：在前现代阶段，信任研究主要从伦理学角度切入。西美尔在《货币哲学》提出了信任问题，《社会学》中详细地阐述了他的社会学的基本思想，强调社会交换和社会关系，他提出的信任理论具有开创性的价值，经由哲学和政治学著作进入社会学理论，他认为货币交易离开了公众的信任是无法进行的，社会的运行离不开信任，从伦理学到社会学的转换伴随着从前现代到现代的社会变迁。

关系框架理论（relational frame theory，RFT）是美国心理学家斯蒂芬·海斯（Steven C. Hayes）在斯金纳（B. F. Skinner）关于“言语行为”观点的基础上提出的关于人类语言和认知的学习理论视角和行为分析观点，是一种关于人类语音和认知的功能性语境主义理论。

关系框架理论认为古典制约、操作制约与刺激泛化等现象使很多动物只能依靠视觉、听觉、味觉等机体形式的机制来建立联系，而人类可以通过非机体形式的机制建立随意刺激相关，一般存有“相互推衍性”“联合推衍性”和“刺激功能的转换”3个特征。关系框架理论的核心是推衍关系反应或者说是关系框架，即言语行为是将一个刺激与其他刺激建立众多关系类型（如相同关系、相反关系、层级关系等），形成关系框架的行为。

发展：1957年，斯金纳从行为学角度提出“言语行为”，认为人们获得表达和理解语言的能力与学会走路、跳舞等行为的原理相同。2001年，海斯等在此基础上提出语言的推衍性实质，认为言语行为是将一个刺激与其他刺激建立关系框架的过程。关系框架理论的来源包括心理学和社会学两个方面的取向。同时，关系框架理论又是“接纳与承诺疗法”（第三代认知行为治疗的典型代表）的理论基础。

哈贝马斯交往行为理论（Habermas's theory of communicative action）以语言为媒介、以理解为目标的对话行为，在行为主体共识基础之上，通过规范的调整来实现个人与社会和谐。核心是交往行为，交往行为的主体是两个或两个以上的具有语言能力和行为能力的人，以语言符号或非语言符号为媒介，以公众认可的社会规范为行为准则，以主体之间的真诚对话为主要形式，以通过对话达到人们之间的相互理解、共同合作和协调一致为目标。

发展：德国哲学家哈贝马斯（Jürgen Habermas）的思想来源于早期的法兰克福学派、马克思的交往理论以及当代西方的“语言哲学转向”等，他是法兰克福学派第二代的中坚人物，哈贝马斯通过将这些思想进行总结、分析和重建，将相互理解作为交往行为理论的基础，为交往行为理论提供了更宽阔的范围与视野。

哈贝马斯的交往行为理论，旨在建立一个普遍性的“规范基础”或标准来描述、分析、批判、评价现代社会的结构，是在社会批判理论产生之后出现的。交往活动以理解为最终目标，通过理性的谈话实现相互理解和主体间的互相认可，从而真正实现社会的合理化。

人际关系理论（human relations theory）研究人的积极性对提高劳动生产率的影响和作用的管理理论。乔治·埃尔顿·梅奥（George Elton Mayo）是人际关系理论的创始人，人际关系表示人与人相互交往过程中心理关系的亲密性、融洽性和协调性的程度，人际关系包括认知、情感和行为3种心理成分，是在彼此交往的过程中建立和发展起来的。

发展：古典管理理论的杰出代表泰勒、法约尔等在不同方面对管理思想和管理理论的发展作出了贡献，并对管理实践产生深刻影响，他们的共同特点是，着重强调管理的科学性、合理性、纪律性，但未给管理中人的因素和作用以足够重视。后来20世纪20年代美国哈佛大学心理学家梅奥等通过著名的霍桑试验创立了人际关系理论，通过霍桑试验表明：工人是“社会人”而不是“经济人”，否定了古典管理理论对人的假设；企业中存在着非正式组织，管理者必须注意在正式组织效率逻辑与非正式组织的感情逻辑之间保持平衡，保障管理者与工人之间充分协作；提高工人满意度是提高劳动生产率的首要条件，高满意度来源于物质和精神两种需求的满足。

人格发展理论(theory of personality development) 一门阐述人格的结构、形成和发展的人类学理论，心理学家把个体的整个人生过程分为几个主要阶段，每个阶段有其特定的发展任务，若能顺利完成或胜任该任务，个体将呈现正向的自我概念及对生命的正向态度，否则个体将呈现负向的自我概念及对生命的负向态度。主要包括3种理论：弗洛伊德人格发展阶段理论，皮亚杰认知发展阶段理论，埃里克森8个人格发展阶段理论。

弗洛伊德人格发展阶段理论：又称为心理-性欲发展理论，强调儿童早期的生活经历对成人行为的影响，将儿童性欲的发展分为5个阶段，每个阶段不同的发展情况决定着不同的人格特点的形成，如果某一阶段出现的问题没有得到解决，便会导致成年后出现相应的偏差行为。他把人格发展划分为5个阶段。第一阶段：口唇期(0～1岁)，口唇区域为快感中心，婴儿活动主要是口唇的摄入、撕咬、含住、吐出和紧闭；第二阶段：肛门期(1～3岁)，肛门区域成为性感区，儿童会接受排便训练；第三阶段：性器期(4～5岁)，性生理的分化导致心理的分化，儿童表现出对生殖器的极大兴趣；第四阶段：潜伏期(6～12岁)，儿童将兴趣从家庭成员转向同伴，特别是同性同伴，倾向于避开异性同伴，满足来自外界；第五阶段：生殖期(13～18岁)，个体性发育成熟期，性需求从两性关系中获得满足，试图与父母分离建立自己的生活，成为社会化的成人。

皮亚杰认知发展阶段理论：是关于儿童心理(智慧、思维)形成和认知机制发生、发展规律的理论。它认为儿童心理发展可分为4个阶段：①感知运动阶段(0～2岁)，儿童的语言和思维尚未形成，靠感觉和动作认识周围世界，是智慧的萌芽时期；②前运算阶段(2～7岁)，出现了语言，具有表象思维能力，但缺乏思维的可逆性；③具体运算阶段(7～11岁)，掌握一定的逻辑思维和可逆运算，但仍只能对具体事物或形象进行运算；④形式运算阶段(11～16岁)，接近成人的思维，能对抽象的和表征的材料进行逻辑运算，在头脑中把形式和内容分开，可进行假设演绎推理。

埃里克森的8个人格发展阶段理论：也称为心理社会阶段理论，认为人除了具有性冲动外，在生长过程中还有一种注意外界并与外界相互作用的需要，也是人的自我意识，他将自我意识的形成和发展过程划分为8个阶段：①婴儿期(0～1.5岁)：基本信任与不信任的心理冲突；②儿童期(1.5～3岁)：自主与害羞和怀疑的冲突；③学龄初期(3～5岁)：主动对内疚的冲突；④学龄期(6～12岁)：勤奋对自卑的冲突；⑤青春期(12～18岁)：自我同一性与角色混乱的冲突；⑥成年早期(18～25岁)：亲密对孤独的冲突；⑦成年期(25～65岁)：生育对自我专注的冲突；⑧成熟期(65岁以上)：自我调整与绝望期的冲突。

人格结构理论(personal structure theory) 人格心理学中研究人格结构的学说。人格结构理论认为，人格不是各种各样特性的单纯结合，而是以基本特性为中心的体系化的结构。典型人物包括奥地利医生弗洛伊德(S. Freud)，以弗洛伊德的人格结构理论影响最深。

发展：弗洛伊德的人格结构理论早期主张以潜意识为核心的人格结构观，认为意识即人格由潜意识、前意识和意识组成。后期弗洛伊德将人格结构分为本我、自我和超我3个部分。本我即人的动物性，是最原始的、人格中最难接近的部分，完全由先天的本能、原始的欲望所组成，遵循快乐原则；自我衍生于本我，是人格中理智的、符合现实的部分，代表人格中的理性与正确判断，根据现实的可能性来满足本我的要求，遵循现实原则；超我是人格中最文明、最有道德的部分，包括自我理想和良心

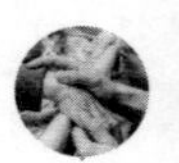

两个部分，自我理想是确立道德行为的标准，良心负责对违背此标准的行为予以惩罚，遵循道德原则（至善原则）。3 个部分都有相应的心理反映内容和功能，又始终处于冲突、协调的矛盾运动之中，只有实现本我、自我和超我的协调与平衡，才能保证人格的正常发展。

跨文化理论(cross-cultural theory) 跨文化指每个人在文化上都是独一无二的，任何两个人之间都存在跨文化关系。每个人都属于若干群体，没有两个人属于的群体是完全相同的，即在同一群体中，每个人的态度、价值观和信念也不完全相同。较典型的跨文化研究理论是霍夫施泰德的跨文化理论。

吉尔特·霍夫施泰德（Geert Hofstede）的跨文化理论：荷兰管理学家霍夫施泰德，通过对美国国际商用机器公司在 50 多个国家文化价值观进行大规模调查分析得出霍夫施泰德跨文化理论，是当前社会科学研究应对文化差异、开展跨文化交流引用最多的理论之一。该理论包括 5 个维度：①权利距离，衡量某一社会中地位低的人对于权力在社会或组织中不平等分配的接受程度。②不确定性规避，考量社会受到不确定的事件和非常规的环境威胁时，是否通过正式的渠道来避免和控制不确定性。③个体主义与集体主义，衡量某一社会总体是更关注个人利益还是集体利益。个人主义社会总体强调个人利益的重要性，追求自由与多样性。相反，集体主义的社会更加注重集体的荣誉感和幸福感。④男性化与女性化，表示社会中两性的社会性别角色差别，主要代表男性的品质如竞争性、独断性更多，还是代表女性的品质如谦虚等更多。⑤长期导向和短期导向，衡量处于某一社会文化环境中的人对未来的关注程度和为未来储蓄的意愿强弱程度。

马斯洛需求层次理论（Maslow's hierarchy of needs) 由美国心理学家亚伯拉罕·马斯洛（Abraham Maslow）提出，他从人类需求的角度出发，阐述了人们真正需要什么。他将人类的需求总结分为 5 个阶段，当最低层次的需求得到满足时，才会产生上一层次的需求，同时低层次的需求也就失去了对行为的激励作用。

人类需求的 5 个阶段：第一阶段：生理需求，包括呼吸、水、食物、性等，是人类最基本的需求；第二阶段：安全需求，人的生理需求得到基本满足后，就会产生一系列希望免遭危险、保护自身安全的需求；第三阶段：情感和归属的需求，即社交上的需求，人的生理和安全需求得到满足后，就会产生社会需求，人人都希望得到友谊和精神上的支持；第四阶段：尊重的需要，人人都希望得到他人的肯定和尊重，得到社会的承认；第五阶段：自我实现的需要，实现个人理想、抱负，达到自我实现境界的需要，是最高层次的需要。

发展：马斯洛是第三代心理学的创始人，1943 年马斯洛在《人类激励理论》论文中首次提出需求理论，将人类的需求像阶梯一样从低到高分为 5 个层次。1954 年马斯洛在《激励与个性》一书中探讨了另外 2 种需要：求知需要和审美需要，但未被列入需求层次排列，他认为这两者应居于尊重需要与自我实现需要之间。

马斯洛需求层次理论源于他对人类本质的两种假设。第一，人是一种“有欲求的动物”，人会不停地追求各种需要，只有在某种需要获得满足之后，动机才会自动消失，然后再去寻求另一种动机的满足；第二，需要是有先后顺序的，这是需要层次论的最基本假定。他认为人的行为是有目的性的，个体成长发展的根本力量是动机，而动机又是由各种不同层次的需求所组成的，这些不同层次的需要能否得到适当的满足，将决定个体最终发展所能达到的水平和状态。

马斯洛需求层次理论可以概括为两方面。第一，人类的需求分为低层次和高层次，低层次的需求是人类作为动物的本能冲动，包括生理需求和安全需求，它们是维持人类自身生存的基本物质需求，通过外部条件获得满足；高层次的需求则是在人类发展的过程中逐渐形成的,包括情感和归属的需求、尊重需求以及自我实现需求等,这些需求属于精神和情感领域的范畴,往往通过内部因素来满足。第二,对于绝大多数人来说,高层次的需求只有在较低层次的需求得到基本满足之后才会产生;低层次的需求并不会因为更高层次需求的产生和发展而消失,但是,高层次的需求产生发展之后,低层次的需求对行为影响的程度便会大大减小。换而言之,一个人可能同时存在多种不同层次的需求,只有占支配地位的需求才会对其行为起决定性作用。

马斯洛需求层次理论广泛应用于人力资源行业、教育行业、流动人口管理、青年职工管理、水资源开发利用、管理心理学等领域,尤其是企业管理方面,人力资源管理者运用马斯洛需求层次理论来制订和调整激励措施,满足不同时期、不同性格员工的需求,促进企业团队生产力的提高。

潜意识理论(subconscious theory) 由精神分析学派的创始者弗洛伊德所提出,也是弗洛伊德人格发展阶段理论(具体见“人格发展理论”)的基础,他将人的心理分为意识、前意识和潜意识 3 个层次。潜意识是一种本能冲动,是在意识和前意识之下受到压抑的没有被意识到的心理活动,是一种潜伏着的无法被觉察的思想、观念或痛苦的感觉、意念和回忆,既包括长期压抑的原始冲动、本能和欲望,也包括后天实践中获得的各种信息。在正常情况下,人类无法察觉和控制自己的潜意识。

功能内容:潜意识功能包含控制基本生理功能(如心跳、呼吸)、记忆、情绪反应、习惯性行为、创造梦境、直觉。潜意识内容是以性为中心的各种本能冲动,它不存在理性经验的成分。正如弗洛伊德所说:“我从我迅速积累的经验中认识到,在神经症现象背后起作用的,并不是任何一类情绪刺激,而常常是一种性本能。它或者是当时的一种性冲突,或者是早期性体验的影响。”

情绪理论(emotional theory) 情绪是人对客观事物是否符合或满足自己需要的态度体验,是客观事件或情景同主观需要关系的反映,包括主观体验、外部表现和生理唤醒三部分。主观体验指个体对不同情绪状态的主观感受;外部表现是在情绪状态发生时身体各部分的动作量化形式,包括面部表情、姿态表情与语调表情;生理唤醒,指情绪产生的生理反应。

发展:早期情绪理论称为“詹姆斯-兰格理论”,由美国心理学家威廉・詹姆斯(Willian James)和丹麦心理学家卡尔・兰格(Carl Lange)发布,也称为“外周情绪理论”。他们强调情绪的产生是自主神经系统活动的产物,先有机体的生理变化,然后才有情绪即情绪刺激引起身体的生理反应,而生理反应进一步导致情绪体验的产生。

坎农-巴德的丘脑情绪理论。该理论认为,激发情绪的刺激,通过内导神经传至下丘脑,由丘脑进行加工,同时把信息输送到大脑和机体的其他部位,到达大脑皮质的信息产生情绪体验,而到达内脏和骨骼肌肉的信息引起生理反应,因此,生理变化与情绪体验同时发生。

阿诺德的评定-兴奋理论。该理论认为,认知和评价是情绪产生的根源,刺激事件本身不是情绪产生的根源,在刺激事件和情绪产生之间有一个关键的中介环节就是评价过程,情绪产生的基本过程是刺激事件-评估-情绪。同一刺激事件,由于对它的评估不同,就会产生不同的情绪反应。

伊扎德的动机-分化理论。该理论以情绪为核心,以人格结构为基础,论述情绪的性质与功能。强调情绪对心理活动和行为的组织作用,认为情绪本身就是一种动机,情绪在生存和适应上起着核心作用,情绪作为交际手段通过表情来实现。

沙赫特的三因素情绪理论。该理论认为情绪状态是由认知过程、生理状态、环境因素在大脑皮质整合的结果,情绪的产生包括 3 个因素:个体必须体验到高度的生理唤醒,必须对生理状态的变化进行认知性的唤醒,必须有相应的环境因素。这将

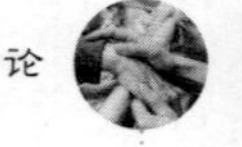

该理论转化为一个工作系统，又称情绪唤醒模型。

埃利斯-情绪 ABC 理论。该理论认为非理性思维是导致情绪障碍和神经症的主要原因，他强调情绪或不良行为并非由某一外部诱发事件本身引起，而是由于个体对该事件的解释、看法、评价所引起的。诱发事件 A 指当事人所遭遇的当前事件，或当事人对过去经验的有意识或无意识的记忆，信念 B 是对这件事的一些看法、评价和解释，结构 C 是 A 发生后，个体出现的认知、情绪和行为。

总结：情绪是有机体对特定环境的反应，一定的环境导致一定的情绪。情绪生理理论认为，每一种情绪都有其神经生理基础，情绪属于唤醒、激活、动机或愉快的一种持续状态；情绪功能主义理论认为，情绪是在有个人意义的事件中，行使适应机能的多成分多过程的有组织的总和；情绪认知理论强调情绪功能的认知基础，是一个认知估计过程；情绪社会文化理论强调社会或文化对情绪的发展和功能的贡献。

应激理论(stress theory) 解释情绪紧张状态与心理障碍及心身疾病关系的一种理论。其认为个体面对生活中的令人不愉快的应激因素时，一旦应激因素在数量或强度上超出个体的应变能力，机体因在环境适应过程中实际出现的因素与应对能力之间出现不平衡而引起心身紧张或生理机能高度激动的状态。在这种应激下，个体可能产生情绪失调、行为错乱等现象，甚至引起躯体疾病。

发展：最初的应激研究开始于 1936 年匈牙利科学家汉斯 · 塞利(Hans Selye)在《自然》(*Nature*)杂志发表文章《多种有害因素产生的综合征》。其应激理论认为应激是人或动物有机体对环境刺激的一种生物学反应现象，可由加在机体上的许多不同需求而引起，并且是非特异性的，身体的应激过程可以分为 3 个阶段：首先是警戒反应期，在人或动物最初察觉到危险时就会出现，表现为心跳和呼吸加速、血压和血糖的升高；接着如果危险状况持续，进入抵抗期，身体试图回到平衡状态，心跳和呼吸频率恢复正常状态，但血糖仍处在高位以提供应激需要的能量；最后若压力持续高位就会进入耗竭期，机体储存的能量被耗尽而出现极度劳累无法抵抗新的紧张性刺激的状态；长期的压力可以导致严重的心理或躯体疾病。

应激和健康的关系以心理生理系统为中介，过度的应激刺激是主要的心理致病因素之一。躯体疾病可能是应激源，带来个体情绪的变化，进而导致一定的心理负担，同时心理负担又会引起躯体疾病。应激理论可用于指导医学心理学，个体实际生活在多种应激因素的相互作用和动态平衡过程之中，一旦平衡被打破就会产生疾病，因此在疾病发生、发展过程中，要重视生物、心理、社会相应应激因素的作用及其相互作用规律。

行为主义理论(behavioral theory) 以人可观察到并能客观测量的行为作为研究对象，运用行为科学(心理学、社会学、人类学、生物学等)的理论和方法，研究人的生活学习或研究国际关系和对策。

发展：巴普洛夫和华生是行为主义理论的反应性制约取向论的代表，他们认为行为是机体用来适应环境刺激的各种躯体反应的组合，或表现在外表，或隐藏在内部，人和动物都遵循同样的规律。人类的行为无论是正常行为还是病态行为都是后天习得的，环境决定其行为模式，行为可以通过学习而更改、增加或消除。该理论认为环境刺激与行为反应之间存在规律性关系，一旦查明规律即可根据刺激预知反应，或根据反应推断刺激，实现预测并控制机体行为的目的。

斯金纳新行为主义理论是操作性制约的主要代表，斯金纳认为心理学所关心的是可以观察到的外表的行为，而不是行为的内部机制。他将行为分为应答性行为和操作性行为两类，应答性行为是由已知的刺激引起的反应，而操作性行为是机体自身发出的反应，与已知刺激物无关。

人本主义理论(theory of humanism) 主张以整体论的视角研究人性,将人的本性与价值提到心理学研究对象的首位,强调人的尊严、价值、创造力和自我实现,强调人的独立自主的人格,强调人体所具有的现实的潜在能力,强调人的自我实现的至高无上的动机,把人的本性的自我实现归结为潜能的发挥。

发展:人本主义理论是20世纪五六十年代在美国兴起的心理学思潮,主要代表人物有马斯洛、罗杰斯等,被称为心理学的"第三种运动"。人本主义理论既反对行为主义把人等同于动物或机器,只研究人的行为,不理解人的内在本性,同时也批评精神分析中弗洛伊德只研究人类的认知结构,但却忽视了人类情感、价值、态度等方面。

罗杰斯人本主义理论:认为在成长和自我实现的环境中,人性是善良的或至少是中性的,每个人都有积极健康的意识,都有走向成长、发挥潜能、自我实现的冲动。人性中的恶往往是自我实现的环境被破坏,基本需要未被满足所导致的。

马斯洛人本主义理论:根据动机理论对人的需要进行了5个层次的划分(详见"马斯洛需求层次理论")。他认为行为是由多种动机引起的,而在动机决定因素中,任何行为往往由几种或所有基本需要共同决定,而不是仅其中的某一种。

人道主义(humanitarian) 一种强调人性、人的需要、人的价值、人的尊严、人的自由、平等、公正、人的利益、人的主体性、人的全面发展等的思想体系,泛指一切强调人的价值,维护人的尊严及权利的观念和理论,包括作为教育制度的人道主义、资产阶级的人道主义和马克思主义的人道主义。

发展:"人道主义"一词是从拉丁文humanistas(人道精神)引申而来,最早由古罗马思想家西塞罗(M. T. Cicere)提出,最初含义是代表一种能够促使个人的才能得到最大限度发展的、具有人道精神的教育制度;14—16世纪,欧洲文艺复兴时期的先进思想家,举起人道主义旗帜,反对封建教会专制,要求充分发展人的个性,提倡关怀人、尊重人、以人为中心;18世纪法国资产阶级革命时期,启蒙思想家把人道主义具体化为"自由、平等、博爱",要求充分发展人的天赋权利;人道主义一直是资产阶级建立和巩固资本主义制度的重要思想武器,随着无产阶级革命运动的高涨,这种人道主义理论和思潮逐渐失去其进步的历史作用。

认知理论(cognitive theory) 通过认知结构及其组织特性来理解人学习的心理机制和行为的学习理论。其主要研究人类知识的表现形式,致力于探索知识的获得、贮存、转换直至使用的完整规律,研究内容涉及知觉、注意、记忆、语言、发展心理学、想象、思维和人工智能等,重视人脑内部过程和神经过程的研究及推理。

发展:认知理论是与行为理论相对立的学说体系,在当代心理科学中占显著地位。该理论认为学习是个体依赖自身的内部状态,学习的基础是个体内部的、有组织的结构的形成与改组,是个体对外界情境进行知觉、记忆、思维等一系列认知活动,导致认知结构发生变化的过程。认知结构是学习者全部观念的内容和组织,个体的认知结构是在学习过程中通过同化作用,在心理上不断扩大并改进所积累的知识而形成的,认知结构一旦建立就成为学习新知识的重要的能量或因素。影响学习的主要变量是刺激情境的整体性、突然的理解或知觉、有意义的发现与接受、认知结构的特点、注意或心向。

自杀人际理论(suicide interpersonal theory) 个体自杀致死是由于他们想要自杀并且有能力自杀,这时个体的自杀信念就会转变为自杀行为。个体实施自杀行为需具备3个要素:受挫的归属感、知觉到的累赘感和自杀能力的获得。前两个要素构成自杀的信念,第三是获得自杀能力,包括不怕死和不怕痛。

发展:自杀人际关系理论最初由乔伊

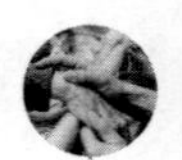

纳(Joiner)提出,强调了自杀意念和自杀行为的区别,认为自杀意念和自杀行为有着不同的发展途径。受挫的归属感、知觉到的累赘感和自杀能力的获得这3个方面是自杀行为的核心成分,受挫的归属感是指个体归属感的需要未能满足,感觉和他人缺乏联系,在需要的时候不能从他人那里获得支持和帮助;知觉到的累赘感是指个体认为自己是有缺陷的,是他人的累赘,并且相比活着,自己的死亡对于他人更有意义的感受,低自尊、愚蠢感和羞耻感等是累赘感知的重要指标。自杀能力的获得是指个体在反复经历疼痛和刺激性事件的过程中获得的一种执行自杀的能力。

自杀人际理论从人际角度综合了已有的理论研究和自杀危险因素,阐释了自杀的原因和过程,也充分解释了为什么"在自杀风险非常高的群体中,仅有小部分人会自杀身亡"这一社会现象,为理解和预防自杀行为提供了新的理论架构与解决策略。

人性假设理论(humanity assumption theory) 又称X-Y理论,是由道格拉斯·麦格雷戈(Douglas M. Mcgregor)提出的管理人的理论,指管理者对人的本质、人的需要和劳动态度的基本认识和看法,研究人在生产、工作中行为的动力源泉和追求对象。它是管理理论研究的基础和根本出发点,也是管理政策和制度制定的基本依据。

发展:人性假设理论的发展进程大致走过了4个阶段:第一阶段是"经济人"假设,起源于亚当·斯密(Adam Smith)的经济理论,认为人的行为目的是追求本身最大的经济利益,工作的动机是为了获得报酬;第二阶段是社会人假设,是由人际关系理论创始人梅奥等依据霍桑试验提出的;第三阶段是自我实现人假设,由马斯洛和麦克雷戈等提出,认为任何人都有一种想充分发挥自己的潜能、实现自己理想的欲望;第四阶段是复杂人假设,代表人物是沙因,认为人的工作动机是复杂的且经常变动的。

X-Y理论:人性假设理论将传统的管理观点叫作X理论,与之相对照的是Y理论。X理论假设人对工作的基本评价是负面的,即多数人不喜欢工作且有可能逃避工作,愿意被人指挥并且希望逃避责任。麦克雷戈认为在生活还不够丰裕的情况下适用X理论,但当人生活水平丰裕时,人们的行动动机主要是追求更高级的需要,即Y理论,假设人的本性是善良的、正面的。人本质上并不厌恶工作,只要循循善诱,雇员便会热诚工作,努力完成生产任务,并且在适当的条件下愿意主动承担责任。

南丁格尔护理理论(Nightingale nursing theory) 护理是担负保护人们健康的职责,护理患者使其处于最佳状态。护士要做的是把患者置于一个最好的条件下,让身体自己恢复。护理的环境不只是在医院里,更要通过社区组织预防医学和护理工作。家庭护理比医院或疗养院更需要护士的参与。

发展:南丁格尔(F. Nightingale)是英国护理学家,是近代护理教育的创始人和护理学的奠基人。在1854—1856年克里米亚战争中,南丁格尔率领38名护理人员前往黑海沿岸库塔里的战地医院参与伤员的救护,她们致力于改善当地医院的卫生环境和健全医院管理制度,从而使得伤员死亡率从40%下降到2%,因此被誉为"提灯女神"。南丁格尔著有大量报告和论著,包括《护理札记》《医院札记》《健康护理与疾病札记》等,其中最著名的是《护理札记》,阐述了护理工作应遵循的指导思想和原理,被称为护理工作的经典著作。南丁格尔曾说:"护理是一门艺术,也是照顾人生命的艺术,由熟练技术的手、冷静的头脑和温暖的心三部分组成。"

南丁格尔护理理论最早提出了"以照顾为中心"的医学模式,明确了医学中"照顾比医疗更重要"的价值选择,护理要将患者当作一个整体对待,为患者创造良好的环境,并区分护理患者与护理疾病的区别。

南丁格尔还在伦敦创建了世界上第一所护士学校,对护理教育产生了深远影响,她强调护理教育要有科学的严谨、性格的要求、神圣的使命感。同时南丁格尔提倡和促进军队卫生事业改革，完善济贫院和养老院的护理制度、乡村市郊护理体系建设等。后人为纪念南丁格尔，以她的生日5月12日设立了国际护士节，以她的名字命名"南丁格尔奖章"。

南丁格尔环境理论：该理论认为护理就是通过改变环境，使机体处于最佳状态的非治疗性活动。环境是影响生命和有机体发展的所有外界因素的总和，这些因素能够缓解或加重疾病和死亡的过程。环境是南丁格尔护理理论的核心，包括物理环境、社会环境和心理环境3个部分。物理环境是指除患者本身外，影响健康或疾病过程的因素，包括通风、温暖、光线、食物、清洁和噪音等；社会环境包括社会工作者和管理人员的配合等；心理环境是指患者的情绪、压力等，所有环境因素都会对患者的疾病过程有所影响。

南丁格尔理论开创了护理事业的新时代，南丁格尔对护理工作的认识和改进以及相关理论，无论是在当时还是现在，都产生了具有深远意义的影响和指导作用。

西西里·桑德斯临终关怀理论(Cicely Sanders' theory of hospice care) 提出："我们必须关心生命的质量，一如我们关心生命的长度。"临终患者不仅需要治疗性医疗服务，更需要的是缓解身心痛苦及改善生命质量的服务。

发展：1967年，英国的西西里·桑德斯在伦敦创建了世界上第一家临终关怀医院——圣克利斯朵夫，它是现代第一家临终关怀机构，宗旨是为那些临终者提供护理和安慰，帮助他们减轻痛苦，克服死亡的恐惧。机构资金来源主要依靠多种形式的捐赠。桑德斯开创了现代临终关怀体系，使全世界开始关注并善待生命垂危者，被称为临终关怀的领路人。此后，世界各国纷纷效仿，掀起了现代临终关怀运动，临终关怀事业迅速发展。

自理学说(self-care theory) 1971年由美国护理学家奥瑞姆(D. Orem)首次提出，该理论以自我照顾为中心，强调人的自理能力，认为自理是个体为维持自身的生命、健康和幸福所着手采取的一系列活动。奥瑞姆将患者定义为"自理能力缺陷的人"，当患者出现自理能力缺陷时，护士应给予相应的指导和帮助，护士的任务在于增进患者的自我护理意识，注重培养患者自我照顾的能力，护理的目的是帮助患者恢复自理能力。

自理理论：奥瑞姆的自理理论包括自理学说、自理缺陷学说和护理系统学说。自理学说强调以自我照顾为中心，最终目标是负担起自我照顾的责任；自理缺陷学说是自理理论的核心，阐述了当一个人不能或不完全能进行连续有效的自我护理时，就需要护理照顾和帮助；护理系统学说认为护士应依据患者的自理需要和自理能力的不同而采取不同的护理系统，包括全补偿、部分补偿和辅助教育3个系统。

基于护理时机理论(nursing based on timing theory) 2008年由加拿大学者卡梅伦(Cameron)等提出，强调照顾者的照顾体验是随时间变化的，对照顾者提供具体的信息指导和教育支持，以满足患者及照顾者的动态变化需求，也为照顾者实施延续性护理干预提供理论框架。它将疾病分为5个阶段：疾病发生及诊断期、稳定期、准备期、调整期及适应期。

发展：卡梅伦等学者基于现有的观察性研究和脑卒中临床护理路径的文献综述、概念回顾提出护理的时机理论。该理论将疾病的过程分为5个阶段，每个阶段强调为照顾者提供不同程度不同侧重的信息、情感、工具(培训)及评价需求的支持，其中信息支持包括给照顾者讲解病因、疾病对身体和活动的影响以及治疗选择；情感支持目的在于帮助照顾者减轻困扰和不安的感觉；工具支持包括提供帮助任务和规划或培训，以改善照顾者对患者的管理；评价支持包括对照顾者照顾质量进行反馈或评估来帮助提高他们的照顾能力。第一阶段,疾病发生及诊断期,照顾者信息需求为患者的诊断、预后及治疗;情感方面,护士应关注照顾者对家属患病及周围陌生环境的情感反应。第二阶段,稳定期,照顾者信息需求为患病原因的获知、患者的照护需求、辅助患者日常活动能力及康复治疗初期训练课程。此阶段照顾者信息支持若不能满足,会增加焦虑情绪,护士应给予照顾者正确的指导及情感支持。第三阶段,出院准备期,照顾者信息需求为如何获取社区支持资源;情感方面对照顾者是否能够胜任照顾角色感到焦虑,担心疾病预后。知识方面,照顾者需要获取康复治疗技术。照顾者在此阶段需对日常生活能力进行评价性反馈。第四、五阶段,调整期及适应期,照顾者需要获取信息支持,提高患者日常生活能力和转变活动重心。帮助患者参与社会活动、驾驶、性生活,重新恢复工作及旅游等的信息支持;情感方面,照顾者需要得到来自类似经历的照顾者的支持。同时,照顾者需要持续地评价对患者健康管理的效果。

精神分析理论(psychoanalysis theory) 现代心理学和社会学的主要理论之一,20世纪初由奥地利精神科医生弗洛伊德创立。该理论主要探讨人的心理和精神病治疗的方法和学说,包括研究人的心理活动的意义,尤其重视无意识的探讨和研究。该理论强调行为的动机源于强大的内在驱动力和冲动,如性本能和攻击本能,成人行为的根本原因是童年经历所遗留下来的未解决的心理冲突。该理论认为,个体的各种精神能量始终积极地相互作用,因而是一个能动的过程。精神分析理论包括精神层次理论、人格结构、性本能、释梦理论等。

相关理论:霍妮的社会文化精神分析理论。该理论是在弗洛伊德人格结构理论基础之上引进社会文化因素,重视文化在人格形成中的重要性,形成和发展了社会文化神经症理论。霍妮认为文化环境与个体环境相互交织,共同构成个体生活环境,文化环境造成的心理困扰超出了平均的应对能力。

拉康的精神分析学说:该学说保留了弗洛伊德理论中的一些主要概念(如俄狄浦斯情结、欲望、自我、主体、无意识等),但赋予了它们全新的内涵,并因此造就了全新的思想体系。该理论从社会学和哲学的高度改造了弗洛伊德的精神分析学说,避免了弗洛伊德学说过度生物化的弊端,还原了人类生存的本质。

精神层次理论(spiritual hierarchy theory) 弗洛伊德精神分析理论之一,认为人的精神活动(包括欲望、冲动、思维、幻想、判断、决定、情感等)会在不同的意识层面里发生和进行,这个意识层面可分为前意识、意识和潜意识(或无意识)3个部分。该理论阐述了个体心理的发展历程,并可指导个体正确应对心理疾病。

发展:弗洛伊德在早期的著作《歇斯底里研究》中将人类的心理活动分成意识、前意识以及潜意识3种状态。精神层次理论认为,个体的有些心理活动如观念、意象或情感是能被自己察觉到的,这就是意识。相反有些心理活动属于本能的冲动,是不知不觉发生的,如被压抑的欲望或生命力,这种潜藏着的无法被觉察的心理活动称为潜意识。如把人脑比作冰山,意识就是浮在海面上的一角;前意识相当于在海平面随海水波动起伏,时而下沉时而显露;潜意识(或无意识)则是冰山下沉没的大部分。但意识与潜意识没有固定不变的界限,当意识寻找潜意识时潜意识会转化为意识。

自我概念理论(self-concept theory) 自我概念是指个体对于自己的概念认识或观念,是关于自己的特长、能力、外表和社会接受性方面的态度、情感和知觉,是个体自身心理、生理和社会功能状态的知觉和主观评价,是个体经由经验而形成的对自己的知觉判断或主观评价。人们对自我概念的定义未达成完全共识,但整体均认为自我概念就是对自己的各方面特点的主观知觉判断或评价。

发展:美国心理学家威廉·詹姆斯(William James)在其心理学著作《心理学

原理》(*the Principles of Psychology*)中首先系统地提出自我概念,将自我概念引入心理学领域范围,提出自我的二元性——"主我"和"宾我"。"主我"指自我中积极的知觉和思考,"宾我"指自我中被注意、思考或知觉的客体。

罗杰斯的自我概念,指个体的独特思想价值观念、知觉以及对事物的态度,自我概念是对自己的知觉,遵循一般知觉的规律,是具有相对的稳定性的、有组织的、连贯的、有联系的知觉模型,虽然也包括无意识的东西,但主要是有意识的或可以进入意识的东西。

自我概念是对"我是什么样的人""我在群体中处于什么样的位置"等问题的回答,属于自我意识的范畴,是人对自己以及自己与周围环境关系的认识,是个体与环境相互作用形成的关于自己、自己与他人、自己与外部世界的观念性认识,是多维度、多层次的心理体系,是个体通过自我观察、分析外部活动及情境、社会比较等多种途径获得的。

自我概念的作用包括自我引导作用、自我解释作用、自我期望作用和自我成败归因作用。当个体自我概念趋于正向时,其行为控制能力、自信心越强,并具有更高的抱负水准;当自我概念趋于负向时,容易产生忧虑、消极、自我否定等偏差性的认知。

皮亚杰认知理论(Piaget's cognitive theory) 发展是一个构建过程,是个体出生在适应环境活动中对事物的认知及面对问题情境时的思维方式与能力表现随年龄增长而改变的历程,包括认识形成的心理结构和新知识形成的机制两个方面。

皮亚杰认知理论,将认知发展过程划分为4个阶段:第一阶段是感知运动阶段(0～2岁),通过探索感知觉与运动之间的关系来获得动作经验,语言和表象尚未完全形成;第二阶段:前运算阶段(2～7岁),个体尚未获得运算能力,通过半逻辑思维用表象符号来代替外界事物;第三阶段:具体运算阶段(7～11岁),认知结构中有了抽象概念,思维可以逆转并掌握一定的逻辑运算能力,但运算还离不开具体事物的支持;第四阶段:形式运算阶段(11～16岁),思维不依赖于具体的可感知的事物,可通过假设推理来解答问题。皮亚杰认知发展理论描述了人类思维能力的形成过程,并揭示了从婴儿到青年期的思维发展规律。

自我觉知理论(self-awareness theory) 自我觉知是指个体对自己有所认识或有所意识的内部主观状态,即个体把自己当作注意对象时的认识,包括对自身非常弱的刺激的单纯原始的觉知,也包括对自身复杂性的认知和情感性的深入理解,即自我倾注。自我觉知理论认为,人们通过自己的行为和行为发生的情境了解自己的态度、情感和内部心理状态。

自我觉知包括内在自我觉知和公众自我觉知两类:内在自我觉知指个体认为我最重要,对自己的内部特征和感受比较重视,行为准则不太受到外界环境影响;公众自我觉知指个体更重视外部环境,对自己所在的外部环境比较在意,看重来自他人的反馈,害怕别人评价自己,常产生暂时性的自尊感低落,易在理想自我与现实自我之间产生距离。

行为科学管理理论(behavioral scientific management theory) 以行为科学为理论基础,根据人性假设对人的主观能动性在特定环境下的发挥进行科学判断,注重从人的本性与需要、人的行为动机、人际关系出发研究管理问题,并据此管理个人或组织的行为的管理理论。

发展:行为科学管理理论是在古典管理理论的基础上发展形成,包括两大阶段:一是早期行为管理理论阶段,以梅奥的霍桑实验为代表,主要研究人类关系和建立人际关系理论;二是正式行为科学理论阶段,关于人的需求、动机与激励的研究,主要有马斯洛的需求层次理论、赫兹伯格的双因素理论、弗鲁姆的期望理论。

行为科学管理理论认为,领导者会结

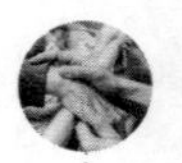

合实际工作情境、自然环境、人文环境、经济环境进行科学合理的预估和渗透，没有固定的行为模式，行为科学管理就是在此过程中以人性假设为前提，对实际工作进行科学预估，并对人的主观能动性在特定环境下的具体表现进行充分的判断，从而达到控制人的行为的科学管理方法。

行为科学管理理论有两个研究维度：组织中个体行为的研究和组织中团体行为的研究。经过学者和企业家们的全面探索，在行为科学管理的后期，研究领域主要集中在对人的需求、动机和激励因素的研究，对组织中人性问题的研究，对非正式组织的研究及人与人之间相互关系问题的研究，对组织中领导方式的研究。

行为科学管理理论标志着从以物的管理为中心转变为以人的管理为中心，同时在现实管理中要改变单纯地依靠行政命令进行管理，需要充分发挥各种激励因素的作用，以便引导组织各部门、各单位、各成员的行为达到组织目标，同时，还要使组织成员认识到个体的目标可以在组织的目标中得以实现。

认知资源理论(cognitive resource theory) 领导科学领域中具有划时代意义的新理论，该理论探索了压力背景下领导者认知资源与领导效能的关系，阐述了压力和认知资源对领导有效性可产生重要影响。

认知资源理论是对费德勒的权变理论的扩展和重新界定。费德勒与葛西亚在先前理论研究的基础上，发展出认知资源理论，将相关的个人认知能力列入权变领导的考虑项目之一，认知资源，包括个人的智力、经验和技术。在支持性、无压力的领导环境下，指导型行为只有与高智力结合起来，才会产出高绩效；在高压力环境下，工作经验与工作绩效之间呈正相关；在领导者感到无压力时，领导者的智力水平与群体绩效成正相关。

阿诺德情绪理论(Arnold's emotion theory) 又称评定-兴奋学说，是情绪与认知关系的理论。该理论认为刺激情景并不直接决定情绪的性质，情绪需经过人对客观事物的评价和估量而产生，即刺激情景-评估-情绪。情绪的产生是大脑皮质和皮下组织协同活动的结果，外界刺激引起的神经冲动传至丘脑，然后再传到大脑皮质，在此对刺激进行评估，形成态度，这种态度通过外导神经将皮质的冲动传至丘脑的交感神经，引起内脏系统的变化，产生情绪体验。

发展：20 世纪 50 年代美国心理学家阿诺德(M. R. Arnold)不赞同詹姆斯等早期情绪理论家关于引发情绪反应的事件的解释，提出了情绪的评定-兴奋学说，认为个体在与事物相互作用时所直接感知到的身体改变并不足以解释情绪的产生，刺激事件一旦被感知后，个体就会自动生成“此时此地它对于我来说是好的或坏的”评价，评价又使个体产生有关刺激事件与自身利害关系的情绪感受，并产生接近或远离该事物的各种需要和行为。阿诺德认为，情绪产生的充分条件是主观上感受到的刺激事件评价，情绪感受与感知之间的主要不同在于，感知仅告诉我们有什么，而情绪感受会对感知的事件进行评价。

情绪外周理论(emotional peripheral theory) 情绪外周学提出了机体生理变化与情绪发生的直接联系，强调了自主神经系统在情绪产生中的作用。认为个体面对情境中一些有意义的对象时，身体会马上产生一系列反应，包括内分泌变化、内脏变化以及某些习惯行为，这些反应被个体体验为某种情绪。即情绪产生的方式是：刺激情境-机体反应-情绪。

发展：情绪外周学是 19 世纪末美国心理学家威廉·詹姆斯和丹麦心理学家卡尔·兰格(Carl Lange)共同提出的一个理论，故又称詹姆斯-兰格理论，“当身体产生(生理)变化时，我们感受到这些变化，这就是情绪”。情绪的产生是自主神经系统活动的产物，情绪就是对身体变化的知觉，是身体最直观的感受。

詹姆斯-兰格的情绪外周理论被称为

第一代情绪学说的代表,阿诺德的情绪理论被看作第二代情绪学说的代表。詹姆斯-兰格的情外周绪论,强调情绪的产生是自主神经系统活动的产物,阿诺德的情绪理论更强调对情景的认知与评价,强调皮质兴奋对情绪产生的作用。

风险认知理论模型(theorecitical model of risk perception) 表示有关深层认知结构与表层产物之间的路径链接,是结合行为规划理论、社会学习理论及认知产物理论的概念性表述,是最终数学模型建立的基础。

风险认知:是个体对外界存在的客观风险的感受和认识,且强调个体由直观判断和主观感受获得的经验对个人认知的影响,包括个体对风险感知、理解、记忆、评价、反应的整个认知过程,可分为个体主观认识和客观风险情况两个方面,以此建立风险认知理论模型。风险认知理论模型包括心理测量范式模型、社会心理学模型、社会放大效应模型。

公平理论(equity theory) 研究人的动机和知觉关系的激励理论,该理论侧重于研究工资报酬分配的合理性、公平性及其对职工生产积极性的影响,认为员工不仅关心自己的绝对收入,其相对收入在更大程度上会影响员工对薪酬的满意程度,即员工的激励程度来源于对自己和参照对象的相对报酬和投入的主观感觉。

发展:公平理论是由美国心理学家亚当斯(J. S. Adams)1965 年提出的,又称为社会比较理论。该理论是研究工资报酬分配的合理性、公平性对职工工作积极性影响的理论,对企业的薪酬管理有重要的指导作用。公平理论指出,人的工作积极性不仅与个人实际报酬多少有关,而且与人们对报酬的分配是否感到公平更为密切。职工不仅关心自己的绝对工资收入,更注意相对收入。当职工感觉收支公平时生产积极性就会提高,当职工认为不公平时,生产积极性就会明显下降。

公平的重要意义,从个体角度看涉及每个人目前和长期的物质和精神利益,从人际互动角度看涉及人的尊严、地位及相互关系,从组织管理的角度看涉及上下级关系、群体氛围、团队凝聚力、组织绩效以及可持续发展等,从社会发展角度看又涉及社会的稳定和进步。

期望理论(expectancy theory) 一种过程型激励理论,是用可能获得的结果期望及其价值大小来说明组织成员动机强度的理论,既研究激励过程中的各种变量因素,又具体分析激励力量与各因素之间的函数关系。

发展:期望理论是由美国心理学家弗鲁姆(V. H. Vroom)提出的一种管理心理学与行为科学的理论,用公式表示为:激动力量 = 期望值 × 效价。激动力量指调动个人积极性、激发人内部潜力的强度;期望值是根据个人的经验判断达到目标的把握程度;效价则是所能达到的目标对满足个人需要的价值。也就是说,一个人对目标的把握越大,估计达到目标的概率越高,激发起的动力越强烈,积极性也就越大。

期望理论认为,人们是否愿意努力工作以及努力工作的程度主要取决于 3 种心理知觉:① 期望知觉,即人们对自己努力工作能否取得绩效的概率估计(取值范围 0～100%),预期成功概率越大,努力工作的动力越强;② 媒介知觉,指人们对取得绩效以后能否获得相应回报的主观判断,能得到的奖励回报越高,则个人的动机(主动积极性)越强;③ 效价知觉,指人们对报酬价值大小的心理感知,或个体对特定报酬的满意程度,满意程度越高则动力越大。

社会发展理论(social development theory) 分析探讨人类社会及某个子系统的变迁规律及其具体表现形式的学说。广义的社会发展理论指人类社会由低级形态向高级形态运动的过程,包括哲学、经济学、政治学和人类学关于社会发展的研究;狭义的社会发展理论又称“发展社会学”,特指社会学对社会发展问题的研究,主要探讨社会发展的现代化理论、模式、战略及具体政策。

发展：社会发展问题的研究可追溯至19世纪社会学诞生之初，奥古斯特·孔德(Auguste Comte)提出社会学的学科概念，第二次世界大战后许多取得独立的国家面临振兴本国经济、独立自主发展进步、确立国际地位等问题，在此背景下社会学应运而生。

社会发展理论，指以“社会”为主体的发展，是对“社会发展”的理论阐述，是关于社会发展的道路、动力、模式、途径及趋势等的总括性研究。包括3个主要方面的研究：研究一般社会发展的规律和社会各结构层次上的规律性；研究社会发展过程的特点，及其在个人、社会团体、集体、社会区域及社会各种制度方面的不同组成部分；阐明社会各客体和共同体的社会发展所具有的共同点。

有限医疗家长主义(limited medical paternalism theory) 在某些特定的医疗情境下，患者的利益重于患者的权利，有利无害原则优先于尊重自主原则。也就是说，在某些具体的医疗环境下，当面临尊重自主原则与有利无害原则的冲突时，医生在充分权衡患者自主权利与患者利益的前提下，从患者的利益出发，认为此时患者的利益重于患者的权利，因而放弃尊重自主原则，实行家长式医疗，代替患者做决定。有限医疗家长主义并不否定患者的自主权，它包含所有正当的医疗家长主义形式，同时平衡了尊重自主原则与医疗家长主义，是对传统医疗家长主义的扬弃。

发展：传统的医疗家长主义来源于古希腊的希波克拉底誓言，医生是仁慈的、权威的、以患者的最大幸福为己任的专家，医患关系是“命令-服从”式。这是一种利他思想，即医生试图去满足患者的需要，对待患者像家长对待孩子，从患者的利益出发代替患者做出各种医疗决定，却忽视患者自己的意愿，具有一定的强迫性；医疗家长主义体现了医学伦理的有利原则和不伤害原则。而有限医疗家长主义，根据具体的社会环境，判断是优先尊重自主原则还是有利无害原则。有限医疗家长主义是在尊重自主性的基础上，根据具体情形判断后的合理家长主义。

混沌学理论(chaos theory) 用一种质性思考加量化分析的方法，来探讨动态系统中无法用单一数据关系而必须用整体连续的数据关系进行分析和预测的现象及其过程，如气象变化、化学反应、人口移动、社会行为等。

发展：混沌一词原指宇宙未形成之前的混乱状态，现指现实系统中一种自然状态和不确定性，外在表现千差万别、混乱无规，内在隐藏着丰富多彩的规律性和有序性。蝴蝶效应是混沌学理论中的一个概念，混沌理论认为在混沌系统中，初始条件十分微小的变化，经过不断放大，对其未来状态会造成巨大的差别，如蝴蝶效应。

20世纪70年代以来，混沌理论逐步发展和直接影响数学和物理学的不少分支，到80年代，人们注重研究系统如何从有序进入新的混沌及其性质特点，90年代，混沌理论研究范围不断扩展了人们的视野，成为一种新的思维范式，随着计算机等技术的飞速发展，混沌理论的影响更为深远、发展更为迅速。

毕生发展心理学(life-span development psychology) 一种研究个体心理发生、毕生发展规律及年龄特征的科学，研究人从胎儿到长大成人直至老死的整个生命过程中行为的成长、稳定和变化规律。其核心假设是个体心理和行为发展涉及整个生命的全过程，认为人的生命是一个连续前进的动态、多维度、多功能和非线性发展的过程，生命的每一阶段都受到以前时期的影响，同时也影响着以后的发展阶段。

发展：毕生发展心理学是20世纪70年代由巴尔特斯(P. B. Baltes)和沙伊厄(K. W. Schaie)等提出的，对发展心理学的研究产生了巨大的影响，在毕生发展心理学之前，心理学家对个体心理发展的研究只关注儿童和青少年阶段,并不关心人的毕生发展。毕生发展心理学认为,生命全程都存在发展,发展总是在不断获得、保持、转换和衰退,任何发展都是新适应能力的获得,同时也包含已有能力的丧失,其得与失的强度与速率随年龄的变化而变化。

人格主义(personalism) 一种哲学理论体系,研究对象是人或自我,自我的本质在于“人格”,即对具有人的自我意识的精神实体的探讨。该理论认为“人格”是一种独立存在的支配、调整自我的欲望、意志、感情的道德主体。

发展:人格主义起源于 18 世纪末,人格主义没有严密统一的理论体系,不同代表人物各有其特色。人格主义是统筹兼顾人的物质需求和精神追求的学说,是力求通过精神变革实现理想的社会学说,强调人的独特性、人的本质和社会属性不可侵犯。

自然主义(naturalism) 既是一种哲学本体论,又是一种研究纲领和方法论,包含肯定和否定两种主张。肯定的方面包含两个维度:一是本体论维度,强调自然主义是关于世界上存在什么的观点,主张只有与科学概念一致的事物才有存在地位;二是认识论或方法论维度,认为自然主义是一种理解和研究方法,主张我们在解释和预言自然时只能利用自然的因素、规律、力量和方法。否定的方面是指否认超自然的存在,在认识论上坚持以经验为基础,认为世界上不存在“神或设计者”等,具有唯物主义的一般特点。

发展:17 世纪 30 年代后开始出现“自然主义”,最初表示“基于自然本能的行动”,1750 年之后开始表示关于世界以及人性与世界关系的哲学观点,19 世纪末 20 世纪初指用自然原因或自然原理来解释一切现象的现代哲学。自然主义以实证主义、进化论和环境论为理论基础,强调用自然本身来说明自然,注重事物的外在真实,不注重事物的本质和内核。

现代主义(modernism) 又称现代派,主要特征是反传统和反理性,是涵盖各种激进的、反传统的艺术流派和思潮的整体概念,是对一切实验主义和革新艺术的总体评价。

现代主义也被描述为一场文学艺术运动,强调表现艺术家内心的生活、心理,通常用来表示第一次世界大战以来欧美被公认具有独特观点、感受、形式和风格的文学艺术作品,是由许多具有现代主义创作手法派别汇成的一股文学艺术思潮(包括美术、音乐、文学、戏剧和建筑等)。

发展:现代主义形成于 19 世纪末 20 世纪初,可分为两个阶段:第一阶段(1900—1940 年),强调反图像的独创性,无尽的艺术实验,系统地打破传统代码,释放出巨大的自由空气。第二阶段(1940—1980 年),以创造性或实验性为旗帜,永远追求革新和反叛,但从逻辑上而言,因为创新本身也已成为传统和规范,必须加以反叛,直至无所可反叛为止。

现代主义流派对服从的观念开始减弱,对权威变得冷漠,从对现实生活的反映转变为关注内心的情感变化,注重主观的体验和对人生经验的发掘。

后现代主义:主要范畴包括第二次世界大战后从哲学上反省现代西方工业文明,否定资本主义的合法化和理性,批判西方中心论、形而上学二元论和绝对化的思想,也是对现代表达方式甚至思维方式和价值观的颠覆和反叛。

利他主义(altruism) 个体在特定的时间和空间条件下,以牺牲自己的利益来增加、促进和提高另一个体利益的表现。这种态度要求个体把他人利益置于首位,把关心他人的福利作为自己的行为规范,必要时,不惜舍己为人、“舍生取义”,为了让他人受益,甚至不惜牺牲自己而成全他人。

发展:20 世纪 70 年代经济学开始关注利他主义,此前研究沿袭亚当·斯密“经济人”假说认为利己主义与市场经济是完全相容的,而利他主义与市场经济是相互排斥的。利他主义是一种为他人利益着想的道德原则，是未来社会发展的动力。

利他主义分为“亲缘利他”“互惠利他”与“纯粹利他”。“亲缘利他”表示有血缘关系的个体为自己的亲属提供帮助或做出牺牲；“互惠利他”指没有血缘关系的个体相互提供帮助而互相受益和回报；“纯粹利他”指利他主义者不追求任何针对其个体的客观回报。

功利主义(utilitarianism) 一种把追求幸福、快乐、效用、利益作为道德标准和行为规范的伦理哲学和经济理论，强调以行为的功利效果作为道德价值之基础或基本评价标准，注重行为实际效果的价值普遍性和最大实现。

发展：功利主义由18世纪末英国哲学家和经济学家杰里米·边沁(Jeremy Bentham)提出，其包括两个相互联系的原理：一是功利原理或最大幸福原理，主张“最大多数人的最大幸福”是衡量与判断社会制度、政府政策及人们行为好坏善恶的准则；二是自利选择原理，主张由个人根据其本性自我判断幸福与否。20世纪70年代前后，以约翰·罗尔斯(John Rowls)为代表的一批学者对功利主义给予了强烈批评。

功利主义分为行为功利主义、规则功利主义和双层功利主义3种。行为功利主义的代表是边沁和密尔，主张评价行为是否正确的唯一标准是行为的后果，而道德上正确的行为是能够产生最大幸福的行为；规则功利主义的代表是布兰特，主张道德上正确的行为是遵守道德规则的行为，而遵守道德规则通常能够产生功利最大化；双层功利主义的代表是黑尔，是对行为功利主义和规则功利主义的综合。

认知心理学(cognitive psychology) 现代心理学分支之一，于20世纪50年代兴起。是以信息加工观点研究人类认知过程的心理学。

认知心理学认为人的认知过程如感觉、知觉、注意、记忆、思维、想象和语言等过程就是信息传递和加工过程，包括感觉输入的编码、转换、存储和使用等全过程。强调人已有的知识和知识结构对行为和认知活动的决定作用。认知可以分解为一系列阶段，每个阶段是一个对输入的信息进行某些特定操作的单元，反应则是这一系列阶段和操作的产物。

认知心理学的一个特殊研究方法是计算机模拟，即把有关人的认知过程的设想编制成计算机程序，在计算机上进行实验验证。其研究通常需要实验、认知神经科学、认知神经心理学和计算机模拟等多个方面证据的共同支持。通过研究脑本身，揭示认知活动的本质过程。最常用的就是通过研究脑损伤患者的认知与正常人的区别，来证明认知加工过程的存在及具体模式。

认知心理学的出现，丰富了心理学的内容，但对把人看作计算机式的信息加工系统等一些基本观点，尚存在异议。

心理发展理论(psychological development theory) 关于发展心理在整个生命历程中临终期所发生的一切心理变化的理论研究。作为心理学中重要的一部分，库布勒·罗斯(Kubler Ross)的临终心理发展理论，将临终患者的心理过程分为5个阶段：否认期、愤怒期、协议期、抑郁期和接纳期。帕蒂森(E. M. Pattison)在韦斯曼(A. D. Weismane)临终患者心理发展理论的基础上，将临终患者心理发展理论简化为3期：急性危机期、慢性生死期、末期。

临终患者心理发展个体差异很大，并不是所有的临终患者心理发展都按照库布勒·罗斯的临终心理发展理论中的5个阶段进行，其表现顺序前后也可能出现颠倒。帕蒂森的临终患者心理发展理论中临终患者死亡经历的3期过程受一些因素的影响会发生改变，如临终患者的适应能力、支持系统、疾病的种类及所患绝症的时间。需要在临终患者心理变化的不同时期，掌握不同的表现特点。急性危机期，患者已经发现自己面临死亡。心理反应以焦虑为主，主要有以下5个特征：面临死亡的情境压力和危机感无法解决；临终患者遇到的死亡问题超出了个人解决问题的能力;死亡威胁着自我实现目标;死亡危机感呈先上后下的趋势;危机感具有复合性。在慢性生死期这个阶段,患者的焦虑已经逐渐减少,学会如何面对各种恐惧,逐渐接受死亡的事实。末期这个阶段,患者能够平静地对待死亡,最终接受死亡。

针对不同心理阶段进行特殊护理的要点:对处于"否认期"的患者不要揭穿患者的防卫心理,但也不能欺骗,应坦诚、温和地回答患者的询问,希望其尽快接受现实。有必要认真聆听患者的谈话,经常出现在患者的身边,让其感受到关爱;对处于"愤怒期"的患者,采取谅解、宽容、安抚、疏导的方式,为患者自由表达或发泄内心的痛苦与不满等提供时间和空间,同时需要做好家属工作;对处于"协议期"的患者,尽可能满足其合理需求,即使难以实现,也要做出努力,为了使患者更好地配合减轻痛苦的治疗,以控制症状;对处于"抑郁期"的患者,允许其表达悲伤的感受,尽量使患者感到舒适,尽量让家属陪伴在身旁,注意安全,并防止患者自杀;对处于"接受期"的患者,尊重患者的信仰,使患者以平和、安逸的心境走完人生之旅,提供安静、整洁、舒适的环境,并帮助患者了却心愿和完成未完成的事情,嘱托家属多进行陪伴并参与护理,使患者心灵得到慰藉。

心理动力学理论(theory of psychodynamics) 动力心理学中的一部分,主要强调意识和无意识动机力在引导行为中的作用的理论,如精神分析理论。动力心理学一般指强调动机和内驱力是人与动物行为决定因素的心理学研究方向。广义的动力心理学包括威廉·麦克杜格尔(William McDougall)的策动心理学、库尔特·卢因(Kurt Lewin)的场论、西格蒙德·弗洛伊德的精神分析等,它们从不同角度强调和说明人的心理与行为的目的、动机和内驱力,但不属于独立的心理学分支。精神分析理论是由奥地利精神病学家弗洛伊德提出的,他的潜意识动力论提出潜意识是心理活动中最具动力性的部分,是人类心理活动的原动力所在。

动力心理学者的共同特点是认为具有能动作用的精神能量相互作用导致人的行为。他们的主要论点是精神活动是不断变化的,各种内驱力和需要是保持这种变化的基本动能。弗洛伊德将人的精神活动分为3个意识层次,包括意识、潜意识和前意识。①意识:是人能自觉得到的部分,是心理活动中与现实联系的部分,可以被自我意识所知觉。②潜意识:又称无意识,是指个体无法直接感知到的那部分心理活动,主要包括外部现实、道德理智所不能接受的各种本能冲动、需求和欲望,或明显导致精神痛苦的过去的事件。它是整个心理活动中最具动力性的部分,也是人类心理活动的原动力。③前意识:介于意识和潜意识之间,是意识和潜意识之间的缓冲。包括目前没有注意到或不在意识之中,通过自己集中注意或经过他人的提醒又能被带到意识领域的心理活动和过程。

精神生活是不断变化的,各种内驱力和需要是保持这种变化的基本动能,通过对内驱力或动机的研究可以预见和控制人的行为,而这对于了解一个鲜活的、具有选择能力、具有适应能力的人来说是一个至关重要的实际问题。

家庭系统理论(family systems theory) 把家庭看作是一个由几个子系统组成的系统,如夫妻系统、亲子系统、兄弟姐妹系统等。每个子系统间既有联系又有制约,形成家庭系统的有序运转,以此来实现家庭的功能。家庭系统为更大社会系统的子系统。家庭系统理论有3个基本的观点:家庭成员的"问题"是由整个家庭不良的沟通交流方式导致的;家庭所面临的危机既是挑战,也是机遇;因"问题"而导致的家庭功能的失调能够有效解决。家庭系统有6个核心要素:家庭作为一个整体大于各部分之和;家庭系统努力维持改变和稳定之间的平衡;家庭系统中一位成员的改变影响所有其他家庭成员;家庭成员的行为遵循相互影响的循环因果的原则;每个家庭系统既包含很多子系统,又归属于更大的社

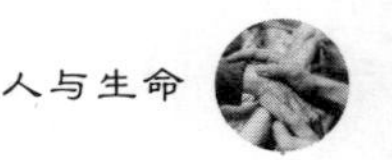

会系统；家庭系统依据已经建立的规则运行。家庭系统理论在家庭社会工作中得到广泛运用，已成为家庭社会工作服务模式的理论基础。

（施永兴　荆丽梅　王华萍　李玲　马振山）

四、人与生命

人(human) 有多种含义：①是指能生产、制作和使用工具开展劳动，并能用语言开展理性思维的高等动物，如“人类”。人与动物的差别的最根本特点是劳动。人通过劳动把自然物品制成各种工具，使之服务于人类。人的活动方式和方法由劳动的目的所决定。人们在劳动生产过程中形成了一定的社会关系，劳动使人逐渐成为社会化的动物。人在劳动过程中逐渐形成的抽象思维能力，是人区别于其他动物种类的最为重要的心理学特性。②泛指一般人、众人，比如“人之常情”。③指特定的某种人或某个人，如“工人”。④指人的品性行为、品质、名誉及性格等，如“为人正直”。⑤指人的身体，如“他人不舒服”。⑥指成年人，如“成人”。

个人(person) 或者称个体，一般指一个人或是一个群体中的特定的主体，是认识世界和改造世界的主体，具有社会性。个人的本质表现为历史本质和社会本质的统一，即“社会关系的总和”。个人既表现为历史过程中的人，也表现为社会生活中的人。在个人意识的形成过程中，一定的社会历史条件起着决定性的作用，个体意识和个人行为都是历史的、具体的。同时，个人是社会活动的直接参与者，因而在社会历史过程中，个人总是起着一定的作用。

胎儿(fetus) 在人类生长发育过程中，胎儿指从妊娠 8 周后即第三个月起到出生这一时期的怀孕产物。孕妇在妊娠 8 周之前属于胚胎期，在此期间主要人体器官结构均已分化完成。胎儿期间各人体器官进一步发育成熟。胎儿具备人的生物属性，但缺乏社会属性，是潜在的人，各国法律对胎儿利益都有相应的保护规定。

植物人(vegetable) 持续性植物状态(persistent vegetative state, PVS)患者的简称，“持续性植物状态”1972 年由詹妮特(Jennett)和普拉姆(Plum)两位教授提出，是指大脑皮质严重的、广泛的损害，致使大脑的高级神经功能受损但脑干结构相对完好、有基本功能，从而能够保持觉醒的状态。我国 1996 年和 2001 年的南京“持续性植物状态”会议明确了持续性植物状态临床诊断标准：①丧失认知功能，无意识活动，无法接受指令；②可保持自主呼吸和血压；③具备睡眠-醒觉周期；④无法理解和表达语言；⑤可以自动睁眼或在刺激下睁眼；⑥可有无目的性眼球跟踪运动；⑦保存丘脑下部及脑干的基本功能。以上状态持续 1 个月以上的即为持续性植物状态。植物人并非脑死亡者，仅仅是指大脑高级皮质的神经区功能丧失，是与植物生存状态相似的特殊的状态。脑死亡则是指全脑死亡，包括脑干功能在内的全部脑功能不可逆转地丧失。参照脑死亡标准植物人状态不属于死亡。从社会性的角度来看，植物人由于大脑的高级皮质功能丧失从而导致认知、思维能力的丧失，也丧失了人的社会功能，所以在哲学和社会学意义上是属于死亡的。从生物学和法律意义而言，患者依然保持呼吸、体温、血压、心率等基本生命特征，不能属于死亡，即便是永久性植物状态，患者也是活着的。因此，无论是从法律还是伦理意义的角度，植物人都还是一个人，属于他的权益尤其是生命权不能随意被剥夺，而且当生命权与其他权益发生冲突时，应该以生命权优先。

人性(humanity) 人的本性，即人区分于动物的各种特征或属性的总和与概括。

人性有两层含义，一是指人的本性。不同时代、不同学派的思想家对人的本性理解与解释各有不同。在中国，孔子最早提出关于人性的定义：“性相近也，习相远也”(《论语・阳货》)。战国时孟子提出“生之谓性”(《孟子·告子》),认为人性生来纯善,蕴有仁义礼智信等道德意识的萌芽。荀子提出“不事而自然谓之性”(《荀子·正名》),认为人性生来纯恶,会因生理上和物质上的需求而引发纷争。庄子提出“性者,生之质也”(《庄子·庚桑楚》),把人性归结为人的素质。东汉王充从人秉受自然元气的质和量的差别上论人性,认为“气有多少,故性有贤愚”(《论衡·率性》),并把人性分成3种,提出善恶混的是中人,中人以上为善人,以下是恶人,强调中人之性在其所习,“习善而为善,习恶而为恶”(《论衡·本性》)。唐代韩愈亦认为人性的内容是仁、义、礼、智、信五德,依其所具“五德”的程度不同,其人性分为上中下三品。西方历史上,对人性的观点集中在以下几方面:①宗教神学把人性归因为神性。②17—18世纪的资产阶级唯物论哲学将人性归结于人的自然属性。③资产阶级的唯心论哲学多数认为人性应归结为精神、意识或理性。④马克思历史唯物主义认为人性是人社会属性和自然属性的统一与结合。人和动物最本质区别的现实基础是生产劳动。人是在生产劳动的基础上形成了社会关系,进而形成了人的社会属性。人性的现实基础与决定性因素是社会属性,这是人与动物的最根本区别所在。人的社会属性是由以生产关系为基础的人,其各种社会关系总和所决定。人性还具有历史性,人性会随着生产力的发展而不断改变,它取决于社会生活特别是物质生活的发展。

二是指人所具有的正常的感情、理性,如恩惠情谊等,与人情含义相似。

人格(personality) 来源于拉丁语*persona*,最早是在希腊戏剧中使用,意为“面具、伪装”,之后引申为一个人在生命舞台上所扮演的各式各样的行为,或者指面具之后的真实自我。之后被哲学家们运用,其词意逐渐确定为表示理性的、个别(体)的生存。“人格”一词在各门学科中普遍存在,各学科的定义略有差异。①社会学定义“人格”是成年人所具备的个人性格,是个人行为物质表现统一性和固定性的配合形式。是个体在社会化的发展过程中,逐步形成、稳定、缓慢流变的,把社会的价值、态度、观念、认知、技能逐步内化所形成的性格。②现代哲学家认为,人格是人区别于物的独有的特性,或者是指人在世界上的规定性。人格指“具有自我意识和自我控制能力,即具有感觉、情感、意志等功能的全体,它是唯一真实的存在,也是一切其他存在的基础”。③在法律上人格的内涵有三方面,一是指具有法律地位的权利主体,包括自然人和法人,人格是人格权的载体。二是指作为权利主体法律资格的民事权利能力,即同义为“权利能力”,表明了人格权的专属性,人格是主体享有人格权的基础。三是一种受保护的权益,是从人格权的客体角度,与“人格利益”相近,包含自然人的生命、身体、健康、自由、尊严、名誉等。

艾森克人格问卷(Eysenck personality questionnaire, EPQ):人格测量工具之一。英国心理学家艾森克(Hans Jurgen Eysenck, 1916—1997)在艾森克人格调查表(Eysenck personality inventory, EPI)基础上发展而成,根据人格双因素理论于1975年编制。它是一种自陈量表,有成人问卷和儿童问卷2种格式,主要由4个分量表组成:①E量表,测量内外倾向;②N量表,测量神经质(又称情绪性);③P量表,测量精神质(又称倔强性);④L量表,效度量表,测查被试者的掩饰、假托或自身隐蔽等情况。有男女常模。由于艾森克人格问卷具有较高的信度和效度,因此它也是验证人格维度理论的根据。中国的艾森克测验由陈仲庚等于1981年修订。

卡特尔16项人格因素问卷:是美国伊利诺州立大学卡特尔(R. B. Cattell)教授采用因素分析统计法编制的人格测量问卷,简称16PF。它具有良好的信度和效度,是国际上最具影响力的心理量表之一。主要目的为确定和测量正常人的基本人格特征。与其他类似的测验相比较,卡特尔16项人格因素问卷能以同等的时间测量更多的人格特性。

人生(human's life) 由人的生存和生活构成。从微观角度而言,是指个人的生命历程。人生的主体是人,人生的主题是活动,人生过程也就是人能动的活动过程。人的需要、动机、目的和追求是人生活动的发动者和动力源。从宏观的角度而言,是指人类认识自然、认识社会,改造自然、改造社会的社会生活。人生既需要有生物基础,也需要社会的存在,可以视为生理存在、心理存在和精神存在的总和。同时人的社会实践活动和社会关系对人生具有决定作用,是人生存在和展现的客观基础,人的生存和活动离不开实践和社会。人们对人生的观点和态度不同,形成了不同的人生观。在人生观的规划、调节和指导下,人们自由选择一定的生活道路,以一定的活动方式达到人生目的,也就创造了自己的人生。人生具有阶段特点,随着个人生理性成熟、心理性的成熟到社会性成熟,其所理解的人生意义、实现人生价值的状况、人生目标等是划分其人生发展阶段性的依据。

人生回顾:多指回忆、估量、评价过去发生的或所经历的事或情景。

人生境界:是指人在世界观、人生观、价值观的指导之下,在人生修养过程中达到的觉悟程度和形成的情操的层次。人生境界是一定历史条件和社会实践的产物,是客观环境影响和主观实践的产物。人生境界会因每个人的社会经历、生活环境、知识修养、世界观、人生观、价值观等因素不同而不同,也会随着人生经历和历史条件变化而变化。人们对生命的认识越深刻、对社会的认识越深刻,对事物发展规律的认识越深刻,人生道路上自觉性越高,他的人生境界就越高,反之,他的人生境界就越低。

人生哲学:是人生观的哲学理论,是理论化、系统化的人生观,研究对于人生应抱有的态度,探讨人的生命价值,揭示人生的真谛。内容涉及人的本质、人的需要、人的价值、人生责任、人生与审美等,是从人生实践到哲学反思、理论总结和概括,再由哲学指导人生实践,实践人生的理想和价值。人生观是世界观的组成部分,人生哲学也是哲学的组成部分。

年龄(age) 每个人从出生之时起到计算时为止所经历的时间,通常用岁来表示。年龄是一个具有重大社会经济意义、卫生经济学和人口学意义的指标。各种人口现象、卫生健康情况,如生育、死亡、患病率、结婚、迁移等都同年龄密切相关。不同年龄的人口在社会和经济生活中所处的地位不同,发挥的作用不同,对卫生健康需求也不同,在人口再生产过程中的作用也各有差异。

生理年龄:从生理学、生物学和医学的角度来衡量人的年龄,代表着一个人从出生后到达某一时序年龄时生理及其功能的发展水平,体现了随着时间延长一个人机体结构和功能的成长、成熟或衰老的程度,是一个人身体状况和生理功能的年龄表现。一般说来,生理年龄是随着时序年龄的增长而增长。但同一个体中,不同器官的衰老程度各有不同。

自然年龄:是按照人的出生年月计算的年龄,是指一个人生命所经历的年、月,是纯粹从时间的推移来计算的年龄,又称"时序年龄""日历年龄""年代年龄""实际年龄""年历年龄"。自然年龄不受人的生活经历、生活条件的制约和影响,它是随时间的推移而增长的。

心理年龄:是指一个人在适应社会环境变动时所表现出来的心理能力等级。心理年龄不仅受生理系统比如大脑和心血管系统等器官的功能状态的影响,也受一个人的智力、记忆力、学习能力与技能、动机与情绪、个性等心理活动的影响。处于同一自然年龄时期的个体,其心理年龄不完全与生理年龄一致。健康积极的心理可以延缓衰老,不健康的消极的心理则加速衰老。

社会年龄:是指一个社会化的人参与社会活动、为社会服务的年限。社会年龄包含两方面。一是为社会作贡献的年限,表示一个人在某个岗位和某个职位从事工作的时间长短。二是参与各类社会活动的起始或终止年龄,如上学的最低年龄、退休年龄、退团年龄等。一个人的社会年龄与他的年历年龄、生理年龄、心理年龄有密切关系,但又不完全受这些年龄的制约。人与人之间的社会年龄是不尽相同的。

年龄划分(age range) 按人口的自然年龄并以一定年龄组距为分组标志,将人口总体按年龄划分成若干组。对人口总体按年龄划分,是人口统计学中最基本最重要的年龄分组方式。

世界卫生组织年龄段划分:20 世纪中叶联合国倡导并被社会广泛认同的三大人生阶段,是"少儿人口""成年人口"和"老年人口",其相应的年龄段分界是 0～14 岁为少儿人口,15～59 岁(或 15～64 岁)为成年人口,60 岁(或 65 岁)及以上则被认定为老年人口(United Nations, 1956)。随着社会经济文化的发展,联合国世界卫生组织对全球人体素质和平均寿命进行测定后,提出新的年龄分段:44 岁以下为青年人,45～59 岁为中年人,60～74 岁为年轻老年人,75～89 岁为老年人,90 岁以上为长寿老人。

我国老年年龄分期:我国老年人年龄分期为 49～59 岁是老年前期,为中老年人;60～89 岁是老年期,为老年人;90 岁及以上是长寿期,为长寿老人;100 岁为百岁老人。

年龄标准(age criterion) 将人的自然年龄依据人的生命体征、心理社会特征、社会角色上的变化或社会经济等因素进行组别界定。此标准既包含时空背景,又基于人口生命历程和社会角色。

老龄化标准:按照联合国标准,一个国家或地区 60 岁及以上人口超过 10%,或者 65 岁及以上人口超过 7%,这个国家或地区便可称为老年型国家或地区。"65 岁及以上"的划分标准是联合国 1956 年在一份题为《人口老龄化及其社会经济后果》的文献中提出的。当时的老龄化国家或地区都是发达国家和地区。而发展中国家和地区习惯上以 60 岁为老年人的判断标准。在 1982 年联合国将老年人口的起始年龄调到 60 岁。目前联合国以及相关的国际组织,如联合国人口署、联合国人口基金、世界卫生组织等,提及人口老龄化,用的都是上述"60 岁及以上占总人口的 10%"的标准。

第三年龄期:在欧美等现代化程度高的国家与地区,将退休后的低龄及健康的老年期称为第三年龄期。这类人群特征是在老年人口中时间充裕,精力充沛,参与社会活动多,社会关系广。

生命(life) 泛指一类具有稳定的物质和能量代谢现象并且能回应刺激、能进行自我复制(繁殖)的半开放物质系统。生命个体会经历出生、成长、衰老和死亡。生命种群则在一代代个体的更替中经过自然选择发生进化以适应环境。

分为广义和狭义两种。广义的生命泛指变化和运动,狭义的生命指有机生物体,狭义的生命只是广义的生命中的一种类型。一切都在变化和运动,所以从广义的角度,一切都是有生命的,宇宙也是有生命的,在不断变化发展。

生命的最小单位是生物,生物是由一个或多个细胞组成,能够新陈代谢,维持恒定性,可以成长,回应刺激,可以繁殖甚至演化,以适应外界环境,继续繁殖并产生后代。在地球的生物圈内可以找到许多不同的生物,在这些生物中(包括植物、动物、真菌、原生生物、古菌及细菌),都有共同的特征,都是由以碳和水为基础的细胞构成,有其组织以及可以遗传的基因资讯。

生命作为自然界物质运动的一种独特形式,它和自然界其他物质运动形式是统一的,生命运动的规律不能违背同它一起发生的力学、物理学和化学作用的规律,没有超自然的生命运动。无论是单细胞生物或细胞分化程度不同的多细胞生物都有生命;非细胞生物只能在寄主细胞内依托寄主细胞进行生命活动,当其孤立于寄主细胞之外时,即停止生命活动。

生命是一个能记载和表达信息、累积信息、保持和传递信息的信息系统。生命是一个靠外界能量输入而保持其有序性的耗散结构，生命是进化的，进化是通过复制过程中的遗传变异来实现的。

生命最晚约在35亿年前产生。地球上最早的生物证据是在西格陵兰发现的37亿年前变质岩中的生物物质石墨，及西澳洲34.8亿年前砂岩中的远古生物化石。不过很多研究推测地球在更早之前就已有生命。目前仍不确定地球上产生生命的机制。

生命的内涵是指在宇宙发展变化过程中自然出现的存在一定的自我生长、繁衍、感觉、意识、意志、进化、互动等丰富可能的一类现象，此外也可以包括生化反应产生的能够自我复制的氨基酸结构，以及真菌、细菌、植物、动物(人类)。

生命的核心在于一代代地复制和变异，所有的生物都是通过印在每个细胞中的遗传蓝图将特征信息传给下一代的。通过遗传和变异，生命完成了衔接和进化，使得生命一步步由简单到复杂，经淘汰、选择达到优化。

生命的意义是一个解构人类存在的目的与意义的哲学问题。这个概念通过许多相关问题体现出来，例如"我为何在此""什么是生命?""生命的真谛是什么?"在历史长河中，它也是哲学、科学以及神学一直思索的主题。

准生命(quasi-life) 生命存在的一种特殊状态。从人的发展全过程来看，人的生命现象除了一般状态，还存在着特殊状态。相对于一般状态的生命现象而言，生命现象的特殊状态不具有人的基本属性，称之为准生命。

人的生命包括3个基本属性：质量属性、价值属性和神圣属性。准生命理论以个体是否具有价值属性作为标准来对生命进行区分。该理论认为：人的生命现象包括健康、亚健康、生病和特殊状态——准生命。健康是生命存在的正常状态，疾病是生命存在的异常状态，亚健康是生命存在的中介状态，健康、疾病和亚健康构成人的生命存在的一般状态。在生命现象范畴内，具有价值属性和意识的生命现象，属于生命范畴；不具有价值属性和意识的生命现象，属于准生命范畴；在准生命范畴内，潜在具有价值属性和意识的生命现象，属于正常演进的准生命。曾经具有、但今后永远不会具有和自始至终不会具有价值属性和意识的生命现象，属于异常演进的准生命。

生命熵增加学说(second low of thermodynamics) 熵(entropy)，又称为"热力学熵"，是热力学与统计物理中最重要的物理概念之一。

从分子运动论观点看，熵是分子热运动混乱程度的量度，熵具有以下几个性质：绝热运动中，熵的值不变，在系统中不与外界交换热量的不可逆变化中熵值只能增不能减，当任一化学反应发生后，反应体系加上环境的熵必须是正的。

为了描述物理系统的热力学状态，德国物理学家克劳休斯(R. Clausius)和奥地利物理学家博尔兹曼(I. Boltzmann)通过宏观和微观两个角度以及两者之间的必然联系，定义了热力学系统中熵的概念。热力学第二定律指出，一切与热现象有关的宏观过程都是不可逆的，孤立系统内的不可逆过程总是朝熵增加的方向进行，即从有序走向无序。无序和有序程度的增加是与分子的热力学概率和热力学概率的增加相对应的。从宏观上说，就是与熵和熵的增加相对应的，所以热力学第二定律又称为熵增原理。克劳休斯把熵作为系统的宏观状态函数，它的变化可以直接反映出系统自发不可逆过程的方向。

从生命的功能考虑，生命系统并不违背任何物理学定律，因而生命的维持和繁衍的有序性是从周围环境取得能量以偿付的。生命系统在结构以及在与结构密切相关的能量支配两方面都是创造有序性的，生命必然增加本身物质的自由能状态，而减少它的熵。

热力学第二定律揭示了局部的有序是可能的，但必须以其他地方的更大无序为代价。人生存就要能量，要食物，要以动植物的死亡(熵增加)为代价。万物生长靠太阳,动植物的有序又是以太阳核反应的衰竭(熵增加)或其他形式的熵增加为代价的。人关在完全封闭的铅盒子里,无法以其他地方的熵增加维持自己的负熵,在这个相对封闭的系统中,熵增加的法则破坏了生命的有序。熵是时间的箭头,在这个宇宙中是不可逆的。熵与时间密切相关。如果时间停止"流动",熵增加也就无从谈起。生命的有序带来环境更大的无序,从这个角度上讲,生命又成了一个制造熵的机器,这和热力学第二定律是统一的。

在生物系统中,以"生命熵"这个称呼取代传统物理系统中的"熵"概念,两者本质是一样的。生物系统不管是单细胞生物,还是多细胞生物,从生长到死亡的过程,都是生命熵不断增加达到"熵限"的结果。

生命运动(life motion) 亦称"生物运动"。是物质运动的一种基本形式,为有机界生命物质与生命体所特有的维持生命存在与发展的对立统一过程。主要包括生物大分子运动、细胞运动、生物体的生长发育和遗传、物种进化、生物群落的演化、生物圈运动等。

关于生命运动的本质,恩格斯早在19世纪就做出了科学的概括,认为生命是"蛋白体的存在方式,这种存在方式本质上就在于这些蛋白体的化学组成部分的不断自我更新"。他指出生命运动具有三大基本特征:①生命的物质基础是蛋白体。②生命存在的机制是蛋白体的不断更新。③生命运动由蛋白体自我完成。

当代生命科学表明,生命体的新陈代谢包括物质代谢、能量代谢和信息代谢3个方面。这三者之间有组织、有秩序的活动,是生命存在的基础和生命现象的基本特征。而蛋白质和核酸是生命运动的主要的、基本的物质载体,蛋白质和核酸之间的对立统一的矛盾运动是整个生命运动的基础。

生命力(vitality) 生物维持自身生命活动、生存发展的能力。生命力可以指人的生命力、社会的生命力、自然的生命力。生命力所呈现的应该是一种生命的状态。生命力所表达的应该是一种生命状态的力量。

生命周期(lifecycle) 一种生物从第一代的受精卵到下一代的受精卵之间所经历的各种不同的发育阶段。也指一个生物个体从出生到死亡所经历的不同阶段,即一个生物个体的生活史。

最简单的生命周期是无性繁殖产生与亲体相似的后代。最复杂的生命周期包括不同的形态发育阶段和繁殖阶段,如某些寄生虫的生命周期。

一般可把生物根据其生命周期的特点分成几类:单倍体生物、二倍体生物、单型世代生物和两型世代生物。在生命周期中仅有一种形态方式的生物叫单态生物。有些生物在不同的细胞世代中表现为不同的形态方式,或在同一世代中也可表现出一种以上的形态方式,这些生物为多态生物。

妊娠期(gestational period):亦称"怀孕期"。指受孕后至分娩前的生理时期。即女性自怀孕起,至分娩前的全过程。为了便于计算,妊娠通常从末次月经的第一天算起,足月妊娠约为280天(40周)。

妊娠期全过程共分为3个时期:妊娠13周末以前称早期妊娠;14～27周末称中期妊娠;28周及其后称晚期妊娠。

产褥期(puerperium):胎儿、胎盘娩出后的产妇身体、生殖器官和心理方面调适复原的一段时间,一般需要6～8周。

孕妇为了适应胎儿的发育及为分娩进行准备,生殖器官及全身发生了很大变化,分娩后则通过一系列变化,使生殖器官及全身(除乳房外)又恢复到非孕状态。所以,产褥期是全身多系统包括体形、腹壁等逐渐复原的时期。

在产褥期内,产妇应该以休息为主,尤其是产后15天内应以卧床休息为主,调养好身体,促进全身器官各系统尤其是生殖器官的尽快恢复。

婴幼儿(infant):婴儿和幼儿的统称,

一般指0～3岁的小龄孩子。婴儿与幼儿之间有很大的联系，一般婴儿为0～1岁，幼儿为1～3岁。

婴幼儿是一个受护群体，饮食方面尤为重要，婴儿以母乳为主食，1岁后以成人食物为主食。

新生儿期(neonatal period)：指自出生后脐带结扎时起，到满28天的时期。在此期间，小儿脱离母体转而独立生存，所处的内外环境发生根本的变化，但其适应能力尚不完善。此外，由于分娩过程中的损伤、感染延续存在，先天性畸形也常在此期表现。

婴儿期(infancy)：从出生到满1周岁之前的一段时期。婴儿期是人出生后生长发育最迅速的时期，也是人一生中生长发育最旺盛的阶段。

幼儿期(toddler's period)：指从1岁至不满3岁的时期，此期是幼儿语言、思维、动作和社会交往能力发展较快的时期。

学龄前(preschool stage)：小孩3岁至六七岁的时期，即从幼儿期到可以上小学前的这段时期。此阶段的体格生长发育处于稳步增长状态，智能发育较幼儿期更加迅速，与同龄儿童和社会事物有了广泛的接触，知识面能够得以扩大，自理能力和初步社交能力能够得到锻炼。

儿童中期(school stage)：亦称"学龄期"。指6～7岁入小学起到12～14岁进入青春期为止的阶段。此阶段的体格生长仍稳步增长，除生殖系统外其他器官的发育到本期末已接近成人水平。脑的形态已基本与成人相同，智能发育较前阶段更成熟，控制、理解、分析、综合能力增强，是长知识、接受文化科学教育的重要时期。

青春期(puberty)：以生殖器官发育成熟、第二性征发育为标志的初次有繁殖能力的时期，女性以第一次月经出现为标志，男性以出现遗精为标志。

青春期是由儿童逐渐发育成为成年人的过渡时期，是人体迅速生长发育的关键时期，也是继婴儿期后，人生第二个生长发育的高峰期。

世界卫生组织规定青春期为10～20岁。女孩的青春期开始年龄和结束年龄都比男孩早2年左右。

成人(adult)：成年的人，即已经完全发育成熟的人，与儿童相对。

在大部分国家，成人的定义是年满18岁或以上的人，因此，一旦当地居民达到18岁，就可以享有各种相应的成人的权利。

老年人(the old)：到达或超过老年年龄的人。

确认老年的年龄界限是统计老年人口的前提条件。1956年联合国确认65周岁及其以上的人为老年人。1982年联合国召开的"老龄问题世界大会"上对此做了调整，并经联合国批准确认60周岁及其以上为老年人。

一般来说，进入老年的人生理上会表现出新陈代谢放缓、抵抗力下降、生理功能下降等特征。头发、眉毛、胡须变得花白也是老年人最明显的特征之一，部分老年人会出现老年斑，偶见记忆力减退。

职业生命周期理论(career life cycle theory) 亦称"职业生涯发展理论"。指将人们生命周期中的职业生涯划分为不同的发展阶段，假设每一个阶段都有自己独特的问题和任务，并提出解决这些问题、完成这些任务的方法与对策的理论。

在学术上，职业生命周期理论起始于19世纪60年代。国外的一些学者，如舒伯、金斯伯格、格林豪斯、施恩等都对职业生涯发展的过程进行了专门的研究。20世纪90年代中期，该理论从欧美国家传入中国。

职业发展专家舒伯教授认为可以根据年龄将每个人生阶段与职业阶段对应起来，并由此把职业生命分为以下阶段。

试探阶段(25岁以前)。这是一个自我考察、角色扮演、探索职业方向的阶段。在此阶段的后期即为"实验期"，此时找到了一个合适的领域，发现了自己职业起点，并试图使之成为终生的工作。"实验期"内可能会有工作变换，因为每个人都在寻求工作与自己的兴趣、爱好、特长相适应。

创立阶段(25～45 岁)。根据舒伯的看法,一个人"一旦发现合适的领域就会努力去获得这个地位",在这一阶段,基本上找到了一个最适合于自己的职业,并寻求在这一职业领域有所建树,以建立自己的地位。

维持阶段(45～65 岁)。人到此阶段通常已经有了一定的地位和成就,自己需做的工作就是最大限度地维持和巩固自己已有的地位。但是,在此时期也可能做出新的职业选择,重新调整自己的职业生涯。也有的人进入"事业高原"阶段,知识和能力已出现停滞,开始步入衰退阶段。

衰退阶段(65 岁以上)。由于人的身心各方面素质衰退,职业生涯也处于衰退状态。此时的人准备离开工作岗位,开始退休后的晚年生活。

生命节律(biological rhythm) 亦称"生物节律"。指生物的生命活动呈周期性变化的规律。

周期是物质运动的一种规律,生命运动也有自己的周期。生命运动的周期和周期内的各个阶段、环节,在时间上呈现为生命运动的节律。生物节律不仅是时间上的节段性,同时表现为生物学特征随时间节段的规律性变化。

生物节律存在于生物圈的不同层次上,包括生物圈、生态系统、群落、种群、个体及组成个体的系统、器官、组织、细胞、细胞器、生物大分子等,都有自己的节律。由于不同层次上生命运动的时空特性不同,生物节律的周期在时间上差别很大,短的只有几秒、几分钟,长的有日、旬、月、季、年甚至年代周期。

生物节律的构成包括两个方面:一是机体本身具有的内在节律;二是受自然环境变化的影响,生物节律与环境同步。据研究表明,下丘脑存在控制生物节律的中心。

生命品质(quality of life) 亦称"生活素质"。是对人们生活好坏程度的一种衡量。

生命品质与客观意义上的生活水平有关,但也有所区别。简单地说,一定程度的生活水平是保持较高生活品质的必要条件,但不是充分条件。除了保持基本的物质生活水平及身心健康之外,生活品质也取决于人们是否能够获得快乐、幸福、舒适、安全的主观感受,而后者与人的精神文化方面的追求和对社会与环境的认同有着密切关系。"生活素质"包括了人们在"物质生活"和"非物质生活"的满足程度,主要指对生活、家庭、工作和健康等领域的满意程度,以及对幸福和快乐等的主观感受。

生命超越(life transcendence) 就人的生命本身而言,指人类代代相袭又生生不息的内在诉求,是人超出生命存在的有限性而追求无限性存在的"永恒的情绪或意志倾向",是人类永恒不灭的情结。它不仅对现实具有一种批判功能,而且能够推动我们始终向人存在的意义和价值领域进发,追寻精神依托与归宿。

从传统视域看,生命超越是指越过经验、现象的各种形式,指向某个终极的存在者,以一种"顶点思维"来寻找存在的"最终的唯一性"。因此,"超越"的最原始意义就等同于无条件性的、整体性的、"形而上"的追求。

从现代视域看,"生命超越"必须回到具体的现实"此岸","回到事物本身",回到"此在"。终极就是"人"。现代的"超越"扬弃了传统"超越"既成性、预定性和终极性的趋向,体现了现实的多样性、具体性、生成性的统一。

从马克思主义视域看,生命超越是扬弃了终极追求和绝对的无限,最终落实在表现人改造世界的实践活动的无限发展趋势上,是一种在特定社会历史条件下的"生命超越"。因而人的生命超越,即超越自然性达到神性、超越动物性达到人性、超越有限性达到无限性,这个目标就是共产主义的实现,这意味着生命超越的重构。

生命树(life tree) 犹太教、基督教《圣经》中描述的可以使人长生的树。

《创世记》中载:上帝造人之后,在东方的伊甸建立了园子,让亚当看守,又造了夏娃帮助,并使园中长出了各种树和果实,其中有生命树和分别善恶的智慧树。上帝告诫亚当不准吃智慧树的果实。结果在蛇的引诱下,亚当和夏娃吃了智慧树的果子,看到自己的裸体,知道了羞耻。但此举激怒了上帝,他们被罚世代受繁殖和劳务之苦。为防止人类吃生命树的果子,上帝用神箭封死了接近生命树的道路。

《启示录》中载:末日审判后,上帝之城从天而降,出现一片新天地,不但有一切享受幸福的用物,而且在城内街道当中有生命水和生命树,树上结 12 种果实,果实可供人吃,树叶子可以医治百病。

生命自然长度(natual length of life) 亦称"自然寿命""正常寿命"。指人类自然衰亡的最高寿限。这个寿限有多少,至今尚无定论。

学者们认为,生物的寿命与其生长期有很大关系,凡生长期长的,寿命也长。至于人类自然寿命如何推算,目前还无统一标准。因为人类生活涉及自然和社会两方面,受多种因素的影响,所以,不可能测出一个具体人的寿限。

目前,只能根据生物学的普遍规律及动物实验结果加以推测。推测人类自然寿命的方法有 3 种:一是相当于性成熟期的 8～10 倍。人类的性成熟期为 14～15 岁,则自然寿命应该是 110～150 岁。二是相当于生长期的 5～7 倍。人的生长期为 20～25 岁,自然寿命应为 100～175 岁。三是相当于人体细胞分裂的最多次数与平均每次分裂周期所需时间的乘积。人类细胞分裂最多次数是 40～60 次,平均每次分裂周期是 2.4 年,其寿命应该是 120 岁。以上 3 种方法推测出的自然寿命不尽相同,但无论哪种结果,都说明人类的自然寿命在百岁以上。不过,直到目前为止,人类实际寿命多数要比上述自然寿命短,活到自然寿限的人还是极少的。这是因为绝大多数人都由于各种疾病所致病理性死亡或因意外事故等致死,真正无疾而终者极为罕见。

生命经验(life experience) 生命在参与人生历程后形成的包含体验、感悟、认知、理解、总结、判断等一系列历史性、综合性、系统性的经验。

生命经验是人类把握世界的不同于感觉经验的另一重要感性经验的方式与途径。在生命经验中,感觉经验是不可或缺的基本成分,但是,由于两者所涉及的自然物质世界和人类生活-历史世界在存在形态上所具有的实体性与关系性的不同特征,生命经验同时又具有不同于一般感觉经验的独特性质。它是超乎感觉经验直接性、准生物性的感知,是人类亲历、遭际各种生命-历史事件累积形成的历史的、综合的人文与感受,其中更多地渗透了自我意识、理解乃至情感等各种复杂的非纯粹感性和认知的因素。

生命复制(clone) 亦称"克隆"。指通过无性生殖而产生的遗传上均一的生物群的过程。一般指个体、细胞、基因 3 个水平上的无性增殖。

个体复制:植物的发芽、插条等由同一个体通过无性生殖而增长成个体群的过程。此外,对于植物有可能从培养细胞发育成完全的个体,采用这一方法可以得到具有相同基因型的个体群。对于动物,把由同一胚胎得到的核,移植到另一个事先去核的卵中,发育并得到"复制生命体"。

细胞复制:由一个细胞经过有丝分裂生成细胞群的过程。但如果培养细胞发生转化,则很容易引起染色体变异,基因类型也大多不会完全均一。

基因复制:利用基因重组操作技术,使特定的基因与载体结合,在细菌等宿主中进行增殖,得到均一的基因群的过程。

生命冲动(elan vital) 法国柏格森生命哲学的基本概念,用于描述作为精神性本原的生命意志。

在柏格森哲学中，作为世界本原的生命是意识，是一种带有强烈的行动意志色彩的精神力量，是一种“创造的需要”，创造的活动，不受任何原因和条件限制，没有必然性、规律性，变幻莫测，是完全偶然的、盲目的冲动，故称之为生命冲动。

柏格森认为，生命冲动是一切有机体的本质，是生物进化的源泉和动力，是人的意识的本质，也是整个无机界的本原。整个宇宙都是生命冲动的产物，生命冲动向上喷发的自然运动产生一切生命形式；向下堕落的逆转运动，产生一切无生命的物质事物。在这一意义上，上帝“就是不断的生命、活动、自由”。生命冲动也就是一个创造主，一个不断在创造、生成的“超意识的精神的实在”。

生命哲学(philosophy of life) 19 世纪末 20 世纪初流行于德国、法国等的一种试图用生命的发生、发展解释宇宙，甚至解释知识的唯心主义学说。

主要代表人物有法国哲学家柏格森、德国哲学家狄尔泰等。生命哲学家们重视生命的意义，他们认为生命是一种最直接、最真实的存在，它不仅是有机物的一种特性，也是世界万物的本质属性，是事物存在和发展的动力，在本体论上主张多元论，认为生命的存在总是单个的，不具有一般性，世界上并无统一的原则，因而任何形式的一元论都是不可能的。在哲学方法上，反对用经验或理性方法来认识世界，认为“直觉”是唯一正确的方法，即从生命本身去把握生命。

由于把直觉看作超感觉、超理性的，所谓直觉也只能是神秘的、只可意会不可言传的内心体验，生命哲学对现象学、实用主义、存在主义都有重要影响。

生命科学(bioscience) 亦称“生物科学”。指研究各种生命现象的一门自然科学。

生命科学研究各种生命物质的结构和功能及其各自发生和发展的规律，生物之间以及生物与环境之间的相互关系。其目的在于阐明生命的本质，从而有效地控制生命活动和能动地加以改造、利用，使之为人类服务。

生命科学种类繁多，根据研究对象，分为动物学、植物学、解剖学、微生物学等。根据研究的方法和问题，分为分类学、形态学、解剖学、组织学、细胞学、生理学、胚胎学、遗传学、生态学、生物地理学、古生物学等。

近二三十年来，生物化学和生物物理学迅速发展，对生命现象的研究日益深入，分子生物学已成为现代生命科学的重要内容。生命科学在国民经济中的应用也日益广泛。研究生命科学，对于认识控制人口、推行计划生育，对于防止遗传疾病、改善和提高人口的自然素质，都是具有重要意义的。

生存率(survival rate) 亦称“存活率”。指接受某种治疗的患者或某病患者中，经若干年随访(通常为 1、3、5 年)后，尚存活的病例数所占的比例。

生存率是一种衡量疾病预后的指标，反映了疾病对生命的危害程度，可用于评价某些病程较长疾病的远期疗效。在某些慢性病如恶性肿瘤、心血管疾病、结核病等的研究中常常应用。

计算方法有直接计算法和定群寿命表法。

生物钟(biological clock) 亦称“生理钟”。是生物生命活动的内在节奏性。

生物通过它能感受外界环境的周期性变化(如昼夜光暗变化等)，并调节本身生理活动的步伐，使其在一定时期开始、进行或结束。如夜行动物知道在夜幕降临时醒来；孵化的虫卵形成幼虫，知道什么时候钻出卵壳；某些鸟知道什么时候移栖；某些哺乳动物知道什么时候冬眠。很明显，动植物为了在经常变化的恶劣的环境中生存下来，就必须具有一定的办法来确定已经到了一天之中的什么时辰和一年之中的哪个季节。更重要的是，动植物为了生存，就必须具备某种知觉，能预先感觉到环境将要发生哪些变化。

科学家们认为,动植物的生理机能和生活习性都是受生物钟控制的,生物钟是一种复杂的生理过程,是生物体内化学变化和物理变化的结果。生物节律的这种周期性是由基因确定的,因此是遗传的。这些科学家认为,一些特殊的身体细胞、组织或器官是由生物体内固有的守时机制控制的,而这种情况又是进化过程中形成的结果。

昼夜节律(circadian rhythm) 在24小时天文时辰内,生物体功能发生周期性变动的节律。昼夜节律有外源性节律和内源性节律两种。前者受每日天文时辰如日出、日落、固定的时间安排而变动;后者则属于机体自身的固有节律,也称“生物钟”,即使摆脱天文时辰制约也能维持昼夜节律周期。

洲际飞行和轮班作业所引起的昼夜节律的改变,在未适应前可导致睡眠障碍,非常规时间内饥饿、嗜睡、倦怠以及体力和脑力作业能力的减退。

自然律(law of nature) 伦理学和法学术语。在基督教神学中,指上帝在创造人时便设立在世界之中并安放在人心之内的普遍的道德律法,人人都能通过理性接受这样的道德秩序。

自然律不能与自然规律(law of nature)相混淆。自然规律指自然界的运动和发展的规律,主要作为自然科学的研究对象;而自然律指普遍的道德的秩序和准则,主要作为伦理学的研究对象。

端粒(telomere) 是真核细胞染色体的物理末端,即染色体两端的染色粒。研究发现,细胞的寿命之钟是由染色体的末端结构也就是端粒调控的,它决定了细胞的寿命,被称为“寿命钟”。

人的生殖系细胞染色体末端比体细胞染色体末端多出几千个碱基对,这是因为迄今只在生殖系细胞里发现有端粒酶活性,而在包括干细胞在内的所有体细胞里则尚未发现端粒酶的活性。因此,体细胞每分裂一次,端粒重复序列就缩短一些。离体和体内的情况都是如此。这表明端粒重复序列的长度与细胞分裂的次数和细胞的衰老状况有关。

因此,当人类从胎儿到老人,在外观和器官老化的同时,控制生命长短的端粒也在不断地耗损,最终引起生命的死亡。所以端粒是人体的寿命时钟。

生命素质指数(the physical quality of index) 由识字率、婴儿死亡率、1岁的预期寿命3个基本指标组成的一种衡量人口素质的方法。是1975年在大卫·摩里斯博士指导下,由美国海外发展委员会提出的。其目的是衡量一国物质福利水平。具体计算时是把3个指标直接转换为指数,数值为0～100,0代表最低水平素质,100代表最高水平素质。

癌症患者生活动能指标(functional living index-cancer) 亦称“癌症患者生活动能指标量表”,是席佩尔(Schipper)等于1984年研制的癌症患者生活功能评价指标体系,包括躯体良好和能力、心理良好、因癌症造成的艰难、社会良好和恶心5个领域,22个条目。

它比较全面地描述了患者的活动能力、执行角色功能的能力、社会交往能力、情绪状态、症状和主观感受等。

由于该量表开发较早,又经过初步心理测量学检验,条目数量也不多,而且面向一般癌症患者,因此在癌症患者的临床疗效评价中得到了广泛的应用。

生命体征(vital sign) 机体内在活动的一系列客观表现,是衡量机体功能状况的基本指标,其内容包括体温、呼吸、脉搏、血压及瞳孔变化。

生命体征能反映疾病的病情变化,是疾病诊断治疗及护理的重要依据。包括体温、脉搏、呼吸和血压。

体温(body temperature):机体内部的温度。在临床上常通过测体表温度来观察体温的变化。体温的异常变化是很多疾病的表现形式之一，故测量体温可以发现疾病，并可借以观察病情变化。

体温的高低可用体温计进行测量，可根据患者不同情况，选择测温的方法。正常口腔温度为36.2～37.2℃，肛温较口温高0.3～0.5℃，腋下温度较口腔温度低0.2～0.4℃。一昼夜体温变化不大于1℃。在生理状态下，早晨略低，下午略高；运动或进食后体温稍升高；老年人体温稍低；妇女在月经前期或妊娠期体温略高。

脉搏(pulse)：亦称“动脉搏动”。

主动脉内压力随着心脏节律性的收缩和舒张而有升有降，并沿着动脉管壁向外周传导，从而外周动脉血管也相应地产生搏动，称为动脉搏动，简称脉搏。

通常所称的脉搏，系指桡动脉搏动。检查方法一般是触诊，也可用脉搏计描记其波形。脉搏的强弱与心搏出量、脉压及外周血管阻力有关。

正常脉搏次数与心跳次数相一致，节律均匀，间隔相等。白天由于进行各种活动，血液循环加快，因此脉搏快些，夜间活动少，脉搏慢些。婴幼儿130～150次/分，儿童110～120次/分，正常成人60～100次/分，老年人可慢至55～75次/分，新生儿可快至120～140次/分。

呼吸(respiration)：机体同外界环境进行气体(主要是氧和二氧化碳)交换的整个过程。

人和高等动物有内呼吸与外呼吸之分。内呼吸指组织细胞与组织毛细血管血液之间的气体交换过程；外呼吸指外界空气与肺泡之间以及肺泡与毛细血管血液之间的气体交换。一般所称呼吸系指外呼吸。健康成人安静时每分钟呼吸16～20次。

血压(blood pressure)：血液对血管壁的侧压力。在循环系统各段血管中血压高低不等，动脉血压较静脉血压高。

一般所称血压是指动脉血压，通常以在上肢肱动脉测得的血压为代表。

动脉血压主要由心室收缩和周围动脉的阻力所形成，与大动脉壁的弹性、循环血流量和血液的黏稠度也有关。心室收缩是推动血液向前流动的主要力量，周围动脉的阻力是阻碍血液向前流动的主要力量，推动力克服阻力后使血液向前流动，两者共同形成动脉血压。

血压一般随年龄增长而升高，在日常活动中，血压可有微小波动。正常成人安静状态下的血压较稳定，正常范围收缩压90～139毫米汞柱，舒张压60～89毫米汞柱，脉压30～40毫米汞柱。

身体(body) 人的各生理组织构成的整体，即人的全身，有时专指躯干和四肢，是人的肉体的总称。古代单称“身”或“体”，又称“七尺”，道家称“玉庐”“玉都”，佛家称“色身”“皮囊”，今亦称“身个”“身胚”“身架”“胴部”。身体是人得以生存的具体载体，实现维持生命运行、发育、繁衍的各项基本功能。一般来说，自出生至青壮年各种身体功能逐步达到顶峰，随着年龄的增长，身体会逐步变弱、衰老直至最终死亡。在西方身体观的传统中，大多区别地把握身与心的状况，如勒内·笛卡儿(René Descartes)的身心二元论则成为西方近代哲学的出发点。相反，东方身体观的特色在于“身心一如”，即把身与心理解为不可分割的一体，而且两者会互相影响。

身份(identity) 同“身分”，身份是社会科学术语，作为社会学名词，指人的出身、在一定的社会体系中的位置，也有身价、本领之意。身份制度是中华民族文化制度的主要组成部分，是重要的道德行为规范准则。中国人的身份情结是一种社会文化的心理现象，在社会生活中，每个人都有一定的身份，身份涉及权利、义务、责任等因素。不同身份者由于文化水平及受教育程度的不一，可有不同的生活方式和行为认知，从而对健康水平产生不同的影响。

身体观(body view) 对身体的看法和认知。身体是医学研究的基本对象，一切医学问题的提出、解析和解决，均是围绕身体来展开的，最终也要服务于身体以保障生命的正常运行。身体在不同的文化背景中，通常有不同的内涵和表达方式。人们对身体的全面系统的理解和认识，正是身体观核心理念的关键。先秦时期儒家的身体观有二源三派。二源指威仪身体观以及以医学为中心的血气观。三派指践形观即主张生命与道德的合一，人身乃精神化的身体；自然气化观即强调自然与人身同是气化之产物；礼义观即强调社会化的身体，它强调人的本质、身体与社会的建构密不可分。总而言之，传统儒家理想的身体观具备意识的身体、形躯的身体、自然气化的身体与社会的身体观念，这 4 种身体不可分割，而且是同一机体的不同称谓。

身体哲学(body philosophy) 主要是关于心灵与肉体的关系，即关于心灵与肉体的唯物主义哲学思想。人的身体具有自然性与人文性，就身体的自然属性而言，它有食、色的欲望及生、老、病、死的现象，在这个层面上，人的身体与动物的躯体相似。然而人的身体还具有人文性。儒家给予人的身体以社会的规定，身体必须合于礼乐文化的尺度。孔子论“修己”，孟子谈“践形”，荀子讲“学以美身”，其修身理念一脉相承，一以贯之。这种修身论从身体哲学层面看，并非单纯的心性修养问题，而是要转化、落实为现实、具体的身体性行为，将个体的仁和礼与社会规范相统一。

身体体象(body image) 人体所表露出来的各种信息可统称为体象，即身体意象，是对自己身体的姿态和感觉的总和。体象包含着人对自己身体的美感和吸引力的意识，而体象背后隐藏着的，则是每个人的体质。体象作为人体生命组织状态的外显系统，只要加以了解，便可获知人体的健康信息符号。1971 年，英国籍匈牙利裔物理学家丹尼斯·加博尔(Dennis Gabor)提出“全息”的经典概念，将生物全息现象移植到有关人体的表象探讨之中，便形成了“体象学”的理论框架基础。

生理(physiology) 生物机体的生命活动和体内各个器官的功能。人的机体结构极为复杂，由不同的系统、器官、组织和细胞组成，具备不同的功能，彼此之间相互影响，相互协调，随外界环境变化进行调节改变，是维持正常生命现象的基础。机体一旦出现病症，将会影响生理功能，轻者经自我调节和治疗可以痊愈，严重或衰老者导致病理变化、功能减退，破坏器官组织功能，最终死亡。

压力指数管理(stress index management) 对心理或精神压力进行调节控制的方法和行为。压力指心理压力或精神压力，指数是指用来反映事物或现象的数量变动的相对数，压力指数是指承受心理或精神压力的可测量评估的状况。人在一定的工作或生活压力下，会激起一定的生理反应，如心跳速度加快，血压升高，肾上腺和皮质醇分泌增加等，短期内，激素会增强人体的注意力、记忆力和创造力，从而能更好地应对突发状况，但一旦压力超过了一定程度，压力带来的益处就会消失，长期处于压力状态下会导致身心疾病，造成生理、心理、人际关系 3 方面的深远影响。可以通过自我心理调节、精神慰藉及心理疏导等方式，有效地对压力指数进行管理。

应急管理(contingency management) 对突发事件进行的有计划、有组织的应对活动，以减少突发事件造成的严重损害。在医疗卫生行业是指对各种急症、外伤、中毒患者急救及自然灾害情况下对伤病员抢救的管理工作，包括组织建设、物资准备及技术力量配备、训练等一系列管理工作。应急管理需要反应及时，组织有序，控制有方，措施有力，力求高效处置各类突发事件。

感知(perception) 意识对内外界信息的察觉、注意的一系列过程，是客观事物通过感觉器官在人脑中的直接反映，是感觉和知觉的统称。感觉反映客观事物的个别属性，是各自孤立的、相互隔离的；知觉反

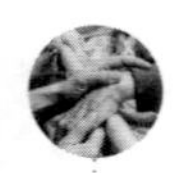

映客观事物的整体，是各种感觉和它们之间的相互联系的集合。由于客观事物的整体与它的个别属性总是互相联系的，所以知觉同感觉也总是紧密相连的。

感知行为(perception behavior) 基于感知的行为特征，是机体在对各类信息感受、认知、理解、处理的同时，所表现出来的正常或异常的反应和活动。应用技术对感知行为进行个性化具体分析，有利于有效地调整、控制机体的行为。

心理(mental) 感觉、知觉、记忆、思维、情感、意志和气质、能力、性格等心理现象的总称，是人脑对客观事物的反映活动，是生物演化到高级阶段大脑才具有的特殊功能。心理是人们认识外部世界的重要手段，是理解和改造自然环境和社会环境并进行自我修养的思想武器。人的任何心理活动都是人脑各种功能的活动形式，且以脑功能健全与否为基础。人的心理主要受社会生活条件的制约，是在劳动和语言的基础上产生的，是社会历史发展的产物。心理现象为人类所特有，它是在动物界长期进化的基础上产生的，具有自觉性和能动性的特点。随着人类社会的演进，生活与文化水平不断提高，人的心理也在向前发展。

情感冲突(emotional conflict) 社会交往中人际关系双方在情感上难以相互接受、无法相互吸引，发生激烈矛盾甚至完全对立。情感冲突会给双方关系带来影响，导致关系淡化、中断甚至反目为仇。情感冲突是良好人际关系建立和发展的最大障碍，严重的情感冲突还将导致身心疾病，对个人、家庭和社会造成严重后果，应尽量避免和善于消除，共同营造和谐舒适的环境和氛围。

情感障碍(affective disorder) 心理疾病之一，亦称“情绪障碍”，主要表现为情感活动偏离正常，出现失态或失常，是一组以心境(情绪)障碍为核心症状并伴有其他精神症状的综合征。器质性疾病或非器质性疾病均可引起情感障碍。情感障碍一般分为 4 种：①情感引发和反应障碍，包括易激惹、情绪失禁、感情脆弱、心境恶劣等；②病理性情感异常，包括情感高涨、焦虑、恐惧与恐怖等；③情感协调性障碍，包括情感倒错、情感矛盾等；④情感发育障碍与退化，包括情感幼稚、情感衰退等，一旦发生情感障碍，应尽早寻求专业医生的帮助。

(顾文娟　李水静　蔡静芳　潘毅慧)

五、健康

健康(health) 个人或群体在身体、精神、社会和环境等方面都处于良好的状态。

随着社会的发展及科技水平的进步，健康的概念不断变化。在古希腊时代，人们认为健康和疾病是身体功能的变化所引起的。希波克拉底提出与我国古代五行学说相类似的四体液病理学说，将健康定义为人体内 4 种体液(血液、黏液、黄胆汁、黑胆汁)的平衡。古罗马时期，医生、自然科学家和哲学家盖仑创立了医学知识和生物学知识的体系，认为研究健康和治疗疾病应以解剖学和生理学知识为基础。随着古罗马文明的消失，人们对健康的认识又陷入神学论，牧师祈祷代替了医生治疗，寺院、教堂成为治疗疾病的主要场所。17 世纪时，显微镜的发现使人们认识到疾病与细菌或病毒有关，认识到病出有因，生物医学模式开始盛行，人们将健康定义为无疾病，认为威胁生命、影响生存质量最直接的原因是生理结构和功能的异常，形成了“无病即健康”的观点。19 世纪末，自然科学的疾病观形成，认为疾病是由单一的病原微生物引起的。人们认为健康就是保持病原微生物、人体和环境三者之间的生态平衡，这种健康概念只涵盖了自然因素，忽视了疾病的其他因素。20 世纪时，医学和社会生态的发展促使人们逐渐认识到疾病病因的复杂性，致使健康的概念延伸到包含社会因素、心理因素和行为因素，新的健康定义随之产生。1948 年，世界卫生组织提

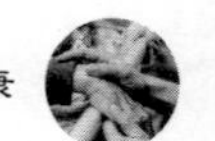

出"健康是在躯体上、心理上和社会适应上的一种完美结合状态，而不仅仅是指没有疾病与虚弱"。这种多维度的健康观，还原了躯体与精神、生物与心理社会相统一的一元论，有助于人们更加全面地认识和理解健康的本质，是对生物医学健康概念的扬弃与发展。1984 年，世界卫生组织又提出了健康的新概念："健康是个人或群体能够实现其愿望或满足需要、改变或适应环境的程度。健康是每天生活的资源，而不是生活的目标；它是一个积极的概念，强调机体的能力，也强调社会和个人资源。"这一概念首次将健康定义为一种资源，促进了人们对医学模式认识的转变。我国也有学者提出"健康是在时间、空间、身体、精神、行为方面都尽可能达到的一种良好状态。"其中时间概念的含义是：个人或社会发展的不同时期对健康不能用同一标准来衡量。不能把健康看作是静止不变的东西，而应把健康理解为是一个不断变化着的概念。空间概念的含义是：不同地区、不同国家的人，有着各不相同的健康概念和健康标准。

健康权（health right）自然人保持身体功能正常和维护健康利益的权利，其内容主要包括健康保持权和特定情形下的健康利益支配权。

世界卫生组织对它的定义：健康权是政府必须创造条件使人人能够尽可能享有健康，这些条件包括确保获得卫生服务、有健康和安全的工作条件、舒适的住房和有营养的食物。健康权为每个人的基本权利之一，包括自由和权利两个方面：①自由包括有权控制自己的健康和身体，并且不受任何干涉；②权利包括有权享有某种健康保障制度，使每个人有均等机会享受最高且能获得的健康水平。

健康权一词最早出现于 1961 年《欧洲社会宪章》。1966 年《经济、社会、文化权利国际公约》规定，为实现健康权需要采取的步骤包括：减低婴儿死亡率和使儿童得到健康的发育；改善环境卫生和工业卫生；预防、治疗和控制传染病、风土病、职业病和其他的疾病；创造保证人人能得到医疗照顾的条件。联合国经济、社会、文化权利委员会于 2000 年通过了一项关于健康权的一般性意见：健康权不仅包括及时和适当的卫生保健，而且也包括决定健康的基本因素，如享有安全的饮水和适当的卫生条件，充足的安全食物、营养和住房供应，符合卫生的职业和环境条件以及获得卫生方面的教育和信息，包括性和生殖卫生的教育和信息等。到目前为止，健康权已载于诸多国际和区域人权条约以及世界各地的国家宪法。

健康权的四大要素：①便利，有足够数量、行之有效的公共卫生和卫生保健设施、商品和服务，以及卫生计划。②获得条件，卫生设施、商品和服务必须面向所有人。③接受条件，所有卫生设施、商品和服务必须遵守医务职业道德，在文化上是适当的，并对性别和生活周期的需要敏感。④质量，卫生设施、商品和服务必须在科学和医学上是适当和高质量的。

健康维护（health maintenance）个体为维持理想的健康状态所采取的规则锻炼、压力控制、按期预防接种、平衡膳食和心理调适等各种活动。

由于现代健康观是一种多维度的健康观，所以健康维护也涉及多个维度，如躯体、心理、社会、环境、道德、饮食等健康的维护。随着社会的进步和发展，人们在学习、工作、生活上的压力越来越大，由此产生的心理问题越来越严重，国家、政府和社会也越来越重视心理健康维护的问题。目前有关小学生、中学生、大学生、老年人心理健康维护方面的书籍比较多，多数书籍能集知识性教育、咨询性教育和行为训练于一体，在比较广泛的范围内普及心理健康知识，将基础理论、教育资源和实践经验更加前瞻、系统、优质地提供给学生或老人，让他们从心理上正确看待自己、他人和社会，正确对待困难、挫折和荣誉，促进他们心理的和谐发展，塑造自尊自信、理性平和、积极向上的人生心态，打造健康健全的人格。

有一些专门从事健康维护的保险机构,被称作健康维护组织(Health Maintenance Organization, HMO)。健康维护组织是指一种在收取固定预付费用后,为特定地区主动参保人群提供全面医疗服务的体系。1973 年,在美国卫生部的推动下,国会通过"健康维护组织法",从而在制度上确保了这一医疗保险形式的发展。

健康教育(health education) 通过有计划、有组织的社会和教育活动,促使人们自觉地采纳有益于健康的行为和生活方式,消除或减轻影响健康的危险因素,预防疾病、促进健康和提高生活质量。

世界卫生组织对它的定义:通过宣传教育,让人们重视自己的健康,并知道怎样维护健康,以及在必要的时候如何寻求适当的帮助。《中国卫生管理辞典》的解释为:健康教育即卫生教育,包括向人民群众宣传卫生工作方针、政策和任务,普及医学卫生知识,培养良好的卫生习惯,自觉执行卫生保健措施,积极参加爱国卫生运动等。

健康是生存之本。健康教育可以通过大众传播媒介和教育手段对人们进行有关生物、心理、社会、环境以及与健康密切相关的组织等的教育活动,使人们了解增进健康和危害健康的因素,提高人们的自我保健意识及能力,并在必要时能给予他人或得到他人适当的帮助。

健康教育最先是从 19 世纪 80 年代美国、英国等国家学校卫生课开始的。20 世纪 20 年代,美国、英国、苏联等国家正式成立健康教育的专业组织机构。1985 年,世界卫生组织在《阿拉木图宣言》中把健康教育列为初级卫生保健任务之首。健康教育在中国长期被称为卫生宣传教育,或简称"卫生教育"。上海、沈阳等城市在新中国成立初期就有卫生教育馆,其余大部分省市都是由卫生防疫站的宣传科负责。1984 年我国政府主管部门正式引用"健康教育"一词,同年中国卫生宣传教育协会成立,1986 年中国健康教育研究所成立,1990 年中国卫生宣传教育协会正式更名为中国健康教育协会。上海医科大学和北京医科大学等院校先后创办健康教育专业,并开始培养健康教育专业大专和本科学历的学生。

要素:①传播者:即教育者或教育专家,要对所传播的信息进行选择、取舍、加工和制作,将科学知识转化为易于理解的信息,以提高传播效果。②传播内容或信息:健康教育涉及生物、医学、心理、社会、环境、道德、法律、宗教等方面的知识和信息。不同民族、不同文化背景、不同职业、不同年龄的人需要的健康教育信息都有所不同,没有丰富知识储备的人是做不好健康教育工作的。③传播途径:传播途径多种多样,概括地讲,可分为个体传播、团体传播和大众传播三大类。④受教育者:即接受传播者或受教对象。因受教对象选择或接受某一信息是受其心理因素支配的,所以传播者必须根据其受教对象的心理特点,选择适当的传播内容,采用有效的途径,为其受教对象所接受。⑤传播效果:可分 4 个层次,即健康信息知晓、健康信念认同、健康态度转变和健康行为采纳。

健康教育与预防医学、临床医学、行为学、传媒学、社会医学、环境学、教育学等学科有着密切的关系,彼此交叉,相互渗透。①与预防医学的关系:健康教育实质上属于预防医学的范畴,预防医学中三级预防的思想贯穿所有的健康教育活动。②与临床医学的关系:健康教育必须以临床知识做支撑。③与行为学的关系:健康教育着眼于群体行为的改变,行为学是健康教育的重要基础学科。④与传媒学的关系:传媒学既是健康教育的重要基础学科,又是健康教育实践的基本手段和方法。⑤与社会医学的关系:健康教育借鉴了社会医学研究医学问题时所侧重的战略性、理论性、方向性及其思维观念。社会医学为健康教育提供了服务的理念和方法论。⑥与环境学的关系:人和自然需要和谐相处,人类如果破坏自然,必然要受到自然的惩罚。健康教育必须让人们懂得,一切都必须尊重自然规律。⑦与教育学的关系:健康教育是健康与教育的有机结合,教育的各个领域如家庭教育、学校教育等都与健康教育密不可分，两者相辅相成，相生相长。

健康教育是一个随着社会进步而不断完善和发展的学科。通过学习和研究健康教育的基本理论和基本方法，并运用新理论、新技术不断进行修正，补充健康教育理论和指导健康教育实践，人类才会达到普遍性的健康长寿。

健康促进(health promotion) 人们运用行政或组织的手段，广泛协调社会各相关部门以及社区、家庭和个人之间的关系，使其履行各自对健康的责任，共同维护和促进健康的一种社会行为和社会战略。

健康促进一词最早出现在20世纪20年代国外的公共卫生文献中。20世纪80年代，健康教育的内涵进一步提升，逐渐发展为含义更为广泛的健康促进。1986年第一届全球健康促进大会的《渥太华宪章》，明确提出健康促进是促使人们维护和提高自身健康的全过程，是协调人类与环境的战略。美国教育专家格林(Green)将其定义为：健康促进是指一切能促使行为和生活条件向有益于健康方向改变的教育与环境支持的综合体。其中环境包括社会、政治、经济和自然等环境，而支持指政策、立法、财政、组织、社会开发等各个系统。我国的健康促进发展较晚，首次出现是在1998年卫生部妇社司成立的健康促进与教育处。2013年5月国家卫生计生委宣传司健康促进处成立。到目前为止，健康促进已在大部分国家和地区得到认可和发展。普遍认为，人们可以通过提高认知、改变行为和创造支持性环境来改变不健康的生活方式，提高、维护和改善自身的健康。健康促进主要分3个层面：①政府层面，建立符合健康的政策，使其有利于形成健康的支持性环境和调整卫生服务的方向等。②社区层面，加强社区制订健康促进计划和实施健康促进行动。③个人层面，发展个人健康促进的技能和技巧。

健康促进作为一种先进的公共卫生服务路线，基本形成了综合、全面、科学、实用的理论体系，已成为目前最高效的卫生干预措施和策略。健康促进必将为健康中国、健康人类和健康世界作出更大的贡献。

相关内容还可参阅词条“健康教育”。

健康行为(health behavior) 朝向健康或被健康结果所强化的行为，客观上有益于个体与群体的健康。

健康行为主要有三大类。

预防性健康行为：指涉及个体所从事的自认为健康的、以预防或早期发现无症状疾病为目的的任何活动，基本分以下5种类型：①基本健康行为，指日常生活中一系列有益于健康的基本行为，如合理营养、平衡膳食、积极锻炼、心情舒畅、劳逸结合与适量睡眠等。②预警行为，指预防事故发生和事故发生以后正确处置的行为，如使用安全带，溺水、车祸等意外事故发生后采取的自救或互救措施等。③保健行为，指正确合理地利用卫生保健服务，以维护自身身心健康的行为，如定期体检、预防接种等。④求安行为，指主动或被动地避开危害环境、寻求安全的行为，如自动离开污染环境或主动采取措施减轻环境污染等的行为。⑤戒除不良嗜好行为，指戒烟、限酒、不滥用药品和保健品等的行为。

诊治疾病行为：是指患病者自觉从事以明确其健康状况和寻找正确诊治为目的的任何活动，如保持乐观向上的情绪、主动寻医问药、积极配合治疗等的行为。

患者角色行为：是指那些认为自己患病的人所从事的以康复为目的的任何活动，如遵医行为等。

健康责任(health responsibility) 国家、组织或个人对健康追求、拥有、维护的责任。从宏观上讲，健康责任可分为全球、国家和个人的健康责任3类。

全球的健康责任：当今世界，要维护和增进人类的健康，单靠一个集体、一个民族甚至一个国家都难以担当此任，因为损害健康的有些因素是由许多国家、民族共同造成的。因此全球都对人类健康负有责任。具体表现为：①创造有利于人类健康的公共生存环境，比如共同应对全球变暖和温室效应，共同治理水源和控制空气污染等。②不损害他国人民的利益。首先，不对他国发动侵略战争，不奴役他国人民，不掠夺他国资源；其次，不把损害健康的污染物转移到其他国家。最后，不做任何有损于他国利益的其他事情。

国家的健康责任：人类的健康需要世界各国共同维持，而具体的社会人群及个人的健康主要取决于其所在国是否重视及提供保障健康的条件。具体表现为：①把健康作为社会经济的最终发展价值取向之一。②提供有利于公众健康的生存环境，如加强健康投资，提供清洁卫生的自然环境，公正、合理地分配卫生资源等。

个人的健康责任：每个人作为社会的一员，都有义务维护和增进自身和他人的健康。具体表现为：①维护个人健康，如掌握医学卫生知识，学会自我保健，戒除和纠正不良习惯，加强体育锻炼等。②不损害他人健康，如自觉遵守社会公德，克服和戒除给他人健康带来损害的不良行为。③增加他人健康，如积极参加公益活动、不浪费卫生资源。

健康信息（health information） 与健康或疾病相关信息的总和。

健康信息包括健康相关信息（生理、心理、社会、营养、环境、运动与生活方式等）、疾病相关信息、健康素质能力、健康寿命等信息。随着医学和信息技术的发展，健康与信息之间的联系越来越紧密，信息技术已成为研究健康最重要的手段之一，由此衍生出许多与健康信息相关的概念，如健康信息网、健康信息系统、健康信息（系统）平台、健康信息学、健康信息管理、健康信息表等。

健康管理（health management） 由个人或机构对个体和群体的健康进行全面监测、分析、评估，提供健康咨询和指导，以及对健康危险因素进行干预的全过程。

其宗旨是调动个体、群体及整个社会的积极性，有效地利用有限的资源来达到最大的健康效果。其目的是使人们保持身心健康，预防和控制疾病的发生与发展，降低医疗费用，提高患者的生命质量和健康期望寿命。其主要的形式和内容有：①健康教育，以教育方式为个体和群体（包括政府）提供有针对性的科学健康信息，提高受教育者的自我管理意识和水平，不断增进健康。②健康评估，通过问卷、健康体检和综合评估等方式收集健康管理对象的健康信息，从中找出与生活方式相关的健康危险因素和疾病风险因素，并对未来患病或死亡的危险性用数学模型进行预测。③健康干预，开展健康咨询与指导，并且有计划地干预、管理健康。健康保险领域的健康管理，是由保险管理和经营机构，在为被保险人提供医疗服务保障和医疗费用补偿的过程中，利用医疗服务资源或通过与医疗服务提供者的合作，对被保险人进行有目的、有计划的健康指导和诊疗干预。

健康管理思想最早起源于古代中国医学经典著作《黄帝内经》。现代的健康管理最早出现于20世纪60年代美国的保险业。1978年，美国密歇根大学的埃丁顿（Edington）博士提出了健康管理的概念。1990年，美国政府最先制订了全国性的健康管理计划。2002年，德国政府也把疾病管理纳入法定医疗保险体系范畴。现代健康管理在我国内地起步较晚，但发展迅速，2001年首家健康管理公司成立，2008年健康管理相关机构发展到5 000多家，2015年底达到10 020家。目前，健康管理已形成一门新型的交叉学科，逐步将群体性的健康教育、健康促进活动个性化，并且与临床医学知识和管理学理念相结合，他们之间的关系为：①健康教育和健康促进为健康管理提供了基础教育、咨询和行为干预的方法，以及为制订健康管理计划、评价健康管理效果提供了思路；而健康管理反过来又会促进健康教育和健康促进工作的开展；②临床医学是开展健康风险评估和疾病管理的基础，而健康管理又为临床医学实践提供了必备的条件；③管理学中的管理理念为健康管理提供了理论指导，而健康管理反过来又促进管理学的深化和发展。健康管理的不断完善与发展，促进了

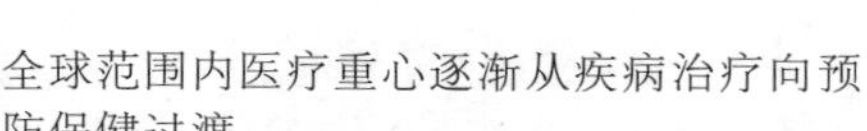

全球范围内医疗重心逐渐从疾病治疗向预防保健过渡。

健康管理要点：①综合化。主要体现在要全面、系统地掌握个体或群体的健康状况，从躯体、心理、社会、环境、饮食、遗传、医疗条件等全方位进行管理。②专业化。参与健康管理的专家必须是该领域的知名专家，应具有广博的知识面和深厚的医学教育背景，起码应具有系统的医学、心理学、社会学、康复学、护理学、管理学等方面的专业知识和技能。③个性化。每个人的个性、阅历、生活环境、遗传和身体状况均有所不同，因此健康管理方案也必须具有个性化的特征。

健康管理师（health manager） 从事个体和群体健康的检测、分析和评估，以及提供健康咨询、指导和危险因素干预等工作的专业人员。

健康管理师最早出现于20世纪60年代的美国，随着健康管理行业的出现，健康管理公司和健康管理师也随之出现。健康管理师在中国出现较晚，2005年国家劳动和社会保障部将健康管理师职业纳入卫生行业特有职业范畴，2006年陈君石等专家编辑出版了健康管理师的培训教材。其工作主要包括：①采集和管理个人或群体的健康信息；②评估个人或群体的健康和疾病危险因素；③提供健康咨询与指导；④制订健康促进计划；⑤实施健康维护行动；⑥进行健康教育和适宜技术推广；⑦进行健康管理技术的研究与开发；⑧进行健康管理技术应用的效果评价。

一名合格的健康管理师，起码应具备以下条件：①具有预防医学、临床医学、康复学、护理学和缓和医学等方面的基本知识和技能；②具有运动学、心理学、营养学、保健学、人文科学等相关学科的基本知识；③具有良好的人际沟通能力和亲和力。

有关健康管理的内容可参阅词条“健康管理”。

健康信念（health belief） 个体所特有的一套有关预防疾病、维护健康、力求达成最佳生活状态的观念系统，即人们坚持相信的健康生活观念。

健康信念是信念的一个组成部分。信念是人们坚定相信的观念，个体应充分认可它的合理性和正确性。健康信念包含着强烈的情感，影响个体对信息的理解、建构并指导其行为，指引人们的生活方式和对环境的适应，不同的健康信念导致不同的健康结局。个体的健康信念是在其与所处的社会环境交互作用中形成的，已经形成的健康信念是一种相对稳定的人格特征。健康信念的形成主要涉及以下3个因素：①感知到某种疾病或危险因素的威胁及其问题的严重性，形成对健康和疾病的主观感知觉。②感知健康行为的益处和弊端，对行为效果有一定的期望值，自觉采取有益于健康的行动，并明确行动的方式和路线，克服一切可以克服的困难，形成比较固定的、持久的健康行为和健康行动。③效能期望。期望产生自我效能，即对自己的能力有正确的评价和判断，相信自己能通过执行一个可导致期望结果（如戒烟）的行为而一定获得成功。善于寻找其他可借助的力量，如接受教育、寻求家庭成员和团体的帮助等，以间接帮助的形式实现效果期望和效能期望，从而影响行为的改变。

健康信念模式（health belief model） 个体为维持或促进健康，达到自我满足、自我实现而采取的行为与信念方式，包括对疾病知识的知晓程度和对健康知识的掌握程度等几个方面，它对人们的健康状况有重要的影响。

健康信念模式是20世纪50年代由美国心理学家罗森斯托克（Rosenstock）最先提出的。1958年美国心理学家霍克鲍姆（Hochbaum）在研究了人的健康行为与其健康信念之间的关系后，提出了健康信念模式，后经社会心理学家巴克尔（Backer）等的修订逐步完善。

健康信念模式由3部分组成。①个体的健康信念：即人如何看待健康与疾病，如何认识疾病的严重程度和易感性，如何认识采取预防措施后的效果和采取措施所遇到的障碍。②行动的线索或意向：指人们能否采取预防性措施等促进因素，包括传媒活动的宣传、医务人员的提醒、他人的忠告、亲友的疾病经验等。③行为的制约因素：包括年龄、性别、种族、籍贯等人口学因素，个性、社会阶层、同伴及他人的影响等社会心理学因素，关于疾病的知识、以前患此病的经验等知识结构因素。

健康信念模式以心理学为基础，由需要动机理论、认知理论和价值期望理论综合而成，并在预防医学领域中得到应用和发展。健康信念模式在预防医学中的应用方法为：①评估个体的健康信念的影响和制约因素，即评估个体的健康信念，包括个体对疾病易感性的认识、对疾病严重性的认识、个体对行为益处的认识、对采取或放弃行为障碍的估计及个体自我效能的估计；评估个体行动的线索或意向；评估个体行为的制约因素等。②通过健康教育，提高个体健康信念。根据评估结果，采取相应的措施帮助个体，增强个体的健康信念，使其形成对疾病或健康问题威胁及严重性的认知，知觉到采取健康行为的益处，帮助其克服在采取健康行为时遇到的困难。让其感到有信心、有能力通过长期努力改变不良行为，促进个体采取健康的行为。同时强化制约因素对个体采取健康行为的影响。健康信念模式作为一种有效的健康促进模式，已在国内外广泛应用于临床、社区健康教育等各领域，并取得了良好的效果。

健康信念模式也有其局限性。近年来研究发现：①感知疾病的严重性与健康信念模式的理论假设相矛盾。如艾滋病，个体越感知到其严重性，则越不愿意接受艾滋病病毒抗体检测，由此使该因素在行为改变中的作用受到质疑。②健康信念模式假设所有的个体都具有自由选择特定行为的机会，但其有一定的适用范围，如社会环境因素对个体的影响。

有关健康信念的内容可参阅词条“健康信念”。

健康家庭（healthy family）家庭成员之间具有和谐的关系，家庭功能发挥正常，各成员心理需求获得正常满足的家庭。在这样的家庭中各成员感到舒适、平衡、亲密、和谐和温馨。

关于健康家庭的定义，目前尚无统一的结论。临床医学研究者认为健康家庭是指非病态的家庭，即家庭成员中未出现失能或病态症状的家庭。家庭系统论研究者认为健康家庭是指家庭成员间关系和谐，能有效地处理家庭问题的家庭。婚姻家庭学者认为健康家庭是指质量较高的家庭，家庭成员间关系和谐，家庭资源可有效利用，家庭潜能可充分发挥，各种家庭压力和危机能被有效排解。此外，不同文化背景下健康家庭的定义也不同。中国文化下的健康家庭强调兄友弟恭、长幼有序、勤俭持家等家庭和谐的形象，但因其强调家族或整体利益，往往会忽视家庭中的个人权益、感受和需求。西方文化则强调家庭成员的个人权利、独立自主、真诚的接纳与沟通、家人关系的亲密无间、良好的家庭压力与危机处理能力等特质。健康家庭可以建构家庭的价值观，凝聚向心力，彼此建立共同目标，鼓励家庭成员向更加完美、更加丰富的生活迈进，不断提高家庭生活质量，且让家庭能够从容面对巨大社会变迁所带来的压力，使得家庭能不断进步、成长。

美国家庭治疗研究人员在 20 世纪 70 年代定义了“健康家庭特质”，包括 12 个方面：①基于爱的家庭观念；②有具有合力的信仰或人生理想；③对人态度友善；④尊重他人的权利和兴趣；⑤开放而直接的沟通；⑥理解对方多样而复杂的生理及心理需要和动机；⑦维护家庭健康发展的主动性；⑧彼此欣赏对方及容忍对方的独特性；⑨尽力使家庭中其他成员更加愉快和幸福；⑩有积极应对危机的态度和能力；⑪有对家庭的归属感和义务；⑫有共同的音乐、文学或体育爱好。

美国印第安纳波利斯大学社会学教授蓝采风从家庭功能的角度归纳出健康家庭的 11 个特点：①有一股浓烈的“家”的感觉；②有共同的目标；③有家风、有传统；④有齐聚一堂的时间；⑤人人负责，互敬互爱；⑥良好的沟通模式；⑦充满互信的

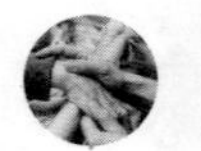

气氛；⑧给予子女难忘的童年；⑨能够面对问题克服困难；⑩有强烈的凝聚力；⑪为子女提供成长的机会。

要点：①家庭具有凝聚力；②家庭关系和谐；③家庭有共同的目标与愿景；④有很高的沟通水平和效能。

健康干预（health intervention）对影响健康的不良生活方式、不良行为习惯等危险因素以及由其导致的不良健康状态进行综合处置的医学措施与手段。

健康干预是在健康信息收集和健康评估的基础上，根据个体的健康危险因素，由健康管理师制订个性化的健康干预计划，进行个体指导，以多种形式帮助个人采取行动，纠正不良的生活方式，控制健康危险因素，降低已经存在的健康风险，实现个人健康管理计划的目标，设定个体不同阶段的目标，并动态追踪干预效果。健康干预是健康管理的重要组成部分。

健康干预有多种形式。①个体干预：指以个体作为干预对象的健康干预，所干预的健康危险因素可以是单一危险因素，也可以是综合危险因素。②群体干预：指以群体为干预对象的健康干预。③临床干预：指对特定患者个体或群体在临床上采取的以控制疾病进展和并发症出现为目的的干预措施。④药物干预：指以药物为手段，以减低疾病的风险和防止病情进展为目的的干预措施。⑤行为干预：指对个体或群体不健康行为如吸烟、酗酒等健康危险因素进行的干预。⑥生活方式干预：指对个体或群体生活方式如膳食结构、运动等进行的干预。⑦心理干预：指对可能影响个体或群体健康状况并引发身心疾病的健康危险因素进行的干预。⑧综合干预：指同时对个体或群体的多种健康危险因素进行的干预。

健康干预的主要内容及流程：①采集健康状况信息。采集干预对象的体检报告以及家族史、健康史、生活方式、膳食结构等相关健康状况信息。②健康状况评估预测。根据收集到的信息对目标的健康状况进行评估预测。③建立电子健康档案。建立全面的电子档案，包括个人基本资料、个人健康状况、既往病史、家族遗传史、体检报告和就医记录。④设计健康指导方案。根据干预目标的健康及疾病状况，提供针对性的健康指导建议。⑤跟踪与干预。通过短信、电话、互联网以及邮件来跟踪目标执行健康管理计划的状况，并定期进行营养评估和上门咨询与指导，及时提供最新的改善措施。

健康干预作为健康教育和健康管理的一种手段，可以降低疾病风险，控制疾病进展，减少医疗费用的支出。通过对健康干预的不断完善与发展，可以提高国人的健康管理水平，最终实现健康中国战略。

健康保险（health insurance）保险公司通过疾病保险、医疗保险、失能收入损失保险和护理保险等方式对因健康原因导致的损失给付保险金的保险。

广义的健康保险，不仅补偿由于疾病给人们带来的直接经济损失，即医疗费用，还补偿由于疾病带来的间接损失，如误工工资和对分娩、残疾和死亡等的经济补偿。狭义的健康保险，是以被保险人的身体为保险目标，使被保险人在受疾病或意外事故所致伤害时发生的费用或损失获得补偿的一种保险。被保险人在有需要使用医疗服务时，可得到一笔定额的现金赔偿以补贴其全部或部分医疗开支。健康保险的保险费率与被保险人的年龄、健康状况密切相关，保险公司往往要求被保险人体检，规定观察期或约定自付额，承保比较严格。

健康保险按照保险责任分为疾病保险、医疗保险、收入保障保险和长期护理保险等。①疾病保险：指以疾病为给付保险金条件的保险，如大病统筹保险，通常这种保单的保险金额比较大，给付方式一般是在确诊为某种疾病后，立即一次性支付保险金。能发生保险的疾病必须是由明显非外来原因、非先天性原因和非长存原因所造成的。②医疗保险：是指以保险合同约定的医疗行为的发生为给付保险金条件，为被保险人接受诊疗期间的医疗费用支出提供保障的保险，主要包括疾病医疗保险和意外医疗保险。医疗保险具有社会保险的强制性、互济性、社会性等基本特征，通常由国家立法强制实施，建立基金制度，费用由用人单位和个人共同缴纳，医疗保险金由医疗保险机构支付，以解决被保险人因患病或受伤害带来的医疗风险。医疗保险也具有保险的两大职能：风险转移和补偿转移，即把个体身上的由疾病风险所致的经济损失分摊给所有受同样风险威胁的成员，用集中起来的医疗保险基金来补偿由疾病所带来的经济损失。医疗保险的责任范围很广，医疗费用则一般依照其医疗服务的特性来区分，主要包含门诊费、药费、住院费、护理费、手术费、各种检查费用和医院杂费等。③收入保障保险：指以因意外伤害、疾病导致收入中断或减少为给付保险金条件的保险，具体是指当被保险人由于疾病或意外伤害导致残疾，丧失劳动能力不能工作以致失去收入或减少收入时，由保险人在一定期限内分期给付保险金的一种健康保险。④长期护理保险：是为因为年老、疾病或伤残而需要长期照顾的被保险人提供护理服务费用补偿的保险。保险范围通常分为医护人员看护、中级看护、照顾式看护和家中看护 4 个等级。

健康保险按给付方式可分为给付型、报销型和津贴型等。①给付型：保险公司在被保险人患保险合同约定的疾病或发生合同约定的情况时，按照合同规定向被保险人给付保险金。保险金的数目是确定的，一旦确诊，保险公司按合同所载的保险金额一次性给付保险金，如各保险公司的重大疾病保险。②报销型：保险公司依据被保险人实际支出的各项医疗费用按保险合同约定的比例报销，如住院医疗保险、意外伤害医疗保险等。③津贴型：保险公司依照被保险人实际住院天数及手术项目赔付保险金，保险金一般按天计算，其总数依住院天数及手术项目的不同而不同，如住院医疗补贴保险等。

健康观（health view） 人们对健康的评价观点。

健康观是一个历史概念，随着不同历史阶段和科学水平的发展而发展。传统的健康观就是没有疾病，新型的健康观却要从多个方面加以评价，故健康观有不同的概念和不同的内涵。

一维健康观：认为“无病即健康”，它以疾病为中心，以躯体内在运行状态为条件，视无疾病作为健康的标准，把健康单纯地理解为“无病、无残、无伤”。20 世纪中期以前，一维健康观是人们普遍认可的，这是把人当作生物有机体的生物医学模式时代对健康的认识。一维健康观把健康和疾病机械地视为单因单果，长期以躯体发育良好、功能正常、体质健壮等作为健康的尺度，而忽视生命过程中创造物质和精神财富的能力。一维健康观是不确切、不完善的。

三维健康观：认为“健康不仅仅是指没有疾病和虚弱的状态，而是一种在身体上、心理上和对社会适应上的完美结合状态”。在这一定义中，身体健康是指身体强健、没有病伤；心理健康是指具有良好的心理状态、和谐的人际关系、积极乐观的人生态度，从而能更好地适应社会与生活；社会健康应包含 3 层含义：一是个人对社会这个大环境适应良好；二是要为家庭、他人、社区和全社会的健康作出积极贡献；三是要发挥个人最大潜能去实现生命存在的社会价值。三维健康观最早提出是在 20 世纪 30 年代，美国教育家鲍尔（Bauer）指出：健康是人们身体、心情和精神方面都自觉良好、精力充沛的一种状态。1948 年世界卫生组织在其宪章中明确了三维健康观的定义，把人的健康从生物学的意义扩展到了精神和社会关系的健康状态。20 世纪以来，医学科学水平得到很大提高，各种生理和病理现象、许多疾病及其成因相继被发现和阐明，出现了一种新的医学模式：生物-心理-社会医学模式。三维健康观是该医学模式下人们对健康的认识。

四维健康观：指人体达到生理健康、心理健康、社会健康及道德健康的完美结合。1979 年，世界卫生组织提出了道德健康的概念，即指能够按照社会规范的细则和要求来支配自己的行为，能为人们的幸福作贡献，表现为思想高尚、有理想、有道德、守纪律。1990 年世界卫生组织将道德健康纳入健康的范畴。

健康观是随着社会进步、科学发展而不断完善和发展的。在新健康观的指导下，通过健康教育和健康促进，提高人们的自我保健意识和能力，增强维护健康的自觉性和主动性，促进人们进行躯体的自我保护、心理的自我调节、行为生活方式的自我控制和人际关系的自我调整，从而提高全民族的健康素质。

传统健康观（traditional health view）生物医学模式下人们对健康的认识观点，即无病就是健康的观点。

传统健康观的形成受人们健康意识淡薄、健康知识缺乏、医疗水平有限以及生活水平低下等因素的影响，是一种比较片面的健康观。19 世纪末，自然科学的疾病观雏形形成，认为疾病是由单一的病原微生物引起的。因此，人们认为健康就是保持病原微生物、人体和环境三者之间的生态平衡，这种健康概念只涵盖了自然因素，忽视了疾病的其他因素。20 世纪初，《简明不列颠百科全书》将健康定义为：健康就是没有疾病和营养不良以及虚弱的状态。中国《辞海》（1989 年版）将健康定义为：健康是人体各器官系统发育良好，功能正常，体质健壮，精力充沛，并具有良好劳动效能的状态。通常用人体测量、体格检验和各种生理指标来衡量。

传统健康观的局限性表现：①不完整性。人们对疾病有一个认识过程，个人不可能感知所有的疾病，医生对疾病的认识也是有限的，将那些没有发现疾病的人定义为健康是不全面的。②消极性。健康等于无病，而无病等于没有发现疾病，由于许多疾病并不能为人所发现，这样健康就会被扩大化，使人们为扩大化了的健康而满足，削弱人们主动促进健康的积极性。③过分简单化。疾病与健康是人类客体的两个方面，这两种因素实际上是同时存在的，以有无疾病来定义健康，非此即彼，显得过分简单。

传统健康观认为“健康就是躯体健康”，这是一种在生物医学模式下产生的传统观念，把人看作片面的生物人，忽视了人的社会性和精神性特质，这种观念已被现代医学所扬弃。

生态健康观（ecological health view）居民衣、食、住、行的环境及其赖以生存的生命支持系统的代谢过程和服务功能的健康程度，包括居民的生理和心理健康，生产和消费系统物质能量代谢过程的健康，景观和区域生态系统格局和生态服务功能的健康，以及人类生态意识、理念、伦理和文化的健康。它是人们对环境与健康之间关系的一种认识。

生态健康的观念最早起源于 20 世纪 40 年代初。1941 年，美国生态学家利奥波德（Leopold）提出了土地健康的概念，并使用“土地疾病”描述土地功能紊乱。1988 年，加拿大学者谢弗（Schaeffer）首次提出“生态健康”一词并对其进行了研究，但并未明确提出生态健康的定义。1989 年，加拿大圭尔夫大学教授拉波特（Rapport）首次论述了生态健康的内涵，成为生态健康研究的先导。20 世纪 80 年代，一些与生态健康研究相关的组织，如生态恢复学会、国际生态经济学会等相继成立，推动了生态健康理论的发展。

生态健康是一个崭新的理念，它超越了单纯从人类本身的角度来认识健康，以及单纯从生物学角度来认识生态系统的传统观念，通过把人类的健康与环境生态系统联系起来，探讨两者之间的关系。生态健康学是一门交叉学科，它是自然科学、社会科学和健康科学等多学科相互交叉形成的。此外，生态健康观以人为中心，它并非孤立地讨论生态和环境的问题，而是讨论如何通过生态环境的改善来促进人类健康水平的提高。参与性是生态健康的核心特征，因为生态健康的实现需要广泛的相关利益群体的参与。

生态健康观是生物-心理-社会-环境医学模式下的最新健康观。生态健康的观念充分体现了人与环境和谐统一的关系，

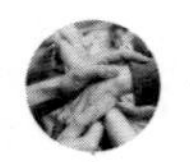

在注重人对环境的影响以及环境对人类健康影响的同时，注重人与环境之间的相互作用。在此基础上，建立健康、和谐的人与自然之间的关系，可以促进人类可持续发展。

孔子健康观（Confucius's view of health） 孔子对健康的认识观念。孔子的健康观涵盖了较为丰富的内容，主要包括道德健康、心理健康、饮食健康、躯体健康等诸多方面，是孔子人生观的重要组成部分。

孔子的道德健康观：孔子所讲的道德是一种政治思想，主要指孔子倡导的“仁、义、礼、信”，其中以“仁”为核心。“仁”是指仁爱之心，与另一个人相处时，能做到融洽和谐，相互关照。“义”是指处事合情合理。“礼”是指人际关系的正常规范，如礼仪、礼制、礼法。“信”是指言无反复、诚实不欺。孔子认为道德是执政、立身的根本，“为政以德，譬如北辰，居其所而众星拱之。”同时，孔子认为“大德必寿”，凡有德之人注重德性的修养，自我人格的完善，心地光明，以仁待人，精神爽朗，邪气难侵，有益于健康长寿。

孔子的心理健康观：孔子指出人们应按不同时期的体质特点来养生，即年龄不同，生理、心理特点也不一样，养生方法就应有所区别。“君子有三戒：少之时，血气未定，戒之在色；及其壮也，血气方刚，戒之在斗；及其老也，血气既衰，戒之在得。”孔子还提倡乐观，认为乐观有益健康，“故乐多贤友”“不怨天尤人”。孔子还提倡克制自己的情绪，遇事不可过于激动，在激动的时候也要善于“制怒”。

孔子的饮食健康观：孔子认为，“奢则不孙，俭则固”“与其不孙宁固”，提倡节俭，在家中坚持食五谷杂粮和蔬菜，居住以简朴舒适为宜，反对铺张浪费。但孔子对饮食非常讲究，他主张“食不厌精，脍不厌细”，饭食一定要做得精细，讲究卫生，保证营养。

孔子的躯体健康观：孔子十分注重健身活动，主张学生应当“通习六艺，臻于三德”。“六艺”包括礼（礼节）、乐（音乐）、射（射箭）、御（驾车）、书（书法）、数（算数）。“三德”包括智（学识）、仁（爱心）、勇（勇敢）。孔子的教学宗旨已经包含了现代德智体美全面发展的内容。

孔子以其博大的学识和亲力亲为的实践，形成了独具儒家特色的健康观，对现代健康观具有十分重要的参考价值，是宝贵的中国传统文化遗产。

躯体健康（physical health） 人的躯体上没有发生病理性变化，亦即躯体结构的完好和功能的正常。

人体是由微小到染色体、蛋白质这样的物质，大到由器官组成的系统结构所组成的。躯体健康是细胞、组织和器官结构的状态完好，以及构成人体的各微观与宏观部分的功能正常发挥。中医学中躯体健康是指“阴阳匀平，以充其形，九候若一”（《素问·调经论》），意为阴阳平和，充盛形体，三部九候之脉一致，则表现为全身气血无偏盛偏衰。《灵枢·天年》说：“五脏坚固，血脉和调，肌肉解利，皮肤致密，营卫之行，不失其常，呼吸微徐，气以度行，六府化谷，津液布，各如其常，故能长久。”亦是对人躯体健康、五脏坚固、气血营卫通利的具体描述。

从躯体功能健康的角度讲，人们总结出了“五快”的标准：①吃得快，吃得快不是狼吞虎咽，不辨滋味，而是不挑食，不偏食，有食欲，说明内脏功能正常。②便得快，很快排泄大小便，大便成形，呈棕色或黄色，便后没有疲劳感，说明胃、肠、肾等脏器功能良好。③睡得快，晚间定时有睡意，能很快入睡，睡得深，醒后头脑清醒，精神饱满。睡得快，说明中枢神经系统的兴奋、抑制功能调和，且内脏无病理信息干扰。④说得快，说话流利，表达准确，表示头脑敏捷，心肺功能正常。⑤走得快，身体衰老先从下肢开始，走得快说明精力充沛，身体状况良好。

躯体健康是一个相对性的概念。首先，人处在不断变化的环境中，各种因素都不断地侵袭着人体，而人体则不断地通过各种机制调节各种器官与组织的功能来对

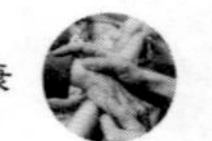

付各种不利因素的作用，适应环境的变化，以保持机体的结构与功能同环境的平衡。因此，机体与环境的平衡是相对的，躯体健康也是相对的。受当时科学水平的制约，人们对自身的结构和功能的认识也是有限的。目前公认的躯体健康的相对定义为：利用当代的科学技术手段，对人体进行观察和测定，如果没有发现异常就认为躯体是健康的。

心理健康（mental health） 个体能够适应发展着的环境，具有完善的个性特征，且其认知、情绪反应、意志行为处于积极状态，并能保持正常的调控能力。

心理健康的概念是由心理卫生（mental hygiene）的概念延伸过来的。就词义讲，卫生（hygiene）一词是从古希腊神话中健康女神"Hygeia"的名字衍化而来的，其原意就含有"健康"之意。现在，心理健康和心理卫生在英文里都是"mental health"。在含义上，心理健康通常指一种积极健康的心理状态，而心理卫生则指一切维护心理健康的活动及研究心理健康的学问。

美国心理学家马斯洛将心理健康定义为：①对现实具有有效率的知觉；②具有自发而不流俗的思想；③既能悦纳本身，也能悦纳他人；④在环境中能保持独立，欣赏宁静。⑤注重哲学与道德的理论；⑥对于平常事物，甚至每天的例行工作，能经常保持兴趣；⑦能与少数人建立深厚的感情，具有助人为乐的精神；⑧具有民主态度，创造性的观念和幽默感；⑨能经受欢乐与受伤的体验。1946年，第三届国际心理卫生大会将心理健康定义为身体、智能以及情感上与他人处于不相矛盾的范围内，将个人心境发展成最佳状态。目前心理健康较为普遍的定义是能够充分发挥个人的最大潜能，以及妥善处理和适应人与人之间、人与社会环境之间的相互关系。该定义包括两层含义：一是与绝大多数人相比，其心理功能是正常的，无心理疾病；二是能积极调节自己的心理状态，顺应环境，能有效地、富有建设性地发展完善个人生活。

保持心理健康的方法：①保持乐观的心态；②及时排除不良情绪；③善待他人，心胸开阔；④拥有广泛的爱好；⑤能够培养生活中的幽默感；⑥学会调节自己与社会的关系。

家庭心理健康（family mental health） 家庭环境对家庭成员心理健康的影响。

个体生活在社会关系和网络中，社会网络对个体心理健康具有较大的影响。心理健康专家格林布拉特（M. Greenblatt）等认为心理健康与社会网络相关，当个体缺乏社会网络时，他的不健康水平会上升；而较广泛的、支持性的社会关系会使个体保持比较高的心理健康水平。李维、张诗忠在《心理健康百科全书·妇女家庭卷》中指出家庭作为个体的主要社会网络，是个体心理健康重要的影响因素。组成个体心理健康的良好情绪情感、健全的人格，以及和谐的人际关系等方面所需的基本能力，如个体的道德行为规范、人际沟通能力、价值观念倾向等特征都是个体自降生那一时刻起就逐渐形成，并最终将个体塑造成心理健康或不健康的个体。家庭是儿童心理健康形成的初始环境，是儿童获得早期生活经验、形成最初的道德认识和行为习惯的主要场所。所以，家庭对个体心理健康的作用是其他影响因素所不能替代的。

家庭的所有因素都会给个体心理健康带来影响，如家庭结构、家庭环境、家庭成员之间的相互作用，家长的教育观念、教育态度、教育方法，以及家长的人格特征等都可能影响个体心理的健康发展。

家庭结构对心理健康的影响因素：①家庭背景，主要表现在地理位置如城市和农村的差别。②家庭组成，主要表现在家庭成员的多少或家庭规模的大小。③家庭类型，如完整家庭和单亲家庭。

家庭环境对心理健康的影响因素：①家庭物质环境，主要由父母的经济社会地位决定。②家庭心理环境，父母关系是否和谐等对儿童心理健康至关重要。③父母的教养方式，如溺爱型、专制型、民主型

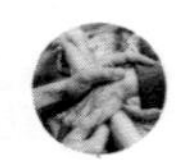

等对儿童心理健康影响很大。④父母期望,家长的期望有强烈的暗示和感染作用,科学合理的期望有益于儿童心理健康。

身心健康(physical and mental health) 同时达到身体健康和心理健康的状态。

世界卫生组织定义的身体健康有10项标准(见词条“健康”)。

世界卫生组织定义的心理健康6项标准:①有良好的自我意识,能做到自知自觉,既对自己的优点和长处感到欣慰,保持自尊、自信,又不因自己的缺点感到沮丧。②坦然面对现实,既有高于现实的理想,又能正确对待生活中的缺陷和挫折,做到“胜不骄,败不馁”。③保持正常的人际关系,能承认别人,限制自己;能接纳别人,包括别人的短处。在与人相处中,尊重多于嫉妒,信任多于怀疑,喜爱多于憎恶。④有较强的情绪控制力,能保持情绪稳定与心理平衡,对外界的刺激反应适度,行为协调。⑤处事乐观,满怀希望,始终保持一种积极向上的进取态度。⑥珍惜生命,热爱生活,有经久一致的人生哲学。健康的成长有一种一致的定向,为一定的目的而生活,有一种主要的愿望。

中华医学会老年医学分会于2013年重新制定并公布了我国健康老年人的标准,具体为:①重要脏器的增龄性改变未导致功能异常;无重大疾病;相关高危险因素控制在与其年龄相适应的达标范围内;具有一定的抗病能力。②认知功能基本正常;能适应环境;处世乐观积极;自我满意或自我评价好。③能恰当地处理家庭和社会人际关系;积极参与家庭、社区和社会活动。④日常生活活动正常,生活自理或基本自理。⑤营养状况良好,体重适中,保持良好的生活方式。这一标准较好地涵盖了老年人躯体健康与心理健康的相关内容。

社会健康(social health) 亦称“社会适应性”或“社会适应健康”,是指个体与他人及社会环境相互作用并具有良好的人际关系和实现社会角色的能力。

目前关于社会健康尚无统一的定义,在文献中一般以“社会适应性”出现。“社会适应性”起源于达尔文进化理论学说中的“适者生存”一词。1973年美国心理学家利兰(Leland)将社会适应性定义为:“社会适应性是个体与社会生存环境交互作用中的心理适应,即对社会文化、价值观念和生活方式的应对。”美国心理学家阿瑟·雷伯(Authur S. Reber)在其编写的《心理学辞典》中将社会适应性定义为:“是对促进和谐社会互动的无数技能的统称。”美国智力落后协会(AAMR)将社会适应性定义为:“个体达到人们期望与其年龄和所处文化团体相适应的个人独立和社会责任标准的有效性或程度。”国内的郑日昌教授认为社会适应性即心理适应能力,是个体在与周围环境相互作用、与周围人们相互交往过程中,以一定的行为积极地反作用于周围环境而获得平衡的心理能力。

社会健康包括3层含义:①个体在与环境相互作用过程中形成了应对系统;②个体拥有了适应环境所需的各种技能;③个体拥有的一种人格品质或心理素质。衡量社会健康的依据包括两大方面:一方面,以人的心理和行为是否严重违背一定社会公认的道德规范和行为准则为标准,即将个体的心理活动和行为表现与一定社会公认的道德规范和行为准则相比较,如是否为常人所理解、所接受,是否会对本人的身心健康和社会生活产生不良影响。另一方面,以个体一贯的心理活动和行为表现为依据。

社会健康基本组成要素:①个体,即社会健康的主体;②情景,与个体相互作用,不仅对个体提出了自然的和社会的要求,而且也是个体实现自己需要的来源,人际关系是个体社会适应过程中情景的重要部分;③改变,是社会健康的中心。它不仅包括个体改变自己以适应环境,而且也包括个体改变环境使之适合自己的需要。

环境健康(environmental health) 亦称“环境卫生”,指人类生活所处的环境应处于一种良好的状态。

环境健康主要通过应用细菌学、生物

学、昆虫学、化学、物理学、卫生教育学、气象学及工程学等科学方法和手段，管控可能影响人类健康的各种因素。世界卫生组织认为环境健康涉及个人以外的所有物理、化学和生物因素，以及影响行为的一切相关因素。它包括评估和控制可能影响健康的所有环境因素，并以预防疾病和创造有益健康的环境为目标。影响人体健康的环境因素，可分为三大类：①物理性因素，如噪声、震动、放射性物质、射频辐射等；②化学性因素，如有毒化学物质、重金属、农药等；③生物性因素，如细菌、病毒、寄生虫等。它们可通过各种途径进入空气、水体、土壤和居住环境，危害人体健康，其中以化学性因素最为重要。

环境对人体健康造成损害主要见于：①环境所致的生物地球化学性疾病，是水和土壤中某些微量元素过多或缺乏引起的健康效应。②环境污染对人体所造成的急性和慢性损害，如形成公害病、急性中毒和死亡。③环境污染对人体健康造成的长期危害，主要包括致癌作用、致突变作用和致畸作用等。

道德健康（morality health） 健康者履行对社会和他人应尽的义务，不违背自己的良心，不以损害他人的利益来满足自己的需要，具有辨别真善美与假恶丑、荣誉与耻辱等是非观念的能力，能按照社会道德行为规范来约束自己，以此获得心地踏实、心境平和，并产生一种价值感和崇高感。

道德健康的思想最早起源于中国传统文化中的儒家。《大学》中指出："富润屋，德润身，心广体胖。"《中庸》中也提到"故大德，必得其位，必得其禄，必得其名，必得其寿"。1989 年，世界卫生组织提出了道德健康的概念："健康者不以损害他人的利益来满足自己的需要，具有辨别真与伪、善与恶、美与丑、荣与辱等是非观念，能按照社会行为的规范准则来约束自己的思想和行为。"1990 年，世界卫生组织将道德健康纳入健康的范畴。

基本特征：①有健康、积极向上的信仰。信仰的形成是经过较长时期的思想活动、心理活动、生理活动和社会活动而取得的，这些活动促进了人体健康的形成与发展，同时健康、积极向上的信仰又不断促进人体健康多方面的进步和完善，形成更加综合的、系统的人体健康发展体系。②具有高尚的品德与情操。③有完美的人格。

衡量标准：主要包括法律法规、道德规范、职业美德、社会舆论以及除法律之外的道德约束等标准。

饮食健康（dietetic health） 有益于人们健康的饮食习惯。

饮食是健康的基础。饮食健康的思想最早起源于中国的传统医学。《黄帝内经》中提到："五谷为养，五果为助，五畜为益，五菜为充，气味合而服之，以补精益气。"这是世界上最早的提倡饮食健康的记载。现代饮食健康主要根据现代营养学的知识，指导人们从食物中获取平衡而足够的养分，以满足机体对脂肪、糖类、蛋白质、维生素、微量元素等物质的需求。

世界卫生组织提供了一种健康饮食的方式，即"四低一高"：低油、低盐、低糖、低蛋白和高纤维。达到饮食健康的方法为：①合理搭配饮食。食物多样，谷类为主，粗细搭配；多吃蔬菜、水果和薯类；每天摄入奶类、大豆或其制品；常吃适量的鱼、禽、蛋和瘦肉；减少烹调油用量，吃清淡少盐膳食。②端正饮食态度。食不过量，天天运动，保持健康体重；三餐分配要合理，零食要适当；每天足量饮水，合理选择饮料；饮酒应限量；多吃新鲜卫生的食物。

亚健康（subhealth） 亦称"次健康""第三状态""灰色状态""潜病状态"等，指处于健康与疾病之间的一种状态，无器质性病变的一些功能性改变，在身体上、心理上没有疾病，但主观上却有许多不适的症状表现和心理体验，对于社会环境的适应能力降低。

亚健康的概念最早起源于中医学中的"未病"，即身体已经出现了阴阳、气血、脏腑营卫的不平衡状态。20 世纪 80 年代，苏联学者布赫曼教授提出了"第三状态"的概念,即人体除了健康状态和疾病状态之外,还存在着一种非健康、非疾病的中间状态。20 世纪 90 年代,中国学者王育学首次提出了“亚健康”的概念,指出亚健康就是既不健康又没有疾病的状态。它是介于健康与疾病状态之间的一种中间状态,是一种动态过程,又是一个独立的阶段。世界卫生组织对亚健康的定义为:躯体、心理、社会和环境方面处于欠完美状态。中华中医药学会 2006 年发布的《亚健康中医临床指南》指出:“亚健康是指人体处于健康和疾病之间的一种状态。处于亚健康状态者,不能达到健康的标准,表现为一定时间内的活力降低、功能和适应能力减退的症状,但不符合现代医学有关疾病的临床或亚临床诊断标准。”

亚健康的特点:①身心上有不适感反映出来的种种症状,如疲劳、虚弱、情绪改变等,其状况在相当时期内难以明确。②有与年龄不相适应的组织结构或生理功能减退所致的各种虚弱表现。③微生态失衡。④某些疾病的病前生理病理学改变。

亚健康的临床表现:①躯体方面,有疲乏无力、肌肉及关节酸痛、头昏头痛、心悸胸闷、睡眠紊乱、食欲不振、胃腹不适、便溏便秘、性功能减退、怕冷怕热、易感冒、眼部干涩等。②心理方面,情绪低落、心烦意乱、焦躁不安、急躁易怒、恐惧胆怯、记忆力下降、注意力不能集中、精力不足、反应迟钝等。③社会交往方面,不能较好地承担相应的社会角色,工作、学习困难,不能正常地处理好人际关系和家庭关系,难以进行正常的社会交往等。

亚健康的防治方法:①保持心态平衡,正确面对压力,提高自身的心理承受能力和协调能力,保持良好的心态和稳定的情绪。②营养均衡,改善饮食结构。③改善不良生活方式,戒烟限酒,合理安排作息时间,顺应自然和季节变化,不妄作劳。④适当运动,运动可保持体力和脑力协调,提高心肺功能,增强免疫力,调节内分泌,减肥瘦身,防止骨质疏松。⑤药物干预,对检查方面异常又达不到疾病确诊标准者,也应给予相应的药物干预。亚健康对人类的健康危害极大。通过不断的研究与学习,深化对亚健康病因和机制的认识,对于健康促进及疾病的防控有着重要的意义。

健康标准(health criterion) 判定个体或群体是否处于健康状态的标准。

1999 年,世界卫生组织提出了“三良五快”健康 8 项标准:①良好的个性:即性格温和,意志坚强,情绪乐观。②良好的处世能力:即待人接物符合情理。③良好的人际关系:即遇事乐观,不斤斤计较,助人为乐。④吃得快:说明胃口好,不挑食,内脏功能正常。⑤便得快:说明排泄轻松自如,胃肠功能良好。⑥睡得快:说明中枢神经系统功能协调,内脏无病理信息干扰。⑦说得快:说明头脑清楚,思维敏捷,心脏功能正常。⑧走得快:说明精力充沛、旺盛,无衰老症状。

2000 年,世界卫生组织定义的健康 10 项标准:①有充沛的精力,能从容不迫地担负日常的繁重工作。②处事乐观,态度积极,勇于承担责任,不挑剔所要做的事。③善于休息,睡眠良好。④身体应变能力强,能适应外界环境变化。⑤能抵抗一般性感冒和传染病。⑥体重适当,身体匀称,站立时头、肩、臀部位置协调。⑦眼睛明亮,反应敏捷,眼和眼睑不发炎。⑧牙齿清洁,无龋齿,不疼痛,牙龈颜色正常且无出血现象。⑨头发有光泽,无头屑。⑩肌肉丰满,皮肤富有弹性。

我国传统医学的健康标准:①眼有神,目光炯炯,无呆滞的感觉,说明精气旺盛,脏器功能良好,思想活跃。②声息和,声如洪钟,呼吸从容不迫,心平气和,反映出肺脏功能良好,抵抗力强。③前门松,指小便通畅,说明泌尿、生殖系统大体无恙。④后门紧,大便每日 1 次,有规律,无腹痛、腹泻之虑,说明消化功能良好。⑤形不丰,保持体形匀称,注意不宜过胖,标准体重(千克)= 身高(厘米)- 105(女性 100)。⑥牙齿坚,注意口腔卫生,基本上无龋齿,反映肾精充足。⑦腰腿灵,表现肌肉、骨骼和四肢关节有力或灵活。⑧脉形小,指每

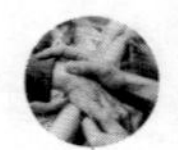

分钟心跳次数保持在正常范围(60～80次/分),说明心脏和循环功能良好。⑨饮食稳,饮食坚持定时定量,不挑食和偏食,不饱食滥饮,无烟酒嗜好,注意饮食养生法。⑩起居准,能按时起床和入睡,睡眠质量好。

老年健康标准(health criterion for the elderly) 评价老年人是否健康的标准。

目前关于老年健康尚无统一的标准和定义。世界卫生组织曾将老年健康标准定义为包含精神健康、躯体健康、日常生活能力、社会健康和经济状况5个方面的多维评价标准。近年来,世界卫生组织指出老年健康标准衡量的最佳指标是功能。2001年,中国卫生部老年医学研究所首次提出了中国老年健康十大标准:①躯干无明显畸形;②骨关节活动基本正常;③神经系统和心脏基本正常;④具有一定的听视能力;⑤具有一定的学习和记忆能力;⑥具有一定的社会交往能力;⑦性格比较健全;⑧情绪比较稳定;⑨能适应环境;⑩能恰当处理家庭和社会中的人际关系。2013年中华医学会老年医学分会提出了《中国健康老年人标准2013》,具体参见“身心健康”词条。美国微软网络服务网提出了最新的中老年健康标准:强壮的心脏,清晰的视力,愉悦的笑声,敏锐的听力,亲密的朋友,坚固的骨质,稳定的血糖,灵活的平衡,常接种疫苗。

随着时间的推移,老年健康标准更加科学合理,更加注重老年人的各种功能状态,如日常生活活动能力、运动功能、认知功能、社会参与能力和适应环境的能力等。

健康评估(health assessment) 有计划地收集评估对象的健康资料,并且对资料的价值进行判断的方法与过程,是健康管理中的一个重要组成部分。

健康评估最早出现于20世纪50年代的美国,是随着健康管理概念的提出而产生的。1986年《渥太华宣言》和1997年的《雅加达宣言》中均指出健康评估能有效地促进人体的健康。健康评估可以通过收集与跟踪反映个人身体健康状况的各种信息,利用预测模型来确定受试者目前的健康状况及发展趋势,使受试者能够了解发生某种慢性病的危险性有多大,根据疾病评估结果,针对健康危险因素为个人提供保障和改善健康的方法,帮助其降低患慢性病的危险,使其保持良好的健康状态。健康评估在国际上通常采用量表形式。比较常用的有欧洲五维度健康量表,具有简明扼要、便于操作、可信度强、应用面广等优点,在健康分析、疾病研究、医药研发、健康普查和卫生管理等领域被广泛应用。MDI健康评估法也是一种全球应用广泛的健康测评工具。除了传统的量表评估方式外,20世纪80年代中期苏联航空委员会研发的AMSAT人体功能状态快速检测系统,到目前为止已被38个国家和地区用于人体健康监测评估。中国南方医科大学根据世界卫生组织对健康的定义建立了中国国民自测健康评定量表(SRHMS),得到国际上的认可。航天医学工程研究所通过多媒体诊断仪提取指间血液进行健康评估,比较准确、客观、方便和高效率。

健康评估的内容:①健康状况评估,是健康管理的基础,通过观察、交谈、自评问卷、体格检查等方式收集受试者的健康资料,从而为健康管理方案的制订提供客观依据。②健康风险评估,是健康管理的核心,根据健康检测所收集的健康信息,对个体或群体的健康状况、未来患病情况和死亡风险用各种健康风险评估工具进行定性和定量评估。③健康随访评估,对受试者健康干预效果做出评价,检验健康管理的效果如何。

健康商数测评(evaluation of health quotient) 通过健康商数测评工具对个人健康商数进行的测试。

健康商数(health quotient)是指一个人已具备和应具备的健康意识、健康知识和健康能力,代表一个人的健康智慧及其对健康的态度。它是一个建立在最新医学成果和健康知识基础之上的全面、全新且有科学依据的健康观念。健康商数的概念是在 1993 年由医生布拉德·鲍曼(Brad Bowman)首次提出的。2000 年,华裔加拿大医学家谢华真进一步明确了健康商数的概念,即健康商数是一种身心健康的理念,通过这种理念,形成一种以崭新健康知识为基础的自我保健的良好生活方式和系统、完整的保健方法,是一种新的健康文化。国内李恩昌将健康商数具体定义为:个人及一个区域的居民所具有的健康意识、健康知识和健康能力水平。了解健康商数不但能够提升健康理念,增加健康知识,还能了解和掌握保持健康的方法与技能,有助于个体的身心健康。

健康商数的要点:①自我照顾,指在日常生活中自己照顾自己的健康,通过健康的生活方式、乐观的信念和对自己身体自我康复力量的认可来防治疾病,将机体调节至最佳健康水平。②健康知识,指学习和掌握健康知识。一个人对健康知识掌握得越多,就越能够对自己的健康做出明智的选择。掌握健康知识,是拥有高健康商数的前提。③生活方式,指与一个人的生活、价值观以及情感友谊有关的生活习惯。健康的生活方式对自我健康的保护十分重要。④健康心理,指要有一个健康的心理状态,以保持乐观愉快的好心情。⑤生活技能,指通过重新评估个体和环境,包括供养系统的关系、工作和私人关系,来改善个体的核心生活技术,从而掌握健康的秘诀和方法。

健康商数测评结果反映出受试者对健康的认知能力及健康管理能力,包括自我保健、健康知识、生活方式、精神状态和生活技能等多个方面。常用的健康商数测评工具是 2001 年谢华真教授编制的健康商数(health quotient, HQ)问卷,主要由生活方式、精神状态、自身保健、人生技能、健康知识五大要素组成,共 100 个问题,设计较合理,条目数适中且涉及内容较全面,具有较好的系统性和可测量性,对国内大陆地区普通人群有较好的适用性。

诺丁汉健康量表(Nottingham health profile) 由英国诺丁汉大学创建的一种健康评价量表。

诺丁汉健康量表由英国诺丁汉大学社会医学教研室于 1970 年集体创作而成。该量表与其他量表相比,具有以下特点:对较大范围健康状况的敏感度高,有较好的信度与效度,有可供比较的人群量表得分资料;该量表的完成既可以通过访问也可以通过信函完成,完成量表的时间较短(约 15 分钟)。该量表发表之后,在欧洲及全世界被广泛应用,相继被翻译成西班牙语、法语、芬兰语、瑞典语及德语等不同的版本并被广泛应用于生存质量评价的研究中。诺丁汉健康量表是综合评价生存质量的评估量表,由健康问卷和个人生活问题两部分组成。健康问卷包括 38 个条目,分为 6 个维度,即躯体活动、精力、疼痛、睡眠、社会联系与情感反应。个人生活问题包括工作、照料家庭、社会生活、家庭生活、性生活、爱好与兴趣、度假 7 个方面。

健康公式(health formula) 人们用数学符号来表示影响健康或评估健康各个变量之间一定关系的式子。

因人们对影响健康的因素和评估健康状况的指标考虑角度的不同,有多种表达健康的公式,主要见于以下几种。

从影响健康的主要因素讲,世界卫生组织给出的公式是:健康 = 15%遗传因素 + 17%环境因素 + 8%医疗条件 + 60%生活方式。从这一公式可以看出,对于遗传因素人们无法选择也无法改变,环境因素和医疗条件也不易因个人而改变,但这些因素总共只占 40%;生活方式是影响健康的最大因素。通过健康教育和健康促进,有效地改善生活方式,可以最大限度地降低疾病风险,更容易保持健康。

从影响健康的有利因素和不利因素讲,有人给出的公式是:健康 = (情绪稳定 + 运动适量 + 饮食合理 + 科学休息)/(懒惰 + 嗜烟酒)。从这一公式可以看出,分子越大人体就越健康,而分母越大人体健康状况越差。

从体重对影响健康的角度讲,常用体质指数来衡量:体质指数 = [体重(千克)]/

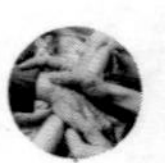

[身高^2(米^2)]。一般认为,<18.5为偏瘦,18.5～20.9为苗条;20.9～24.9为适中,即健康体重;>24.9为偏胖。

（宋岳涛）

六、衰老与衰竭

老化(aging) 由于时间久长而造成衰退、陈旧。

身体各个系统及各种器官和组织在生长发育成熟后,随年龄增长而逐步出现的各种生理的、代谢的和功能的改变。

老化是一种正常发展过程,是一种生理过程,与遗传及生物的、心理的和社会的各种因素有关,有4个特点:普遍性、进行性、消耗性及内源性。人一般到20～25岁发育成熟,有的器官(如脑)的发育一般至30岁左右成熟。以后逐步出现生物衰老。最初20～30年老化速度很慢且为逐渐的,至一定年龄老化速度加快。老化的个体差异较大,同一个体的各个系统各个器官的老化速度也不同步,同一种改变在各器官的表现也不同。简单功能(如心搏出量或肾排泄功能)与复杂功能(如神经系统的反应时间及身体的适应能力等)相比受老化影响较轻,这种差异与遗传、职业及身体锻炼情况明显相关。老化是既独立又与疾病相依存的过程,就后者而言,它会造成疾病,而疾病也会加速老化,但无论有无疾病,身体都在持续老化中。

老化有"生理性老化"和"病理性老化"之分。前者如通常所说的皮皱眼花之类。这是天生注定而不可避免的现象,后者则是由于某种疾病的关系引起的老年期的变化。性成熟后自然出现的老化过程是生理性老化,是在正常情况下身体内部发生的各种老化改变,是人体随着时间的推移而形成的不可避免的自然衰退、老化、消亡的过程。老化过程都伴有记忆力减退,这种减退仅对部分事情遗忘或回忆困难,自知力良好。如老年人常忘记近期的或不重要的事件,对生活无重大影响,这是生理性老化。在生理性老化的基础上外界因素(包括疾病)导致的老化过程称病理性老化。生理性、病理性老化很难严格区分,往往共同存在、互相影响。

老化是一种延长的死亡过程。有生命的生物经过了长期的新陈代谢活动再生能力逐渐下降,最终会衰亡,老化由此达到最终的破坏目的;有些细胞(如脑细胞)经由逐渐损耗的过程无法再生,它们到达了寿命的极限,老化的细胞逐渐死亡,当死亡的细胞达到一定量时,脑的老化就显现出来了。

退化(degeneration) 即衰退。亦译"退行""倒退"。生物体在进化过程中某一部分器官变小,构造简化,机能减退甚至完全消失。

泛指事物由优变劣,由好变坏。生物物种因发生变异而使原有遗传性状发生对其自身生存或(和)实践应用带来不利影响的改变,比如阑尾,鲸、海豚等的四肢成鳍状,仙人掌的叶子成针状,虱子的翅膀完全消失,发酵菌种(株)生产能力的下降,植物病原菌寄生能力的下降,以及其他形态、生理、遗传、生态等性状的非典型改变等。个体遭受挫折而无法应对时会从人格发展的较高阶段退回到较早阶段,出现幼稚的语言和举动。

生命退化:生命系统从有序到无序或从高有序度到低有序度的转化趋势和过程,主要表现为物种数量减少,种群寿命缩短和个体衰老死亡。自然科学认为其原因是自然规律和天灾人祸使然,宗教神学认为是人的犯罪和神的惩罚所致,哲学认为是自然、社会和神灵的交互影响。

退化论(devolutionism):是相对进化论提出来的,理论的形态迄今并未完成。退化论是指把宇宙、自然和人类文明的全部或某个部分、阶段按照从完善到不完善、从有序到无序、从高级到低级、从善到恶的顺序来看待的一种观点和理论,包括宇宙退化论、自然退化论、生命退化论、历史退化论、文明退化论、道德退化论等。生命退化论认为生命系统是从完美出发,以后各阶段完美性不断减少,直至完全消失的发展变化过程,主要表现为物种数量减少、种群寿命缩短和个体衰老死亡等。

世界上的万事万物，无论是生命还是非生命，都在发生变化，所有的演化都归为两大类：进化和退化，它们如影随形，不可分割，两者关系密切，其间并无不可逾越的鸿沟。绝对的进化和退化都是不可能实现的，进化以退化为代价，退化以存在为前提。

衰老(senescence) 年老体衰，精力减退，犹衰败，是生物在生命过程中与时间流逝过程密切相关的一种不可逆转的表现，是生物体或生物体的一部分趋向死亡的自然过程。

有些动物如鸟类和哺乳类在衰老时期，体内物质的降解超过合成。衰老意味着逐渐趋近自然寿限。目前对于生物体随年龄而衰老的原理尚不了解，有两种学说：①衰老是遗传程序，如细胞分裂次数趋于极限后停止分裂而死亡；②细胞受到物理、化学和生物等环境因子的长期伤害，或细胞内代谢废物逐渐积累到有害程度。细胞衰老时期的变化称变性，常表现为细胞容积缩小、色素颗粒积聚、出现脂肪小滴等现象。

生物随着年龄的增长，机体功能、感受性和活动能力下降会同步地、进行性地表现出来。从生物学上讲，它是自发的必然过程，是复杂的自然现象，表现为结构和机能衰退，适应性和抵抗力减退；在生理学上，把衰老看作是从受精卵开始一直进行到老年的个体发育史；从病理学上，衰老是应激和劳损，损伤和感染，免疫反应衰退，营养不足，代谢障碍以及疏忽和滥用积累的结果；从社会学上看，衰老是个人对新鲜事物失去兴趣，超脱现实，喜欢怀旧。

衰老的分类：人类严格遵循着生物界的自然规律，经历着胚胎、发育、出生、成熟、衰老、死亡的生命历程。衰老过程可以隐秘地发展，也可以显性地发展，这种衰老属生理性衰老，表现为体型、解剖、生理、免疫、内分泌、思维活动等诸多方面的变化，随着衰老的进展，组织器官生理功能也随之衰竭。机体在这个历程中，也可因一些因素促进衰老的发展，如创伤、疾病，这种衰老属病理性衰老。

生物体衰老：与衰老有关的基因或参与细胞的生存和损伤修复，或参与对老年性疾病的易感性。生物体衰老是由遗传和环境相互作用决定的，环境因素的作用是随机的，而对环境做出反应的能力则是遗传的，有的生物体内抗氧化酶活力增加，有的对饥饿、干燥、高温的耐受能力提高，但需要相关基因在逆境条件下才会表达，才能发挥其功能。

生理功能衰老：人的身体大多数的内部功能随年老下降，但大多数的功能在一生中仍然足够使用，与机体的需要相比，大多数的器官都有大于需要的功能储备。与正常衰老相比，疾病更容易导致功能下降，意味着药物、环境变化、毒素和疾病等对人更可能产生不利的影响。有一些器官功能下降能够极大地影响人的生活质量，如心脏泵出最大血量下降意味着不能行使大运动量，肾功能的下降明显影响把某些药物排出体外。

衰弱(frailty) 人失去强盛的精力、身体功能。由多种因素造成的个体在一个或多个方面经历功能缺失、对压力适应能力下降并增加其发生不良健康事件风险的状态。

最早由布赖恩(O. Brien)等提出，用来解释老年人抵抗压力能力降低的现象。分为体质衰弱和神经衰弱。体质衰弱者生活能力差，防御疾病的能力低，比别人容易生病，属于亚健康状态。神经衰弱是与神经系统器质性疾患不同的一种功能性疾病，患者大都具有神经质素质，由于某些长期存在的精神因素引起脑功能活动过度紧张，从而产生了精神活动能力的减弱。

衰弱不仅是躯体功能障碍，也可以是心理障碍，可以与失能及疾病相关，但不等同于失能和疾病，仅表现为机体的脆弱性增加，维持稳态的能力下降，面对各种应激时，发病和死亡的风险增加。其核心特点是多个生理系统(神经肌肉、代谢及免疫系统等)的储备功能下降。衰弱原因是由多因素导致，其中低滴度系统性慢性炎症引

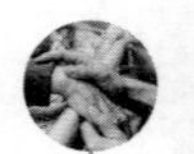

起的炎性衰老在衰弱中发挥重要作用。慢性炎症能通过对肌肉骨骼系统、内分泌系统、心血管及血液系统病理生理的直接和间接影响，导致衰弱的发生，引起慢性炎症的潜在危险因素包括遗传因素、代谢因素、环境和生活方式应激、急慢性疾病等。

衰弱症(frailty) 老年病综合征的一种。具体病因未明，尚无统一的定义与诊断标准。临床医生用衰弱症来描述老年人健康储备下降，处于疾病易感状态，它与病态或残障并非同义。

衰弱症常见症状有体质衰弱和神经衰弱。

体质衰弱常见症状有怕风、怕冷、怕凉、怕寒，接触风寒身体不舒服，常常头昏、头痛，不能吹电风扇、空调。挑食，食欲差，不能吃生冷的东西。吃一点不适应的东西，即便溏、便水、便未消化的谷物等。

神经衰弱常见症状有以下几种：

衰弱症状：包括脑力与体力均易疲劳。表现为精神萎靡、疲乏无力、困倦思睡、头昏脑涨、注意力不集中、记忆力减退、近事遗忘、工作不持久、效率下降。但智力正常，意志薄弱，缺乏信心和勇气，容易悲观失望。

情绪症状：情绪容易兴奋，可因小事而烦躁、忧伤。易激惹或焦急苦恼，事后又懊丧不已。一般早晨情绪较好，晚上差。

兴奋症状：精神容易兴奋，可表现为回忆和联想增多，控制不住但无言语和运动增多。此外，感官与内脏感受器感受性明显增强，如对声、光敏感，手指、眼睑与舌尖震颤动，皮肤及膝腱反射增强等。紧张性头痛或肢体肌肉酸痛，时轻时重。

睡眠障碍：睡眠节律失调，夜晚入睡困难。睡眠浮浅、多噩梦。易早睡。醒后感到不解乏，头脑不清醒。有时表现为日间昏昏欲睡，傍晚反而精神振作等睡眠觉醒节律变化。

自主神经功能紊乱症状：主要表现在3个方面。①心血管系统：如心动过速、心前区疼痛、四肢发凉、皮肤划痕症、血压偏高或偏低等。②胃肠道症状：有消化不良、食欲不振、恶心、腹胀、便秘或腹泻等。③泌尿生殖系统症状：如尿频、遗精、阳痿、早泄、月经不调等。

老年综合征(geriatric syndrome) 一组由机体退行性改变和多种慢性疾病引起的机体易损性增加的临床综合征。

老年人在神经肌肉、代谢及免疫系统方面的生理储备能力衰退，从而使老年人对抗应激的能力下降。衰弱的老人可以没有失能和多种疾病，而仅表现为衰弱，但是其发生不良事件的风险显著增加。其核心是老年人出现多元异常，多个生理系统(神经肌肉、代谢及免疫系统等)的储备功能下降、减少，不仅躯体功能障碍，也可能出现心理障碍，表现为机体的脆弱性增加，维持稳态的能力下降，面对各种应激时，发病和死亡的风险增加。老年人综合征往往是一系列慢性疾病、一次急性事件或严重疾病的后果，也有部分老年人没有特异性疾病，但感到疲劳、衰弱和消瘦，也归于老年综合征的范畴。

老年综合征的致残率和死亡率均较高，不良事件(跌倒、院内感染、住院日延长、死亡)的发生风险明显升高。衰弱的老人好比"纸糊的船"，外面看起来似乎没有什么问题，但经受各种应激(如感染、手术、急性病)的能力很差，一个小的风吹草动即可能推倒第一张多米诺骨牌，产生一系列不良事件。

临床衰弱量表(clinical asthenia scale) 评估衰弱的方法之一。

衰弱评估的对象是70岁以上老年人或是近一年内因慢性疾病导致体重明显下降(≥5%)的人。衰弱的诊断和评估目前缺少统一的金标准，大多数学者多采用弗里德(Fried)衰弱诊断标准和罗克伍德(Rockwood)的衰弱指数(FI)。

衰弱诊断标准是由美国约翰霍普金斯大学医学院弗里德等提出。认为衰弱的典型表现包括：①不明原因体重下降；②疲劳感；③无力；④行走速度下降；⑤躯体活动降低。具有其中3条或以上，提示存在衰弱,具有其中1～2条,提示衰弱前期。其中,疲劳感是失能和死亡强有力的独立预测因子;步速慢是反映预后不良的最佳预测指标,步速提高0.1米/秒,衰弱的风险就会下降,死亡率降低,功能提高;无力是疲劳、失能、患病率和死亡率的有力预测因子,握力差的老年人发生衰弱的风险比握力正常的老年人高6倍;不明原因的身体质量下降是指1年内身体质量下降>5%;低体能则意味着体力活动少。这种界定方法把衰弱作为临床事件的前驱状态,可以独立预测3年内跌倒发生率、行走能力下降、日常生活能力受损情况、住院率以及死亡等,便于采取措施预防不良事件。但其具体标准是根据欧美人群情况制定,而华人与欧美人群在肌力、活动状态等各项指标均存在显著差异,使用时不宜照搬其截点值。

衰弱指数(frailty index, FI) 临床上评估衰弱的方法之一。

罗克伍德等于2005年提出的临床衰弱评分表。指个体在某一个时点潜在的不健康测量指标占所有健康测量指标的比例。其建构变量包括躯体、功能、心理及社会等多维健康变量。变量的数目目前并没有统一的标准,实际应用中,通常为30～70个。这种方法把个体健康缺失的累计数量作为重点,将多种复杂的健康信息集中起来构成单一指标,突破了用单一变量描述生物进程的局限性,可以更好地评测老年人整体健康状况,在反映健康变化、健康服务使用、公共卫生管理和干预等方面具有重要的应用价值。

由于FI对危险因素进行了分级,而且包括器官功能缺陷与临床结果之间的相关性,所以FI能更敏感地预测患者的预后。FI的独特之处是包含了操作者的判断,而这些可以逐渐模式化。该系统是测量衰弱的合理方法,并可被广泛理解,同时不需要收集大量数据。

衰竭(failure) 衰竭耗尽。如心力衰竭,全身衰竭。机体因某种原因负荷过重而产生组织细胞增生肥大的现象称为机体代偿过程。当代偿达到极限时,机体失去代偿能力,称为失代偿即衰竭。

器官衰竭:可由严重的初次损伤或有基础疾病的二次打击发展而来。主要病因有严重创伤、严重感染、外科大手术、各种类型的休克、各种原因引起的低氧血症、心搏骤停、妊娠中毒症等。有的患者可能存在一些潜在的易发因素,如高龄、免疫功能低下、营养不良、慢性疾病及器官储备功能低下等也是引起衰竭的原因。

多脏器衰竭:又称为多器官功能衰竭(multiple organ failure, MOF),也称多系统器官功能衰竭(multiple systemic organ failure, MSOF),是在严重感染、创伤、大手术等之后,同时或有顺序地发生两个或两个以上的器官功能衰竭的临床综合征,出现呼吸短浅、血压急降、口唇和指甲缺氧变紫色、视觉神经无反应、意识蒙胧、血液缺氧、休克、昏迷等,是老年人死亡的重要原因。

1991年8月,美国胸科协会和危重病医学会在芝加哥集会,提出全身炎性反应综合征(systemic inflammatory response syndrome, SIRS)与多脏器衰竭的发生发展密切相关,并建议将过去曾用的"多脏器衰竭"改为"多脏器功能失常综合征(multiple organ dysfunction syndrome, MODS)"。

鉴于多系统器官功能衰竭的病理特征就是多脏器功能失常综合征,所以许多学者提出,为了认识和定义这一连续的病理生理过程,应用多脏器功能失常综合征一词似乎更为合适。因为它在更大范围内涵盖了这一病理生理过程的全部,但同时又考虑到多脏器衰竭只是这一病理过程中最严重和最终的结局。因此,1993年德姆林(Demling)作了这样一种结论:20世纪70年代,损伤→感染→脓毒症→多脏器衰竭;90年代,损伤→应激反应→全身破坏性炎症→多脏器功能失常综合征→多脏器衰竭。所以国内学者认为所有多脏器衰竭患者都有多脏器功能失常综合征,但并非所有多脏器功能失常综合征的患者都是多脏

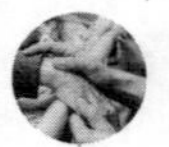

器衰竭。

多脏器功能失常综合征诊断要点必须强调以下几点：①发生多脏器功能失常综合征要有两个基本条件，一是机体遭受到严重打击，二是采用了20世纪70年代以来的现代治疗措施，包括复苏、生命支持和抗感染等，这些积极措施使许多患者经受住了严重创伤、休克或感染的早期打击，却往往难以摆脱随之而来的种种并发症，出现"失控的全身炎性反应综合征"，以至器官功能受损，进行性的多脏器功能失常综合征发展为多脏器衰竭。②与严重创伤、休克和感染及大手术后关系十分密切。但休克本身并不是多脏器功能失常综合征。③高分解代谢且外源性营养不能阻止自身消耗。④高动力型循环，表现为高排低阻。⑤病理学改变缺乏特异性，主要是广泛的炎性反应。⑥一旦治愈可不遗留器官损伤的痕迹，也不转为慢性。

心力衰竭(heart failure) 简称心衰。由于心脏的收缩功能和(或)舒张功能发生障碍，不能将静脉回心血量充分排出心脏，导致静脉系统血液淤积，动脉系统血液灌注不足，从而引起心脏循环障碍综合征，此种障碍综合征集中表现为肺淤血、腔静脉淤血。

心力衰竭并不是一个独立的疾病，而是心脏疾病发展的终末阶段。其中绝大多数的心力衰竭都是从左心衰竭开始的，即首先表现为肺循环淤血。几乎所有的心血管疾病最终都会导致心力衰竭的发生，心肌梗死、心肌病、血流动力学负荷过重、炎症等任何原因引起的心肌损伤，均可造成心肌结构和功能的变化，最后导致心室泵血和(或)充盈功能低下。在基础性心脏病的基础上，一些因素可诱发心力衰竭的发生。常见的心力衰竭诱因有感染、严重心律失常、心脏负荷加大、药物作用、不当活动及情绪、其他疾病如肺栓塞、贫血、乳头肌功能不全等。

根据心力衰竭发生的缓急，临床可分为急性心力衰竭和慢性心力衰竭。根据心力衰竭发生的部位可分为左心、右心和全心衰竭。还有收缩性或舒张性心力衰竭之分。

急性心力衰竭早期表现：①疲乏、运动耐力明显减低、心率增加15～20次/分，继而出现劳力性呼吸困难、夜间阵发性呼吸困难、高枕睡眠等；②急性肺水肿，突发的严重呼吸困难、端坐呼吸、喘息不止、烦躁不安并有恐惧感，呼吸频率可达30～50次/分；频繁咳嗽并咯出大量粉红色泡沫样痰；心率快，心尖部常可闻及奔马律；两肺满布湿啰音和哮鸣音；③心源性休克症状。呼吸困难是慢性心力衰竭最主要的症状，可表现为劳力性呼吸困难、端坐呼吸、阵发性夜间呼吸困难等多种形式。运动耐力下降、乏力为骨骼肌血供不足的表现。

根据患者有冠心病、高血压等基础心血管病的病史，有休息或运动时出现呼吸困难、乏力、下肢水肿的临床症状，有心动过速、呼吸急促、肺部啰音、胸腔积液、颈静脉压力增高、外周水肿、肝脏肿大的体征，有心腔扩大、第三心音、心脏杂音、超声心动图异常、利钠肽水平升高等心脏结构或功能异常的客观证据，有收缩性心力衰竭或舒张性心力衰竭的特征，可做出诊断。

衰亡(decline and fall) 细胞在基因控制下的自主有序的死亡。涉及一系列基因的激活、表达以及调控等的活动过程，是生物为了更好地适应生存环境而主动争取的一种局部细胞死亡过程。

正常的生物机体都要经历一个出生、成长、成熟、衰老、死亡的生命活动过程。细胞衰亡，是正常的生命活动的必然结果(细胞衰亡是脱氧核糖核酸端粒缩短过程)，是正常的生理活动，不会导致生物机体死亡的。衰老死亡是基本生命现象之一。

人体细胞分化形成的各种细胞都有着各自的寿命，一些学者认为整个机体的生存期限由其中某些分化的组织细胞主导决定，由此提出相应的体细胞支配理论、调控系统主导论及生殖与衰老相关学说。

体细胞支配理论要点：①动物群体的大多数死亡都是由外因造成的，而非自然衰亡。②动物的长期存活主要取决于躯体的保持，而生命保持离不开能量的消耗。③决定物种寿命的是躯体保持和繁殖之间的能量流及分配方式。而调整机体能量供应的内在机制是由遗传基因决定的。④能量代谢的伴随物氧自由基导致的氧化性损伤决定着代谢率与寿命的相关性。

调控系统主导衰老学说：高等动物机体的组织细胞在分化过程中逐步丧失了全能性，成为代谢“缺陷型”，组织细胞之间必须相互依赖、相互补偿才能维持各自生存和整体生存。而机体的一些调节控制系统显然在这些代谢协调补偿过程中占有主导地位，特别是免疫系统、内分泌系统与神经系统，在衰老机制中具有决定性作用。

衰老与生殖相关学说：根据绝大多数动物均在完成生殖后便衰老死亡的事实，有人提出衰老与生殖细胞的丢失有关。主要以昆虫为研究对象，发现昆虫的生殖期及寿命与其在生殖过程中生殖细胞丢失强度呈负相关。高等动物体细胞均由全能的受精卵分化而来，这造成了体细胞的生理代谢机能上的缺陷。而只有原始生殖细胞仍保持着全能的代谢机能，它的全能合成能力补偿着机体其他细胞的代谢缺陷，因此生殖细胞的丧失即造成整体代谢缺陷、衰减。

就整个生物界来说，某些原生生物好像没有个体死亡，细胞株有些“会死亡”，另一些则是“不会死亡”的。一般说可以接合或核重组的原生生物可以无限期存活，如正常情况下阿米巴是“不会死的”。但从总体上说，高等生物的生长、发育、成熟、繁殖、衰老、死亡是不可抗拒的自然规律。

全脑功能丧失（the loss of whole cerebral functions） 大脑皮质各领域失去联合工作能力。全脑功能不可逆转的丧失即为死亡。

完整的大脑包括脑的底层（即脑干）、中层（即大脑边缘系统）、顶层（即大脑皮质），底层掌管各种本能活动，中层主要掌管人的情感和行为动力，顶层掌管思维。随着分子生物学、生物化学、神经生理学等学科的飞速发展，人们对脑部结构和功能的认识愈加深入，并深刻地意识到其在人类生活中的重要性。

大脑的完整发展本身需要多方面的刺激才能使各脑功能区的神经细胞不断地形成复杂的联系。全脑功能丧失的判定不能单纯依据某一症状或体征，必须综合观测才能做出判断。

（蔡静芳）

七、临终医学

医学（medical science） 研究人类生命过程及防治疾病的科学体系。从人的整体性及其同外界环境的辩证关系出发，用实验研究、现场调查、临床观察方法，研究人类生命活动和外界环境的相互关系，人类疾病的发生、发展及其防治规律，以及增进健康延长寿命和提高劳动能力的有效措施。广义的医学包括中国养生学和由此衍生的西方营养学。狭义的医学仅指疾病的治疗和机体有效功能的极限恢复。

医学起源于古希腊，其定义随着社会、科学技术以及医学本身的发展而不断更新。较早给医学下定义的是中世纪时期阿拉伯医学家阿维森纳（Avcenna），他在《医典》中提出医学是科学。①在健康、不健康时人体的种种状态。②通过什么方式健康易于丧失；丧失健康后恢复健康。到了近代，苏联医史学家彼得罗夫（Б. Д. Петров）指出：“医学是一种实践活动，同时也是人们在各种条件下保持健康、预防和治疗疾病的一个科学知识体系。”英国《简明大不列颠百科全书》给医学的定义是：“医学是研究如何维持健康以及预防、减轻、治疗疾病的科学，以及为上述目的而采用的技术。”《中国百科大辞典（1990）》中对医学下的定义是：“医学是认识、保持和增强人体健康、预防和治疗疾病，促进机体康复的科学知识和实践活动。”

医学按其本质属于自然科学范畴，在现代科学技术体系中处于应用科学地位。医学的内容与思维科学和社会科学有很多交叉的部分，医学的社会职能在于保障和促进人类在生理上、心理上和社会上的健

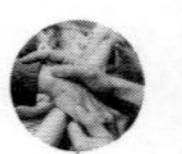

康发展。在社会生产中，它保护劳动力，促进生产力的发展。

目前世界上主要有西方微观西医学和东方宏观中医学两大医学系统体系。两者起源大致相同，主要包括：①救护、求生的本能行为；②生活经验创造了医学；③医和巫的分与合；④东西方文化历史背景是中西医学形成发展的土壤。在人类历史的早期，医学主要以哲学的形式出现，文艺复兴以及工业革命后，西医由传统的经验医学逐渐变为科学医学或实验医学。

医学具有有用、有效、有理、有则和有类五大特征，因此被看作是一门科学，同时它也被看作是一门技艺。世界卫生组织在20世纪90年代末认定“医学”核心内容(知识谱系)由医学的基本理论和实践组成，包括生物医学、行为和社会科学，一般临床技能、临床决策技能、沟通技能和医学伦理学等模块。医学的研究领域包括基础医学、临床医学、法医学、检验医学、预防医学、保健医学、康复医学等。

医学按发展的历史进程可分为原始医学、近代医学和现代医学。医学在其开始时往往是经验的，但随着社会的发展和科学的进步，医学的科学成分日益增多，技术手段也日趋完善和繁杂。随着医学模式的转换，公共卫生在促进健康方面的作用逐渐凸显出来，许多疾病的控制和预防在很大程度上取决于组织与管理，而一些疾病的根本治疗也演变为一种组织工程，如基因工程、蛋白质工程、遗传工程等，因此组织与管理工程也应该被视为医学的重要部分。我国医学有传统医学和现代医学两个体系，按照其研究的内容、对象和方法，分为基础医学、临床医学、预防医学和康复医学。此外还有军事医学、法医学、航空医学、宇宙医学和航海医学等特种学科。

全科医学(general practice) 又称家庭医学，是一个面向个体、家庭与社区，整合了临床医学、预防医学、康复医学以及医学心理学、人文社会学科相关内容于一体的综合性的医学专业学科，是一个临床二级学科。

全科医学是一门新兴的医学学科，涵盖了各年龄、性别、各器官系统以及各类疾病，强调以人为中心、以家庭为单位、以社区为范围、以整体健康的维护与促进为方向，将个体与群体健康融为一体。其目标是维护和促进健康，向个人、家庭与社区提供长期、便捷的综合性卫生服务。

我国全科医学服务理念的核心是“以人为本，以人的健康为中心，为人群提供健康管理”，旨在解决健康问题和促进健康。全科医学服务范围涉及临床各个专科以及心理、社会等其他学科领域，全科医疗服务内容贯穿人的整个生命周期，提供全科医学服务的全科医生是人们接触卫生医疗保健系统的第一人，协调各种医疗卫生服务，帮助患者合理高效地利用各种卫生资源。

全科医学提供基础医疗服务，其特点有：①强调持续性、综合性、个体化的照顾；②强调早期发现并处理疾患；③强调预防疾病和维持健康；④强调在社区场所对患者进行不间断的管理和服务，并在必要时协调利用社区内外其他资源；⑤其最大特点是强调对当事人的“长期负责式照顾”。

全科医学起源于18世纪的欧美，正式建立于20世纪60年代的美国，逐渐形成了自身独特的学科体系，在世界范围内蓬勃发展。全科医学的前身是通科医疗，19世纪初之前，西方国家的医生并不分科，被称为通科医生，他们提供的医疗服务被称为通科医疗。世界全科医学的发展可分为3个阶段：①20世纪60年代末及以前是全科医学学科的形成阶段。针对20世纪五六十年代出现的人口老龄化进程加快、疾病谱发生改变、医疗费用快速增长等卫生问题，1947年美国率先创立了家庭医疗专科委员会，提出建立全科医学专科，标志着全科医学的诞生。之后，全科医生学会相继在英国、澳大利亚等国家成立。②20世纪七八十年代是全科医学的发展阶段。1972年世界全科(家庭)医生组织在澳大利亚墨尔本正式成立。20世纪70年代，全科医疗(家庭医疗)已经成为解决医疗资源分布不均、医疗保健分裂以及卫生费用上涨等问题的有效途径，全科医学得到政府及医学界的广泛支持并在世界各国传播。20 世纪 80 年代健康促进、社区医学、家庭医学等概念被提出，多学科介入以及多元服务内容、服务对象的实践，推动了全科医学的发展。③20 世纪 90 年代起，全科医学开始逐步走向成熟，主要研究方向有初级卫生保健、常见健康问题处理、医生与患者的关系、医学教育、服务模式、健康评价与健康管理等。

中国于 20 世纪 80 年代末引入全科医学。在世界家庭医生学会的支持下，1989 年我国召开了第一届国际全科医学学术会议并成立了北京全科医学学会，首都医科大学率先在国内开展全科医学教育，成立了全国第一家全科医学培训中心，开始向全国传播全科医学理念。1993 年 11 月，中华医学会全科医学分会成立，并于 1995 年成为世界家庭医生组织成员，标志着全科医学学科在我国诞生。1997 年 1 月《中共中央、国务院关于卫生改革与发展决定》中提出"加快发展全科医学、培养全科医生"，首次为国内全科医学发展提供了政策上的支持。之后，有关部门相继出台了一系列惠及全科医学发展的政策文件，为我国全科医学的可持续发展奠定了坚实的基础。2011 年 7 月，《国务院关于建立全科医生制度的指导意见》中对建立中国特色全科医生制度做出了全方位的顶层设计，目前我国的全科医学在学科发展、人才培养、服务提供、培训基地建设等方面均呈现出蓬勃发展的态势，正沿着规范化、专业化的道路稳健前进。

全科医学服务是初级卫生保健的实践，是实现人人健康和全面健康覆盖的重要途径。

社会医学(social medicine) 运用流行病学、卫生统计学、社会学、经济学、卫生管理学、医学心理学等学科的理论知识与研究方法，研究社会因素对个体和群体健康、疾病的作用及其规律，以制定各种社会措施来保护和增进人们身心健康以及社会活动能力，以提高人群生活质量为目的的一门新兴学科。

它是一门从社会学角度研究医学问题的学科，是社会学与医学相结合的产物。目前对社会医学概念的认识尚未统一，根据研究内容的侧重点不同，所用的名称也不同，如有社会卫生学、公共卫生、公众卫生学等。

社会医学从社会的角度研究与人群的生、老、病、死有关的医学问题，在生命的准备、生命的保护和提高生命质量 3 个不同阶段中研究社会因素发挥的综合作用，研究卫生保健和医疗卫生事业管理的理论依据，为保障人群健康制定相应的卫生目标、政策、策略与措施。研究内容主要包括：①社会卫生状况，主要是人群健康状况；②人群健康状况的影响因素，特别是社会因素；③社会卫生对策及措施。

社会医学通过社会卫生调查，掌握社会卫生状况及其变动规律，找出主要的社会医学问题及其原因，做出社会医学诊断。提出相应的社会医学"处方"，即改进社会卫生状况、保护和提高人群健康水平的社会医学措施，为有关部门特别是各级卫生行政部门决策及管理部门，为制定卫生方针政策、编制卫生发展规划及计划、组织卫生服务、加强卫生管理、评估卫生服务的效果及效益等提高科学依据。

社会医学的发展经过了 3 个阶段：①萌芽阶段(1760—1840 年)。早在古希腊希波克拉底(Hippocrates)就提出环境及生活习惯对疾病的作用，古罗马医生盖伦(Galen)强调人体健康与社会心理因素之间的关系。德国卫生学家弗兰克(Frank)提出了居民的悲惨生活是疾病的温床的观点，并在《全国医学监督体制》一书中提出了用医学监督计划使政府采取措施来保护个人和公众健康的主张。这种健康、疾病和社会因素密切相关的观点，在公共卫生和社会医学发展阶段具有里程碑的意义。②创立时期(1840—1880 年)。1848 年，法国医学家儒勒·盖林(Jules Guérin)第一次提出社会医学概念，他提出将医学监督、公共卫生、法医学等学科，统称为"社会医学"。德国医学家诺尔曼(Neumann)和病理学家菲尔绍(Virchow)都强调社会经济

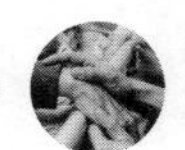

因素对健康和疾病的重要作用，提出“医学科学的核心是社会科学”“医学是一门社会科学，任何社会都应对居民健康负责”等观点。③发展时期(1880 年至今)。1869 年德国学者格罗蒂扬(Grotjahn)进一步完善了社会医学的内容，在《社会病理学》一书中阐述了社会医学的概念，并于 1920 年首次在柏林大学开设社会卫生学课程。1943 年英国牛津大学成立第一个社会医学研究院，牛津大学社会医学教授赖尔(Ryle)认为公共卫生、工业卫生、社会卫生服务及公共医疗卫生事业都属于社会医学范畴。20 世纪 70 年代“生物-心理-社会医学模式”的形成，有力地推动了社会医学的发展。1984 年世界卫生组织提出新的健康概念，把健康列为人的一项基本需要和权力，进一步推动了社会医学的向前发展。

我国古代就有许多医学家在诊治疾病时注意到“七情”、天气地理环境改变、时间生物钟及人际间的一些禁忌等对疾病发生发展及结局的影响。20 世纪 30 年代，南京政府在中央卫生实验处开设了社会医学系，是我国早期的社会医学教育与科学的开始。中华人民共和国成立后，建立健全了基层三级医疗卫生保健网，同时开展爱国卫生运动，发动群众参与，让全社会关心健康。20 世纪 70 年代后期和 80 年代初期，全国医学大专院校先后恢复了社会医学研究，普遍开设了社会医学课程。

在医学模式转变的形势下，社会医学找准了学科定位，取得了迅速发展，社会医学已经成为预防医学领域的一门重要学科。

行为医学(behavioral medicine) 应用行为科学的理论和方法来研究人类的疾病和健康问题的一门医学学科。行为医学行为科学是与自然科学和社会科学并列的第三科学，行为医学是综合行为科学和生物医学科学知识的一门新兴的多学科交叉性学科，是行为科学在医学中的应用。

行为医学研究的重点是那些与人的健康、疾病关系十分密切的行为。它主要研究人类行为的发生、进化和发展、正常和异常行为的特征以及预防和矫正异常行为。通过研究一切与人的行为有关的知识和技术，从行为入手，揭示人类生命活动、疾病与健康的本质、规律，探索诊断、治疗、预防疾病、增进健康的行为科学技术和方法。

人的行为及医学的复杂性决定了行为医学必然是一门与多个学科相关的边缘学科。其研究领域分支派生出健康行为学、行为心理学、行为病理学、行为药理学(毒理学)、行为遗传学、行为解剖学、行为流行病学、行为诊断学、行为评估学、行为治疗学、行为护理学、行为康复学、行为预防学、行为保健学等许多分支学科。

广义的行为医学是指研究和发展行为科学中与人类健康、疾病有关的知识技术，并把这些知识技术应用于疾病的预防、诊断、治疗、保健、康复等多学科领域。狭义的行为医学属临床医学学科，主要研究个体不良生活方式、行为方式与疾病的关系，以及医疗行为对患者及所患疾病的影响。主要运用生物反馈疗法、松弛疗法、系统性脱敏、认知行为疗法、自我控制技术等治疗或干预不良生活方式与行为方式所致疾病、心理生理障碍与心身疾病、药物及成瘾物质的依赖、慢性退行性疾病、不利于健康的性行为、神经症与精神病康复期等。

行为科学起源于近代心理学的行为主义学派，最早提出“行为医学”一词的是美国生物学家比尔克(L. Birk)，他在 1967 年通过使用生物反馈技术治疗哮喘、癫痫、紧张性头痛、雷诺病等收到良好的效果，生物反馈技术本质上是一种借助仪器自我观察、自我调控的行为技术。1977 年美国耶鲁大学召开了第一次行为医学大会，把行为医学定义为“把健康、疾病有关的行为科学技术和生物医学科学技术整合起来，并把它用于疾病的预防、诊断、治疗和康复的交叉科学”。1978 年，行为医学耶鲁委员会创立《行为医学杂志》，1980 年成立行为医学研究院，1982 年成立行为医学学会。此后，行为医学的概念开始向世界各国传播。

行为医学在我国的发展。1990 年 10 月在天津召开第一届行为医学学术会议，会上成立第一届行为医学专业学科全国委员会，填补了我国行为医学专业学科的空

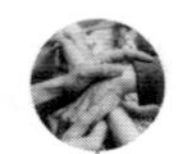

白。1992 年学会更名为"中华医学会行为医学学会",创办的《中国行为医学杂志》后改名为《中国行为医学科学》,随后部分省市相应成立分会与协作组,并召开多次学术研讨会。

叙事医学(narrative medicine) 又称基于叙事的医学,是指具备叙事能力以及拥有对医生、患者、同事和公众高度复杂叙事情境理解力的医学实践活动。简言之,它训练医生如何见证患者的苦难,能将疾病的全貌娓娓道来,是一门强调人文关怀和参与者主观能动性的理论。

叙事医学是在医学回归人学本质的背景下产生的新兴学科,是传统技术医学的矫正和补充,对于临床医患沟通和建立和谐医患关系具有重要意义。通过将医生或患者在从医或就医过程中正规病历以外的细枝末节、心理过程乃至家属的感受记录下来,使临床医学更富有人性,更充满温情,从而有助于患者诊疗。

叙事医学是生物-心理-社会医学模式的具体实践。按照叙事医学的观点,疾病是一个故事,同样的疾病,不同的患者,衍生出不同的故事。患者有眼泪要流,有故事要讲,有情绪要宣泄,有心理负担要解脱,这个过程就是治疗。叙事医学通过叙事这一文学形式,让医务人员敬畏生命、关爱患者,将医生变成更好的医生。叙事医学病历,又称"平行病历"或"影子病历",医生在书写临床标准病历之外,还要用非技术性语言书写患者的疾苦和体验,类似于"临床札记"。

20 世纪 80 年代以前,医学叙事是一个狭义的概念,其主要内容为医生根据患者的生理状况所写的诊疗报告。当代的医学叙事具有更广的包容性,其中重要的一部分是患者对其生命故事及生命体验的感受和叙述;另一重要部分是医务人员对患者故事的解读和反思,从患者角度出发,将患者置于主体地位,把患者的体验经历加入诊疗过程中,从而发挥患者在诊疗中的主观能动性。叙事医学是对于传统的生物医学向生物-心理-社会医学模式的转向,有两个重要特点:一是主体的转变,患者参与其中,主角不再只是医生,还包括患者;二是治病不仅是身体上的,还有心理上的。最终达到尊重患者,医患一体,共同面对疾病的完美结局,医生和患者只有一个共同的敌人——疾病。

早在 1988 年,就有一批医学先驱将叙事手段应用在诊疗之中,美国哈佛医学院教授阿瑟・克莱曼(Arthur Kleiman)撰写了《疾痛的故事:苦难、治愈与人的境况》,通过个案记录,提出抚慰失却是治愈过程的重心所在。20 世纪 80 年代末,澳大利亚临床心理学家麦克・怀特(Michael White)及新西兰的大卫・爱普斯顿(David Epston)创建了叙事心理疗法,将叙事手段应用在诊疗之中,为叙事医学的理论形成提供了许多可借鉴之处。叙事医学作为一个正式的学术概念,始于 2001 年美国哥伦比亚大学丽塔・卡伦(Rita Charon)教授,她把叙事医学界定为"用叙事能力来实践的医学,对患者的故事进行认知、吸收、阐释并为之感动"。此后,对于叙事医学的实践逐渐延伸至创伤治疗、退伍军人工作、囚犯工作、临终关怀、姑息治疗、长期老人院照护、精神疾病患者的照护等领域。如今,叙事医学已经成为发达国家医学教育的新兴观念,全世界有相当多的医学院校和护理学院都开设了此类课程。

在我国古代很多医学著作中都可以看到叙事医学的方法,《黄帝内经・素问・上古天真论》中:"丈夫八岁,肾气实,发长齿更;二八,肾气盛,天癸至,精气溢泻,阴阳和,故能有子;三八,肾气平均,筋骨劲强,故真牙生而长极……八八,则齿发去。"生动地叙述了男子以 8 年为一个发育阶段。但我国叙事医学的研究尚在初始阶段,2003 年,南京医科大学编写《医患沟通学》,首次把医患沟通作为一门学科加以探索,并将《医患沟通学》列入该校医学生必修课程。直到 2011 年北京大学医学人文研究院召开首届叙事医学座谈会,我国的叙事医学才真正发展起来。

替代医学(alternative medicine) 又称

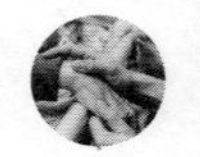

补充医学、辅助和替代医学、非正统医学、另类医学等，是为区别于传统西医而人为定义的一个相对的概念。

在现代西医这一“主流医学”概念之外，能补充主流医学的不足，并提供主流医学不能达到的诊断、治疗和预防方法被统称为替代医学(alternative medicine)，这里的“alternative”是指除常规西医外可以有另一种选择。包括按骨疗法(osteopathy)、顺势疗法(homeopathy)、针刺疗法(acupuncture)、催眠术(hypnosis)、手治法(chiropractic)、自然疗法、草药疗法和饮食疗法，以及倒立和自体愈合疗法(如通过瑜伽和生物反馈等)。

替代医学强调整体治疗，即先了解病情和治疗疾病时全面考虑患者的身体、精神和社会生活各方面的情况再进行治疗。美国国家补充和替代医学中心把补充和替代医学定义为目前尚未被考虑为主流医学的构成部分的医学实践，将替代医学分为5个主要方面：①替代医学体系，包括传统的东方医学(包括传统的中医药学)、印度医药、顺势疗法；②精神与机体互动法，包括静思法和生物反馈疗法；③基于生物学的疗法，包括草药疗法和特殊饮疗法；④推拿按摩疗法；⑤能量疗法，包括气功、触摸疗法、电磁疗法等。

替代医学重视生命的自我调整和自我康复能力。现代医学的主要研究和诊治对象是身体，替代疗法的主要研究和调整对象是心及身心；现代医学的主要手段是合成药与高精尖的仪器和技术，替代医学的主要手段是自然疗法；现代医学擅长局部治疗，替代医学优于整体调整；现代医学重点在于治病，替代医学重点在于防病；现代医学康复主要靠医生、药物和技术设备，替代医学康复主要靠患者自己的身心修炼和天然的药物与食物；现代医学费用日益昂贵，替代医学却方便、安全又经济。

替代医学的疗法曾受到主流西医学的长期排斥，认为其疗法为无效、未经证明或者无法证明。但随着医学模式向生物-心理-社会医学模式的转变，患者个人健康意识的不断提高，尤其是对疾病治疗的长期化而潜在的各种药物不良反应以及医源性、药源性疾病的担忧，再加上医疗费用的日益高涨，现代医学界开始寻找另一种安全、有效而且价格低廉的替代方法用于慢性疾病的治疗以及日常保健和预防。

1992年，为了支持和协调补充与替代医学，美国国立卫生研究院设立了替代医学办公室，并于1998年更名为国立补充与替代医学中心，成为美国国立卫生研究院的27个研究中心之一，其主要宗旨是用严格的科学方法验证替代医学的疗效，阐明其作用机制，向广大民众发布准确的信息。1997年11月，美国国立卫生研究院召开了关于针灸的听证会，会议对针灸治疗疼痛和恶心、呕吐等的疗效加以充分肯定，并指出要加强对针灸原理和应用的研究。1999年在以色列耶路撒冷市召开第五届国际脑科学大会首次设立“针灸”专题报告会，同年美国总统克林顿指定19人组成“替代医学”委员会。2001年由英国查尔斯王子发起在伦敦召开“整合医学”会议，他提倡西医学与替代医学的互相主动配合，共同为患者服务，我国北京大学神经科学研究所所长韩济生院士作为美国国立卫生研究院相关机构的代表在会上做关于针灸的特邀发言。中医药、针灸等替代医学疗法正日益受到西方世界的重视，逐渐与西方主流医学汇合、形成统一的“整合医学”潮流。

心身医学(psychosomatic medicine) 又称心理生理医学，是研究心理与躯体相关医学问题的一个分支学科，是医学与心理学的交叉学科。心身的(psychosomatic)，即精神和躯体有关或涉及两者的，受到生物-心理-社会医学模式的影响，心身医学的研究逐渐得到重视。

关于心身医学尚没有统一的定义，由于定义和内涵的模糊，心身医学有三大主要流派。一是生物医学倾向的心身医学，主要用科学手段研究大脑和躯体器官的关系，但大脑本身也是身体的一部分，因此严格意义上讲这个学派是“脑-身”医学(brain body)不是心身医学(mind-body)；二是精神医学倾向的心身医学，认为心身医学是精神医学的一个亚专科,其本质是狭义的精神病学,从业者是精神科医生,研究目的是在复杂的非精神科疾病患者中识别诊断和治疗并发或共病的精神障碍及相关疾病;三是整体医学倾向的心身医学,即把心身医学作为一个方法和手段用于包括精神科在内的临床各科,在诊断和治疗过程中全面考虑生物、心理和社会因素的综合作用,主张非精神科的各专科医生经过医学心理学、精神病学等相关知识培训后,可以用整体的心身医学模式去解决各专科的心身医学问题。

广义地讲,心身医学是研究生物学、心理学和社会学的因素在人类健康和疾病过程中相互关系的学科,涉及医学、心理学和社会学等多种学科,是一门跨学科的边缘科学。狭义来说,心身医学是指研究心身疾病的发病因素、发病机制、诊断、治疗和预防,阐述心理因素在疾病的发生、发展和防治过程中所起的作用的学科。

心身医学与临床医学的联系主要表现在以下两方面:一是会诊联络精神医学。临床医学是对心身医学进行分析的重要表现形式,在常规的医疗会诊上加入精神科医生,可以提高会诊的准确性。在治疗的过程中由精神科医生对患者进行心理服务,介入多学科综合治疗模式。让精神科的医生参加各科查房,可以及早地发现患者的心理问题,缓解病情的严重化。二是临床心理学。对患者的临床心理疾病进行研究与分析,制订专业的解决方法与治疗措施。联合心理医生或精神科医生,对患者进行心理评估、心理诊断,并给予相应的心理咨询和治疗,提高患者的治愈率。

20 世纪前叶,受弗洛伊德精神分析学、巴甫洛夫的行为科学研究成果等影响,心身医学开始萌芽。1918 年,德国精神科医生亨罗斯(Heinroth)首先提出了“心身”的名词,开了“心身医学”概念先河。20 世纪 70 年代,德国有了心身医学学科和心身医学医生,是为数不多的心身医学科与精神科并存而独立的国家。美国的情况与德国不同,心身医学早期主要是联络-会诊精神医学,由精神科医生来做。美国生理心理学家沃尔特·坎农(Walter Cannon)1915 年发表的《痛、饥饿、恐惧和愤怒时的身体变化》一书是比较系统的心身医学理论之一。美国精神病学家海伦·弗兰德斯·邓巴(Helen Flanders Dunbar)于 1939 年主编和出版了《心身医学》(*Psychosomatic Medicine*)杂志,五年后领导成立了美国心身医学学会,标志着心身医学作为一门正式学科的诞生。

我国传统医学中虽然没有心身医学的名称,但早在《黄帝内经》中就提出“形神合一”的身心统一学说,“五脏情志论”和“以情胜情”即情绪能致病也能治病等论述。心身相关的思想始终贯穿于中医理论中有关病因、病机、诊断、治疗、疾病预防的各个环节。建国初期,受到苏联科学模式的影响,我国曾经对心身医学持排斥态度。直到 1981 年 5 月,国家卫生部与世界卫生组织协作在北京医学院举办精神病学教学工作讲习班,介绍了行为科学和心身医学的教学课程,1986 年 8 月成立中国心理生理医学委员会,1987 年创办《中国心理卫生杂志》,1993 年成立中华医学会心身医学学会,我国的心理卫生和心身疾病研究工作越来越受到重视。

医学心理学(medical psychology) 心理学与医学相结合的一门新学科,主要研究医学领域的心理学问题,研究心理行为因素在人的健康与疾病及其相互转化过程中所起作用的规律,以解决医学领域中有关健康和疾病的心理行为问题。

医学研究的对象是人,人不仅有生理活动,还有各种心理活动,并且人的心理活动必然会反映在人的健康和疾病问题上,随着生物-社会-医学模式的逐步建立和发展,医学心理学作为心理学的一个分支学科,将心理学知识应用于医学领域,阐明心理、社会因素对健康和疾病的作用及机制,是医学基础理论的一个重要组成部分。在理论方面,医学心理学把心理学中关于人的心理过程和人格特征的知识及基本规律应用于医学,在临床实践中,医学心理学不仅研究精神疾病的心理障碍,还对人体各种疾病的心理问题和转化机制进行探讨。

医学心理学兼有心理学和医学的特点,它研究和解决人类在健康或患病,以及两者相互转化过程中的一切心理问题。其任务是将心理学的知识和方法应用于医疗实践,探讨和解决医学领域中的各种心理学问题,并通过对医疗实际课题的探讨推动心理学基础理论研究。

医学心理学研究的内容比较广泛,大致可归纳为以下几方面:①研究心理行为的生物学和社会学基础及其在健康和疾病中的意义;②研究心身相互作用的规律和机制;③研究各种疾病过程中的心理行为变化及其影响;④研究情绪和个性等心理行为因素在健康保持和疾病发生、发展变化过程中的影响作用及其规律;⑤研究如何将心理学知识和技术应用于治病、防病和养生保健之目的。

医学心理学的历史可以溯源于古代心身关系的辩证认识,古希腊的柏拉图、亚里士多德、希波克拉底等的著作中有不少有关精神与躯体相互作用以及强调心理治疗和医患关系等问题的论述。现代医学心理学的诞生是在 1852 年,德国医学家、哲学家鲁道夫·赫尔曼·洛采(Rudolph Hermann Lotze)编写出版了《医学心理学》,是历史上第一部以医学心理学命名的专著,标志着现代医学心理学的兴起。1896 年,美国赖特纳·韦特默(Lightner Witmer)在宾夕法尼亚大学建立了第一个临床心理诊所,从此医学心理学逐渐发展壮大起来。

我国的医学心理学起步较晚,1958 年中国科学院心理研究所与北京医学院精神病科医生合作,为神经衰弱患者开展了以心理治疗为主的综合快速治疗,短期内获得显著疗效,引起医学界特别是精神病学界的重视,才使得医学心理学的工作得到一定程度的开展。1978 年 12 月在保定召开的中国心理学会第二届学术会议和 1979 年 6 月在北京举行的医学心理学学术座谈会,标志着我国医学心理学进入了一个新的发展阶段。

医学哲学(philosophy of medicine) 以医学领域普遍现象的一般本质和一般规律为研究对象的应用哲学,是哲学在医学领域的分支。

作为一种独特的医学活动,医学哲学的研究领域是医学的,但研究的对象不是医学及其分支学科所关注的具体现象和具体规律,而是普遍现象的一般本质和一般规律,它是关于医学最高层次的理论学科。

医学哲学的研究内容包括:①生命观。把人如实地理解为生物属性、社会属性、思维属性相统一的生命观,是从医学角度全面理解人的本质的根本观点。②人体观、健康观、疾病观。即关于人的健康和疾病的本质和一般规律的根本观点。③医学认识论。包括经验认识、逻辑思维、非逻辑思维等关于医学研究和疾病防治中主观正确反映客观的认识规律。④医学方法论和医学技术论。包括研究、诊断、防治疾病的方法、手段的本质及其发展规律以及科研和医疗技术的地位、作用及其发展规律。⑤医学科学观。包括医学作为一门科学的性质、地位、作用及其发展规律。⑥从广义上来讲,还包括研究医学领域特有心理现象的医学心理学,研究医学活动中特有的伦理关系的医学伦理学,研究医学领域特有的社会因素的医学社会学等。

医学与哲学的关系:医学和哲学是两个完全独立的学科,每一个学科都从另一个学科的内容或方法中吸取某些东西来阐明自己的事业。医学伴随着生命的产生而产生,哲学依附于生命的存在而存在,医学与哲学同本同源,它们共同依赖于生命的发展而发展。哲学家们运用哲学探究的形式工具考察作为研究对象的医学本身的问题,探究的对象是一组认识论的和非认识论的问题。

医学哲学的思想渊源悠久,古代医家就十分重视医学问题的哲学探究,中国的《黄帝内经》是迄今已知世界上最早、最杰出的医学哲学论著,西方的希波克拉底和盖仑也是医学哲学研究的早期代表。医学哲学作为一门独立学科孕育和形成是 20 世纪,特别是第二次世界大战之后的事,医

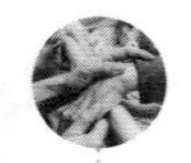

学哲学的专门的概念、观点、理论逐步研究和建立起来，并趋于形成相对独立的理论体系。

中国现代的医学哲学主要有两个来源。一是自近代开始的中西医碰撞、交汇引发的中国哲人和医学界对中西医体系的价值评论，这是一种有关医学历史、文化和知识合理性问题的哲学思考；另一个来源是20世纪中叶，恩格斯的《自然辩证法》在中国传播和医学界探讨辩证唯物主义在医学领域应用的结果。1979年3月，广州医学辩证法讲习会的召开初步确立了医学辩证法的学科框架和基本轮廓，并做出创办《医学与哲学》杂志的决定。1984年以来，我国的医学哲学蓬勃发展，涌现了一大批专职和兼职的医学哲学研究者，建立了医学哲学高级人才的基地。近十几年来，在医学哲学中分化或者在医学哲学研究的推动下，兴起了一大批医学人文社会学科，如医学伦理学、医学逻辑学、医学美学、医学社会学等。

医学哲学以向医学认识主体提供辩证思维方法，铸造人文精神，培养关爱能力，提高人文素质为目的，是探讨医学形而上的思维活动。

疾病(disease) 人体在一定条件下，由致病因素所引起的有一定表现形式的病理过程。表现为对外界环境变化的适应能力降低、劳动能力受到限制或丧失，并出现一系列临床症状。

病因：引起或促进疾病发生的原因称为病因。病因分为：①外因，生物性、物理性、化学性和营养性因素等；②内因，神经内分泌、免疫、遗传、先天性、年龄、性别、种族因素等；③自然环境、社会心理因素与医源性疾病。

疾病是致病因素对人体的损害和人体对抗这些损害的防御、代偿等作用的矛盾，且两方面不断进行斗争，直至疾病痊愈或人体死亡时才告终结。疾病种类很多，症状也不同。医疗措施的目的在于发挥人的主观能动性，消除或减轻致病因素的作用，加强机体对疾病的防御和代偿能力。中医学对于疾病的发生、发展，认为是“邪”与“正”两方面的矛盾过程，历代医书中早有“邪正相搏”“邪盛正衰”“正胜邪退”等记载，因而采取“扶正”“祛邪”等治疗措施。

疾病状态：从症状、病情变化的时间上来看，疾病能大致分成“急性”与“慢性”两种。急性是指症状、病情在数秒至数日内剧烈恶化的，进程骤急，很可能会危害到生命。有些急性疾病在急性发作期后，病情会慢慢好转，但仍有很大一部分病症会留下后遗症、转成慢性或者慢慢恶化。慢性是指症状、病情持续数月、数年，甚至一生。有时虽然疾病本身不能根治，但症状可以缓解。此外，疾病状态也会影响药物的疗效。

疾病发展阶段：疾病的发生、发展的有规律的过程即疾病经过的阶段性。急性传染病的阶段性比较明显，但理化因素等引起的疾病分期则不明显。各种疾病阶段性的具体表现常有不同，各期长短也不相同，通常分为4个阶段，①易感期：为尚未发病，但已具备发病基础和条件的时期。一旦致病因素齐备并达到一定强度，或机体防御功能低下处于亚健康状态，构成充分病因便可发病。②发病前期：亦称“潜伏期”，是从病因作用于机体到出现临床症状的时间。③发病期：亦称“临床期”，机体有明显的功能、代谢或形态的改变，产生各个疾病所特有的临床表现。④发病后期：亦称“转归期”，可有以下几种走向，完全恢复健康；不完全恢复健康；迁延不愈或转为慢性；蔓延扩散；并发症，激发症和后遗症；死亡。

疾病预测：是指通过对人体生理、生化、遗传学等方面的检测和分析，预测可能发生的疾病，从而采取相应的预防和治疗措施，以减少疾病的发生并减轻危害。

疾病谱(spectrum of disease) 按人群中疾病的种类、发病率高低和轻重比例编制的疾病构成次序。不同人群和不同时期的疾病谱不同。

由固定的谱阶(stages)组成的疾病过程。同一疾病，不同人群，其病势轻重亦可不同，均与机体或免疫状态等有关。

人群疾病的谱阶依次为：①非患者，

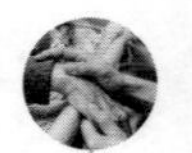

检查时只具遗传上固有的属性或差异；②非患者，但对危险因子处于敏感状态的人，检查时有生物化学指标的改变；③发病前兆者（precursor），检查中可有物理和生化改变；④前期症状者（presymptomatic），或前临床患者（preclinical）；⑤临床患者，如得不到控制，可发展到下一个谱阶；⑥死亡者。

某一地区危害人群健康的诸多疾病中，可按其危害程度的顺序排列成疾病谱带。如某地死亡率占第一位的疾病是癌症，第二位是心血管病，第三位是恶性传染病……不同的地区，疾病的谱带组合情况不尽相同。疾病的这种排列如同光谱谱带一样，能反映某地危害人群疾病的组合情况，可指导有关部门针对性地部署防治。

患病（be ill）即发生疾病。西医是指病毒感染，导致代谢紊乱；中医是指风、邪、毒等侵入人体，导致阴阳失去平衡。

患病变化：患病会有各种不同的症状，如明显变化表现在精神意识感觉的异常、呼吸异常、饮食消化代谢功能异常、运动功能障碍、心跳血压异常、性行为能力异常六大系统的变化。因此可以将患病系统分为中枢神经系统类疾病、脏器类疾病和免疫系统类疾病。

患病率：反映特定人群中新发和已患某种疾病频度的指标。常用于研究慢性病情况。通常以调查每百人口中发现患某种病的人数表示。计算公式为：

$$\text{患病率} = \frac{\text{某人群中患某种病的人数}}{\text{该人群的总人数}} \times 100\%$$

不论是新发生的病例或原有的病例，都包括在患者数内。一般以健康检查或医学检查资料为依据。

致病因子（pathogenic factor）能引起某一疾病的特定因素，也指决定疾病特异性的因素。在生物体与外界的接触中，可能遇到的引起生物体出现病态的一切因素，统称为致病因子。

分类：致病因子分为生物性因素，如病原微生物和寄生虫；理化因素，机体必需物质的缺乏或过多；遗传性因素，如血友病；先天性因素，如先天性心脏病；免疫因素和精神、心理、社会因素等。

与致病条件的关系：致病因子就是引起某种疾病的特定的因素，是由疾病发生的原因（病因）和条件组成。研究这些致病因子以及病因和条件的关系，对预防和控制某些疾病有积极的意义。根据不同情况，我们既可以侧重于采取在体内外消灭致病因子或防止其侵入机体的各种措施，也可以侧重于采取排除相应各种条件的措施，或者采取两者并重的办法，来达到防治疾病的目的。

国际疾病分类（International Classification of Diseases，ICD）针对世界各国人口的健康状况和分析死因的差别，对各种疾病做出的国际通用的统一分类。是世界卫生组织制定颁布的国际统一的疾病分类标准，是各国政府在医疗、管理、教学和科研及制定政策中关于疾病分类的规范性标准，是全球卫生健康领域具有权威性的基础和通用标准之一。

国际疾病分类的基础是对疾病的命名，没有名称就无法分类。当对一个特指的疾病名称赋予一个编码时，这个编码就是唯一的，且表示了特指疾病的本质和特征，以及它在分类里的上下左右联系。

疾病分类：医疗卫生工作和疾病统计上应用的疾病统一分类方法。一般根据发病原因和病变部位，把疾病分成若干类组而加以编列。疾病的命名和分类可反映医学科学的水平。中医学在公元 3 世纪初，已有按疾病部位分类，如经络病、脏腑病等；有按病因分类，如外感病、内伤病、外伤病等。西方医学最早的疾病分类法是 18 世纪意大利莫尔加尼按器官病理解剖定位原则划分的；19 世纪中叶以后，由于细菌学的发展，疾病开始按病因学原则分类。

世界卫生组织的《国际疾病分类》是确定全球卫生趋势和统计数据的基础，使卫生专业人员能够通过一种通用语言来交换世界各地的卫生信息。《国际疾病分类》一般每10年修订1次，已成为许多国家共同采用的对疾病损伤与死亡原因等进行统计分类的标准化工具。

历史发展：1853年国际统计学会开始编制统一的疾病名称和死因分类。经4次修订，1893年始，为了对死亡进行统一登记，该委员会主席杰克琼·百利(Jacques Bertillon)出了《国际死亡原因编目》，此即为第1版。以后基本上为10年修订1次。1940年第六次修订版由世界卫生组织承担该工作，首次引入了疾病分类，并强调继续保持用病因分类的哲学思想。1994年在日内瓦，世界卫生组织发布第10次修改版本(ICD-10)，2010年经世界卫生组织发布后，ICD-10在世界得到了广泛的应用。

2018年6月18日，世界卫生组织发布《国际疾病分类》第十一次修订本(ICD-11)。ICD-11共收录了55 000个编码，远多于ICD-10的14 400个。2019年5月25日，第72届世界卫生大会审议通过了ICD-11，手册纳入起源于中医药的传统医学章节，这是中国政府与中医专家历经十余年持续努力所取得的宝贵成果。ICD-11于2022年1月1日正式生效，由各成员国投入应用。

艾滋病(acquired immune deficiency syndrome, AIDS) 亦称获得性免疫缺陷综合征。它是一种危害性极大的传染病，由感染艾滋病病毒(人类免疫缺陷病毒human immunodeficiency virus, HIV)引起。艾滋病病毒是反转录病毒科的病毒，即能攻击人体免疫系统的病毒。它把人体免疫系统中最重要的CD4T淋巴细胞作为主要攻击目标，大量破坏该细胞，使人体丧失免疫功能。因此，人体易于感染各种疾病，并可发生恶性肿瘤，病死率较高。

艾滋病主要通过性、血液和垂直传播，感染后损伤免疫系统，引起致死性条件致病菌感染或引发肿瘤。目前艾滋病已成为最重要的公共卫生问题之一。

艾滋病的起因：研究认为，艾滋病起源于非洲，后由移民带入美国。1981年6月5日，美国疾病预防控制中心在《发病率与死亡率周刊》上登载了5例艾滋病患者的病例报告，这是世界上第一次有关艾滋病的正式记载。1982年，这种疾病被命名为"艾滋病"。不久以后，艾滋病迅速蔓延到各大洲。1985年，一位到中国旅游的外籍人士患病入住北京协和医院后很快死亡，后被证实死于艾滋病，这是我国第一次发现艾滋病病例。

疾病演变：艾滋病病毒感染者要经过数年，甚至长达10年或更长的潜伏期后才会发展成艾滋病患者，因机体抵抗力极度下降会出现多种感染，如带状疱疹、口腔真菌感染、肺结核，特殊病原微生物引起的肠炎、肺炎、脑炎，念珠菌、肺孢子虫等多种病原体引起的严重感染等，后期常常发生恶性肿瘤，并发生长期消耗，以致全身衰竭而死亡。

虽然全世界众多医学研究人员付出了巨大的努力，但至今尚未研制出根治艾滋病的特效药物，也还没有可用于预防的有效疫苗。艾滋病已被我国列入乙类法定传染病，并被列为国境卫生监测传染病之一。

肿瘤(tumor) 是机体在各种致瘤因素作用下，局部组织的某一细胞在基因水平上失去对其生长、分化的正常调控，导致其异常增殖而形成的新生物。这种新生物形成的过程称为肿瘤形成。

依据不同的肿瘤生物学特性和危害性，将肿瘤分为良性肿瘤和恶性肿瘤两类，所有的恶性肿瘤均称为癌症。癌症与癌是两个不同的概念。癌仅指的是上皮性的恶性肿瘤。正常细胞是肿瘤细胞的"前身"，因此两者形态与功能上有相似之处，肿瘤细胞与起源细胞结构上的差异度称为肿瘤细胞的分化程度；但肿瘤细胞又区别于正常细胞，其中分化低的肿瘤细胞可以表达特异性的抗原，具有内分泌功能，临床上可利用肿瘤的这些特性对其进行诊断和治疗。

癌症是全球性公共健康问题，是全球人类第二大死因，近1/6的死亡是由癌症造成的。国际癌症研究中心(International Agency for Research on Cancer, IARC)

报告:2012 年全球新增约 1 410 万例癌症病例,癌症死亡人数达 820 万。2015 年死亡 880 万人。2020 年,全球估计有约 1 930 万例新发癌症病例和近 1 000 万例癌症死亡病例。预计到 2040 年,全球癌症负担将达到约 2 840 万例,比 2020 年增加 47%。近 70%的癌症死亡发生在低收入和中等收入国家。据 2017 年我国肿瘤登记中心收集的全国恶性肿瘤登记资料分析显示,我国 2014 年新发恶性肿瘤病例约 380.4 万例,死亡病例约 229.6 万例;肿瘤发病率为 278.07/10 万,肿瘤死亡率为 167.89/10 万。2020 年中国新发癌症病例约 457 万例,癌症死亡病例约 300 万例。

由于恶性肿瘤的病因尚不完全清楚,对其复杂的生物学行为的理解仍然不足。恶性肿瘤的诊断是临床检查、实验室检查、影像学观察和病理检查等多种方法的统一。随着影像学的发展,CT、MRI、PET 等检查技术被越来越广泛地应用于临床肿瘤学的诊断。由于一些分化差的肿瘤可以特异性地表达特定的癌胚抗原,并分泌一些特定的激素,因此临床医生在肿瘤诊断过程中越来越依赖于肿瘤标志物。

对于恶性肿瘤来说,预防胜于治疗。肿瘤预防包括早期筛查、早期诊断、健康教育、行为干预、化学预防、康复治疗等众多方面。肿瘤的预防分为一级预防(即病因预防)、二级预防(即肿瘤的早期发现、早期诊断和早期治疗)和三级预防(即通过临床治疗、康复和姑息治疗以减轻患者痛苦,提高生存质量和延长生命的措施)。多数肿瘤是可以预防的。世界卫生组织明确指出,癌症是由一些已经确定或未确定的因素引起的。在已经确定的因素中最重要的是吸烟。目前,癌症的治疗进展远不如人意,无论外科手术、放射治疗还是化学治疗以及生物学治疗和靶向治疗,单独施行均无满意效果,多学科综合治疗已趋于共识。现有治疗肿瘤的有效方法主要分为以下 7 类:①应用物理性、化学性或者生物性方法将局部肿瘤祛除,如手术、放射治疗、激光治疗、热疗、热消融、化学消融或冷冻等方法杀灭肿瘤;②针对肿瘤播散的内科治疗,主要是应用各类抗肿瘤药物;③针对机体抗病能力的生物治疗;④封闭肿瘤表面特异受体(目前主要是生长受体)的单克隆抗体,一般称其为靶向治疗;⑤企图阻断肿瘤新生血管的治疗;⑥企图改变肿瘤调控的基因治疗等;⑦器官移植。

无论是诊断技术的进步还是治疗方法的发展,"三早"仍然是改善癌症患者的预后的重要手段,即早期发现、早期诊断和早期治疗。在这三位一体、不可缺少的诊断和治疗过程中,如何及时预测肿瘤转移和复发并及时采取相应的防治措施,值得进一步研究。对于晚期和终末期肿瘤患者,姑息治疗将逐渐成为一种重要的治疗手段。

肉瘤(sarcoma) 间叶组织如纤维结缔组织、脂肪、肌肉、脉管、骨、软骨组织等发生的恶性肿瘤被统称为肉瘤,其命名是在来源组织名称之后加上"肉瘤"二字,如纤维肉瘤、横纹肌肉瘤、骨肉瘤等。肉瘤比癌少见,多发生于青少年。肉瘤肉眼观察呈结节状或分叶状,肉瘤体积常较大,质软,切面多呈灰红色或灰白色,质地嫩,湿润,呈鱼肉状,故称肉瘤。

纤维肉瘤是纤维组织来源的肉瘤,其发生在与肌瘤类似的位置,并且在四肢的皮下组织中更常见。脂肪肉瘤是一种常见类型的肉瘤,在 40 岁以上的成人中更常见,发生在腹膜后和大腿的深部组织中。横纹肌肉瘤是除白血病外最常见的儿童恶性肿瘤,在婴幼儿和 10 岁以下儿童中更为常见。平滑肌肉瘤多见于中老年人,好发于子宫和胃肠。血管肉瘤起源于血管内皮细胞,可发生于各器官和软组织,发生于软组织者多见于皮肤,尤以头面部为多见。骨肉瘤是最常见的恶性骨肿瘤,多见于年龄 20 岁以下的青少年,起源于骨细胞或向成骨分化的间叶性组织,其特征是瘤细胞直接产生骨样组织或骨质。软骨肉瘤多见于 40 岁以上成人,起源于软骨细胞或向软骨分化的间叶性恶性肿瘤,其特征是产生肿瘤性软骨。

血液肿瘤(blood tumor) 主要包括各类

白血病、多发性骨髓瘤以及恶性淋巴瘤。血液肿瘤发病率逐年升高。最新全球癌症发病率及死亡率的统计数据表明，淋巴瘤占男性发病率最高肿瘤的第八位，白血病占男性死亡率最高肿瘤的第八位。

循环肿瘤细胞(circulating tumor cell, CTC) 通常是指进入人外周血的肿瘤细胞。1869年，托马斯·阿什沃思(Thomas Ashworth)首先提出了循环肿瘤细胞的概念。1976年，诺埃尔(Nowell)将循环肿瘤细胞的定义更新为"从原发性肿瘤或转移性肿瘤中，能够从基底膜脱离并通过组织基质进入血管的肿瘤细胞"。目前，循环肿瘤细胞是指存在于外周血中的各种类型肿瘤细胞的总称。有不同类型的循环肿瘤细胞，包括上皮细胞表型、间充质细胞表型，以及上皮细胞和间充质细胞的混合表型。恶性肿瘤通过血液转移到身体的其他器官，肿瘤转移是癌症患者死亡的主要原因。肿瘤细胞侵入原发肿瘤细胞的周围组织，进入血液和淋巴系统，形成循环肿瘤细胞，并将它们运送到远处组织，重新渗出，适应新的微环境，最后"播种""扩散""种植"，形成转移。循环肿瘤细胞的检测可以有效地应用于体外早期诊断、化疗药物的快速评估及个体化治疗(包括临床筛查药物和耐药性检测)、监测肿瘤复发和新肿瘤药物的发展。

肿瘤微环境(tumor microenvironment)是一种特殊的环境，肿瘤细胞通过肿瘤细胞和细胞外基质的相互作用，在肿瘤细胞的生长过程中生长。该环境具有肿瘤组织血供不平衡、间充质压力高于正常组织、营养相对缺乏等特点。肿瘤微环境在特定器官中肿瘤细胞发生或转移的过程中起重要作用。肿瘤侵袭和转移是肿瘤细胞、宿主和肿瘤微环境之间复杂的、多步骤、多因素之间相互作用的连续过程。它不仅与肿瘤细胞的侵袭性增强、黏附性降低有关，而且与肿瘤血管生成、基质降解、间充质重塑和微环境的变化密切相关。肿瘤转移与各种因素密切相关，例如成纤维细胞、转化生长因子、肿瘤相关巨噬细胞、趋化因子及其受体，以及肿瘤微环境中的凝血酶。阐明肿瘤转移与肿瘤微环境的关系，进一步阐明在肿瘤发生、发展和转移中起重要作用的关键分子，寻找相应的靶点等，在肿瘤的诊断和治疗中具有重要作用。

实体瘤(solid tumor) 即有形瘤，通过临床检查如X线摄片、CT扫描、超声检查或触诊扪及的有形肿块称实体瘤，X线、CT扫描、超声及触诊无法观察到或扪及的肿瘤(如血液病中的白血病)就属于非实体瘤。临床上把诊治过的实体瘤分恶性和良性两种。恶性实体瘤如儿童霍奇金淋巴瘤、儿童非霍奇金淋巴瘤、儿童肾脏肿瘤、儿童神经母细胞瘤、儿童颅外生殖细胞瘤和视网膜母细胞瘤等。良性肿瘤包括淋巴管瘤、血管瘤、甲状舌管囊肿等。实体瘤的近期疗效评价标准如表1所示。

表1　实体瘤各疗效评价标准比较

疗效反应	WHO标准	RECIST 1.0标准	EASL标准	Choi标准	mRECIST标准
靶病灶					
CR	所有肿瘤病灶完全消失	全部肿瘤病灶消失	肿瘤没有强化区域	所有可测量病灶和不可测量病灶全部消失，无新病灶	所有(非淋巴结的)靶病灶动脉期强化消失，并且治疗后所有原病理性淋巴结(包括目标病灶和非目标病灶)短径均小于10 mm

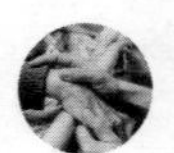

续 表

疗效反应	WHO 标准	RECIST 1.0 标准	EASL 标准	Choi 标准	mRECIST 标准
PR	肿瘤面积缩小≥50%	靶病灶最长径总和减少30%	强化区面积减少50%以上	CT 检查显示所有可测量病灶最长径之和缩小10%,或肿瘤密度下降15%,无新病灶,非可测病灶无明显进展	所有目标病灶的长径总和减少≥30%
SD	病灶变化介于 PR 和 PD 之间	病灶变化介于 PR 和 PD 之间	病灶变化介于 PR 和 PD 之间	不符合 CR、PR 或 PD,肿瘤相关症状无加重	病灶变化介于 PR 和 PD 之间
PD	肿瘤面积增加>25%或出现新肿瘤病灶	靶病灶最长径总和增加20%以上,和(或)有新病灶出现,和(或)非靶病灶有明确进展	1个可测量病灶增大25%以上或有新病灶出现	CT 检查显示可测量病灶最长径之和增加10%,并且肿瘤密度改变;不符合 PR 标准;出现新病灶;瘤内新生结节或已存在的瘤内结节体积增加	所有目标病灶的长径总和增加至少20%,并且长径总和增加的绝对值在5 mm 以上,或者出现新的病灶
非靶病灶					
CR	所有肿瘤病灶完全消失	所有非靶病灶消失,且肿瘤标志物水平恢复正常	未提及	未提及	所有非目标病灶消失且肿瘤标志物水平正常,同时所有淋巴结的短径均在10 mm 以下
PR	肿瘤大小总量缩小≥50%	未提及	未提及	未提及	未提及
SD	病灶变化介于 PR 和 PD 之间	非靶病灶既未完全缓解,又未明确进展	未提及	未提及	病灶变化介于 PR 和 PD 之间
PD	肿瘤面积增加>25%或出现新肿瘤病灶	出现1个或多个新病灶和(或)存在非靶病灶的明确进展	未提及	未提及	原有的非目标病灶有明确的进展,或者病灶数量增加

注:WHO,世界卫生组织;RECIST,实体瘤疗效评价标准;EASL,欧洲肝脏研究协会;mRECIST 标准,改良的 mRECIST;CT,计算机断层扫描;CR,完全缓解;PR,部分缓解;SD,疾病稳定;PD,疾病进展。

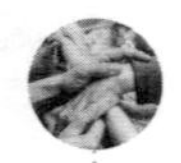

原发瘤(primary tumor) 即因某器官自身改变而导致的肿瘤,如原发性肝癌,最常见的病因是本身感染乙肝病毒、长期过量服用酒精、摄入黄曲霉素超标等,导致肝内细胞恶性病变。

继发瘤(secondary tumor) 亦称转移性肿瘤、次生肿瘤。肿瘤细胞通过血液、淋巴液转移到远离肿瘤的部位生成肿瘤,这样形成的肿瘤被称为继发瘤。

转移性肿瘤细胞(metastatic tumor cell) 即恶性肿瘤细胞,亦称为癌细胞,是从相应的正常细胞转化而来的。癌细胞与正常细胞有本质差异,癌细胞不停地增殖,从发生部位不断地经组织间隙侵入邻近的组织和器官,造成肿瘤局部蔓延。癌细胞通过淋巴管进入区域淋巴结,形成淋巴结转移。脱落的癌细胞侵入血管并通过血液循环继续生长到整个身体的任何组织或器官,称为"血液转移"。这种转移可发生在大多数晚期恶性肿瘤中。一些恶性肿瘤发生在内脏器官,当肿瘤组织发展到器官的最外层——浆膜层,肿瘤细胞脱落到邻近或远处的浆膜并继续发育,称为"种植转移"。恶性肿瘤的特征在于扩散和转移的生物学行为,扩散和转移通常是癌症患者的主要死亡原因。

骨肉瘤(osteosarcoma) 也叫成骨肉瘤,是常发生于20岁以下青少年或儿童的一种骨恶性肿瘤,其中小儿骨恶性肿瘤约占小儿肿瘤的5%。骨恶性肿瘤中较为多见的一种是骨肉瘤,是从间质细胞系发展而来的。肿瘤迅速生长是由于肿瘤经软骨阶段直接或间接形成肿瘤骨样组织和骨组织。主要症状是局部疼痛,多为持续性,逐渐加剧,夜间尤重,并伴有全身恶病质、邻近关节活动受限,并且肿瘤表面皮温增高,静脉怒张。溶骨性骨肉瘤因侵蚀皮质骨而导致病理性骨折。同位素骨显像可以确定肿瘤的大小并发现转移病灶。典型骨肉瘤的X线表现为骨组织同时具有新骨生成和骨破坏的特点。该病具有特征性的X线征象——考德曼套袖状三角(Codman三角)。根据病史、临床表现和辅助检查可做出诊断。骨肉瘤经病理确诊后,即开始前期的化学或放射性治疗,切除肿瘤组织是骨肉瘤治疗中重要的步骤。治疗骨肉瘤应行根治性手术。有条件者可做局部广泛切除而保留肢体。影响预后的关键因素在于早诊断、肿瘤是否彻底切除、手术前后的化疗和放疗。此外,还与瘤细胞的组织类型、大小、手术前后血清碱性磷酸酶的变化,以及是否累及局部淋巴结等有关。

软骨肉瘤(chondrosarcoma) 是发生于软骨细胞的恶性骨肿瘤,分为原发性和继发性两种,后者是继发于良性软骨来源的肿瘤。该病好发年龄为30岁以上的成年人;好发部位为长骨,其次为髂骨。该病发病缓慢,开始为隐痛,以后逐渐加重。肿块增长缓慢,可产生压迫症状。X线表现为一密度减低的阴影,病灶内有散在的钙化斑点或絮状斑片。属G2T1-2M0者,以手术治疗为主,方法与骨肉瘤相同。该病对放疗不敏感,预后比骨肉瘤好。

癌(cancer) 起源于上皮组织的恶性肿瘤,是恶性肿瘤中最常见的一类。通常所谓的癌症泛指所有的恶性肿瘤,包括癌、肉瘤和其他特殊命名的恶性肿瘤,如肾母细胞瘤、恶性畸胎瘤等。癌有原位癌、鳞癌、移行细胞癌、基底细胞癌、淋巴上皮癌和腺癌等。与良性肿瘤相比,恶性肿瘤具有生长速度快,呈浸润性生长,易发生出血、坏死、溃疡等特点,并常有远处转移现象,可造成人体消瘦、无力、贫血、食欲不振、发热以及严重的脏器功能受损等,最终造成患者死亡(表2)。

癌细胞常呈团状排列,病理学形态与其来源的上皮组织相似。角化鳞癌细胞常有间隙和间桥,腺癌则围绕成腺泡。未分化癌呈弥漫分布,有类似肉瘤的结构,很难与肉瘤相鉴别。癌的传播方式除局部浸润生长外,最主要的是通过淋巴管转移到区域(引流)淋巴结,少有血行转移。癌的治疗方式主要是手术根治切除,或放射治疗

表 2 良性肿瘤与恶性肿瘤的区别

比较项	良性肿瘤	恶性肿瘤
组织分化程度	分化好,异型性小,与原有组织的形态相似	分化不好,异型性大,与原有组织的形态差别大
核分裂象	无或稀少,不见病理核分裂象	多见,并可见病理核分裂象
生长速度	缓慢	较快
生长方式	膨胀性和外生性生长,前者常有包膜形成,与周围组织一般分界清楚,故通常可推动	浸润性和外生性生长,前者无包膜,一般与周围组织分界不清楚,通常不能推动,后者每伴有浸润性生长
继发改变	很少发生坏死、出血	常发生出血、坏死、溃疡形成等
转移	不转移	常有转移
复发	手术后很少复发	手术等治疗后较多复发
对机体影响	较小,主要为局部压迫或阻塞作用。如发生在重要器官也可引起严重后果	较大,除压迫、阻塞外,还可以破坏原发处和转移处的组织,引起坏死、出血合并感染,甚至造成恶病质

根治。根治手术或放射范围应包括局部病灶和区域淋巴结。

癌基因(oncogene) 也称转化基因,是通过其表达产物在体外引起正常细胞转化,并在体内引起癌瘤的一类基因。癌基因首先发现于以 Rous 肉瘤病毒为代表的反转录病毒中,随后人们发现在正常细胞基因组中也存在与病毒癌基因相似的同源基因。这类基因无促癌活性,故称为原癌基因(proto-oncogene)。其表达产物参与细胞增殖、分化等重要生理调节过程。当细胞受到各种生物、理化等因素作用时,原癌基因可通过突变、重组等发生结构或表达水平的异常,成为能促进细胞转化的癌基因,最终引起肿瘤的发生。自从 20 世纪 80 年代第一个癌基因 *Ras* 和第一个抑癌基因 *Rb* 先后从人肿瘤细胞中被克隆、鉴定出来以来,已有数百个癌基因和抑癌基因得到克隆和鉴定。人们对癌基因和抑癌基因的功能及相关的分子机制也有了越来越清楚的认识。它们广泛存在于细胞内,参与细胞增殖、分化、凋亡等正常生理过程的调节,是细胞生命活动中不可缺少的重要组成部分。癌基因的主要激活方式包括:①突变引起蛋白结构与功能的变化;②基因扩增导致拷贝数增加;③染色体易位使癌基因转录水平升高或其表达蛋白结构异常;④病毒基因插入诱导癌基因的转录。癌基因虽然与癌症的发生密切相关,但它之所以能在长期的生物进化中得以保留,其功能绝非仅仅是促进癌症的发生。事实上,癌基因的产物参与了许多重要信号通路的组成,这些信号通路对调节细胞增殖、分化、凋亡等均具有十分重要的作用,是维持细胞正常生命活动所不可缺少的。只有当这些癌基因产物发生突变或癌基因处于持续高表达到使它们处于失控的高活性状态时,才能促进癌症的发生。癌基因产物通过促进细胞增殖、抗细胞凋亡和促进肿瘤细胞转移等不同机制导致肿瘤的发生发展。因此,癌基因在肿瘤诊断和治疗中发挥重要作用。癌基因的检测有助于肿瘤的诊断。例如,*Ras* 基因在很多肿瘤中存在突变,因此对 *Ras* 基因突变的检测有助于对某些肿瘤的诊断。胰腺癌是 *Ras* 基因突变率很高的肿瘤,并且 *K-ras* 基因突变发生在胰腺癌的早期。因此,血浆 DNA 中 *K-ras* 突变的检测对胰腺癌的诊断具有一定价值,并可能成为判断胰腺癌患者预后的指标。癌基因的检测有助于对某些肿瘤进行预后判断及病情监测，如癌基因*HER2*的过表达能增加乳腺癌的侵袭性，乳腺癌患者如存在*HER2*基因的扩增和过表达，往往易复发、预后较差。如前所述，癌基因是一群在肿瘤细胞中被激活的高表达基因。因此，针对癌基因及其编码蛋白的靶向药物研发已成为抗肿瘤药物的主要方向和手段。

突变(mutation) 即遗传物质发生了可以继承的改变，可改变任何的基因形式。这些变化形式的基因称为等位基因。科学家们认为突变的类型基本上有两类：可影响基因的突变，即基因突变；可影响整个染色体或染色体片段的染色体畸变。在核苷酸水平的基因突变一般也称为点突变。突变通常会导致细胞运作不正常或死亡，甚至可以在较高等生物中引发癌症。但同时，突变也被视为物种进化的“推动力”：不理想的突变会经天择过程被淘汰，而对物种有利的突变则会被继承下去。中性的突变对物种没有影响且逐渐累积，会导致间断平衡。

分化(differentiation) 即原始干细胞在发育中逐渐趋化成熟的过程。通过分化，细胞在形态、功能、代谢和行为等方面各具特色，各显其能，从而形成不同的组织和器官。恶性肿瘤细胞的特征之一是分化程度低，表现为形态上的幼稚性、功能上的异质性(heterogeneity)，细胞的多种表型(phenotype)又回到原始的胚胎细胞表型，即发生细胞的去分化现象。

转移(metastasize) 即肿瘤转移，是指恶性肿瘤细胞从原发部位经淋巴道、血管或体腔等途径，到达其他部位继续生长的过程。恶性肿瘤的这种特性被称为扩散。恶性肿瘤的转移往往是肿瘤治疗失败的主要原因。

转化与进化(transformation and evolution) 肿瘤进化是肿瘤细胞选择、竞争和扩增的过程，表现为肿瘤的印记、异质、抵抗、转化和适应等方面。肿瘤的进化使肿瘤在各种压力下能够存活。肿瘤细胞转变为干细胞及肿瘤能量代谢的转化使肿瘤更易适应环境和存活，这也是肿瘤进化的表现之一。

肿瘤的自然选择(natural selection of tumor) 恶性肿瘤的形成原因主要是一系列癌基因、抑癌基因的阶梯改变。从人口遗传学角度来看，这些改变的积累使体细胞克隆扩增的后代子细胞具有更强的生存和增殖能力。然而，肿瘤形成的多步骤过程源于一系列克隆扩增，每次克隆扩增使细胞获得新的突变表型。细胞恶性转化过程中DNA修复功能的缺陷，即基因不稳定性，使肿瘤细胞获得更多的突变机会。此外，肿瘤干细胞能在不同分化阶段产生不同表型的子细胞。基因突变的可遗传性、基因不稳定性、肿瘤干细胞的分化潜能共同构成了肿瘤表型多态性。而肿瘤细胞的外界环境，即机体免疫系统可通过类似达尔文自然选择过程，影响不同肿瘤细胞表型的命运。因此，肿瘤形成过程从本质上可理解为免疫环境对突变细胞进行自然选择的结果。

肿瘤异质性(tumor heterogeneity) 肿瘤组织常表现出形态和功能上有不同程度的异质性，主要表现为瘤细胞分化程度和分化方向的差异性。这可使得肿瘤呈现多向分化，如髓母细胞瘤可见神经元分化成分和各种胶质细胞分化成分，甚至出现肌细胞成分，后者称为趋异性分化(divergent differentiation)。一种类型肿瘤组织中出现另一种肿瘤成分的现象被称为肿瘤的化生(tumor metaplasia)。

肿瘤基因组测序(tumor genomic sequencing) 肿瘤基因组体细胞突变、遗传变异和表观遗传的改变可导致基因序列、结构、拷贝数及表达的改变。人类基因组计划的目的就是使研究者能够进行基因组序列比对，以此发现引起人类疾病的原因，包括肿瘤的遗传性变异和体细胞改变。随着功能性验证研究的开展和对可靠数据的整合,人们最终能够基于个体的基因组信息预测发病风险和药物反应,促进个体化治疗。人类基因组计划的完成和测序技术的飞速发展极大地促进了肿瘤基因组测序研究,目前已发现了大量与肿瘤相关的基因组改变。

肿瘤干细胞(cancer stem cell) 是肿瘤细胞群体中的一类特殊细胞,具有形成肿瘤能力,同时具有干细胞相似的生物学活性。也称之为肿瘤起始细胞(tumor initiating cell, TIC)。从1994年由茨维·拉皮多特(Tsvee Lapidot)首次提出到目前为止,科学家们已经在血液、乳腺、前列腺、卵巢和脑组织等肿瘤中发现并分离、鉴定了肿瘤干细胞,而且对这些细胞的生物学活性及功能进行了一些相关研究。

癌症诱因(cause of cancer) 癌症的发生是多因素参与的多阶段病理过程。癌症发病的危险因素包括环境因素和遗传因素。目前认为在引起癌症发生的病因中,85%以上的病因是包括生活方式在内的环境因素,大多数肿瘤的发生是环境致病因素累积暴露的结果。环境因素包括化学因素、物理因素和生物因素。其中化学因素是最主要的肿瘤危险因素,主要包括烷化剂类、多环芳烃类、芳香胺类、偶氮染料和亚硝基化合物等几类化学致癌物。物理因素包括各种电离辐射、紫外线、热辐射、强电磁场、机械刺激和石棉等。生物因素包括细菌、真菌、病毒及寄生虫等。

癌症发展轨迹(cancer progression track) 一共分为5个阶段,即癌前病变、原位癌、浸润癌、区域淋巴结转移和远处转移。

癌前病变时,机体细胞已经发生了一定程度的异常改变,不过还没有发展到真正的癌症阶段,仍然不是癌症,有一定的可逆性。癌前病变有可能发展为真正的癌,需要重视。所谓的原位癌,通俗地说,就是局限在原位的癌,与我们通常所说的癌(浸润癌)不同,没有形成浸润和转移,不符合癌症的特点,所以它并不是真正的"癌"。如果能及时发现原位癌,尽早切除或给予其他适当治疗,预后非常好,完全可以达到治愈的目的。浸润癌是真正意义上的癌症。浸润表示癌细胞已经从发生的部位向更深的地方侵袭浸润,在临床分期中通常用T表示,至于T下标的阿拉伯数字,如T_1、T_2、T_3等,是进一步的浸润程度细分。癌症区域淋巴结转移,在临床分期中通常用N表示,在医生给出的临床诊断中N还会下标有阿拉伯数字:下标为0表示无淋巴结转移;下标为1以上的数字表示淋巴结转移的部位或数目。癌症远处转移,也就是通常所说的癌症晚期,指的就是癌症向远处的组织器官转移,如肝、肺、骨转移,也包括非区域淋巴结转移;在临床分期中通常用M表示,下标为0表示无转移,下标是1表示有转移。

癌症强度(cancer grading) 癌症的分级即微观组织病理学上的异常性程度,也就是其恶性程度,通常反应肿瘤的生长和扩散速度。肿瘤细胞和组织在显微镜下表现出一定的异于正常细胞和组织的结构特征,也叫组织学特征。如果肿瘤细胞和组织接近于正常细胞和组织,这些肿瘤"分化良好";相反,失去正常细胞形态和组织结构者为"低分化"或"未分化"。通常分化越好的肿瘤生长和扩散速度越慢,也就是我们通常说的"恶性程度低";相反,肿瘤生长和扩散速度越快,即"恶性程度高"。根据肿瘤细胞和组织在显微镜下的这些特征和其他一些病理组织学特征,医生为大多数癌症设定和分配一个"级别"数值。

癌症的分级也称病理学分级,就是癌症细胞和组织的"不正常程度",或者"与正常细胞和组织的差异性程度",是反映肿瘤生长和扩散速度的一个指标。简单来说,它代表的是肿瘤的"侵犯性或进展性潜力";通俗来说,就是其恶性程度的大小。由于癌症的组织病理学可能存在巨大差异,不同癌症可能会使用不同的分级系统。但是在一般情况下,根据组织学上的异常程度,肿瘤被分为G1、G2、G3、G4等几个级别。G1肿瘤为低级别肿瘤,细胞和组织形态接近于正常,这些肿瘤往往生长和扩散缓慢。与此相反,G3和G4肿瘤的组织学形态看起来与正常细胞和组织差异更大,称为高级别肿瘤,通常生长和扩散更迅速。G2肿瘤则为中级别肿瘤。通常,较低级别预示预后较好;更高级别的肿瘤预示生长和扩散更迅速,预后更差,需要更及时或更积极的治疗。

致癌因子(carcinogenic factor) 是能引起细胞发生癌变的因子。目前致癌因子大致被分为3类:物理致癌因子、化学致癌因子和病毒致癌因子。其中化学和物理致癌因子可能会诱发DNA分子相关基因的突变而致癌。物理致癌因子主要指放射性物质发出的电离辐射,如紫外线、X线等。化学致癌因子有数千种之多,如石棉、砷化物、铬盐和镉化物等无机化合物,以及苯、四氯化碳、焦油、环烯烃、亚硝胺、黄曲霉素、有机氯杀虫剂等有机化合物都是化学致癌因子。吸烟是人体摄入化学致癌物的主要途径之一,从香烟的烟雾中可分析出20多种化学致癌因子,其中焦油为主要的致癌因子。

病毒致癌因子是指能使细胞发生癌变的病毒。致癌病毒能够引起细胞发生癌变,主要是因为它们含有病毒癌基因,以及与之有关的核酸序列。它们感染人的细胞后,将其基因组整合进入人的基因组中,从而诱发人的细胞癌变。病毒致癌因子主要包括脱氧核糖核酸肿瘤病毒和核糖核酸肿瘤病毒,肿瘤病毒中核糖核酸癌基因进入宿主细胞后,通过反转录作用产生脱氧核糖核酸癌基因,使宿主细胞发生癌变。核糖核酸肿瘤病毒癌基因可能源于宿主细胞原癌基因的突变。据统计,人类癌症患者中约有15%是由肿瘤病毒引起的。

癌情(cancer situation) 包括癌症的发病率、病死率、患病率及其延伸的相关资料,是开展肿瘤控制的基础和必备条件,是制订肿瘤控制计划的重要依据,也是评价肿瘤控制效果的可靠指标。根据国际癌症研究中心报告:2020年,全球估计有1930万新癌症病例(1810万不包括非黑色素瘤皮肤癌)和近1000万癌症死亡(990万不包括非黑色素瘤皮肤癌)。女性乳腺癌已超过肺癌,成为最常见的诊断癌症,其中估计有230万新病例(11.7%),其次是肺癌(11.4%)、结直肠癌(10.0%)、前列腺癌(7.3%)和胃癌(5.6%)。男性以肺癌、前列腺癌和结直肠癌最常见。乳腺癌、结直肠癌和肺癌是女性中最主要的癌症。其中男性以肺癌、前列腺癌、结直肠癌、胃癌和肝癌等为高发肿瘤,女性则以乳腺癌、结直肠癌、肺癌、宫颈癌和甲状腺癌等为高发肿瘤。估计近一半的癌症患者是亚洲人。

我国癌症发病形势严峻,发病率与病死率呈持续上升趋势。2020年,中国新发癌症病例数为457万例,占全球新发癌症病例数的23.7%,其中男性248万例,女性209万例。2020年,中国癌症死亡病例数为300万例,其中男性182万例,女性118万例。由于中国是人口大国,癌症新发人数远超世界其他国家。

从恶性肿瘤的流行趋势分析,无论发病率还是病死率,肺癌均高居首位。2020年,中国癌症新发病例数前十的癌症分别是肺癌(82万例)、结直肠癌(56万例)、胃癌(48万例)、乳腺癌(42万例)、肝癌(41万例)、食管癌(32万例)、甲状腺癌(22万例)、胰腺癌(12万例)、前列腺癌(12万例)、宫颈癌(11万例)。这10种癌症占新发癌症数的78%。按死亡例数排位,肺癌位居我国恶性肿瘤死亡疾病的首位,其后依次为肝癌、胃癌、食管癌和结直肠癌。肺癌均位居男、女性恶性肿瘤死亡的第一位。乳腺癌是全球第二高发的肿瘤。结直肠癌是发病率第三的恶性肿瘤。我国恶性肿瘤病死率呈明显上升趋势,恶性肿瘤已成为城乡居民的第一位死因,平均每4个死亡的中国人中就有1人死于恶性肿瘤。我国东、中、西部地区的癌症谱略有不同。胃癌、肝癌、宫颈癌等与慢性感染有关的恶性肿瘤在中、西部欠发达地区的疾病负担较重，而结直肠癌、乳腺癌、甲状腺癌等与较高社会经济水平、西化的生活方式有关的恶性肿瘤在东部发达地区的疾病负担较重。

癌症流行病学（epidemiology of cancer）是指研究癌症在人群中的分布及其影响因素、制订相应预防策略和措施的一门科学。癌症的流行病学重点是研究某种癌症在某一地区、某一人群中的发病特点，一般是研究在高发人群或地区的发生频率。不同人群受外界致病因素作用不同，因此，疾病的发生频率包括发病率、患病率、病死率就有差异。从疾病的发生频率可以追溯外界致病因素的作用。流行病学的研究不仅包括患病的患者，更需重视研究轻症、亚临床（无症状）及癌前病变的患者，从中探索癌症发生发展的必然规律和途径，这对预防癌症有十分重要的作用。癌症的流行病学研究包括相当广泛的内容。首先需要弄清癌症在人群中的分布。癌症在每个国家或地区都有不同的分布特点。我国癌症分布的地区特点极为明显：食管癌的高发地区为河北、山东、河南三省及北京市；鼻咽癌的高发地区为广东珠江三角洲；肝癌的高发地区在东南沿海一带，且以江苏启东为中心；胃癌高发地分布在从新疆、甘肃、宁夏到烟台地区的山东半岛及辽东半岛的一个条形地带。癌症发病亦具有时间分布的特点，有些癌症的发病率趋向上升，有些则趋向下降。随着工业化的发展，肺癌的发病率、病死率明显上升；随着生活水平的提高，乳腺癌、大肠癌发病率上升，并且肺癌、结直肠癌及乳腺癌等都呈显著上升趋势，使我国癌症的防治面临更大的困难。乳腺癌虽然是欧美国家女性高发的恶性肿瘤，但近年来，我国已成为乳腺癌发病率增长最快的国家。总之，恶性肿瘤的流行趋势不容乐观，需要全社会的积极努力，以预防为主，力争在肿瘤发生的第一时间或在足够早期的阶段加以控制，最终降低肿瘤发病率和病死率，改善人类健康。

癌症患者症状群管理（symptom clusters management of patients with cancer）癌症患者受疾病及治疗的影响通常存在多种症状。多德（Dodd）等就此现象提出了“症状群”的概念，即同时存在、彼此关联的 3 个及以上症状，且群内症状不需拥有相同的病原学机制，如疼痛由疾病本身引起，疲乏由疾病与治疗引起，睡眠不安由化疗或焦虑引起。与单独症状相比，症状群存在协同作用，可加重癌症患者的症状负担。Wei-Ling Chen 和 Ho-Ching Tseng 进一步研究发现，两个症状也可以组成症状群。选择适宜的症状评估工具是癌症患者症状评估的核心。癌症患者症状评估工具依据评估范围可分为单一症状评估工具［如简明疼痛量表（brief pain inventory, BPI）］和多种症状评估工具［如安德森症状评估表（M. D. Anderson symptom inventory, MDASI）］。关于“症状群”的评估，一般更倾向于多种症状评估工具。目前，使用频率较多的是安德森症状评估表、埃德蒙顿症状评估系统（Edmonton symptom assessment system, ESAS）和记忆症状评估量表（memorial symptom assessment scale, MSAS）。

安德森症状评估表是 2000 年美国得克萨斯州立大学安德森癌症中心研制的多症状自评量表，已被翻译成 29 种语言版本（包括中文版 MDASI - C），具有良好的内部一致性信度（0.82～0.94）。安德森症状评估表由两部分组成。第一部分评估过去 24 小时内疼痛、疲乏、嗜睡等 13 项癌症常见症状的严重程度，每项由“无症状”（计 0 分）到“能想象的最严重程度”（计 10 分）。该部分至少具有“一般症状”和“胃肠道症状”两个稳定的结构。第二部分评估上述 13 项症状对一般活动、工作、情绪、行走、与他人关系和生活乐趣等 6 个日常生活方面的困扰程度，每项条目采取相似的记分方法，从“无干扰”（计 0 分）到“完全干扰”（计 10 分）。此外，一些研究者以此量表为核心开发了骨髓移植、化疗、放疗和生物免疫治疗 4 种治疗相关模块，以及脑癌、头颈部癌症、甲状腺癌症、胃肠道癌症、脊柱肿瘤、癌症引发的心力衰竭和移植物抗宿主病等 7 种疾病类型特异性模块。该量表的优点在于可借助电话按键式交互语音系统进行症状评估。

埃德蒙顿症状评估系统是从加拿大埃特蒙顿市姑息照护项目发展而来的症状自评量表,采用 0～10 线性模拟记分法,评估疼痛、疲乏、恶心等 9 项症状和 1 个额外症状的严重程度。其内部一致性信度为 0.79,且具有与记忆症状评估量表相似的平行效度。埃德蒙顿症状评估系统主要适用于姑息照护或临终关怀机构的晚期癌症患者。该量表的突出优点在于每日评估结果可通过评估记录进行转化,医护人员可通过观察症状的演变趋势较准确地推断患者当前症状的严重程度。

记忆症状评估量表由生理和心理症状两个亚量表组成,每项症状得分源于其发生率、严重度和困扰度的平均分;记忆症状评估量表还可计算总体困扰指数,即由悲伤、焦虑、愤怒和紧张 4 个症状的发生率得分与厌食、疲乏、疼痛、嗜睡、便秘和口干 6 个症状的困扰度得分相加而成。鉴于记忆症状评估量表评分规则较复杂,研究者推出了记忆症状评估简表(MSAS - sF)和记忆症状评估量表短表(CMSAS)。香港中文大学的卡里斯·程(Karis Cheng)等对记忆症状评估量表进行了汉化,其结构效度与原量表保持一致,内容效度为 0.94,各亚量表和总量表的内部一致性信度为 0.79～0.87。

“症状群”是癌症患者症状管理研究领域的热点,围绕其开展的包括其种类、相关因素和发生机制等研究,将为探索有效实用的癌症患者症状评估及干预模式提供科学依据,进而有助于实现“提高癌症患者生活质量和延长其生存期”的治疗目标。评估工具是否适合治疗对象,以及能否反映出其存在的问题,将直接影响到评估的准确性。

原发未知的癌(malignancy of undefined primary origin, MUO) 又叫潜伏性原发性肿瘤,是经过一定的临床和病理学努力后仍不能查知来源的肿瘤。这类肿瘤约占所有肿瘤的 5%,即使是尸检也只能在 60%～80%的患者身上发现原发灶。暂定原发灶不明癌(cancers of unknown primary, CUP)是指虽经初步组织学/细胞学诊断为暂未发现原发灶的转移性上皮来源癌或神经内分泌肿瘤,但未经过专家的进一步研究判定。确定原发灶不明癌是经过组织学最终确认的转移性上皮来源癌或神经内分泌肿瘤,并且经过全面、系统的检查及专家的进一步研究判定,仍未确定肿瘤的原发来源。

癌症延迟就医(delay in seeking medical advice of cancer patients) 学界在近百年学术史中逐渐形成了“癌症延迟就医”的概念。早在 1919 年,法尔(Farr)发表了《癌症延迟治疗》;1938 年,乔治·帕克(Georg Pack)和詹姆斯·盖洛(James Gallo)论证了《癌症延迟治疗责任》,文献中有“患者从首发症状至入院治疗的时间流逝为延迟就医时间”的表述。此后,“延迟就医”学术用语在文献报道中逐渐增多。有学者将“患者首发症状至首诊于医疗机构时间≥3 个月”界定为就医延迟。在癌症自然就医模式中,时间仍是贯穿疾病发展的要素,诊疗效果与就医时所处的癌症病程及医疗水平密切相关。研究报道,癌症患者在发觉症状后拖延治疗时间≥3 个月,5 年生存率下降>12%。很显然,癌症延迟就医定义应当涵盖就医行为与时间意义。参考国内外学者的见解,提出如下定义:癌症延迟就医是不及时就医的学术延伸,指耽误癌症就医诊疗的行为因素与时间特征,是十分复杂的患病心理、社会行为和医疗服务的综合表现。通常以癌症患者首发症状或体征至治疗癌症这一期间为延迟就医时间,并以≥3 个月(90 天)作为有研究意义的延迟时间。

癌症分期(stage of cancer) 将肿瘤淋巴结分期(tumor node metastasis classification, TNM)所提供的资料进行对比之后,在充

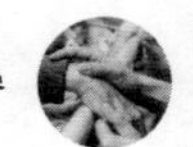

分的临床经验基础上，决定癌症的分期。肿瘤淋巴结分期系统由 Pierre Denoix 于 1943—1952 年提出。后来美国癌症联合委员会（American Joint Committee on Cancer, AJCC）和国际抗癌联盟（Union for International Cancer Control, UICC）逐步开始建立国际性的分期标准，并于 1968 年正式出版了第 1 版《恶性肿瘤 TNM 分类法》手册，目前已更新至第 8 版。肿瘤淋巴结转移分期系统已经成为临床医生和医学科学工作者对于恶性肿瘤进行分期的标准方法，且是目前国际上最为通用的肿瘤分期系统。

各种癌症的 AJCC 分期标准多种多样。以乳腺癌为例，美国癌症联合委员会第 8 版癌症分期系统首次建立解剖学分期与预后分期理念；重新解释和细化 T、N、M 定义；大幅度增加非解剖学信息对预后进行评价且首次以Ⅰ类证据推荐适应证人群选择 Oncotype Dx ® 多基因检测。乳腺癌肿瘤淋巴结转移分类及分期方法见表 3～5。

表 3　美国癌症联合委员会第八版乳腺癌分期系统更新总结

要点	细则	证据等级
解剖学及预后分期	本章包括两种分期系统： (1) 解剖学分期：依据肿瘤解剖范围定义进行的 T、N、M 分期系统； (2) 预后性分期：基于接受合理治疗[包括内分泌和（或）全身化疗]的乳腺癌患者人群而制定，包括 TNM 分期、肿瘤分级和生物标志物（HER2、ER 和 PR）表达情况在内的分期系统	Ⅱ
适宜分期的选择	首选预后分期，该分期将在美国癌症患者病例报告中应用。在没有条件获取生物标志物信息的地区，解剖学分期仍作为分期标准	N/A
原发肿瘤定义(T)	取消小叶原位癌（lobular carcinoma in situ, LCIS）的 pT_{is} 定义。LCIS 作为良性病变从 TNM 分期中删除	Ⅰ
原发肿瘤定义(T)	最大径 1.0～1.5 mm 的肿瘤不适用“四舍五入”原则，因而不再将其归为微小浸润癌（T_{1mic}）（最大径≤1 mm）。1 mm＜最大径＜2 mm 的浸润癌原发灶报告为 2 mm	Ⅱ
原发肿瘤定义(T)	明确采用肿瘤最大径来评价肿瘤大小。原发肿瘤周围的微卫星灶不纳入测量范围	Ⅰ
原发肿瘤定义(T)	澄清同时性、多发肿瘤 T 分期标准：临床和（或）大体标本病理学检查确认的多发肿瘤 T 分期以英文字母（m）标注。新版延续以最大肿瘤最大径定义临床（c）与病理（p）T 分期标准，多发肿瘤大小不纳入分期	Ⅰ
原发肿瘤定义(T)	增加明确定义：肉眼可见与原发肿瘤不相连的皮肤卫星结节定义为 T_{4b}。无表皮溃疡及皮肤水肿（临床表现为橘皮征）、仅在镜检时发现皮肤或真皮肿瘤卫星结节，不能定义为 T_{4b}，这类肿瘤根据大小进行 T 分期	Ⅰ

续　表

要点	细则	证据等级
区域淋巴结定义(N)	明确定义淋巴结转移病理学测量标准。含多个肿瘤转移灶区域大小不用于区域淋巴结病理学分期(pN)。以淋巴结中肿瘤最大连续病灶作为 pN 分期依据;邻近卫星病灶不予评判	Ⅰ
区域淋巴结定义(N)	专家组不建议采用 cNX 分期,该分期仅用于区域淋巴结已被切除且无法通过影像或临床检查检测的情况;对于淋巴结可以评价,并且体检或影像学检查未检出可疑淋巴结均记录为 cN_0	Ⅰ
远处转移定义(M)	明确 pM_0 非有效分期,所有病例报告为 cM_0 或 cM_1;经病理学检查证实的 cM_1 定义为 pM_1	Ⅰ
新辅助治疗后分期(ypTNM)	澄清新辅助治疗后根据残余肿瘤最大病灶评价治疗后病理 T 分期(ypT)。残余浸润癌周围治疗相关纤维化不用于 ypT 最大径测量。多灶残余肿瘤以英文字母(m)标识。病理学报告应描述残余肿瘤范围,并尽可能记录治疗前 cT 分期	Ⅰ
新辅助治疗后分期(ypTNM)	澄清新辅助治疗后根据淋巴结残余肿瘤最大病灶定义 ypN。淋巴结残余转移灶周围治疗相关纤维化不用于 ypN 径线测量及分期	Ⅰ
病理学完全缓解(pCR)	明确治疗后乳腺和淋巴结病理学检查发现任何浸润癌残留均不能定义为 pCR。若治疗前为 M_1(临床或病理学分期),无论治疗反应如何,治疗后分期仍为 M_1	Ⅰ
生物标志物采集(激素受体和 HER2 检测)	明确所有浸润性癌均应尽可能通过合适的方法确定 ER、PR 及 HER2 状态	Ⅰ
多基因检测乳腺癌分期修订——21 基因复发风险评分(OncotypeDX®)	激素受体阳性、HER2 阴性、腋窝淋巴结阴性患者,若 21 基因检测复发风险评分(OncotypeDx®)<11,无论原发肿瘤大小,预后同 $T_{1a}-T_{1b}N_0M_0$,AJCC 预后分期为Ⅰ期	Ⅰ
多基因检测乳腺癌分期修订——70 基因(Mammaprint®)	激素受体阳性、HER2 阴性、腋窝淋巴结阴性患者,若 Mammaprint® 评分为低风险,无论原发肿瘤大小,预后同 $T_{1a}-T_{1b}N_0M_0$	Ⅱ
多基因检测乳腺癌分期修订——12 基因(EndoPredict®)	激素受体阳性、HER2 阴性、腋窝淋巴结阴性患者,若 12 基因(EndoPredict®)风险评分为低风险,无论原发肿瘤大小,预后同 $T_{1a}-T_{1b}N_0M_0$	Ⅱ
多基因检测乳腺癌分期修订 PAM50®(Prosigna)	激素受体阳性、HER2 阴性、腋窝淋巴结阴性患者,若 PAM50® 复发风险(ROR)评分为低风险,无论原发肿瘤大小,预后同 $T_{1a}-T_{1b}N_0M_0$	Ⅱ

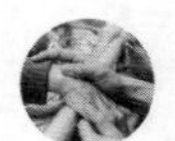

续 表

要点	细则	证据等级
多基因检测乳腺癌分期修订——乳腺癌指数（breast cancer index, BCI)	激素受体阳性、HER2 阴性、腋窝淋巴结阴性患者，若 BCI 在低风险范围，无论原发肿瘤大小，预后同 $T_{1a}-T_{1b}N_0M_0$	Ⅱ

注：AJCC 证据水平（AJCC levels of evidence）由 2013 年成立的 AJCC 第 8 版循证医学与统计核心（AJCC 8th Edition Evidence-Based Medicine and Statistics Core）建立，共分为 4 个水平，Level Ⅰ～Ⅳ的证据质量递减；HER2，人类表皮生长因子受体-2；ER，雌激素受体；PR，孕激素受体。

表 4　$T_1N_0M_0$ 乳腺癌解剖学分期及预后分期对比

T	N	M	G	HER2	ER	PR	解剖学分析	预后分期
1	1	0	1	P	任何	任何	ⅠA	ⅠA
			1～2	N	P	P		
			2	P	P	P		
			3	P	P	任何		
1	1	0	1	N	P	N	ⅠA	ⅠB
			1	N	N	P		
			2	P	P	N		
			2	P	N	任何		
			2	N	N	P		
			3	P	N	任何		
			3	N	P	P		
1	1	0	1	N	N	N	ⅠA	ⅡA
			2	N	N	N		
			3	N	P	N		
			3	N	N	P		
			3	N	N	N		

注：P 表示阳性（positive）；N 表示阴性（negative）。

表 5　$T_1N_0M_0$ 乳腺癌解剖学分期及预后分期对比

T	N	M	G	HER2	ER	PR	解剖学分期	预后分期
1	0	0	1	P	任何	任何	ⅠA	ⅠA
			1～2	N	P	P		
			2	P	P	P		
			3	P	P	任何		
1	0	0	1	N	P	N	ⅠA	ⅠB

续 表

T	N	M	G	HER2	ER	PR	解剖学分期	预后分期
			1	N	N	P		
			2	P	P	N		
			2	P	N	任何		
			2	N	N	P		
			3	P	N	任何		
			3	N	P	P		
1	0	0	1	N	N	N	ⅠA	ⅡA
			2	N	N	N		
			3	N	P	N		
			3	N	N	P		
			3	N	N	N		

注:P 表示阳性(positive);N 表示阴性(negative)。

癌前状态(precancerous state) 指癌前期全身功能状态的变化情况。新陈代谢和内脏功能失调是癌前病变的物质基础,提示人体已经进入难免癌变阶段。这时设法阻断致癌物质的刺激并不能阻断癌的发生和发展。人体内脏发生功能障碍,说明已经有不可遏制的癌的侵袭,人体没有抵抗侵袭的力量。癌前状态最关键的指标包括内分泌系统是否平衡和稳定,免疫能力是否健全。营养状态是免疫功能的基础,营养不良或不平衡会降低人体抵抗疾病的能力。在诊断与治疗癌症时,一定要对患者的全身情况做出全面评估,包括患者是否处于癌前状态。

癌细胞(cancer cell) 是一种产生癌症的、与正常细胞不同的变异细胞,具有无限增殖、可转化和易转移三大特点。癌细胞除了分裂失控外,还会局部侵入周围正常组织,甚至经由体内循环系统或淋巴系统转移到身体其他部分。癌细胞难以消灭,但心肌几乎不受癌症影响。

癌症患者病耻感(stigma of cancer patient) 1963 年,社会学家戈夫曼(Goffman)用"stigma"表示病耻感,将其定义为"极大地玷污某人名誉的特征"。自20 世纪 90 年代以来,学者将其划为感知病耻感(perceived or felt stigma)、实际病耻感(experienced or enacted stigma)和内在病耻感(internalized stigma)3 个部分。感知病耻感是指患者认为大多数人贬低或歧视患该病的人。实际病耻感是指患者因罹患某种疾病而遭受过被他人歧视的经历。内在病耻感是患者将那些负面的认知、信念和经历整合内化后的结果。2001 年,林克(Link)等从社会学角度发展了病耻感的概念,认为病耻感是一个过程、综合的概念,是"标记、刻板印象、隔离、情感反应、地位丧失及歧视"五大因素的聚合体。2002 年,科里根(Corrigan)等描述了自我病耻感(self-stigma)——一种人们感受到外界的负面评价和刻板印象时,其内在产生的羞耻、内疚、无价值感等一系列相关信念、感觉或行为,并试图隐藏引起病耻感的过程。目前,病耻感主要涉及 3 类疾病。第一类为严重、有传染性和影响外貌的疾病(如艾滋病、尖锐湿疣、结核病和慢性肝炎等);第二类为与影响外貌相关的疾病(如精神分裂症、尿失禁、银屑病、癫痫、截瘫、肥胖、弱视、烧伤或交通事故后可视性身体创伤等);第三类为因不道德或自愿行为引发的疾病,该类疾病会增加公众对患者的谴责和负面情绪,从而引起患者的病耻感(如肺癌、慢性阻塞性肺疾病、人工流产等)。

胃癌(gastric carcinoma) 胃癌是消化道最常见的恶性肿瘤之一。胃癌的发病率位列癌症第五,死亡率位列癌症第三。我国胃癌发病率、病死率由高到低依次为中、东、西部地区。我国辽东半岛、山东半岛、长江三角洲、太行山脉和甘肃等地是胃癌高发区。中部地区胃癌发病率、病死率较高,这与胃癌高发区的分布有一定关系。胃癌的发生和发展是一个复杂的、多因素、多步骤的过程。不良的饮食结构、不健康的生活饮食习惯、慢性幽门螺旋杆菌感染等都可能是胃癌的危险因素。胃是一袋状器官,位于上腹部的左季肋区和腹上区。有上下入出两个口,前后两个壁,左右凸凹两个缘。入口称贲门,位置较固定。出口称幽门,有一定的活动范围。较短的凹缘称胃小弯,较长的凸缘称胃大弯。根据胃小弯和胃大弯的各自三等分的连线,将胃划分为 3 个区:上部,包括贲门及胃底;中部;下部,包括幽门及胃窦部。

有学者认为一部分胃癌可能与 EB 病毒感染有关。EB 病毒是一种 γ-DNA 疱疹病毒,在世界范围内的人群中,其感染率达 95%左右。研究表明,EB 病毒与多种肿瘤及疾病的发生发展有关,如鼻咽癌、霍奇金淋巴瘤、伯基特淋巴瘤、NK/T 淋巴瘤和传染性单核细胞增多症等。

原发性肝癌(primary carcinoma of liver) 即发生于肝细胞或肝内胆管上皮细胞的恶性肿瘤。肝癌的发病率位列癌症第六,死亡率位列癌症第四。我国是肝癌大国。我国肝癌发病率、病死率从高到低的地区依次为西、中、东部地区。乙型和丙型肝炎病毒感染、黄曲霉素、饮酒、非酒精性脂肪肝及肥胖等因素是肝癌的危险因素。肝癌大体形态分为结节型、巨块型和弥漫型。结节型最常见,癌以大小不等的结节分布于肝内,由于常累及全肝,恶性程度甚高;巨块型癌灶为单个巨大肿块,或由多个结节汇集而成,常位于肝右叶;弥漫型则比较少见。根据肝细胞的起源,从组织学上分为肝细胞癌(占 70%~80%)、胆管细胞癌及混合型肝癌 3 型。肝癌的转移除直接蔓延外,也可通过淋巴路发生局部和远处淋巴结转移,血行转移以肺、骨为多见。

胰腺癌(carcinoma of pancreas) 是原发在胰岛外的胰腺组织癌。胰腺癌的死亡率位列癌症第七。可发生在胰腺的任何部位:头部最多,约占 2/3;尾部约占 1/4;侵犯全胰的仅占 5.8%。胰腺癌大体形状为质地坚实的结节性肿块,大多与周围胰腺组织界线不清,瘤体以多发者多见。组织学分类以导管细胞癌、腺泡细胞癌最为常见,占 80%以上;其余如囊腺癌、多形性腺癌、汗毛细胞腺癌、鳞状细胞癌、硬癌和黏液癌等均为罕见。肿瘤早期即可出现局部浸润,最常见的转移部位是淋巴结,血行转移可达肝、脾及骨骼。

肠癌(intestinal cancer) 分为大肠癌和小肠癌。大肠癌是我国常见的癌症之一。低位大肠癌较多见,80%可通过直肠指诊触到。大肠癌以直肠最多,乙状结肠次之,两者合计约占 85%。大多数大肠癌为单发。结直肠癌新发病例在全世界男性、女性中分别排名第三及第二,死亡病例在全世界男性、女性中分别排名第四及第三。发达国家中结直肠癌发病率明显高于发展中国家,这与发达国家较高的肥胖率、不健康的饮食习惯等因素有关。我国东部地区结直肠癌发病率、病死率最高,这可能与东部发达地区人群生活方式明显西化有关。结直肠癌按肉眼形态可分为巨块型、溃疡型和浸润型。按组织学分类,绝大多数为腺癌,其次为黏液腺癌、未分化癌、鳞状细胞癌,鳞腺癌较罕见。小肠癌在全身恶性肿瘤中发病较低,只占消化道癌的 0.4%~4.9%。发病部位以十二指肠最多,其次为回肠及空肠。

肾癌(carcinoma of kidney) 又称肾细胞癌,为肾实质上皮性恶性肿瘤,约占肾肿瘤的 75%以上,男女发病比例为 2∶1,患者多为中老年人。肾癌常发生在肾的两极,尤以上极多见。常发于单侧,肿瘤大小不一。肿瘤无包膜,边缘整齐,界线清楚,常向四周侵犯肾盂、肾周围脂肪囊。肾癌发展较慢,但易发生转移。肾癌以血行转移为主,约占 60%,多为孤立转移,转移器官频率依次为肺、骨、肝、肾上腺、对侧肾和脑。

膀胱癌(carcinoma of bladder) 即发生于膀胱上皮的恶性肿瘤。膀胱癌是泌尿生殖系统最常见的恶性肿瘤。膀胱癌多发生于膀胱侧壁和三角区近输卵管开口处。肿瘤可单发或多发,大小不等,可有蒂或无蒂,外观呈乳头状、结节状、溃疡状。多见于男性,男女之比为 3∶1～4∶1。构成膀胱的各种组织都可发生肿瘤,主要可分为两类:一类是来源于上皮组织的肿瘤(膀胱移行上皮癌、腺癌及鳞状上皮癌),占所有膀胱肿瘤的 98%,其中移行上皮肿瘤又占上皮性肿瘤的 95%;另一类是来源于间叶组织的肿瘤,较罕见。移行上皮肿瘤包括乳头状癌、乳头状肿瘤及实体性癌 3 种。

肺癌(lung cancer) 又称原发性支气管肺癌,从主支气管到细支气管乃至肺泡,均可发生肺癌。不包括器官肿瘤和转移性肺癌。肺癌的发病率和病死率均高居首位。2014 年,我国肺癌死亡病例约为 62.6 万。临床上按组织学表现将肺癌分为鳞状细胞癌(简称鳞癌)、腺癌、大细胞癌、腺鳞癌、小细胞癌和其他类型肺癌。鳞癌、腺癌分别占所有肺癌的 30%～35%和 35%～40%。鳞癌以发生在气管、支气管的中央型肺癌为主。腺癌既可为中央型,也可为周围型,以后者稍多。大细胞癌约占 10%,包括巨细胞癌和透明细胞癌两个亚型。腺鳞癌是一种具有鳞癌、腺癌两种成分的癌。小细胞癌占 20%～25%,包括燕麦细胞癌、中间细胞癌和混合燕麦细胞癌 3 个亚型。其他类型还有支气管腺癌、类癌、癌肉瘤等,均少见。

前列腺癌(carcinoma of prostate) 前列腺是男性生殖系统中具有外分泌作用和内分泌作用的腺体,该部位发生的恶性肿瘤称为前列腺癌。前列腺癌新发病例在所有癌症中排名第四,死亡病例排名第八。

乳腺癌(breast cancer) 是妇女常见的恶性肿瘤之一,多发生于 40～60 岁的妇女。2014 年,我国乳腺癌死亡病例约为 6.6 万。我国东、中部地区乳腺癌发病率排名第一,发病率由高到低依次为东、中、西部地区;病死率由高到低依次为东、中、西部地区。城市居民生活方式的不断西化、肥胖率的普遍增高、生育率的相对降低等都是导致城市地区乳腺癌发病率不断增高的危险因素。乳腺癌的发生与雌激素的影响有密切关系,故 35 岁以上未婚妇女、婚后未生育者、生育后从未哺乳者或哺乳不正常者、月经初潮在 13 岁以前的妇女以及有乳腺癌家族史者,患乳腺癌的风险更大。

子宫体癌(cancer of corpus) 发生于子宫体的腺上皮,是女性常见的妇科肿瘤之一,近年来发病呈明显上升趋势。2008 年,全球子宫体癌发病 288 387 例,发病率为 8.6/10 万,死亡病例为 73 854 例,病死率为 2.2/10 万。据我国国家癌症中心发布的数据显示,2003—2007 年,我国子宫体癌发病率为 7.01/10 万,居女性癌症发病的第九位;病死率为 1.24/10 万,居女性癌症死亡的第十九位,发病率和病死率均呈上升趋势。子宫体癌在组织学上分为腺癌、棘腺癌及鳞腺癌 3 个类型,其中腺癌占绝大多数,棘腺癌与腺癌的诊断、治疗及预后类似。鳞腺癌则较少见。

子宫颈癌(carcinoma of uterine cervix) 来自宫颈上皮,是女性生殖系统中最常见的恶性肿瘤,在全球肿瘤中子宫颈癌发病中排第八位。发展中国家女性宫颈癌负担远高于发达国家。在全球女性肿瘤中,宫颈癌的发病率和病死率均排第四位。

我国女性宫颈癌发病率从高到低的地区依次为中、西、东部地区,西部地区病死率略高于中部地区，东部地区最低。目前，国际上公认的宫颈癌致病因素是高危型人乳头瘤病毒（human papilloma virus，HPV）的持续感染，对宫颈癌早期病变进行针对性预防治疗可有效制止宫颈癌的发生。2017 年，宫颈癌疫苗在我国内地正式获批上市，这为宫颈癌防控提供了更多保障。此外，过多的吸烟、营养不均衡、过早有性生活（<16 岁）、多产、性生活混乱，尤其是性卫生不良的人群，以及有高危性伴侣的人群，宫颈癌发生的相对危险性有明显增高的迹象。宫颈癌按病理分型可分为子宫颈鳞状细胞癌、子宫颈腺癌、宫颈腺鳞癌和其他少见的宫颈癌。

卵巢癌（carcinoma of ovary） 是卵巢上皮性恶性肿瘤，在卵巢恶性肿瘤中占 80%～90%。由于早期卵巢癌无特殊症状而肿瘤生长迅速，患者就诊时大多已属晚期，预后较差。

阴茎癌（carcinoma of penis） 是我国相当常见的疾患，占收治的泌尿生殖系癌的第二位，仅次于膀胱癌。

鼻咽癌（nasopharyngeal carcinoma） 鼻咽腔是一个软组织腔，大约为 2 cm×2 cm×2.5 cm 的"方盒子"，位于第 1～2 颈椎前方。后鼻孔是鼻咽的前壁，两侧有耳咽管隆突及其后上方的咽隐窝，底部是软腭及通口咽的腔道，顶壁是颅底。生长在鼻咽腔内的肿物多属于癌。我国广东、广西、云南、湖北和江西等省为鼻咽癌高发地区，广东省发病率最高，为 39.84/10 万，占恶性肿瘤的 40.5%；广西壮族自治区、云南省和福建省并列第二。鼻咽癌大体分型有 4 种，即菜花型、结节型、溃疡型和黏膜下型；组织学分类有未分化癌（占 5.5%）、低分化癌（癌细胞呈大圆形或梭形，呈多形性，占 85.5%）、高分化癌（癌细胞分化较好，可呈鳞状细胞癌Ⅰ、Ⅱ级，腺癌和基底细胞癌，约占 9%）。

喉癌（cancer of larynx） 喉为人的发声器官，上与口咽相通，下与气管相通。肿瘤可发生于声门上、声门或声门下区，根据原发肿瘤发生的部位不同，喉癌可分为声门上癌、声门癌、声门下癌、声门旁癌。喉癌以鳞癌为多，占 90%以上。喉癌在北方各省较多，南方较少，男性比女性多，约为 5∶1，占全身恶性肿瘤的 1.5%。

口腔癌（oral cancer） 是指发生于口腔的恶性肿瘤的总称，大部分属于鳞状上皮细胞癌，即所谓的黏膜发生变异。口腔癌是头颈部较常见的恶性肿瘤之一。在临床实践中口腔癌包括牙龈癌、舌癌、软硬腭癌、颌骨癌、口底癌、口咽癌、唾液腺癌、唇癌、上颌窦癌，以及发生于颜面部皮肤黏膜的癌症等。

舌癌（carcinoma of the tongue） 是口腔内最常见的恶性肿瘤，发病率约占全身恶性肿瘤的 1%。舌癌好发于舌侧缘中 1/3 处，舌腹和舌背次之，舌尖最少。大多为鳞癌，区域淋巴结转移率较高。

食管癌（esophageal carcinoma） 是我国，尤其是北方最常见的恶性肿瘤之一。食管癌典型的症状为进行性咽下困难，先是难咽干的食物，继而是难咽半流质食物，最后连水和唾液也不能咽下。

基底细胞癌（basal cell carcinoma） 又称基底细胞上皮瘤，发生转移率低，偏向于良性。由于有较大的破坏性，亦称侵袭性溃疡。基底细胞癌多见于老年人，好发于头、面、颈及手背等处，尤其是面部较突出的部位。开始是从皮肤色到暗褐色浸润的小结节，较典型者为蜡样、半透明状结节，有高起卷曲的边缘。中央开始破溃，结黑色坏死性痂，中心坏死向深部组织扩展蔓延，呈大片状侵袭性坏死，可以深达软组织和骨组织。

鳞状细胞癌（squamous cell carcinoma） 简称鳞癌，亦称为表皮样癌（epidermoid carcinoma）。来源于上皮组织的癌瘤约占

85%，其中2/3是鳞癌。鳞癌多发生于皮肤或黏膜的上皮组织，常见的有子宫颈癌、阴茎癌、食管癌、口腔黏膜癌和皮肤癌等。鳞癌也可以发生在腺上皮组织，如发生在乳腺、唾液腺、甲状腺、胆囊和膀胱等部位。根据癌细胞中未分化的癌细胞占比分为Ⅰ～Ⅳ，未分化的癌细胞占比越高，恶性程度越高。根据癌细胞的形状，按棘细胞—移行细胞—梭形细胞分级，以梭形细胞恶性程度为高。根据癌病灶的生长方式，可分为乳头状生长型、团块状生长型、网状生长型、细胞索状生长型和弥漫性生长型。凡肿瘤成团生长，预后较好；凡呈浸润弥漫生长，则预后差。在显微镜下观察鳞癌时，分化好的鳞癌，癌细胞就像正常鳞状上皮一样排列，层次分明且具有细胞间桥和癌珠（癌细胞中心部分常发生角化，互相围绕呈轮层状小体）。分化较差的鳞癌，癌细胞排列紊乱，没有细胞间桥和癌珠，但癌细胞表现出明显的异型性。鳞癌的癌细胞周围常有许多结缔组织和炎症细胞包围，这是为了防止人体抵抗癌细胞侵袭。鳞癌的播散除局部扩展之外，最常见的转移方式是淋巴转移，晚期及少数病例可发生血行转移。治疗鳞癌应根治原发灶及引流区域淋巴结。

腺癌（adenocarcinoma）一般是指由腺上皮发生的恶性肿瘤，也可从化生的移行上皮发生。其病理改变具有以下特点。①大体形态：肿瘤呈圆形或卵圆形，大多数无包膜，但不完整。质地为中等硬度，切面呈灰白色。②镜检：瘤细胞异型性明显，结构不一，有的呈实性团块或小条索状排列，有的可见腺腔形成，有的排列成管状或腺样结构。一般认为具有腺腔样结构者，分化程度较高，恶性程度较低。小条索及小团块之间的结缔组织多少不定，多者与硬癌相似，间质少而癌细胞多者可称软癌。③生物学特点：腺癌具有高度浸润和破坏性生长的特征。腺癌易侵犯血管和淋巴管壁，从而出现较多的血行及淋巴转移。易发生腺癌的部位为乳腺、胃、结肠、直肠、子宫体、卵巢、甲状腺和唾液腺等。腺癌约占恶性肿瘤的20%。分化好与分化差的腺癌在显微镜下形态不同。分化好的腺癌癌细胞排列成腺管状，分化差的腺癌癌细胞是不完整的腺泡或大小不等的团块，癌细胞形态彼此相差悬殊。腺癌还有实性癌、髓样癌和硬癌等一些亚型。腺癌除在原地向外浸润扩散之外，常在早期发生血行转移，常见的转移部位是脑、肺、骨和肝等。

恶性黑色素瘤（malignant melanoma）是一种能产生黑色素的高度恶性的肿瘤（少数可无色素），也是一种临床上较少见的皮肤恶性肿瘤。人的体表有各种各样的黑痣，带毛的黑痣多为皮内痣，几无恶变。易恶变的是交界痣，这是一种光滑、无毛、淡或深棕色的痣，多为数毫米至数厘米大。恶性黑色素瘤的患者中约有46%～49%有交界痣病史。恶性黑色素瘤多发生在易摩擦的部位，如足底、手掌、外生殖器、肛门和头颈等部位，而这些部位的痣多数为具有恶变倾向的交界痣和混合痣。

副肿瘤综合征（paraneoplastic syndrome）即肿瘤产生的生物活性物质所引起的，与原发肿瘤或转移病灶无直接关系的各种症状和体征。

恶性肿瘤疾病负担（burden of malignant tumor）1993年，世界银行发布的《世界发展报告》提出“疾病负担”的概念。发展至今，各类疾病负担相关的指标可分为两大类——健康期望和健康差距。前者代表性指标包括人均期望寿命、健康期望寿命、伤残调整期望寿命和质量调整期望寿命；后者的代表性指标为伤残调整寿命年（disability adjusted life year，DALY），是指从发病到死亡所损失的全部健康寿命年，包括因早死所致的寿命损失年（years of life lost，YLL）和疾病所致伤残引起的健康寿命损失年（years lived with disability，YLD）两部分。恶性肿瘤因早死所致的寿命损失年计算所需的死亡数据主要来自各国的生命登记系统，但由于生命登记数据不可避免地存在漏报和死亡编码不准确等问题，还需采用模型对恶性肿瘤的粗病死率进行校正，以得到更为准确的病死率结果。全球疾病负担（global burden of disease, GBD）总结出一个普遍适用的疾病模式，不同部位的恶性肿瘤可在此基础上稍做修改。根据疾病模式，准确估计恶性肿瘤的发病率是计算疾病所致伤残引起的健康寿命损失年的基础。发病数据确定后，准确计算疾病所致伤残引起的健康寿命损失年还需进一步对恶性肿瘤的转归情况进行分析。

从疾病模式可以看出，恶性肿瘤的结局主要分3种，分别是“治愈”“治疗后死于恶性肿瘤”和“未治疗”。研究显示，存活5年以上的恶性肿瘤患者病死率与普通人群接近，故将存活5年以上定义为“治愈”。这类患者的疾病过程包括诊断治疗和控制两个阶段，在进行恶性肿瘤疾病负担估计时，只计算5年的疾病所致伤残引起的健康寿命损失年。“治疗后死于恶性肿瘤”患者的疾病过程包括诊断治疗、控制、转移、临终和死亡5个阶段。“未治疗”患者的疾病过程包括转移、临终、死亡3个阶段。后两类患者的疾病所致伤残引起的健康寿命损失年包括死亡前的全部健康寿命损失。在计算疾病所致伤残引起的健康寿命损失年时，“治愈”患者所占比例、诊断后 t 年的生存比例及平均生存时间等指标均来自对全球癌症（GLOBOCAN）数据的分析汇总。同时，指标间的关系符合调整后的威布尔生存分布（Weibull distribution）曲线。伤残权重也是寿命损失年的重要组成部分，它的值反映了患者的主观感受，从基于人群的调查研究中获得。2010年，恶性肿瘤所造成的疾病负担占总疾病负担的7.6%，且这一数字在发展中国家不断上升。其中，有3种恶性肿瘤的疾病负担超过1 500万 DALYs，分别是胃癌（占总负担的0.7%）、肝癌（占总负担的0.8%）和肺癌（占总负担的1.3%）。从全球来看，高收入地区的肺癌、结直肠癌、胰腺癌的疾病负担较重，宫颈癌的疾病负担较轻，肝癌、胃癌、白血病及皮肤癌则显示出较强的地理差异。亚太地区的胃癌和肝癌发病率明显较高，乳腺癌则明显较低。在我国，2010年恶性肿瘤所造成的疾病负担占总疾病负担的16.8%，明显高于全球平均水平。疾病经济负担指由于发病、伤残及过早死亡带来的经济损失和资源消耗的总和，主要包括直接负担和间接负担。它将疾病对社会经济生活的影响定量化，从卫生服务需方角度以宏观和全局视野描述疾病的经济负担和变化情况，为决策层优化卫生资源配置提供科学依据。直接负担包括住院费用、门诊费用和自我医疗费用3个部分。国际上的研究方法主要有两种：一种是基于患病数据的研究；一种是基于发病数据和疾病发展过程的研究。所采用的费用相关数据主要分为3类：一类为从医院门诊及住院病例所提取的信息；另一类为从医疗保险记录提取的信息；最后一类为通过调查获得的自报费用信息。

恶性肿瘤高钙血症（hypercalcemia of malignant tumor） 肿瘤患者血钙升高较常见，临床上将血钙浓度大于2.75 mmol/L（11 mg/dl）称为高钙血症。血钙超过3.25 mmol/L（13 mg/dl）而出现高钙综合征，称为显著高血钙。当血钙在4.0 mmol/L（16 mg/dl）时，可发生威胁生命的高血钙危象，表现为极度软弱、精神失常、进行性加重的氮质血症，甚至昏迷。肿瘤是导致高血钙的常见原因之一，同一肿瘤又可源于不同因素而引起血钙增高（表6）。

表6　恶性肿瘤高钙血症的体液因子

分类	常见肿瘤	体液因子
肿瘤伴骨转移	乳腺癌、前列腺癌、胰腺癌、肺癌、肾细胞癌和鼻咽癌	直接损害或产生溶骨因子

续　表

分类	常见肿瘤	体液因子
肿瘤无骨转移	卵巢癌及卵巢、乳房、血管、肾和肺等器官的其他肿瘤	PTH、PTH样物质、TGF、PG、TNF植物固醇酯、IL-1、IL-6、1,25-$(OH)_2D_3$等
血液系统肿瘤	多发性骨髓瘤、T细胞淋巴瘤和白血病	淋巴因子(OAF、IL-1、IL-6)、CSF、1,25-$(OH)_2D_3$等

癌性胸水(malignant pleural effusion, MPE) 又称恶性胸腔积液,是肿瘤发生胸膜转移或胸膜原发肿瘤所致的常见并发症,约占全部胸腔积液病例的20%～25%。恶性胸腔积液大多由于肺内肿瘤直接侵犯胸膜或肺外肿瘤经淋巴或血行转移至胸膜所致。一旦出现胸水,即提示病变有局部转移或广泛播散,大多数已失去治愈的可能性。

癌性腹水(malignant peritoneal effusion, MPE) 肿瘤并发腹腔积液称为癌性腹水或恶性腹腔积液,多发于晚期患者,80%左右具有腹膜种植性转移。腹腔内多种原发或转移性肿瘤均有可能引起不同程度的腹水,继发性腹膜癌或肿瘤并发的广泛性腹膜播散更常见,且部分消化道肿瘤及妇科肿瘤常以腹水为首发症状。癌性腹水大部分是由腹腔内肿瘤引起,最常见的是卵巢癌,其发病率为30%～50%,其他常见的有胰腺癌、胃癌、大肠癌、子宫内膜癌、肝癌及肝转移癌。腹腔外肿瘤引起恶性腹水常见的有乳腺癌、肺癌、恶性淋巴瘤等。此外,前列腺癌、多发性骨髓瘤、黑色素瘤引起恶性腹水的情况也有报道。

癌性发热(fever in cancer) 即非感染性发热,是中、晚期恶性肿瘤的常见症状之一。以下午或夜间发热为主;外周血中白细胞计数及中性粒细胞比值大多正常;抗感染治疗无效,对解热镇痛药及激素反应较好。长期发热会导致能量和体力消耗,严重影响患者的生活质量,必须积极控制。其发病机制目前尚不清楚,被认为与下列因素有关:①肿瘤细胞异常增殖、破坏,自身产生内源性致热源,刺激体温调节中枢引起发热;②肿瘤因生长迅速而缺血、缺氧,引起自身组织坏死,以及由治疗引起肿瘤细胞坏死,从而释放肿瘤坏死因子,导致机体发热;③肿瘤侵犯或影响体温调节中枢引起中枢性发热;④肿瘤组织内某些细胞合成前列腺素E2(prostaglandin E2, PGE2)的能力增强,升高触发环氧化酶-2的调节和表达也被认为与之密切相关;⑤其他,如肿瘤内白细胞的浸润及癌症干扰影响致热类固醇合成而引起发热、肿瘤细胞释放的抗原物质引起免疫反应、部分肿瘤产生异位激素引起机体各种炎性反应等。癌性发热病因复杂,发病机制不清。目前尚无确切的治疗方法,以对症治疗为主。

肿瘤急症(oncology emergencies) 恶性肿瘤的发生发展及治疗过程中常出现相应的急症或并发症,不仅见于中、晚期肿瘤患者,即使早期患者亦常发生。这些紧急病症可能会危及生命,通常被称为肿瘤急症。肿瘤急症研究是肿瘤学的一个重要组成部分。2015年癌症患者死亡880万人。绝大多数患者的直接死亡原因不是肿瘤本身,而是肿瘤所致的急症和并发症。肿瘤急症实际上是肿瘤并发症的一部分,以发病急、需紧急处理为特点。肿瘤急症因容易被误诊或致突然死亡,故较恶性肿瘤本身更需要紧急处理。及时而恰当地处理肿瘤急症不仅有助于减轻患者痛苦、改善患者生活质量及延长生存期,而且可能使有些患者获得根治肿瘤的宝贵时机,具有重要的临床价值。2004年,欧洲肿瘤内科学会(European Society for Medical

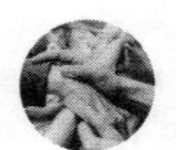

Oncology, ESMO)的教育专辑中把肿瘤急症分为影响组织结构和阻塞性急症、由代谢和激素问题引起的急症和治疗相关急症三类。国内学者把肿瘤急症分为肿瘤内科急症、肿瘤外科急症和其他肿瘤急症；也可按不同的受累靶器官分为循环系统急症(如心包填塞、上腔静脉综合征、栓塞和药物性心肌炎等)、呼吸系统急症(如咯血、阻塞性肺炎气胸、恶性胸腔积液等)、消化系统急症(如食管胃底静脉破裂出血、恶性腹腔积液、药物性肝损害等)、内分泌系统肿瘤急症(如嗜铬细胞瘤危象、肾上腺危象等)、代谢性急症(如高钙血症、高尿酸血症、肿瘤溶解综合征等)、泌尿系统肿瘤急症(如出血性膀胱炎、药物性肾损害等)及其他系统肿瘤急症；按简单的分法可分为疾病发展引起的急症和治疗引起的急症。对于中、晚期肿瘤患者，肿瘤急症一旦发生，抢救困难，手段局限，成功率低，也会给其他患者带来精神上的阴影。总之，关注肿瘤急症是十分必要的，肿瘤急症的诊治水平是肿瘤医疗质量的保证及肿瘤临床医生医疗水平的体现。

发热性中性粒细胞减少症(febrile neut ropenia, FN) 是癌症化疗患者常见且严重的并发症。其不仅可引起严重的感染、降低患者的生活质量、增加医疗费用，而且常导致此后的化疗剂量减少、化疗间隔延迟、降低治疗的有效率及影响远期效果，更严重者可造成患者死亡。据报道，FN 死亡率为 4%～21%。FN 是癌症患者化疗引起的综合征。发热的定义是指口腔温度单次测量≥38.3℃或≥38.0℃，持续 1 小时；中性粒细胞减少是指中性粒细胞$<0.5\times10^9/L$或中性粒细胞$<1.0\times10^9/L$，且预计在未来 48 小时内下降至$<0.5\times10^9/L$。发热不由肿瘤本身、药物、输注血制品或移植物抗宿主病等非感染性因素引起。

脊髓压迫症(spinalcord compression) 是晚期肿瘤常见的中枢神经系统急症，约 10%的肿瘤急症患者首先表现为脊髓压迫症。脊髓压迫 95%以上发生在脊髓外，其中 70%发生在胸段，20%在腰段，10%在颈段脊髓。硬膜外腔肿瘤转移所致的脊髓压迫极易造成永久性损害，应当尽快采取有力的急救措施，以逆转已存在的神经损害及保护脊髓功能。

肿瘤溶解综合征(tumor lysis syndrome, TLS) 对化疗或放疗敏感的癌组织崩溃溶解，大量的代谢产物释放到血液中，导致高尿酸血症、高钾血症及高磷酸血症，甚至并发急性肾功能衰竭等一系列代谢紊乱综合征，临床上统称为 TLS。

上腔静脉压迫综合征(superior vena cava syndrome, SVCS) 即由多种原因造成流经上腔静脉的血流受阻而致的一组综合征，是肿瘤患者常见的并发症之一。最常见的症状为呼吸困难，面颈部水肿，躯干和上肢水肿，颈静脉扩张，上臂、胸腔和胸壁静脉扩张，还可出现胸痛、头疼、咳嗽及吞咽困难等。

抗利尿激素分泌异常综合征(syndrome of inappropriate secretion of antidiuretic hormone, SIADH) 各种原因所致抗利尿激素在下丘脑分泌过多，导致体内水分潴留、稀释性低钠血症及尿钠增多。1957 年，施瓦茨(Schwartz)等提出胸部肿瘤能刺激神经垂体分泌精氨酸血管增压素(arginine vasopressin, AVP)并能够导致抗利尿激素分泌异常综合征的假说。1963 年，精氨酸血管增压素被证实是肿瘤产物，它能导致低钠血症。据统计，1%～2%的恶性肿瘤患者会发生抗利尿激素分泌异常综合征。其中绝大多数发生于小细胞肺癌患者，10%的患者将出现临床意义的低钠血症。肿瘤产物、外源性输入及垂体后叶产生的精氨酸血管增压素是导致低钠血症的原因。另外，终末期肿瘤病变引起的代谢紊乱也常见低钠血症。尿钠增高和血钠降低是该病的特征，引起这种现象的原因被认为是精氨酸血管增压素作用于肾小管导致水的潴留。低钠血症是由肾钠排出过多及水潴留双重因素所致。尿钠排出过多的机制仍不是很清楚，但肾小管滤过的钠增多，醛固酮分泌减少，或者肾小管对钠的重吸收障碍是主要原因。该病的主要临床表现为精神异常、嗜睡、意识模糊、昏迷、癫痫发作及精神病行为。神经系统检查可以发现与水中毒有关的症状。

类癌(carcinoid) 又称类癌瘤，1907 年由德国病理学家奥本多弗(Oberndofer)首次提出。类癌发病率为 $1/10^5$～$4/10^5$，是一种发生于消化、呼吸、循环和泌尿生殖系统等部位，相对罕见的起源于神经内分泌特性的少见嗜银细胞肿瘤，因此又称神经内分泌肿瘤，属于分化良好、低度恶性的神经内分泌肿瘤。类癌好发于消化系统，消化道类癌按胚胎起源可分为前肠类癌、中肠类癌及后肠类癌 3 种。胃类癌属于前肠类癌，可分为 3 型：Ⅰ型多见，占 70%～85%，与慢性萎缩性胃炎及恶性贫血有关；Ⅱ型占 5%～10%，与佐林格-埃利森综合征(Zollinger-Ellison syndrome, ZES)有关，常发生于多分泌腺瘤Ⅰ型。这两型类癌病灶多较小，生长缓慢，常多中心发生；Ⅲ型占 15%～25%，为散发型，恶性程度高于前两型，多伴有类癌综合征。

类癌综合征(carcinoid syndrome) 是由类癌细胞分泌的 5-羟色胺(5-hydroxytryptamine, 5-HT)(血清素)、激肽类、组胺等生物学活性因子引起的皮肤潮红、腹痛、腹泻和支气管痉挛等典型临床症状。类癌综合征与类癌发病息息相关。类癌综合征是因代谢性类癌瘤过量分泌 5-羟色胺、缓激肽、组胺、前列腺素及多肽激素等作用于血管的物质而引起的皮肤潮红、发绀、肠痉、腹泻、大汗、毛细血管扩张、心脏瓣膜病和糙皮病等临床症状。神经内分泌肿瘤产生的 5-羟色胺被认为是类癌综合征腹泻的主要原因。5-羟色胺作用于平滑肌产生腹泻；组胺和缓激肽通过扩血管作用而引起皮肤潮红；因缺乏烟酸而出现糙皮病；由胰腺细胞产生的前列腺素和不同的多肽激素的作用尚需进一步研究；而人类绒毛膜促性腺激素在多肽水平类癌瘤中偶尔会升高。症状的严重性在一定程度上与进入体循环的激素数量有关，类癌综合征的特点是具有典型的阵发性皮肤血管性症状，原发类癌以位于回肠内的居多，症状多出现于肝转移以后，多数患者尿 5-羟吲哚乙酸水平升高。

耐药(drug resistance) 肿瘤细胞群体具有内在的、高度有序发展的抗药能力。无论是细胞毒类药物还是靶向药物，均未能克服耐药问题。耐药可以从不同的方面进行定义和分类，分为以 P-糖蛋白、多药耐药相关蛋白为主的经典耐药和原因众多且复杂的非经典耐药。耐药和敏感是一对相对的概念。体外实验中，耐药和敏感可以理解为在同一浓度下，与规定的参照物相比，药物对不同细胞系生长抑制率的差别，抑制率低于参照系的定义为耐药，反之则为敏感。

术后肠梗阻(postoperative ileus, POI) 目前，国内学界对术后肠梗阻的定义还没有统一而明确的认识。国外学者认为，术后只要出现肠道梗阻症状，均称为术后肠梗阻。对于术后肠梗阻的认识将直接影响患者的治疗和预后。术后肠梗阻的具体特征表现包括：①临床上建议的术后第 6 天开始出现肠道梗阻表现；②一般是由手术创伤、麻醉或炎症等因素导致肠道功能受到抑制，属于动力性而非机械性肠梗阻；③虽然也表现出腹胀，恶心，呕吐，停止排气、排便等症状，但最为突出的是患者对固体食物不耐受；④因其属于动力性肠梗阻，故绝大多数患者经过非手术治疗均可治愈，仅极少数患者需手术探查。

血行转移(hematogenous metastasis) 是指已脱落的癌细胞经过血液系统被带到全身其他部位，又发生同样肿瘤的现象。癌和肉瘤均可通过血行转移。根据全身静脉的分布情况，大致有下述几条途径。①体静脉系统：癌细胞先汇集到上、下腔静脉，经右心分布到肺，首先发生肺转移癌。

只要是静脉回流入上、下腔静脉者,都可以经此途径转移。②门静脉系统:主要是消化系统等处的恶性肿瘤,先累及肠系膜上、下静脉,后进入门静脉系统将癌细胞带到肝脏,发生肝转移瘤。因此,胃肠道的中、晚期肿瘤,肝往往是首先发生转移的部位。③肺静脉系统:原发于肺脏的或肺转移癌可因侵犯肺静脉和分支,经左心转移到全身其他部位。④椎静脉系统:又称巴特森(Batson)椎静脉系统,椎静脉系统的特点是无瓣膜。椎静脉系统分布在椎腔内外,伸入椎骨内,向上直达颅脑,向前经过椎间孔与其胸腹腰骶等处的奇静脉属支及体表,包括皮肤、乳房、外生殖器和肋间静脉所形成的广泛而丰富的侧支吻合。这组静脉腔内压力偏低,血流缓慢,故患者咳嗽、打喷嚏、屏气等都有可能使胸腹腔的压力暂时升高。此时静脉系统的癌栓则可能通过吻合支逆流入椎静脉系统,或者肿瘤受到过度挤压,癌细胞可直接通过椎静脉系统进入脊椎或颅腔。因此,即使是在肺内还没有转移时,也可以出现颅脑的转移。由此可见,椎静脉系统在肿瘤血行转移中有其特殊的意义。血行转移虽然可见于任何器官,但最常见的是肺,其次是肝和骨。故临床上在判断有无血行转移以确定患者的临床分期和治疗方案时,做肺、肝的影像学检查是非常必要的。

淋巴转移(lymphatic metastasis) 是指浸润的肿瘤细胞穿过淋巴管壁,脱落后随淋巴液被带到汇流区淋巴结,且以此为中心生长出同样肿瘤的现象。淋巴转移是癌的首选转移方式,肉瘤也可以淋巴转移。恶性肿瘤内部一般没有功能性淋巴结,淋巴转移只能通过肿瘤旁的引流淋巴管。淋巴转移一般是先到达距肿瘤最近的一组淋巴结,后依次到达距离较远者。瘤细胞在每站浸润生长的同时也向同组内邻近的淋巴结扩展。部分肿瘤细胞也可循短路绕过途径中的淋巴结直接向较远一组淋巴结(第二站或第三站)转移。临床称这种转移方式为跳跃式转移。如宫颈癌在盆腔腹膜后、纵隔淋巴结未发生转移的情况下,先出现颈淋巴结转移;还可出现逆淋巴汇流方向的转移,转移到离心侧的淋巴结,这可能是顺流方向的淋巴管已有阻塞的缘故。又如宫颈癌转移到腹膜内淋巴结、胃癌转移到髓窝淋巴结或腹膜内淋巴结等。临床上仍有部分患者颈部淋巴结已被证实为转移癌,却找不到原发病灶。有时会因寻找原发灶而延误治疗时间,从而影响患者的治疗与预后。在临床上,最常见的癌转移淋巴结是左锁骨上淋巴结,又称魏尔啸淋巴结(Virchow node),其原发病灶多位于肺和胃肠道。

种植转移(transcoelomic metastasis)是癌细胞转移的一种方式,体腔内器官的恶性肿瘤蔓延至浆膜表面时,瘤细胞可脱落,像播种一样种植在体腔内各器官的表面,形成多处的转移瘤,这种转移的方式称为种植转移。常见于腹腔器官的原发性恶性肿瘤,也可见于胸腔、心包腔、蛛网膜下腔和关节腔等处。原发灶多位于胃,也可位于消化道其他位置。肺癌也常在胸腔内形成广泛的种植转移。

直接蔓延(direct extension) 即恶性肿瘤连续不断地浸润、破坏周围组织器官的生长状态。恶性肿瘤细胞随着增生,常常连续不断地沿着组织间隙、淋巴管、血管的外周间隙和神经束衣浸润,破坏邻近的正常器官和组织,并继续生长。例如,胰头癌可蔓延至肝脏、十二指肠;晚期乳腺癌可穿过胸肌和胸腔蔓延至肺脏。

肿瘤负荷(tumor burden) 是指肿瘤对机体的危害程度,如肿瘤的大小、肿瘤的活跃程度、肿瘤的转移情况,以及不同部位的肿瘤对机体的危险程度。评价肿瘤负荷的指标包括肿瘤大小、肿瘤标志物高低、临床症状(喘憋、疼痛等)、相关并发症(上腔静脉综合征等)和消耗情况(贫血、低蛋白血症等)。肿瘤化疗的疗效与治疗开始时肿瘤细胞的数量明显相关,负荷大的晚期肿瘤很难治愈,术后辅助化疗因切除了大部分肿瘤而更有可能治愈。

肿瘤心理神经免疫学(tumor psychoneuroimmunology) 是肿瘤学研究中的一个新分支。心理社会因素和心理治疗对癌症患者的影响主要通过神经-内分泌-免疫网络实现。20 世纪初,埃里克(Ehrich)预言,机体的免疫反应具有抗肿瘤作用。1959 年,托马斯(Thomas)提出细胞免疫可能代表机体防御肿瘤的机制。随后伯内特(Burnet)提出了肿瘤免疫监视学说,认为机体对抗癌变的细胞可以产生与同种皮肤移植排斥一样的反应。免疫监视的作用在于识别和破坏那些临床不能识别的原位癌,当肿瘤生长超过了机体免疫监视的控制时,肿瘤细胞才可以快速生长而形成临床肿瘤。某些肿瘤经主动免疫或过继免疫治疗后,病情可以得到一定程度的缓解,说明机体内存在着抗肿瘤免疫现象,免疫系统可以控制或至少是影响肿瘤的生长、复发和转移等生物学行为。机体对肿瘤的免疫应答包括特异性免疫和非特异性免疫两类。此外,临床发现许多肿瘤是激素依赖性的,如乳腺癌、前列腺癌等与机体内分泌失调有关。基于神经-内分泌-免疫调节网络,机体激素水平的变化一方面可以直接影响肿瘤生长,另一方面还可以通过影响免疫系统起作用。前列腺素 E2 是公认与荷瘤免疫抑制相关的一种前列腺素,许多癌症患者血清中前列腺素 E2 水平明显升高,其升高程度与免疫抑制程度呈正相关。

近年来,社会环境、生活事件、生活方式、个性特征、社会支持和应对方式对肿瘤多方面的影响越来越受到关注,心理干预治疗已成为肿瘤综合治疗的一个重要方面。心理社会因素与肿瘤存在密切关系。生活事件和应对能力在研究与肿瘤关系方面是密不可分的,不良事件引起癌症的机制尚未被阐明。一般认为不良生活事件可使机体产生应激,出现抑郁、忧虑、悲伤、紧张、愤怒或焦虑等负性情绪。过度或持久的应激会导致机体内环境失衡,影响下丘脑神经内分泌系统的调节及自主神经系统的功能,从而降低机体的细胞免疫水平,增加肿瘤发生的概率。提摩萧(Temoshok)等发现癌症患者具有 C 型人格,特征是常常控制自己,不让任何情感、情绪表现出来。大量的实验和临床观察表明,恶性肿瘤的生长速度与心理因素有一定的关系。在影响生长速度的诸多因素中,主要是免疫反应和激素在起作用,而精神刺激则影响内分泌和免疫因素。因此在癌症发展过程中,任何心理因素的影响均可通过心理和生理作用,使自律神经失调,降低自身免疫力而发挥作用。

生命质量评估(quality of measurement) 又称为生活质量、生存质量评估。世界卫生组织生活质量研究组定义生活质量为不同文化、价值体系中的个体对与他们的目标、期望、标准及所关心的事情有关的生存状况的体验。回顾生活质量研究的历史,大致可分为 3 个时期:20 世纪 20—50 年代的酝酿阶段,50—60 年代的兴起阶段,70 年代后的发展融合阶段。早在 20 世纪 40 年代末,卡诺夫斯基(Karnofsky)就提出了著名的卡氏评分(Karnofsky performance score, KPS)。疾病谱和医学的发展引发了健康观和医学模式转变,健康已不再是简单的没有疾病或虚弱状态,而是身体上、精神上和社会活动的完好状态。鉴于此,广大的医学工作者进行了生活质量测评的探讨,并提出了与健康有关的生活质量(health-related quality of life, HRQOL)概念。大体上说,20 世纪 70 年代主要是引入和探索期,借用大量的一般人群评定量表来对患者的生活质量进行评估;20 世纪 80 年代后则转向特定的肿瘤与慢性病的评估,并研制出了大量面向疾病特异性的评估量表。肿瘤与慢性病患者的生活质量评估是目前医学领域生活质量研究的主流。早在 1980 年,欧洲癌症治疗研究组织(European Organisation for Research and Treatment of Cancer, EORTC)就创立了有 7 个国家参加的生活质量研究组,在较大规模上进行癌症生活质量评估的协作研究。目前,很多国家均已参加该研究组,并已制订出了反映癌症患者共性的生活质量核心量表(quality of life questionnaire cancer 30, QLQ－C30),

以及很多具体癌症的特异量表，如肺癌 QLQ－LC13、乳腺癌 QLQ－BR24、头颈部癌症 QLQ－H&N37、食管癌 QLQ－OES24 和直肠结肠癌 QLQ－CR38 等。生活质量评估的关键是研制测定工具——量表。用于癌症领域的量表可分为 3 类：①一般普适性量表；②癌症普适性量表；③癌症特异性量表。

一般普适性量表并非是针对癌症患者开发的，而是针对一般人群开发的，是各种人群和疾病均能使用的量表，主要反映被测者的总体生活质量(表 7)。这些量表一般具有知名度高、应用广泛的特点，因此也常常被用于癌症患者的生活质量评估，或者被单独使用，或者作为辅助工具与其他量表一起被使用。用于癌症领域的一般普适性量表主要有疾病影响程度量表(sickness impact profile, SIP)、健康调查简表(the MOS item short from health survey, SF－36)、健康质量指数(quality of well-being, QWB)和诺丁汉健康调查表(Nottingham health profile, NHP)等。

表 7 癌症领域常用的一般普适性量表

量表名(英文缩写)	开发年份	结构(考察的领域)	条目数
总体健康量表(GHQ)	1966	焦虑和(或)紧张、自信和(或)愉快、抑郁、精力、社会功能和失眠； 焦虑和(或)失眠、严重压抑、社会功能障碍和躯体症状	30 28
诺丁汉健康调查表(NHP)	1970	个人体验 6 个方面(疼痛、躯体活动、精力、睡眠、情绪反应和社会孤独感)； 日常生活 7 个方面(工作、家务、社会生活、家庭生活、性活动、爱好和休假)	45
疾病影响程度量表(SIP)	1975	躯体运动、灵活性、行走移动、情感行为、社会关系、警觉行为、交流、睡眠与休息、工作、家务管理、娱乐与消遣和饮食等 12 个方面	136
健康质量指数(QWB)	1976	计算权重的健康要素(移动、躯体活动、社会活动)，22 个加权的症状和(或)复合的健康问题	50
总体心理健康指数(GPWI)	1984	焦虑、抑郁、活力、自控、良好状态和总体健康	22
McMaster 健康指数问卷(MHIQ)	1987	躯体、社会、心理 3 个方面	59
健康调查简表(SF－36)	1988	生理功能、生理职能、心理健康、心理职能、社会功能、精力、疼痛和总体健康 8 个方面	36
世界卫生组织生命质量量表(WHOQOL－100)	1993	躯体功能、心理功能、独立性、社会关系、环境和总健康 6 个方面	100

常见的癌症普适性量表有癌症患者生活功能指标(the functional living index cancer, FLIC)、癌症康复评价系统(cancer rehabilitation evaluation system, CARES)、EORTC 欧洲癌症治疗研究组织的生活质量核心量表、癌症治疗功能评价系统一般量表(functional assessment of cancer therapy:general, FACT－G)等(表 8～10)。

表 8　癌症患者生活功能指标量表各领域及其计分方法

领域	条目数	计分方法(相应的条目得分相加)
躯体良好和能力(physical well-being and ability)	9	4 + 6 + 7 + 10 + 11 + 13 + 15 + 20 + 22
心理良好(psychological well-being)	6	1 + 2 + 3 + 9 + 18 + 21
因癌造成的艰难(hardship due to cancer)	3	8 + 12 + 14
社会良好(social well-being)	2	16 + 19
恶心(nausea)	2	5 + 17
总量表	22	全部条目

表 9　生活质量核心量表(V3.0)各领域的计分方法(粗分 RS)

领域/亚量表	代码	性质	条目数	得分全距(R)	计分方法
躯体功能(physical functioning)	PF	功能型	5	3	$(Q_1 + Q_2 + Q_3 + Q_4 + Q_5)/5$
角色功能(role functioning)	RF	功能型	2	3	$(Q_6 + Q_7)/2$
情绪功能(emotional functioning)	EF	功能型	4	3	$(Q_{21} + Q_{22} + Q_{23} + Q_{24})/4$
认知功能(cognitive functioning)	CF	功能型	2	3	$(Q_{20} + Q_{25})/2$
社会功能(social functioning)	SF	功能型	2	3	$(Q_{26} + Q_{27})/2$
总健康状况(general health status/QOL)	QL		2	6	$(Q_{29} + Q_{30})/2$
疲倦(fatigue)	FA	症状型	3	3	$(Q_{10} + Q_{12} + Q_{18})/3$
恶心与呕吐(nausea and vomiting)	NV	症状型	2	3	$(Q_{14} + Q_{15})/2$
疼痛(pain)	PA	症状型	2	3	$(Q_9 + Q_{19})/2$
气促(dyspnoea)	DY	症状型	1	3	Q_8
失眠(insomnia)	SL	症状型	1	3	Q_{11}
食欲丧失(appetite loss)	AP	症状型	1	3	Q_{13}
便秘(constipation)	CO	症状型	1	3	Q_{16}
腹泻(diarrhea)	DI	症状型	1	3	Q_{17}
经济困难(financial difficulties)	FI	症状型	1	3	Q_{28}

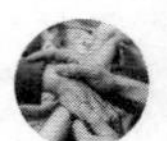

表 10　癌症治疗功能评价系统一般量表(V4.0)的各领域及总量表计分(粗分 RS)

领　　域	条目数	得分	计分方法(相应条目得分相加)
生理状况(physical well-being, PWB)	7	0～28	GP1 + GP2 + GP3 + GP4 + GP5 + GP6 + GP7
社会/家庭状况(social/family well-being, SWB)	7	0～28	GS1 + GS2 + GS3 + GS4 + GS5 + GS6 + GS7
情感状况(emotional well-being, EWB)	6	0～24	GE1 + GE2 + GE3 + GE4 + GE5 + GE6
功能状况(functional well-being, FWB)	7	0～28	GF1 + GF2 + GF3 + GF4 + GF5 + GF6 + GF7
量表总分	27	0～108	PWB + SWB + EWB + FWB

癌症特异性量表仅针对某种具体癌症的患者。其中,最著名的是欧洲癌症治疗研究组织的生活质量核心量表和美国癌症治疗功能评价系统一般量表这两个系列的癌症量表。它们均是采用共性模板与特异模板相结合的方式形成的针对各种特定癌症的特异量表。我国自主开发的癌症患者生命质量测定量表体系(quality of life instruments for cancer patients, QLICP)系列也具有生活质量核心量表和癌症治疗功能评价系统一般量表系列的特点,且具有中国的文化特色。现将一些常见癌症的生活质量评估特异量表归纳于表 11。

表 11　常见癌症的生命质量测定特异量表

癌症	FACT 系列	QLQ 系列*	QLICP 系列	其他量表
肺癌	FACT - L	QLQ - LC13	QLICP - LU	LCSS. DDC
乳腺癌	FACT - B	QLQ - BR23	QLICP - BR	Priestman LASA, Selby LASA, BCQ、IBCSGQL
头颈癌	FACT - H&N	QLQ - H&N35	QLICP - HN	UWQOL, MDADI Terrell, HNRQ, QOL - RTI GIQLI
直肠癌	FACT - C	QLQ - CR38 QLQ - CR29	QLICP - CR	MDADI Terrell, HNRQ, QOL - RII GIQLL
肝癌	FACT - Hep	QLQ - HCC18	QLICP - LI	QLQ - LC
食管癌	FACT - E	QLQ - OES24 QLQ - OES18	QLICP - ES	
胃癌	FACT - Ga	QLQ - STO22	QLICP - ST	
膀胱癌	FACT - B1	QLQ - BLM30 QLQ - LLS24	QLICP - BL	
前列腺癌	FACT - P	QLQ - PR25	QLICP - PR	UCLA - PCI、EPCI、PORPUS、PROSQOLI、BSP - P
胰腺癌	FACT - Pa	QLQ - PAN26	QLICP - PA	

续 表

癌症	FACT 系列	QLQ 系列*	QLICP 系列	其他量表
卵巢癌	FACT－O	QLQ－OV28	QLICP－OV	
宫颈癌	FACT－Cx	QLQ－CX24	QLICP－CE	
脑癌	FACT－Br	QLQ－BN20	QLICP－BN	
血癌	FACT－Leu	QLQ－CLL16	QLICP－LE	

注：* 测定时需同时使用 EORTC QLQ－C30。

恶性肿瘤疲乏量表(cancer fatigue scale, CFS) 恶性肿瘤疲乏，即癌因性疲乏，是一种与癌症或癌症治疗相关的疲乏感或疲惫感，普遍存在于接受放、化疗的患者中。超过75%的转移性肿瘤患者经受着癌因性疲乏的折磨，其生活质量受到严重影响。2000 年，美国国家癌症综合网络(National Comprehensive Cancer Network, NCCN)发布了第 1 版《癌因性疲乏临床实践指南》，将癌因性疲乏定义为"一种痛苦的、持续的、主观上的，关于躯体、情感或认知上的疲乏感或疲惫感，与近期的活动量不符，与癌症或者癌症的治疗有关，妨碍日常功能"。该指南从癌因性疲乏的筛查、初步评估、干预和再评估等 4 个方面对相关证据进行系统检索、评鉴、汇总，旨在帮助所有医护人员及时识别所有癌症患者(包括青少年和儿童)的疲乏，并使其疲乏得到积极、有效的治疗。应在患者初次就诊时、治疗过程中、治疗后随访时或出现相关临床表现时对患者进行癌因性疲乏的筛查，确定患者是否存在癌因性疲乏，并评估其程度。目前，国际上常将《国际疾病分类(第 10 版)》[International Classification of Diseases (10th revision), ICD－10]中的癌因性疲乏诊断标准作为 CRF 的诊断筛查工具。对于肿瘤患者，先用 ICD－10 进行诊断筛查，确定患者存在癌因性疲乏，再用癌症治疗功能评定，采用癌因性疲乏量表(functional assessment of cancer therapy: fatigue, FACT－F)、癌症疲乏量表(cancer fatigue scale, CFS)等工具进行疲乏程度的评估。对于轻度疲乏的患者(疲乏评分为 1～3 分)，仅限于对患者进行健康教育，使其学会常见的管理疲乏的技巧，并定期评估其疲乏程度的变化(表 12)。对于中度至重度疲乏的患者(疲乏评分为 4～10 分)，则进行针对性的病史采集和体格检查，包括对患者疾病状态的评估，如目前所采取的治疗类型、时长、是否会导致疲乏及患者对治疗的反应等。相关因素可导致癌因性疲乏的发生和加重，故需鉴别康复期的患者是否存在肿瘤复发，疾病进展期的患者是否存在恶性程度增高等现象。若不存在上述变化，可告知患者及其家属，帮助其有效缓解焦虑水平。病史采集中还应着重评估癌因性疲乏的发作情况、形式、持续的时间、变化规律、加重或缓解因素，以及对患者日常功能的影响。疲乏发生、加重的因素包括疼痛、情感苦闷、睡眠障碍、不良的睡眠卫生(如有睡前摄入咖啡、含糖量高的饮食等不良习惯，不良的睡眠环境，入睡前无法有效缓解自身压力等)、贫血、营养不良、活动水平下降、药物的不良反应、酗酒、药物滥用和某些非癌性伴发疾病。其中对于非癌性伴发疾病的评估应包括心、肺、肾、胃肠、肝、神经及内分泌系统的疾病(如潮热、甲状腺功能减退、性腺功能减退和肾上腺功能不全等)和感染。在完成上述评估工作的基础上，考虑对癌因性疲乏干预措施选择的影响，还需评估患者的临床状况，即正在接受抗肿瘤治疗、治疗结束后或临终阶段。

癌性疼痛评估(cancer pain assessment) 即使用某种方法来确定疼痛治疗前和疼痛期间的疼痛强度、疼痛类型、疼痛性质和疼痛位置等，为癌痛的临床评估和治疗计划

表 12　癌因性疲乏常用的评估工具

筛查/评估工具	维度的数量/类型	量表类型	条目数	填表耗时和难易度	已验证的肿瘤人群	A/P/E[②]	重测信度(r)/内部一致性(α)	其他
简明疲乏量表(brief fatigue inventory, BFI)	1/疲乏程度	11 级李克特评分量表	9	短、容易	混合型	A, P, E	$\alpha = 0.82 \sim 0.97$	问题包括一般活动、心情、行走能力、正常工作、社交关系、总的生活质量;难以区分轻度和中度疲乏;有多个语言版本
欧洲癌症治疗研究组织的生活质量核心量表	1/疲乏程度	4 级李克特评分量表	3	容易	混合型	A, P, E	$\alpha = 0.80 \sim 0.85$	测量生理性疲乏;不推荐只使用该评分工具测量临终患者的疲乏
疲乏问卷(fatigue questionnaire)	1/疲乏程度	4 级李克特评分量表	11	容易	肿瘤 *vs*. 正常人群、霍奇金淋巴瘤	A, P, E	$\alpha = 0.88 \sim 0.90$	测量躯体性疲乏和心理性疲乏
疲乏视觉模拟评分法(visual analogue fatigue scale)	1/疲乏程度	视觉模拟	18	短、容易	肿瘤 *vs*. 正常人群	A, P, E	$\alpha = 0.91 \sim 0.96$	测量躯体性疲乏和心理性疲乏;能有效测量 24 小时内的疲乏,对于更长时间的疲乏测量效能低
疲乏症状量表(fatigue symptom inventory)	4/疲乏程度、频率、日变化情况、影响	11 级李克特评分量表	14	在合理范围内	乳腺癌、转移癌、混合型	A, P	$\alpha = 0.92 \sim 0.95$; $r = 0.35 \sim 0.75$	能区分疲乏随着时间发生的变化;重测信度低
癌症治疗性疲乏功能评估量表(function assessment of cancer therapy-fatigue, FACT－F)	5/躯体性、社会家庭、情感性、功能性变化、疲乏	5 级李克特评分量表	41/13[①]	长(在合理范围内)、容易	乳腺癌、混合型	A, P, E	$\alpha = 0.93 \sim 0.95$; $r = 0.90$	由生活质量相关的条目(28 条)和疲乏分量表(13 条)组成;缺乏结构效度;能区分疲乏随着时间发生的变化

续 表

筛查/评估工具	维度的数量/类型	量表类型	条目数	填表耗时和难易度	已验证的肿瘤人群	A/P/E②	重测信度（r）/内部一致性（α）	其他
多维疲乏量表（multi-dimensional fatigue inventory-20）	5/一般情况、躯体、心理变化、活动减少、积极性减弱	5级李克特评分量表	20	在合理范围内	乳腺癌、泌尿系统肿瘤、混合型	A, P, E	$\alpha=0.65\sim0.80$	李克特分级量表结合视觉模拟测量法
多维疲乏症状量表（multi-dimensional fatigue symptom inventory）	5/一般情况、躯体、精神、情感、精力	5级李克特评分量表	83/30①	长短、难易不一	乳腺癌、混合型	A, P	$\alpha=0.87\sim0.96$ $r>0.50$	—
Piper疲乏评分（Piper fatigue score-12）	4/感官、行为/严重度、情感、认知/情绪	11级李克特评分量表	12	容易	乳腺癌	P	$r=0.87\sim0.89$	在修订版Piper评分的基础上进一步简化
修订版Schwartz癌症疲乏量表（Schwartz cancer fatigue scale, revised）	2/躯体、知觉	5级李克特评分量表	9	在合理范围内	混合型	A	$\alpha=0.90$	在原有的Schwartz癌症疲乏量表（28个条目）基础上进一步简化

注：①原始表条目数/简化表条目数；②A，正在接受抗肿瘤治疗；P，抗肿瘤治疗结束后；E，临终期。

的制订提供科学依据。疼痛评估是镇痛治疗的基础,是镇痛治疗的第一步,是癌痛全程管理中非常重要的一环;可准确判断癌痛的特征,选择合适的治疗方法和药物;可随时监测疼痛的变化,及时调整治疗方案;可定量判断治疗效果,缓解疼痛,了解疼痛缓解的程度和变化。癌性疼痛评估是合理有效的镇痛治疗的先决条件,应遵循"常规、量化、全面、动态"的评估原则。

常规评估原则:癌痛的常规评估意味着医务人员应积极筛查癌症患者的疼痛,定期评估患者的疼痛并记录。对于有疼痛症状的癌症患者,疼痛评估应包括在常规监测和记录护理中。疼痛的常规评估应确定疼痛是否是由肿瘤急症引起的。

量化评估原则:癌症疼痛的量化评估是指使用如疼痛评估量表之类的定量标准来评估患者的主观疼痛水平。重点应放在过去 24 小时内最严重和最轻微的疼痛,以及日常的疼痛程度上。患者对疼痛的主诉是治疗的标准。如果患者无法口头表述其疼痛,则应采用其他方法来评估疼痛强度和疗效。癌症疼痛的量化评估通常使用数字分级法(numerical rating scale, NRS)、主诉疼痛程度分级法(verbal rating scale, VRS)和视觉模拟法(visual analogue scale, VAS 划线法)及疼痛程度评分脸谱法等量表进行评估。

全面评估原则:全面评估的目的是确定疼痛的原因并选择最佳治疗方案。疼痛的治疗应根据疼痛的病因、病理生理特征和患者的临床状况,以及以患者为中心的个体化治疗目标。癌痛全面评估是指对癌症患者疼痛病情及相关病情进行全面评估,包括疼痛病因及类型(躯体性、内脏性、神经病理性或混合性疼痛)、疼痛发作情况(疼痛的发作时间、持续时间、过程、持续性或间歇性、疼痛的描述或性质以及疼痛减轻和加重因素)、镇痛治疗情况(当前的疼痛治疗计划和疗效、既往的镇痛情况、与疼痛相关的特殊问题等)、其他相关症状、重要器官功能情况、心理精神情况、家庭及社会支持情况、既往史(如精神病史、药物滥用史)、体格检查,以及实验室检查和影像学检查等。通常使用简明疼痛评估量表(brief pain inventory, BPI)对癌症疼痛进行全面评估,以评估疼痛及其对患者睡眠、情绪、活动能力、日常生活、食欲、行走能力及与他人交往等生活质量的影响。应强调和鼓励患者描述镇痛治疗的需求和顾虑,并根据患者的病情和意愿,优化患者的功能和生活质量,并进行个体化的疼痛治疗。

动态评估原则:动态评估是对癌症疼痛患者疼痛变化的持续动态评估,包括疼痛水平评估、疼痛性质变化、暴发痛发作、疼痛缓解和加重因素,以及镇痛治疗的不良反应等。动态评估对剂量滴定尤为重视。在镇痛治疗期间,应记录药物类型、剂量滴定、剂量调整、疼痛水平和病情的变化。

卡氏评分(Karnofsky performance scale, KPS 评分) 1949 年,卡诺夫斯基(Karnofsky)与伯奇纳尔(Burchenal)提出了卡氏评分,并以 Karnofsky 的名字命名功能状态评分标准。0 分表示死亡,100 分表示健康。得分越高表示健康状况越好,越能忍受治疗给身体带来的不良反应,也就越有可能接受彻底的治疗;得分越低,表示健康状况越差。若低于 60 分,许多有效的抗肿瘤治疗就无法实施。

卡氏评分标准:100 分,身体健康,无任何不适;90 分,能进行正常活动,有轻微不适;80 分,勉强可进行正常活动,有一些不适;70 分,生活可自理,但不能维持正常生活或工作;60 分,有时需人扶助,但大多数时间可自理;50 分,常需人照料;40 分,生活不能自理,需特别照顾;30 分,生活严重不能自理;20 分,病重,需住院积极支持治疗;10 分,病危,临近死亡;0 分,死亡。

带瘤生存(survival with tumor) 患者经规范化抗肿瘤综合治疗后,常见的肿瘤相关症状(如出血、疼痛、咳嗽和吞咽困难等)消失,肿瘤病灶稳定不再扩散,病情长期维持并趋于好转,患者拥有良好的体力状况,即机体免疫保护功能大于肿瘤扩散能力,使癌细胞长期"静止""休眠",患者处于临床治愈的健康状态。如机体的免疫能力与肿瘤的生物学特性能达到平衡，将肿瘤转变为不持续增生、不侵袭转移的细胞，那么即使体内有癌，也如同糖尿病、高血压病的带病生存一样，患者可以带瘤生存而不会危及生命。对于诊断为早期的患者，通过适当的治疗如外科手术切除后，最终可以完全治愈。通过精细的检查[如反转录聚合酶链反应(reverse transcription-polymerase chain reaction，RT-PCR)]，仍能发现血液中微转移的癌细胞，但由于机体的免疫力，没有适合生长的环境而不形成肿瘤。癌症患者在其诊断前或诊治后体内都可能存在癌细胞，但只要癌细胞不持续增长形成临床可以检测到的肿瘤，我们视这些患者为完全治愈。因此，癌细胞的长期存在并不重要，在失去了适合其生长的环境和条件时，它并不会无限制性生长并造成对机体功能的损害，这就是我们所追求的“带瘤生存”。要创建这样一个内环境，有两个关键因素：①维持正常的生理功能，特别是免疫功能，这是抑制肿瘤恶性生物学行为的屏障。倘若机体没有充分的准备来抵御抗癌治疗，在抗肿瘤的同时，不可避免会对正常细胞的功能造成影响，如骨髓造血、胃肠黏膜代谢及肝细胞功能等因增殖活跃而易受到严重损伤，甚至导致病情的恶化。②肿瘤“休眠”，消除肿瘤的恶性行为，不发生侵袭转移，就如同良性肿瘤，只是一个占位病变而已，只能长期而缓慢生长，并不足以对生命构成威胁。肿块存在，不活动、不进展，就是带瘤生存成功的标志。

肿瘤预后评估(tumor prognostic evaluation)“预后”一词源自希腊语，意为“先知”。对于临终关怀提供者来说，当谈及临终相关内容及治疗目标时，具有精确的预估能力显得非常重要。肿瘤预后评估需要医生将已知疾病的类型、严重程度、功能状况、发展过程、症状评估、生物标记、精神社会因素和与患者及家属的沟通等信息整合在一起，才能协助患者及家属开展恰当且及时的临终关怀。评估预后时，疾病的分期和严重程度是非常有用的起始点(局部肿瘤 *vs*. 广泛转移灶)，但仅仅了解分期对于做出精确的预估还是不够。一些主要症状的反复发生常提示预后不佳。临终关怀的研究数据显示，厌食和饮食问题、体重下降、呼吸困难、口干和吞咽困难，以及谵妄或精神错乱等都是独立的预后差的表现，多个症状出现提示预后更差。将生物标记和功能状态或疾病情况结合起来可提高预后评估的准确性(如白蛋白、白细胞计数、脂质和炎症标记)，发展基于多因素的预后模型可提高预估的准确性。一些模型多基于功能状态，如东部肿瘤协作组(eastern cooperative oncology group，ECOG)评分标准、卡氏评分；更为先进的模型综合了功能状态、生物标记和症状，如姑息性预后评分(palliative prognostic score，PaP)。但评估预后时，须将患者和他们所处情况的各方面进行综合考虑。和患者、家属及其他照护者的交流、沟通与评估疾病可能的诱因同等重要。与患者家属讨论有关预后和治疗目标也许很困难，可借助六步癌症告知模型(SPIKES 模型)告知坏消息(表 13)。总之，预后不是一成不变的，随着收集的信息的增多或患者状况的变化，预后经常发生变化。

表 13　六步癌症告知模型

步　骤	具体内容
面谈前准备(setting up the interview，S)	保证患者想要在场的每个人是有价值的，时间合适，环境安静、舒适，众人就座
评估患者的感知(assessing the patient's perception，P)	询问患者和家属对目前的状况和预后了解多少，允许有任何错误的看法

续 表

步 骤	具体内容
确认患者对信息的需求度(obtaining the patient's invitation, I)	对于疾病和预后,患者想要知道多少
向患者提供知识和信息(giving knowledge and information to the patient, K)	用简单的、可理解的词语沟通。与患者及其家属分享疾病的过程、期望的发展轨迹和预后。如果不能治愈,就说"不能治愈"
以共情来应对患者的情绪(addressing the patient's emotions with empathic responses, E)	根据患者和家属对消息的反应,提供支持
策略和总结(strategy and summary, S)	谈论护理的目标和怎样最好地完成目标;讨论在有限的时间里患者想要做些什么

癌症的姑息治疗(palliative care for cancer) 姑息医学始于临终关怀(hospice care)收容所的概念。20 世纪 60 年代,现代姑息医学开始兴起。1967 年,西西里·桑德斯在伦敦建立了圣克利斯朵夫收容所。随后,欧美等经济发达地区开始建立和发展姑息治疗医疗机构。1982 年,世界卫生组织将姑息治疗列为全球癌症防控四大战略目标之一。1986 年,世界卫生组织发布《癌症三阶梯止痛治疗原则》,推行癌症三阶梯止痛原则,成为许多国家现代姑息治疗进步和发展的成功切入点。经过 50 多年的发展,现代姑息医学作为肿瘤综合治疗的重要组成部分,已被全世界的肿瘤学界认同接受,姑息医学也成为一门与多学科交叉的独立临床医疗学科。中国癌症康复与姑息治疗专业的发展始于 20 世纪 80 年代。1990 年,我国开始推行世界卫生组织的癌症三阶梯止痛原则。1994 年,中国抗癌协会癌症康复与姑息治疗专业委员会(The Committee of Rehabilitation and Palliative Care, CRPC)成立。1998 年,开始建立提供居家临终关怀服务的宁养院。CRPC 与其他全国性肿瘤协会合作,制定规范癌症姑息治疗系列共识与指南。中国政府也逐渐认识到姑息治疗的重要性,首先以癌痛治疗为突破口,制定、印发《癌症疼痛诊疗规范》(2011 年版),在全国开展"癌痛规范化治疗示范病房"创建活动,有力推进癌症姑息治疗的进展。2017 年,国家卫生计生委办公厅印发《安宁疗护实践指南(试行)》。

尽管我国癌症姑息治疗的学术建设及学术交流有了长足进步,但与临床实际需求之间尚存在较大差距。

对于晚期癌症患者来说,姑息治疗作为癌症综合治疗的重要组成部分,其目的包括以下几点:①缓解症状或减症治疗,减轻患者痛苦,改善其生活质量;②控制肿瘤或减负治疗,延长患者存活时间;③减少无效抗肿瘤治疗;④提高患者和家属的满意度;⑤减轻家属和照顾者的负担;⑥更恰当地安排临终关怀;⑦减轻患者家庭的经济负担。缓解症状的基本方法是药物治疗。世界卫生组织委托国际临终关怀与姑息治疗学会,于 2007 年制定姑息治疗基本药物目录。该用药目录共纳入 31 种药物,用于缓解癌痛、恶心、呕吐、腹泻、便秘、失眠、焦虑、抑郁、谵妄和呼吸困难等 18 种症状。2017 年,世界卫生组织更新了姑息治疗基本药物目录。非药物治疗如放松疗法、催眠疗法、暗示疗法、语言疗法、音乐疗法及社会支持等也可为患者、患者家属和陪护人员提供支持与帮助。姑息性抗癌治疗需要权衡利弊,审慎考虑,个体化选择合适的方法和应用时机。例如,姑息性手术主要用于出血、梗阻、穿孔等危重症患者的解救治疗;姑息性放疗用于缓解癌痛、止血、控制局部肿瘤进展等;相对低毒化疗、内分泌治疗、分子靶向治疗以及

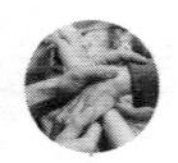

止吐及造血细胞生长因子等新药，可能改善患者带瘤生存的状况。癌症姑息治疗方法的应用原则为全面评估和恰当治疗。全面动态、准确地评估病情，是合理制订和实施个体化姑息治疗的前提条件。全面评估病情包括评估癌症病情和患者全身情况两方面。由于晚期癌症患者的病情变化及对不同治疗的个体反应差异明显，动态分析评估患者的躯体和心理状况也十分重要。世界卫生组织提出抗癌治疗决策的基本原则（WHA58/26 号文）：①基于循证医学证据；②充分尊重患者的意愿；③兼顾医疗的费效比、合理应用医疗资源、社会公平性等。为癌症患者提供高品质的姑息治疗，需要遵循全程、全人、全体、全家和全社会的“五全原则”。全程原则是指姑息治疗应贯穿癌症诊疗全过程；全人原则是指姑息治疗应该全面重视和改善患者躯体与心理痛苦；全体原则是指姑息治疗将癌症患者的家属及陪护视为整体，在为患者提供医疗服务的同时，为患者家属提供帮助；全家原则是指协助妥善解决家属心理的负担及实际照顾患者的工作；全社会照顾是指结合社会资源，为患者提供更完善的照顾。

中位生存期（median survival time）中位生存期亦称半数生存期，代表仅当50%个体尚存活的时间。生存时间并非正态分布，所以常用于某人群生存过程的概括性描述。中位生存期越长，表示疾病预后越好；中位生存期越短，表示疾病预后越差。由于生存资料存在删失数据，可借助生存曲线进行图解法或用线性内插法求得。图解法是利用生存曲线，从纵轴生存率为0.5处画一条相对横轴平行的线，与生存曲线相交，然后自交点画垂线，与横轴相交，此交点即为中位生存期。图解法比较简单、直观，但其结果较粗略，在例数较少时，结果的误差较大。线性内插法是首先找出2个生存率 $S(t_{i-1})$ 和 $S(t_i)$，使得 $S(t_{i-1})>0.5$，$S(t_i)<0.5$，然后计算中位生存期。

综合治疗（composite treatment）指针对某一疾病采取两种或两种以上的治疗。肿瘤综合治疗是根据患者的机体状况，肿瘤的病理类型、侵犯范围和发展趋向，合理、有计划地对现有治疗手段（如手术、放疗、化疗、生物治疗、靶向治疗和中医药治疗等）的综合运用，以期较大幅度地提高治愈率和改善患者的生活质量。综合治疗的方法主要有：手术与放疗综合，术前放疗、术后放疗或术中放疗；手术与化疗综合，术前或术后化疗；放疗与化疗综合；手术与放疗及化疗综合；中医治疗与免疫治疗作为各种治疗的辅助治疗手段。

临床实践证明，局部复发或远处转移是肿瘤治疗失败的主要原因。出现失败主要原因有3点：局部治疗不彻底而未能达到根治目的；未能消灭已发生的远处转移；未能合理安排治疗导致患者免疫功能损伤。目前的治疗方法各具所长，但又不能达到局部和全身同时根治的目的。因此，最好是将各种方法有机联合应用，以达到根治的目的。综合治疗要求合理且有计划地安排治疗方案。对于早期、局限性癌症，可先予手术或放疗，后视手术及放疗情况，补充术后治疗。对于中、晚期癌症，应先予全身抗癌处理，待病情稳定，再予手术。此时，全身的病灶及潜伏癌细胞有可能已被控制。手术及放疗之后，给予中药或免疫治疗，提高抵抗力。综合治疗还要求正确安排治疗的时间和内容。手术后的化疗，最好在两年内用3个疗程，每疗程中间有适当的间隔。综合治疗时放射剂量与化疗药物剂量都与单用一种方法或一种药物治疗时的剂量不同，应当适当减少剂量，否则会增加治疗的不良反应或损伤。综合治疗可减少组织的损伤、缩小手术范围、保护患者的正常功能及提高生存质量。综合治疗疗效显著，各种治疗手段的综合利用如果符合癌症的发展规律，就能发挥巨大的作用。

姑息性放疗（palliate radiation）是指应用放疗治疗晚期肿瘤或复发、转移灶，或许可以延长生存期，其目的是改善患者存

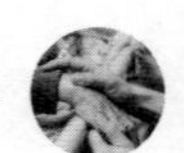

活时的生活质量。目前已被证实在疼痛(如骨转移疼痛)、出血、梗阻(如上腔静脉梗阻)、神经系统症状(如脊髓压迫、脑转移等)和真菌样肿瘤的治疗中疗效确切。姑息性放疗的常用适应证和剂量建议见表14。姑息性放疗又分高度姑息和低度姑息。高度姑息用于一般状况尚好的患者,所给剂量为根治量或接近根治量,以改善症状、延长生命,个别患者可获治愈。低度姑息用于一般状况较差或已到了晚期的患者,剂量仅为根治量的1/2或1/3,起缓解痛苦的作用。根治治疗与姑息放疗的区别是相对的,在治疗过程中,可以随患者情况好转、肿瘤对放射线的反应等变化而变动治疗方案。若临床放疗效果显著,可以由姑息转为根治;反之,如果治疗过程中,发现患者病情进展,一般情况不佳,难以达到根治剂量,或放疗过程中发现有远位转移,则应修改治疗计划,即由根治改为姑息或中止治疗。

表14 姑息性放疗的常用适应证及剂量给予建议

适应证	放射处方剂量	临床疗效
晚期疼痛	单次放疗:8 Gy; 多次放疗:20 Gy/5f, 4 Gy/次;24 Gy/6f, 4 Gy/次;30 Gy/10f, 3 Gy/次	有效率达50%~90%,10%~50%完全缓解及75%部分改善
上腔静脉压迫综合征	开始大剂量2~4次,3~4 Gy/次;随后1.5~2.0 Gy/次,共30~40 Gy	1周内90%患者有好转
脊髓压迫	主张中等剂量多次分割,一般为2~5周30~50 Gy	80%的疼痛缓解率,还可减少瘫痪的发生
肿瘤出血	根据具体肿瘤类型而定,建议可加大开始剂量,再予常规剂量照射	晚期宫颈癌出血可有80%以上的获益
脑转移瘤	建议40 Gy/20次或30 Gy/10次	局部控制率达80%

注:Gy,戈瑞(Gray,简称Gy)。

姑息性化疗(palliative chemotherapy) 对于术后复发、转移或就诊时已没有手术切除指征的肿瘤患者,目前的化疗并不能使之治愈,也不一定能延长生存期。化疗的目的是使肿瘤缩小、稳定,以争取长期维持。这时的化疗被称为“姑息性化疗”。姑息性化疗的目的是提高生存质量和带瘤生存,不必过分强调治疗的彻底性,应以反应小、痛苦小的治疗为选择。姑息性化疗的临床应用方式包括全身化疗、局部化疗(即腔内化疗、鞘内化疗、介入化疗、瘤体内注射药物和膀胱灌注化疗等)。

在采用姑息性化疗之前,应根据患者的全身情况、肿瘤类型及组织学来源、可能的药物敏感性和耐药性,充分衡量化疗的可能疗效和不良反应。对于一般情况较差的患者,要对各器官功能状况、既往治疗和用药情况以及可能出现的不良反应等做全面评估。

姑息性减症治疗(palliative reducing therapy) 是指通过药物、手术、物理及化学等方法减轻肿瘤所致的一系列症状,如肿瘤压迫所致疼痛、梗阻和出血等,减轻肿瘤带来的痛苦症状、延长患者生命及提高生活质量的治疗方法。

姑息性减负治疗(palliative off loading therapy) 是指通过全身或局部介入、化疗、放疗和靶向治疗等方式减轻肿瘤局部负荷,使肿瘤变小、改善症状、延长生命,并提高生活质量的一种治疗方法。

姑息性镇静(palliative sedation, PS)

是指终末期患者出现难治性症状时，有目的地适当应用镇静药物诱导和维持患者处于镇静状态，降低患者的意识水平，从而缓解痛苦的症状，且不会缩短患者生存期的治疗。1990 年首次出现姑息性镇静这个术语。文献报道中的术语包括“姑息性镇静”“持续性深度镇静”“姑息性镇静治疗和生命终末阶段深度镇静”等。亨利(Henry)等推荐将姑息性镇静作为姑息治疗过程中使用药物镇静、缓解终末期患者痛苦的整体实践的恰当总称。姑息性镇静的程度可以从浅到深，可以根据患者情况进行间断或持续性镇静。终末期患者(成人或儿童)出现无法忍受的难治性症状，且所进行的任何常规治疗措施都无效时，即可采用姑息性镇静。所存在的症状就是姑息性镇静治疗的适应证。姑息性镇静常用的适应证包括谵妄、呼吸困难、疼痛、呕吐及非躯体症状(心理痛苦和存在痛苦)。姑息性镇静在临床实践中广受热议。欧洲姑息治疗协会(European Association of Palliative Care, EAPC)制定了 10 项指导原则用于阐明姑息性镇静在终末期难治性症状过程中出现的主要临床问题，具体原则如下：①推荐预先讨论生命终末期镇静治疗的潜在作用，以及应急计划；②描述镇静可能或应该考虑的适应证；③描述必要的评估和咨询程序；④明确知情同意事项；⑤指出需要与患者家属讨论的决策过程；⑥指导镇静方法的选择；⑦指导剂量滴定、患者监护和护理；⑧指导关于水化、营养和合并用药的决定；⑨患者家属相关信息和关怀需求；⑩医护人员的关怀。

癌症患者支持照护需求量表(supportive care needs scale for cancer patients, SNS) 是评估癌症患者支持性照护需求的工具。

癌症患者支持照护需求量表是在 2008 年编制而成。该量表包括宗教信仰、生命的意义和目标、接受死亡、希望与和平、爱与联系 5 个维度，共 26 个条目。采用李克特(Likert)5 级评分法(1 = 根本不需要，2 = 很少需要，3 = 有时需要，4 = 经常需要，5 = 非常需要)。总分范围为 26～130，得分越高，患者的支持照护需求越高。

中文版癌症患者支持照护需求量表共有 5 个维度和 23 个条目，各条目的代表性较好，具有较好信度和效度，可适用于我国癌症患者支持性照护需求的评估。

癌症患者照顾者支持性照护需求量表(supportive care needs survey-partners and caregivers, SCNS－P&C) 是评估癌症患者主要照顾者支持性照护需要情况的工具。

癌症患者支持照护需求量表是 2009 年由阿法芙·杰尔吉斯(Afaf Girgis)开发的量表，包括 4 个维度：健康保健服务需求、心理与情感需求、工作和社会需求、信息需求。共 45 个条目，每个条目询问癌症患者照顾者在上个月照顾患者期间需要帮助的内容及需要帮助的程度。该量表具有良好的内部一致性和稳定性，信度较好。采用李克特(Likert)5 级评分法，1～5 分分别代表“无这方面需求”“需求满足”“低度需求”“中度需求”和“高度需求”。

中文简体版癌症患者照顾者支持性照护需求量表经删减后包含信息需求、健康照护需求、日常生活需求、经济需求、沟通/人际需求、心理/情绪需求 6 个维度，共 38 个条目。2015 年，国内学者牛爱芳等人经过调试，将翻译的中文繁体版修订为中文简体版，并通过调查癌症患者主要照顾者对量表进行验证。结果表明该量表具有较好的适用性和信效度。该量表在澳大利亚、德国等国家被广泛应用。

癌症患者照顾者支持性照护需求量表简单、全面，且易于操作，适合临床医务人员进行测试。使用该量表可以帮助医务人员准确评估癌症患者主要照顾者支持性照护需求的满足情况，并及时采取有效的干预措施，提高照顾者的生活质量，进而提高对患者的照护质量。

症状(symptom) 疾病过程中，机体的一系列机能代谢和形态结构异常变化，引起患者主观上的异常感觉和某些客观的病态改变。从哲学意义上讲，症状是生命运动偏离人体正常功能而呈现的异常变化。《辞

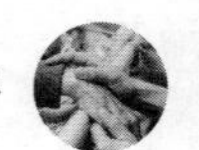

海》解释为:“患者患病时所发生的异常感觉,如感冒时的发热、喉痛、食欲减退等。”症状具有7个特征,即位置(location)、性质(quality)、时间(time)、程度(quantity or severity)、环境因素(enviromental factors)、相关表现(associated manifestation)和影响因素(factors that make it better or worse),可以判断患者的机体功能、治疗缺陷及后续治疗效果,是医疗行为的起始端和健康问题的重要提示。症状描述是通过一组描述性主观感觉和客观病态改变而使症状被看到、了解。症状的因果说明即对症状的解释,构造了我们所观察和描述的病症,能帮助医生把具体症状识别为引起后果的可治疗的原因。

症状和疾病相比较而存在,始终是疾病的伴随结果或先兆表现。在疾病过程中存在着的某些症状,给人带来痛苦,但也许又潜藏对人的“好处”;或者说在某种条件下给人以伤害、痛苦,在另一种情况下对人有益。从辩证法角度认识疾病与症状的关系,有助于从医学上更全面地认识和评价症状,以避免其对生命的损害,从而使人对症状和疾病的理解建立在更为理性、真实的基础上。症状的识别离不开疾病,受到机体机能、代谢、形态和结构等诸多因素的制约。症状可进一步分为主观症状、躯体症状、精神心理症状和前驱症状等。

主观症状:表现为周身不适、疼痛、疲乏无力等主观感受,但全身检查和长期随访并不能发现疾病的症状。个体的性格特征是主要因素,某些性格的人易随社会、心理和生理性刺激而表现出疾病行为。

躯体症状:也称为生理症状,有多种表现形式。有些是只有主观感觉到的,如疼痛、眩晕等;有些不仅能主观感觉到,而且客观检查也能发现,如发热、黄疸等;也有主观无异常感觉,但通过客观能检查发现的,如腹部包块、黏膜出血等;还有一些是生命现象发生了质量变化,如肥胖、消瘦、多尿和少尿等,需通过客观评定才能确定。

如能用体格检查的方法发现的躯体异常变化,就称为体征(sign),如心脏杂音、肺部啰音和血压升高等。体征包括外表和内部所发生的组织形态上的病理变化。

精神症状:病态的精神活动的外显行为和内心体验,包括异常心理症状和精神病性症状。异常心理症状是指异常的心理活动表现,常常由心理障碍或心理疾病所引起,也可以是躯体疾病所致。具体的临床表现有三大类:认知障碍(包括感觉、知觉障碍,感知综合障碍,思维障碍,注意、记忆、智力障碍,以及自知力障碍)、情感障碍和意志行为障碍。精神病性症状是指出现幻觉、妄想、无自知力或自知力不完整等,可以是原发性的,也可以是伴随继发的。我们一般把伴有精神病性症状的称为严重精神障碍,俗称精神病,包括,以假性幻听、言语幻听、思维破裂及被控制感为典型特征和重要症状的精神分裂症,以系统妄想为主要表现的偏执型精神病,以躁狂和抑郁或双向躁郁为主要表现的情感型精神病,以意识障碍、精神运动性兴奋或抑制为主要表现的反应性精神病,由脑器质性病变、精神活性物质和非成瘾性物质所致的精神病。如果患者不伴有精神病症状,就不能诊为“精神病”,是非精神病性精神障碍。一般这两者都无明显的智力障碍和缺陷。

前驱症状:又称早期症状,是指某些疾病的初期阶段,主要症状尚未出现以前,最早出现的发病征象。及时发现前驱症状对防治群发病有特殊意义,如发热是热性传染病的前驱症状,异食症是矿物质代谢紊乱的早期症状。前驱症状这一特定的表现期也为预防和阻止运动性猝死提供了极其宝贵、关键性的依据。不存在猝死之前无任何前驱症状的瞬间死亡和突然死亡。所以,异常的前驱症状在临床诊断上具有重要意义。

综合征/症状群(syndrome/symptom cluster) 综合征是指在病理过程中由一个基本原因所引起的伴发出现的多个症候,并且这群症候是定型的,将其统一起来进行观察,有时又被译作症候群。也可定义为因某些相互关联的器官病变或功能紊乱而同时出现的一系列症状。在某些可能的

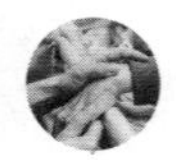

疾病出现时，经常同时出现一些临床特征、症状、现象。可针对出现的某种表征，警觉可能一并出现的相关变化，而实际的病原、确定诊断的疾病名称或相关生理变化可能无法确知。

综合征常可出现于几种疾病或由几种不同原因所引起的疾病，而不是一种独立的疾病，如“斯德哥尔摩综合征”“代谢综合征”“过度呼吸综合征”等。还有一些过去未知的疾病表现，经过研究后目前仍然保留综合征的称呼。

症状群是指2个或2个以上与临床相关、在特定的时间内相互联系但又各具特色的症状集合。症状群存在协同作用，将加重癌症患者的症状负担。最早的概念于2001年提出，多德(Dodd)等注意到癌症患者由于疾病和治疗的影响常常存在多种症状，就此现象提出了“症状群”。他们认为3个或3个以上伴发且相互关联的症状组成症状群，且群内症状不需拥有相同的病原学机制，如疼痛由疾病本身引起，疲乏由疾病和治疗引起。金善珠(Kim Hee-Ju)等认为症状群由2个或2个以上稳定的、同时伴发且相互关联的症状构成，并且这些症状独立于其他症状群之外，可以有，也可以没有共同的发病机制。

目前症状群的概念尚处在发展阶段，主要的争议在组成症状群的症状最少数量是2个还是3个、症状间的相关度多大才可以组成症状群、一个症状能否归属2个症状群、症状群内的症状是否一定有着共同的机制等问题。症状群的相关因素包括人口学因素、疾病与治疗相关因素、患者结局相关因素等。评估工具较多，可分为单一症状评估工具和多种症状评估工具。常用的有安德森症状评估量表、埃德蒙顿症状评估系统、记忆症状评估量表和症状困扰量表等。

疼痛(pain) 是与实际或潜在的组织损伤相关的，令人不愉快的或者类似的感觉和情绪体验。这是2018年国际疼痛研究协会(International Association of the Study for Pain, IASP)对其的最新定义。无法口头沟通并不能否定个体出现疼痛并需要适当缓解疼痛的可能性。疼痛总是主观的。每个人通过与早年伤害相关的经验来学习和应用这一术语。生物学家认识到那些引起疼痛的刺激物易于损伤组织。因此，疼痛是与实际或潜在的组织损伤相关的体验。毫无疑问，它是身体的一个或多个部位的一种感觉，但它也总是令人不愉快，因此也是一种情感体验。类似于疼痛但无令人不愉快的体验，如刺痛，不应该被称为疼痛。不愉快的异常体验(触痛)也可能是疼痛，但不一定如此。因为在主观上，它们可能不具有通常的疼痛感觉特性。许多人报告在没有组织损伤或任何可能的病理生理原因的情况下的疼痛，通常是由心理因素造成的。如果我们采用主观报告，通常无法区分他们的体验与组织损伤的体验。如果他们认为其体验是痛苦的，并且用与组织损伤引起的疼痛相同的方式报告，那么它应该被认为是疼痛。这个定义避免了将疼痛与刺激绑在一起。伤害性刺激在伤害感受器和伤害感受途径中诱导的活动不是疼痛，疼痛总是一种心理状态，即使我们理解的疼痛通常具有近似的物理原因。还有一种说法，即疼痛是一种身心现象，受躯体受损的状况、患者受疼痛威胁的情绪和意志、疼痛使患者受威胁的意义等因素的调节，目前没有明确的方法去鉴别无组织损伤的疼痛和受损组织引起的疼痛。

世界卫生组织于2000年明确提出：“慢性疼痛是一种疾病”。世界疼痛大会于2002年将疼痛确认为“第五大生命体征”；2008年其提出：“疼痛是困扰人类生活和健康的主要问题，应及时控制急性疼痛，减少急性疼痛向慢性疼痛的转化，从而减少慢性疼痛带来的一系列精神、心理和社会问题”。疼痛是癌症患者最普遍存在的和令人焦虑的临床症状之一。对人类而言，甚至比死亡更可怕。它毁灭生存愿望，有时导致人们自杀；损害睡眠及食欲；导致营养障碍；阻碍疾病恢复和损害健康；对极度衰竭和老年患者意味着生不如死。

为全面研究疼痛，常常需要从不同的

角度描述疼痛，所以临床上根据疼痛的原因、性质、程度、部位和持续时间等对此进行分类。按疼痛发生的原因分为创伤性疼痛、炎症性疼痛、神经性疼痛、癌性疼痛和心因性疼痛等。创伤性疼痛多见于骨折、烧伤、扭伤等引起的急、慢性疼痛；炎症性疼痛主要是与外周组织损伤和炎症有关，如类风湿关节炎等；神经性疼痛是由中枢或外周神经系统损伤或疾病引起的疼痛，如带状疱疹后神经痛、糖尿病引起的神经病变等。按疼痛的性质分为刺痛、烧灼痛、酸痛、坠胀痛、牵扯痛和放射痛等。按疼痛的程度分为轻度、中度和重度。按疼痛的部位分为躯体痛、内脏痛、骨痛和中枢性疼痛，躯体痛按具体解剖部位又可以分为头痛、颈肩痛、胸痛、上肢痛和腰背痛等。按疼痛的持续时间分为急性疼痛和慢性疼痛。新近发生并持续时间较短的疼痛称为急性疼痛，一般认为不超过 3 个月(也有学者认为不超过 6 个月)；持续时间超过 3 个月(也有学者认为超过 6 个月)的疼痛则称为慢性疼痛。疼痛的五轴分类法是根据疼痛产生的部位、病变的系统、疼痛发生的类型和特征、疼痛的强度，以及疼痛发生的原因 5 个方面对疼痛进行的分类。

癌痛(cancer pain) 是指因肿瘤压迫、浸润周围组织或神经所引起的疼痛，如肝癌、胃癌及恶性肿瘤骨转移所致的疼痛。其严重程度取决于癌症的类型、疾病的阶段和癌症患者的疼痛阈值(对疼痛的耐受性)等。大约 1/3 积极接受癌症治疗的成年人和 2/3 晚期恶性疾病患者会感到疼痛，患有癌症的儿童有类似的疼痛经历。未缓解的癌痛后果可能是毁灭性的，包括功能障碍、活动不能、社会孤立及精神心理的痛苦。在某些情况下，未管理的癌痛可导致潜在治愈性疗法的停止，最终对患者的生存产生负面影响。癌痛患者可能经历比死亡更甚的痛苦。世界卫生组织根据发病机制将癌痛分为伤害感受性疼痛和神经病理性疼痛。伤害感受性疼痛包括内脏痛和躯体痛，神经病理性疼痛包括神经受压、神经受损和交感神经系统功能障碍等。根据癌痛发生时间又可分为基础疼痛和暴发痛(breakthrough pain, BTP)。基础疼痛是存在于一天中大部分时间的疼痛，而暴发痛是指在服用阿片类镇痛药物治疗持续性疼痛的基础上，仍出现急性、突发性的剧烈疼痛，可自发产生，也可因各种因素诱发。

心因性疼痛(psychogenic pain) 又称特发性疼痛，是一类与心理因素相关而不能用生理过程或躯体障碍完全加以解释的持续的躯体形式疼痛障碍。突出的主诉是持续、严重、令人痛苦的疼痛，常伴有焦虑情绪和睡眠障碍。多呈钝痛、闷痛，具有疼痛性质多变、部位不定、情绪改变时加重、应用抗焦虑药等可减轻症状，以及神经症倾向等五大特征。心因性疼痛的产生不能用解剖学知识解释，但与社会、精神心理因素相关，伴有一定的情绪背景，如焦虑、抑郁等，单纯使用镇痛药无效。患者常常存在一定的性格缺陷，部分有家族遗传倾向。在情绪低落、愤怒、悲痛和紧张时，会引起局部血管收缩或扩张而产生神经性头痛；在情感障碍时，出现疲劳、睡眠不足等可引起功能性头痛。一些学者认为心因性疼痛是患者借"痛"这个词来表达他所遭遇的心理上的痛苦。诊断标准有以下 4 个方面。

第一，严重而持久的疼痛为其主要症状。

第二，疼痛症状不符合神经系统的解剖分布，不能发现器质性病变或病理生理机制可以解释的疼痛；或与器质性病变有联系，但诉说的疼痛与病变范围和程度严重不符。

第三，心理因素被判定为疼痛的病因，至少有下述中一项：①与环境刺激有联系，这种刺激明显与心理冲突或心理需要有关，并引起疼痛发作或使其加剧；②疼痛能使其从环境中得到支持；③疼痛能使患者回避某些其所讨厌的活动。

第四，排除其他精神障碍。依据是否存在器质性病变分为病理性和非病理性疼痛。前者是多种心身疾病的原发和继发症状，由于有明显的病理过程，治疗上仍以躯体治疗为主，心理治疗为辅。后者依据有无精神活动障碍分为神经症性疼痛和精神病性疼痛。神经症性疼痛是由消极情绪引起的个体功能障碍,根据消极情绪的不同将其分为焦虑性、抑郁性、癔症性、疑病性4种类型。精神病性疼痛是由幻觉和妄想所引起的,多见于精神分裂症患者。幻肢痛可视为幻觉的一种表现,也是精神病性疼痛。心因性疼痛的治疗方法包括心理治疗、抗精神病药物治疗、星状神经节阻滞疗法和神经阻滞混合液滴注疗法等。

伤害感受性疼痛(nociceptive pain) 是一定的刺激(伤害性刺激)作用于外周感受器(伤害性感受器),换能后转变成神经冲动(伤害性信息),循相应的感觉传入通路(伤害性传入通路)进入中枢神经系统,经脊髓、脑干、间脑中继后直到大脑边缘系统和大脑皮质,通过各级中枢整合后产生的疼痛感觉和疼痛反应。疼痛的感知与组织损伤有关。伤害感受器感受刺激通常有以下因素引起:①神经源性的炎症。血管舒张、炎症细胞、逆行的神经感受器释放P物质,其他的物质由神经末梢释放。②内源性物质。直接激活神经感受器如P物质、短肽、乙酰胆碱(acetylcholine, ACh)、5-羟色胺(5-HT)和钾离子。③前列腺素。使有害性刺激的阈值降低,在慢性伤害感受性疼痛的发生中有重要作用。

癌性的伤害感受性疼痛则有许多原因:①由原发肿瘤直接引起;②肿瘤转移所致的骨关节损坏,通过感受器相应的神经传导纤维传入中枢神经产生痛觉;③炎性改变时神经C类传入纤维对化学递质的刺激变得敏感,产生自发性活动,使非伤害刺激也可激活感受器,产生疼痛(中枢敏感化)。

伤害感受性疼痛分为生理性功能性疼痛和病理性器质性疼痛。生理性功能性的伤害感受性疼痛多见于紧张性头痛、躯体疼痛、肌肉及肌腱的痉挛性疼痛、内脏的功能性痉挛痛和偏头痛等。病理性器质性感受伤害性疼痛多见于关节炎症、创伤、癌性骨关节病变、组织感染和癌性内脏疼痛等。伤害感受性疼痛是区别于神经病理性疼痛、临床上发病率更高的一种疼痛类型,往往是被看作"正常"的疼痛,如扭伤、骨折、烧伤、撞伤、炎症和肌筋膜疼痛等。一旦伤害被治愈,疼痛通常可以随之消失。但某些情况下,引起疼痛的病因往往难以祛除,进而形成慢性疼痛。也有一些伤害性疼痛最终会因为造成神经的持续性损伤而转变为神经病理性疼痛。正确区分伤害感受性疼痛对于疼痛的评估很重要。伤害感受性疼痛的治疗手段包括药物、理疗、神经阻滞和微创介入技术等。

神经病理性疼痛(neuropathic pain, NPP) 是指外周或中枢神经系统结构损伤或功能紊乱所致的病理性疼痛,国际疼痛研究协会于2011年修订为躯体感觉神经系统损害或疾病所致的疼痛。正常情况下,疼痛冲动由神经末梢产生,神经纤维负责传递冲动。当神经纤维受损,或者神经系统因创伤或疾病发生异常改变时,也会产生自发冲动,引起的痛感会投射到神经起源部位,产生神经病理性疼痛。发病机制包括外周和中枢机制。中枢机制包括脊髓背角神经元的敏化、中枢抑制性中间神经元的功能下降、β-淀粉样蛋白纤维长芽、下行易化系统的激活、脑部高位中枢敏化和胶质细胞的激活。外周机制包括损伤的外周传入纤维的异位放电、相邻的未损伤纤维的兴奋性增加、交感-感觉耦联作用和神经元的交互混传诱发的放电。病因多种多样,好发于糖尿病、肿瘤、带状疱疹病毒感染、三叉神经痛、复杂性局部痛综合征(complex regional pain syndrome, CRPS)、酗酒和多发性硬化(multiple sclerosis, MS)的患者。

神经病理性疼痛是一种慢性、严重性、持续性疼痛,常引发严重的难治性疼痛,造成沉重的经济负担,严重影响患者生活质量,一直是基础和临床医学研究的焦点。神经病理性疼痛的诊断主要依靠临床病史、神经系统检查和神经电生理学检查等。近年来,用于筛查与评价神经病理性疼痛的量表也被陆续开发并验证,临床较为常用的筛查量表有利兹神经病理性疼痛症状与体征评价量表(leeds assessment of neuropathic symptoms and sign, LANSS)、神经病理性疼痛问卷、法国神经病理性疼痛4问卷(Douleur Neuropathique 4 questionnaire, DN4)、识别疼痛量表(IDentification Pain questionnaire)、疼痛检测(Pain DETECT)问卷、标准化疼痛评价量表;评价量表有神经病理性疼痛症状评价量表、神经病理性疼痛量表、简明疼痛调查量表等。但无论神经病理性疼痛检查量表的诊断准确性有多高,仍需以临床诊断为基础,结合病史、筛查工具评分值、辅助检查和体格检查,综合分析而明确诊断,以免误诊或漏诊。治疗以药物治疗为核心,涵盖了手术、神经辅助、躯体、行为康复、姑息和替代等方法。

整体疼痛(total pain) 又称总体疼痛,包括躯体、精神心理、社会和心灵等多方面所遭受伤害的痛苦体验。最早由英国的西西里·桑德斯教授提出。她在临床实践过程中领悟到,对于晚期癌症患者而言,疼痛具有多维性质,因此,提出了总体疼痛的概念(图2)。①躯体因素:由原发疾病及并发症所引起的躯体痛苦症状。组织器官功能受损、代谢功能紊乱、治疗(放、化疗和其他抗癌治疗等)、衰弱和慢性疲劳所致的疼痛均属于躯体疼痛。②社会因素:疼痛患者由社会因素所致的痛苦体验。常表现为担忧疾病所致家庭经济负担过重、失去职业特权和收入来源、失去社会地位、失去在家庭中的地位作用、被遗弃感和孤独感。③心理因素:主要表现为对诊断、治疗无效产生的愤怒,对外貌变得丑陋的愤怒,担忧躯体的疼痛不能耐受,对死亡的恐惧及无助感。④心灵因素:常表现为愤怒、抱怨、负罪感。例如,质疑“为什么只对我发生”“为什么我会遭受如此痛苦”“这些痛苦何时才能结束”“这样生存有什么意义”“对过去所犯的错误能得到宽恕吗”等。

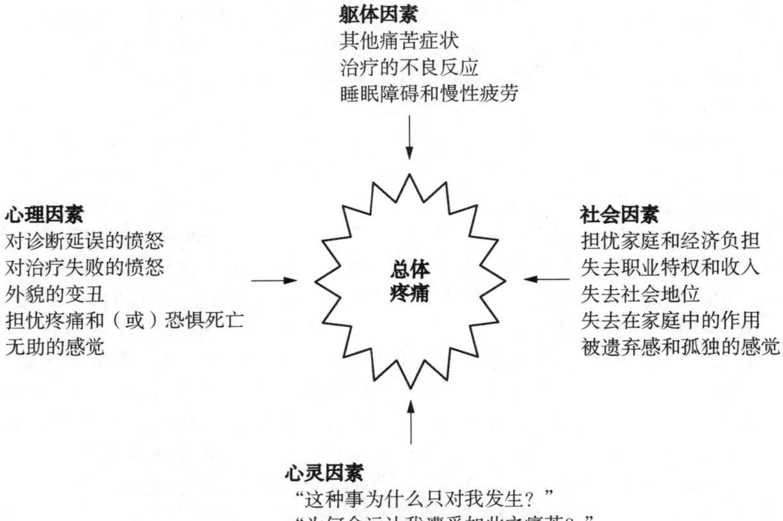

图2 整体疼痛

非躯体因素等会影响疼痛的程度,因此,社会心理的评估是必要的,要让患者表达出他们的担忧、焦虑,从而给予心理精神干预和疏导,大多数患者将会从中受益。

必要时需要特殊的干预措施，尽力让患者接受和适应他们的状况，转移其注意力，让其参与各项有益活动，降低由于疼痛所致的精神影响。建议患者调整生活方式和环境，可有助于缓解疼痛。针对不同原因、不同种类的躯体性疼痛，要求采用不同类型的治疗，对引起疼痛的病因给予恰当的药物、合理的剂量、准确的给药时间，一般都能获得有效的缓解。对特殊类型的躯体性疼痛，如骨转移性疼痛，姑息性放疗常起着关键作用。现有的疼痛可能加重，新的疼痛可能不断出现，应该对每种躯体性疼痛都进行连续的评估，将疼痛或痛苦减少到最低程度。

疼痛综合征（pain syndrome） 即以疼痛为主要表现的一系列症状，常伴随疲劳、睡眠障碍、焦虑、抑郁、头痛及胃肠功能紊乱等。该病病理生理机制复杂，与心理因素相关，可引起患者活动能力下降，影响工作和日常活动，使患者脱离社会和失去代偿能力，造成患者躯体、精神心理、社会和职业等多方面的不适应。发生的原因有遗传及先天性疾病、创伤、手术、烧伤、感染、寄生虫病、炎症、免疫反应、毒性、放射性、退行性、机械性、功能障碍、心理原因及其他原因。发生的区域包括头、面、口腔、颈部、上肩部、上肢、胸部、腹部、下背部、腰段脊柱、骶骨、尾部、下肢、骨盆、肛门、肛周和生殖区域等，可涉及一个或多个区域。累及的系统包括神经系统，呼吸、心血管系统，肌肉骨骼系统，结缔组织，皮肤、皮下、腺体，消化系统，以及生殖泌尿系统等。主要特征是痛苦，它是一个不愉快的情感体验，严重危害人们的身心健康，导致生活质量下降。常见于晚期癌症患者，了解其表现有助于临床快速诊断和早期给予恰当治疗，缓解患者的痛苦。但诊断和治疗困难，仅依靠药物治疗效果差，国外的行为治疗研究发现行为认知训练有利于减少痛苦，增加患者的健康行为，提高其生活质量。

疼痛日记（pain diary） 每日以固定格式记录疼痛的表现、治疗措施，描述疼痛状况，反馈治疗效果。这是一种由患者参与的疼痛自我管理工具，目的是及时评估和记录各项止痛措施的疗效，观察是否有药物的不良反应和长期服药的不良反应，以指导下一步的疼痛治疗。记录内容主要包括患者的基本资料（姓名、性别、出生年月、疾病诊断及病史等）、疼痛状况（疼痛部位、疼痛强度、疼痛性质、持续时间、加重或诱发因素等）、治疗措施（治疗方法、用药名称、用药剂量和非药物治疗措施等）。疼痛日记每日由患者记录，晨间医护查房时，患者陈述 24 小时疼痛情况，医、护、患三方查看疼痛日记相关内容并核实。根据疼痛是否有效控制，及时进行医患互动，沟通、调整疼痛治疗方案。由疼痛医生主持，定时举行疼痛日记交流活动。医护人员面对面为患者提供疼痛治疗信息，指导疼痛缓解方法，解答患者疑问及纠正疼痛控制的不正确观念。在医护人员的协助下，疼痛患者记录疼痛日记能提高其自我管理疼痛的自信心，减少患者因疼痛带来的挫折感和恐惧，保持和增进自身健康，监控和管理自身疾病的症状，是一种能强化自我管理教育知识及行为的有效方法。

疼痛信念（pain belief） 即相对稳定的个人对自己疼痛经历的感受及认识，表现个体对疼痛的概念及疼痛对个人的意义，反映出一个人对疼痛经验的评价。其形成受个体文化社会背景的影响，属于疼痛认知的范畴。疼痛认知对疼痛的发展起着调节作用，其过程中包括学习、预期、疼痛信念和疼痛态度等改变，是患者理解自身疼痛体验的基础，其作用在于帮助个体理解自身正在经历，或者将要经历的事件。疼痛信念会影响患者对疼痛的反应、应对方式及遵医行为，也会影响一个人对待疼痛的态度及止痛措施的选择，并且对癌症疼痛患者生命质量的影响大于疼痛自身水平。积极的疼痛信念与治疗依从性呈正相关，即对疼痛持有积极的正性信念的患者会有高水平的生命质量和低程度的抑郁。

疼痛信念可使用量表工具进行量化评估，包括疼痛信息和信念问卷（the pain

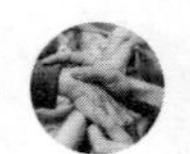

information and beliefs questionnaire, PIBQ)、疼痛态度问卷(the survey of pain attitudes, SOPA)、疼痛修复关系量表(the pain and impairment relationship scale, PAIRS)等。各种评估患者疼痛信念的工具有利于医护人员了解患者对疼痛的感受和态度,改变患者不正确的疼痛信念,促使他们积极应对,同时综合判断生理、心理等因素与疼痛信念的相互作用;对患者进行健康教育,促使他们接受治疗以提高镇痛效果,为疼痛的干预提供新的依据。

痛觉(algesthesia) 是机体受到伤害性刺激时产生的主观知觉反应。当其达到一定程度时,通常可伴有某种生理变化和不愉快的情绪反应。痛觉没有适宜的刺激,任何刺激,只要对机体造成了伤害,都会引起痛的感觉。痛觉可以分为3类:①刺痛,又称快痛,表现为感觉鲜明、定位明确,感觉迅速产生又迅速消失,引起较弱的情绪变化。②灼痛,又称慢痛,表现为缓慢加剧,呈烧灼感,定位较差,持续时间较久,感觉难以忍受,常伴有较强的情绪反应。③内脏痛和躯体深部痛,属于钝痛,多半是酸痛、胀痛和绞痛等。有时很难描述,感觉定位很差,可引起强烈的情绪变化和内脏、躯体反应如恶心等。痛觉是有机体内部的警戒系统,能引起防御性反应,具有保护作用。但是强烈的疼痛会引起机体生理功能的紊乱,甚至休克。痛觉有较大的个体差异,与产生痛觉的心理因素如注意力、态度、意志、个人经验及情绪等有很大关系。

完整的痛觉信号包括反映伤害性刺激参数(性质、定位、强度)的感觉辨别成分和反映情绪效应及产生逃避行为的情感动机成分。相应地,在脑内存在两条平行上传的通路,分别传递痛的感觉和情绪信息。痛觉体验包括感觉辨认、情感冲动和认知评估。感觉辨认负责分析刺激的性质、部位、强度及持续时间等;情感冲动产生痛觉认知中的不愉快成分;认知评估包括注意力、预期和对过去经历的记忆。3种成分互相交错、平行传递。

传导痛觉冲动的神经纤维,一般认为是较细的神经纤维,包括Aδ纤维和C纤维,其中Aδ纤维传导快痛,C纤维传导慢痛。但这两种纤维中有相当数量是传导非痛觉冲动的,如触觉、温觉等,只有一部分是传导痛觉冲动的。如果给人的皮下神经干以电刺激,只有较粗的神经纤维兴奋时不引起痛觉;当刺激强度达到兴奋Aδ纤维时,就产生明显的刺痛;达到兴奋C纤维的强度时,引起难以忍受的疼痛。痛觉的中枢神经通路是弥散的,在脊髓中存在着6条传导痛觉的通路,包括新脊丘束、旧脊丘束、脊网束、脊颈束、背索和灰质神经元链等。在人的大脑中,与痛觉有关的神经通路也是弥散的。

痛觉过敏(hyperalgesia) 是指外周组织损伤或炎症导致的对伤害性刺激产生过强的伤害性反应,或对非伤害性刺激产生伤害性反应。根据敏化部位的不同,分为原发性痛觉过敏和继发性痛觉过敏;根据测试方法及组织对不同刺激的感受,又可分为热痛觉过敏、冷痛觉过敏和机械性痛觉过敏等。原发性痛觉过敏表现为对伤害性刺激反应阈值的下降、对阈上刺激反应的增强和自主活动的增强,以及感受野的扩大,是初级传入纤维的敏化引起的,对来自损伤区域的刺激产生夸大的疼痛反应。继发性痛觉过敏使原发痛觉区域扩大,表现为对损伤区域外的刺激也能产生加重的疼痛反应,是传入的伤害性刺激提高了中枢神经系统疼痛传递神经元的反应所致,如损伤区域以外的刺激也可诱发脊髓背角疼痛反应增强。

疼痛分级(pain grade) 是对疼痛强弱程度进行的等级划分。世界卫生组织将疼痛程度划分为5个等级:0度,不痛;Ⅰ度,轻度痛,为间歇痛,可不用药;Ⅱ度,中度痛,为持续痛,影响休息,需用止痛药;Ⅲ度,重度痛,为持续痛,不用药不能缓解疼痛;Ⅳ度,严重痛,为持续剧痛伴血压、脉搏等变化。因为疼痛是一种主观感受,疼痛强度的评估没有客观的医疗仪器可供选择,主要依靠患者的主观描述,采用评分量

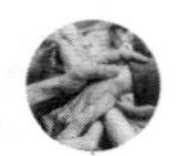

表对疼痛程度进行分级评定。临床上常用的疼痛分级方法有疼痛数字评分法(numerical rating scale, NRS)、口述评分法(verbal rating scale, VRS)、视觉模糊评分法(visual analogue scale, VAS)和Wong-Baker面部表情量表等。

疼痛数字评分法在国际上较为通用,是用数字评测疼痛的幅度或强度,是评估癌痛最常用和最简单的方法。如图3所示,数字范围为0～10,0代表“无痛”,10代表“最痛”,患者选择一个数字来代表其感受的痛。疼痛程度分级标准为:0分,无痛;1～3分,轻度疼痛;4～6分,中度疼痛;7～10分,重度疼痛。

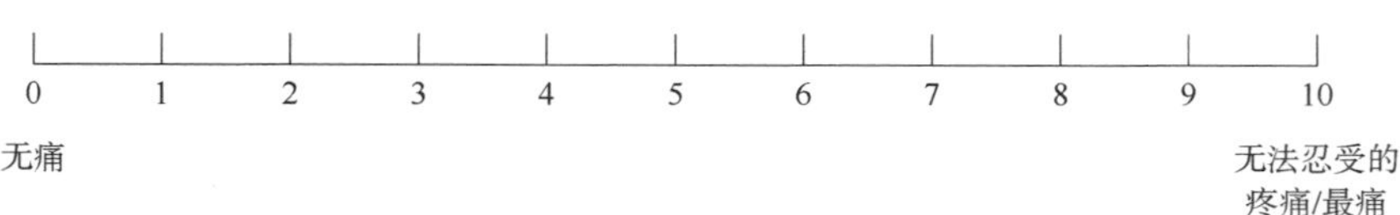

图3 疼痛数字评分法

口述评分法适用于临床简单的定量评测疼痛强度及观察疗效的指标,是由简单的形容疼痛的字词组成1～4级或1～5级,最轻程度疼痛的描述常为0分,每增加1级即增加1分。四点口述分级评分法(VRS-4)将疼痛分为4级:无痛、轻微疼痛、中等度疼痛和剧烈的疼痛。每级1分。五点口述分级评分法(VRS-5)将疼痛分为5级,轻微的疼痛、引起不适感的疼痛、具有窘迫感的疼痛、严重的疼痛和剧烈的疼痛。

视觉模糊评分法由一条100 mm直线组成,线左端(或上端)表示“无痛”,线右端(或下端)表示“无法忍受的痛”。患者将自己感受的疼痛强度以“Ⅰ”标记在直线上,线左端(或上端)至“Ⅰ”的距离为该患者的疼痛强度。

黄-贝克(Wong-Baker)面部表情量表适用于急性疼痛、老人、小儿及表达能力丧失者,或者用前述方法进行疼痛评估比较困难者(图4)。它通过画有不同面部表情的图画来评估疼痛程度:0级为非常愉快,无疼痛;1级为有一点疼痛;2级为轻微疼痛;3级为疼痛明显;4级为疼痛较严重;5级为疼痛剧烈,但不一定哭泣。

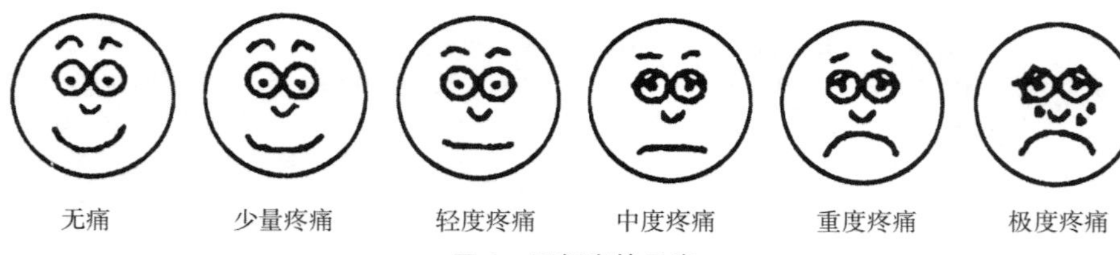

图4 面部表情量表

此外,还有多个疼痛分级量表,如新生儿急性疼痛评估量表、儿童疼痛行为量表、老年痴呆患者疼痛评估量表、成人重症患者行为疼痛量表、重症监护疼痛观察工具、非语言成人疼痛评估量表等。疼痛分级评定是一项基本工作,始于治疗开始前,贯穿整个治疗过程,并持续至治疗后。掌握其使用方法及临床意义可以为临床用药的选择及剂量调整提供相对可靠的依据。

疼痛阈值(pain threshold) 指疼痛刺激引起应激组织反应,即引发生物个体感觉到疼痛的临界值。可分为两种:一种是痛感觉阈,即开始感觉到疼痛的最小刺激强度或个体所能感觉到的最小疼痛;另一种是痛耐受阈,即能耐受疼痛的最大刺激强度。疼痛阈值的高低受多种因素影响，包括年龄、性别、性格、心理状态、生理状态、致痛刺激的性质，甚至基因和环境因素等。最常被提及的是性别、年龄和心理状态所致的疼痛阈值差异。女性的压痛阈和内脏痛阈低于男性，但体表对疼痛敏感性高于男性。痛阈随年龄的增大而升高，普遍认为，老人的疼痛阈值最高，年轻人的疼痛阈值相比要低一些，儿童的疼痛阈值最低。抑郁症和睡眠欠佳是影响痛阈的两个独立因素，并且与疼痛阈值的降低有关。疼痛阈值是患者自身的真实体验，而不是外界测量的刺激强度；但大多数疼痛研究人员认为阈刺激仍然是可以被辨识和测量的。根据测定方式不同，痛阈可分为压力痛阈、温度痛阈、电痛阈、化学痛阈、激光痛阈和缺血痛阈等。痛阈的测定可用于疼痛的评估，目前使用的痛阈测量方法都是以患者自诉出现疼痛时测得的数值作为痛阈。因此疼痛阈值是一种半主观的测量指标，有待发展新的测量方法或与其他客观的检测方法结合应用。

癌性暴发痛（breakthrough cancer pain）是指在背景痛控制相对稳定、镇痛药物充分应用的前提下，自发或在某些可预知或不可预知因素的诱发下突然出现的短暂疼痛加重。通常发作迅速，疼痛程度分级多为重度。参照英国和爱尔兰姑息医学协作委员会（the association for palliative medicine of Great Britain an Ireland, APM）的诊断标准，2019 年中国抗癌协会癌症康复与姑息治疗专业委员会难治性癌痛学组发表的专家共识的诊断标准为：①在过去的 1 周患者是否存在持续性疼痛（背景痛）；②在过去的 1 周患者的背景痛是否充分控制（数字化疼痛评分≤3 分）；③患者是否存在短暂疼痛加重的现象（数字化疼痛评分≥4 分）。认为只要同时达到以上 3 个条件，就可确诊为癌性暴发痛。

癌性暴发痛通常可分为事件性癌性暴发痛和自发性癌性暴发痛。事件性癌性暴发痛一般由可预测因素引起，常发生在肌肉或骨骼活动后，如起床、翻身、咳嗽等；也可与内脏平滑肌的收缩或痉挛有关。自发性癌性暴发痛没有明显的诱因，疼痛持续时间也超过 30 分钟，一般与规律的镇痛治疗无直接相关，与躯体的活动也无明显相关性。此外，还存在剂量末期疼痛，即在持续镇痛治疗阶段中，在下次给药前 1～2 小时，可由镇痛药物剂量不足而导致的暴发性疼痛。但这是基础癌痛控制不充分所致，不属于暴发痛。暴发痛可同时对患者、家庭和社会造成严重的不良影响。阿片类药物仍是治疗暴发痛最主要且最有效的药物。治疗目的是短时间内降低暴发痛的强度，减少暴发痛的发作次数，最终提高癌痛患者的生活质量。

镇痛（analgesia）是使患者感觉疼痛或有害刺激减轻或消失的所有的治疗手段。晚期患者中 60%～80% 存在慢性癌痛，其中约 64% 为中重度癌痛，在终末期患者中甚至高达 80%～90%，严重影响到了他们的生活质量。镇痛可有效地提高癌症末期患者的生存质量，让患者更为安详地走完人生最后的旅程。镇痛也是世界卫生组织癌症控制的 4 个重点目标之一。

镇痛在临床上主要以药物镇痛方法为主。镇痛药物可分为 3 种类型：非阿片类药物、阿片类药物和辅助类药物。药物使用遵循世界卫生组织提出的 5 项原则：①经口服（by the month），口服给药是应用镇痛药物的首选途径；②按时（by the clock），对于持续性疼痛要求预防性给予药物，即按钟点和（或）按时给予镇痛药物；③按阶梯（by the ladder），应用世界卫生组织的癌痛三级镇痛阶梯疗法，目前已经简化为二级镇痛阶梯疗法；④个体化的剂量滴定（individualized dose titration），恰当的药物剂量是缓解疼痛的重要因素，必要时上调滴定剂量直至疼痛缓解，并预防进一步上调剂量所致的不良反应；⑤联合应用辅助类药物（use adjuvant drugs）。

除了药物镇痛之外，非药物的镇痛方法如物理治疗、心理治疗及其他辅助疗法对于缓解整体疼痛也是必要的手段。例如，为患者提供安静舒适的环境，适当的安排家属陪伴，采用针灸、推拿按摩、音乐疗法、艺术疗法、芳香疗法，以及社会的支持，以降低或减少患者的疼痛感，提高患者的生活质量。

疼痛管理（pain management）是指通过疼痛评估、治疗和护理等措施，组织各种医疗资源控制疼痛的过程；是由医生、护士、心理医生、药师和社会工作者共同参与的医疗管理活动。其目的是缓解患者疼痛，提高患者生存质量和保障患者尊严。疼痛管理由主管医生或专科护士主导，以持续性的疼痛评估为基础，根据疼痛分级动态调整治疗方案，逐步减轻患者疼痛，直至患者能够正常生活。疼痛评估方法以患者主诉为基础，对患者疼痛强度和持续时间进行评估。目前有单维（评定疼痛强度）和多维的评分量表可用。单维量表包括面部表情疼痛评分量表和疼痛数字评分量表等；多维量表包括麦吉尔（McGill）疼痛问卷、简明疼痛量表等。它们不仅可评估患者的疼痛强度、性质和位置，也可评估疼痛对于某些患者活动或情绪的影响。

控制疼痛可使用药物治疗、神经阻滞、物理疗法和心理疗法等多种方法，其中药物治疗是最主要和常用的治疗方法。急性疼痛多采用短程药物治疗，而慢性疼痛可能需要长效药物或其他的干预方法。阿片类药物和非麻醉性镇痛药的组合方案可对疼痛控制提供额外效果。辅助性镇痛药物则包括三环类抗抑郁药、抗组胺药和抗胆碱能药物。使用透皮贴剂可控制药物的释放量，进而减少药物滥用、不良反应风险及服药次数。使用注射疗法进行局部麻醉可为局部疼痛和炎症的患者提供良好的镇痛效果。神经阻滞疗法可用于治疗、安慰、预后判断或预防等目的。手术干预一般仅限于经保守治疗症状改善不佳的少数患者。

疼痛护理是保障疼痛治疗效果和提高患者生活质量的重要一环，护士对疼痛控制知识的掌握情况及对疼痛治疗的态度将直接影响疼痛控制的效果。疼痛护理的主要工作内容包括评估疼痛、指导患者正确用药、保障良好的睡眠环境、解释疼痛的原因、宣讲预防疼痛的目的意义与如何选择镇痛的方法，以及纠正患者及家属对“癌痛治疗易成瘾”的错误想法等。良好的疼痛护理能够消除患者的顾虑，使其以积极的态度面对疼痛治疗。

世界卫生组织阶梯镇痛（WHO analgesic ladder）是世界卫生组织制定和推荐的按照阶梯镇痛的方案，即根据疼痛的程度选用不同阶梯的止痛药物。1986 年，世界卫生组织开始推广三阶梯镇痛（图 5）。

第一阶梯：轻度疼痛选用非阿片类药物 ± 辅助药物，非阿片类药物指非甾体类抗炎药物，常用药物有阿司匹林、对乙酰氨基酚、萘普生和布洛芬等。辅助药物包括抗惊厥药、抗抑郁药、抗焦虑药和皮质类固醇等。当使用第一阶梯药物疼痛得不到缓解或加剧为中度疼痛时，应升级到第二阶梯。

第二阶梯：中度疼痛选用弱阿片类药物 ± 非阿片类药物 ± 辅助药物，常用的弱阿片类药物有曲马多、可待因、氯芬待因等。若疼痛不能控制或加剧为重度疼痛

第一阶梯（Step 1）
- 非阿片类（non-opioid）
- ±
- 辅助类药物（adjuvants）

第二阶梯（Step 2）
- 弱阿片类（weak opioid）
- ±
- 非阿片类（non-opioid）
- ±
- 辅助类药物（adjuvants）

第三阶梯（Step 3）
- 强阿片类（strong opioid）
- ±
- 非阿片类（non-opioid）
- ±
- 辅助类药物（adjuvants）

图 5　癌痛三级镇痛阶梯疗法

时，则升级到第三阶梯。

第三阶梯：重度疼痛选用强阿片类药物±非阿片类药物±辅助药物，强阿片类药物无封顶效应，主要有吗啡（多种剂型，如注射剂、口服液、缓释口服片剂等）、芬太尼透皮贴剂及羟考酮等。

但是，最近的多中心随机对照研究表明，对于中度癌痛患者而言，应用低剂量强阿片类药物（吗啡）比弱阿片类药物（曲马多、可待因）缓解疼痛更加快速、有效，并且低剂量强阿片类药物组和弱阿片类药物组的药物相关不良反应的发生频率和严重程度无显著性差异。现在已经有越来越多的学者支持将“三阶梯镇痛”简化为“二阶梯镇痛”，即直接应用以吗啡为代表的强阿片类药物缓解中度癌痛，而不再使用弱阿片类药物（图 6）。

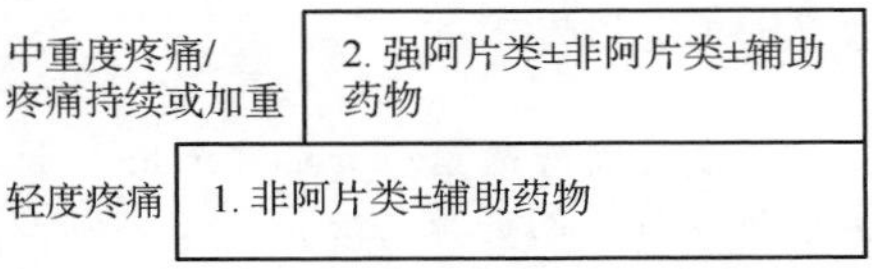

中重度疼痛/疼痛持续或加重	2. 强阿片类±非阿片类±辅助药物
轻度疼痛	1. 非阿片类±辅助药物

图 6　癌痛二级镇痛阶梯疗法

世界卫生组织阶梯镇痛的核心是根据患者的疼痛程度制定治疗方案，其推广应用使癌痛患者得到规范、有效的治疗。

镇痛药物（analgesics）是指可部分或完全缓解疼痛的药物。主要作用于中枢或外周神经系统，选择性抑制和缓解各种疼痛，减轻因疼痛导致的恐惧、紧张和不安情绪。可分为 3 类：非阿片类、阿片类和辅助类药物。

非阿片类镇痛药物包括对乙酰氨基酚和非甾体类抗炎药物。对乙酰氨基酚的作用机制包括抑制环氧化酶-2 的合成，与阿片及大麻素系统有交叉作用，同时降低 5-HT，抑制疼痛通路的激活。与非甾体类抗炎药物相比，其不良反应相对少见，不损伤胃黏膜，不影响血浆尿酸浓度和血小板功能。主要缺点在于给药频次较多，每 6 小时一次，并且具有潜在的肝脏毒性。非甾体类抗炎药物的代表药物有塞来昔布、双氯芬酸钠、布洛芬和萘普生等。主要用于缓解炎症相关的疼痛，包括术后疼痛和绝大部分的癌性疼痛；对于单纯的神经病理性疼痛效果差。所有的非甾体类抗炎药物均有退热效果。作用机制主要是抑制环氧化酶的生成。可能引起严重不良反应，特别是胃肠道、肾毒性，以及心血管系统等脏器相关损害，对某些患者会引起支气管痉挛。

阿片类药物分为弱阿片类和强阿片类。弱阿片类药物主要包括曲马多、可待因和双氢可待因。从药理学角度来说，已经没有应用弱阿片类药物的必要了，因为低剂量的吗啡完全可以取代。然而，弱阿片类仍然具有存在的必要性，因为在一些国家或地区，口服吗啡或其他强阿片类药物被限制或很难买到。以吗啡及其衍生药物为代表的强阿片类药物在姑息关怀领域中有着至关重要的作用。在临床应用中，针对患者的疼痛谨慎地滴定剂量，不会引起有临床意义的呼吸抑制。口服吗啡包括即释和缓释剂型。即释剂型为片剂或溶液，缓释剂型为片剂、胶囊、混悬液等。羟考酮和氢吗啡酮用于吗啡不耐受患者。美沙酮由于其半衰期长和变异的生物半衰期，较难在临床中安全应用，一般只有姑息关怀和疼痛专科的医生才能开相关处方。丁丙诺啡和芬太尼为透皮贴剂，可维持几天的镇痛效能。但是移除后，在体内脂肪组织中仍有蓄积，并将在此后数天内持续缓慢释放出来。由于其价格远高于标准的吗啡制剂，一般情况下不作为镇痛一线用药，除非病情特殊，如吞咽困难。

辅助类药物是对疼痛有缓解作用的一类药物，具有各自的特性，包括：①抗抑郁药物和抗癫痫类药物。用于神经病理性疼痛，一线药物选择阿米替林和加巴喷丁，其有效性和耐受性与普瑞巴林、度洛西汀和去甲替林类似。②双磷酸盐，破骨细胞抑制剂，用于缓解持续性转移性骨痛。③皮质类固醇类激素，适用于各种类型的疼痛，特别是神经根/神经干受压、脊髓压迫、颅内压升高。④N-甲基-D 天冬氨酸受体-

通道阻滞剂，用于缺血性疼痛、骨痛和严重的口腔黏膜炎。⑤骨骼肌松弛剂，包括地西泮和巴氯芬。用于疼痛性骨骼肌痉挛和肌筋膜疼痛。⑥平滑肌松弛剂，包括抗毒蕈碱类药物、硝酸甘油和钙通道阻滞剂（如硝苯地平）。抗毒蕈碱类药物用于缓解内脏的膨胀性疼痛和绞痛；硝酸甘油和钙通道阻滞剂倾向用于缓解食管、直肠和肛门的疼痛性痉挛。

难治性癌痛治疗（management of intractable cancer pain） 由肿瘤本身或肿瘤治疗相关因素导致的中、重度疼痛，经过规范化药物治疗1～2周，患者疼痛缓解仍不满意和（或）不良反应不可耐受。其诊断需同时满足两条标准：持续性疼痛数字化评分≥4分和（或）暴发痛次数≥3次/天；遵循相关癌痛治疗指南，单独使用阿片类药物和（或）联合辅助镇痛药物治疗1～2周，患者疼痛缓解仍不满意和（或）出现不可耐受不良反应。难治性癌痛以混合型疼痛居多，常常需要考虑是否存在神经病理性疼痛，需要从躯体、精神心理、社会和心灵的多个维度进行全面再评估，包括疼痛发生的原因（由癌症本身、治疗相关、并发症或并发症引起等），可能的发病机制，疼痛的部位、性质、强度、频率、持续时间、加重和缓解的因素，精神心理状态，社会功能，以及是否存在需要立即处理的其他肿瘤急症等。在整个治疗过程中，持续的监测、动态的评估和治疗方案的适时调整是十分必要的。难治性癌痛的诊疗流程可以参考《难治性癌痛专家共识（2017年版）》（图7）。

患者自控镇痛（patient controlled analgesia，PCA） 是一种患者“自我管理”的疼痛处理技术。方法是患者佩戴镇痛药物给药装置（一种输液控制装置），经医护人员根据患者疼痛程度和身体情况，预先设置镇痛药物的剂量，当患者意识到疼痛时，通过控制器将一次镇痛药物剂量注入体内，从而达到止痛目的，这是缓解难治性癌痛的重要手段。患者自控镇痛装置通常包括3个部分：储药泵、按压装置和连接导管。设定参数包括单次给药量（bolus）、锁定时间（lockout time）、负荷量（loading dose）、持续输注量（continuous infusion）、单位时间最大量（maximal dose）和药物浓度。给药模式主要是持续输注量＋患者自控镇痛，即持续给予一定剂量的基础药物，感觉疼痛时自行按压启动键。患者自控镇痛常用的给药途径包括静脉和皮下，其他途径还有硬膜外和外周神经阻滞等。与传统的肌肉注射镇痛药相比，患者自控镇痛的优点在于：使用镇痛药物能真正做到及时、迅速；血药浓度波动小，呼吸抑制发生率低，可减少剂量相关性不良反应的发生；具有更大的疼痛缓解程度和更高的患者满意度；能克服镇痛药的药代动力学和药效动力学个体差异，做到按需给药；减少患者疼痛时等待医护人员处理的时间；减轻医护人员的工作负担。

皮质类固醇激素（corticosteroids） 是指在垂体分泌的促肾上腺皮质激素刺激下，由肾上腺皮质分泌的激素的总称。它们都有类固醇结构，故称为皮质类固醇激素或甾体激素，又被称为肾上腺皮质激素。按其化学结构和主要生理、药理作用可分为3类，即球状带分泌的盐皮质激素、束状带分泌的糖皮质激素、网状带分泌的氮皮质激素和（或）性激素（包括男性的睾酮和女性的雌激素、孕激素等）。盐皮质激素参与矿物质代谢，调节体内电解质平衡；糖皮质激素对糖代谢有重要影响；氮皮质激素作用于性器官及蛋白质的代谢。它们在临床治疗上各有作用。常用的皮质类固醇激素类药物有地塞米松、甲强龙、氢化可的松等。

皮质类固醇激素具有强效的抗炎作用，对晚期癌症的许多病情都是有益的。可用于脊髓压迫、神经压迫、呼吸困难、肺炎（放射治疗后）、淋巴管炎性癌病、气管压迫和（或）喘鸣、上腔静脉梗阻、空腔脏器的梗阻、放疗所引起的炎症、直肠癌的脱出隆起和副肿瘤性发热；也可以用于缓解与脊髓或神经压迫相关的疼痛、受限性器官或

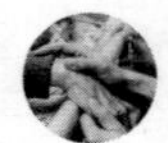

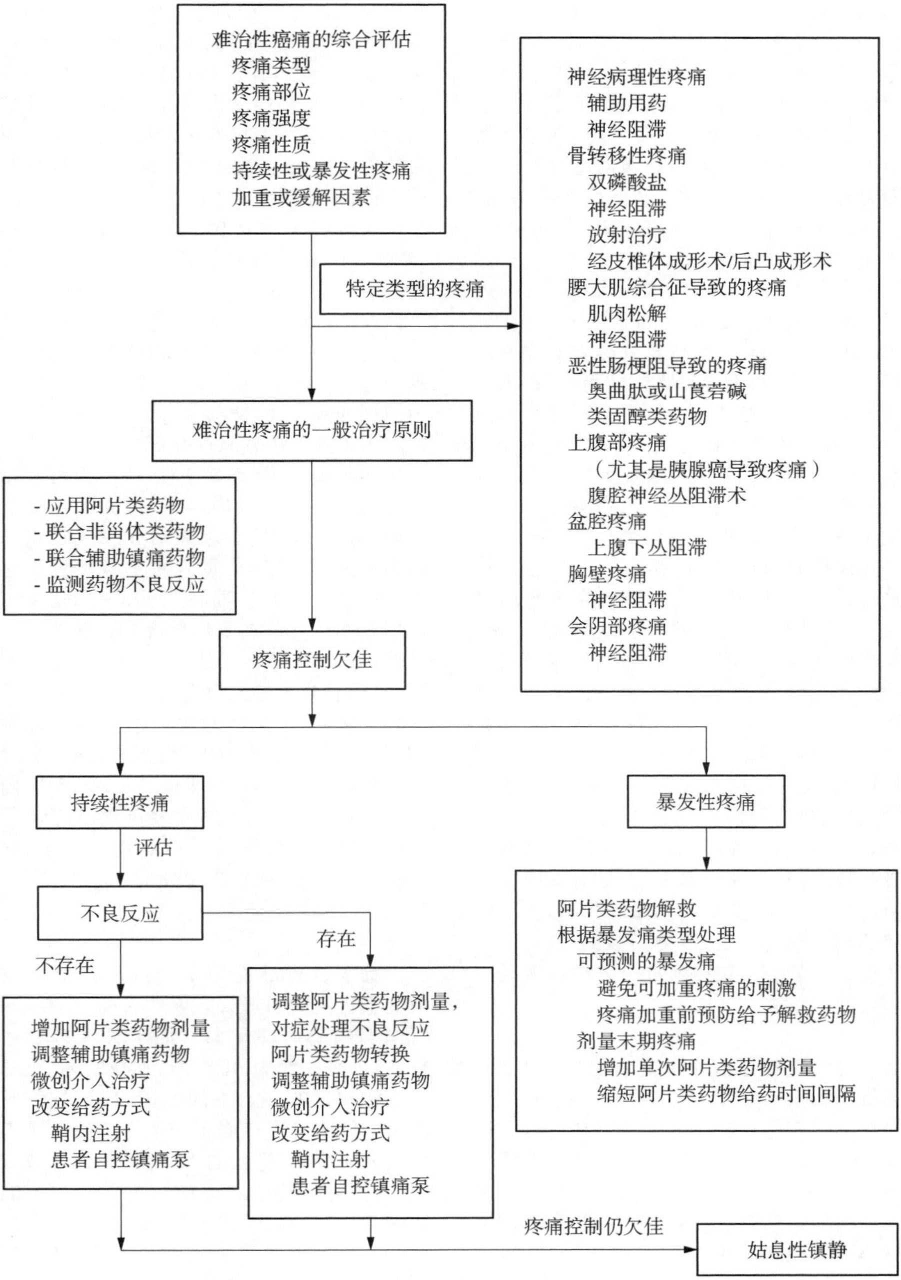

难治性癌痛的综合评估
疼痛类型
疼痛部位
疼痛强度
疼痛性质
持续性或暴发性疼痛
加重或缓解因素

特定类型的疼痛

神经病理性疼痛
辅助用药
神经阻滞
骨转移性疼痛
双磷酸盐
神经阻滞
放射治疗
经皮椎体成形术/后凸成形术
腰大肌综合征导致的疼痛
肌肉松解
神经阻滞
恶性肠梗阻导致的疼痛
奥曲肽或山莨菪碱
类固醇类药物
上腹部疼痛
（尤其是胰腺癌导致疼痛）
腹腔神经丛阻滞术
盆腔疼痛
上腹下丛阻滞
胸壁疼痛
神经阻滞
会阴部疼痛
神经阻滞

难治性疼痛的一般治疗原则

- 应用阿片类药物
- 联合非甾体类药物
- 联合辅助镇痛药物
- 监测药物不良反应

疼痛控制欠佳

持续性疼痛

评估

不良反应

不存在

增加阿片类药物剂量
调整辅助镇痛药物
微创介入治疗
改变给药方式
鞘内注射
患者自控镇痛泵

存在

调整阿片类药物剂量，
对症处理不良反应
阿片类药物转换
调整辅助镇痛药物
微创介入治疗
改变给药方式
鞘内注射
患者自控镇痛泵

暴发性疼痛

阿片类药物解救
根据暴发痛类型处理
可预测的暴发痛
避免可加重疼痛的刺激
疼痛加重前预防给予解救药物
剂量末期疼痛
增加单次阿片类药物剂量
缩短阿片类药物给药时间间隔

疼痛控制仍欠佳

姑息性镇静

图 7　难治性癌痛诊疗流程

体腔内肿瘤引起的疼痛；还可以用于抗肿瘤的激素治疗如乳腺癌、前列腺癌、血液学的恶性肿瘤及淋巴增殖性疾病；此外，还用于改善食欲。但是，当长期使用时，也会引起较多较严重的不良反应，如包括肾上腺抑制、缺血性骨骼坏死、白内障、糖尿病或血糖控制恶化、感染（易感风险增加）、肌肉萎缩和无力、骨质疏松、消化性溃疡、精神性疾病状态、高血压、血钾流失、水钠潴留，以及库欣综合征等。

阿片类药物滴定（opioid titration） 使用标准剂量的某种阿片类药物在一定的时间内，对癌痛患者进行尝试性治疗，在治疗过程中逐步调整剂量，直至疼痛得到满意控制，最后计算实际过程中消耗的药物总剂量，求出控制该患者疼痛所需每日阿片类药物的总剂量，达到既控制疼痛，又尽量减少不良反应的平衡。目的在于充分迅速地控制疼痛，确定阿片类药物的合理治疗剂量，确保不同药物及剂型转换的平衡过渡，寻找治疗量与不良反应之间的平衡。常用的滴定方法有世界卫生组织推荐使用的TIME方法、美国国立综合癌症网络推荐的《成人癌痛指南》、欧洲姑息关怀协会推荐的《阿片类药物癌痛治疗指南》等。适用范围：未用过阿片类药物，需要阿片类药物治疗的患者；对弱阿片类药物疗效不满意，需要强阿片类药物治疗的患者；已经接受阿片类药物，由于疼痛强度增加或出现新的急性痛，需要更高剂量的患者；由于之前长期的用药不足，需要高强度、快速干预的患者。禁忌证包括阿片类药物过敏及滥用者。

癌痛规范化治疗示范病房（good pain management ward） 是指符合“癌痛规范化治疗示范病房”创建标准，包括科室基本标准、人员基本标准、科室管理基本标准和其他要求，能够提供癌痛规范化治疗，起到示范和带动作用的医院病房。目的在于加强麻醉和精神药品临床使用管理，不断提高我国肿瘤规范化诊疗水平，提高肿瘤患者生存质量。

2011—2013年，为进一步加强我国肿瘤规范化诊疗管理，国家卫生部在全国范围内开展了“癌痛规范化治疗示范病房”创建活动，重点内容包括：①按照肿瘤诊疗相关规范、指南要求，开展医护人员定期培训；建立癌痛评估标准和治疗规范，保证患者的疼痛能被及时发现，对疼痛的程度和性质进行正确评估并进行合理镇痛治疗。②贯彻落实《中华人民共和国药品管理法》《麻醉药品和精神药品管理条例》《处方管理办法》《医疗机构药事管理暂行规定》等文件要求，完善医院麻醉药品和精神药品管理制度，保障麻醉药品和精神药品临床应用需求。③贯彻落实《麻醉药品临床应用指导原则》《精神药品临床应用指导原则》《国家处方集》和《癌症三级止痛阶梯疗法指导原则》等规范性文件，提高麻醉和精神药品临床合理应用水平；建立医护人员定期培训制度，进行癌痛治疗相关知识的培训及更新；科室负责人对本科室癌痛治疗工作进行全面管理和监督，并指定专人定期对本科室癌痛治疗情况和存在的问题进行评估和反馈。④建立患者定期宣教制度，采用发放患者宣教手册、设立宣教栏等多种形式，提高患者对癌痛治疗的认知度和用药依从性。通过开展创建活动，全国“示范病房”各项工作取得了实效，3年内在全国创建150个“癌痛规范化治疗示范病房”，其中三级医院示范病房100个，地市级二级和县级二级医院示范病房50个。

抽搐（twitch） 即全身或局部肌群发生的不自主的强直或阵挛性收缩，是神经-肌肉疾病的病理现象。临床表现多种多样，可以是突然的、短暂的、不规则的、重复的或触电样的不自主的肌肉收缩，称为肌阵挛。肌阵挛可以是局灶性的（单个肌肉或一组肌群）或多灶的（泛化）、单侧的或双侧的（不对称的或对称的）；可以是原发的肌肉活动或继发于中枢神经系统受刺激导致的。后者主要发生于濒死患者，常见病因有低氧血症、脑水肿、神经系统疾病、生物化学平衡失调、肾功能和肝功能受损、药

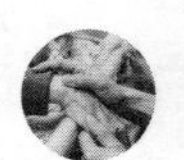

物毒性及停药戒断症状等，是中枢性癫痫的前驱症状，不应忽视。抽搐也可以是持续几秒到几小时或几天的疼痛性的不自主肌肉痉挛，称为肌痉挛。也有学者将疼痛持续>10 分钟的痉挛称为痛性肌强直。肌痉挛最常见的是腓肠肌和足部的单一肌痉挛，也可以发生在手臂肌肉。肌痉挛一般源于运动神经的自发放电，而不是肌肉本身问题。最严重的是全身肌肉强直，阵发性抽动，多伴有两侧眼球上翻、凝视或斜视，神志不清，有时伴有口吐白沫或嘴角抽动、呼吸暂停、面色青紫，发作时间为数分钟，有时也可反复发作，甚至呈持续状态。根据临床表现、有无发热，以及脑电图的检查是否异常等诊断为惊厥或癫痫。此外，抽搐还可表现为震颤、舞蹈样动作、手足徐动、扭转痉挛和习惯性抽搐等。

呼吸困难（dyspnea） 主观上表现为患者感到空气不足、呼吸费力；客观上表现为呼吸频率、深度和节律的异常，严重时出现鼻翼扇动、发绀、端坐呼吸、辅助呼吸肌参与呼吸活动；是在呼吸质量和程度方面都感觉明显痛苦的主观感觉和体验。这种痛苦的体验是多因素相互作用的结果，包括生理、心理、社会和环境因素，并且可能引起继发性的生理和行为反应。呼吸困难通常是间隙性的，如用力时、俯身、交谈、焦虑和与衰竭感觉相关的突发呼吸困难。经常发作的呼吸困难会限制日常生活的一般性活动和限制社会功能，导致独立性丧失，产生挫败感、愤怒和抑郁；会引起焦虑、担忧、恐慌、无望和逼近死亡的感觉。

按照呼吸功能受损程度，可分为以下 3 级：重体力劳动时呼吸困难（如爬楼梯、花园里挖掘、擦洗窗户等），日常活动时呼吸困难（如洗澡、穿衣服、室内走动等），休息时呼吸困难。根据癌症患者的预后，可分为 3 种类型：劳力性呼吸困难，静息时呼吸困难，终末期呼吸困难。劳力性呼吸困难预后生存时间为数月至数年，是一种正常的（生理性的）体验，发生在躯体功能降低和年龄增长时出现的较轻度的费力呼吸。但是，当呼吸困难限制了日常生活的活动，或呼吸困难与情绪的异常波动（如焦虑）相关时，这种呼吸困难就变成了病理性的。静息时呼吸困难预后生存时间为数周至数月，是患者在静息状态下感觉到呼吸费力，行血气分析检查时可发现患者伴有酸碱失衡。终末期呼吸困难预后生存时间为数天至数周。但是对其他非恶性晚期疾病患者而言，则可能活得更长。

呼吸困难在晚期癌症患者中常见，特别是肺部受损的患者。据报道，有 50% 的无法根治的肺癌患者出现呼吸困难。其他晚期疾病患者中呼吸困难的发病率分别为慢性阻塞性肺疾病患者（chronic obstructive pulmonary disease, COPD）90%～95%，心脏疾病患者 60%～90%，获得性免疫缺陷综合征（acquired immune deficiency syndrome, AIDS）和肾病患者 10%～60%。随着死亡的逼近，呼吸困难的事件明显增加。在死亡之前的最后几周，70% 的癌症患者都会出现呼吸困难。这些患者生命的最后一周，25% 的患者出现严重的呼吸困难。呼吸困难是幸存者失去独立能力的指征，仅次于行为能力状态的丧失。

呼吸困难的治疗分为 3 种类型：纠正可逆转的病因，非药物的治疗，药物治疗。3 种治疗类型在晚期癌症患者不同的呼吸困难中有着不同的重要性（图 8）。

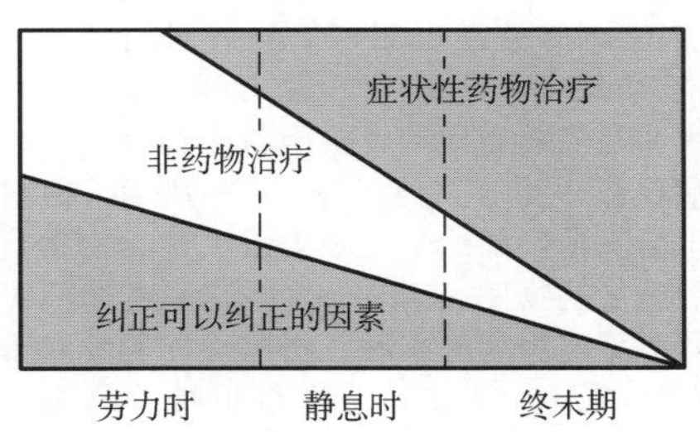

图 8　晚期癌症患者不同类型和不同阶段的呼吸困难的处理

潮式呼吸（tidal breathing） 表现为呼吸由浅慢逐渐加快、加深，达高潮后，又逐渐变浅、变慢，暂停数秒之后，又出现上述

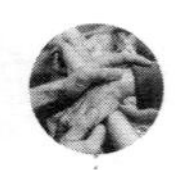

状态的呼吸，如此周而复始，呼吸呈潮水涨落样，又称陈－施呼吸（Cheyne-Stokes respiration）。特点是呼吸逐步减弱以至停止和呼吸逐渐增强两者交替出现，既有呼吸节律变化，又有呼吸幅度变化。多见于中枢神经疾病、脑循环障碍和中毒等患者，大多是病情危重、预后不良的表现。一般认为是呼吸中枢对二氧化碳的反应性降低、呼吸中枢兴奋的阈值高于正常值所致。当血中二氧化碳的分压低于能兴奋呼吸中枢的阈值时，呼吸暂停；待血中二氧化碳分压超过正常水平达到阈值时，才能兴奋呼吸中枢，使呼吸恢复；经一阵呼吸后，血中二氧化碳分压又下降到阈值水平以下，呼吸中枢又停止活动，呼吸停止。如此交替，形成潮式呼吸。

临终喉鸣（death rattle） 用于描述在咽下部的分泌物随着吸气和呼气摆动所产生的喉鸣声音，是濒死前患者由于机能的衰竭，无力将集聚在喉头部的口腔分泌物吞下或排出，或肺部的分泌物增加，发出痰音般的"嘎嘎"声，只有在吐气时才有，而且较明显，又称临终悲鸣或濒死喉声，往往见于极度虚弱和逼近死亡的患者。生命末期患者该症状的发生率为 30%～50%，给患者的亲属、照护人员和其他患者带来痛苦。临终喉鸣的处理：首先是向患者家属解释，患者在昏迷或半昏迷时不会由于喉鸣感到痛苦；同时鼓励家属帮助患者采用半侧卧位，如此有助于体位引流分泌物（痰液）。其次是需要立即给予抗胆碱能药物以减少咽喉部分泌。其他措施还包括吸痰，但对于清除咽喉部的分泌物效果欠佳。使用抗胆碱能药物后，有 1/2～2/3 患者的悲鸣可获得不同程度的缓解。抗胆碱能药物对于咽喉部大量唾液分泌物蓄积相关的喉鸣（也称为"真正的临终喉鸣"）可能是最有效的，而对于支气管的分泌（由感染或局部水肿所产生）或胃内容物的反流（称之为"假性临终悲鸣"）所引起的悲鸣效果甚微。

呃逆（hiccup） 即由于膈肌不自主的间歇性收缩运动，空气突然被吸入呼吸道内，同时伴有吸气期声门突然关闭，从而产生的一种特别音响。是一种神经反射动作，又称"打嗝""打呃"。正常人有时也会发生呃逆，持续时间短，一般是在饱食后。这是食团或酒类通过食管末段时，刺激膈肌引起的。神经过敏者因上腹部着凉或大笑而致膈肌突然大幅度运动后，也可引起偶发性呃逆。如呃逆为持续性，并与进食无关，则常为病理性。呃逆根据病因分为反射性呃逆、中枢性呃逆、代谢障碍性呃逆和精神性呃逆 4 类。反射性呃逆是最常见的一种，主要由于迷走神经和膈神经受刺激所引起。病理性反射性呃逆发作常较持久，或为顽固性，常见于膈肌疾病、下食管疾病、胃疾病，以及其他膈上和膈下疾病。中枢性呃逆是颅内疾病直接或间接影响呼吸中枢、脑干迷走神经核或颈髓所引起的，可见于脑炎、脑膜炎、脑肿瘤、颅脑损伤和脑血管病变（如脑动脉硬化、脑出血及脑血栓形成）等。代谢障碍性呃逆由电解质紊乱、酸碱平衡失调及体内代谢产物的刺激等引起。精神性呃逆常见于癔病患者，且呈顽固性，患者多为年轻女性，常因精神刺激而诱发。此外，呃逆还可见于麻醉剂成瘾、酗酒和麻醉后状态等情况，可能与代谢性、反射性和精神性因素等有关。

咳嗽（cough） 是呼吸道常见症状。当呼吸器官发生炎症或受到物理、化学、过敏等因素刺激时，分布在该器官的感受器发出神经冲动，经迷走神经、舌咽神经和三叉神经等传入神经纤维传达到延髓咳嗽中枢，咳嗽中枢再发出"指令"，经喉下神经、膈神经与脊神经等传出神经纤维分别传到咽肌、声门、膈与其他呼吸肌，引起快速、短促吸气，膈肌下降，声门迅速关闭。随即呼气肌与腹肌快速收缩，使肺内压迅速升高，然后声门突然开放，肺内高压气流喷射而出，冲击声门裂隙而伴随特别的声响，呼吸道内分泌物或异物等随之被排出。咳嗽是人体的一种防御性反射动作，具有清除呼吸道异物和分泌物的保护性作用。但如果长期、频繁、剧烈咳嗽，影响工作、休息，引起喉痛、音哑和呼吸肌疼痛，则属病理现象。根据病程,可分为急性咳嗽(3周以内)、亚急性咳嗽(3～8周)和慢性咳嗽(超过8周);根据有无痰液分泌,可分为干性咳嗽和湿性咳嗽。咳嗽的形成和反复发作常是许多复杂因素综合作用的结果,包括吸入物、感染、食物、气候改变、精神因素、运动和药物等。在治疗咳嗽时,首要找出病因,在治疗原发病的基础上,选择恰当的镇咳祛痰药,同时注意加强翻身、拍背、帮助排痰等护理。

大咯血(massive hemoptysis) 喉部以下的呼吸器官(即气管、支气管或肺组织)一次出血量≥100 ml,并经咳嗽动作从口腔排出的过程。咯血前常有喉部作痒,可伴有剧烈咳嗽,或单声轻咳,或阵发性咳嗽;但有的可无咳嗽,鲜血直接从口中咯出。临床表现为短时间内咯血不止,常伴有呛咳、脉搏增快、出冷汗、呼吸急促、面色苍白、紧张不安或恐惧感,并发症有窒息、失血性休克、吸入性肺炎和肺不张等。大咯血一次可达数百毫升,血从口鼻涌出,常可阻塞呼吸道造成窒息。大咯血患者中90%的出血来自支气管循环,仅有10%左右来自肺循环。这是因为肺循环的肺动脉起于右心室动脉圆锥的肺动脉及其分支,为低压系统,支气管循环的支气管动脉发自主动脉,为高压系统。主要病因为肺结核空洞、支气管扩张、慢性肺脓肿和支气管或肺部的炎症,以及肿瘤或结石造成黏膜损伤等病变,使得毛细血管通透性增高,或者病变侵蚀血管使其破裂出血。其他如心血管疾病、血液系统疾病等也可引发咯血。其颜色、性状等根据病因不同具有不同的特征。对咯血患者病情严重程度的判断,应结合患者营养状况、面色、脉搏、呼吸、血压,以及有无发绀等情况进行综合判断。威胁生命的咯血并不常见,患者通常死于窒息而不是失血。

厌食(anorexia) 肿瘤患者常见综合征,是因食欲减低或消失,从而导致进食量下降和体重减轻的一种临床症状。发生率为6%～74%,因肿瘤种类、临床分期而异,在胃肠道肿瘤及晚期肿瘤患者中常见。接受姑息治疗的晚期患者厌食发生率为25%～45%,且伴营养不良,甚至恶液质状态。厌食是困扰晚期肿瘤患者的重要临床问题,会影响癌症患者的体能状态,增加治疗失败率、不良反应和死亡的发生率。发病机制是下丘脑内食欲中枢摄食调节的失衡。癌症和许多其他慢性疾病存在细胞活性物质(如白细胞介素-1、肿瘤坏死因子-α等)增加的现象,这些物质抑制下丘脑对饥饿信号的反应引起厌食,导致能量消耗的增加和体重的丧失。晚期癌症患者厌食的原因很多,疼痛、恶心呕吐、胃停滞、便秘、口腔溃疡、高钙血症、放疗和化疗、焦虑、抑郁及社会隔离等都可以引起厌食。

凡存在厌食可能(如黏膜炎)患者,接受抗肿瘤治疗前须行厌食状态评估并采取相应措施,以改善营养状况。目前对厌食的处理首先是纠正可逆转的病因,其次是非药物治疗,即针对食欲减少,帮助患者和家属接受和调整,如聆听他们的忧虑和恐惧、认真做好解释、鼓励少食多餐、不强求平衡膳食及不强迫进食等。对有早饱感的患者可使用胃肠动力药;食欲刺激剂如孕酮类药物、糖皮质激素等仅对少数厌食患者适用,仅仅只有早饱感的患者禁用。针对厌食的治疗措施无效时,应重新评估患者的营养状态和产生厌食的原因,并尝试新的措施如肠内营养和(或)肠外营养。

恶病质(cachexia) 以骨骼肌的丢失和(或)体脂的减少为特征,通过常规营养支持不能够充分地纠正,表现为极度消瘦、贫血、乏力、卧床、生活不能自理、极度痛苦和全身衰竭等综合征。诊断标准:在过去的6个月内,非故意的体重丧失>5%;或者体重下降>2%,身体质量指数<20 kg/m^2;或者出现骨骼肌减少症。较少程度体重丢失的患者要考虑处在恶病质的前期。

恶病质又称恶液质。常见于癌症和其他慢性疾病,可损害生存质量,并且增加发病率和病死率。主要发病机制是宿主代谢机制异常和食物摄入的减少。由癌症所生成的物质如蛋白水解诱导因子增加,或宿主对癌症的反应所致的细胞因子的增加引起慢性炎症反应状态，引起血清C-反应蛋白增高，从而使体重丢失程度和丢失率增加。主要临床特征是明显的体重丢失、厌食、虚弱和（或）乏力、疲倦，可引起味觉改变，假牙松脱引起疼痛和咀嚼食物困难，皮肤、黏膜苍白（贫血），水肿（低蛋白血症），以及褥疮和（或）压疮等。此外，还会对患者的心理造成不良影响，如外貌改变引起恐惧和孤独，与社会和家庭的关系也会变得更加困难。恶病质的最佳处理要求多功能的团队参与，应用多模式的方法，重视营养物质摄入的减少和代谢机制的异常两个方面，单一地增加营养物质摄入一般是无效的，在明显的消瘦发生之前就应该提供处理方式。当恶病质进入晚期，即有明显的肌肉萎缩，体力状况按美国东部肿瘤协作组（Eastern Cooperative Oncology Group, ECOG）评分为3～4分，存在对治疗无反应性的转移性疾病，以及预后<3个月时，对治疗不会有反应，处理的主要焦点应该是症状缓解和社会心理的支持。

恶心和呕吐（nausea and vomiting）恶心是呕吐前的一种不愉快的感觉，时常伴随出现自主神经症状如面色苍白、出冷汗、流涎、心悸和腹泻。干呕是一种膈肌和上腹肌肉有节律的、费力的和痉挛性的运动，通常并发恶心，且常以呕吐为终点。呕吐是一个复杂的反射过程，即胃内容物经口腔被迫逼出，它涉及胃肠道、膈肌和上腹部肌肉的协调动作。

发生恶心和呕吐有多种原因，可分为癌症本身引起的、治疗相关的、虚弱相关的和并发症引起的4个方面，其中胃停滞、肠梗阻、药物和生物化学的异常是最常见的原因。恶心和呕吐的发病机制复杂，可单独发生，但在多数情况下相继出现。恶心是一种自主刺激的表达，与胃、食管下端的括约肌和幽门的弛缓等有关。而呕吐是由躯体神经所介导。

恶心呕吐的评估要根据患者的疾病史和体格检查，识别和确定恶心和呕吐的可能原因，如怀疑生化紊乱，应该采集血液标本做检测。治疗首先纠正可以纠正的病因或促发因素，如感染、高钙血症、药物和重度疼痛等。其次是给予非药物治疗，如安静的环境、避免看到和闻到某些有刺激的食物、少食多餐而不是暴饮暴食等。在临床实践中，恶心和呕吐往往需要药物治疗。姑息关怀领域止吐药物的选择以恶心和呕吐的可能原因为依据和指导，根据药物的作用机制选择不同的止吐药，并需要定时和按需处方药物。

恶性肠梗阻（malignant bowel obstruction, MBO）是原发性或转移性恶性肿瘤的肠道梗阻，晚期肿瘤常见的并发症，严重影响患者生活质量。包括恶性肿瘤占位直接引起的机械性肠梗阻和肿瘤相关功能性肠梗阻。最常见于卵巢癌、结肠癌和胃癌等原发肿瘤和腹腔广泛转移的继发肿瘤。病理生理机制是多因素的，肠道内液体分泌-吸收平衡破坏是恶性肠梗阻的关键性病理生理变化。恶性肠梗阻导致肠道扩张，水、电解质吸收障碍，肠液分泌进一步增加及肠道异常不协调蠕动。表现为水、电解质失衡，酸碱失衡，循环血量减少，细菌毒素入血、感染和中毒。病情严重时引起多器官功能衰竭，最终导致休克、死亡。恶性肠梗阻可以发生在任何一个肠胃道平面（节段），主要累及小肠和大肠。每个节段的肠梗阻都可能是功能性的（麻痹性的）或机械性的（器质性），或者二者兼有；也有可能是部分性的或完全性的，一过性的（急性）或持续性的（慢性），单一部位的或多部位的梗阻。临床表现根据梗阻的平面不同而有不同的特征。机械性食管的梗阻通常表现为吞咽困难，开始是对固体食物，其后对液体的食物也会吞咽困难。胃的出口和小肠近端的梗阻可能会引起呕吐，甚至在少量进食后也会呕吐。远端小肠和大肠的梗阻，呕吐次数通常较少（1～2次/天），但呕吐物可以闻到粪便臭味。腹部疼痛是常见的，常呈持续的深部钝痛，绞痛常见于机械性肠梗阻。腹胀在不同部位的梗阻有差异，远端的梗阻较有可能引起腹胀。大便的习惯在绝对的便秘与继发于细菌对滞留在肠道的粪便的液化所致的腹泻之间变化。肠鸣音的变化介于功能性肠梗阻所致的消失，与机械性肠梗阻所致的过度和活跃(高频的肠鸣)之间。

便秘(constipation) 即排便次数减少，排出过干、过硬的粪便，且排便不畅、困难。一般由多种因素引起，如进食少、饮水少、衰弱、患某些疾病及服用某些药物(特别是阿片类药物)。在不活动的老年人，尤其是在晚期疾病患者中，便秘是一个症状群。便秘可无症状，而对于长期便秘的某些患者，当排便稀少到某种程度，就会出现便秘症状，且有的便秘患者可能会出现厌食、恶心、呕吐、肠梗阻，上腹部发胀、不舒服、疼痛，直肠疼痛(持续性或阵发性痉挛)，排尿功能障碍如排尿迟疑、尿潴留、溢出性尿失禁，直肠膨出(脱肛)、粪便渗漏、溢出性腹泻和谵妄等。便秘的处理包括非药物治疗和药物治疗。首先是非药物治疗，包括停止引起便秘的药物或减少引起便秘的药物的剂量，鼓励患者运动(如果可能)，对患者上厕所的要求迅速做出反应，采用增加腹部压力的体位帮助排便，增加膳食纤维的摄入，增加液体摄入，进行有效的腹部按摩，提供安静舒适的排便环境，使用针灸等物理方法。大多数便秘患者对轻泻剂都有反应。轻泻剂的选择参考便秘的病理生理学的评估和原因，并结合不同轻泻剂的作用机制。刺激性轻泻剂通常作为优先的选择，如比沙可啶和番泻叶。然而，有时便秘也是十分棘手和难以处理的临床问题。

尿潴留(urinary retention) 是一种排尿功能异常，导致排尿后余尿过多，尿液在膀胱蓄积。膀胱容积可由正常产生尿意的300～500 ml增加至3 000～4 000 ml，高达脐部水平，使腹部呈膨隆状。患者常有下腹部胀痛感及焦虑不安、出汗、排尿困难等症状。按症状发生的缓急，可分为急性尿潴留和慢性尿潴留。急性尿潴留起病急骤，表现为患者突然完全无法排尿，膀胱不断胀大，患者胀痛难忍，辗转不安，必须立即导尿，例如排尿困难的良性前列腺增生症患者在同时服用影响膀胱收缩的药物时可出现，也有部分患者是因为神经通路受阻(如中风或脊髓受伤等)而出现。慢性尿潴留起病缓慢，病程较长。初期表现为尿流变细、滴沥不尽、排尿不畅，常有尿不尽感，继而尿频，残尿越来越多，膀胱也越来越大，容积可超过1 L，有时有尿失禁。长期余尿，两侧肾脏的尿液无法正常流入膀胱，也会导致上尿路扩张，双侧肾积水。根据发生原因，尿潴留可以分为机械性梗阻(器质性梗阻)和动力性梗阻(功能性梗阻)。机械性梗阻是由于器质性病变如炎症、肿瘤、结石、损伤和前列腺增生等造成尿道或膀胱出口的梗阻。动力性梗阻是由于中枢和周围神经系统病变或阿托品、普鲁本辛、东莨菪碱等松弛平滑肌药物造成排尿动力障碍所致的梗阻。针对尿潴留的患者，可通过给予适当的心理疏导、提供隐蔽的排尿环境、采取舒适的排尿姿势、热敷、按摩及利用某些条件反射(如听流水声、用温水冲洗会阴部)诱导排尿，必要时给予药物治疗或对患者实施导尿术，以解除患者尿潴留症状。

高钙血症(hypercalcemia) 即血清离子钙浓度的异常升高(正常值水平2.2～2.6 mmol/L)。根据血钙水平，高钙血症可分为三类：轻度，血钙为2.7～3.0 mmol/L；中度，血钙为3.0～3.4 mmol/L；重度，血钙为3.4 mmol/L以上。高钙血症的严重程度更多的是与血清离子钙浓度增加率有关，而不是实际的浓度。因为通常测定的不是离子钙而是总钙，所以必须注意白蛋白和酸碱度等影响因素。白蛋白是血循环中主要的钙结合蛋白，血清白蛋白浓度是临床上最重要的影响离子钙浓度的因素。血清白蛋白严重降低时(如在恶性肿瘤患者中)，正常的血清总钙浓度实际上代表着异常增高的离子钙浓度。酸碱度影响血清钙与蛋白质的结合，碱中毒可使离子钙浓度降低，酸中毒可使之升高。约20%的恶性肿瘤如乳腺癌、肺癌、甲状腺癌和前列腺癌等在晚期可转移至骨骼，直接破坏骨组织，将骨钙释放出来，发生高钙血症。有些肿瘤如上皮细胞样肺癌和肾癌，可以产生甲状旁腺素样物质、前列腺素 E、破骨细胞活化因子等，使骨组织发生吸收而释放钙，引起高钙血症。此外，噻嗪类利尿药、肾衰竭、甲状腺功能亢进、肢端肥大症及长期制动等也可以引起高钙血症。高钙血症可引起一系列非特异性症状，轻度表现为多尿、烦渴、乏力、倦怠、精神恍惚、虚弱、厌食、便秘及疼痛加重，重度表现为恶心、呕吐、麻痹性肠梗阻、谵妄、嗜睡、神志不清，甚至昏迷。发生高钙血症的多为晚期恶性肿瘤转移患者，许多在 3 个月内死亡，80%在 1 年内死亡。

脊髓压迫综合征（spinal cord compression syndrome）是由脊椎或椎管内占位病变引起脊髓、脊神经根及供应血管受压迫，造成脊髓功能障碍的临床综合征。脊柱、脊膜、脊髓和神经根病变（包括肿瘤、外伤、结核和脓肿等）都可能导致脊髓压迫综合征。恶性肿瘤引起的脊髓压迫综合征发病急、进展快，短期内就可能导致肌肉麻痹、括约肌失控、脊髓恶变及神经坏死等不可逆转的后果。脊柱骨转移引起的脊髓压迫综合征发病较缓慢，在压迫初期，脊髓可以通过排挤脑脊液和血液等途径来进行代偿，不产生功能改变，但是一旦失代偿，神经系统症状立刻显现出来。有3%～5%的晚期癌症患者发生脊髓压迫综合征，主要发病原因有脊柱转移伴有或无椎体骨折、脊椎外的肿瘤通过椎间孔扩散到硬膜外间隙、髓内肿瘤（原发于脊髓）、硬膜内肿瘤及硬膜外血管转移等。

脊髓压迫综合征的主要临床表现包括疼痛、无力、感觉障碍和括约肌功能障碍等。通常疼痛早于其他症状，可由脊柱转移、神经根受压、脊髓长束受压（索性疼痛）等病因所致。根性和索性疼痛常因屈颈或伸腿上抬以及咳嗽、喷嚏或肌紧张而加重。索性疼痛与根性疼痛相比，锐痛不明显，且呈较弥漫分布（在双侧大腿、膝部或小腿周围，呈“手套”或“袜套样”分布），并且有时被描述为一种发冷的不愉快的感觉。在全面收集病史、症状和体征所见的前提下，加以综合分析判断，对大多数病例不难取得正确诊断。对某些临床诊断确有困难者，可借助于 CT、MRI、CT 加脊髓造影和 CTM 等影像学检查手段来确诊。主要的治疗选择有皮质类固醇激素和放射性治疗，它们以不同的方式起作用，通常总是同时使用。皮质类固醇激素通过减轻肿瘤周围的炎症而使早期的体征改善、疼痛缓解；放疗是通过缩小肿瘤而使症状改善，但改善较缓慢。

废用综合征（disuse syndrome）是指机体因长期不活动或活动量不足及各种刺激减少，全身或局部的生理功能衰退而出现的一系列症状。发病原因包括长期卧床患者基本不活动或运动不足、外伤或原发病导致运动障碍、严重的感觉障碍引起刺激减少而致活动减少、各种骨关节疾病使肢体活动范围减少等。运动功能减退表现为关节挛缩、肌肉萎缩、骨质疏松等。心肺功能减退表现为废用性功能低下、体位性低血压、末梢循环障碍、肺部感染、肺功能下降和肺栓塞等。精神智力减退表现为抑郁、智力减退、假性痴呆等。其他方面功能减退表现为食欲不振、便秘、泌尿系统感染、泌尿系结石、深静脉血栓、褥疮、皮肤指甲萎缩等。预防包括定时变换体位、进行关节被动和主动活动、抬高下肢和经常活动下肢、进行机械矫正训练等。治疗以康复训练为主，通过个体化的运动训练，可改善全身或局部的生理功能。一旦出现废用综合征，则治疗困难。因此，正确认识和预防废用综合征更有利于改善患者的活动能力和生活质量。

淋巴水肿（lymphedema）是淋巴液回流障碍滞留在组织中引起的水肿。淋巴水肿在常见慢性病中位列第十一，在致残类疾病中位列第二。一旦发病，富含大分子的水液滞留在组织间隙，引起皮下纤维结缔组织增生，患病的肢体或器官增粗、增大，严重影响生活质量；还伴有反复发作的淋巴管和周围组织炎症；且每感染一次，都会加重水肿，形成恶性循环。目前尚不可

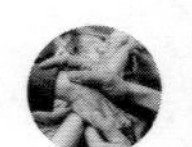

治愈，如果早期发现，诊断治疗及时、得当，可以得到不同程度的缓解。分为原发性淋巴水肿和继发性淋巴水肿两类，原发性淋巴水肿是由淋巴管发育异常所致，继发性淋巴水肿是由某些疾病造成的淋巴管阻塞所致。姑息治疗中常见的淋巴水肿是由癌症和抗癌治疗所引起的，属于继发性淋巴水肿。腋窝或腹股沟手术、手术后的感染、放射性治疗和淋巴结转移等因素将会增加淋巴水肿的风险性。癌性淋巴结水肿一般都会影响≥1个肢体±相连接的躯干，可以发生在躯体的任何部位。如果不进行处理，淋巴水肿的受累部位会变得粗大和(或)肿胀、虚弱无力，局部的外伤和急性炎症会引起水肿的快速增加。

临床表现主要有肢体持续肿胀、组织充盈感加重、肢体变形、淋巴管瘤、皮肤皱褶及表皮角质化等。患者后期皮肤增厚、粗糙、坚韧，引起肢体紧绷感、沉重感，急性发作时引起炸裂感、胀破感和疼痛感，并导致身体功能受损。治疗着重于预防恶化和缓解不适，主要手段包括皮肤护理、按摩、压迫和锻炼等。皮肤护理能够维持皮肤的干净和湿润，预防感染和皮肤皲裂；急性淋巴水肿发作时，需要进行抗感染治疗；按摩可以将非收缩性淋巴管内的淋巴液移入较深部肌层的收缩性集合淋巴管内，减轻躯干水肿；压迫性限制措施有助于缓解肢体的肿胀；进行轻柔的锻炼活动时戴上绷带或压迫带，能够增加肌肉收缩，促进淋巴回流。

脱水(dehydration) 是指人体内水分的输出量大于进入量，导致细胞外液容量减少而引起的病理状态，常伴有电解质，尤其是钠离子的失衡。根据体重的减轻(失水量)程度及临床表现，分为3度：①失水量占体重的2%～3%或体重减轻5%，称为轻度脱水；临床表现为皮肤弹性稍有降低，仅有头痛、头晕、无力等一般的神经功能症状。②失水量占体重的3%～6%或体重减轻5%～10%，称为中度脱水；主要表现为皮肤弹性差，皮肤、黏膜干燥，脉搏快而弱，表浅静脉塌陷，四肢厥冷及尿量减少等。③失水量占体重的6%以上或体重减轻10%，称为重症脱水；表现为上述中度脱水症状加重，甚至出现休克、昏迷。

脱水根据血钠浓度的、细胞外液渗透压的不同又可分为3种类型：①细胞外液减少合并低血钠称为低渗性脱水，常见于高渗性、等渗性脱水时只补充水而没有补充盐，急、慢性肾功能不全少尿期入水量不加限制，严重心力衰竭或肝硬变时增加水负荷而肾脏排水明显减少等情况。②细胞外液减少合并高血钠称为高渗性脱水，见于昏迷、高热、呕吐腹泻、胃肠道引流、尿崩症、气管切开患者水摄入不足、丢失过多和需求增加等情况。③细胞外液减少而血钠正常称为等渗性脱水，见于大量放胸腔积液、腹水，或者胸、腹腔引流，大面积皮肤烧伤导致大量渗液，急性大量失血的患者。不论何种类型的脱水，主要在于积极治疗原发病、并发症，纠正水、电解质失衡。

人工营养与补液(artificial nutrition and fluid infusion) 是指对不能进食或营养状况差的患者，根据营养学及补液原理采取的营养治疗及补液措施。恶性肿瘤患者因营养素和热量摄入不足、消耗过多或无法进食，机体出现不平衡状态，通过人工营养及补液来维持与改善患者器官、组织、细胞的功能与代谢，防止多器官功能衰竭发生，维持机体内环境的稳定。所以人工营养及补液的主要目的不是治愈癌症，而是通过改善营养状态来改善器官功能、免疫状态，减少抗肿瘤治疗引起的毒副反应，从而改善患者预后。人工营养主要包括肠内营养(enteral nutrition, EN)和肠外营养(parenteral nutrition, PN)。肠内营养是经胃肠道提供代谢需要的营养物质及其他各种营养素的营养支持方式，有口服和经导管输入两种途径；其中经导管输入包括鼻胃管、鼻十二指肠管、鼻腔肠管和胃空肠造瘘管等；优点是价廉、使用方便，符合生理、保护胃肠道屏障功能，是肿瘤患者人工营养与补液的首选方式。肠外营养是从静脉内供给营养作为手术前后及危重患者的营养支持，又可分为完全肠外营养和部

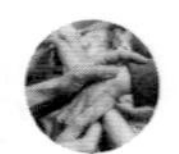

分补充肠外营养，途径有周围静脉营养和中心静脉营养；通过胃肠外途径提供机体代谢过程所需要的全部营养的营养支持方法称全胃肠外营养（total parenteral nutrition, TPN）。

临终发热（fever in the end of life）是指癌症晚期患者在濒临死亡前出现的体温升高超过正常范围的情形。发热是临终患者常见的症状，是致热原直接作用于体温调节中枢，导致体温中枢功能紊乱或其他原因引起产热过多、散热减少。致病原因多种多样，包括肿瘤细胞坏死释放出致热原和癌症的高代谢状态所致的癌性发热，即癌症患者在排除感染、抗生素治疗无效时出现的直接与癌症有关的非感染性发热和患者在肿瘤发展过程中因治疗而引起的发热。恶病质使得临终患者全身免疫力低下、乏力、卧床，常常出现各种病原体引起的感染性发热。以细菌感染最常见，其次是真菌感染，还有严重脱水、脑出血、甲亢、组织坏死、癫痫持续状态和药物热等。有的临终患者可能出现监测体温不高，但是自觉腹腔发热，需要饮食冰凉的食物或饮料才会感觉舒服。临终患者在生命的最后阶段能量耗尽，并且进食、进水量都大大减少，经常会出现脱水热。处理方法：首先是找出引起发热的原因，其次是努力纠正可逆转的病因，例如对细菌感染引起的发热使用抗生素，对脱水的患者积极进行补液等。对于无法逆转的、多种原因所致的临终发热，尤其是高热，仍然需要进行积极的降温处理，包括适当补充液体，使用冰袋物理降温或酒精擦浴，必要时使用非甾体类抗炎药、糖皮质激素等药物降温，目的是维持临终患者的安静与舒适。

脑水肿（cerebral edema）是各种外源性或内源性的、物理的、化学的和生物的有害因素刺激，导致脑组织内水分异常过度聚集而引发的脑肿胀，脑体积增大、重量增加的一种组织病理学反应，可引起颅内压增高、脑疝，甚至死亡。脑水肿病因很多，包括各类颅脑损伤、颅内占位性病变、脑部恶性肿瘤、脑炎、脑膜炎、脑室炎、脑脓肿及败血症所致颅内弥漫性炎症、脑血管病变、脑动脉瘤或动静脉畸形破裂出血、蛛网膜下腔出血、脑缺氧、癫痫持续状态、不同原因所致的呼吸困难或窒息、心脏骤停、休克、肺源性脑病、外源性或内源性中毒、脑代谢障碍及脑的放射性损害等。其发病机制复杂，血脑屏障、微循环障碍，脑缺血缺氧，脑内自由基增加，神经递质与神经肽类的变化，血栓素 A2 及前列环素的变化等，均可影响脑水肿的发生与发展。由于脑水肿是颅内疾病和全身性系统疾病引起的继发性病理过程，同时又常常引起或加剧颅内压增高，所以临床表现往往与原发病变的症状叠加，并使其加重。主要表现为癫痫、瘫痪等脑损害症状，头痛、呕吐加重，躁动不安，嗜睡，甚至昏迷等颅内压增高症状。眼底检查可见视乳头水肿。脑水肿与颅内压升高持续恶化则可导致脑疝，影响额叶、颞叶、丘脑前部则可引起精神症状。治疗原则是解除病因及采用综合性的脑水肿治疗，包括使用脱水剂。

高颅压（intracranial hypertension）即颅腔内容物（脑组织、血液和脑脊液）对颅腔壁产生的压力持续保持在 15 mmHg 以上。由于脑脊液介于颅腔壁和脑组织之间，一般以脑脊液的静水压代表颅内压，通过侧卧位腰椎穿刺或直接脑室穿刺测量可获得压力数值，正常人平卧位颅内压约为 10 mmHg。高颅压的原因：脑组织体积增加，如脑外伤、脑出血、脑缺血缺氧引起的脑水肿；颅内血容量增加，如二氧化碳潴留等原因引起；脑脊液量增加，如脑脊液吸收障碍或分泌过多；颅内肿瘤、脓肿等占位性病变使颅内压力增加。高颅压根据病变的发生、发展的时间可分为急性、亚急性和慢性发病。其诊断主要依据临床症状、体征和颅脑增强 CT 或 MRI 检查。临床症状：头痛，醒来时、用力时或咳嗽时明显加重；呕吐，清晨加重；行为的改变、视觉障碍、耳鸣及抽搐等。体征：视乳头水肿、病灶性神经病学征象、心率下降和血压升高，以及意识水平降低。高颅压的程度与持续时间、

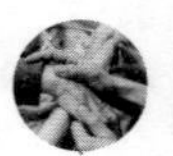

颅内病变的部位及范围密切相关。因为治疗取决于病因，所以应尽快明确病因，从根本上解决高颅压症状。对症处理气道阻塞、低氧血症和高碳酸血症，及时、适量地给予脱水治疗；注意监测水、电解质和酸碱平衡，同时密切监测生命体征变化；药物治疗可使用皮质类固醇激素，进行恰当的镇痛治疗和止吐药物治疗。如果患者身体状况允许，可以考虑根据肿瘤的部位、数量和大小、组织学诊断及体能状态等选择手术切除、放射治疗等。

意识障碍（disorders of consciousness）是指人们对周围环境及自身状态的识别和觉察能力出现障碍，对周围的事物反应迟钝、意识模糊或完全无反应、丧失知觉，或人们赖以感知环境的精神活动发生障碍的一种状态。是高级神经活动受到严重抑制所致的一种严重的脑功能紊乱，是生命末期患者常见症状。常见原因包括颅内疾病和颅外全身性疾病。颅内疾病有脑出血、脑梗死、脑水肿、原发性或转移性颅内肿瘤、颅脑损伤、颅内感染、蛛网膜下腔出血及癫痫发作等，全身性疾病有败血症、肝性脑病、肾性脑病、肺性脑病、糖尿病性昏迷、水电解质紊乱、甲状腺危象、乳酸酸中毒、碱中毒、严重贫血、呼吸衰竭、心力衰竭和心律失常等。

根据意识障碍的临床表现按其深浅程度分为以下几种类型。

嗜睡：是程度最浅的一种意识障碍。患者经常处于睡眠状态，给予较轻微的刺激即可被唤醒，醒后意识活动接近正常，但反应迟钝，停止刺激又很快入睡。

昏睡：是较嗜睡更深的意识障碍。表现为不易唤醒，对较强刺激有反应，精神活动极迟钝，意识范围明显缩小。

昏迷：意识活动丧失，对外界各种刺激或自身内部的需要不能感知；可有无意识的活动，任何刺激均不能将其唤醒。按刺激反应及反射活动等可分以下几种类型：①浅昏迷，随意活动消失，对疼痛刺激有反应，各种生理反射存在，体温、脉搏、呼吸多无明显改变，可伴谵妄或躁动。②深昏迷，随意活动完全消失，对各种刺激皆无反应，各种生理反射消失，可有呼吸不规则、血压下降、大小便失禁、全身肌肉松弛和去大脑强直等。③极度昏迷，又称脑死亡。患者处于濒死状态，无自主呼吸，各种反射消失，脑电图呈病理性电静息，脑功能丧失持续在 24 小时以上，排除了药物因素的影响。我国脑死亡的临床诊断必须全部具备深昏迷、自主呼吸停止和脑干反射消失 3 项条件，而且需明确昏迷原因，排除各种原因的可逆性昏迷。去皮质状态，又叫植物人，也有学者称之为植质状态、不可逆昏迷。是指双侧大脑皮层广泛性损害，引起皮层机能丧失，而皮层下脑干机能保存的特殊的意识状态。植物人的脑干仍具有功能，向其体内输送营养时，还能消化与吸收，并可利用这些能量维持身体的代谢，包括呼吸、心跳、血压等。但机体已没有意识、知觉、思维等，脑电图呈杂散波形。谵妄，也称急性精神错乱，是指在意识模糊的情况下，高级神经中枢兴奋性增高且呈急性活动失调状态。

意识活动包括“觉醒状态”和“意识内容与行为”两个方面，前者有赖于脑干网状结构上行激活系统的完整，后者有赖于大脑皮质的高级神经活动的完整。当脑干网状结构上行激活系统抑制或两侧大脑皮质广泛性损害时，觉醒状态减弱，意识内容减少或改变，即可造成意识障碍。肝脏疾病时的肝功能不全，使代谢过程中的苯乙胺等不能完全被解毒，形成假介质（去甲新福林、苯乙醇胺），竞争性抑制去甲肾上腺素的兴奋作用，从而发生肝昏迷；各种酸中毒时，突触后膜敏感性极度降低，亦可致不同程度的意识障碍；低血糖时由于脑部能量供应降低及干扰了能量代谢，可致低血糖性昏迷等。意识障碍的处理首先是迅速查明病因，并针对可逆转的病因积极治疗，如纠正缺血缺氧、减轻脑水肿等；对于无法明确的、不可逆的病因则进行对症治疗和姑息治疗，包括保持呼吸道通畅，必要时辅以人工呼吸，维持有效的循环功能，纠正休克，控制抽搐、谵妄等。

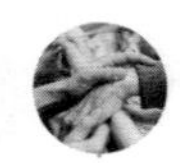

心肺复苏（cardiopulmonary resuscitation, CPR）是用心脏按压或其他方法形成暂时的人工循环进而恢复心脏自主搏动和血液循环，用人工呼吸代替自主呼吸并恢复自主呼吸，达到挽救生命的目的。

导致心脏骤停的原因有很多，常见的有冠状动脉疾病，原发性心肌病、瓣膜病以及意外事故。复苏需要及时进行的原因为：大脑是体内对氧耐受最差的器官，心搏骤停如果得不到及时的抢救复苏，4～6分钟后会造成患者大脑和其他人体重要器官、组织的不可逆损害。缺氧10分钟以上，就会引起不可逆性的脑死亡。因此，心搏骤停后的CPR必须在现场立即进行。

徒手CPR操作即基本生命支持（basic life support, BLS），也就是通常所说的ABC：A，即开通气道；B，即呼吸支持；C，即循环支持。CPR的概念最早提出是在1966年，复苏方法经过美国心脏学会和欧洲复苏学会逐渐修改完善。2000年，第一个关于心肺复苏的国际指南正式发布。

心肺复苏术，即当呼吸和心跳停止时，合并使用人工呼吸及心外按压来进行急救的一种技术。2010年，美国心脏学会（American Heart Association, AHA）和国际复苏联盟（International Liaision Commiftee on Resuscitation, ILCOR）发布了最新心肺复苏和心血管急救指南，由2005年的“四早生存链”改为“五个链环”来表达实施紧急生命支持的重要性：①立即识别心脏停搏并立刻启动应急反应系统。②尽早实施心肺复苏术，强调开放气道（airway, A）、人工呼吸（breathing, B）、胸外按压（circulation, C）。③快速除颤。④有效的高级生命支持（advanced life support, ALS），又称二期复苏，主要是在基础生命支持的基础上应用器械和药物，建立和维持有效的通气和循环，识别及控制心律失常，直流电非同步除颤，建立有效的静脉通道及治疗原发疾病。⑤综合的心脏骤停后治疗。非专业急救者不应为了检查循环或检查反应有无恢复而随意中止心肺复苏术，而应持续心肺复苏术直至获得自动体外除颤仪和被专业急救医务人员接替，或患者开始有活动。心搏骤停一旦发生，如得不到立刻、及时的抢救复苏，4～6分钟后会造成患者脑和其他人体重要器官组织不可逆的损害。因此，心搏骤停后的心肺复苏术必须在现场立即进行，为进一步抢救，直至挽回心搏骤停患者的生命赢得最宝贵的时间。当发生溺水、心脏病、高血压、车祸、触电、药物中毒、气体中毒及异物堵塞呼吸道等情况导致的呼吸心跳停止时，均可利用心肺复苏术维护脑细胞及器官组织，使其不致坏死。

拒绝心肺复苏术（do not resuscitate, DNR）患者在无法做出医疗指令之前预先签署法律文书，告知医生在心脏停搏或呼吸停止时不进行急救，拒绝心肺复苏或高级生命支持（advanced cardiac life support）来延长生命。又译为放弃心肺复苏术、拒绝紧急救治（no code），也被称为“自然死（natural death）”。在中国台湾地区，有当事人所签署的“预立不施行心肺复苏术意愿书”和“不施行心肺复苏术意愿书”，以及由家属代签的“不施行心肺复苏术同意书”等3种。如果当事人在生前就已签署，或加注在健保卡中，当救治无效时，医生可以直接撤除维生装置。但是如果是在病危时由家属代签，在代签前已经加装的维生装置则不能撤除，但医生不会再增加其他的装置或急救措施。在中国大陆，民间公益组织北京生前预嘱推广协会（Beijing Living Will Promotion Association, LWPA）通过倡导“生前预嘱（living will）”，让人们有权利、有机会根据个人意愿自主选择在临终时可以拒绝使用呼吸机等人工生命支持系统，拒绝心肺复苏术，帮助临终者实现符合本人意愿的尊严死。虽然在临床实践中，在患者临终前也有家属要求签署拒绝心肺复苏术并得以实施，但是生前预嘱和拒绝心肺复苏术意愿书在我国大陆目前还没有被明确赋予法律效力，在实施中存在一定的法律风险。

生命末期谵妄（delirium in the end of life）指发生在终末期疾病患者死亡前数

天或数小时的急性精神错乱，即在意识模糊的情况下，高级神经中枢兴奋性增高且呈急性活动失调状态；是末期疾病最常见的神经精神病学的并发症，常常未得到及时治疗。根据觉醒程度和精神运动性活动，谵妄分成3种临床亚型：①活动亢进型，又称激越型，以坐立不安、激越性躁动、过分紧张、幻觉和妄想为特征。②活动减退型，又称淡漠型，以精神运动性阻滞、嗜睡和(或)呆滞、对环境的意识状态减低为特征。③混合型，以激越性躁动与昏睡和(或)呆滞交替出现为特征。对逼近死亡的患者，阿片类药物的应用、认知损伤和器官功能受损是主要危险因素，评估很大程度受限于可逆的促发因素，包括明显的尿潴留、大便嵌塞、未控制的疼痛、感染、药物中毒、急性酒精或尼古丁戒断等。

对生命末期谵妄的处理：首先是纠正可纠正的因素，如缓解膀胱潴留和(或)直肠嵌塞，减少阿片类药物、精神病药物和抗毒蕈碱类药物的使用，吸氧治疗，抗感染及纠正电解质紊乱等。同时给予非药物治疗，包括向家属清楚地解释患者精神状态的原因和波动，尽量不要约束患者，尝试帮助患者表达他们的痛苦。此外，还应该限制探访患者的人员数量，避免改变患者的环境，鼓励家属或亲近的好友尽可能多地陪伴患者，需要一对一的护理以确保患者安全。最后，药物治疗常常是必要的，尤其是当潜在的原因不可能纠正时，应该考虑应用抗精神病药物治疗激越型和淡漠型谵妄。如果患者仍然呈激越性躁动，有必要增加苯二氮卓类药物，但是要尽量避免深度镇静。

营养不良(malnutrition) 即摄入能量和(或)营养物质的不足、过度或失衡。世界卫生组织报告：2014 年，全球约有 4.62 亿成人体重不足，19 亿人超重或肥胖。2016 年，5 岁以下儿童有 1.55 亿人发育迟缓，4 100 万人超重或肥胖；5 岁以下儿童死亡人数中约 45%与营养不良有关，主要发生在中低收入国家。同时，这些国家的儿童超重率和肥胖率在上升。

营养不良的定义一直在动态变化中，大致分为 3 个阶段。第一阶段：早期营养不良的定义完全等同于营养不足(undernutrition 或 undernourishment)，就是特指营养不足，没有营养过剩(overnutrition)的内涵。第二阶段：将营养不良分为营养不足及营养过剩两种。第三阶段：2015 年，欧洲肠外肠内营养学会(European Society for Parenteral and Enteral Nutrition，ESPEN)发表了专家共识，提出了营养紊乱(nutrition disorder)的概念及其诊断体系，将营养紊乱分为 3 类：营养不良(malnutrition)、微量营养素异常(micronutrients abnormalities)及营养过剩(overnutrition)。并将营养不良分为饥饿相关性低体重、恶液质和(或)疾病相关性营养不良、肌肉减少症及虚弱症 4 类，似乎是将营养不良局限为能量及宏量营养素摄入不足、吸收或利用障碍导致的一种状态。在 2015 年的欧洲肠外肠内营养学会专家共识中，通过营养筛查(NRS－2002、MNA－SF 或 MUST 均可用)发现营养不良风险的患者，符合下述 3 条中的任何一条，均可以诊断为营养不良：①BMI＜18.5 kg/m^2；②体重下降(与平时体重相比，任何时间的体重下降＞10%；或 3 个月内体重下降＞5%)及年龄特异性 BMI 下降(青年人＜20 kg/m^2，70 岁以上老人＜22 kg/m^2)；③体重下降(与平时体重相比，任何时间的体重下降＞10%；或 3 个月内体重下降＞5%)及无脂肪体重指数(fat free mass index，FFMI)降低(女性＜15 kg/m^2，男性＜17 kg/m^2)。

为了更好地指导临床治疗，中国抗癌协会肿瘤营养与支持治疗专业委员会提出应该对营养不良进行四维度分析，包括能量消耗、应激、炎症及代谢，从而将营养不良分为高能耗型营养不良与低能耗型营养不良、有应激的营养不良与无应激的营养不良、有炎症反应的营养不良与无炎症反应的营养不良、有代谢紊乱的营养不良与无代谢紊乱的营养不良(图 9)。有应激不一定有炎症，轻度、短期应激不一定导致炎症；有炎症必定有应激，能量消耗必然升高；有炎症不一定有代谢紊乱，轻度、短期炎症不一定导致代谢紊乱；有代谢紊乱必定有炎症。四者呈现一种层次递进的关系。据此，我们设计了一份营养不良的病理生理学变化核对表，以方便指导临床治疗(图 10)。

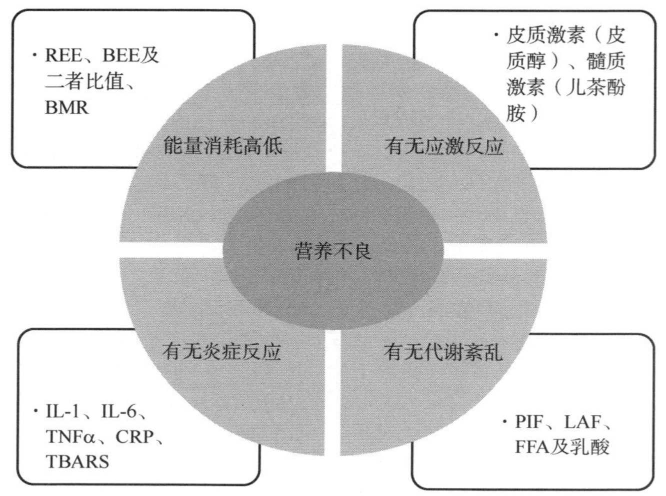

图 9　营养不良的四维度分析

注：TBARS，thiobarbituric acid reactive substances，硫代巴比妥酸反应产物；REE，resting energy expenditure，静息能量消耗；BEE，basal energy expenditure，基础能量消耗；PIF，proteolysis-inducing factor，蛋白水解诱导因子；LMF，lipid mobilizing factor，脂肪动员因子；FFA，free fatty acids，游离脂肪酸；BMR，basal metabolic rate，基础代谢率。

营养不良的病理生理特征核对表

条目	低	正常	高
能量消耗			
应激反应			
炎症水平			
代谢紊乱			

图 10　营养不良病理生理特征核对表图示

乏力(fatigue) 是一种非特异性的症状。可以是疾病的早期症状，也可以是其他一些疾病的预警信号，甚至是生理性的，如过度劳累。乏力主要是患者的自我感受，有一定的主观性，主要是靠与平时的日常活动相比得出的，如平时可以上三层楼，现在上一层楼即感气喘、双腿发软，懒动等。

流感样综合征(flu-like syndrome) 流感是一种较为严重的呼吸道传染病。临床发现应用许多药物如干扰素(interferon, IFN)时，会出现一些貌似流感的不良反应。临床上将药物诱发的以寒战、发热、头痛、四肢肌肉酸痛等类似感冒的症状为主，伴或不伴有全身不适、鼻塞、流涕和皮疹等表现的一组症状群称为药源性流感样综合征(drug-induced flu-like syndrome, DFS)。抗肿瘤药如全反式维甲酸、达卡巴嗪、丙二醇二胺、三尖杉酯碱和门冬酰胺酶等可诱发流感样综合征。

肠内营养(enternal nutrition, EN) 即从消化道(如口服、管饲)给予特殊医学用途食品,以提供代谢需要的营养物质及其他各种营养素的营养支持方式。当患者胃肠道功能基本正常时首选肠内营养,胃肠道功能不全或功能障碍时使用部分或全肠外营养。以下 3 种情况建议给予肠内营养:①摄入不足导致的体重丢失;②预计 7 天不能进食;③超过 10 天进食量不足每日消耗量 60%。此外,对于无法治愈的患者,只要患者同意,并且未进入濒死阶段,建议给予肠内营养以减轻症状。对于进展期肿瘤患者,单纯营养支持不能带来生存获益,但当联合抗感染治疗及针对代谢异常治疗时,可能会有阳性结果。

肠外营养(parenteral nutrition, PN) 即通过胃肠道以外的途径(即静脉途径)提供营养物质的一种方式。当患者必需的所有营养物质均从胃肠外途径供给时,称为全肠外营养(total parental nutrition, TPN)。有营养不良的肿瘤患者,在进行化疗的同时,如果无法实施肠内营养,建议给予全肠外营养或补充性肠外营养(supplemental parenteral nutrition, SPN)。在临床实践中,营养支持治疗的适应证并非一成不变,需根据患者是否能从营养支持治疗中获益来决定营养支持治疗的适应证。营养支持治疗的临床获益主要包括症状的改善、生活质量的提高、并发症和病死率的降低,以及疾病的加速康复。

美国肠内肠外营养学会(American Society for Parenteral and Enteral Nutrition, ASPEN)根据疗效显著程度将全肠外营养支持治疗分为有显著疗效的强适应证、对治疗有益的中适应证、疗效不确定的弱适应证和禁忌证。实际的临床情况往往十分复杂,对某一疾病或情况很难简单地确定其疗效是否一定显著,以下情况可考虑应用肠外营养。总适应证:①超过 7 天不能进食或经肠内途径摄入每日所需热量、蛋白质或其他营养素者;②由于严重胃肠道功能障碍或不能耐受肠内营养而需营养支持者;③通过肠内营养无法达到机体需要的目标量者。具体适应证:①由于特殊情况无法进食或通过消化道吸收营养物质如广泛小肠切除、小肠疾病、放射性肠炎、严重腹泻和顽固性呕吐等;②接受大剂量放、化疗的营养不良患者;③进行骨髓移植患者;④无法进行或不能耐受肠内营养的重症胰腺炎患者;⑤消化道功能障碍的严重营养不良患者;⑥营养不良的获得性免疫缺乏综合征患者或存在并发症(如顽固性腹泻、并发其他感染、接受化疗等)的获得性免疫缺乏综合征患者;⑦处于严重分解代谢状态下的患者(如颅脑外伤、严重创伤、严重烧伤等),在 5～7 天内无法利用其胃肠道的。

虽然肠外营养在某种程度上具有不可替代的意义,但某些情况下并不适宜或应慎用:①肠道功能正常,能获得足量营养的;②预计需肠外营养支持少于 5 天的;③心血管功能紊乱或严重代谢紊乱尚未控制或纠正期;④预计发生肠外营养并发症的风险大于其可能带来的益处的;⑤急症需手术者,术前不宜强求肠外营养;⑥临终或不可逆昏迷患者。

医疗(medicine) 是一种以疾病的诊断为依据,祛除病因、缓解、治愈病痛或恢复健康的手段和方法。医疗在临床医学领域中占据重要的地位,是医治疾病、恢复健康的举措,是临床医学不可或缺的内容。人们认识疾病的目的就是为了医治疾病,其方法除了预防外,就是治疗。古往今来,人们在认识疾病、医治疾病的同时,也在不断地思索、探讨、积累着各种治疗疾病的经验和方法。医疗的发展史,记载了前辈对医疗进步所作出的贡献,撰写了人们对医疗的探索和追求,同时也为世人留下了宝贵的经典。医疗和人们对疾病的认识一样,经历了一个从自发到自觉的漫长的不断深化的历程。

原始社会是医学产生的萌芽期,最早的医疗来自人的本能。从原始人开始,人类就努力探索治疗病痛的简单方法。如用冷水洗浴以缓解发热,用舌舔疮面以减轻痛苦。在经验不断积累的基础上,原始人进一步摸索出更为有效的举措，如用锐利的石头取出体表各种异物、放血、切开脓肿等。随着岁月的推移及对疾病认识的不断深化，人们在医疗方面有了新的发展。草药的广泛使用，针刺、拔火罐、按摩、推拿的相继出现，体现了经验医学时代医疗的进展。在实验医学阶段，由于人们对人体生理结构的认识有了进步，特别是解剖学、生理学和微生物学的诞生，外科手术治疗方法也得到了广泛的运用。20 世纪以来，随着生命科学，特别是分子生物医学的出现，医疗学更是大放异彩。如试管婴儿等生殖技术的诞生，移植技术的广泛运用，生物医学工程学的崭露头角，免疫学治疗、基因生物治疗的兴起，胚胎干细胞的研究等，这一系列的创新树立了医学发展新的里程碑。现代医疗方法受生物医学的影响，把疾病仅视为生理功能的紊乱，因而，医疗的目的只是谋求生理功能恢复正常。但近半个世纪以来，现代医学的观念有了新的转变，人们认识到疾病不仅与人的生理功能紊乱、心理失衡等内在因素有关，同时也与社会交往、社会预防等外在因素相联系。因而，心理治疗和社会防治赋予了医疗新的重要内容。

基本医疗是国家根据经济社会发展水平和医疗服务能力，通过一定的制度保障，采用适宜技术、基本药物和基本设施，在财政能力许可范畴内，为国民公平提供健康所必需的医疗，其成本相对低、效益可靠。基本医疗也是一种根据不同经济和生活水平，为广大国民提供的最基本医疗保险服务。基本医疗应同时具备公平性、必需性、可及性和经济性。

有些国家将医疗保健区分为基本医疗和特殊医疗。国家向广大民众提供的是基本医疗保健服务，而特殊医疗则根据民众各自的财力由个人购买。基本医疗保险制度是一种在市场经济条件下，满足社会广大民众的医疗保健权利的制度，它较为公平地满足了人人享有医疗保健权利的要求，体现了医学人道主义的精神。从国家经济水平可允许范围内提供的医疗资源出发，以满足绝大多数人的医疗需求。其内涵依各个国家不同的经济水平有所不同，它不是一个固定不变的概念。基本医疗服务具有变动性、地域性和阶段性特点，是一个动态的、不断发展变化的概念。基本医疗的内涵包括一般常见疾病的预防、常规诊断和治疗，国家所确定的常规处方用药。基本医疗只向人们提供适应国家经济水平的适当的医疗服务，而不是最好的服务。

防御性医疗也称保护性医疗或防卫性医疗，指医生在诊治疾病过程中，为避免医疗风险和患者对医护人员服务不当提起医疗诉讼而采取的防范性医疗措施；是为了保护医生本身的医疗执业安全，以应对可能的医疗事故诉讼。防御性医疗行为并不是严格按照正确医疗的需要来采用的，是一项额外的医疗程序，它造成了医疗资源的大量浪费。它为防范法律纠纷而设，且与良好的医疗动机无关。它的主要表现有：进行不必要的各种化验、检查；拒绝收治可以治疗的高危患者；回避高危手术及难度较大的特殊处置；带有推脱责任性质的转诊及会诊等。

防御性医疗的负面影响是明显的。不积极采取必要手术和治疗措施，有可能让某些危重患者丧失治疗机会，使得对某些疾病的治疗探索不能进行。防御性医疗使本来紧张的医患关系雪上加霜，医生不恰当地谨慎对待患者的医疗行为，借此防范可能被利用的言语和医疗行为上的疏忽。

狭义医疗行为也是诊疗性医疗行为，是指医务人员通过检查，使用药物、器械及手术等方法，对疾病做出判断并消除疾病、缓解病情、改善功能及帮助患者恢复健康的活动。而广义医疗行为包括：①诊疗性医疗行为，也是范围最广的一类医疗行为。②非治疗性医疗行为，如美容整形手术、变性手术、非治疗性堕胎手术，甚至实施“安乐死”。③实验性医疗行为，指为试验创新使用危险与疗效均未知的新药物或新技术，而诊疗的目的居于次要地位。④侵袭性医疗行为，特指许多过去被用于治疗疾病的药物、检查或手术方法，随着经验及知识的积累，被发现对人体并不都是有利的医疗行为。

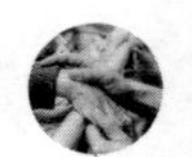

医疗服务(medical service) 是医疗机构中各类工作人员对患者提供的医疗行为,包括疾病预防、疾病医疗、健康保健和围绕其边缘的辅助工作,如挂号、收费、导医等;是在一定历史时期的医学专业水平条件下,医疗机构同患者和社会接触过程中,所能满足患者和社会的作为总和。医疗服务中医疗质量是第一位的,至关重要,没有质量的服务危害极大。

医疗服务包括医疗服务和公共卫生服务。公共卫生服务范围及保障措施已有比较明确的界定,医疗卫生服务包括基本服务和非基本服务,如何明确界定"基本和非基本"服务,是实现深化医改落实及制定基本卫生法等重大理论和实践问题的关键,也是进一步完善医改政策、提高卫生系统整体绩效的核心问题之一。我国基本医疗服务的目标是满足城乡居民的基本医疗服务需求,向其提供可公平获得、技术安全、经济可承受的系列医疗服务。

医疗服务内容的评价包括:①各窗口工作人员思想、道德、服务态度状况,医疗程序和疗程是否合理、有效;②诊断是否正确、及时;诊疗是否有效,有无对患者造成不应有的损害、并发症和感染,是否达到了当时医疗水平所能达到的最佳效果;③医务人员业务水平及训练程度,技术装备水平发挥及实现程度;④能否以较少的经济消耗取得较优的医疗效果;⑤护理过程中有无舒适性、亲情性,患者有无感觉粗暴;⑥对患者心理及其他医学服务的满足程度,如营养、卫生、环境等。⑦机构和人员组织配置的合理程度;⑧规章制度、技术标准的科学水平及健全程度,医疗物资、药品、医疗器材的保障程度。

节约医疗(economy type treatment) 是指医疗卫生机构在对疾病的诊治、护理和健康保健中,尽量减少不必要的费用,避免消耗可节约的医疗资源,降低患者的诊疗费用,同时减少国家的医疗总体开支。节约医疗是通过合理分配、使用医疗资源,充分发挥有限的医疗资源作用,减少不必要的医疗支出来实现的。

节约医疗的内涵:对医疗物资的使用要贯彻"适度治疗"原则,恰当有度地使用医学技术,能用普通技术就不用昂贵的高新技术,能用低价药材就不用高价药材。提高医疗质量、医疗效率,用最短的时间取得最好的医疗效果。对医疗资源合理配置、有效使用是节约医疗的具体表现,其能有助于改善医疗上的城乡差别,有利于降低患者的医疗费用,有利于医患关系的和谐,有利于实现有限医疗资源下最大的经济效益和社会效益,使民众健康、社会和谐。

节约医疗的提出主要是针对医疗浪费现象,目前存在的医疗浪费主要表现在大处方、大检查、小病大治疗,以及大医院收住小医院同样可治好的病等方面。节约医疗的目的是少花钱、多办事,而并非降低医疗水准和质量。它依靠现有的医疗资源和医疗经费水平,充分满足患者的要求。

无效医疗(medical futility) 是指当患者病情已经无法获得有效改变或接近死亡时,医护人员出于人道或患者与家属的强烈要求,不得不采取某些手段维持患者生命的医学治疗。面对有限的生命与死亡,患者有权继续接受治疗以延长生命。但在某些情况下,当治疗彻底无望和死亡将至时,继续进行这些没有疗效的治疗,显然会给各方面均带来更大的不利。

临床上如何判断是否属于无效或无益治疗,是医学伦理学上亟待需要解决的问题。我国的法规尚无明确的条文可依,医生应该权衡各种因素和综合价值来确认该项治疗是否属于无效或无益治疗。在确认该类治疗性质,考虑放弃或终止时,医生有义务劝告患者及其家属,并为患者及其家属选择全部或部分放弃该治疗,努力提供能使人信服的科学依据。

无益治疗(unprofitable treatment) 指对患者进行无意义、无科学价值,并且浪费医疗卫生资源的无价值治疗。无益治疗建立在无效治疗的基础上,无益治疗是没有好处,或者好处明显少于害处的医疗措施和行为。比如,在治疗无望又奄奄一息的患者身上采用一切最先进的技术来延续其生命。患者气管被切开插上导管连接到机器上,遍身被插满各种引流管并被持续灌药,治疗费用昂贵而成活却是奢望。患者和家属遭受着巨大的躯体和精神上的痛苦,医疗卫生资源却被白白浪费。

无效治疗是判断无益治疗根本、首要的尺度,从诊治价值来说,无效治疗就是无益治疗,两者是同义的。无益治疗包含无效治疗和一些花费巨大却收效甚微的治疗。例如,西欧某些国家对 70 岁以上的晚期肾癌患者不给予肾透析治疗,主要出于这种考虑——值得花费的治疗是有益的,不值得花费的治疗则是无益治疗。在社会层面,判定无益治疗的依据是,由于实施这种治疗而造成的其他卫生保健或其他合理的个人和社会利益的损失,明显大于治疗给患者及社会带来的利益。在家庭层面,这种治疗以家庭巨大的经济损失为代价,严重损害家人的根本利益,而最终仍不可能使患者得到满意的治疗效果。

过度医疗(over treatment)　一般指过度治疗,指医疗机构或医务人员由于多种原因引起超过疾病实际需要的诊疗行为或医疗过程。过度医疗是多种因素引起的,这种诊断和治疗对该疾病是多余的、不必要的,甚至是有害的,是一种已进行的行为或过程,不是指还未成为实践的诊疗计划或设想。它最大的特点是不合理地向患者实施高消费医疗服务,以提供良好医疗技术服务的形式出现,直接侵犯医疗消费者的利益。过度医疗具体表现在过度检查、过度治疗、延长疗程 3 个方面。过度医疗是一个全球性问题,是伴随着医学科学技术不断进步所产生的一种特有现象,也是当前卫生服务诸多矛盾的集中点。它是由于医疗机构对人的生命采取过多的保护和社会变得更多地依赖于医疗保健而引起的医疗行为。正确界定过度医疗,还需要将其与适度医疗加以区分。过度医疗的成立在于医生在为患者治疗疾病过程中是否实施了明显超过疾病治疗实际需要的不必要的治疗措施,以效益、风险、医疗服务质量 3 个变量来确定。过度医疗的基本特征是:①诊疗手段超出疾病诊疗的根本需求,不符合疾病诊疗的常规;②与基本诊疗需求无关的过度消费超出当时个人、社会经济承受能力和发展水平;③过度医疗的直接后果是不仅造成了医疗资源和费用的浪费,还可能给患者带来机体上的伤害。

过度医疗是一种偏离医学专业精神、医学宗旨与医疗伦理的医疗行为。从社会学和医学角度理解,过度医疗是一种特殊的医疗侵权行为。从法律内涵界定,过度医疗指医疗机构及其医务人员在医疗活动中以获取一定经济利益等不正当动机为目的,违法实施明显不必要的治疗措施,造成患者人身、财产损害。过度医疗制约了医学目的的真正实现。

《侵权责任法》第六十三条规定:“医疗机构及其医务人员不得违反诊疗规范实施不必要的检查。”在我国侵权法体系中,首次将其纳入医疗侵权行为的范畴。把大量的资源集中使用于注定没有希望的病患,这本身就是一种资源的低效率配置,是一种过度的非理性治疗。评价过度医疗中的“度”的界定,需要一个科学的标准,根据患者的病情,结合循证医学和医学经济学的证据做出合理的决策。

维生医疗(maintenance treatment)　维生医疗又称生命维持疗法,是一种仅仅用于延长患者存活时间,而不能从根本上逆转其健康状况的医学治疗方法。维生医疗常用的措施:①借助机械控制气道和施行人工通气,通常采用放置口咽通气管和鼻咽通气管、食管填塞式通气管、气管插管的方法,以及环甲膜穿刺和环甲膜造口术。②进行体外心脏起搏、心室电击除颤等,借助器械建立人工循环,心、肺、脑复苏时应用药物治疗,以纠正缺氧和代谢性酸中毒。维生医疗一般用于那些无法根除病因、病情无法逆转的重危患者。维生医疗对于维持晚期重危患者的生命有着重要的意义,特别在医学科学不断进步的情况下,它可使患者生命维持较长的时间。因为无法祛除病因，且随着时间的推移，病况日趋恶化，患者的生命质量日益低下而痛苦与日俱增，经济负担越来越沉重。因而提出了维生医疗能否终止、何时终止的问题。

重症末期患者必须借助呼吸器、气管切开术、鼻饲管及血透等措施来维持生命，往往带有创伤性，患者在痛苦和创伤中挣扎。当然也有些支持性的治疗侵害性较低，患者一旦脱离这种维生医疗就会丧失生命。对于维生治疗，社会上有两种意见：一种秉持人生命的绝对神圣性，主张无论如何不能放弃生命，必须竭尽所能，甚至不惜任何代价，认为是植物人也有生存下去的权利，主张持续治疗。也有人认为无穷尽的治疗徒劳无益，当患者已经永久失去意识，对生命来说就失去了存在的价值和意义，继续延续治疗则会给患者、家属与社会带来极大的痛苦和负担。

对于临终的患者，致命的疾病已经存在，维生治疗只是以人为力量来勉强延长死亡。因此，在尊重患者意愿的前提下撤除维持生命治疗，不应被视为遗弃、协助自杀或杀人行为，应将其当作尊重患者自主权的表现，是人性之举。

临终医疗（end-of-life care） 概念相近于姑息医疗、舒缓疗护和安宁护理，是针对不能从根本上逆转的临终患者，只能暂时减轻短暂生存期间患者的某些不适症状或痛苦，而不能消除病因的医疗。对晚期恶性肿瘤，使用姑息疗法的主要目的是减轻疼痛、提高生活质量。对于晚期恶性肿瘤患者，临终医疗主要是控制或缓解疼痛，但并不能从根本上治愈疾病。临终医疗虽然可暂时减轻患者的痛苦，但大量的用药也可带来毒副作用和出现新的问题，如吗啡的应用可抑制呼吸而致死。对患者提供姑息疗法时应遵循下述医学伦理原则：①告知患者和家属使用镇静、止痛剂的后果，让患者及家属遵从自己的意愿；②遵循正确的镇痛给药原则，即按时、适量、个体化和分阶梯给药的原则；③同时对患者进行妥善的心理抚慰。姑息手术是在病情重、晚期阶段，已不能将患者肿瘤摘除或将病因祛除，暂时解决重要生理功能（如胃肠通路）障碍时所选择的一种手术。手术方法的选择取决于局部病变是否有远处转移的病况。如切除原发癌的方法是出于以下目的：一方面摧毁肿瘤，另一方面减少肿瘤的数量，缓解症状，使化疗和放疗更容易进行；对于不能切除的有可能或已经造成重要功能障碍的肿瘤，如肿瘤性肠梗阻，就要进行结肠造瘘或在胃癌幽门梗阻时采取短路术，即胃肠吻合术。临终医疗适应证的掌握需全面权衡、考虑。

临终医疗关心的是患者的生活质量而不是生命的长短，其任务是帮助患者达到及维持其躯体、情感、精神、职业和社会行为能力的最佳状态，并使患者及其家属亦获得尽可能好的生活质量。晚期癌症患者因肿瘤原发灶和转移灶浸润、压迫和坏死而导致局部症状明显，如食管癌患者进食困难、恶性心包积液、胸腔积液引起呼吸困难和疼痛，其全身症状可出现虚弱、乏力、厌食、恶心、呕吐、咳嗽、口干、腹泻、便秘、焦虑和抑郁等。能成功地处理上述症状，对改善晚期肿瘤患者的生活质量至关重要，对缓解患者家属的精神负担意义重大，这是临终医疗的重要主题。

强制医疗（compulsive treatment） 强制医疗也称强迫治疗，是指某些患者本没有治疗疾病的动机或不愿意治疗自身的疾病，而因为发生了特殊情况，被迫接受治疗。这些患者的疾病可能会危及自身、他人和社会，在其拒不接受治疗的特定状况下，必须被实行强制的治疗。强制治疗主要限于某些比较危重的精神病、传染病等。这些疾病不仅危及本人，而且可能对社会和其他人群造成严重危害，但本人由于种种原因拒不接受治疗，因而不得已采取强制的手段：①某些具有特别危险因素的精神病患者，如不加约束或适当的强迫治疗，可能危及自身，如跳楼、自伤；也可能对他人造成伤害；或者形成威胁，产生社会问题。②在案罪犯虽然被捉拿归案，亦负隅顽抗，想拒绝治疗毁灭罪证。③某些烈性传染病患者在未得到治愈前，如不加约束和隔离，可能迅速传染给他人，形成广泛传播，给社会造成严重后果。对此，我国1989年颁布的《中华人民共和国传染病防治法》规定："对甲类传染病患者和病原携带者、乙类传染病中的艾滋病患者、炭疽病中的肺炭疽患者，予以隔离治疗。"该法还规定："拒绝隔离治疗或隔离期未满擅自脱离隔离治疗的，要由公安机关协助治疗单位采取强制隔离治疗措施。"强制治疗违背自主和自愿的原则，但是由于某些特殊情况，无论从伦理学角度或医学的角度看，在特殊情况下的强制治疗仍是需要的。这是因为不采取某种强制措施，可能构成对患者生命的威胁和对社会他人的危害。但是这种强制治疗必须限制在确实必要的范围内，绝不能任意扩大。即使是必要的强制治疗，也应尽量得到家属成员的同意和支持，在强制治疗期限内，必须保证对患者的尊重和合理照顾，不能对患者有人格的侮辱。当危险因素消除后，应及时解除强制。

强制医疗是一项为了社会共同利益而对法定的特定人群限制社会活动范围，并予以医学治疗的强制措施，不仅涉及医学问题，也是一个直接关系到公民权利义务，乃至人身自由的法律问题。故该制度必须受到严格的法律规范和监管，遵循法治社会司法最终裁决的原则，由司法机关来居中决策。

康复医疗（rehabilitation therapy）是指采取医学的、社会的和教育的综合措施，消除或减轻伤、病、残者躯体上和精神上的障碍，使其最大限度地恢复生活能力，尽早重新走向生活、走向社会的一种医疗。康复医疗是康复医学的重要内容之一，是使病、伤、残者康复的重要手段，常与药物治疗、手术疗法等临床治疗综合进行。康复医疗的对象多指急性损伤期或恢复期的残疾人、老年患者、慢性疾病患者和亚健康人群等。在实施康复医疗前应先对病、伤、残者进行康复评定，然后制订一个康复医疗方案，由以康复医生为中心的、康复医疗师和临床医学相关人员共同组成的康复医疗组去实施，并在实施过程中不断总结、评定、调整，直至治疗结束。康复医疗是病、伤、残综合治疗的一个重要组成部分。

康复医疗的内容很多，包括医学、职业、社会等方面的多种治疗及训练服务，如物理治疗、运动治疗、作业治疗、言语治疗、康复工程、心理治疗、中国传统康复医疗、康复护理、文体治疗、职业咨询和社会工作。其中，物理治疗、作业治疗、言语治疗、假肢与矫形器技术是现代康复医疗技术的四大技术。

康复医疗技术专业是一门促进损伤患者和残疾人身心功能康复的新治疗学科，也是一门新的技术专业。它的目的是使人们能够尽可能地恢复日常生活、学习、工作和劳动，以及社会活动的能力，及早改善生活质量，融入社会。

整体医疗（holistic medicine）是依据"生物-心理-社会"的医疗模式，视患者为一有机联系生物体，对患者在生物医疗、心理健康和社会教育等方面同时进行干涉。整体医疗是医疗管理领域里不断创新和发展形成的新理念。传统的医疗模式主要是以生物医疗为主导，"以疾病为本"把人的健康与生命归于纯生物现象，没有深入了解人的生物机体具有整体性和社会性，这种局限和片面的理解，无疑会在医疗中不可避免地产生许多弊端。整体医疗以"生物-心理-社会"的医疗模式为指导，摒弃了传统纯生物医疗模式的束缚，强调患者是生物的人也是社会的人，存在于一定的历史环境中，具有个体化的心理，医疗必须有独特的针对性。整体医疗把药物治疗、心理疏导和健康咨询等方面结合起来，不仅运用药物、手术，也采用心理疗法、行为疗法和营养疗法等综合的措施来治疗患者。

整体医疗的运用范围极其广泛，如在恶性肿瘤的患者中施以整体治疗，病情确诊后以西医的手术及放、化疗为主，中医药起辅助作用；局部治疗（手术、放疗）和全身治疗（静脉化疗、中药）结合，西医治疗完成后就以中医治疗介入；同时做好患者的心理抚慰，让亲属和社会给予充分的亲情关怀，让其有良好的心态，尽量争取改善患者的生活质量，以提高整体医疗的疗效。整体医疗与传统医疗相比，是医疗观念上的一次革命，其关键点在于增加了心理和社会两个医疗模式，从而提高了医疗水准。

人是由身、心、社会及文化等方面组成的整体，其健康受多种因素的影响。在临终患者中，整体医疗要坚持以临终患者为中心，不仅要解除病痛，而且要重视患者的心理需求，把病与患者作为一个整体。把生物的患者与社会、心理的患者作为一个整体，为其提供全过程、全方位、多层次的服务。

民间医疗(folk medicine) 是指部分传统医学治疗方法，其存在于正统医学范围外，而散传在民间，往往以家传秘方的方式存在，行医者常以某种专长为人们行使治疗。民间医学常以个人积累的经验或家传的秘方为依据施行医疗，如民间的按摩、拔火罐、推拿、接生和正骨疗法等。民间医学流传于民间，是未经教科书记载及传播，或未被经典理论解释、包容的群众性的自我医疗保健方法。与正统教科书的描述相比，流传在民间的医疗方法显得方便、易行、通俗而有特色，因而被人们视为特色疗法。民间医疗的行医者一般未经正规的训练和学习，未经正规的相关医生法则考核，未经国家相关行政管理机构批准而区别于正式医生，常与迷信、巫医相混杂。从事民间医学的行医者由于生活在民间，与人民有着密切的联系，往往从事某种另类职业，行医仅仅是次要或业余的。他们的身份和地位与求医者相同，且医疗费用低廉，因而受到欢迎。即使在现代医学十分发达的国家或地区，仍有民间医学发挥作用的场所。一些患有小伤小病或偶有不适的人，常找医生以外的行医者，即民间医疗行医者，来满足自己减轻病痛的需求。在经济和文化欠发达的农村边远地区，民间医疗的需求尤为明显。

少数民族地区有着独特的自然条件和生活习俗，长期以来形成了各自的民间医学。如高寒地区专长于治疗风湿病，鄂伦春族对冻伤有独特治疗方法，草原游牧民族则善于治跌打损伤和脑震荡等。

2017 年《中华人民共和国中医药法》根据民间中医从业人员主要是师承、家传等培养方式的实际，在充分考虑医疗安全风险的基础上，对师承方式学习中医和经多年实践医术确有专长的人员，开辟了通过实践技能及效果考核即可获得中医医生资格的新途径。

不论科学的医学发展到何种程度，总有民间医学存在的痕迹，但随着人们文化、健康卫生素质的提高，可能对这种民间医学的信赖程度会出现渐渐淡漠的趋向。民间医学是传统医学的重要组成部分，在保障人民群众身体健康方面，起着正统医学所无法替代的作用。随着时代的发展，民间医学也将发生变化，内容上将向保健预防方面转移，管理上将更趋于规范化，并将被纳入法制化轨道，应用上会更加注重安全性与科学性。

医疗技术(medical technology) 是医疗活动中采用的各种技术的总称，是医学体系的重要组成部分。医疗技术是技术分类中的一类，技术分类是按其使用领域进行划分的，主要有工业技术、农业技术、通信技术、建造技术和运输技术等。医疗技术历史悠久，有了医疗活动也就有了医疗技术，如传统的中医四诊、按摩、推拿、针灸、手术和练功，以及识别、采集、加工及使用药物等技术。近百年来，随着科学和技术的一次又一次革命，大批新兴技术移植、应用到医疗领域，使医疗技术迅速发展。包括物理技术的应用，听诊器、显微镜、X 线、超声和 CT 检查等随之出现；化学技术的应用，临床检验、化学药物及化学治疗等随之出现；生物技术的应用，器官移植、人工器官、遗传病诊治、生物药品及生物医学工程等随之出现。

时代文明的不断进步，使医疗技术的重要性越来越明显。医学既是一门科学，又是一门技术，是科学和技术的统一体。医疗技术的核心内容是诊断技术和治疗技术，同时也包括科研(特别是实验)技术、药品与医疗器械生产技术、卫生保健技术等。

民众和社会对提高诊治水平的高要求，使基础研究、临床诊治、卫生保健的发展与医疗技术的进步之间的关系密不可分，现代科学技术也为医疗技术的发展提供了条件，医疗技术现代化成为整个医学现代化的重要标志。医学技术化、技术科学化，是当代医疗技术发展的突出特征。中医现代化包含中医医疗技术的现代化，目前在中医的诊断技术、治疗技术、实验研究技术、药品生产技术，以及电子计算机和系统工程的应用等方面，都已取得重要进展。医疗技术与保障人民健康、医治和康复疾病息息相关，政府的支持、社会的认同是其进步的保证。同时，医疗技术的水准也标志着社会的文明和进步，显示着国家的富裕和强盛。

医疗技术滥用（medical technology abuse）是一种不依照疾病适应证、不顾患者个体特点、不考虑患者的经济负担过度，重复及超量使用医疗技术的行为。医疗技术的滥用一般出于谋求经济利益、过度追求科研实验成果、获取其他某些个人利益的目的，产生不利于患者、不利于医疗技术事业发展，甚至危害社会的结果。

例如，我国在20世纪50年代，剖宫产率只有10%，而至20世纪90年代，剖宫产率达40%，少数医院甚至达到60%。短短几十年，剖宫产率提高了大约5倍。医疗技术滥用现象存在于疾病预防、治疗和康复的方方面面，危害范围无所不在。医学技术的滥用，表现在经济和社会的各个层面，首先造成了医疗资源的巨大浪费，影响了有限的卫生资源的合理分配，加重了患者、企业和国家的经济负担。患者要承受超额的医疗经济负担，而不一定得到更满意的治疗结果，甚至因此增加了病痛。医学技术的滥用还可促进医源性疾病的产生。过分滥用好药、新药及所谓的进口药和特效药，不但未缓解病患，反而增加了药源性疾病。其中最突出的是抗生素的滥用，其使医疗费用巨幅增加，同时菌种迅速耐药，临床抗菌疗效在社会层面明显下降。

医疗技术的滥用可以发生在患者同意或主动要求的情况下，也可发生在患者未同意的情况下。表现为：①不按常规或不依据一般规则，使用医学技术方法和医疗措施，不从适应证的需要出发，使用高端的诊断和治疗技术，任意扩大技术的使用范围和提高技术使用的等级。②重复多次使用高新技术设备，表现为各家医院无意义地使用同种或类似的诊断检查设备，为的仅仅是经济效益，而不顾患者的身体受损和经济负担。③对缺乏手术指征的患者使用手术治疗，手术前不能真实、详尽地与当事者进行妥善的沟通，甚至采取欺骗手段。④强行任意延长住院时间，滞留患者，为的是滥用药品、进行不必要的检查或弥补床位空置率，归根结底就是牟取最大的经济利润。

医疗技术滥用包括了过度医疗、无益医疗和无效医疗等方面，是医保制度不完善的产物，也是社会发展过程中必然存在的问题。随着人与社会文明的不断进步，这种现象的逐步消失是必然的过程。

闭胸式心肺按摩术（closed-chest cardiopulmonary massage）也称人工CPR，分单人和双人两种操作方法。心脏由于遭受某些损伤，突然停止搏动或发生心室纤维性颤动，以致不能维持周身的血液循环，尤其是中枢神经系统的血液供应停止，患者将在短期内因全身缺氧而死亡，必须立即进行正确、积极的复苏急救。

方法：心跳、呼吸停止后，必须立即开始人工呼吸和心脏按压。最简单的人工呼吸是口对口有节律地吹气。吹气时可手捏鼻孔，如有条件，在维持口对口吹气的同时，尽快准备氧气面罩或气管内插管，接上麻醉机或呼吸机，使其能吸入氧气，排出二氧化碳。心脏按压是让患者仰卧于硬板床或平地上，头部不高于心脏水平面，以利于按压时增加脑部血流，双下肢抬高15°，利于下肢静脉回流，增加心脏排血量。急救者跪于患者右侧，右手指、中指并拢，沿右侧肋缘触及与胸骨交界处，左手掌纵轴与胸骨体方向平行按压在胸骨体下半部，右手压在左手上，急救者伸直手臂，借上半身

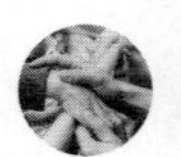

力量，将胸骨下半部向脊柱方向有节奏地冲击性按压，频率为100～120次/分。该动作可使胸骨向下塌陷4～6 cm，使心脏间接受压，排空心内血液。在放松压迫时，胸骨又借两侧肋骨和肋软骨的弹性而恢复原位，心脏同时被解除压迫，加之胸内负压增加，静脉血即可回流至心房，以充盈心室。挤压次数维持在100～120次/分，与人工呼吸的比例为15∶1。挤压太快时，静脉血来不及充盈心脏又被挤了出来，反而达不到维持循环的效果。小儿胸壁软，活动度更大，应适当减轻挤压力量，仅用一只手掌，甚至几个手指即可，但每分钟挤压次数可增至120次。按压有效时，颈动脉或股动脉应能触及挤压时的搏动，患者面色好转，瞳孔缩小，血压能重新测量到，甚至恢复自主呼吸。如按压有效，应继续进行，同时进行心内药物注射。如有心室纤维性颤动，可用胸外除颤器去除(简称除颤)，即将两个电极板涂上导电膏(或用盐水纱布包裹)后，分别紧压在心前区和后胸左肩胛下区，以100～360瓦秒(焦耳)直流电电击除颤。后胸电极板有时也可放在胸骨上部。如能摸到心脏跳动，说明心脏已经复跳，即可停止按压。

人工CPR在全球已被广泛采用，也正在不断完善和更新，因其急救疗效好、经济和便捷的特点，越来越被认可和接受。

介入医学(interventional medicine) 指借助影像设备的引导，通过某些技术或手术，将检查器械或治疗器械引入人体内，进行诊断或治疗疾病的医学。介入医学也称介入放射学，它属于相对比较年轻的医学学科，包括内窥镜、关节镜、超声、CT引导的穿刺活检、引流、造影技术、X线透视下的血管内和血管外的各种导管技术等。新兴学科介入医学很多方面的应用处于不断探索中，缺乏权威的技术规范。因为其技术对人体存在一定的损伤，因此要求医务人员特别认真和谨慎，避免不必要的损伤。由于其所有操作大多要在放射科和临床医生的合作下完成，故相关科室间的协作十分重要。

介入医学以影像诊断为基础，在摄像监视下进行治疗，也可在影像监视下，取得组织学、细菌学、生理和生化资料，以明确病变性质。介入放射学通常分为血管内和血管外介入放射学。血管内介入放射学包括的内容很多，涉及机体的各个器官和系统，技术要求较为复杂。大致可分为：①腹部器官动脉内导管，诊断和治疗血管的畸形、出血和肿瘤；②诊断和治疗某些栓塞，治疗门脉高压症的门腔分流术及冠状静脉、腔静脉内导管取栓术，四肢血管内导管取栓和溶栓技术等；③脑血管内导管造影诊断血管畸形、脑肿瘤及溶栓治疗，心血管内的导管及冠状动脉扩张溶栓技术；④诊断和治疗先天性心脏病、瓣膜病等。

血管外介入放射学目前应用的技术有：①电子计算机体层摄影引导的肿瘤穿刺活检和脓肿及囊肿穿刺引流术；②支气管造影术；③经皮肝穿刺胆管造影术及经皮肝胆管引流术；④内窥镜逆行胰胆管造影术；⑤肾盂、输尿管逆行造影技术；⑥内支架技术；⑦输卵管造影技术及脊髓造影技术等。

介入医学起始于1953年塞尔丁格(Seldinger)创立的经皮穿刺插管技术，也就是著名的Seldinger技术，它奠定了介入医学的基础。1964年，多特尔(Dotter)成功地引导了经腔内血管成形术，开创了介入医疗的先河。5年后，多特尔报道了他用狗的动脉进行的动脉内移植内涵管的实验研究结果。这也就是最早的血管内支架术。20世纪80年代以后，介入医学更得到飞速的发展。

临终关怀适宜技术(appropriate technology of hospice care) 是现代技术与传统技术相结合的产物，是医疗机构在临终患者的舒缓治疗中，应用的先进、成熟、安全、有效、经济和便捷的临床医疗技术。临终关怀是医护人员有组织地提供完整照顾方案的一种团队服务，注重团队精神，为临终患者及其家属提供缓解性及支持性照顾。主要是为临终患者缓解痛苦，帮助患者尽可能得到最好的生存质量，而不以治愈为最终目的。

适宜技术是一种从本国、本地区的实际情况出发，把技术目标、经济目标、社会目标和环境目标整合起来进行创新和实践的技术。适宜技术表现出如下一些基本特征。①高效性：决定技术适宜性的不仅是效率，更重要的是效益。适宜技术的高效性，不仅是指高效率，更是指高效益。高效率是适宜技术高效性的量的要求，高效益则是适宜技术高效性的质的规定。临终关怀用简单、经济的方法可有效地缓解患者的苦痛，这就显示了适宜技术的高效性，是量与质、高效率与高效益的辩证统一。适宜技术也内在地包含了先进技术、尖端技术等高新技术。②范围、区域性：由于不同国家或地区的社会经济、政治和文化等发展的不平衡性和具体自然环境条件的差别，适宜技术具有鲜明的区域性，即适宜技术总是一定区域内的社会和自然环境条件综合选择的结果，具有浓厚的地方特色。例如，舒缓疗护适合需要安宁护理的患者。③生态性：适宜技术的生态性是指它能够服从自然生态的发展规律、维护生态平衡、与自然环境保持协调发展。适宜技术不仅能够适应自然界的发展，而且还能够适应人类社会的发展，满足人的需要。④人文性：适宜技术的人文性是指它能够服从人类社会发展规律，适应和满足人的生理、心理和精神等各方面的需要。临终关怀适宜技术是一种符合人性的技术。

临终关怀中适宜技术的主要范围：①临终患者的病情评估，包括生活自理能力、行走、活动、疾病征象、摄入、神志、疼痛、呼吸、眼神和听力等。②临终关怀适宜技术方法，控制疼痛治疗，终末期患者癌痛的心理护理、症状护理与癌痛教育等；恶心、呕吐、厌食、恶液质、发热、便秘、呼吸困难、抑郁，以及焦虑等症状的适宜技术应用；终末期临终患者的脱水、吸氧、皮肤发凉及喉中痰鸣音等情况护理。

安全有效、成本低廉、简便易学的中医药技术是临终关怀适宜技术的重要组成部分，又称“中医药适宜技术”。它是祖国传统医学的重要组成部分，其内容丰富、范围广泛、历史悠久。2017 年《中华人民共和国中医药法》规定：社区卫生服务中心、乡镇卫生院、社区卫生服务站及有条件的村卫生室应当合理配备中医药专业技术人员，并运用和推广适宜的中医药技术方法。

临终关怀适宜技术能提高终末期患者的生存质量，且适宜基层医疗机构开展。这一技术将会越来越受到广泛的理解和支持，为临终患者造福。

治疗（therapy） 医学上运用药物或非药物手段使疾病得到控制、好转、痊愈或减轻患者痛苦的过程。

治疗的目的分为病因治疗、对症治疗及支持治疗。①病因治疗，针对致病原因的治疗，是根治疾病的理想化治疗。②对症治疗，改善、解除某些疾病症状，不能消除病因，或称姑息治疗。疾病在病因未被认知时，治疗措施通常属于对症治疗的范围。③支持治疗，改善患者的营养、精神状态等一般情况。

治疗必须以正确的诊断为基础对患者进行具体分析。处理好诊断与治疗、预防与治疗、护理与治疗，以及对因治疗与对症治疗等之间的关系。治疗的方法称疗法。

催眠治疗（hypnotherapy） 是指用言语暗示或其他方法使人处于类似睡眠状态的心理治疗方法。

催眠治疗的适应证包括：①神经症。如神经衰弱、焦虑性神经症、抑郁性神经症、癔症、强迫性神经症和恐怖性神经症等。②心身疾病。催眠治疗不但能消除致病的心理因素，还能使机体病损康复。③性功能障碍。④儿童行为障碍。如咬指甲、拔头发、遗尿和口吃等儿童不良行为，儿童退缩行为，儿童多动症等。⑤某些神经系统疾病。如面神经麻痹、偏头痛及失眠等。⑥其他。如戒酒、戒烟、术后镇痛、无痛分娩、减轻癌和关节炎疼痛及改善机体抵抗力等。

禁忌证：①精神分裂症或其他重性精神病。②脑器质性精神疾病伴有意识障碍的患者。③严重的心血管疾病。冠心病、

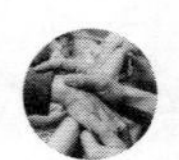

脑动脉硬化、心力衰竭等。④对催眠有严重的恐惧心理,经解释后仍持怀疑态度者。

多学科综合治疗(multi-disciplinary teamwork, MDT)围绕特定临床案例,多个学科的专家经诊断、评估、分析、讨论及汇总后,制订出最佳治疗方案并实施的医学诊疗模式。

18世纪初,欧洲大陆的医生们开始通过尸检系统地探索疾病的起因。19世纪中叶,显微镜的发明促成临床病理讨论,以细胞学为基础,加强了病理医生、内科医生和外科医生的互动,多学科综合治疗雏形形成。1941年,美国MD安德森癌症中心以肿瘤病例讨论会的形式开展肿瘤学MDT。1997年,率先全面实施肿瘤亚专科化临床路径,强调以器官系统为中心的各个亚专科之间的协作。21世纪初,病案系统信息化将MDT推入全新时代。多学科综合治疗模式业已在欧美国家得到普及。2007年,英国国家医疗服务体系(National Health Service, NHS)颁布了关于多学科综合治疗肿瘤治疗模式的法律文件,将其上升到法律高度。中国的MDT刚刚开始实践,对多学科综合治疗的称谓尚未统一,如多学科治疗团队(multi-disciplinary team)、多学科治疗模式(multi-disciplinary treatment modalities)、多学科协作(multi-disciplinary teamwork)等。

多学科综合治疗要求在正确诊断和评估的基础上,整合应用多学科(亚学科)诊疗方法和技术,提出最佳治疗方案并联合执行。多学科综合治疗强调以患者为中心,针对特定疾病,依托多学科团队所制订的综合诊疗方案,具有规范化、个体化、连续性的特点,核心目标是通过最佳诊疗方案达到最佳疗效。多学科综合治疗的实施不仅可使患者获益,也可提升学科的诊疗能力和学术水平。

临终关怀不局限于临床医学服务。由相关医学临床学科组成的多学科综合治疗可有效缓解患者的躯体及心理症状。在进一步满足患者的社会及灵性需求时,可组成一支包括临床医生及护士、心理治疗师、社会工作者、医学伦理学工作者、灵性关怀师、宗教人士和志愿者在内的跨学科的临终关怀多专业团队(hospice multi-professional team, H－MPT),以提供综合服务。

放弃治疗(give up treatment)指疾病状态下不进行治疗或终止治疗的行为。

在现有的医疗技术、资源条件下,如果某治疗行为会增加患者的痛苦、违背医学伦理、浪费医疗资源或增加家庭财政大额支出,放弃治疗就成为可能。

2014年,北京市卫生法学会在《规范放弃治疗行为专家共识》中指出,放弃治疗须遵循以下原则:①患者自身疾病预后极差,并且病情已经恶化到不可逆转的状态。②与患者当时或曾经做出的任何意愿表示不相违背。③患者清醒时,放弃治疗的要求只能由患者本人提出;患者不清醒时,放弃治疗的要求只能由患者的直系亲属提出。④在患者直系亲属的范围内没有任何人提出异议。⑤提供食物与饮水,或以静脉输液方式维持水和电解质平衡,不属于放弃治疗的范畴。⑥患者签署授权委托他人代为行使知情同意权的文书,不能作为被授权人代替患者本人做出放弃治疗行为的依据。

化学治疗(chemotherapy)是用化学药物抑制或杀灭机体内的病原微生物、寄生虫及恶性肿瘤细胞,消除或缓解由它们所引起的疾病的治疗方法,简称化疗。

肿瘤学上的化疗指用抗癌药物阻止癌细胞的增殖、浸润和转移,直至最终杀灭癌细胞。

积极心理治疗(positive psychotherapy)是强调个体天赋、潜能在解决心理问题中的重要性的心理学治疗方法。

积极心理治疗理论认为人的心理疾病是由认识能力和爱的能力在不同文化条件下分化为个体的现实能力时发生冲突的结果。其积极意义在理论上弥补了心理治疗知识体系的空档,以固有积极力量来解决人内心和外在的问题。积极心理治疗以社会现实为基础，提倡对许多心理问题进行积极评估，患者更容易接纳治疗者及其思想观点，也体现了较大的人性意义。积极心理治疗在临床运用上，治疗效果对治疗者本身的主体特性有很大的依赖性，人们一般很难寻找到某些特定积极效果的决定因素。

家庭治疗（family therapy）亦称家庭心理治疗（family psychotherapy），指对家庭成员同时进行治疗的团体心理治疗模式。

家庭治疗以家庭视角了解来访者心理问题，使成员完成个人及家庭整体发展的阶段性任务，以执行健康的家庭功能。

家庭治疗的理论基础：①系统平衡稳固机制。家庭的心理与人际关系存在相互影响，家庭和其成员局部变化可能影响整体家庭系统。②“未分化之自我群”理论。某些家庭成员在心理上未发展成熟，成员间的“自我界限”没有很好分化。③双重约束理论。家庭关系中“弱方”如果不能公开评价、澄清由“强方”所发出的相互矛盾的信息，就处于失败困境。④信息理论。交流过程中存在感受程度差异，表面上的“共同感应”若仔细分析，可发现各自感应的理由甚至毫不相干。

家庭治疗的基本原则：①忽略“理由和道理”，注意“感情与行为”。②摒弃“过去”，关注“现在”。③淡化“缺点”，强调“好处”。④只提供“辅助”，不代做“决策”。

拒绝治疗（treatment refusal）是指诊疗过程中患者拒绝接受部分或全部治疗方案的行为。

拒绝治疗的主体可以是患者本人、亲属或委托人，也可以是医疗机构从业者。当进一步治疗会导致患者伤害或病情恶化、患者及家庭经济状况不能维持治疗所需等是拒绝治疗的可能原因。

一般而言，拒绝治疗多由患者或其家庭提出，医疗机构或医生主动拒绝治疗少见。美国于 1973 年通过的《患者权利宣言》规定：“患者在法律准许的范围内，具有拒绝治疗的权利。”1981 年，世界卫生大会通过的《里斯本病人权利宣言》声明：“心智健全的成年患者有权授予或终止任何的诊断程序或治疗。”拒绝权源于决定权，患者拒绝治疗权是为了对抗医疗机构或医务人员对患者身体单方面决定而产生的。

支持治疗（supportive treatment）是指为受疾病侵害的人提供休息、营养、脏器功能维持和心理支持等方式的治疗方法。

处于身体或心理不适状态的人，会表现出不同程度的脱水、电解质紊乱、营养丢失及抵抗力下降等躯体症状，也可能出现脏器功能损害。疾病状态的人往往会出现不同程度的焦虑、抑郁、谵妄等精神心理症状。此时，如仅片面强调针对病因的治疗，则可因机体对治疗反应差而延误病情。因此，临床应采取综合性治疗方法，除针对病因进行治疗外，应顺应人体对疾病的代偿性反应，并根据病变造成的侵害程度，进行包括休息、营养支持、脏器功能维持和精神心理治疗等支持性方法，使患者更好地康复。

病因不明或因身体情况不能耐受病因治疗时，支持治疗就非常重要。如恶性肿瘤进展至晚期，手术、化疗、放疗等病因治疗已无可能，支持性治疗可缓解患者的不适症状，减轻疾病造成的躯体和精神心理痛楚。此时支持性治疗是主要的治疗方法。

撤除治疗（withdrawal therapy）即对已经接受治疗的患者撤除药物和其他治疗手段的行为。适用于对现有治疗无效、治疗虽有效但毒副作用过大致机体不能耐受、继续治疗花费较大超出患方承受能力，以及继续治疗违背医学伦理规则等情况。

我国目前尚未对撤除治疗的对象有明确规定，社会较普遍接受以下几种情况：①癌症晚期患者；②多器官衰竭的晚期病患；③严重缺陷的新生儿；④特重度烧伤患者；⑤植物人无恢复意识可能者；⑥脑死亡者。上述情况有时较难界定，故不是绝对性标准。

撤除治疗往往引发争议：①合法性争议。据《中华人民共和国执业医师法》第二十四条规定“对急危患者，医生应当采取紧急措施进行诊治；不得拒绝急救处置”，可推断医生有无须获得“同意”的强制救助义务。但该义务与实施撤除治疗的合法性不一致，因撤除治疗可被视为不履行特定义务。有必要制定医生治疗义务界限的相关法规，规定在合理、合法保障患者知情同意权的前提下，医生撤除治疗不构成违法。②决策权争议。1981 年世界卫生大会通过的《里斯本病人权利宣言》声明“心智健全的成年患者有权授予或终止任何的诊断程序或治疗”，可见撤除治疗的决策主体应是患者本人。在现实情况中，医护人员、患者及其家属对治疗决策常不一致。当患者在无法自行思考做出决定时，由家属代替做出撤除治疗决策的现象最普遍。国内相关领域学者认为，临床上对于撤除治疗的决定，应由患者、患者家属及医护人员共同商议，做出符合患者最大利益的决定。而患者本人应享有优先的决定地位，这也是尊重患者自主权的体现。

宽恕治疗（forgiveness treatment）亦称宽恕疗法，指帮助被冒犯者放弃报复和回避消极应对，以积极的方式来处理因冒犯造成的伤害的心理治疗方法。

宽恕治疗运用到心理治疗开始于 20 世纪 70 年代，于 20 世纪 80 年代末逐渐兴起。有效的宽恕治疗可帮助治疗对象缓解由遭受伤害所致的心理问题，进而也可减轻躯体不适。宽恕治疗对人际伤害产生的心理问题可产生较好的疗效，包括陌生人、同伴、家庭成员之间的伤害。宽恕治疗进行时要避免以下一些误区：①宽恕就是与冒犯者和解；②宽恕治疗会导致道德化和宗教化倾向；③宽恕是咨询与治疗的工具而不是目标等。

宽恕治疗的模型主要有：①宽恕的加工模型，探索从冒犯发生到实施宽恕这一过程中宽恕的阶段和加工过程，目前应用最广泛。②宽恕的决定模型，属于短期的心理干预模型，通过小组讨论、写信记录等方式帮助来访者实现宽恕，包括介绍宽恕的含义、聚焦对冒犯者的共感及通过书面方式（如写信）来表达对宽恕的投入等内容。较成熟的宽恕测量工具为 Hearland 宽恕量表，分为宽恕他人和宽恕自己两个维度，主要用来测量被试者宽恕他人和宽恕自己的倾向。

灵性反应疗法（spiritual response therapy，SRT）探索询问者的潜意识和“灵魂档案”，释放负面能量，辅以正面能量，以达到身、心、灵的平衡与协调。

1985 年，美国人罗伯特·德茨勒（Robert Detzler）创立本疗法。透过灵摆及特制图表的辅助，从潜意识及灵魂记录寻找出每个问题，如恐惧、愤怒、憎恨、疑惑、焦虑、矛盾和敏感的根源所在（如意识及潜意识阻碍、工作压力、家庭及感情问题、遗传、经历严重创伤及体重控制等）。灵性反应疗法试图清除这些源头的负面能量，再加以治疗。灵性反应疗法适用于几种情况：①释放畏惧感、广场畏惧症、幽闭恐惧症、忧郁症和强迫观念症。②增强信心，将负面想法改变为正面；清除局限性的誓言，如以贫穷、寂寞和分离等来赌咒发誓。③达到高峰，完成梦想，找出清晰目标，融合与接受自己，加强信心与自我信念；帮助灵性成长，清除对寻找生命目的的阻碍。④令精神、情绪、身体达到平衡和谐状态。⑤增进健康，有效地应对健康的挑战和限制你身体的不适。⑥清除和转化对身边人所持有的负面影响。

认知分析治疗（cognitive analytic therapy，CAT）是以精神分析和认知行为疗法为基础的综合、短程的心理治疗方法。是 20 世纪 90 年代由英国医生安东尼·赖尔（Anthony Ryle）创造的一种综合的、有时间限制的心理治疗方法。认知分析治疗为人格障碍的研究和治疗作出了很大贡献。

认知分析治疗认为个体活动是一种过程性模式，建立关系的活动是一种交互角色过程性模式。错误的思维、感知和行为的过程性模式与重复发生的结果联结，最终表现为情绪障碍。与精神分析不同，认知分析治疗并没有把无意识冲突作为神经症的中心理论，而是强调心理过程、感觉、行为和结果的相互作用。认知分析治疗的理论包括：①过程顺序客体关系模型；②认知心理学和个体建构理论；③角色行为发展理论；④交互角色过程理论。

认知分析治疗是一种典型的短程疗法，通常进行 4～24 次，一般为 16 次。治疗过程分 3 个主要阶段：①准备阶段，评估诊断患者的问题，了解患者的生活背景，找出患者处理问题的无效模式，并建立起良好的相互信任关系。②重构阶段，这是认知分析治疗的关键，主要目标是摆脱原有的无效模式，重新建立能够适应当下生活的新模式。③后续阶段治疗，焦点集中到一系列的目标问题和引起问题的心理过程。在最后的 3 次或 4 次会谈中，治疗师和患者共同做一个结束治疗的总结。

作为一种整合疗法，认知分析治疗使用的干预技术范围很广，它吸收了各种有效的技术手段，如系统脱敏、角色扮演等。在治疗过程中，治疗师也十分灵活，一般针对患者的具体问题设计相应的治疗方案，选择合适的治疗技术。

社会治疗（social therapy）是根据地域社会诊断结果，为制订社会医疗计划和方法所进行的医疗社会工作。是广义治疗的方法之一。

医疗社会工作由医疗社会工作者实施，具体方法有：①支持性个案治疗法。根据患者的实际情况，利用社会资源协助患者解决因疾病而带来的某些外在困难，从而给予心理、精神上的支持，以消除患者的顾虑，保持患者积极面对疾病的勇气，为患者提供疾病知识的支持、行动决心的支持和社会环境的支持。②开放性团体治疗法。医疗社会工作者协助组织同类或同病房患者及家属组成临时或较稳固的小团体，形成互动的社会小团体氛围，以利于疾病的治疗。医疗社会工作者在团队中扮演顾问、指导者和协调者的角色。

社会治疗可与心理治疗结合为心理社会治疗，是社会工作专业最常用的治疗或辅导方法。20 世纪 30 年代，美国学者汉金斯(Hankins)及汉密尔顿(G. Hamilton)等人提出其概念和思想。20 世纪 60 年代霍利斯(F. Hollis)出版的《个案工作：心理社会治疗法》成为了社会工作训练经常采用的教材。它完善了心理社会治疗法的理论和方法。

生命末期的系统性治疗（systemic treatment at the end of life）即为生命终末期患者提供“身、心、灵、社”的全面综合性治疗。

一般而言，死亡前 6 个月的患者处于生命终末期。包括那些即将死亡的（预计在几小时或几天内）和以下情况的患者：①晚期的、进行性的、无法治愈的情况；②整体比较虚弱，预计可能在 12 个月内死亡；③根据目前的状况，若病情突变，将有死亡的风险；④因突发灾难性事件引起的危及生命的状况。

为生命末期患者及其家庭提供涵盖控制躯体症状、调节心理不适、满足灵性需求及获得社会支持等系统性治疗。对象不仅包括患者，同时也涉及其家庭成员。治疗目的为减少患者及家庭的总痛苦，从而提高生命质量。治疗时间从进入临终关怀服务至居丧期结束，为 6～12 个月。治疗提供者是临终关怀服务团队，患者家属也可承担治疗者角色。

有效实施的生命末期系统性治疗可以缓解医疗资源和社会需求之间的落差。对医护人员而言，有利于树立和维护医生的职业信心，减少医患矛盾。对临终患者而言，可以自主安排最后时日，避免破坏性的延命救治。

临终关怀通常无须使用费用高昂的仪器设备，可有效地缓解患者家庭的经济压力。丧亲者经由全程的专业帮助，可有效降低悲伤反应，尽快恢复正常的工作与生活，大大减少对社会的隐性损失。

适度治疗（moderate treatment）亦称适度医疗，指优质、便捷、可承受性的医疗活动。

从法律角度看，是医方根据法律规定或医疗合同约定进行治疗；从社会经济技术发展水平出发角度看，是以现有的医疗技术实施符合疾病治疗实际需求的医疗活动。治疗时应充分考虑患方的知情权和决定权。适度医疗应满足以下要求：①符合患者实际需求；②在条件允许下疗效最好，既非"过"，亦非"不及"；③经济耗费最小；④对患者的侵害最小。无伤害或伤害最小，无痛苦或痛苦最小；⑤便捷；⑥符合循证医学要求，以临床最佳证据为依据；⑦尊重患者的意愿和选择。

临终关怀服务对象处于生命终末期，此时，"适度医疗"就是要把握好适应证。同时要充分发挥临终关怀团队成员的不同角色，除治疗躯体症状外，还应从心理、灵性、社会等方面满足患者的需求。

团体治疗（group therapy）亦称团队心理治疗，指在特定团体中以团体操作方式进行的心理治疗。

治疗时关注成员一般或特殊类型的个人问题进行治疗和矫正。由 1～2 名治疗师主持，治疗对象由 8～15 名组成。以聚会的方式出现，可每周 1 次，每次时间为 1.5～2 小时，治疗次数视患者的具体问题和具体情况而定。治疗时团体成员就大家所共同关心的问题进行讨论，同时观察和分析有关自己和他人的心理与行为反应、情感体验和人际关系，从而使自己的行为得以改善。

团体心理治疗的特色在于随着时间的进展，团体成员自然形成一种亲近、合作、相互帮助及相互支持的团体关系和气氛。这种关系为每位成员都提供了与其他成员相互作用的机会，使他们尝试以另一种角度来面对生活，通过观察、分析别人的问题而对自己的问题有更深刻的认识，并在别人的帮助下解决自己的问题。团体心理治疗的形式多样：参与者可以有特定精神科的诊断，也可以没有；治疗师可以参与其中，也可以作为观察者；团体可以是开放式的，也可以是封闭式的；团体治疗可有特定主题，也可以没有固定主题。

镇静治疗（sedation therapy）是指借助药物等手段使焦虑、躁动的患者处于平静状态，或为满足某些特殊诊疗需求而采取的控制性镇静手段。

镇静治疗在去除一切可能导致焦虑及躁动的诱发因素的基础上应用镇静药物，达到安静合作的镇静状态。其目的是：①消除或减轻患者的疼痛及躯体不适感，减少不良刺激及交感神经系统过度兴奋。②帮助改善患者睡眠，诱导遗忘，减少或消除患者在治疗期间病痛的记忆。③减轻或消除患者的焦虑、躁动，甚至谵妄，防止无意识行为干扰治疗，保护生命安全。④降低患者代谢速率，减少耗氧量，减轻各器官的代谢负担。

特殊类型的镇静治疗包括：①围手术期镇静治疗；②重症监护室镇静治疗；③人工冬眠疗法。

镇痛治疗（analgesic treatment）是指应用药物、手法等手段使处于疼痛状态的患者的疼痛减轻或消失的医疗行为。

国际疼痛研究会（IASP）定义："疼痛是一种与组织损伤或潜在组织损伤相关的感觉、情感、认知和社会维度的痛苦体验。"疼痛是一种保护性信号，现代医学将其列为与呼吸、脉搏、血压及体温并列的第五大生命体征。疼痛不单是一种生理感受，还由躯体因素、心理因素、精神因素、社会及经济因素等引起，是各种因素所致疼痛的总称，称为整体疼痛或总疼痛。这反映了疼痛的复杂性。

镇痛治疗涉及多个专业科室，很多医疗机构专门设立疼痛科，治疗各种急性和慢性顽固性疼痛，为患者创造无痛、轻松的生活，中国已经将疼痛科列入《医疗机构诊疗科目名录》。镇痛治疗应遵循规范、有效、个体化和经济的原则。1986 年，世界卫生组织提出的《镇痛药物三级阶梯止痛治疗指南》是有关镇痛治疗的首部国际性

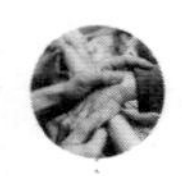

规范文件。5 项基本原则：①首选无创途径给药；②按阶梯用药；③按时用药；④个体化给药；⑤注意具体细节。“三阶梯镇痛”首倡疼痛的规范治疗，具有里程碑式意义。

近年来，与癌痛相关的多部指南发布，使癌痛的镇痛治疗规范有新发展。欧洲姑息治疗协会(EAPC)的《阿片类镇痛药在癌痛治疗中的应用：EAPC 基于证据的推荐》和美国国家癌症网络（NCCN）的《成人癌痛》均在继承世界卫生组织三阶梯镇痛理念的基础上有了新的观点：选择药物的原则是达到最大的镇痛效应、最小的不良反应、最好的功能及最高的生活质量；对持续或背景疼痛给予控、缓释药物，对暴发痛临时加用起效快、作用强的速释药物；强调疼痛性质的区分（是伤害性疼痛，还是神经病理性疼痛或混合型疼痛）；更注重多模式的联合镇痛。中国近年出版了多种专科疼痛指南，如《放射治疗疼痛全程管理指南》《中国成人 ICU 镇痛和镇静治疗指南》《骨科常见疼痛管理临床实践指南》和《老年患者慢性肌肉骨骼疼痛管理中国专家共识》等。IASP 将每年的 10 月 11 日定为“世界镇痛日”。

常用镇痛治疗方法：药物治疗、神经阻滞或注射治疗、患者自控镇痛、微创治疗、物理治疗、康复治疗和心理治疗等。

晚期肿瘤患者中约 3/4 有中到重度疼痛，镇痛治疗是临终关怀的重要基础治疗手段之一。

支持性心理治疗（supportive psychotherapy）利用建议、劝告和鼓励等方式对心理受损的患者进行心理治疗。

支持性心理治疗起源于 20 世纪初，其目标局限于帮助患者学会应对症状发作，防止更为严重的心理疾病出现；亦适用于相对健康的人，帮助他们处理一些暂时的困难。

支持性心理治疗的基本原则是二元治疗：一方面直接改善症状，另一方面维持、重建自尊，或者提高自信、自我功能和适应技能。为了达到目标，治疗师需要检查患者的现实或移情性人际关系，以及情绪或行为的过去和当前模式。通过对患者的直接观察而支持患者的防御（通常应对困难处境的方式），减轻患者的焦虑，增加患者的适应能力。

根据患者心理功能的受损程度，心理治疗方式分为支持性、支持-表达性、表达-支持性和表达性心理治疗。支持性心理治疗一般不讨论移情，视移情为一种关系。治疗师会鼓励并接受治疗对象表达积极感受，且不试图帮助治疗对象理解其为何会出现这种感受。干预措施主要包括表扬、保证、鼓励、合理化和重构、建议、预期性指导、减轻和预防焦虑，以及拓展患者的意识等。适应证包括各种危机状态，如急性危机、适应障碍、躯体疾病、物质滥用障碍、突然丧亲和述情障碍，慢性疾病是支持性心理治疗的重要适应证。禁忌证包括谵妄状态、其他器质性精神障碍及药物中毒。痴呆晚期的任何心理治疗都是没有效果的，急性青少年抑郁、惊恐障碍、强迫障碍和神经性贪食症等也不适用本疗法。

治疗信任度（treatment trust）是指治疗过程中患方对医方治疗方案的信任程度。

患方对特定治疗方案的信任与赞同程度反映了医生制订治疗方案的水平，患者对医生、护士及医疗机构的整体信任程度和医疗机构的医疗水平，也在一定程度上反映了医患双方沟通的程度，并间接反映医患矛盾的大小。

医患信任产生机制有“信任关系说”“信任制度说”“信任关系和制度结合说”“信任归因说”和“信任源说”等。

治疗信任度可通过问卷调查或量表调查形式获取。维克森林医师信任量表（Wake Forest physician trust sclale）具有良好的心理学属性，可以作为测量患者信任的工具。

治疗依从性（treatment compliance）亦称治疗顺从性或顺应性，指患者按医嘱规定接受诊疗的行为。患者对某种具体用药或操作的依从性，即该具体药物或操作的依从性。

依从性可分为完全依从、部分依从和完全不依从 3 类，在实际治疗中这 3 类依从性约各占 1/3。服药不依从性的最常见理由是"遗忘"，从心理学角度分析，这种遗忘更适宜描述为患者否认疾病的存在。提升治疗依从性的方法有：①医患间建立良好的关系；②鼓励患者提出问题，尤其是跟病情有关的问题；③鼓励患者报告不良或未预期的药物反应；④建立患者自我管理小组往往可增强执行治疗计划。

测量患者的依从性可以区分治疗失败是由于低依从性还是治疗方案无效，从而使指导医生设法改善患者依从性或修改治疗方案。目前用于测量患者依从性的方法有多种，如面询法、患者自填式问卷/量表、用药日记、药片计数法/容器称重、药物水平检测、电子监测、根据疾病结局的变化和药房药物补充记录，但尚未有一种兼具准确、可靠、方便和经济的方法。

终止治疗（stop therapy） 即停止医疗措施的临床医疗行为。

制订治疗方案时，依据诊疗规范的要求，设定治疗的时间（疗程）或目标（治疗效果）。终止治疗的发起人可为医生、患者或其家属。

终止治疗的主要原因：①预期治疗目标过高，超出现有医疗技术水平，无法实现预期治疗目标。应重设治疗目标，调整治疗方案，再继续治疗。②原定治疗效果可以达到，但治疗带来的毒副作用过大，超过患者的可耐受程度。此时亦应调整治疗方案，规避风险。③原治疗方案可行，但达到治疗效果所需费用超过患者的经济承受能力，治疗中断。

终止治疗可能造成巨大的道德困扰。维持治疗的主要支持学说有"生命神圣学说""医者职业首先学说""意志思想自由学说"等。而主张终止治疗的主要观点有"死亡的尊严学说""人道主要学说""生命价值学说"等。

终止治疗会影响患者的预后，甚至生命，故医疗行为供受双方应在法律规定和通行社会准则框架内充分沟通、协商的基础上再达成一致。

重症监护（intensive care） 是指在专设场所对危重患者实施生理指标监测、治疗和护理，以最大限度确保患者生存及生命质量的医疗行为。

重症监护单位是实施重症监护治疗的场所，应用现代化的监测及干预性技术，通过实施有效治疗措施而最终提高危重患者生存率。重症监护单位一般设在重症医学科或麻醉科内，收治对象原则上是各种危重的可逆性疾病患者，如重大手术后需要监测者，遭遇麻醉意外，重症复合型创伤，急性循环衰竭，急性呼吸衰竭，心跳、呼吸骤停复苏后，电击、溺水复苏后的患者，各种中毒患者，各类休克患者，以及败血症、羊水栓塞、重度妊娠毒血症患者等。

临床各专科亦设专科监护病房以进行重症监护治疗，根据所在专科科室而有不同的名称，如呼吸重症监护病房、小儿重症监护病房、新生儿重症监护病房、内科重症监护病房、心血管重症监护病房、心脏外科重症监护病房、急诊重症监护病房、神经外科重症监护病房、神经内科重症监护病房。还可建亚专科监护病房，如心血管重症监护可分为冠心病重症监护治疗病房、心肺重症监护病房、心脏外科重症监护病房等。各专科重症监护室由各专科资深医生、护士主要负责，必要时请其他专科医护协助。危重患者在监护病房经过抢救治疗，度过危重阶段，病情稳定后，应转出 ICU，进入普通病房继续治疗。

原则上，已衰竭的晚期癌症患者、各种重症传染病患者等不收入综合性重症监护单位。

疗法（therapeutic method） 治疗疾病方法的统称。

远古时代受自然条件和认知条件所限，在治疗身体不适时多掺杂着鬼神崇拜等不科学的因素。近代医学以希波克拉底为代表的学派开始抛弃神学解释，通过科

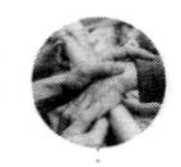

学观察和实验，对人体的结构和功能有了比较正确的认识，结合尸体解剖所见，把对疾病的理解置于人体病理的基础上。医学进入科学化的时代，手术等全新的治疗方法开始出现。现代医学科学迅猛发展，随着对致病原因认识的不断深入，治疗方法也不断发展。

随着医学模式转换，在传统地治疗身体疾病的同时，各类心理疾病的治疗方法也日渐得到重视。常用心理治疗方法按其形式内容可分为狭义的心理治疗和广义的心理治疗。按心理治疗的不同深度分为支持性心理治疗、教育性心理治疗和重建性心理治疗等。按接受治疗的人数分为个别心理治疗、集体心理治疗。按理论流派分为精神分析疗法、行为疗法、人本疗法和认知行为疗法等。医务社会工作者实施的社会治疗日益受到重视，其治疗方法分为支持性个案治疗法和开放性团体治疗法。中国的传统医学与现代西医体系不同，其治疗方法基于辨证论治的理论，除用草药外，还有针灸、推拿、正骨、拔罐和耳穴等独特的治疗方法。现代多种新的治疗体系的出现，也带来了自然疗法、替代医学等很多新的治疗方法。

情绪疗法(emotional therapy) 是帮助求助者解决因不合理信念产生情绪困扰的心理治疗方法；是基于认知心理治疗理论，采用行为疗法的一些方法，属于“认知-行为疗法”。有学者称其为“合理情绪治疗”(rational emotive therapy, RET)，也称“理性情绪行为疗法”(rational emotive behavior therapy, REBT)。

情绪疗法于20世纪50年代由阿尔伯特·艾利斯(Albert Ellis)在美国创立，其理论为引起人们情绪困扰的并不是外界发生的事件，而是人们对事件的态度、看法和评价等认知内容。因此，要改变情绪困扰，不是致力于改变外界事件，而是应该通过改变认知，进而改变情绪。设定外界事件为A，人们的认知为B，情绪和行为反应为C，故核心理论又称“ABC理论”。

合理情绪治疗的基本人性观认为：人既是理性的，也是非理性的，任何人在一生中都不同程度地具有某些非理性观念。该疗法的主要目标就是减少求助者各种不良的情绪体验，使他们在治疗结束后带着最少的焦虑、抑郁(自责倾向)和敌意(责他倾向)面对生活，进而帮助他们拥有一个较现实、较理性、较宽容的人生哲学。治疗目的首先是针对求助者症状，尽可能地减少不合理信念所造成的情绪困扰与不良行为的后果，即达成不完美目标；其次着眼于使求助者产生更长远、更深刻的变化，达成完美目标。通过治疗，可帮助个体达到以下几个收益：自我关怀、自我指导、宽容、接受不确定性、变通性、参与、敢于尝试及自我接受。

螯合疗法(chelation therapy) 是利用螯合剂乙二胺四乙酸治疗人体金属中毒的方法，属自然疗法。

能与金属原子或离子生成螯合物的配体物质称螯合剂。通过口服、肌注或静脉注射，将螯合剂与体内的有毒金属离子结合，使有毒金属离子失去活性，以阻止或逆转有毒金属离子与机体物质(如酶蛋白)的结合，并以螯合物的形式将有毒金属从尿液或粪便中排出，起到解毒作用。有毒金属和有机物质及化学物质反应，导致自由基的生成，螯合疗法减少了自由基的病变，增强了酶的功能和细胞功能，保护细胞免受氧化，从而阻止由此生成的动脉粥样硬化、癌症、风湿、痛风及疲劳综合征等疾病。

传统医学界对螯合疗法存在争议，认为从未有真正的螯合疗法负面性研究，有关螯合疗法的积极报告大多是安慰剂效应。

悲伤疗法(grief therapy) 是帮助悲伤反应失当对象辨认和解决障碍、完成哀悼分离冲突的心理治疗方法。

悲伤是个体遗失了喜欢的对象或希望破灭时所感到的伤心、难过的情绪体验。悲伤反应失当可表现为悲伤欠缺、延缓、过度或过久，会导致身心失调。20世纪50年代，英国约翰·鲍比(John Bowlby)提出

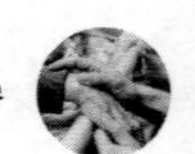

依附理论:人在早期生命发展中需要安全与保障,于是便使少数特定个人发展出依附关系并延续一生,任何危及这种联结的情境会产生特定的反应。亲人离世对亲属而言是一种巨大的创伤,其心理创伤相当于一个烧伤的人在生理上所承受的创痛。多数丧亲者在头一年内有忧郁症状,许多人头痛、心悸、颤抖及各种胃肠疾病的症状会加重,有的丧亲者会复制疾病,需要一段时间恢复平衡状态。悲伤治疗可使患者接受失落的事实,经受悲伤的痛苦,重新适应一个逝者不存在的新环境,将情绪的活力重新投注在其他关系上。并非所有丧亲者都需要接受悲伤治疗,多数丧亲者经过一段时间后,心理机能可恢复到之前水平。该治疗是一个过程而不是一种状态,需要付出心血和努力。

自然疗法(naturopathy) 是用与人类生活直接相关的物质、方法或精神因素来保持和恢复健康的治疗方法。

西方替代医学的起源可以追溯到18世纪,“自然疗法”这一术语在19世纪末开始被使用。自然疗法的重点不在于如何缓解症状和治疗疾病,而是强调以健康为核心,激发人体固有的自愈能力,动员机体自身的力量战胜疾病,重点强调维持身体健康和预防疾病。该疗法的特点为:①针对人体细胞病因治其本;②非药物治疗系统,无毒副作用;③调节人体基本结构和功能单位细胞,具有整体性;④结合西医药物治疗,达到“标本兼治”,康复疾病;⑤防治结合,多病同治,效率高。

补充与替代疗法(complementary and alternative medicine, CAM) 亦称补充与替代医学,是正统医学以外的各种医学的统称。

现代西方医学系统的医学、卫生保健和康复系统常被视为“正统医学”或“常规医学”,其实施的治疗相应地被视为“正统治疗”。补充与替代疗法在全球范围都存在,东亚地区传承已久的中医及民族医学拥有很多拥护者,印度阿育吠陀医学、欧洲顺势医学等也是补充与替代疗法的代表。2000年,美国成立白宫补充与替代医学政策委员会,就补充替代医学的政策方针进行研讨,以助于修订有关现行医疗保健政策。补充与替代疗法所使用的药物包括草药、菌类、动物和矿物等,非药物疗法有针刺、气功、热疗、瑜伽、祷告、艺术欣赏、音乐调节和有氧运动等。

宠物疗法(pet therapy) 亦称动物陪伴疗法,即通过与动物(宠物)相处、陪伴和游戏等方式,为病情带来自然的治愈效果。

源于精神紧张的身心疾病,通过与动物相处一段时间,可以使人产生良好的感觉,增强人的自信心和积极向上的态度。与伴侣动物相处可以改善人的身体和精神状况,与动物亲近可以为很多病情带来自然的治愈效果。

回顾疗法(retrospective therapy) 亦称生命回顾疗法或人生回顾,即引导患者重温生命过程,帮助其处理在早期生命中还没妥善处理的问题,从而解决长期的心结,善用余下时间。

该疗法属于社会医学治疗方法,多由医务社工实施治疗。采用方式:①小组方式,由多名面临相似人生挑战者组成小组,参加者的记忆闸门可被其他人的回忆打开;②个人方式,人生回顾常常涉及非常个人的,甚至痛苦的回忆,对此加以解除,对部分人来说,采取这一方式可能更有益处。

反射疗法(reflexology therapy) 是以生物全息理论和神经反射理论为基础的补充与替代医学疗法。

反射疗法用特定的手法或其他方法,对人体“手、足、耳、脊柱”等体表各全息元中特定的点、反射区施加刺激,从而引发人体生理适应性调节。中国传统医学中的针灸、推拿、按摩、刮痧、拔罐、熏洗和火疗等疗法,以及足疗、手疗、耳疗、脊柱反射、虹膜诊断和电疗等均属于反射疗法范畴。

反射疗法可用于预防保健治疗、临床

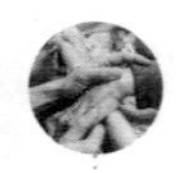

治疗和康复治疗，融诊断、治疗、防病和保健于一体，简便、安全、有效、经济。

光疗法(light therapy) 是基于光的热效应、光电效应、光化学效应和荧光效应，利用自然光或人工光线防治疾病，促进机体康复的方法。

光疗法的主要类型：①光动力疗法。以光、光敏剂和氧的相互作用为治疗手段，用于各种非肿瘤性疾病和损容性疾病。②红外线治疗。适用于软组织扭挫伤恢复期、肌纤维组织炎、关节炎、神经痛、软组织炎症感染吸收期、伤口愈合迟缓、慢性溃疡、压疮、烧伤、冻伤、肌痉挛及关节纤维性挛缩等。③紫外线疗法。适用于急性化脓性炎症及某些非化脓性急性炎症(肌炎、腱鞘炎)。④激光疗法。中、小功率激光照射常用于面神经炎、三叉神经痛、遗尿症、慢性溃疡及烧伤创面等；较大功率激光烧灼用于治疗皮肤黏膜的肿痛、痣、疣、鸡眼和子宫糜烂等；大功率激光聚集后可作为“光刀”施行手术。

漫灌疗法(flooding therapy) 亦称暴露疗法、冲击疗法。即反复以最强烈刺激(漫灌)使患者直接进入最恐惧的情景，以迅速校正对恐怖、焦虑刺激的错误认识，消除习惯性恐怖、焦虑的心理学治疗方法。

漫灌疗法常被用来治疗焦虑症和恐惧症，在具体运用时，要考虑患者的文化水平、接受暗示程度、发病原因和身体状况等多种因素。体质虚弱、严重器质性疾病者因不能耐受过强刺激而不适用。不适用于生命终末期患者，但对患者家属可适当开展。

缅怀疗法(reminiscence therapy) 是一种通过对既往事件、情感及想法的回顾，促进对现在环境的适应，以保护心理健康和改善生活的心理干预方法。

缅怀疗法来自美国精神科医生埃里克森(E. Erikson)的自我发展理论，治疗对象是老年群体。人生老年阶段需要解决的主要问题是实现自我整合，获得完善感并避免失望，成功实现治疗目标的最基本要素是对过去的回顾。

缅怀治疗包括前提条件、评估、建立治疗目的、选择缅怀形式和结果测量等阶段。缅怀治疗本身并不涉及复杂技能的学习，可充分利用自身资源，切合独特人生经验和个体需求，形式多样。回顾内容是患者所熟悉和感兴趣的，一般而言是无害的，治疗开始时可很快进入状态。缅怀治疗对老年人的抑郁症、自尊和社会化有一定作用，对轻微认知障碍者有一定成效，但对重度认知障碍、严重精神疾患和失禁者不适用。对于终末期患者，通过观看老照片、填写生命回顾纪念册等方式回忆美好往事，有助于减轻其躯体和心理的不适。

气候治疗法(climato therapy) 是一种利用自然气候环境治疗疾病或促进身体康复的替代医学方法。

人从不利气候环境转移到有益的气候环境后，接受新气候的刺激，机体功能会向好的方向转化，提高对疾病的抗御能力，从而达到预防和治疗的目的。

气候疗法一般要求气候因素稳定、适当，包括气温、气压和温度等。常见类型及适应证有：①海拔 300 米以下平原保护性气候，对机体有镇静作用，适于静养，对失眠和高血压者较为理想，治疗时要考虑当地温差变化及湿度条件。②300～1 000 米丘陵保护性气候，对各种疾病的治疗都是合适的。③1 000 米以上高山刺激性气候，气压低、氧分压低、紫外线强及风速快，可使心跳加快、红细胞增多，适于低血压、支气管哮喘恢复期及疲劳过度者疗养，失眠、高血压及心脏病患者不适宜。④森林气候，在树林密布的地方，大气含氧量高、尘埃极少、污染轻且湿润，具有扩张血管、降低血压、增强骨质、通畅呼吸、提高视力，以及增进食欲等作用，对许多慢性疾病，尤其是某些神经系统的疾病及皮肤病效果较好。

气味疗法(odor treatment) 即以气味为治疗载体，激活人体自身记忆体系来调

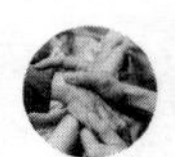

节心理和生理作用的治疗方法。

嗅觉是人的5种感觉之一，气味可以让人产生心理或生理反应，既可以让人产生愉悦，也可以导致反感、厌恶反应。闻气味可激活人体的记忆体系，达到治疗失忆、恐惧等效果。气味样本包括海水、鲜花、糖果，也包括一些危险气味如煤气、汽油等。治疗初期，医生要弄清患者的生活环境，包括其过去的喜好、家庭及生活氛围等。

艺术疗法（art therapy） 亦称艺术治疗，指以艺术素材、活动经验为媒介的心理治疗方法。

主要模式：①心理分析导向的艺术治疗模式。将艺术作为非语言沟通媒介，配合当事人创作联想和诠释来抒发负面情绪，解开心结。②艺术本质模式。通过艺术创作，缓和情感上的冲突，提高当事人对事物的洞察力或达到净化情绪的效果。两种模式都把艺术当作表达个人内在和外在经验的桥梁，让当事人透过创作释放不安情绪，澄清以往经验。在将意念转化为具象的过程中，传递出个人的需求与情绪，经过分享和讨论，使其人格获得调整，并完善艺术治疗的作用。

意念疗法（ideation therapy） 即利用自身正向意念调动意志力、发挥内在潜能，配合医学诊疗手段治疗疾病的心理学治疗方法。

心理学认为意念与疾病存在关联，意念是导致疾病的原因，也是对抗疾病的方法。美国神经医学专家詹姆斯·沃尔什（James Walsh）在其《意念的治愈力》一书中描述了意念疗法对多种疾病的治疗作用。

意念疗法的治疗要点：①坦然面对，用坦然乐观的心态接受现实，是开启意念疗法首要环节；②以我为主，做战胜病痛的"主人"，而不是听任摆布的"奴隶"；③知己知彼，了解清楚疾病的知识和治疗手段，根据自己实际情况，明确阶段性主攻方向；④明确目标，有计划、分阶段制订治疗目标；⑤融入社会，阶段性医院治疗后尽可能回归家庭和社会生活对治疗疾病作用巨大。

音乐疗法（melodiotherapy） 即通过播放经专门设计的音乐，消除心理障碍，进而恢复或增进心身健康的心理治疗方法。

古埃及有音乐疗法的记录，我国的《黄帝内经》也有"五音疗疾"的记载，西方在文艺复兴时期开始出现音乐疗法。

音乐疗法的主要学说：①审美移情说。旋律、音色变化和节奏、节拍运动会焕发人类精神世界特有的魅力，从而发挥对人类心身的影响和作用。②共振原理。音乐曲调、节奏、旋律、力度和速度等因素具备一定的规律和变化频率，引起人体五脏六腑、肌肉、脑电波等和谐共振，改善各器官的紊乱状态。③神经活动说。通过听觉作用于人的大脑边缘系统及脑干网状结构，调节大脑皮质，使人体的内脏活动及情绪与行为有良好的协调作用。

音乐疗法的主要方法：①主动音乐疗法。治疗师与被治疗者合作演奏、歌唱，治疗过程中情绪高涨、心理充实，进而达到治疗效果。②被动音乐疗法。治疗师主动引导，被治疗者被动欣赏音乐。③综合疗法。根据治疗需要，主动、被动双管齐下。

娱乐疗法（recreational therapy） 以娱乐活动为载体，陶冶性情、增进身心健康的心理治疗方法。

娱乐疗法包括喜剧疗法、音乐疗法、观鱼疗法、集邮疗法、书法疗法、吟诗疗法、呼喊疗法、笔耕疗法、风筝疗法、抚琴疗法、舞蹈疗法、笑话疗法、赏花疗法、动物疗法、幽默疗法、电视疗法、美学疗法、吹笛疗法、赏画疗法、看球疗法、钓鱼疗法、弈棋疗法和旅游疗法等。

娱乐疗法可以调适生理功能：①增强肺的呼吸功能；②清洁呼吸道；③使肌肉放松；④帮助发散多余的精力。

娱乐疗法可以调适心理功能：①抒发健康的情感；②消除神经紧张；③帮助驱散愁闷；④减轻"社会束缚感"；⑤帮助克服羞怯情绪；⑥帮助乐观地对待现实。

语言疗法(speech therapy) 是指以语言为载体,利用听觉和语言刺激,酌情联用视觉、触觉和嗅觉等刺激对受治者进行治疗的康复治疗方法。

语言疗法主要针对口吃、失语、发音不清、构音困难和聋哑患者,尽可能恢复并巩固其说、听和语言交际能力。失语症的具体治疗方法是:①听力理解训练。把 5～10 张图片摆在桌面上,由治疗师说出图片的名称,患者指出相应的图片。②称呼训练。向患者出示图片,患者回答图片的名称。③复述。治疗师先说,患者复述。④阅读理解训练。⑤书写训练。治疗构音障碍患者时,按照呼吸、喉、腭、舌、唇、下颌运动的顺序进行逐个训练。还应进行语调、音量、语速训练和克服鼻音训练等。

阅读疗法(bibliotherapy) 是指通过阅读图书、报纸等材料来帮助读者疏解负面情绪,达到身心平衡状态的治疗方法。

中国明代高濂在专著《遵生八笺》中指出:“读书得法,能收到祛疾养生的奇效。”19 世纪起,西方国家的医生在为患者开出的处方中常包括阅读书目。1961 年,“阅读疗法”作为新词被收入《韦氏新国际英语词典》。1984 年,国际图书馆联合会在《图书馆为医院病人和残疾人服务纲要》中强调了阅读治疗在患者康复过程中的重要作用。随着信息技术的发展,阅读材料来源扩展到现代媒体,如网络杂志、电子书籍等。

心理治疗师是阅读治疗主要施治者,经过培训的图书馆员或其他相关专业人员亦是很好的施治者。适合的素材可以帮助读者释放负面情绪,进而自我治疗,找到恢复的力量。阅读疗法具有心理、情绪治疗的功能,通过与材料内容互动,帮助读者解决问题、满足其心理需求,解决目前遭遇的问题,促进心理健康。针对性选择阅读材料是治疗的决定因素,要充分考虑读者的个人背景和材料的内容特性,材料可由治疗师选择,也可由读者自行选择,甚至可鼓励读者进行创造性写作。

热疗法(thermal therapy) 用高于体温的物质作用于机体的物理治疗方法。

热疗法具有以下作用:促进血液循环,促进炎症消散;降低痛觉神经的兴奋性,缓解疼痛;使局部血管扩张,体表血流增加,因而相对减轻深部组织的充血;对末梢循环不良患者进行保暖等。常用治疗方法有:①干热法,包括使用热水袋、红外线灯等。②湿热法,包括湿热敷、热水坐浴、局部浸泡等。热疗时应注意防止烫伤、污染伤口等意外。

禁忌证:①急腹症尚未明确诊断前;②面部危险三角区感染化脓时;③各种脏器内出血时;④软组织损伤早期(48 小时内)。

冷疗法(cryotherapy) 是将制冷物质作用于人体局部或全身,使温度一过性降低,以达到治病和增强体质目的的物理治疗方法。

冷疗法的机制:①冷疗时局部皮肤血管收缩、汗腺分泌减少、皮肤苍白;皮肤神经感受器功能下降或一过性丧失,以触觉和冷觉最为明显;肌肉收缩能力降低;局部渗出减轻。局部反应均为可逆的,反应的强弱取决于降温的速度和幅度、持续时间及受冷范围。②局部冷疗可引发全身反应。

临床作用:①消炎。血管收缩,细胞通透性改变,局部渗出及出血减少,炎性水肿减轻。②镇静。神经兴奋性下降、传导速度减慢,缓解疼痛。③解除痉挛,为肌肉兴奋性及收缩力减低的结果。④退热。用于物理降温、中暑解救时。禁忌证有血栓闭塞性脉管炎、栓塞性静脉炎、雷诺氏病、皮肤感觉障碍、重症高血压病和肾脏病患者,体质过弱的老年及婴幼儿患者。

行为疗法(behavior therapy) 亦称行为治疗,是指通过对个体反复训练以减轻或改善症状及不良行为的心理治疗技术。

该疗法于 20 世纪 50 年代由美国心理学家伯尔赫斯·斯金纳(Burrhus Skinner)创立。理论来源于:①巴甫洛夫(Pavlov)经典条件反射学说中有关实验性神经症模

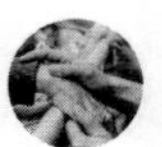

型的理论；②斯金纳的操作条件反射学说；③班杜拉(Bandula)及华生(Watson)的学习理论；④杰康姆(Jacom)的再教育论。

该疗法经过了4个发展阶段：①以巴甫洛夫的经典条件反射理论为代表的行为科学阶段。②以华生、斯金纳的操作性反应为代表的早期行为疗法阶段。③包括合理情绪疗法、森田疗法等在内的认知行为疗法阶段。④包括接受和承诺疗法、辩证行为疗法和专注认知疗法等在内的第三代行为疗法。

行为疗法主要适用证：①恐惧症、强迫症和焦虑症等神经症；②抽动症、肌痉挛、口吃、咬指甲和遗尿症等习得性的不良习惯；③贪食、厌食、烟酒和药物成瘾等自控不良行为；④阳痿、早泄、阴道痉挛等性功能障碍；⑤恋物癖、异性服装癖、露阴癖等性变态行为；⑥慢性精神分裂症和精神发育迟缓等；⑦轻度抑郁状态及持久的情绪反应等。

行为疗法以可观察、可测量的行为为中心，强调来访者目前的问题和影响因素，外在环境因素的作用，以及来访者的自我管理和自我控制。行为治疗实施时，针对来访者当前问题，将特殊的以外显或内在行为所表现的心理症状作为目标，对每位求治者根据其问题和本人的有关情况，运用适当的行为治疗技术，减轻人类痛苦，增强人类功能，循序渐进改善不适宜的行为。行为医疗分为以下几类：①应答性行为疗法，包括系统脱敏法、满灌疗法、矛盾意向疗法、厌恶疗法、消退疗法、发泄疗法和思维阻断法等。②操作性行为疗法，包括奖励法、惩罚法、行为塑造法、标记奖励法、链环技术和过分改正法等。③替代学习疗法，包括示范法、自信训练法、行为契约法、渐隐法、集体依随法和习惯转换法等。④自我调节(控制)技术，包括气功中的放松功、瑜伽、坐禅、静默法、渐进性放松训练、自主训练，以及自我管理技术、呼吸训练和生物反馈等。

厌恶疗法(aversion therapy) 亦称对抗性发射疗法，应用具有惩罚性的厌恶刺激来矫正和消除不良行为的心理学治疗方法。

厌恶疗法的理论基础是巴甫洛夫的经典条件反射学说和斯金纳的操作条件反射学说，将要戒除的目标行为与某种不愉快的惩罚性刺激结合出现，以对抗已形成的条件反射，形成新的条件反射，用新的行为习惯取代原有的不良行为习惯。

主要适用于露阴症、窥阴症及恋物症等，对酒瘾和强迫症也有一定的疗效，也可以适用于儿童的攻击行为、暴怒发作、遗尿和神经性呕吐。具体形式包括电击厌恶疗法、药物厌恶疗法、橡皮圈疗法及想象厌恶疗法。步骤包括确定靶症状，选用厌恶刺激，把握时机进行治疗。

心理疗法(psychotherapy) 亦称精神疗法，即运用特定心理治疗方法减轻或消除身体症状，改善心理精神状态。

心理治疗方法通常分为以下几类：①精神分析疗法。理论来自弗洛伊德的一种传统治疗方法，通过追溯患者童年的一些经历来实施心理疏导。对于那些在过往经历中，尤其是童年时期有较大变故的患者，有明显的作用。②深度心理咨询治疗。基于精神分析疗法，针对具体的、现实的问题进行治疗。心理上的障碍首先从身边的人际关系、心理斗争等方面进行深入、具体的分析，治疗方式以谈话为主。③行为疗法，又称认知行为疗法。行为治疗的应用十分广泛，包括不正常的行为和个人问题如恐惧症、强迫症、抑郁症，以及各种成瘾行为、攻击性行为等。主要方法是利用反条件作用，让患者暴露于让其恐怖的物体或情景中。④谈话治疗，又称谈话心理咨询。目标人群为对自我经历和自我认知不相符的患者。心理咨询师的主要任务是帮助患者重新进行自我定位，正确认识自身行为，从而找回自信，克服自卑情绪。主要治疗方法为直接面谈。⑤系统治疗。把人作为社会的一部分看待，治疗过程中有患者的父母、亲戚、朋友等参与。通过改善和改变他们的关系来达到治疗效果。治疗方法主要是集体或个体的面谈，治疗时间不确定。

心理治疗的形式：①门诊心理咨询。在综合医院、精神卫生中心和卫生保健部门设置心理咨询门诊，与来访者直接见面。该法咨询较深入，效果较好。②信函心理咨询。多为外地要求心理咨询者所设，或本地要求咨询者出于暂时保密或试探心理以信函开路。通过这种形式，只能初步了解情况，对咨询者进行安抚和稳定情绪，无法面对面深入磋商。③电话心理咨询。咨询者多为处于急性情绪危象、濒临精神崩溃或企图自杀的人，通过拨打专用电话向心理咨询门诊告急、诉苦和求援。在发达国家，电话心理咨询已专业化，成为热线中心。接听呼救后，立即派员赶至当事人所在地，处理急性情绪危象，安定情绪。对一些不愿面谈和怕暴露身份的人，通过电话咨询也比较方便。国内许多城市都已设立了一些热线电话或危机热线为咨询者提供服务。④专题心理咨询。针对公众关心的心理问题，在报纸、杂志、电台和电视台进行专题讨论和答疑。国内有些报刊开辟了心理咨询专栏，系列讨论和回答群众质疑。这种形式具有心理卫生宣传性质。⑤互联网心理咨询。互联网心理咨询可以突破地域的限制，还可以凭借行之有效的软件程序进行心理问题的评估、测量与记录。

静默疗法(silent therapy) 是个体将注意或意识集中到一个客体、声音、意念或体验上而进行的心理学治疗方法。

静默是宗教活动的一个核心部分，并被看作改变人意识的一个非常有效的方法。近代“新心理疗法”中，静默疗法是传播最广、应用人数最多的一种方法。西方人通过练习静默来放松、处置应激、增加自信心和提高心理健康水平。在东方，静默多局限在那些想超尘脱俗的人中，往往带有一定的宗教色彩。

静默疗法技术简单，练习者处在一个安静、隔音的环境中，闭起双目，集中注意于一个单调的声音、意念，或做一些单调、刻板的动作，以达到松弛精神、提高领悟力和随意控制自己心理活动的境界，同时也用以保持心理健康。但过度静默可引起情绪障碍和幻觉。

强化疗法(reinforcement therapy) 亦称操作条件疗法，是指系统地应用强化手段增加某些适应性行为，以减弱或消除某些不适应行为的心理治疗方法。

“强化”是指通过施加或呈现一定刺激来加强对某种行为的刺激，理论基础为个体活动的结果直接影响某种行为今后发生的概率。如果行为的结果是积极的，就会形成条件反射，这种行为在以后还会发生；如果行为的结果是消极的，就只会产生消退作用，个人在以后就不会再出现这种行为。心理医生通过“操作”这种关系，改变患者的不良行为。

强化疗法的类型：①正强化。给予一种“好刺激”，使这种行为模式重复出现，并保持下来。②负强化。诱发“好行为”的出现从而去掉一个“坏刺激”。③正惩罚。“坏行为”出现时，施加一个“坏刺激”给予处罚，使之感到不快的刺激。处罚时必须做到意义明确，时间、强度适当。④负处罚。不适当的行为出现时，去掉一个“好刺激”，不再给予原有的奖励。强化疗法的主要作用是增加适应性行为、提高期望行为发生的可能性、降低过剩行为。实施强化疗法的步骤是：确定要改变的是什么行为；确定行为的直接后果是什么；设计一个新的结果取代原来的结果；实施强化。

情志相胜疗法(emotion inter-resistance therapy) 即利用一种或多种情绪去调节、控制和克服另外一种或多种不良情绪的中医心理疗法。

根据中国传统的“五行相克”理论，情志相胜疗法包括：①悲胜怒疗法。针对暴怒或久怒伤肝，气机逆乱、神明失主的情志病症，采用语言的或非语言的手段，使患者产生悲哀情绪，以收摄逆乱之气，使肝的神志功能恢复正常。②恐胜喜疗法。针对过度兴奋、“喜伤心”而致神气涣散、神明失其所主而恒笑不休的病证。医者有计划地采

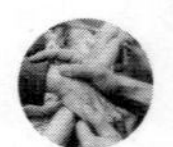

取适当手段,使患者产生恐惧情志,收敛耗散的心神,震慑浮越的阳气,恢复心神功能。③怒胜思疗法。针对思虑太过、伤脾耗神,出现神情困顿的病证。医者按康复计划,采取非药物手段,激怒患者,以怒制思,促进阴阳气血的平衡,恢复心脾功能。④喜胜忧疗法。悲忧伤肺,令人面容憔悴、悲观、失望、沮丧,喜悦的情绪可以驱散忧愁苦闷的情绪。⑤思胜恐疗法。针对恐惧或惊骇伤肾导致的精气内却、形神不安的病证,医者有计划地采用能够激起患者思虑的情志手段,以治疗惊恐病证,促进心身康复。

人本疗法(person-centered therapy)即创造无条件支持与鼓励的氛围,使患者能够深化自我认识、发现自我潜能,并且回归本我的心理学治疗方法。

1940年,美国心理学家卡尔·罗杰斯(Carl Rogers)创建了当事人中心治疗法(client-centered therapy),1974年被改称为人本疗法。

人本疗法的理论基础为:人的行为基于"自我概念"而定,即当事人如何看自己。自我概念包括当事人对自己身份的界定(我是谁)、对自己能力的认识(我可以做什么)及自己的理想或要求(我应该是怎样)。人本疗法的形成经历了4个阶段:①第一阶段(1940—1950年)。代表作《辅导与心理治疗》奠定了人本治疗基本概念。强调辅导员要避免表露个人的看法和意愿,尽量减低自己对当事人的影响,以免妨碍当事人的自然成长。②第二阶段(1950—1957年)。代表作《当事人中心治疗法》不片面重视技巧,强调辅导员的本质。当事人的情绪状况应是辅导员重视的主要环节,故被称为当事人中心治疗法。③第三阶段(1957—1970年)。代表作《促进个性改变的必要条件》提出,治疗重点不再纯粹反映当事人的感受,而要提供一些可以协助当事人性格成长的基要条件,如表里一致、无条件的关怀和同感等。④第四阶段(1970年至今)。强调在辅导过程中更积极地参与和投入,更可运用一些有影响性的技巧如自我披露、回馈、问题立即性。辅导员与当事人"此时此地"的动态仍深受重视。

人际关系疗法(interpersonal therapy)亦称人际关系心理疗法(interpersonal psychotherapy, IPT),指针对集中于人际关系功能障碍和精神病症状交叉点的心理学治疗方法。

人际关系疗法将个体症状的发展与其社会环境联系到一起。通过人际关系疗法,来访者将学会如何解决现存的人际关系挑战。通常情况下,人际关系疗法是一种短期治疗,持续的时间通常为16～20次面谈,限时本质会激发来访者和治疗师一直聚焦于任务,并鼓励来访者做出改变,不限制来访者的年龄、文化背景及精神病学诊断结果。治疗通常在一种合作的氛围中进行,集中于当前所关注的事情,合作的氛围将治疗师和来访者的目标及概念化都整合到了一起。

除了人际关系与心理治疗之间的关系外,人际关系疗法还包括其他独特的方面:治疗师积极主动的态度(以热情支持来访者的态度指导着面谈),在一个医学模型内对来访者的精神病理学进行概念化,以及将来访者的困境归入4个人际关系问题领域(未解决的悲伤、角色转换、角色冲突及人际缺陷)。

时间治疗法(chronotherapy)亦称生物钟疗法,指应用时间药理学的知识来提高疗效,减少不良反应的治疗方法。

时间治疗倡导者认为人类细胞中存在着一种"时钟"调控着药物的新陈代谢。时间治疗法遵循患者的生理节律,从而减弱了药物的毒性,可提高患者的生活质量。对某些肿瘤患者改变标准化疗模式,改为在白天和夜间睡眠时,分几次接受药物注射,患者的化疗反应可显著减轻。时间治疗法还需进一步研究,随着越来越多的医生意识到人体生物钟的重要性,时间疗法的概念正不断发展。

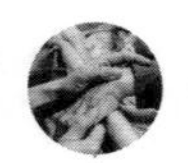

示范疗法(therapy of modeling) 亦称模仿疗法或示范模仿疗法，指基于社会学习理论，个体观察榜样的示范行为，导致个体增加或获得良好行为、减少或消除不良行为的行为治疗方法。

示范疗法的理论基础是人的各种行为(适应性行为或不良行为)都是通过后天学习获得的，通过学习也可以改变不良行为或重新学习适应性行为。常用治疗形式有：①电影或录像示范。反复观看与矫正其心理障碍有关的电影或录像，直到出现疗效。②现场示范。在现实环境中观察其恐惧的对象，并看到其他人如何与恐惧的对象相处。③参与示范。先在现实环境中观看他人如何亲近其所害怕的对象，然后让其逐步参与，跟他人一起活动。

顺势疗法(homeopathy) 即通过启动一个过程，刺激并强化人体自愈系统，增强自愈能力，使疾病从不同阶段向健康转化的治疗方法。

顺势疗法不直接治疗某一症状或疾病，其理论基础是：①"相同者能治愈"原理。当一个健康人服用某种物质所产生的症状与某种疾病患者所产生的症状相同时，这种物质就可以治疗这种疾病。②"无穷小剂量"原理。药物经多次稀释(至检测不出原药物成分)并严格按照规定的频率振荡加工而成，在一定范围内稀释和振荡的次数越多，药物的疗效就越强，其药理作用也不是药物成分的化学作用，而是药物的分子记忆信息及震荡所产生的物理能量作用。③"自愈能力法"原理。强调刺激人体自然的平衡机制，激发人体自身免疫调节系统，达到人体自愈，通过重建生命活力促使身体新生。

松弛疗法(relaxation therapy) 亦称放松疗法、放松训练，是指有意识地控制或调节自身生理心理活动，达到降低机体唤醒水平，调整因紧张刺激而致功能紊乱的心理治疗方法。

应激可引起生理和心理反应，包括：①肾上腺能反应，表现为交感神经活动加强。②垂体-肾上腺皮质反应，促使肾上腺皮质激素大量分泌。心理反应中部分利于应激行为；也有部分干扰应激能力，如过度的焦虑、情绪激动等，这些反应可引起认知和自我评价的障碍。放松应激导致的生理、心理改变是对抗过度应激的力量。

现代放松训练的实际应用首见于埃德蒙·雅可布森(Edmunel Jacobson)的著作《渐进性放松》(*Progressive Muskelentspannung*)，认为直接降低肌肉的紧张可消除焦虑。放松训练程序基本上是使各肌肉群紧张与放松，使学会区分肌肉紧张与放松的感受，被称为渐进性肌肉放松训练。目前放松训练有5种类型：渐进性肌肉放松、自生训练、自我催眠、静默、生物反馈辅助下的放松。放松训练已广泛用于临床处理患者的应激和焦虑反应。

信仰疗法(faith cure) 亦称信仰治疗，指通过修正或改变人的世界观、人生观来改变信仰体系，从而恢复或者强化心理能力，达到治愈心理疾病的心理治疗方法。

信仰疗法理论认为人的行为错误、认知错误以及由此引发的一系列情绪或精神问题皆与其错误的信仰体系有关，所以治疗必须从改变人的信仰体系入手。信仰体系涉及人的本质、生存的目标和意义、宇宙万事万物的本质以及与人的关系。信仰治疗通过调整人观察自我和世界的视点来改变人的整体态度，主张用一种超越的、体验的、穿透现象的眼光看待万物万事，以使心灵获得永恒的宁静和充实。在治疗方法上借鉴吸收了很多其他疗法的技术，气功、瑜伽、麦斯默(Mesmer)催眠术、梦分析法、神灵信仰、宗教信仰等都属于信仰疗法范畴。在西方，信仰治疗主要是由宗教工作者或有信仰背景的心理工作者来承担，有时也被称为教牧辅导。

氧气疗法(oxygen therapy) 简称氧疗，通过吸氧提高动脉血氧分压，改善组织缺氧，使心、脑、肾等重要脏器功能得以维持的吸入治疗方法。

氧疗主要针对各种病因造成的通气、

换气不良的低氧血症以及心力衰竭、休克、心和胸外科手术等。氧疗分为普通氧疗和特殊氧疗。普通氧疗方法：①通过鼻导管给氧。氧流量为成人 1～3 L/min、婴幼儿 0.5～1 L/min,吸入氧浓度可达 30%～40%左右,适用于血氧分压中度下降患者。②通过开放式面罩给氧。面罩置于患者口鼻前,固定而不密闭,氧流量为成人 3～5 L/min、婴幼儿 2～4 L/min,吸入氧浓度可达 40～60%左右,较舒适,可用于病情较重,氧分压下降较明显的患者。③通过头罩给氧。常用于婴儿,将头部放在有机玻璃或塑料头罩内,吸入氧浓度与口罩相似,但所需氧流量更大。特殊氧疗方法：①控制性低流量给氧。用于慢性气管炎、肺气肿和慢性肺心病患者合并急性肺部感染和呼吸衰竭时,流量为 1～2 L/min。②机械通气。患者在呼吸机的帮助下,维持气道通畅、改善通气和氧合、防止机体缺氧和二氧化碳蓄积,为治疗基础疾病创造条件。③高压氧疗。主要用于一氧化碳中毒及减压病患者,在 2～3 个大气压下于特殊加压舱内给患者供氧。

抗抑郁药(antidepressive drugs) 用于治疗情绪低落、消极悲观和各种抑郁状态的精神活性药物,该类药也用于治疗某些其他特定状况,如焦虑、惊恐、或强迫症状。目前将其分为 4 类:三环类抗抑郁药、选择性 5-羟色胺再摄取抑制剂、单胺氧化酶抑制剂和其他递质机制的抗抑郁药。按药理作用可粗略分为单胺氧化酶抑制剂和单胺类神经递质再摄取阻滞剂两大类。

20 世纪 50 年代以前,治疗抑郁症的药物主要有巴比妥类药物、溴剂和中枢兴奋药。20 世纪 50 年代初期,研究发现抗结核药单胺氧化酶抑制药异丙肼具有提高情绪的作用,该药开启了治疗抑郁症的大门。随后,格雷恩(Grane)和莱恩(Line)的研究进一步证实单胺氧化酶抑制药的确具有抗抑郁作用。20 世纪 50 年代后期,三环类抗抑郁药被公认为第一代抗抑郁药,一度被作为抗抑郁首选药。20 世纪六七十年代抗抑郁药的发展较为缓慢,主要有单胺氧化酶抑制药和三环类抗抑郁药两大类药物。20 世纪 70 年代后期,对四环类抗抑郁药马普替林的研究发现其具有抗抑郁作用,该药是抗抑郁药的第二个里程碑。自此以后的 20 多年,抗抑郁药发展迅速,种类繁多、结构各异、作用不同的抗抑郁药逐步被发现,为抗抑郁药开辟了新篇章。

抗抑郁药并不会提高正常人的情绪,部分抗抑郁药对强迫、惊恐和焦虑情绪有治疗效果。抗抑郁药可消除病理情绪低落、提高情绪,用以治疗抑郁症。

抗焦虑药(antianxiety drugs) 主要用于消除紧张和焦虑症状的药物,同时还有镇静、安眠、松弛肌肉等作用。治疗焦虑,长期是从镇静和安眠角度考虑,可应用溴剂和巴比妥类药物,但效果不佳,且用药后不良反应较多,如具有成瘾性。20 世纪 50 年代初,甲丙氨酯(眠尔通)较为盛行。50 年代末,改用氯氮䓬(利眠宁)和地西泮(安定)等,后来又用苯二氮䓬类药物,这类药物的抗焦虑作用强,作用时间久、安全、不良反应小。近年来又发明了四环类抗焦虑药,疗效优于苯二氮䓬类药物。

按抗焦虑药的化学结构分类,主要有苯二氮䓬类、丙二醇类、二苯甲烷类、β-肾上腺素受体阻断剂。目前苯二氮䓬类抗焦虑药在临床应用最为广泛,其主要药物有氯氮䓬、地西泮、硝西泮(硝基安定)及艾司唑仑(施乐安定)等。此类药物治疗窗较宽,但若一次大量吞服或长期较大剂量服用,也可出现急性毒性反应,如震颤、视物模糊、兴奋不安、失眠、共济失调和皮疹等。如果突然停药,则可出现震颤、痉挛、兴奋和失眠等戒断反应。

抗焦虑药的药理作用基本相似,主要是镇静、松弛肌肉和抗痉挛,不良反应也大致相同,一般都比较轻,常见的有嗜睡、困倦、乏力、眩晕和便秘等。

精神类药(psychotropic drug) 是一组主要作用于中枢神经系统、能影响精神活动的药物。精神病治疗药物自 20 世纪 50

年代初期逐渐发展，目前临床应用的约100余种，国产的有30余种。精神类药物具有广泛的药理作用，在精神病治疗中占有非常重要的地位，同时在内外各科的临床应用亦受到一定的关注。目前临床常用精神药物有抗精神病药、抗抑郁药、抗焦虑药、抗躁狂药和精神振奋药。各类精神药物的使用剂量还须结合患者具体情况调整增减。药物达到治疗量后维持观察2～4周，若无效，再予更换。

精神类药按其临床应用分类：主要用于治疗精神分裂症及其他严重精神病的药物，称为抗精神病药；主要用于治疗抑郁状态者，称为抗抑郁药；主要用于治疗焦虑状态者，称为抗焦虑药；主要用于躁狂状态治疗的称为抗躁狂药。另外，还有一类使精神兴奋的药物，称为精神振奋药。每一大类中，还可再按药物化学结构的类别分成若干小类。

精神类药物的共同特点是可以控制精神症状，但对正常精神活动无明显影响。由于精神药物需要长期应用，不良反应并非少见，虽然各类药物特性以及引起的不良反应不尽相同，但是总的处理原则应是：①减少药物用量或完全停药；②对症处理；③防止并发症产生。

抗狂躁药（antimanic drugs）是治疗躁狂症和预防躁狂症复发的药物。这类药物能使中枢突触间隙去甲肾上腺素和多巴胺浓度降低，或阻断多巴胺受体，使躁狂症状得到控制。

常用的抗躁狂药有锂盐，其代表药为碳酸锂，其作用机理尚未阐明，可能与电解质、中枢神经递质及第二信使和磷脂酰肌醇系统的调节有关。锂既可治疗躁狂症，同时可以加强抗抑郁药的作用，可对躁狂、双相抑郁和单相抑郁进行预防。常用药物为碳酸锂，还有氯化锂、溴化锂等。抗惊厥药如酰胺咪嗪、丙戊酸钠等也可用于抗躁狂，适用于重度躁狂症、对锂盐无效的躁狂症、快速循环型以及伴有焦虑抑郁症状的混合状态。镇静作用强的抗精神病药物可用于高度兴奋的患者。

躁狂症是情感活动呈病态过分高涨的表现。本病的病因目前尚不明确，可能与缺乏5-羟色胺有关。提高中枢5-羟色胺可纠正躁狂症，5-羟色胺再摄取抑制剂帕罗西汀具有较好的抗躁狂作用，此外，抗精神病药亦有抗躁狂作用。

目前临床使用的抗躁狂药主要是指锂盐，它对于躁狂和抑郁状态均具有良好的治疗效果。由于躁狂抑郁性精神病患者不断增多，该药临床应用亦日益增长。各种原因造成的锂盐摄入量超过肾脏排泄量，导致体内积蓄过多，造成急性中毒和各种神经精神症状。

（陈慧平　李金祥　马克　严非
毛伯根　唐跃中　李玲　施晓琳）

八、姑息医学

（一）姑息医学基本概念

姑息医学（palliative medicine），又被称为舒缓医学、缓和医疗、姑息医疗，是通过早期识别、积极评估、控制疼痛和治疗其他痛苦症状（包括躯体的、社会心理的和心灵的困扰），来预防和缓解患者的身心痛苦，从而改善临终患者及其家人生命质量的一门临床分支学科。它将传统的怜悯关怀与现代医学的成果相结合，在治愈希望与接受死亡之间提供空间；是姑息关怀在医学领域的体现和要素，也是姑息关怀的一系列医学临床的原则和方法的实践。1987年，由英国专家首次提出，2002年世界卫生组织进一步明确其定义与任务。

从理论的模式思考，姑息医学是具有多维度的医学要素和许多已为人熟知的姑息关怀的多学科交叉的医学领域。其最重要的医学体系包括了为数众多的医学和非医学的知识范围。图11中列出了部分对姑息医学知识体系最重要的相关要素，这些要素不仅包括了医学的亚专业，而且包括非医学的领域，如护理学、康复学、心理学、社会工作、宗教/神学的关怀和营养学，它们以多学科专业的合作方式对姑息医学的知识作出了巨大的贡献。

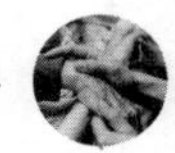

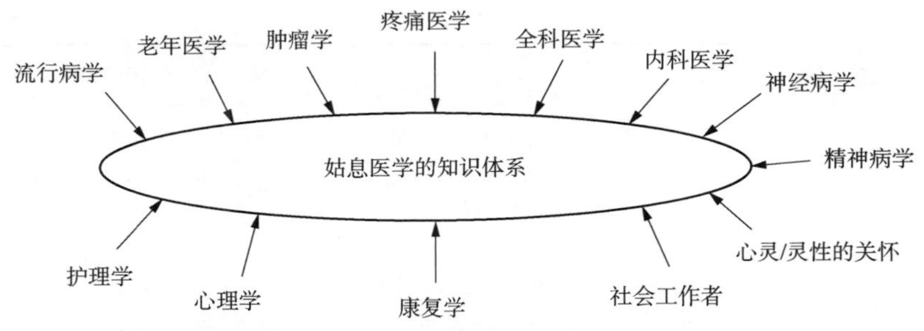

图 11　影响姑息医学知识体系的主要的医学和非医学专业学科

姑息医学基本药物(essential medicines for palliative care) 是合理利用有限的卫生资源,实现人人享有初级卫生保健的国家公共卫生政策战略目标,由世界卫生组织委托美国国际生命末期与姑息关怀学会(The International Association for Hospice and Palliative Care, IAHPC)制定的主要用于缓解晚期疾病及生命末期癌症患者痛苦症状的姑息关怀基本药品目录。制定过程如下:IAHPC 组织全球姑息医学专家,首先制定出基本药品目录的指导原则及伦理学指南。然后确定姑息关怀所面临的最常见的 21 种临床症状,即轻-中度疼痛、中-重度疼痛、骨痛、神经病理性疼痛、内脏痛、呼吸困难、乏力、终末期呼吸道过量分泌(吼鸣/临终悲鸣)、焦虑、口干、抑郁、呃逆、谵妄、厌食-恶病质综合征、失眠、便秘、终末期激越性躁动不安、腹泻、出汗、恶心、呕吐。接着对治疗这些常见症状的药品进行一级筛选,从 147 种常用药品中筛选出 120 种。再组织 112 名专家参与二级筛选,从 120 种药品中筛选出治疗 18 种严重症状的 48 种药品,并达成专家共识。最后于 2006 年召开全球 26 个国家/地区的 31 名专家代表工作会议,最终确定 33 种姑息医学的基本药物。详见表 15。

表 15　姑息医学基本药物目录

药物名称	剂型	临床症状
阿米替林	25～150 mg 片剂	抑郁症,神经病性疼痛
比沙可啶	10 mg 片剂,10 mg 栓剂	便秘
卡马西平	100～200 mg 片剂	神经病理性疼痛
西酞普兰	20 mg 片剂,10 mg/5 ml 口服液,20～40 mg 注射剂	抑郁
可待因	30 mg 片剂	腹泻,咳嗽
地塞米松	0.75～3.75 mg 片剂,5 mg/ml 注射剂	厌食,恶心,神经病理性疼痛,呕吐
地西泮	2.5～10 mg 片剂,5 mg/ml 注射剂,10 mg 直肠栓剂	焦虑
双氯芬酸	25～50 mg 片剂,50～75 mg/3 ml 注射剂	疼痛(轻-中度)
苯海拉明	25 mg 片剂,50 mg/ml 注射剂	恶心,呕吐
芬太尼透皮剂	25 μg/h, 50 μg/h 透皮贴剂	疼痛(中-重度)

续　表

药物名称	剂型	临床症状
加巴喷丁	100～300 mg 或 400 mg 片剂	神经病理性疼痛
氟哌啶醇	0.5～5 mg 片剂，0.5～5 mg 滴剂，0.5～5 mg/ml 注射剂	谵妄，恶心，呕吐，终末期坐立不安
丁溴东莨菪碱	1 mg/ml 口服溶剂，10 mg 片剂，10 mg/ml 或 20 mg/ml 注射剂	恶心，终末期呼吸道分泌过度，内脏痛，呕吐
布洛芬	200 mg 片剂，400 mg 片剂	疼痛(轻-中度)
左美丙嗪	5～50 mg 片剂，25 mg/ml 注射剂	谵妄，终末期激越性躁动不安
洛派丁胺/氯苯哌酰胺	2 mg 片剂	腹泻
劳拉西泮	0.5～2 mg 片剂，2 mg/ml 液体滴剂，2～4 mg/ml 注射剂	焦虑，失眠
醋酸甲地孕酮	160 mg 片剂，40 mg/ml 溶液	厌食
美沙酮(即释)	5 mg 片剂，1 mg/ml 口服溶液	疼痛(中-重度)
甲氧氯普胺	10 mg 片剂，5 mg/ml 注射剂	恶心，呕吐
咪达唑仑	2～10 mg/ml 注射剂	焦虑，终末期激越性躁动不安
液体石蜡灌肠剂	—	便秘
米氮平	15～30 mg 片剂，7.5～15 mg 注射剂	抑郁
吗啡	即释：5～30 mg 片剂，2 mg/ml 口服液，10 mg/ml 注射剂 缓释：10 mg 片剂，30～60 mg 片剂	呼吸困难，疼痛(中-重度)
奥曲肽	100 μg/ml 注射剂	腹泻，呕吐，肠梗阻
口服补液盐(主要成分氯化钠、氯化钾、枸橼酸钠、无水葡萄糖)	5.125 g，13.96 g，29.7 g，粉剂	腹泻
羟考酮	即释 5 mg 片剂	疼痛(中-重度)
对乙酰氨基酚	500 mg 片剂，500 mg 直肠栓塞	疼痛(轻-中度)
泼尼松龙	5 mg 片剂	厌食
番泻叶	8.6 mg 片剂	便秘
曲马多	50～150 mg 片剂，100 mg 胶囊，100 mg/2 ml 注射剂	疼痛(轻-中度)
曲唑酮	25～75 mg 片剂，50 mg 注射剂	失眠
唑吡坦	5～10 mg 片剂	失眠

消化道大出血(massive hemorrhage of gastrointestinal tract) 是指从食管到肛门的管道(包括食管、胃、十二指肠、空肠、回肠、盲肠、结肠及直肠等部位)，出现的急性、大量出血，出血量一般大于 400 ml。临床表现为头晕、心慌、冷汗、乏力、口干等，

甚至出现晕厥、四肢冰凉、尿少、烦躁不安、休克等症状。根据原发疾病的不同,可以伴有其他相应的临床表现,如腹痛、发热、肠梗阻、呕血、便血、柏油便、腹部包块、蜘蛛痣、腹壁静脉曲张、黄疸等。脉搏和血压改变是判断失血程度的重要指标,急性消化道大出血时血容量锐减,最初因机体代偿功能出现心率加快;但是如果不能及时止血或补充血容量,出现休克状态则脉搏微弱,甚至扪不清;休克早期血压可以代偿性升高,随着出血量增加,血压逐渐下降,进入失血性休克状态。急性消化道大出血应该卧床休息、禁食;密切观察病情变化,保持静脉通路并测定中心静脉压。保持患者呼吸道通畅,避免呕血引起窒息;迅速静脉输液,维持血容量,防止血压下降。血红蛋白低于 60 g/L、收缩血压低于 12 kPa (90 mmHg)时,应考虑输血,但要避免输血、输液量过多而引起急性肺水肿或诱发再次出血;同时针对原发疾病采取相应的治疗。但是出现在生命末期患者的急性消化道大出血往往是致命的,常推荐预先准备应对生命危象的药物如咪达唑仑,以及深色敷料如绿色外科毛巾等,此时其他药物对这类大出血是无效的,维持患者的安静舒适、维护其尊严是唯一现实的目标。

口干(xerostomia) 即口腔干燥,是口腔内唾液缺乏所引起的一种症状。唾液的量取决于其产生和消耗之间的平衡,如果唾液产生的量低于消耗量,则出现负平衡,表现为口干。口干是一种主观上的感觉,引起的原因很多,晚期癌症患者的口干有几种情况:由癌症引起,如颊黏膜糜烂、高钙血症;由治疗引起,如放化疗影响唾液腺、利尿剂、阿片类、抗胆碱能药物的不良反应;由衰弱引起,如锌缺乏、感染、张口呼吸;由其他并发症所引起。唾液缺乏对口腔内各器官造成明显影响。口干时极易继发白色念珠菌感染。由于炎症,口腔黏膜变干变红,表面覆盖一层黏着力很强的黏液膜,很难将其揭脱;舌质红而充血,上皮萎缩,表面干裂;口底唾液池消失。患者主诉舌部烧灼感,味觉异常,口唇干裂,表面覆盖痂皮。口干造成猖獗龋或牙周病,牙齿常有缺失。由于损伤了口腔黏膜和牙齿,患者常咀嚼和吞咽困难,并可有语言障碍。口干的治疗包括病因治疗和对症治疗。病因治疗在明确病因的情况下是最有效的,如药物性口干,通过调整药物及其剂量,可缓解口干。对症治疗包括鼓励少量多次饮水,应用人工唾液和使用唾液刺激剂等,如头颈部恶性肿瘤放疗后,由唾液腺实质破坏所引起的口干。

口咽念珠菌病(oropharyngeal candidiasis) 是由真菌——念珠菌属感染所引起的口咽部黏膜疾病,是晚期癌症患者常见的一种真菌感染,许多患者同时并发食道感染,有些患者还会出现全身性感染。发生的相关原因有机体行为能力欠佳、口干、义齿、局部抗菌药物和皮质类固醇激素的使用等。按其主要病变部位可分为念珠菌口炎、念珠菌唇炎、念珠菌口角炎、慢性黏膜皮肤念珠菌病。临床表现为颊黏膜上白斑(稀薄、分散)和(或)舌部白斑(增厚、融合),或口腔部位黏膜充血、糜烂及轻度出血,或角化性口腔黏膜炎。

处理:首先纠正可以纠正的潜在病因,特别是口腔干燥和不良的义齿(假牙)卫生。义齿每天至少必须要彻底清洗一次,同时应在合适的消毒液中浸泡一个通宵。不能消毒的义齿将导致抗真菌治疗失败,在再次戴上义齿之前,应该彻底漂洗干净。其次是药物治疗,对于非免疫受损患者的轻度口腔念珠菌病,制霉菌素是一个优良的选择。对于中-重度的感染和不能够应用制霉菌素的患者,氟康唑则是优先选择的药物,其他的药物包括两性霉素锭剂、咪康唑和伊曲康唑等。对于身体衰弱、有免疫缺陷病或与之相关的全身疾病及慢性念珠菌感染的患者,常需辅以增强机体免疫力的综合治疗措施,如注射转移因子、胸腺素、脂多糖等。

口腔护理(oral care) 借助相应的用具(如牙刷、牙膏、牙线、牙缝刷、棉球、纱布等),采用一定的技术方法,在适当的口腔护理液的辅助下达到舒适口腔、口腔清洁、去除口腔细菌和食物残渣、防治口腔炎症、预防吸入性肺炎、保持和促进身体健康的目的。在姑息关怀中则主要是舒适护理。生命末期患者常常由于口干、口腔真菌病、黏膜炎、口腔溃疡、口腔异味、口腔不适等需要口腔护理。除了针对病因进行治疗之外，口腔护理还包括鼓励患者少量多次饮水，最好是冰水或矿泉水，以短暂缓解口干症状，减少或避免辛辣、刺激、煎炸食物；用柔软的牙刷清洗过厚的舌苔，唾液分泌过少时使用唾液刺激物或人工唾液，每日刷洗义齿；因口腔溃疡或炎症引起的疼痛，可使用膜制剂或利多卡因、吗啡等局部麻醉药物等。总之，口腔护理可以通过口腔清洁技术，使口腔内细菌数减少，促进唾液分泌，增强口腔的自洁力，从而保持口腔清洁、湿润，使患者舒适、清爽，预防和治疗口腔感染等并发症，防止口腔异味，促进食欲，维护口腔的正常功能，减少并发症的发生，提高生活质量。

蕈状瘤护理（nursing care of mushroom tumor）是通过对蕈状瘤局部出血、疼痛、感染、恶臭和渗液的处理，减轻患者痛苦，让其感到舒适，提高其生活质量的护理措施。蕈状瘤是一种引起皮肤破溃的蕈样(真菌样)生长的、原发性或继发性的恶性肿瘤，浸润局部皮肤及皮下组织导致坏死感染，外观为增生性溃疡及窦道；特性为疼痛、出血、恶臭、渗出、感染、瘙痒(在乳腺癌尤其明显)，以及伤口周围会有不规则结节、红肿等。蕈状瘤对患者来说是极为痛苦的，其恶臭可导致患者与社会隔绝，使患者产生绝望感，可引起或加重恶心和厌食，使家属和患者感到痛苦不堪。

蕈状瘤护理要点包括：①出血护理。揭除敷料时动作轻柔，伤口创面不易揭除的敷料应用生理盐水充分浸润后小心揭除。清洗腐肉及分泌物时，若有小的出血点，应用棉签压迫出血点止血，出血不止时，应根据医嘱局部使用蘸有去甲肾上腺素、氨甲环酸、云南白药等药物的纱布压迫止血。②疼痛护理。使用疼痛数字评分量表评估疼痛，口服、皮下或静脉使用镇痛药物，采用放松疗法、认知行为疗法等心理治疗，必要时给予姑息性放化疗或手术。③感染与恶臭护理。蕈状瘤的恶臭部分由深部厌氧菌感染所致，部分由肿瘤坏死引起。可全身或局部使用甲硝唑，或者在患者的同意下使用银离子敷料、有吸附异味的功能活性炭敷料，或给予活乳酸杆菌每日 2 次外用，或蜂蜜每日 2 次局部外用，有助于减轻恶臭。打开窗户通风也是一个好的选择。

痛苦症状处理原则（the general principle to symptom management）缓解生命末期疾病患者各种痛苦症状，包括疼痛、乏力、呼吸困难、咳嗽、厌食、恶心、呕吐、便秘、焦虑、情绪低落/抑郁、谵妄等，必须遵循总体原则，其包含在“EEMMA”5 个字母所代表的含意中：评估(evaluation, E)、解释(explanation, E)、处理(management, M)、动态监护(monitoring, M)和注意细节(attention to detail, A)。

“评估”是症状处理的前提，治疗之前对每一种症状的原因都要进行诊断。引起症状的原因包括癌症本身、抗癌治疗和与癌症相关的虚弱和(或)并发的疾病。找出引起症状的原因是选择治疗的关键，并且要建立在可能性和对疾病模型认识的基础之上。

“解释”是要与患者/家属进行优良的交流，要用简单的术语解释可能的发病机制。医生对症状原因的解释是治疗的开始，能够较大地减轻症状对患者精神心理因素的影响，改善患者的依从性。要注意的是既要与亲属讨论以谋求他们的合作与帮助，加强对治疗措施的执行，又不能完全由家属决定，任何时候患者的愿望都应该受到优先考虑。

“处理”是个体化治疗，是对患者躯体的、精神心理的、社会的和心灵的处理和治疗计划。包括纠正可以纠正的因素，同时应用非药物措施和药物治疗方案，针对持续存在的症状预防性地开出处方，保持尽可能简单的治疗，精确地指导治疗，对难治

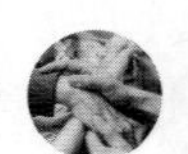

性痛苦症状寻求同事的建议,甚至专家团队的帮助,但是不能够说"我已经试过了所有的方法",或者说"我再也无计可施了"。

"动态监测"是对治疗的效果进行动态连续的评估和监测。患者间存在个体化差异,因而总是难以预测一种症状的缓解所需要的药物最佳剂量,而且不良反应使得应用药物的依从性降低。因此,对药物的连续监护和调整必须要做出安排,并且,随着疾病的进展,新的症状不断产生,必须对症酌情做出紧急处理。需要注意的是有时为了避免不能接受的不良反应,有必要让"症状完全缓解"的要求做出让步。

"注意细节"是不作无保障的假定/臆断,密切观察治疗的效果和不良反应,适时调整个体化的治疗方案。不注意细节的临床方法,姑息关怀是不可能获得成功的,患者将会遭受不必要的痛苦。注意细节在每一个阶段都很重要,可使得"不佳"和"优良"的症状控制产生差异。

哀伤辅导(bereavement counseling) 亦叫作"居丧关怀",是指从业人员运用心理辅导和调动社会支持系统等方法,协助处于哀伤期的人们(生命即将逝去的患者及其家属或丧亲者)疏导其哀伤情绪的过程,用以帮助他们重新投入到新生活中的过程,又称"善别辅导"。哀伤(bereavement)是指人在失去所爱或所依恋的对象时所经历的一种状态和过程,表现为悲伤、紧张,或对创伤性事件恐惧的情感体验;包括了悲伤(grief)与哀悼(mourning)的反应。哀伤可以是立即的,也可以是延迟的;可以是短期的,也可以是长期的;可以是轻度的,也可以是重度的。哀伤辅导的目标是鼓励活着的人去告别已逝的人或物。在心理辅导人员的帮助和陪伴下,协助哀伤者在合理时间内引发正常的悲伤,并健康地完成悲伤任务,接受失落的现实感,学习处理已存在的或潜在的情感,尝试去克服失落后再适应过程中遇到的困难,最终生者能够坦然地接受现实,并将情感投注在新的关系中,增强重新开始正常生活的能力。对于大多数丧亲者而言,"支持性表达",即邀请个人谈论他们的感受、认真倾听他们的诉说,这种方法简单有效,并且是家属或朋友、所有医护人员都能提供的;大约10%的哀伤者需要志愿者或支持团体;大约5%的哀伤者会发展成复杂的哀伤,需要专业心理治疗师或精神病学专家的干预。

灵性照顾(spiritual care) 即在临床医疗护理实践中,通过对患者灵性需求的评估,判断其灵性需求,并通过各种方式和途径,帮助患者满足灵性需求,获得最适宜身心灵状态的过程。又称"灵性照护""灵性关怀"。灵性是一个广义的概念,包括了对生命意义、个人价值和成长的探究,泛指个人在人类社会生活的意义世界中的相互关系、超越的观念、亲身体验、自觉过程、反思能力和主观知觉的总和。灵性需要是人类需要结构层次中最高层次的需要,其表达既需要主体自觉,又需要社会环境。

被诊断为生命有限的疾病,或者日渐增加的必定要死亡的意识,经常带来患者灵性的困扰,并且可能会将患者的注意力转移到寻找生命"最后的意义"上。灵性的成长可能被作为致力于更大的整合和追求其"完整性"的运动,例如获得成就和维持与自己、他人、周围环境和"超自然的神圣力量"的正确关系。内心愈合的目的不是被根治而获得治愈,也不是为了幸存,而是为了追求变得更加"完整";包括了能够对自己的亲人和朋友表达"我爱你""原谅我""我原谅你""谢谢你""再见"等。在实践中,灵性关怀的要素是接受和肯定,例如尊重和真诚地对待患者,充分展现把患者视为最有价值和具有尊严的人类,无论患者是谁、有什么问题、提出怎样的需求,都应该受到充分的肯定。灵性照顾是为疾病导致的恐惧、混乱和疼痛提供同情、和平和舒适,包括真实性、善良、同情、尊重、尊严、人性、脆弱性、服务、诚实和同理心等要素。

职业耗竭(occupational burnout) 是由各种各样的持续应激源,尤其是工作中的人际应激源所导致的一种负性精神状态,又称职业倦怠,表现为个体在工作重压下产生的身心疲惫与耗竭的状态。该概念最早由弗罗伊登伯格(Freudenberger)于1974年提出,他认为是其一种最容易在助人行业中出现的情绪性耗竭的症状。随后马斯里奇(Masrich)等人把对工作上长期的情绪及人际应激源做出反应而产生的一组情感衰竭(情感资源上的损耗,感到自己无法继续投入)、人格解体(当事人所产生的消极的、玩世不恭的态度和感觉)和个人成就感降低(消极地看待自己的工作、对自己的工作表现感到不满的倾向)的综合征称为职业耗竭。常见症状有对工作丧失热情,常常迟到早退,烦躁、易怒;感到前途渺茫,对周围的人事漠不关心;工作态度消极,对服务或接触的对象缺乏耐心等;对自己工作的意义和价值评价下降等。对职业耗竭的干预包括对个体和组织机构的干预两方面。个体的干预包括要求个体更清楚地认识自己的能力和机会,不会因为不恰当的期望和努力失败产生职业倦怠;不逃避,更积极地表达自己的意见,尽最大努力地去改变环境;把问题的原因归结为个体可以控制的因素,如能力和努力等;合理的饮食和锻炼、向朋友倾诉、散心调剂等。组织机构的干预指管理者采取措施帮助有效减少和降低员工的职业倦怠情绪,如明确任务分配、阐明角色和责任、提供建设性的反馈、更多地接纳员工意见、提供跟工作相关的训练和信息、适度的工作压力等。

姑息性治疗(palliative therapy)是对所患疾病对根治性治疗无效的患者采用的以缓解痛苦症状、提高生活质量为主要目标的治疗措施,目的是使患者和家属获得最佳生活质量,主要包括姑息性放疗、姑息性化疗和姑息性手术等。姑息性治疗的很多方面也可与抗癌治疗一起应用于疾病过程的早期。世界卫生组织对于姑息性治疗特别强调症状控制、患者支持、提升生活质量等多方面的内涵。对晚期癌症采取的姑息性放化疗作为辅助的或是缓解性的治疗,以及针对肿瘤急症如上腔静脉综合征和脊髓压迫等危急情况等的治疗,可以同手术、疼痛控制、心理安慰、社会关怀、营养支持和护理支持等,共同作为患者的总体姑息性治疗。

姑息性放疗是指应用放射方法治疗晚期恶性肿瘤的原发灶和(或)转移灶,以达到减轻痛苦、改善症状、延长生命的目的,包括缓解癌症骨转移及软组织浸润引起的疼痛,缓解压迫,促使伴有大面积溃疡的皮肤癌、口腔癌、阴茎癌、乳腺癌的病灶缩小和愈合,控制远处转移灶的发展,减轻脑占位病变所致的头痛、呕吐及其他脑神经症状等。姑息性化疗是指对于手术后复发、转移或就诊时不能切除的肿瘤患者的化疗,目的是使肿瘤缩小、稳定,包括全身化疗和局部化疗。局部化疗又包括腔内化疗、鞘内化疗、介入化疗、瘤体内注射药物化疗、膀胱灌注化疗等。治疗目的不是彻底消灭肿瘤,而是能够平稳地控制肿瘤的进展,缓解患者的痛苦,延长其生命。姑息性手术是与根治性手术相对而言的概念,指当晚期肿瘤已失去手术治愈的机会时,为减轻患者痛苦,维持营养和延长生命而进行的肿瘤部分切除或减轻症状的手术,如造瘘术、血管结扎手术等。简而言之,就是为解决患者呼吸、进食或者血液循环等问题而实施的造瘘、造口、支架、短路等手术,否则患者将因感染、出血而非肿瘤问题而导致死亡。

(二)姑息医疗评估量表

症状困扰量表(symptom distress scale, SDS)是评估慢性疾病相关症状给患者带来的不适体验程度的症状评估量表。包含13个条目,分别为恶心频率、恶心强度、食欲、失眠、疼痛频率、疼痛强度、疲乏、排便情况、精神集中、外表、呼吸、咳嗽和对未来的担忧。测评时由患者分别评价每一症状的严重程度,采用1～5级评分制,其中"1"表示完全没有困扰,"5"表示极度困扰,量表总分13～65分。此量表的内部一致性系数为0.80～0.82,重测信度为0.78。该量表于1983年由美国华盛顿大学的麦克科(McCorkle)等设计,要求患者分别评价每一症状的严重性,可用来测量患者由于疾病本身和(或)治疗引起的症状而产生的主观性困扰。属于自评量表,较精简,便于使用,是癌症患者症状困扰的评估量表中可信度较好的量表之一。

90项症状自评量表(symptom checklist 90, SCL-90)是由德若伽提斯(L.R. Derogatis)于1973年编制的协助患者从10个方面来了解自己心理健康程度的量表。又称90项症状清单、症状自评量表、症状自评目录(self-reporting inventory)等。该量表采用10个方面的因子(躯体化、强迫症状、人际关系敏感、抑郁、焦虑、敌对、恐怖、偏执、精神病性、其他),共有90个条目,包含较广泛的精神病症状学内容,对思维、情感、人际关系和生活习惯等方面均有相应的评价。该量表每一个项目均采取5级评分:"没有"计0分;"很轻"计1分;"中等"计2分;"偏重"计3分;"严重"计4分。作为自评量表,这里的"轻、中、重"等具体含义应由自评者自己去体会,不必硬性规定;适用对象为16岁以上的人群。该量表具有容量大、反映症状丰富、能较为准确地刻画被测者的自觉症状等特点,是世界上最著名的心理健康测试量表之一,也是当前使用最为广泛的精神障碍和心理疾病门诊检查量表。该表已被广泛应用于精神、心理疾病患者及重大疾病患者的自觉症状评定,也适用于调查不同职业群体的心理卫生问题。

安德森症状评估量表(MD Anderson symptom inventory, MDASI)由美国得克萨斯州立大学MD安德森癌症中心的克里兰德(Cleeland)等于2000年研制的用于癌症患者多症状自评量表,又称安德森症状评估量表。该量表包括症状体验和对生活的影响2个维度,共19个条目。第一部分包含13个症状条目:疼痛、疲劳、恶心、睡眠不安、苦恼、气短、健忘、食欲减退、瞌睡、口干、悲伤、呕吐、麻木感,评估过去24小时这13项癌症常见症状的严重程度。第二部分评估上述症状对一般活动、情绪、工作、与他人关系、走路、生活乐趣这6项日常生活的困扰程度(症状困扰)。该量表各条目均以10分制计分,每项从0分至10分,0分表示"无症状"或"无干扰",1～3分为"轻度",4～6分为"中度",7～10分为"重度"。得分越高说明患者的癌症相关症状越严重,症状困扰程度越高。该量表是评估癌症患者相关症状的常用普适性量表,已在世界范围内被翻译为多种语言,广泛应用于癌症患者相关症状的研究中。中文版安德森症状评估量表经过良好的文化调适和信度、效度测评,具有良好的内部一致性,是一个测量中国癌症患者症状的准确、可靠、简便的测量工具。

埃德蒙顿症状评估系统(Edmonton symptom assessment system, ESAS)是由加拿大学者布鲁尔(Bruera)等于1991年编制而成,由加拿大埃德蒙顿市姑息照护项目发展起来的症状自评量表。该量表是一个包含10个问题的Likert问卷,包括疼痛、乏力、嗜睡、恶心、食欲减退、呼吸困难、抑郁、焦虑、缺乏幸福感和其他,其中前9项为既定症状,"其他"为可选症状。用于评估过去24小时内这10项症状的严重程度。患者按0～10分对其症状严重程度计分,0分代表无症状,10分代表症状最严重。有研究将计分标准定为:1～3分为"轻度",4分～6分为"中度",7分～10分为"重度"。该量表具有较好的信度及效度,在临床广泛应用,已被翻译成多种语言。各国学者在此基础上做了一定的调整并用于本国,如加拿大的汉农(Hannon)等在2015年将量表中的9个症状增加为11个,增加了"便秘"和"睡眠障碍"两个症状的评估;中国学者在原汉化量表的基础上增加了"皮肤瘙痒"症状;日本学者对量表的顺序进行了调整等。该量表主要适用于晚期癌症患者或进行姑息治疗的癌症患者的常见躯体及心理症状。其突出优点在于评估到了晚期患者大部分常见症状,评估结果可通过评估记录进行转化,医护人员可通过观察症状的演变趋势较为准确地推断患者当前症状的严重程度,而且比较简短，容易完成，并能较全面地评估癌症患者的身心症状。

记忆症状评估量表（memorial symptom assessment scale, MSAS）是美国纪念斯隆·凯特琳癌症中心（Memorial Sloan-Kettering Cancer Center, MSKCC）的波特尼（Portenoy）等人于1994年研制出的一个多维度评估患者过去1周内自觉症状的评估量表。该量表包括3个维度（心理症状困扰、身体症状困扰和总体困扰指数）共32个条目，有24个条目评估患者症状的发生频率、严重程度和困扰程度，另外8个条目仅测量症状的严重程度和困扰程度。所有条目的测评均采用Likert评分法，其中症状的发生频率、严重度采用1分至4分共4级评分，困扰度采用1分至5分共5级评分，每个症状的得分为发生频率、严重程度和困扰程度得分的均分。评分越高表示症状困扰越严重；还可计算总体困扰指数，即由悲伤、焦虑、愤怒、紧张这4个症状的发生率得分与厌食、疲乏、疼痛、嗜睡、便秘、口干这6个症状的困扰度得分相加而成。该量表已被翻译为多种语言，是国际上应用最广泛的疾病症状困扰评估量表。香港中文大学卡丽丝·程（Karis Cheng）等于2009年经过顺译、回译、文化调适等过程对记忆症状评估量表进行了汉化，其结构效度与原量表保持一致，内容效度及内部一致性均较高，已被较为广泛地应用于临床对癌症患者的症状评估。

基础呼吸困难指数（baseline dyspnea index, BDI）是英国医学研究委员会马勒（Mahler）等于1984年研制出的用于评估患者日常活动诱发的呼吸困难程度的多维量表。该量表包括3个部分：功能性损害、完成功能活动的能力和努力的程度。每个部分又分为0～4级，0级为非常严重，1级为严重，2级为中度，3级为轻度，4级为无，如此可将患者的整体得分计为0～12分不等。分数越低，代表呼吸困难越严重。基础呼吸困难指数已经被翻译为多种语言，其信度和效度均已被证实，而且相比其他方法也更切实际，更能反映患者的具体情况，对一些临床干预措施也较敏感，适合于所有呼吸困难患者的评估。马勒等还发布了变化期呼吸困难指数（transition dyspnea index, TDI）。BDI用于在单一状态下评估呼吸困难的严重程度，较为详细，是重要的生存质量测定量表，而TDI是在BDI基础上的进一步变化，两者可互相补充。详见表16。

表16 基础呼吸困难指数

评估指标	分级	得分
功能性损害	非常严重	0
	严重	1
	中度	2
	轻度	3
	无	4
完成功能活动的能力	非常严重	0
	严重	1
	中度	2
	轻度	3
	无	4
努力程度	非常严重	0
	严重	1
	中度	2
	轻度	3
	无	4

格拉斯哥昏迷评分法（Glasgow coma scale, GCS）是由英国格拉斯哥大学的两位神经外科教授格雷厄姆·蒂斯代尔（Graham Teasdale）与布莱恩·詹妮特（Bryan J. Jennett）在1974年编制的评估患者意识状态（包括昏迷程度）的方法，又称格拉斯哥昏迷指数、格拉斯哥昏迷评分量表。含睁眼反应（E）、语言反应（V）和肢体运动（M）3个方面。其中：睁眼反应用1～4分计，1分为对于刺激无反应，2分为有刺激或痛楚会睁眼，3分为呼唤会睁眼，

4分为自然睁眼;语言反应用1～5分计,1分为无任何反应,2分可发出声音,3分为可说出单字,4分为可应答,但有答非所问的情形,5分为说话有条理;肢体运动用1～6分计,1分为无任何反应,2分为对疼痛刺激有反应,肢体会伸直,3分为对疼痛刺激有反应,肢体会弯曲,4分为对疼痛刺激有反应,肢体会回缩,5分为施以刺激时,可定位出疼痛位置,6分为可依指令动作。该量表总分3～15分,分值越高,提示意识状态越好。15分表示意识清楚;12～14分为轻度意识障碍;9～11分为中度意识障碍;8分以下为昏迷。记录方式如GCS12分(E3V4M5)。眼睑水肿和面部骨折患者睁眼反应无法测量,记为"C";言语障碍患者语言反应无法测量,记为"D";气管切开或气管插管患者语言反应无法测量,记为"T"。对于存在无法测定项目的患者,评分仅作为评判意识状态的参考。该表用于各种原因引起的昏迷患者,可客观表达患者的意识状态,在全球范围内使用非常广泛。

小儿疼痛评估(pediatric pain assessment)是根据儿童的年龄和发育特点,对小儿疼痛进行评价的方法和工具的总和。由于疼痛的表达受年龄和发育的不同阶段的影响,对儿童的疼痛评估比较困难;某些行为的变化或非言语的指征可能是评估的唯一线索,特别是对于那些表达不清楚、不能说话、认知受损或受到惊吓的儿童更是如此。家庭成员或照顾者提供的信息通常是有价值的,因为他们有更长时间陪护患儿,能观察到细微的、医疗仪器所检测不到的变化。

目前已有用于儿童的疼痛评估工具,但尚无评估的金标准。贝克(Baker)所发明的视觉评分量表被广泛使用。脸谱0表示为很高兴,因为完全无疼痛,脸谱6代表你能够想象到的最难以忍受的最严重的痛苦。对于婴儿、幼儿或有先天生理缺陷的孩子,常常无法提供对疼痛的自我描述,不得不进行行为学和生物学评估。生物学评估:对于短时的锐痛心率常常先下降而后上升,因此心率是评价短期锐痛的简便而合理的指标,但目前对长期慢性疼痛还没有推荐使用的生物学指标。行为学评估:发音、面部表情、身体运动等都与疼痛有关,但由行为推断疼痛程度很困难。儿童疼痛评估量表(douleur enfant gustove roussy, DEGR)量表是一个包括15项行为学的评分量表,常用来评估2～6岁恶性肿瘤患者的长期痛。总之,小儿疼痛评估对于儿童的疼痛管理至关重要,但评估较成人评估困难,因为自述缺乏准确性。

疼痛程度数字评分法(numerical rating scale, NRS)即用数字代替文字表示疼痛的程度;在一条直线上分段,请患者评出自己疼痛分数的方法,也称痛尺。该评分法由布德津斯基(Budzynski)和梅尔扎克(Melzack)等最早提出,常用于测定疼痛的强度;目前广泛应用于恶性肿瘤伴有疼痛且意识清楚的成人及能自行表达的儿童患者,共分为两种方法。

11点数字评分法(the 11-point numeric rating scale, NRS-11)。此方法要求患者用0到10这11个点来描述疼痛的强度。0表示无疼痛,疼痛较强时增加点数,1～3分为轻度疼痛,有痛感但可忍受,并能正常生活,睡眠不受干扰;4～6分为中度疼痛,疼痛明显,不能忍受,要求服用镇痛药物,睡眠受干扰;7～10分为重度疼痛,疼痛剧烈,不能忍受,需要镇痛药物,无法入睡,可伴有自主神经功能紊乱表现等,其中10分表示最剧烈的疼痛。该法是临床上最简单最常使用的测量主观疼痛的方法,容易被患者理解和接受,可以口述也可以记录,结果较为可靠(图12)。

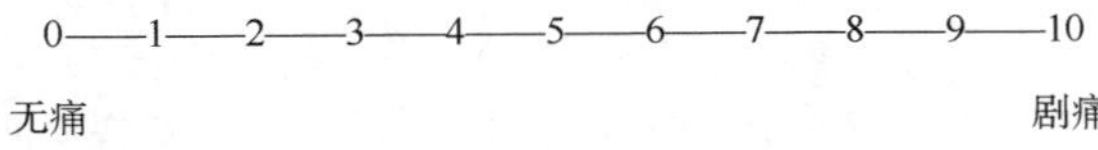

图12 11点数字评分法

101 点数字评分法（the 101-point numeric rating scale，NRS－101）。该法与 11 点数字评分法相似，在 1 根直尺上标有从 0 到 100 共 101 个点，0 表示无痛，100 表示最剧烈的疼痛，由于可供选择的点增多，疼痛的评分更加数据化。

简明疼痛评估量表（brief pain inventory，BPI）是将感觉、情感和评价这 3 个因素分别量化，用来评估疼痛的多层面特性的量表，包括过去 24 小时中疼痛最剧烈、最轻、平均及当时的疼痛强度及疼痛对日常生活的影响，又称简明疼痛问卷表（brief pain questionnaire，BPQ）。此表包括有关疼痛的部位、原因、性质、对生活的影响等描述，以及采用疼痛数字评分法（0～10 级）描述疼痛程度，是一种快速、全面、准确的评估疼痛的方法。该量表能直观、动态地反映患者疼痛变化过程，同时对疼痛的治疗和护理干预具有很好的指导作用，因此在癌症疼痛的患者中应用越来越广泛。

预后指数（prognostic index，PI）是预测疾病的可能病程和结局的一系列指标和评估方法，既包括判断疾病的特定后果，如康复，某种症状、体征和并发症等的出现或消失，以及死亡，又包括提供时间线索，如预测某段时间内发生某种结局的可能性。不同的疾病和不同的分期有不同的预后指数，同一种疾病，由于患者的年龄、体质、合并的疾病、接受治疗的早晚等诸多因素不同，即使接受了同样的治疗，预后也可以有很大的差别。影响预后的因素多种多样，包括致病因子、发病机制、病理分期、临床类型、症状表现、病情缓急、遗传因素、个体差异、年龄性别、诊疗时机、治疗手段、并发症、护理水平、免疫状态、患者精神状态等。研究预后指数的目的是认识疾病的发展和转归规律，发现早期破译预后信息的方法；创设和运用有效治疗手段，掌握诊疗的主动权；干预不良的自然预后，改善不良的治疗预后，提高医疗水平，提高生活质量。并且患者都希望通过有关的医学咨询，获得关于预后的信息，特别是有无可能或必要改善预后，如会更快康复或减轻症状、预防疾病的恶化或并发症、延长生命等。正确的医学建议取决于对有关预后的知识掌握。

（陈慧平　李金祥）

九、临终护理

护理（nursing）“护理”一词来源于拉丁文“nutricius”，原意为哺育小儿，后扩展为照顾老人、患者和虚弱者，包含保护、照顾、养育、营养和避免伤害等意义。护理的概念及定义随着社会发展、社会需求的变化以及护理专业的不断发展与完善而演变。护理事业的创始人和现代护理教育的奠基人之一弗洛伦斯·南丁格尔，曾提出护理的概念是“担负保护人们健康的职责以及护理患者使其处于最佳状态”。1973 年国际护士会（International Council of Nurses，ICN）提出“护理是帮助健康的人或患病的人保持或恢复健康（或平静的死去）”。1980 年美国护士协会（American Nurses Association，ANA）将护理定义为：“护理是诊断和处理人类对现存的或潜在的健康问题的反应。”护理的基本任务是促进健康、预防疾病、协助康复、减轻病痛。护理方法是以系统论为基础的护理程序，护理对象从个体到群体，护理服务场所从医院扩展到了社区、家庭及各种机构。护士要具有诊断和处理的能力，护理任务已超出了原有的对患者的护理服务范围，扩展到从健康到疾病的全过程的护理。

我国护理模式的发展及转变经历了以下 5 个模式：①个案护理（case nursing），是指一个患者所需的全部护理，完全由一位护士完成。适用于危重、脏器移植、大手术后等患者的护理。②功能制护理（functional nursing），是以护理工作任务为中心、日常事务为主要工作内容，进行岗位分工，如“治疗护士”“办公室护士”“给药护士”等，是一种流水作业的工作方式。护理分工明确、技术相对熟练，被视为机械性和重复性的劳动，忽视了患者的心理和社会

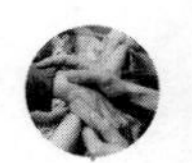

因素。③小组护理(team nursing),指护士以小组的形式对一组患者(10～20人)进行护理的分工方式。组长业务技术能力强、临床经验丰富,小组有很好的工作氛围,小组成员同心协力,但该模式会影响护士的责任心。④责任制护理(primary nursing),从患者入院到出院所有护理都由责任护士负责,责任护士实行8小时在岗,24小时负责制。该模式以患者为中心,满足其身心需要,护士责任明确、患者归属感及安全感增强,利于建立良好的护患关系。⑤系统化整体护理(systematic holistic nursing),以患者为中心,以新护理观为指导,以护理程序为核心,系统地、整体地进行护理服务和护理管理。主要宗旨设立为"以患者为中心",目标为使患者快速恢复健康,把解决患者各种问题作为护理的根本目的,将患者视为需要在生物、心理、精神以及社会文化等各方面进行护理的整体。该模式是集基础护理、心理护理、病情观察和健康教育为一体的护理模式,为患者提供全面、全程、连续及个性化的优质护理。

随着社会的发展、医学的进步,人们对护理的需求越来越高,使护理服务不断地向深度及广度发展,由职业转化为专业,并成为一门独立的学科,具有了很强的科学性、专业性、社会性及服务性。护理专业知识包括:①护理学的基础理论,如护理学导论、护理学基础、护理理论等。②临床专科护理知识,包括各专科护理的理论及技术,如内科护理学、外科护理学、妇产科护理学、儿科护理学等。③预防保健及公共卫生方面的知识,如社区护理、公共卫生护理、职业护理、学校卫生护理等。④护理管理、教育及科研方面的知识,如护理教育学、健康教育学、护理管理学、护理科研等。

护理理念(philosophy of nursing) 理念是指引个人思维及行为举止的价值观及信念,护理理念是护士认识和判断护理现象及其本质的价值观和信念。它是护理专业的理论体系和实践体系发展的框架概念,其形成受个人的价值体系和所受的专业教育等因素的影响。护理理念作为一个信念系统,决定着护士在护理工作中的思考方式,进而成为影响其行为抉择的重要因素。护理理念与护理的发展有着密不可分的关系,也深受政治社会文化变化的影响,每个阶段的护理理念都反映了当时的社会价值观和信念。目前普遍认可的护理理念是:①护理是一门助人的专业;②护理是一门科学,也是一门艺术;③护理的核心是健康照护;④护理是对个人、家庭、团体及社会的服务;⑤人是生理、心理和社会的统一体;⑥每个人都是完整而独特的个体;⑦人与环境持续互动,在其过程中维持个体的平衡;⑧每个人都应该对自己的健康负责任;⑨每个人都有权力接受健康照护。

护理程序(nursing procedure) 是一种有计划、系统和科学的护理工作方法。是护士为护理服务对象提供护理照护时所应用的工作程序,目的是确认和解决服务对象现存的或潜在的健康问题,是一个综合性、动态性、决策性和反馈性的思维和实践过程。

护理程序由护理评估、诊断、计划、实施和评价5个步骤组成。①护理评估,是指有目的、有计划、系统地收集服务对象生理、心理、社会、精神和文化方面的健康资料,并对资料进行整理分析,以发现和确认其健康问题。②护理诊断,是在评估基础上关于个人、家庭或社区现存的或潜在的健康问题以及生命过程问题的反应的一种临床判断。确立一个护理诊断,包括4个方面:诊断名称、定义、该诊断的有关因素和诊断的依据。③护理计划,是针对护理诊断所涉及的健康问题制订出的一系列预防、消除或减轻这些健康问题的护理措施和方法,包括排列护理诊断的优先顺序、确定预期目标、制订护理措施和书写护理计划。④护理实施,是为达到护理目标而将计划中各项措施付诸行动的实践过程。⑤护理评价,是将患者的健康状况、护理效果与原先确定的护理目标进行有计划的、系统的比较并做出判断的过程。护理诊断是评价的依据,护理目标是评价的标准。

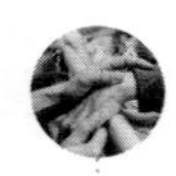

评价系统包括组织评价、护理程序评价和护理效果3个方面，评价贯穿于护理全过程的活动中。

整体护理（holistic nursing） holistic源于希腊文，意为“全体论的，以人的功能为整体论的”。整体护理也被称为“全人护理”或“以人为中心的护理”。

整体护理是一种以护理对象为中心，视护理对象为生物、心理、社会、精神、文化等多因素构成的开放性有机整体，以满足护理对象身心需要，解决现存的或潜在的健康问题为目的，以恢复和增进其健康为目标，运用护理程序的理论与方法，实施系统全面的护理思想和护理实践的活动。

整体护理的核心是以人为本，以患者为中心，强调人的整体性、护理的整体性和护理专业的整体性。其含义包括：①人是由身体、心理、社会、文化各方面组成的，其健康也受到各种因素影响，整体护理要面向整体的人。②护理是连续的，不仅在人患病时给予照护，而且要关注和帮助其康复、自理，达到个人健康最佳水平。③护理应关注健康-疾病全过程，对人的整个生命过程提供照护服务。④护理应对整个人群提供服务，通过整体护理促使护理从个人向家庭、社区延伸，提高整个人群的健康水平。

居丧照护（bereavement care） 是指医护人员运用心理学、医学、护理及人文社会等知识，向居丧者（丧亲者）提供哀伤辅导，帮助其在合理的时间内，引发正常的哀伤，健康地完成哀伤任务的一种心理辅导和照顾措施。一般需要一年时间，目的是帮助丧亲者接受亲人去世的事实，并有效地应对失去，顺利度过悲伤期，最大限度地降低由于严重悲伤反应所带来的负性生理反应，并监控其完成哀伤的过程。改善和提高居丧者生活质量，预防可能发生的影响健康的问题。

临终护理（hospice nursing care） 临终护理也被称为“终末期护理”“姑息护理”“舒缓护理”“安宁护理”“善终护理”和“宁养护理”等。临终护理是护士向临终患者及其家属提供的一项全面整体照护的实践活动，核心是“人文关怀照护”。临终护理注重团队精神照顾，以患者和家属为中心，给予其身体、心理、社会和灵性方面的连续性、动态性和综合性的整体照料护理。最终目标是为临终患者及其家属提供舒适、有尊严的照护，最大限度缓解临终患者痛苦，使其获得最佳的生活质量。

现代的临终护理始于1967年英国西西里·桑德斯博士在英国伦敦创建了世界上第一所临终关怀护理医院——圣克利斯朵夫临终关怀医院，它的建立标志着现代临终关怀的开始，使无法治愈的临终患者能够得到全面整体照护，实现有尊严地走向死亡，被誉为“点燃了临终关怀运动的灯塔”。

临终护理的服务人员是以护士为主，由医生、心理师、药剂师、社会工作者及志愿者等组成的团队。服务对象是临终患者及家属。临终患者包括处于晚末期疾病的各年龄段人群。临终患者家属包括配偶、子女、父母及其他亲属，也可以包括患者亲密的朋友。服务范围是目前医学诊断明确、治愈无望、预计生存期在6个月以内的患者。服务内容有身体、心理、社会和灵性照护，人文关怀，有效沟通，死亡教育和哀伤辅导等。

临终护理服务坚持以人为本的整体照护原则。从人道主义出发，注重人文关怀，实施舒适护理；从生理学角度，重视疼痛及其他症状的管理，解除身体痛苦；从心理学角度，理解患者及其家属的心理需求，给予慰藉和支持；从生命伦理学角度，尊重生命自主权利，维护尊严和权益；从社会学角度，调动和利用社会资源，满足患者及其家属的愿望和需求；从灵性角度，指导临终患者回顾生命，超越自己，认识生命价值及其意义，获得灵性平安。

临终护理是临终关怀服务的重要内容。护士是临终关怀服务的主力军，担当着实践者、管理者、宣传者、教育者、沟通者、咨询者、研究者等角色，要求其不仅具有护理专业的理论与实践操作能力，还要具备丰富的医学、心理学、伦理学及社会学等方面的知识，更要具有良好的人文素质和高尚的职业道德。

在临终关怀护理实践中运用护理程序，首先是评估、诊断，制订并实施临终护理计划，提供整体护理，并进行全程动态评价。临终护理包括基础护理、舒适护理、饮食护理、心理护理，濒死期护理、遗体护理及哀伤辅导等服务项目；根据病情开展鼻饲、肛管排气、氧气吸入、雾化吸入、导尿及膀胱冲洗护理、抚摸护理等服务项目。积极给予临终患者人性化、专业化、舒适化、个体化和整体化的护理。全面满足患者及其家属生理、心理、社会、文化、情感及精神等各方面的需求。使患者在临终阶段生活有质量、生命有尊严、人生有价值。

临终康复护理（hospice rehabilitation nursing）是指在康复医学理论指导下，护士密切配合康复专业人员，从护理角度帮助临终患者在疾病或残疾的限制下最大限度地发挥其功能的实践活动。临终康复是涉及多学科专业人员的团队式的服务过程，康复团队由医生、护士、物理治疗师、作业治疗师、言语治疗师、心理治疗师及社会工作者等专业人员组成。临终康复护理的目的包括：①防止临终患者机体因疾病因素和制动引起的功能障碍，或促进功能的恢复。②防止因疾病或病室环境造成的运动缺乏引起的压疮、肺炎、深静脉血栓形成等合并症。③在心理支持下进行指导、训练，教会患者从被动地接受他人照顾过渡为自我照顾日常生活。

濒死期常见症状护理（symptom nursing for agonal stage）濒死期（agonal stage）即临近死亡，又称临终状态或濒临死亡阶段。这也是未达到死亡的一种生命本质无法复合退化的临终阶段，是生命活动的最后阶段，各种迹象显示生命即将终结，通常认为 48～72 小时。濒死期的主要特点是脑干以上神经功能的丧失或深度抑制，而脑干以上的功能犹存，但由于失去了上位中枢的控制，意识、心跳、血压、呼吸和代谢紊乱，可出现临终脱水、死前喉鸣、感知觉减退、皮肤湿冷、谵妄及昏迷等症状，其护理措施如下。

第一，临终脱水（terminal patient dehydration）。口腔干燥者要注意保持口腔湿润，可利用棉签蘸水湿润口唇，涂抹润唇膏或橄榄油。清醒患者可少量饮水。皮下点滴注射是既方便又不会给患者造成太大伤害的补液方式，一般以每天尿量增加至少 500 ml，或每天给予 1 500 ml～3 000 ml 的液体为标准。部分家属见到患者日渐消瘦、无法进食，会要求给予静脉输液，此时需要评估患者的意愿，权衡静脉输液对患者的利弊，澄清不予输液并不是放弃，而是考虑到输液后反而造成患者水肿、分泌物增加及穿刺的痛苦。

第二，临终喉鸣（deathbed laryngeal）。其护理包括：①体位护理。帮助患者翻身侧卧或抬高床头以利于呼吸。采取侧卧位以利于口水流出或把头抬高以利于吞咽。如果出现呼吸暂停现象，可把床头摇高或用枕头把头垫高。②心理护理。安慰患者家属并解释此种声音常是死亡前的征兆，并不是呛到或不舒服。患者家属可以紧握患者的手，抚摸并语言安慰患者。③呼吸道护理。吸痰对濒死期患者帮助不大，多数患者的痰液，尤其是深部的痰液不宜被吸出且吸痰会增加其痛苦，如果是位置较浅的喉部分泌物，可把床上升 30°，使口水能吞入，必要时可轻柔抽吸痰。④药物护理。可使用抗胆碱类药物如阿托品、莨菪碱类药物减少呼吸道分泌物，或通过雾化吸入稀释痰液。如合并液体过多或心力衰竭，可使用利尿药。

第三，感知觉减退（decreased sensory perception）。临终患者的视力、触觉、嗅觉和听力都有减退，听力是临终患者最后消失的感知觉。护理措施：①房间宜使用柔和的灯光，避免光线直射眼睛。通过目光和眼泪领会临终患者心灵与情感的信息。②无论患者有无回应，都应坚持与患者对话，并鼓励患者家属与患者做最后的交流道别，说出感受，表达爱意，即使患者可能

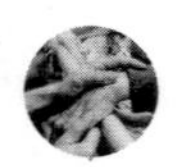

不会有任何回应。尤其是在患者弥留之际,家属与患者之间的情感沟通、守护陪伴及握手触摸等可以起到安抚、减轻痛苦和恐惧的作用和意义。③可以适当播放舒缓音乐,创造安宁氛围。

第四,皮肤湿冷(the skin is cold)。护理措施:①适当保暖,可以使用暖灯但不可使用电热毯或热水袋,以免皮肤烫伤。不必加盖棉被,以免让临终患者感到非常沉重,难以忍受。②协助翻身,取舒适的体位,可温柔地按摩患者的四肢,改善外周循环。③维持皮肤清洁,可给予温水擦拭。

第五,谵妄(delirium)。护理措施:①安全护理。患者出现烦躁不安时,注意保护其安全,避免患者受伤,尽量减少甚至避免约束患者。评估及改造环境,以防患者跌倒或受到意外伤害,如移去一些患者会伤害到自己的物品或设备,摘除活动假牙、耳环、发夹、戒指和手表等。若患者平时是戴眼镜或助听器的,在谵妄时应戴上,以帮助患者能够看清或听清,使患者有安全感。若患者要求下床,应评估安全性和患者体力。②药物护理。控制症状可使用氟哌啶醇、咪达唑啉、苯巴比妥等,注意药物使用剂量、次数及方法,观察药物的不良反应。③稳定情绪。对发生谵妄且思维混乱的患者,反复给予讲解,促进认知功能的恢复,并给予一定的暗示。对产生幻觉的患者,用亲切的语言耐心解释,反复讲解目前的真实情况,用医护人员及亲人的关心,阻止幻觉的延伸。照护者在患者情绪稳定的时候呼唤患者的姓名,并告知所处环境、时间等信息,帮助恢复定向力。④环境护理:环境宜安静,减少噪声,工作人员及家属说话轻声,避免在病房中交谈,避免重物撞击,避免其他患者围观,避免一切激惹因素,以熟悉的环境、事物来缓解患者的焦虑不安,如携带家中熟悉的物品、习惯穿着的衣物等。白天保持明亮的光线,不要拉起窗帘;夜间尽量减少光源,帮助患者矫正日夜颠倒的情形。⑤健康指导。告知家属可能引起谵妄的原因,解释病情以减少家属的恐慌。

第六,昏迷护理。见词条“昏迷护理”。

皮肤清洁护理(skin care) 是指通过沐浴或擦浴等方式去除皮肤上的污垢,保持皮肤的清洁和完整的护理方法。临终患者由于疾病影响,生活自理能力差,汗液中的盐分及含氮物质常存留在皮肤上,和皮脂、皮屑、灰尘、细菌等结合黏附于皮肤表面,刺激皮肤使其抵抗力下降,导致皮肤感染和不舒适感觉,因此更应注重皮肤清洁护理。常用的护理方法有淋浴、盆浴、床上擦浴、洗澡床及洗澡机洗浴等。在进行皮肤清洁护理过程中,观察患者皮肤有无破损迹象,注意保护患者隐私,防止受凉、烫伤和跌伤等情况的发生。

皮肤清洁护理可促进皮肤的血液循环,增强皮肤的排泄功能,维持皮肤的完整性,满足患者舒适、清洁和自尊的需求,增加患者的舒适度和满意度。同时观察病情,预防皮肤感染,防止压疮、肌肉挛缩、关节僵硬等并发症。

舒适护理(comfort care) 一种整体的、个性化的、有效的护理模式,是使患者在生理、心理、社会和精神等方面处于轻松愉快的状态,或降低、缩短其不愉快的程度。核心是“舒适和满意”。

南丁格尔曾强调病房应空气新鲜、环境应安静整洁,形成了早期舒适护理的萌芽。1995 年美国护理专家柯卡芭(Kolcaba)提出了舒适护理理论,指出舒适护理应作为整体护理艺术的过程和追求的结果,使基础护理与护理研究更加注重舒适感受和患者的满意度。1998 年,中国台湾萧丰富先生提出了舒适护理模式,又称“萧氏双 C 护理模式”,强调护士除了目前的护理活动(care)外,应加强舒适(comfort)护理研究,并将研究成果应用于患者。

舒适是舒适理论中最核心的概念。护士可以通过护理干预,为患者和家属提供舒适,这些干预就是舒适理论的核心。舒适护理内容包括:①生理舒适,指身体上的舒适感觉。护士通过控制和管理疾病引起的不适症状,使患者的痛苦减轻或消失。这是舒适护理中首要满足的条件。②心理舒适,是指心理需求、安全感、尊重感等得到满足。③社会舒适,包括人际关系、家庭、职业、经济状况与社会关系的和谐。④灵性舒适,指信念、自尊、生命价值和意义、信仰等精神需要的满足。⑤环境舒适,如环境卫生、病室整洁度、光线、噪声、温湿度等所带来的舒适。

舒适护理体现了"以人为本"的护理理念,使"以患者为中心"的服务宗旨真正落到了实处,使患者充分感受到"关怀与关爱"的护理服务,使护理服务的满意度及护理质量得到了提高;对患者实施生理、心理、社会等全方位的舒适护理,既减轻了患者的痛苦,又最大限度地满足了其安全、自尊、爱与归属等多层次的需要;舒适护理丰富了整体护理的内涵,推动了优质护理的开展和深化。

护理人文关怀(human caring) 人文关怀又称人性关怀、关爱。人文关怀理念是以人本主义或人道主义为核心,由人的文化、人的自然情感、人的道德情怀、人的利益需要和人的社会关系等基本要素组成。

护理人文关怀是护士帮助服务对象获得身心整体健康与实现个人生命价值的关爱情感及其照护,实现身心和谐的一种专业行为,是融合情感、认知和行为的一种帮助过程。其核心是"以人为本",具有专业胜任性、整体协调性、关怀意愿性、治疗目的性和社会责任性的特征。

护理人文关怀概念是在20世纪70～80年代西方社会物质文明高度发达的后现代时期正式被提出来的。美国护理理论家马德琳·莱宁格尔(Madeleine Leininger)与简·沃森(Jean Watson)分别于1975年和1979年提出了"人文关怀是护理学的本质"的观点,并将护理学拓展到以"关怀整体人的生命价值"为核心的人性关怀的发展阶段。沃森在她的第一部著作《护理:关怀的哲学和科学》中首次应用了"人文关怀"这一词语。她将哲学以"人自身的生命价值"为本的人文关怀理念引入到护理学"关怀弱势人群的生命健康"的内涵之中,揭示了护理学人文关怀的精神内核,以"关怀整体人的生命价值"为核心的人文关怀理念,包含着对自身生命价值的关怀。她提出:人文关怀是一种主动关怀人的意愿、意识或责任,并在具体行动中体现出来的价值观和态度,护理人文关怀的本质属性就在于以"整体人的生命价值"为本的人文关怀理念。罗奇(Roach)认为护士应具备5C人文关怀素质,即同情(compassion)、良心(conscience)、责任(commitment)、信心(confidence)与胜任(competence)。

护理人文关怀是社会发展和医学进步的产物,是护理事业发展的内在动力,是专业价值和职业形象的外在体现。具体表现在理解患者的文化背景、尊重患者的生命价值、表达护士的关爱情感、协调患者的人际关系和满足患者的个性需要等方面。其意义是体现人道主义精神,提升护士人文素质,增强护士职业认同度及获益感;有助于构建和谐护患关系,满足患者与家属需求,提高护理服务质量和患者满意度。

多元文化护理(multicultural nursing) 又称跨文化护理。在20世纪60年代由美国护理学家马德琳·莱宁格尔博士首先提出。多元文化护理是护士根据患者的世界观、价值观、风俗习惯、生活方式和宗教信仰等文化方面的差异,将传统的照顾理念赋予多元文化内容,以满足不同文化背景患者需求的护理方式。文化护理的多元性不仅体现在跨国界、跨种族方面,还包括个体文化差异和本土文化差异。多元文化护理针对不同服务对象对健康、疾病、治疗、保健、护理、照护等的认识和需求的差异性以及社会文化因素的多样性,提供多层次、多系统和整体有效的护理,满足共性需要和适应不同文化背景需要的个体化护理服务,体现护理的文化情操,促进和提高护理实践水平。

护理美学(aesthetics of nursing) 是将美学基本理论应用于护理实践的一门新兴的边缘学科。它以美学基本原理、原则和观点为指导，借鉴人文、社会科学等诸多学科的理论、方法和成果，探究护理美的现象、护理审美的发生发展及其一般规律。护理美学紧紧围绕“人”这一中心，从环境、健康、护理等层面去发掘、展示护理美的现象和促进护理审美创造，充分体现护理艺术的魅力，使护理美学在维护人类健康的进程中体现出应有的社会价值和意义。护理美学主要研究内容包括护理美、护理人体美、护理审美意识、审美实践、审美教育与审美评价等。基本任务包括构筑护理美学理论体系，深化护理审美教育和拓展护理审美实践的应用性研究等。

吞咽困难护理（dysphagia nursing）是指固体或液体食物从口腔经食管至胃的运送过程中受阻而产生咽部、胸骨后或食管部位的梗阻停滞感。引起吞咽困难的原因主要分为功能障碍性、梗阻性和瘫痪性。据统计，10%～20%的中晚期癌症患者可能发生吞咽困难。阿尔茨海默病的晚期和高度退行性神经疾病的末期患者也会发生。

护理措施：①全面评估，制订护理计划。②指导进食的方式、方法及与之配合的正确体位，消除患者的恐惧心理。③饮食护理，鼓励能吞咽的患者进食，根据病情鼓励进食，指导选择食物种类和方式，注意少食多餐，避免粗糙、过冷、过热和有刺激的食物。④不能经口进食时，可插胃管进行鼻饲饮食并做好胃管的护理。酌情静脉补充高营养，严格注意无菌操作，做好输液的巡视。⑤指导患者和照护者，预防吸入性肺炎、气道异物和营养不良等并发症。

呃逆护理（hiccup nursing）呃逆是指膈肌（横膈）不自主的间歇性收缩运动，造成空气突然被吸入呼吸道与消化道内。正常人在受到冷的刺激或激动、兴奋等情况下可突发呃逆，一般轻微，不治疗也可自愈。当呃逆频繁或持续发作时，应多考虑是在各种病理情况下的，如患者呃逆连续发作数天不能停止，且影响休息或睡眠时，称之为顽固性呃逆。呃逆的原因较多，有中枢性病变如脑肿瘤、脑血管意外、脑炎等；外周性病变如纵隔肿瘤、食管癌等；膈肌周围病变；迷走神经刺激；药物、术后及精神因素等。

护理措施：①饮食护理。避免饮食过冷、过热、过硬、过辣，指导患者在呃逆间歇期进食。②观察呃逆发作的时间、特点及频率，寻找诱因。注意有无消化道出血。③遵医嘱合理使用药物。④心理护理。呃逆影响睡眠和进食，伴有出血者更会感到恐惧、烦躁、紧张，应做好心理慰藉。⑤留置胃管患者由于胃内管道刺激膈肌而易出现打嗝，喂食时可以少量多次喂食，以免一次喂食过多而刺激膈肌。

恶病质护理（cachexia nursing）恶病质亦称恶液质，以骨骼肌的丢失和（或）体脂的减少为特征。早期可出现进行性体重下降、贫血、低蛋白血症等，表现为消瘦、厌食、虚弱无力、卧床等。晚期可出现疼痛、呼吸困难和多器官功能衰竭等。恶病质多由癌症和其他严重的慢性消耗性疾病引起，其中以肿瘤伴发的恶病质最为常见，称为肿瘤恶病质。

护理措施：①根据具体病情及患者和家属意见选择喂养或营养支持方式。患者能自主进食的，应首选口服平衡饮食，由营养师随时调整。若患者无法自主进食或吞咽困难，而胃肠道功能良好的，可经胃或空肠进行营养支持。胃肠道功能障碍患者因无法经肠道喂养，需肠外营养支持。②调整水及电解质平衡。严重的营养不良患者常伴有脱水等表现，典型的脱水征象常由于水肿而被掩盖。常有腹泻或呕吐、口渴、尿量少、脉搏弱而快、血压低、四肢冷、神志不清等症状。应注意观察并及时调整水电解质平衡。③给予改善食欲的药物治疗。

昏迷护理（coma nursing）昏迷是指高级神经活动对内、外环境的刺激处于抑制状态。主要临床特征是意识丧失和随意运动消失，对外界刺激减缓或无反应，并出现运动、感觉、反射功能的障碍和大小便失禁等。昏迷可以由多种病因引起，主要分为

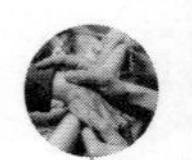

颅内及颅外病变两大类。

护理措施：①基础护理。具体包括给予口腔护理、预防压疮、保持床单元的整洁、干燥、每周擦浴一次；长期留置尿管者，应每日2次消毒尿道口，防止尿道感染；有引流管者，应确保引流管的妥善固定、密闭、通畅；有动、静脉置管的患者，防止脉管炎发生。②生命体征监测。体温过高应及时进行物理和药物降温，体温过低应给予保暖并汇报医生；心率、心律是反映心脏功能状态的重要指标；呼吸过快一般提示脑缺氧及颅内压增高；呼吸过慢在机体代偿状态下产生CO_2蓄积，在失代偿状态下可产生呼吸性酸中毒；血压的监测可作为有效循环状态的重要指标。③呼吸道管理。保持呼吸道的通畅；防止吸入性肺炎；周围性气道梗阻者，可放置口咽通气管或气管切开，中枢性呼吸障碍者，应行气管插管辅助呼吸。④营养管理。急性期主要依靠静脉输液；除消化道出血者外，可经鼻饲供给营养物质；也可经胃肠道灌注要素饮食；在发生应激性溃疡或消化道出血者不能经胃肠道摄入营养时，则需实施胃肠外营养。

临终发热护理（nursing care of terminal fever patient）临终患者常见发热有感染性发热、中枢性发热和癌性发热，明确诊断可及时有效地采取相应的防治措施。感染性发热由各种病原体侵入引起；中枢性发热是指因中枢神经系统病变引起体温调节中枢异常所产生的发热；癌性发热是指癌症患者在排除感染、抗生素治疗无效的情况下出现的直接与癌症有关的非感染性发热和患者在肿瘤发展过程中因治疗而引起的发热。

护理措施：①加强基础护理，促进患者舒适。做好口腔及皮肤护理，高热抽搐时应注意安全防护，防止坠床；②补充营养及水分，维持水和电解质平衡。③降温。高热患者给予物理降温或遵医嘱药物降温；低热情况以擦浴等物理降温方式为主，中高热情况下适度使用退热药物。高热或超高热可考虑冰帽、冰毯和(或)冬眠疗法。降温过程中，密切监测患者体温与脉搏变化，及时更换衣物，保持皮肤清洁、干燥，防止受凉，并观察患者降温后的反应，避免发生虚脱。④监测患者体温变化，观察热型，病情观察与诊治积极配合。⑤心理护理。正确评估发热时患者的心理状态，对体温变化及伴随症状给予合理的解释，缓解其紧张情绪。巡视患者，给予精神安慰，解除不适，满足患者的需要。

尿潴留护理（nursing care of urinary retention）尿潴留是指尿液潴留在充盈的膀胱内而不能自行排出。其原因有脊髓反射弧或大脑皮质功能障碍、尿液排出通路受阻、逼尿肌和括约肌功能的异常等。护理措施：①查找病因，进行病因处理。②心理护理，给予安慰和解释，消除焦虑和紧张情绪。③提供排尿的环境，如关闭门窗，屏风遮挡等。④调整体位和姿势，诱导排尿，如使其听流水声，或用温水冲洗会阴，刺激排尿。⑤合理运用药物、针灸、指压穴位、按摩或热敷等方式，促进排尿。⑥指导患者养成及时、定时排尿的习惯，教会患者自我放松的正确方法。⑦经上述措施处理无效时，根据医嘱采用导尿术。

遗体料理（human remains nuring）也称尸体料理（corpse care），指患者死亡后，护士对遗体进行的一系列的照料护理活动。目的是使遗体清洁、五官端详、四肢舒展、无渗液，维持良好的外观，易于辨认。这是对死者的尊重和家属的安慰。

操作步骤：拆除各类管道后穿隔离衣、戴帽子、口罩和手套；填写尸体识别卡；向家属解释、安慰，鼓励家属参与。用屏风遮挡，清洁面部，整理遗容；协助死者闭上眼睑，不能闭合者，可用毛巾湿敷或于上眼睑下垫少许棉花；嘴不能闭合者，轻揉下颌，用毛巾卷起或绷带托起下颌；用血管钳将棉花垫塞于口、鼻、耳、肛门、阴道等孔道；清洁全身，脱去衣裤，擦净全身，擦洗顺序依次为上肢、胸部、腹部、背、臀及下肢；如果有胶布痕迹，应用松节油擦净，有伤口者更换敷料，有引流管者应该拔出并进行伤口缝合或用蝶形胶布封闭并包扎；为逝者穿上衣裤、袜子及鞋；上衣别上尸体识别卡，推车送太平间。

注意事项：①严肃认真，抓紧时间，以防尸体僵硬造成护理困难。②尊重家属要求，重视宗教信仰和民族习惯。③注意减少对其他患者或邻里的打扰。④对社会负责，特别是患有传染病的死者，其尸体料理更应该按照严格的隔离消毒，防止传染病的传播，以免给医院、社会及家庭带来危害。⑤妥善料理遗嘱和遗物。

延续护理（continuing nursing） 指通过制定一系列护理措施，使患者在不同的健康照护场所（如从医院到家庭）或同一健康照护场所（如医院的不同科室）之间转移时，仍能受到协调和连续的护理服务模式。通常是指从医院到家庭的延续，包括经由医院制订的出院计划、转诊、患者回归家庭或社区后的持续随访与指导。延续护理服务内容包括：①向出院患者提供院外健康指导。②向社区护士提供专业技术支持。③向患者家庭提供健康照护知识等。延续护理使出院患者能够得到持续的医疗卫生保健服务，满足了患者和家属的需求，提高了患者的自我管理能力，促进了患者康复，降低患者再入院率，提高了医疗卫生服务效率。

临终居家照护（hospice care at home） 是以社区为基础，以家庭为单位开展的临终关怀照护服务，是持续性综合健康照护的一部分，是在临终患者居住处提供的照护活动。一般由临终关怀组织联合医院、社区保健机构共同协作，组织具有专业能力的医护人员根据临终患者的病情，每日或每周数次到家中探视，提供临终照护服务。在家里实施临终关怀照护，可使患者获得最安全、最温馨舒适及经济负担最轻的照护。临终患者在自己最熟悉的家中，在亲人的陪伴和关爱下离开人世，实现了患者真正意义上的有尊严的死亡，体现了生命价值与质量，是实现临终关怀护理内容的理想形式。

临终居家照护服务对象是不可治愈、致死疾病的临终患者，包括患活动性、进行性、预后有限的晚期疾病患者。服务内容包括临终症状的控制，临终护理技术的应用，对临终患者和家属的心理、精神及社会支持服务，生活照护和人文关怀等。服务流程包括识别、评估、诊断、实施和评价。具体步骤：①识别。确定为居家服务对象（不可治愈临终患者）；填写预约申请表/等候电话通知家访时间；安排出诊时间（2 个工作日内完成家访）。②评估。评估贯穿于临终关怀服务过程始终；包括首次家访，告知、宣教并签署同意书；完成居家评估表（包括居家环境安全评估）。③诊断。明确疾病诊断及程度；确定存在主要问题并排序。④实施。医生根据病情开处方，护士核对并记录；患者/家属至门诊取药；每周上门进行临终医疗和护理服务并记录（平均家访时间半小时以上）；病情恶化时，告知沟通联系转介，转入临终关怀住院病床；若患者死亡则给予家属哀伤辅导。⑤评价。包括改善患者及家属生命质量的评估、家属对安宁疗护服务评价和结案及病历讨论。

护患关系模式（nurse-patient relationship mode） 是医学模式在护患人际关系中的具体体现。根据护患双方在建立和发展护患关系中所发挥的主导作用、各自所具有的心理方位、主动性和感受性等的不同，将护患关系分为 3 种基本模式：①主动-被动模式。这种模式是护士处于主动的主导地位、患者置于被动地位的一种模式。护患双方存在显著的心理差位。这一模式的特征是“护士为患者做什么”，适用于新生儿、全麻、昏迷、休克等患者。②指导-合作模式。是护士对患者进行帮助指导，患者有限度地合作配合的过渡模式，在这个模式中护士是主角，患者是配角但有一定的主动性。护患双方存在微弱的心理差位。这一模式的特征是“护士教会患者做什么”，适用于清醒的急危重症、重病初愈、手术及术后的患者。③共同参与模式。是一种以平等关系为基础的护患关系，双方具有相等的主动性，彼此都具有促

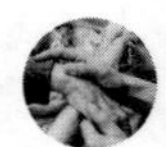

使健康恢复的共同愿望,共同协商治疗疾病的方案和措施。护患双方为心理等位关系。此模式的特征是"护士帮助患者自我恢复",适用于慢性病、轻病或恢复期患者,目的在于调动患者的主动性、积极性和自信心,帮助患者自护,提高生活质量。在临床护理实践中,这3种模式是客观存在的,并随着患者病情的变化,由某种模式转向另一种模式。

临床护理决策(clinical nursing decision)是指在临床护理实践过程中由护士做出关于患者护理服务的专业决策的复杂过程。是对临床护理工作中不确定的问题,通过一些定量分析方法,从众多备选方案中选定最优方案的过程。决策既是行为过程,又是思维过程。它要求护士结合理论知识与实践经验,进行周密的推理和评估,以便根据患者的实际情况和首要问题选择最佳方案。目的在于护士在任何时候做出的临床决策都能促进或维护患者的健康,满足患者的健康需求。

临床护理决策的影响因素包括:个体因素,如个体的价值观、知识和经验以及个性特征;环境因素,如病房设置、气候、人际关系、可利用资源等社会环境等;情境因素,如护士自身的状态、患者的症状、体征和行为及决策时间的限制等多个方面。临床护理决策的步骤是明确问题、陈述目标、选择方案、实施方案、评价和反馈。临床护理决策可以分为确定型、风险型和不确定型3种类型。临床护理决策的模式有:①服务对象决策模式,即护士提供方案,患者选择;②护士决策模式,即护士替患者决策;③共同决策模式,即护士提供信息,护患双方共同决策。

舒适卧位(comfortable position)舒适卧位指患者卧床时,身体各部位处于合适的位置并感到轻松自在的姿势。维持患者舒适卧位可以协助患者增加身心舒适度,达到完全休息的目的;维持关节的正常功能位置,避免关节及肌肉挛缩;某些卧位能减轻症状,起到协助治疗的目的。常见的卧位有仰卧位、侧卧位、半坐卧位、端坐位、俯卧位和头低足高位等。

维持患者舒适卧位的基本要求:①卧位姿势应符合人体力学的要求,体重均匀分布于身体的各部位,保持关节处于正常功能位置;②变换体位、改变姿势,每2小时一次;③加强受压部位的皮肤清洁护理,预防压疮;④在无禁忌证的情况下,注意活动全身各部位;⑤遮盖患者身体,保护隐私。

头发护理(hair care)是护理人员通过梳理、修剪和清洗头发,及时清除头皮屑及灰尘,促进头部皮肤血液循环,使头发清洁健康、易梳理,增进美观、维护个人良好形象的方法。头发护理可达到促进患者舒适卫生、维护自尊和自信、保持良好心态、预防感染发生的目的。头发护理是维持患者舒适的重要护理操作之一,头发护理包括梳发、床上洗头及灭虱灭虮等方法。

压力性损伤(压疮)护理(pressure ulcer care)压力性损伤(压疮)是指皮肤和(或)皮下组织的局部损伤,通常位于骨突出部位,或与医疗器械或其他器具相关,表现为皮肤完整或开放性溃疡,可伴有疼痛。这种损伤一般是由强和(或)持久的压力或者压力联合剪切力引起的,软组织对压力和剪切力的耐受性可受微气候、营养、灌注、基础疾病和软组织情况的影响。

压力性损伤(压疮)护理指对压力性损伤的高危人群在压疮发生前后,针对患者的特点和压疮发生的不同时期,积极采取的各种护理措施,达到预防压疮,使压疮逐步好转或者不再继续发展恶化的目的。

护理措施:①预防是关键。根据病情注意变换体位,鼓励、协助患者适当活动,保持皮肤清洁,加强营养支持。对易发生压疮的高危患者,及时使用支撑面、减压垫等措施,在容易受压处贴上透明贴或减压贴预防压疮的发生。②压疮管理。对患者进行综合评估和伤口评估,制订适合的个性化的伤口处理方案,消除或降低压疮发生或进展的危险因素,针对不同时期压疮

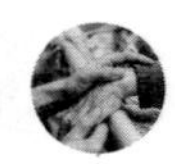

的伤口采取不同的护理措施,促进伤口的愈合。③增加患者及主要照顾者相关知识及技巧。

会阴部护理(perineal care) 指清洁会阴及其周围组织皮肤、预防感染、增进患者舒适的护理措施。由于会阴部的孔道彼此接近,容易发生交叉感染,在会阴部护理时首先应清洁尿道口周围,最后擦洗肛门。在进行会阴部护理过程中要减少暴露、注意遮挡、保暖和保护隐私;掌握各种便器的正确使用方法;针对不同性别和病情需求进行个性化操作,尤其是对生殖系统及尿道有炎症、大小便失禁、皮肤受刺激或破损、分泌物过多或尿液浓度过高、有留置尿管、产后及各种会阴手术后的患者,护士更应严格遵守操作流程。

温水擦浴(tepid water sponge bath) 也称温水拭浴,是利用低于人体体温的温水作用于人体体表,通过传导作用增加机体的散热,达到全身降温的目的,是为高热患者进行物理降温的方法之一。操作前对患者进行评估、解释,关闭门窗,调节室温,用窗帘或屏风遮挡,取舒适体位。准备温水的温度为30～33℃,将浸入温水的毛巾拧至半干进行擦拭,擦至腋窝、肘窝、腹股沟等处时可稍用力并延长停留时间,以促进散热,擦浴过程需在20分钟内完成,擦浴过程中应注意观察局部皮肤情况及患者反应——有无寒战、面色苍白、脉搏及呼吸异常等。胸前区、腹部、后颈、足底为擦浴的禁忌部位。擦浴完毕后应记录擦浴的时间、效果以及患者的反应,擦浴30分钟后应测量体温并作记录。

简易通便法(a simple laxative method) 是护士采用简单易行、经济有效的措施,协助和促使患者排便,解除便秘的方法,常用于老年、体弱及久病卧床便秘者。所用的通便剂为高渗泻剂和润滑剂所制成,具有吸出组织水分,稀释、软化粪便和润滑肠壁刺激肠蠕动的作用。常用的简易通便法有:①开塞露通便法。成人用量20 ml,小儿10 ml。先将顶端剪去,挤出少许药液至肛门口起润滑作用,然后轻轻插入肛门,将药液全部挤入,嘱患者忍耐5～10分钟,以刺激肠蠕动,软化粪便,达到通便目的。②甘油栓通便法。操作者戴手套或手垫纱布,捏住栓剂较粗的一端,将尖端插入肛门内6～7 cm,用纱布抵住肛门口轻揉数分钟,利用机械刺激和润滑作用而达到通便目的。③肥皂栓通便法。将普通肥皂削成底部直径1 cm,长3～4 cm圆锥形,蘸热水后插入肛门(方法同甘油栓通便法),肥皂的化学性和机械性刺激作用引起自动排便。禁用于肛门黏膜溃疡、肛裂及肛门有剧疼痛者。④按摩。用右手示、中、环指深深按在腹部,自右下腹盲肠部开始,沿结肠蠕动方向,即由升结肠、横结肠、降结肠、乙状结肠进行推压,如此反复按摩。或在乙状结肠部,由近心端向远心端作环状按摩,每次5～10分钟,每日2次,可帮助排便。

护患关系(nurse-patient relationship) 是护士在护理过程中与患者在相互尊重并接受彼此文化差异的基础上,形成和发展的一种工作性、专业性和帮助性的人际关系。广义的护患关系是指围绕患者的治疗和护理形成的所有人际关系,包括护士与服务对象、医生、家属及其他人员之间的关系。狭义的护患关系单指护士与患者之间在特定环境及时间段内所形成的一种特殊的人际关系。护患关系的特征:是以治疗为目的的专业性帮助;是以服务对象为中心的护理服务;护士与患者的交往是一种职业行为;护患关系具有治疗作用,良好的护患关系利于心身健康;护患关系随着护理服务的结束而结束。护患关系的意义:①是开展护理工作的前提;②是对服务对象良好的心理社会支持。③是维护护士身心健康的重要条件。

护患沟通(nurse-patient communication) 是指护士与患者之间的信息交流和相互作用的过程。所交流的内容是与患者的护理、治疗及康复等有关的直接或间接相关的信息,包括患者生理、心理、社会、精神和文化等问题的沟通，也包括双方的思想、感情、愿望和要求等方面的交流。护患沟通是顺利开展护理活动的保证，有利于保持和增进护患双方的心理健康，建立信任和维护良好的护患关系；有利于全面收集患者的资料进行健康评估；有利于针对患者存在的健康问题实施有效的护理活动，实现护理目标；有利于提高护理质量，让患者得到全面优质的护理服务。

临终护理环境美（environmental beauty of hospice nursing） 护理环境是护士和临终护理对象活动的空间，影响着人们的身心。临终护理环境美是符合护士和临终患者及家属的需求，有利于治疗、休养和身心舒适愉悦的环境设置。临终护理环境美体现在3个方面：①物理环境。病区整洁卫生，安静舒适，色彩柔和，病室内的温度、湿度适宜。符合人的生活习惯，保证个人隐私和安全。各种医疗护理及生活设施完善。②社会环境。主要表现在护士与护理对象、其他医务人员等的人际关系中。护士要与护理对象主动交流，关爱并尊重对方，肯定其自我价值，建立和谐信任关系；护士与临终护理团队人员也应保持良好的人际关系，相互尊重、信任、协作、包容和团结；注重满足临终患者及家属社会交往及重返社会的需要。③文化环境。根据护理对象的民族文化背景，尊重其价值、观念、信仰、审美、偏好和行为的风俗习惯，建设具有文化艺术氛围的人文环境。

临终护理技术美（hospice nursing technological beauty） 是指护士在服务临终患者和家属时体现医嘱内容、施展技艺水平的美感表现，护理技术的精益求精与护理艺术性统一于临终护理实践之中。主要表现：①严谨规范。严格执行各项护理制度，技能操作精益求精，准确掌握医疗护理文件的书写和记录。②细致轻柔。细心观察病情，轻柔舒适照护，个性化温情服务。③敏捷娴熟。反应敏捷，沉着冷静，技术娴熟。

同理心（empathy） 同理心是一个心理学概念，源自希腊文 empatheia（神入），原是美学理论家用以形容理解他人主观经验的能力。1909年，美国心理学家爱德华·铁钦纳（Edward Titchener）首度使用“同理心”一词，指的是行为模仿，认为同理心源自身体上模仿他人的痛苦，从而引发相同的痛苦感受。同理心亦称共情、共感、移情等，是准确体验他人内心的精神世界，如同体验自身精神世界一样的态度和能力，包含了认知、情感、体验、行为等特质；是评价一个人对于他人立场的感受并站在他人的角度思考和处理问题的态度和能力。

同理心是将心比心，同样时间、地点、事件，把当事人换成自己，设身处地地专心听对方说话，感受、理解、体谅并尊重对方，能正确辨识对方情绪，解读对方说话的含义。

同理心是安宁疗护从业人员必备的一项重要技能，在临床实践中运用同理心沟通技巧，将心比心站地在临终患者和家属的角度感受、体谅、体会其所思所想，让患者和家属感受到被理解、认可、尊重和重视，正确辨识对方情绪、解读对方说话的含义，彼此建立信任关系，促进患者和家属内心感受和需求的表达，共同探讨生命最后阶段的价值和意义，缓解患者家属的心灵创伤和痛苦，提高其临终生活质量，提升安宁疗护服务满意度。

目前国内的同理心测评方法主要包括临床护理人员共情能力测评量表和情感性、认知性、行为性和综合性多维度的同理心量表等。国外对医护人员同理心的测评主要包括自我评定法、专家评定法和患者评定法3类，采用量表和问卷的形式进行测评。①自我评定法主要以自陈量表问卷的形式由医护人员本人自行完成，常用 Hogan 同理心量表、同理倾向调查问卷、人际反应指标问卷、Jefferson 医师同理心量表和 Reynolds 同理心测评量表等。②专家评定法主要有助人反应问卷、铅笔和纸同理能力评价量表和 Roter 相互作用分析系统等。③患者评定法是通过患者的反馈来评估助人者的同理能力，主要包含标准

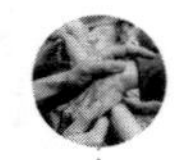

患者测量、咨询和关系同理心评估量表以及患者认知 Jefferson 医师同情心测评量表等。

护士内在美(nurses internal beauty)是指护士的内心世界的美,是精神、道德、情操、性格、学识等内在素质的具体体现。护士的内在美体现在 4 个方面:①高尚的品格。具备人道主义精神、人文关怀和良好的职业道德,尊重人的生命、尊严和权利。②高度的负责。爱岗敬业,自觉自律,认真做好每一项工作。③良好的性格。心胸开阔、宽厚待人,善解人意、积极乐观,情绪稳健。④精湛的技术。专业能力强,技术操作精准,护理服务质量高。

护士外在美(nurses external beauty)主要表现在护士的仪容、仪表及仪态给人的美感,是护士职业形象美的体现,是护士精神风貌、道德风尚、文化修养、内在品质等方面的综合反映,是护士文明程度的重要标志。护士的外在美体现在 3 个方面:①仪表端庄。面部表情亲切真诚,着装整洁、修饰得体,仪态大方。②语言亲切。语言是展示形象的重要手段。与护理对象谈话,态度诚恳、亲切温暖,耐心倾听,语气轻柔,表达清晰准确。③举止优雅。姿态可反映护士个人的文化修养,体现为活泼富有朝气,举止文雅、落落大方,步态轻盈,技术操作协调、准确而柔美。

护士语言美(nurses linguistic beauty)语言是人们进行沟通交流和表达情感最直接、最简单和最有效的方式,美好的语言是做好护理工作的重要工具。护士语言美是护士用礼貌热情、准确清晰的优美语言和沟通技巧与护理对象交流的方式,反映了护士的专业素质和艺术修养,是护士心灵美的体现。它有利于使患者身心愉悦,调节护患关系,提高护理质量。护士语言美的基本要求包括:①内容准确,言之有据、言之有礼、言之有信、言之有情;②表达艺术,语音优美、语言规范、语句生动、逻辑严密;③态度和蔼,谦逊诚恳,语气轻柔,语调委婉。

安宁疗护职业倦怠(job burnout in palliative care)是指安宁疗护从业人员由于长期处于工作压力状态下而出现的一种身心消耗过度、精力衰竭的慢性心理综合征,是安宁疗护职业需求超出个人资源的一种表现。一般包括 3 个维度:①情感耗竭,指从业者情感消耗过度、精力丧失,情绪低落,没有活力,缺乏工作热情。情感耗竭被认为是职业倦怠的核心纬度,具有最明显的症状表现。②去人格化或消极怠慢,对工作采取冷漠、忽视和敷衍的态度,过度疏远临终患者和家属,个人发展停滞,甚至行为怪癖,提出调职申请等。③无力感或低成就感,表现为疲乏无力,消极评价自我,并伴有工作能力和成就体验的下降。影响安宁疗护从业人员职业倦怠的因素大体分为个体因素和组织因素两个方面。个体因素包括年龄、性别、婚姻状况、教育程度、个性特征和应对方式等;组织因素包括医疗机构环境、人际关系、社会支持和管理方式等。

临终病情观察(hospice condition observation)指医护人员在诊疗和护理工作中运用视觉、听觉、嗅觉、触觉等感觉器官及辅助工具来获得临终患者信息的过程。观察是对事物、现象进行仔细察看的过程,观察临终患者应从症状到体征,从生理到心理等全面细致地进行,并且贯穿临终患者患病的全过程。医护人员对临终患者的病情观察是一个有意识的、审慎的、连续化的过程,以保证病情观察及时、全面、系统、准确,为临终患者的诊断、治疗和护理提供科学依据。

高纤维素膳食(high fiber diet)又称为多渣膳食,是指含膳食纤维数量较多的膳食。此种膳食是在普通膳食的基础上,增加了富含膳食纤维的食物。中国营养学会膳食指南推荐正常成人每日摄入 24 克膳食纤维为宜,高纤维素膳食每日所提供的膳食纤维总量为 35～40 g。

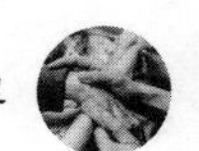

膳食纤维可维持肠道功能，增加肠道蠕动、促进排便，减轻结肠管腔内压力，有效地预防便秘、痔疮、肛裂、结肠息肉、结肠癌等疾病。膳食纤维可减少肠道对糖、脂肪的吸收，降低血糖、血脂，预防动脉粥样硬化、胆石症的发生，辅助防治糖尿病。富含膳食纤维的食物能量密度较低，有助于控制体重和减肥。

高纤维素膳食的配膳要采用含纤维多的食物，如韭菜、芹菜、黄豆芽等茎叶类蔬菜，红果干、酸角、香蕉等水果，燕麦、玉米、小米、糙米、红薯等粗粮及薯类。需要注意膳食纤维虽然有益但要适量，因为过多的膳食纤维会妨碍蛋白质、微量元素和维生素的吸收。

管喂膳食(tube feeding diet) 是指对于上消化道通过障碍者，经鼻-胃、鼻-十二指肠、鼻-空肠置管，或经颈食管、胃、空肠造瘘置管，输注肠内营养制剂的营养支持法。

管喂膳食目的是保证患者摄入足够的热能和蛋白质等多种营养素，满足其对营养的需求以利于早日康复。管喂营养剂根据用途可分为整蛋白配方、匀浆膳、预消化配方、单体配方、膳食纤维配方、低糖高脂配方、高能配方、免疫营养配方等。管喂膳食要注意预防管道滑脱、管道堵塞和反流误吸。

肠内管喂膳食营养不仅能够保证营养的摄入，而且具有维护胃肠黏膜屏障作用、代谢并发症发生率低、经济实用、操作简单等优点，已成为居家、养老机构、医院内非经口进食的重要营养支持手段。随着技术的不断发展，管喂管道、方式、方法也在不断地更新。

鼻饲流质(nasal feeding) 是通过鼻导管将流质膳食灌入胃里的一种方法，适用于不能由口进食的患者，如吞咽困难、口腔疾患、食管狭窄、有食管气管瘘、术后及昏迷疾患等患者。流质膳食是一种不平衡膳食，其中浓流质营养最高，清流质最低，常作为过渡期膳食短期应用，长期使用会导致营养不良。

鼻饲流质输注方式可分为注射器一次性推注、重力滴注(间断/持续)和鼻饲泵泵注(间断/持续)3 种方式。鼻饲流质开始时鼻饲量应少、清淡，以后逐渐增多；每次间隔 3 小时以上，及时记录，防止过量喂食；妥善固定胃管，防止滑脱；鼻饲前要检查胃管有无脱出、松动或盘于口腔；鼻饲时要保证无菌操作，防止发生鼻、食管溃疡、胃出血、肺部感染及胃肠道细菌感染；餐具要保持清洁，纱布及注射器应每日更换一次；食物要冷却至 38～40 ℃；应每日进行口腔护理，保持口腔清洁；按照要求及时更换留置胃管。

营养支持(nutritional support) 是指经口、肠道或肠外途径为患者提供较全面的营养素，包括肠内营养和肠外营养两种。根据患者病情和生理、心理特点为其制定膳食配方，并通过适宜的途径给予患者。将营养制剂的供给作为临床治疗手段称为营养支持疗法，也称为临床营养支持。基本原则：首先应对患者进行营养状况的评估，根据评估结果来确定患者是否需要接受营养支持治疗以及具体措施；营养支持治疗时应优先选择肠内营养方式，其次再选择肠外营养途径。

营养支持治疗的目的是预防和纠正患者可能出现或已经出现的营养不良，及时合理的营养支持不仅能改善患者的营养和代谢状况，还能提高患者的免疫功能、修补损伤组织、促进病情好转、改善预后。

护理伦理规范(code of nursing ethics) 是护士促进并维护专业品质的伦理道德标准，是护士专业自律的行为准则。护理伦理规范起源于 1893 年南丁格尔誓言。大多数国家的护理学会均为本国的护理专业制定了“护理伦理规范”。国际护士会(ICN)于 1953 年制定第一份护理伦理规范，指出了护士的基本职责：增进健康、预防疾病、维护健康和减轻痛苦；强调护士的天职是尊重每一个人的生存和接受治疗的权利。根据护理学科的发展，国际护士会数次对护理伦理规范进行了修订，要求护士应严格履行护理安全制度，注意保护患者的隐私；尊重患者的知情权，注重人文关怀，注重构建和谐的护患关系。

临终护理道德修养（hospice nursing moral cultivation）是护士在临终护理工作中进行道德学习和涵养锻炼，自觉遵守护理道德规范，并将其转化为自己内在的护理道德品质的活动。它是经过长期的临终护理实践和自我锻炼达到的一种能力和思想品质，包括情操、言谈、举止、仪表、行为等。具体包括：①护士在临终护理实践中，经长期努力达到的护理道德水平或境界；②护士为了实现临终护理道德目标所进行的自我学习、教育和锻炼的过程；③护士为人处世的态度，即对处理护患关系、医护关系的认识和态度。

临终护理文件（hospice nursing document）是指临终患者在住院期间，护士对其进行观察、监测、治疗和护理的记录，反映了临床护士执行医嘱的情况、病患在医院的诊治情况以及护士对病患的病情观察。它是医院和患者的重要档案资料，也是教学、科研、管理以及法律上的重要资料。主要内容有病历、医嘱单、体温单、护理记录单和病室交班报告等。护理记录是护士对患者的病情观察和实施护理措施后的原始文字记载，记录了患者疾病的发生、检查、诊断、治疗、康复和死亡的全过程。是临床护理工作的重要组成部分。临终护理文件的书写必须全面、规范、及时、客观、真实和连续，并妥善保管以保证其原始性、准确性和完整性。

临终护理管理（hospice nursing management）是运用护理管理的科学理论和实践方法，以提高临终护理质量和工作效率为主要目的的活动过程。具体是对临终护理工作的各种要素，包括护士和团队人员、时间、信息、技术、设备、环境及社会活动等进行科学的组织、计划、协调和控制的过程，使护理工作有效运转、有序完成，实现提高临终护理服务质量的目标。

临终护理质量（hospice nursing quality）是护理人员为临终患者提供专业护理技术和基础护理服务的过程和效果，以及满足服务对象需求的程度。它是在临终护理过程中形成的客观表现，体现了护士的理论水平、实践操作水平、工作态度和临终护理效果，反映了临终护理工作的职业特色和工作内涵。具体可用三维质量评价模式来测量临终护理质量：①结构质量，即临终护理过程的环境质量，包括临终护理服务中所需的组织构架、物质资源和人力资源的配备等；②过程质量，是指护理人员将结构属性运用到临终护理过程中，即直接或间接对临终患者进行的医疗护理工作及其他补充工作的过程质量；③结果质量，即临终患者及家属通过医疗护理这一整体过程的最终结果，用来判断护理过程是否具有合理性和有效性。患者及家属对临终护理服务的满意度是衡量临终护理质量的重要标准。临终护理质量是一种动态的服务质量，贯穿于临终护理的全过程。

临终护理质量标准（hospice nursing quality standards）指依据临终护理工作的内容、特点、流程、管理要求、护理人员和服务对象特点、需求而制定的护理人员应遵守的准则、规定、程序和方法。临终护理质量标准是衡量临终护理工作的标尺，也是指导护士工作的指南。临终护理质量标准由一系列具体标准组成，其纵向可包括国际、国家、专业、地区和不同层次医院的标准，横向可分为业务技术标准和管理标准两大部分，如临终护理工作条例、制度、岗位职责和临终护理技术操作规程等，均属于广义的临终护理质量标准。

（邸淑珍）

十、患者、医务人员

角色（role）是指个体在社会关系中所处的位置及由此规定的相应行为模式。

角色包括社会某一地位或身份所规定的权利、义务和责任，是社会行为和社会规范的具体体现，代表社会对个体行为的期望。在临终关怀学中，其指临终关怀团队成员、患者和家属在临终关怀服务中所处的一定位置的体现，以及由此决定的被期望的行为表现。临终关怀团队中各成员是临终关怀服务的提供者，被期望为患者提供专业的、优质的服务；患者是被帮助者，是临终关怀服务的接受者，需要配合专业人员积极完成临终关怀服务中的各项任务；患者家属既是照顾者，也是被服务的对象，一方面需要融入临终关怀服务团队，配合专业人员照顾好患者，另一方面也要接受临终关怀的服务与辅导。

“角色”原本是戏剧用词，指在戏剧表演中，演员的言谈举止要符合所扮演者的身份和社会地位；后由美国学者乔治·米德(George Mead)首先把它引入社会心理学中，指社会生活中的人所具有的身份。

社会心理学中的角色又称为社会角色，指由人的社会地位决定的行为方式。主要包括 3 种含义：①体现特定社会角色的特定行为方式；②反映个体的社会位置和身份；③按照社会期望履行责任和义务。其本质是社会对角色的客观期望与个体的主观扮演能力的统一。

角色是社会地位的动态表现，是社会对个人职能的一种分工。每个角色都代表着一套有关行为的社会准则，这些社会准则规定了个人在充当某一特定角色时所应有的行为和活动方式。角色是社会或群体赋予的，不同阶级、不同社会、不同时代对同一角色有不同的、独特的行为规范要求。个人承担角色的最终确立均需要经过社会规范内化这一过程。

角色具有以下 3 个特征：①角色的实现需要在和与之相关的角色伙伴发生互动关系的过程中表现出来，任何角色不可能孤立存在。②角色行为由个体完成，其行为表现的物质基础是真实存在的个体。③角色行为表现是可变化的，与个体承担的特定的角色相联系。

每个人在不同的时间、空间里会同时扮演多种不同的角色，是各种角色的总和。角色是一种相对的概念，如医生的角色是相对患者的角色而言的。由于所处的社会环境的特殊性及其人格、能力等的特点，各人所扮演的角色多少和复杂程度不尽相同。当人们不能胜任所承担的角色时，便产生角色差距；当一个人不能同时扮演几个角色时，就产生角色冲突(role conflict)。

角色冲突是个人在实现角色期待时或履行角色权利、义务的过程中表现出来并感觉到的角色矛盾或障碍。

在临终关怀学中，角色冲突是指个体在履行角色任务时，患者角色任务和病前角色任务发生冲突，个体感到焦虑不安、烦恼，甚至痛苦。个体患病前同时承担有多种社会角色，患病后需要个体从正常的社会角色向患者角色转化。当某种非患者角色强度超过求医动机时，患者就容易发生心理冲突。非患者角色的重要性、紧迫性以及个性特征等因素会影响心理冲突的激烈程度，使患者进入患者角色发生困难。个人可以采取选择、回避或妥协等方法来解决角色冲突，达到角色协调(role coordination)。

角色协调是个体在了解了各种角色期望之后所表现出来的系列化的、一致性的角色表现。其是解决角色冲突的有效办法，亦称“角色的职责协调”，主要指个体将角色认识和角色期望统一起来达到一致的状态。角色协调有助于人们角色扮演的顺利进行，帮助个体达到角色适称。

角色行为(role behavior) 指个体或群体在实现与一定社会地位相适应的权利与义务过程中，所表现出的符合社会期望的模式化的行为。

个体履行所承担角色的权利、义务、责任的行为就是角色扮演，即角色行为。临终关怀学中的角色行为是指临终关怀团队人员、患者和家属在临终关怀服务中所表现出来的由所承担角色决定的行为。

角色行为即角色实现，是指个体在角色概念、角色期望基础上，根据自己对角色规范的理解，具体扮演角色的实际行为。

角色实现的过程，也是主体对环境的适应过程。角色行为有两种含义：一是社会学含义，指个体扮演某种角色实际表现出来的行为；二是心理学含义，指扮演某一角色时被期望的行为。对角色行为可以有两种不同的理解：一是指个体完成角色任务时所表现出的实际行为；二是指角色规范所规定的行为，即角色期望的行为模式表现，是理想行为。

角色行为受社会文化影响，同一角色在不同的文化传统中有不同的行为规范。角色行为由社会规定，受社会角色规范所制约，随社会角色规范的变化而变化。个体实现角色行为是对社会环境的适应性的表现，是有社会意义的行为。

角色行为是行为主体在对自身社会身份、地位、职责的认识基础上产生的。其特点主要包括复合性、差异性、规范性和可变性。每个人在社会中承担多个角色，角色行为往往随着角色变化而发生变化，其多样性反映了繁复互动的人际关系。角色行为大体可分为 3 种：①社会规范的角色行为，即理想角色，是社会所公认的最完善的角色行为模式。人们从社会规范中了解角色要求、权利和责任，并力图去达到这一理想角色的规定。②领悟的角色行为，个人受环境因素和自身需求及认识水平的影响，对各种社会角色的理解不同。③实际的角色行为，即个人在实际中表现的角色行为。其既取决于社会对角色的规定和个人对角色的认识，还受到个人利益、能力、性格、社会地位、群体压力、社会风气、社会公认的价值标准、人格特质和其他社会因素的影响。被期待的角色行为与理想的角色行为未必完全一致，人们只要承担某一角色的基本权利和义务，则实际上就在扮演这一角色，实际的角色行为并不一定同前两种角色行为完全一致。

当人们承担的社会角色发生变化和转移时，其扮演的角色行为会呈现不同的具体内容。临终患者的角色行为不能随着角色转变而相应变化时，就会出现以下几种类型的异常表现。

角色行为缺如：患者被诊断为临终期，但患者本人否认自己进入临终期，没有或不愿意意识到自己已进入临终期，不能很好地配合相关临终关怀服务。

角色行为冲突：患者的临终患者角色和临终期前的角色要求与任务不同，引发患者的心理冲突，导致角色行为的不协调。

角色行为减退：已适应临终患者角色的患者，由于更强烈的情感需要，放弃临终患者角色，不考虑或不重视病情，不顾疾病治疗，而从事力所不及的活动，重新承担起本应免除的社会角色的责任。

角色行为强化：患者安于临终患者角色，或过度强调自己处于临终期，对自己的能力表示怀疑，不能以积极的态度面对生命的最后时期，有消极退缩心理；或对临终关怀团队人员和家属提出一些过分或苛刻的要求，无法得到满足时，会有过激行为出现。

角色行为异常：临终患者受病痛折磨导致的悲观、失望、不良心境，引起患者出现不符合对临终患者角色期望的配合临终关怀治疗、护理服务的异常行为，如对医务人员的攻击性言行，病态固执、抑郁、厌世以致自杀等。

角色行为较之角色具有更为重要的意义：角色是人们观念上的行为模式，角色行为是具体的行动过程，是通过具体的行为表现来展示角色的特定含义。如果个体的角色行为超越或背离了角色的特定规范，就会否定自身所承担的社会角色。

角色丛(role set) 指个体所承担的角色的总和，即个体在特定的社会位置上所承担的全部角色。每个人都是角色的复合体。角色丛是社会学角色理论中的用语，于 1957 年由罗伯特·默顿(Robert Merton)在《社会理论和社会结构》一书中提出。默顿认为，角色丛是“人们通过占据特定社会地位而具有的一整套角色关系”。这一概念表明了角色的复杂性，体现了人们广泛的社会交往和复杂的社会关系。任何一种社会地位都代表有多种角色关系；当个体进入一个新的社会地位时，通常会同时获得多个角色，以满足不同人的不同期待。例如，一位临终关怀团队中的护士的地位使其与医生、患者和患者家属、社会工作者等处于多种不同地位的人建立角色关系。于是，护士获得了临床护理专家、照顾者和健康教育者、协调者等多种角色。这些角色组成了临终关怀护士的角色丛。

大多数社会角色和社会地位相互之间都紧密地联系在一起，个体的角色丛是由个体的成长和社会生活内容决定并发展形成的。个体的活动内容越多，其承担的角色也越多，其角色丛就越复杂。个人所承担的角色的数目和角色丛的复杂程度与个人的年龄、独立活动的范围、交往的能力、生活的内容成正比。角色丛是个人在社会中由于占据不同的地位和角色而显示的态度与行为模式的综合。

角色距离(role distance) 是指个体的角色行为表现与所扮演的角色规范之间的差异性现象，即角色行为的实际表现、角色行为的最理想状态的表现和角色行为被期望的表现之间的差异性。其反映了人们认知角色、扮演角色的水平能力与角色行为规范要求之间的矛盾。

角色距离是社会学角色理论中的一个概念，是 1959 年美国社会学家欧文·戈夫曼(Erving Goffman)创造的术语，指角色扮演者不再严格按照角色规定的要求行事，脱离了他(她)正在扮演的角色。个体通过角色扮演来展示角色的特定含义；角色扮演受到扮演者自身的素质、能力、水平的影响，并体现角色扮演者对角色规范的理解与领悟。个体一方面按照角色规范或期望的要求被动地扮演角色，另一方面在角色形成过程中也起着特别积极主动的作用，表现为个体可以根据自己对角色的理解与领悟自觉地调整自己的社会行为，在特定社会的情境中选择适当的行为来取得理想的结果。

在临终关怀团队中，各种服务人员和患者及其家属各自扮演着不同的角色，每个人扮演的角色行为表现和角色期望之间存在着一定的差异性，表现出一定的角色距离；角色距离的远近程度直接决定和影响着角色之间的人际关系，影响着临终关怀服务的水平和质量。

压力源(pressure source) 指能被临终关怀团队人员、临终患者及其家属感知到，并使临终关怀服务中的各类人员产生正性或负性压力反应的事件或内外环境的刺激。

压力源包括导致个体产生压力反应的情景、活动和事件。可以引起压力反应的刺激因素被个体感知到或刺激信息被个体接收后，个体对这些刺激因素会产生一定的主观评价，同时心理和身体也会对刺激因素做出反应，产生一系列相应的心理和生理变化，以求能适应刺激带来的变化，降低刺激因素对个体的影响。如果刺激不容易适应或引起的压力反应超过了个体所能够承受的范围，就会引起个体心理、生理平衡的失调，即紧张状态反应的出现，这个使人感到紧张的内外刺激就是压力源。

按照来源可将压力源分为生物性压力源、精神性压力源和社会性压力源 3 类，现实生活中 3 种压力源往往交织在一起同时出现。

生物性压力源：直接阻碍和破坏个体躯体结构、器官脏器生理功能、细胞组织结构，或严重干扰个体正常生活的习惯和生理需求的事件。对临终患者及其家属而言，生物性压力源主要包括导致进入临终期的疾病或事件、睡眠剥夺、噪音、气温变化、环境改变等；对临终关怀服务人员而言，生物性压力源主要包括饥饿、睡眠剥夺、生活节奏紊乱等。

精神性压力源：可引起个体心理冲突或精神紧张的内在事件和外在事件，包括错误的认识结构、个体不良体验、道德冲突及长期生活经历造成的不良个性心理特点等。

社会环境性压力源：对个体造成重要影响或干扰个体正常社会适应和环境舒适的事件。分为两方面：一方面是对个体造成重要影响的纯社会性因素，如重要人际关系破裂、家庭长期冲突等；另一方面是由自身状况，如个体心理或精神障碍、传染病

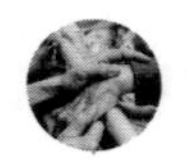

等造成的社会适应问题，如社会交往不良等。

按照对生活的影响程度可将压力源分为急性压力源和慢性压力源。

急性压力源：主要由消极生活事件构成。消极性的生活事件往往是偶然或突然发生的，可以观察到清晰的起止时间点，有一定的持续时间，但不会长期连续存在于个体的生活中，个体在应对消极生活事件时，自身生活的改变可以被明确观察到。急性压力源可以在短时间内对个体的正常生活造成较大的影响。对临终患者来说，急性压力源可以是突然加重的躯体疼痛或其他疾病症状，也可以是突发的或偶然知道的家庭生活事件。临终关怀服务的内容即是要尽快改善患者症状，增加患者生理和心理上的舒适度。

慢性压力源：主要由日常困扰构成。个体日常生活中的任何事件或变化，凡是可以引起个体生理、心理不适或烦恼，或轻或重地干扰到个体正常生活秩序和习惯者，都可成为压力源。可以分为生活小困扰和长期社会事件所带来的烦恼。慢性压力源一般对个体造成的影响不大，有时导致的个体变化不易被观察到，只是受困扰的个体感觉生活不顺畅，但是持续时间较长，会使得个体在相当长的一段时间内感到不舒适；某些严重的社会事件也会给个体生活带来比较严重的影响。如在临终关怀学中，新进入团队的专业人员因对临终关怀服务不熟悉，或是不情愿从事临终关怀事业，心理和行为上短时间内无法调适完好，在相当长的一段时间内会感到生活和工作不顺利，心情烦闷，焦虑易怒。

角色人格（role personality）又称角色个性、地位人格，指个体扮演角色过程中所表现出来的个性化的角色心理和行为特征，可以和其他角色相区别。

在这里，地位与角色是同义语。角色或地位是个体在社会关系中所处的位置，是由社会通过对个人职能的划分，而赋予每个人的相应的身份。角色人格规定着扮演相应角色的个体应按照角色规范去表现特定的心理特点和角色行为。在人类的社会生活中，具有相同地位的人们一般表现出相同的角色行为，角色人格就是促进这种共同角色行为表现的心理过程或心理状态的结构的总和。角色人格在角色扮演过程中逐步形成，随着角色的不同或变化而不断成熟完善。

人们在社会中的地位或身份的不同，如阶级、级别、职业、年龄、性别等的差异，总会使人们产生不同的心理状态、处世态度和待人接物的方式等，角色人格即是由这些差异的总和所构成。由于角色人格没有考虑到人的个性、态度、动机等，只是根据人们所处的社会地位、角色期望、角色要求、角色技能及有关团体等来解释人的行为，因此，角色人格只是人格的表层心理特点，是人格中最具有社会性的部分，而不是人格的整体。角色人格受人格的其他较深层的结构的影响，因为不同个体的个性、态度、动机不同，有时同一地位和角色的人其角色人格可能有重大的差别。

在临终关怀学中，临终患者一般被期望表现为积极配合治疗、护理，表达需求、寻求帮助，完成自我评价与人格整合，圆满完成人生任务，同时调适心情，准备好接受死亡。但有些患者不愿或不好意思与人沟通表达，迟迟不能完整地整合人格，完成对整个生命的自我评价，而难以接受死亡，表现出不一样的角色人格。

职业精神（occupational spirit）是反映职业特征的，并与人们的职业活动紧密联系的精神与操守，由职业理想、职业态度、职业责任、职业技能、职业纪律、职业良心、职业信誉、职业作风等基本要素组成。其实践内涵体现在敬业、勤业、创业、立业四个方面。

职业是一种社会活动，是由于社会分工和生产内部的劳动分工将人们分成不同群体，各自分别长期从事专门业务，履行特定的职责，并将此业务作为个体的主要生活来源。人们在特定的职业生活中表现出的精神面貌、行为规范和职业道德操守，就形成了一定的职业精神。

职业精神是社会精神的一种，着重反映着一定职业的特殊利益和要求；特定职业的根本利益、职业责任、职业行为都可通过职业精神表达或表现出来。职业精神的内涵既包括精神要求，也包括实践和行为要求。职业精神来源于社会实践，是在特定的职业实践基础上形成的。它鲜明地表现为某一职业特有的精神传统和从业者特定的心理和素质。职业精神往往世代相传，在表达形式方面，它比较具体、灵活、多样。不同职业在精神层面总要求从业者从本职业的活动及与其相关的内容和方式出发，要求从业者在职业理想、职业态度、职业良心、职业责任感等方面适应本职业活动的客观环境和具体条件，在实践层面要求从业者具有适应本职业活动的职业技能、职业纪律和职业作风。所以职业精神不仅要有原则性的要求，而且往往很具体、有可操作性。职业精神具有调节作用，在调节范围上，它主要调整同一职业内部的关系和同一职业内部的人同其所接触的对象之间的关系。

职业精神以职业生活为基础，具有较强的稳定性和连续性；职业精神对职业生活有积极作用，它包括具有导向性的职业心理和职业习惯，很大程度上可以改变从业者在社会和家庭生活中所形成的品行，影响个体在社会生活中表现出的精神风貌。

临终关怀团队在为临终患者及其家属提供照护和服务时，需要具有医学职业精神。

医学职业精神是指医务工作者共同遵守和奉行的价值观念、行为方式和规范准则。

医学职业精神的基本内涵：以确保医疗安全为导向、以尊重患者为基础、以医患沟通为手段。其主要内容包括：①职业立场，坚持人道主义和利他主义的立场；②职业目的，即救死扶伤、服务健康；③职业态度，要求医者爱岗敬业、恪尽职守；④职业理想，全面优化医学价值，实现医乃仁术、大医精诚。2011 年 6 月，中国医生协会正式公布了《中国医师宣言》，将医学职业精神归纳为平等仁爱、患者至上、真诚守信、精进审慎、廉洁公正、终身学习六条准则。其表现方式是：职业素质，即科学素质与人文素质的整合；职业人格，即科学人格与人文人格的整合；职业风尚，即科学风尚与人文风尚的整合；职业准则，即科学准则与人文准则的整合。

医学职业精神是一种在职业认知、情感意志基础上确立起来的“对职业理想与信仰的追求”，是医务工作者在职业活动中应具有的医学科学精神与医学人文精神的完美结合，是职业道德的升华和最高境界。

在面对临终患者及家属时，临终关怀服务人员应在坚持人道主义立场的前提下，以精湛的医术、博爱的胸怀、真诚的态度、悲悯的情操帮助患者及家属顺利度过临终期，使逝者善终，留者善存。

疾病终末期临终患者（terminal ill patient）也称临终患者，生物医学上指患有晚期疾病和临终阶段上的病痛、接受诊疗的人。

从医学社会学角度，临终患者是一种社会角色，患者对自己的临终状态没有责任，患者应该与医护人员合作，寻求临终关怀服务团队的帮助，是一个因患晚期疾病有病痛，包括躯体、心理、精神、心灵和社会困扰而求医的人，是需要关注的人。此概念具有 3 个不可缺少的组成部分：患有晚期疾病、病痛或不适；有求医行为；接受姑息治疗或临终护理帮助。

具体包括：①恶性肿瘤晚期患者；②脑卒中合并危及生命疾病者；③衰老并伴有多种慢性疾病、极度衰竭行将死亡者；④严重心肺疾病失代偿期病情危重者；⑤多器官功能衰竭病情危重者；⑥其他处于濒死状态者。

癌症患者(cancer patient)指经现代医学确诊罹患恶性肿瘤并接受诊疗的人。

癌症是人们对恶性肿瘤的一种广泛性、习惯性的称谓。规范的医学定义中，癌(cancer)是指起源于上皮组织的恶性肿瘤，是恶性肿瘤中最常见的一类。癌组织由异常分化和增殖的细胞组成，癌细胞生长失去正常的序列控制，并表现出向其他组织或脏器浸润和转移性生长的特征。“症”即症状，指由于体内存在恶性肿瘤样病变而引起个体表现出的不适或痛苦。癌症既包括组织病变，也包括个体的痛苦反应。癌症的种类不同，发展变化的结局也不完全相同，可分为可以预防的、可治愈的和姑息治疗的癌症。

癌症患者即指体内存在恶性肿瘤样病变，同时出现多种生理、心理、社会的痛苦反应的个体。患者可以根据诊断时疾病所处的时期选择不同的治疗护理方式。癌症患者不一定都是临终患者。临终期的癌症患者多指不能或没有进行积极有效的预防，也没有能早期发现细胞的恶性变化，错过早期诊断治疗的机会，疾病已经进展到晚期阶段，需要姑息治疗或临终护理减轻痛苦和不适的患者。

慢性疾病患者（chronic disease patient）指罹患多种病因导致的组织细胞病变，病程长，病情迁延，逐渐损伤脏器功能，损害身心健康和社会适应能力的疾病，接受诊疗的人。即罹患慢性疾病、接受诊治的人。

慢性疾病简称慢性病，主要指慢性非传染性疾病，是对一类起病隐匿、病程长且病情迁延不愈、缺乏确切的传染性生物病因证据、病因复杂且有些尚未完全被确认的疾病的概括性总称。慢性疾病患者具有的特征是疾病病因复杂，病程长，脑、心、肾等重要脏器功能受损，易致伤残，社会适应不良，有求医行为。

老年患者（senile patient; gerontal patient）指生理年龄进入老年期，身体组织器官因为年龄增加出现衰老或退行性改变的人。罹患疾病，寻求诊治，即为老年患者。

老年人因为机体各器官的功能存在不同程度的衰退性变化，极易患病，引起器官的功能障碍或致残，使其生活自理能力下降，导致心理情绪反应，并易出现社会适应不良，需要专业的身体、心理和社会适应方面的治疗护理。

老年病（senile disease） 指在组织细胞老化、器官生理功能减退的基础上发生的与衰老有关的疾病。

广义的老年病是指在老年期所患的常见病的总称。狭义的老年病是指在老年期特有的退行性疾病。进入老年期，身体各器官功能逐渐减退，组织细胞发生功能、形态结构异常，不能很好地满足个体生命活动所需，同时对外界环境变化的适应能力下降，逐渐表现出各种各样的症状、体征和社会适应不良。

老年病又称“寂静的疾病”，因为演变进展慢，可以长时间不出现临床症状，比如骨质疏松、动脉粥样硬化、高血压、冠心病等，罹患多年而不自知，因体检或病理性骨折，或发生心、脑血管意外才被告知。

老年人很多疾病的发生与发展，不一定都是衰老的必然结果。老年病的发生可起于老年期，也可发生在老年前期延伸到老年期，与心理、社会因素的影响都有密切关系。如老年人的慢性支气管炎、冠心病等，可能在成年时期就已经开始有组织细胞和器官功能的进行性、衰退性变化，因此有些老年病也包括在成年病之中。一般老年病可分为两大类：①老化为主因引起的疾病，如老年白内障、老年耳聋、老年性痴呆、帕金森病、变形性颈椎病、肺气肿、食道裂孔疝、痛风、骨质疏松、变形性关节病和前列腺肥大等。②由动脉硬化引起的疾病，如心、脑血管病。改善各种心理、社会因素有利于预防和治疗很多老年人的疾病。广泛开展对老年人的保健知识的教育和饮食、起居及锻炼的指导可以起到很好的预防作用。

医学人文素质（medical humane quality） 指医学中关于人的文化方面所具有的综合品质或达到的发展程度。

《辞海》中对“人文”的描述为：“‘人文’指人类社会的各种文化现象。”人文的内涵集中体现为重视人、尊重人、关心人、爱护人。医学人文亦称软医学学科，统指医学伦理、医学哲学、医学心理学、医学社会学、卫生经济学、卫生法律法规及人类文化学等医学人文学科；其重点是对医学心理、医学伦理、医学文化、医学哲学、医学法律、卫生经济的研究，着眼于研究和解决医疗人际关系中的上述问题，即医学中有关人的文化现象。

医学人文素质是个体在医学服务的过程中应具备的人文知识、能力及在医学服务行为中表现出的人文关怀操守的水平。主要包括 4 个方面的内容：①具备人文知识。从事医学服务除了具有医学专业知识外，还应具备人文领域（主要是精神生活领域）的基本知识，如哲学知识、政治知识、文学知识、宗教知识、历史知识、法律知识、艺术知识、道德知识、语言知识等。临终关怀学中，具备良好的人文知识才能更好地发现患者的需求，才能提供全方位的专业服务。②理解人文思想。从事医学服务要理解支撑人文知识的基本理论及其内在逻辑，理解临终患者基本的文化理念，才能找到其需求的真正根源。③掌握人文方法。医学服务中掌握人文思想中所蕴含的认识方法和实践方法，制订切实有效的医疗卫生服务策略和计划，提高解决问题的效率。④遵循人文精神。医学人文精神体现在对人的尊重，包括对生命价值和灵魂价值的尊重，对晚期病患、临终患者尊严的尊重。而尊严指人们的一种自尊、自信、庄重而威严的意识或情感。在临终关怀服务中，尊重医疗团队的人格尊严和道德要求、维护医患双方的尊严及与其相关的情感和意识，是医患双方责任感和道德性的体现。医学服务中时刻关注服务对象——人的自然属性和社会属性特点，面对患者平等仁爱，践行医学的人道主义精神，牢记健康所系，性命相托，救死扶伤，不辞艰辛，执着追求，尊重患者的生命尊严。

身心素质（physical and mental quality）是身体素质与心理素质的合称。

身体素质是指由个体自身先天的解剖生理学条件（主要是感觉器官和神经系统方面的特点）决定的体能与适应性。主要表现为人体在肌肉活动中的力量、速度、耐力、灵敏性及柔韧性。身体素质应具备健康的体格、全面发展的身体耐力与适应性、合理的卫生习惯与生活规律等。个体心理发展需要以身体素质为基础，但身体素质水平不能完全决定人的心理的内容和发展水平。

心理素质是个体心理活动发展的水平和所具有的特点及规律，是个体经常表现出来的稳定的心理特征。一般表现为稳定向上的情感力量，坚强恒久的意志力量和鲜明独特的人格力量。心理素质包含的内容广泛，个体具有的所有心理品质都包括在内。具体包括①能力结构，主要有人际交往能力、独立操作能力、领导管理能力、逻辑推理能力、解决问题能力、表达能力、创新能力等。②智力结构，包括专业知识、知识面、智商水平等。③性格特征，主要有对现实的态度（对社会、集体、他人的态度，对工作、劳动的态度，对自己的态度）、意志力（独立性、纪律性、主动性、自制力等）、情绪特征（情绪活动的强度、稳定性、持久性等）。④气质特征，包括情感活动的强度、情感发生的速度、情感向外表现的趋向、运动的速度等。⑤特殊心理品质结构，根据不同职业与不同职务的特殊要求，某些特殊的心理品质就成为必要的心理素质，如要求临终关怀护士具备观察能力、判断能力、沟通交流能力、组织协调能力等。

临终关怀中的身心素质指有健康的心理，即情绪稳定、性格开朗、情感丰富；善于自我保护，能适应不规律的生活、强度较大的工作及经常接触患者的环境；仪表整洁，举止端庄、表情自然、和蔼可亲，使患者容易接受而产生亲近感。

文化素质（cultural quality）指个体掌握文化科学知识的程度和能力以及运用文化科学知识的水平等方面的总和。

文化素质是人们所具有的稳定的文化教养，表现为文化需要、文化兴趣、文化技能、文化习惯等，反映了人文化程度的高低和知识结构，最终表现为人的聪明才智。

文化素质通过社会实践形成，是社会的产物。社会条件相同，文化素质大致相同。人们气质先天的差异会影响一个人的性格和文化素质的发展。结合人们的气质特征来塑造文化素质，对于文化发展具有重要意义。文化素质复杂多样,对文化繁荣和文化进步具有重要的积极作用。

临终关怀学中,文化素质主要指团队成员掌握的相关临终关怀知识与技能,并运用这些知识与技能为临终患者提供专业、优质的临终关怀服务的水平和能力。不同角色的团队成员气质不同,需求不同,学习临终关怀服务的途径不同,掌握的临终关怀知识程度与重点不同,尽可能学习和掌握更多符合角色要求的临终关怀知识和技能,在临终关怀服务的过程中表现出带有明显个性特点的心理和行为习惯,按照分工合作的原则,共同为临终患者提供全人、全家、全程和全队的临终关怀服务。

专业素质(professional quality)指从事临终关怀服务需具备的医学专业理论知识、技能操作、临床思维能力、健康教育能力、协调沟通能力和科学研究能力。

是临终关怀团队人员在具体的临终关怀服务操作中表现出来的学习能力、应变能力、处理问题能力、组织协调能力的水平和熟练程度的总体水准。如临终关怀专业医生要精通专业知识,具有一定的观察能力、记忆能力、注意力、思维能力、想象能力、操作能力、自学能力、表达能力、管理能力、应急能力和很强的临床操作技能。临终关怀专业护士要有合格的知识结构,包括基础文化、外语、一般自然科学知识、人文科学、社会科学知识、基础及临床医疗知识、基础及专科护理知识、专业发展及某些新兴学科知识、护理科研和探索新课题的知识等;掌握护理基本技能;运用沟通技巧与患者和同事沟通、协作,并对患者进行各种健康教育。

思想道德素质(ideological and ethical standard)指人在一定的社会环境和教育的影响下,通过个体自身的认识和社会实践,在政治倾向、理想信仰、思想观念、道德情操等方面养成的较稳定的品质。

思想道德素质是社会规范要求在个体思想意识状态领域符合程度的体现,主要内容包括人生观、道德观、思想品质和传统文化习惯。人生观指人们对人生目的、意义和态度的基本看法,是个人从事一切活动的根本动力。道德是由思想行为所表现的、有一定标准的社会风俗习惯;它是一套行为规范的总和,用以调整人们之间以及个人和社会之间关系。道德没有强制的法律效力,而是依靠社会舆论的力量,依靠人们的信念、习惯、传统和教育的力量来维持。人生观和道德是思想道德素质的最重要的组成部分。

临终关怀中的思想道德素质主要表现为医德,它是调整医务人员与患者、医务人员之间以及医务人员与社会之间关系的行为准则。在为患者提供临终关怀服务时,主要表现为:①确立为人民服务的思想,是一个人思想道德水平的根本标志;②掌握科学的思想方法和工作方法,运用临终关怀的专业知识和技能帮助患者解除痛苦,顺利地走完人生最后一段旅程;③用无产阶级的道德标准要求自己,与团队成员、患者及患者家属建立平等、互助、真诚、关爱的人与人之间的关系;④履行医学人道主义职责,尊重并关怀临终患者,竭尽全力帮助患者及家属解除痛苦,不辞艰辛,执着追求,具有奉献精神。

医学人才素质(medical talent quality)从事医学服务的具有较高专业知识和专门技能水平,并能进行创造性劳动,对社会能作出突出贡献的劳动者在社会生活中思想与行为的具体表现。包括文化水平、身体的健康程度、惯性思维能力、洞察能力、管理能力和智商、情商层次以及与职业技能所达到级别的综合体现。

优秀的医学人才要求具备扎实的基础文化知识,较高的外语水平,精湛的医学专业知识和技能,宽泛的自然科学知识、人文社会学知识,强健的体魄,细致的观察能力和敏锐的洞察力,较强的管理能力、学习能力、沟通协作能力、组织协调能力、应急能力,强大的心理承受能力,以及良好的医德等素质。

家庭医生制度(family practice system)是通过签约的方式,由全科医生与签约家庭建立起一种长期、稳定的服务关系,以便对签约家庭的健康进行全过程

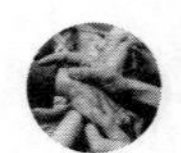

维护的服务制度。

家庭医生制度主要由全科医生提供服务，是一种以家庭医疗保健为主要任务形式，提供个性化的预防、保健、治疗、康复、健康教育服务和指导，使人们足不出户就能解决日常健康问题和保健需求，得到家庭治疗和家庭康复护理等服务的新型医疗卫生服务方式。

家庭医生制度是国务院提出的“十三五”医药卫生体制改革的主要任务之一。家庭医生制度首先在上海开展试点实施。2011—2017 年，上海家庭医生制度签约常住居民已超过 1 000 万人，签约率超过 45%。2017 年 7 月底，杭州市主城区已有 52 万人签约 2018 年度的家庭医生服务，覆盖率达 21.7%；同年，北京的家庭医生签约人数达到 760 万，占常住人口的 35%。2018 年 3 月发布的《国家卫计委关于做好 2018 年家庭医生签约服务工作的通知》明确指出家庭医生工作向提质增效转变。家庭医生按国家政策提供基本医疗和基本公共卫生服务，一般 1 个医生要服务 800～1 000 户签约家庭，不同于国外以提供上门和个性化服务为主的私人医生。

家庭医生制促使家庭医生成为家庭健康的朋友，既治疗家庭成员的疾病，还可主动帮助家庭成员养成良好的生活习惯，预防疾病的发生。通过实施家庭医生签约服务制度，使得一些常见病、多发病可以在社区卫生服务体系内加以解决，减少了患者奔波往返于各家医院的无序情况的出现。通过对每个家庭成员的动态健康管理可以实现更加个性化的服务。更重要的是，社区卫生服务中心的门急诊费用仅仅是二、三级医疗机构的 40%，从而大大减轻了患者医疗费用的支出。

通过家庭医生制度的实施使家庭医生成为医疗资源利用的守门人，建立起以家庭医生为核心的分级梯度有序的诊疗机制；使家庭医生成为居民健康的守护人，由家庭医生对签约服务对象提供全程的健康管理；通过定期的社区诊断来掌握服务地区人群的健康状况，针对居民不同需求来提供有针对性的健康管理服务，使家庭医生成为医保经费使用的代理人；使社区居民在比较固定的签约服务关系的基础上，把医保经费按照签约人头预付给家庭医生进行管理；大大提高了社区卫生服务的可及性及便捷性，对稳步提高社区卫生服务水平和质量，全面提升医疗卫生服务效率、效益都有重要意义。

人际关系（interpersonal relationship）是指临终关怀实践中，人们通过相互认识、情感互动和交往行为所形成和发展起来的人与人之间的相互关系。广义上指临终患者及其家属、医生、护士、社会工作者、志愿者和临终关怀团队人员间的多方面的关系。

临终关怀中人际关系反映了临终关怀服务提供者与接触者个体或是群体寻求社会需要满足的心理状态，对每个人的情绪、心理、生活、工作都有很大影响，对临终关怀服务的质量和效果具有极大的影响。

人际关系是人际交往的结果，其含义包括：①人际关系是双方互动性关系，同时对人际交往的双方产生影响。②人际关系有情义性，人际关系亲疏反映个体需求是否得到满足时的情感体验。③人际关系是社会关系，是在社会生活中产生发展的，同时也会反过来影响社会关系。

人际关系具有社会性、复杂性、多重性、多变性和目的性的特点。在临终关怀学中，人际关系具有专业性、时限性、多面性、团队协作性、复杂性和社会公众性的特征。临终关怀学是涉及医学、护理学、心理学、伦理学等多学科、多系统的理论与实践性相结合的学科，在人际关系的建立和发展过程中离不开专业的背景和知识。临终关怀服务的特殊时限要求当诊疗结束或医护人员调动时，其人际关系就此结束，有阶段性。在临终关怀服务过程中，医护人员和患者及家属要同时面对不同的人员和事情，产生多样的、复杂的互动关系。临终关怀要为患者提供全方位的舒适，需要多专业背景的不同人员参与协作。临终是每个人都必须经历的生命历程，临终关怀中产生的人际关系有社会公众的特性。

人际关系的形成包含着认知、情感和行为3种心理因素的作用。影响人际关系建立的因素主要有社会知觉和自我认知。决定人际关系建立的因素主要取决于人际间的吸引性和时空上的接近性。在临终关怀中人际关系应遵循人性原则、择善原则、人道原则、文明原则、照料原则和适度原则等几项基本原则。人际关系可促进个体自我意识的健全、个人社会化和身心健康，可以创造良好的社会生活空间，调节情绪，增进团结，优化群体的整体效应。

人际关系理论（theory of human relation），亦称人群关系学说，是行为科学的早期理论。其是由实践概括出来的人及人与人之间关系的有系统的结论。

人际关系理论由美国哈佛大学教授乔治·梅奥(George Mayo)和胡戈·蒙斯特贝格（Hugo Munsterberg）在1924—1932年间创立，主要用于企业管理。其主要内容包括人不是“经济人”，而是“社会人”。人从事劳动，有追求金钱物质的一面，还有社会和心理的需要。存在于企业的非正式组织，有自然形成的“领袖”和行为规范，能够控制和制约其成员的思想和行为，是影响生产效率的主要原因之一。人际关系学说突出了企业管理中人的因素，为管理思想发展开辟了新的方向。在此基础上，产生了后期行为科学理论。

人际关系心理方位（interpersonal relationship psychological orientation），即在人际交往双方互动过程中产生的心理上的主导性及权威性的程度，是评价及衡量人际关系的基本指标之一。主要包括两种状态:心理差位关系和心理等位关系。人际交往中一方在心理上具有主导性和权威性，彼此之间具有心理上的上下之分的关系称为心理差位关系；人际关系双方在交往过程中没有心理等级的差异，称为心理等位关系。

（邸淑珍　陶志敏）

十一、卫生法学

（一）法

法(law) 即国家制定或认可并由国家强制力保证其实施的，以规定人们的权利和义务为内容，通过对人们行为的作用来调整社会关系的一种社会规范体系。

法的本质的外化，是法在与相近的社会现象（如道德、宗教、政策等）相比较的过程中显示出来的特殊征象和标志。①法是调整社会关系的行为规范。法所表现的意志不单纯是社会意识形态，还是一种社会规范。法作为一种社会规范，以明白、肯定的方式告诉人们在特定的条件下可以做什么、必须做什么、禁止做什么，从而调整人们在社会生活中的相互关系，形成一种稳定性、确定性和规则性的良好状态。法又是一种行为规则，以其规范性为人们的行为提供了一种模式，而这种行为模式又具有一般性特征，即只要条件相同，一项法律规范就可以被反复适用。这就使人们在行为以前就有可能测知自己或他人的行为是否符合一定的要求，以及这种行为结果将会给人带来怎样的后果，体现了法的可预测性。②法是规定人们权利和义务的社会规范。国家通过立法，规定人们在法律上的权利以及侵犯这些权利应受到的法律制裁；规定人们在法律上的义务以及拒绝履行这些义务应受到的法律制裁。以权利和义务的方式来规范人们的行为，并且是由国家确认和予以保障实现的，这是法律区别于道德规范，宗教规范，社会团体的规章、规则等其他社会规范的一个重要特征。③法是由国家制定或认可的社会规范。制定或认可，是国家创制法即把统治阶级意志上升为国家意志的两种方式。所谓制定，是指国家机关通过立法活动产生新规范。所谓认可，是指国家对既存的行为规范予以承认，赋予法律效力。法的内容从本质上说是统治阶级意志，从形式上说是国家意志。只有经过国家制定和认可的统治阶级意志才是国家意志。所以法具有国家性。④法是由国家强制力保证实施、具有普遍约束力的社会规范。法的实施由国家强制力保证。如果没有国家强制力作后盾，违法行为得不到惩罚，法所体现的意志也就得不到贯彻和保障。国家强制力是指国家的军队、警察、法庭、监狱等有组织的国家暴力，是法与其他社会规范的重要区别。如道德规范是由社会舆论、人们的内心信念和传统习俗加以维护的。法的强制力不等于纯粹的暴力，它以法定的强制措施和制裁措施为依据，具有潜在性和间接性，只有在人们违法时才会降临在行为人身上。国家强制力不是法实施的唯一保证力量，法的实施还依靠道德、经济、文化等方面的因素。

马克思主义认为，法是由统治阶级物质生活条件决定的，反映统治阶级意志的，经国家制定或认可并由国家强制力保证其实施的行为规范的总和。其目的在于确认、保护和发展对统治阶级有利的社会关系和社会秩序，是实现阶级统治的工具。①法的意志性与规律性。法是人的意志的体现，法由人来创制，作为人类创造的一种行为规范，必然渗透着人的需要和智慧。法的意志性表现为法律对社会关系有一定的需要、理想和价值。当然，法的这种意志性也绝不是任意或者任性，因为法的内容是由物质生活条件决定的，是受客观规律制约的，具有规律性。但是，法律不等同于规律，规律具有客观性，而法是由立法者根据一定的意志制定的，不完全是客观的，它可能反映规律也可能违背规律。②法的阶级性与共同性。法的阶级性，是指法是在政治、经济和文化方面占统治地位的阶级意志的体现，是统治阶级进行统治的工具。统治阶级意志通过国家机关的立法活动，上升为国家意志，从而使法与该阶级的政策、道德区别开来并相互作用。法的共同性，即社会性，是指某些法律内容、形式、作用效果并不以阶级为界限，而是带有相同或相似性。医疗卫生、环境保护等技术性和公共性的规定即如此。③法的利益性与正义性。法律所调整的是一种社会利益关系，不同主体的各种利益之间存在矛盾和冲突，因此法律才成为必要。法律作为社会控制的手段和利导机制，必须尽可能公正地平衡各种利益关系，对社会实际利益关系进行调整。同时，法应当具有正义性。正义，是人类共同向往的理想和境界。无论是法的制定还是实施，都应当符合并体现正义。

从不同的角度，按照不同的标准，可将法律规范划分为若干不同的种类。①成文法与不成文法。这是按照法的创制方法和表达形式不同所做的分类。成文法是指由国家特定机关制定和公布，并以成文形式出现的法律，又称制定法。不成文法是指由国家认可其法律效力，但又不具有成文形式的法，一般指习惯法，也包括同制定法相对应的判例法。②实体法与程序法。这是按照法的具体内容不同所做的分类。实体法是指以规定和确认权利和义务或职务和职责为主的法律，民法、刑法、行政法等都是实体法。程序法是指以保证权利和义务得以实现或职权或职责得以履行的有关程序为主的法律，民事诉讼法、刑事诉讼法、行政诉讼法等都是程序法。③根本法与普通法。这是按照法的地位、效力、内容和制定主体、程序的不同所做的分类。这种分类只适用于成文宪法治国家。在成文宪法治国家，根本法即宪法，它规定一个国家的根本制度、根本任务、国体、政体、公民的基本权利和义务，在一个国家中享有最高的法律地位和法律效力，其制定主体、程序及修改程序也不同于普通法，通常有比较高的严格的程序要求。普通法指宪法以外的法律，其法律地位和法律效力低于宪法，制定程序也没有宪法那样严格和复杂，其内容只是涉及某一类的社会关系。④一般法与特别法。这是按照法的适用范围不同所做的分类。一般法是指针对一般人、一般事、一般时间、在全国普遍适用的法。特别法是指针对特定人、特定事或特定地区、特定时间内适用的法。⑤国内法与国际法。这是按照法的创制主体和适用主体的不同所做的分类。国内法是指在一主权国家内，由特定国家法律创制机关创制并在本国主权所及范围内适用的法律，其法律关系主体一般是个人或组织，国家仅在特定法律关系中成为主体。国际法是指由参与国际关系的国家通过协议制定或认可的,并适用于国家之间的法律,其形式一般是国际条约和国际协议等,其法律关系主体主要是国家。

法对人的行为以及最终对社会关系和社会生活产生的影响,其实质是统治阶级或人民意志、国家权力对社会关系和社会生活的影响,是社会生产方式自身力量的体现。在中国,社会主义法律是社会主义物质文明建设的基本保障,是社会主义政治文明建设的重要内容,是社会主义精神文明的促进因素,是社会主义中国对外关系发展的基本依据。

法的规范作用:①告示作用。法律代表国家关于人们应当如何行为的意见和态度。这种意见和态度以赞成和许可或反对和禁止的形式昭示于天下,向整个社会传达人们可以或必须如何行为的信息。法的告示作用也可以说是法的意识形态作用,它以对人们的意志、是非观、价值观的影响而为指引作用提供了必要的前提。②指引作用。是指法律规范能够指引人们趋向社会活动和社会中人们之间合作的合理性方向。法对人的行为的指引通常有两种方法——确定的指引和不确定的指引。确定的指引,即通过设定法律义务,要求人们做出或抑制一定的行为,使社会成员明确自己必须从事或不得从事的界限;不确定的指引,即通过设定法律权利,给人们一定的选择空间,表明人们对法律规范所指引的行为具有一定的选择余地,法律允许并保护人们自行选择的权利。③评价作用。主要是指法律判断、衡量他人行为是否合法或违法的作用。法作为一种评价标准,具有以下特点:一是法的评价具有比较突出的客观性,是公正的、客观的尺度;二是法的评价具有普遍的有效性,是严格、具体、肯定和明确的尺度。④预测作用。是指根据法律规定,人们可以预先知晓或估计到人们相互间将如何行为,特别是国家机关及其工作人员将如何对待人们的行为,进而根据这种预测来做出行动安排和计划。法的预测作用可以减少行动的偶然性和盲目性,提高行动的实际效果。⑤教育作用。通过把国家或社会的价值标准凝结为固定的行为模式和法律符号而向人们灌输占支配地位的意识形态,使之渗透于或内化在人们的心中,并借助人们的行为进一步广泛传播;通过法律规范的实施而对本人和一般人今后的行为发生影响。⑥强制作用。也称为法的惩戒作用,它是源于国家强制力而产生的,主要体现在制裁、惩罚违法犯罪行为。通过制裁可以加强法的权威性,保护人们的正当权利,增强人们的安全感。

法的社会作用包括:①维护阶级统治。在阶级社会中,统治阶级运用法律维护自己的统治,主要体现在确立统治阶级的统治地位,建立有利于统治阶级的社会关系和社会秩序;确认和维护以生产资料私有制为基础的社会经济制度,以及统治阶级对被统治阶级的专政地位;确认和调整统治阶级内部的关系;确认和调整统治阶级与其同盟者之间的关系。②执行社会公共事务。在阶级社会中,法执行社会公共事务方面的作用大体有:维护人类社会基本生活条件;维护生产和交换程序;组织社会化大生产;确定使用设备、执行工艺的技术规程,以及有关产品、劳务、质量要求的标准,以保障生产安全,防止事故,保护消费者的利益;推进教育、科学、文化的发展。

法律制度(legal system) 是一个国家或地区的所有法律原则和规则的总称,包括实体法律制度和程序法律制度。实体法律制度有行政法律制度、经济法律制度、民商法律制度、婚姻家庭法律制度、教育文化法律制度、刑事法律制度等。程序法律制度有行政诉讼法律制度、民事诉讼法律制度、刑事诉讼法律制度等。良好的法律制度应当具备法律的权威、良好的司法官员、简单易行的诉讼程序等要素。

人格权(personality right) 民事主体所固有而由法律直接赋予民事主体所享有的各种人身权利。人格权是与财产权相区别的非财产权,是具有排他性的支配权,是任何人都不得妨碍其行使的绝对权，是他人不得代位行使的专属权。人格权是社会和个体生存发展的基础，属于整个法律体系中的一种基础性权利。人格权随着权利主体的存在而存在，并随着权利主体的消亡而消亡。人格权包括具体人格权和一般人格权。具体人格权主要有：①生命权，是指自然人的生命安全不受侵犯，取得维持生命和最低限度的健康保护的物质必需的权利。②身体权，是指自然人对保持其肢体、器官和其他组织的完整而依法享有的权利。③健康权，是指自然人保持其正常的生理和心理的技能状态和社会适应能力的权利。④姓名权，是指公民决定其姓名、使用其姓名和变更其姓名并要求他人尊重自己姓名的权利。⑤名称权，是指法人和其他组织在参与民事活动时，为区别于其他组织而为自己确立的一个特定标志。⑥名誉权，是指自然人、法人或其他组织就自身属性和价值所获得的社会评价而依法享有的保有、维护并不受他人侵犯的权利。⑦肖像权，是指自然人对自己的肖像享有利益并排斥他人侵犯的权利。⑧隐私权，是指自然人不愿公开或让他人知悉个人秘密的权利。一般人格权包括人格独立权、人格自由权、人格尊严权等。

身份权（rights of paternity）是公民或法人依一定行为或相互之间的关系所发生的一种民事权利。身份权作为民事权利，不仅为权利人的利益而设立，同时也为相对人的利益而设立，因此，权利人在依法行使法律赋予的各项身份权利时，也必须履行相应的法定义务。身份权主要包括：①配偶权，是指合法有效婚姻的夫妻之间互为配偶，并以夫妻之间的特定身份利益为内容的基本身份权。②亲属权，是指除配偶以外的其他近亲属之间的以特定的身份利益为内容的基本身份权利。③监护权，是指监护人对未成年人、无民事行为能力或者限制民事行为能力的精神患者的人身、财产以及其他一切合法权益依法进行监督和保护的身份权。④荣誉权，是指公民、法人所享有的，因自己的突出贡献或特殊劳动成果而获得的光荣称号或其他荣誉的权利。⑤知识产权中的身份权，包括著作权、发明权、专利权、商标权等。

法定代理人（legal representative）即根据法律规定代理无诉讼行为能力的当事人进行诉讼，直接行使诉讼代理权的人。基本特点：①代理权是根据法律的规定产生的。《中华人民共和国民法典》规定，无民事行为能力人、限制民事行为能力人的监护人是其法定代理人。②法定代理人是由法律基于代理人与被代理人之间存在的血缘关系、婚姻关系、组织关系、信任关系等而规定的。《刑事诉讼法》规定，法定代理人的范围包括被代理人的父母、养父母、监护人和负有保护责任的机关、团体的代表。③法定代理人的代理权限范围也是由法律规定的，而且一般都属于普通代理或全权代理，没有代理权限范围的特殊限制。④法定代理的目的在于保证无行为能力和限制行为能力人能够通过代理行为顺利地参与民事活动，享有民事权利，承担民事义务。⑤法定代理都是无偿的。

法律权利与道德权利（legal rights and moral rights）法律权利是指在各国宪法、法律法规中赋予公民的权利。道德权利是指在道德上或伦理上可得到辩护的要求，是公民应该有的权利。道德权利不决定于法律上有无规定，它可以体现在法律的条文中，也可能在法律上没有规定。两者的联系在于道德权利可以作为批判法律权利或为法律权利辩护的基础。法律权利和道德权利的区别在于：①道德权利不一定得到法律的保障，而法律权利可能是不符合伦理或不道德的；②法律权利可以通过立法机构修改、废除，而道德权利不能通过立法机构的决定或权力转移而改变，只能依赖伦理学的论证、依赖理性的力量。区别法律权利与道德权利的意义主要在于法律权利可以诉诸法律手段来维护，所以应该充分了解法律上规定的权利有哪些；道德权利的维护不能诉诸法律，但可以向单位、行政机关提出，尤其可以诉诸大众媒介。

法律责任(legal responsibility) 即行为主体由于违法行为、违约行为或者由于法律规定而应承担的某种不利后果。法律责任的本质是居于统治地位的阶级运用法律标准对行为给予的否定性评价;是自由意志支配下的行为所引起的合乎逻辑的不利法律后果;是社会为了维护自身的生存条件而强制地分配给某些社会成员的一种负担。构成法律责任必须具备以下要件:①责任主体,即因违反法律、约定或法律规定的事由而承担法律责任的人,包括自然人、法人和其他社会组织。②违法行为或违约行为,包括作为和不作为。作为是指人的积极的身体活动,直接做了法律所禁止或合同所不允许的事自然要导致法律责任;不作为是指人的消极的身体活动,行为人在能够履行自己应尽义务的情况下不履行该义务。③损害后果,即违法行为或违约行为侵犯他人或社会的权利和利益所造成的损失和伤害。④因果关系,即违法行为或违约行为与损害结果之间的必然联系。⑤主观过错,即行为人实施违法行为或违约行为时的主观心理状态,包括故意和过失两类。故意是指明知自己的行为会发生危害社会的结果,希望或放任这种结果发生的心理状态;过失是指应当预见自己的行为可能发生损害他人、危害社会的结果,因为疏忽大意而没有预见,或者已经预见而轻信能够避免,以致发生这种结果的心理状态。法律责任分为民事责任、行政责任和刑事责任。

民事责任(civil liability) 是指公民或法人因违反法律、违约或因法律规定的其他事由而依法承担的不利后果。民事责任主要为补偿性的财产责任。民事责任的承担者是具有民事责任能力的自然人和法人。在法律规定的某些条件下,国家也是民事责任的主体。民事责任主要是由违法行为或违约行为引起的,这种违法行为、违约行为除了民事违法和违约行为外,还包括部分刑事违法行为和行政违法行为。民事责任主体承担民事责任的方式主要有:停止侵害,排除妨碍,消除危险,返还财产,恢复原状,修理、重作、更换,继续履行,赔偿损失,支付违约金,消除影响、恢复名誉,赔礼道歉等。

行政责任(administrative liability) 是指违反行政法律或因行政法规定的事由而应承担的法定不利后果。行政责任既包括行政机关及其工作人员、授权或委托的社会组织的行政责任,也包括公民、法人、社会组织等行政相对人违反行政法律而产生的行政责任。行政责任主体承担的行政责任包括行政处罚、行政处分。行政处罚是由特定的行政机关对违反行政法律规定的责任主体所实施的惩罚措施,主要有警告、罚款、没收违法所得、没收非法财物、责令停产停业、暂扣或吊销许可证、暂扣或者吊销执照、行政拘留,以及法律、行政法规规定的其他行政处罚等。行政处分是对违反法律规定的国家机关工作人员或被授权、委托的执法人员所实施的惩罚措施,主要有警告、记过、记大过、降级、撤职、开除。

刑事责任(criminal liability) 即因违反刑事法律而应承担的法定的不利后果。行为人违反刑事法律的行为必须具备犯罪的构成要件才承担刑事责任。刑事责任的主体不仅包括公民,也包括法人和其他社会组织。刑事责任是严格的行为人个人责任,刑事责任的方式是惩罚,即责任主体受到国家强制力的制裁。我国法律规定的刑罚分为主刑和附加刑两类。主刑包括管制、拘役、有期徒刑、无期徒刑和死刑。附加刑包括罚金、剥夺政治权利、没收财产;对于外国人犯罪,还可以独立适用或附加适用驱逐出境。

(二) 卫生法

卫生法(health law) 是由国家制定或认可,并由国家强制力保证实施的旨在调整保护人体在健康活动中形成的各种社会关系的法律规范的总称。

卫生法有狭义和广义之分。狭义的卫生法,仅指由全国人民代表大会及其常务委员会所制定的各种卫生法律。广义的卫

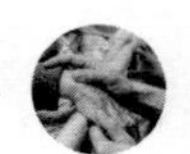

生法不仅包括上述各种卫生法律，还包括被授权的其他国家机关制定颁布的从属于卫生法律的在其所辖范围内普遍有效的法规和规章，如卫生条例、规则、决定、标准、章程、办法等，以及宪法和其他部门法律中有关卫生的内容。

卫生法的调整对象是国家卫生行政机关、医疗卫生组织因预防和治疗疾病，改善人们生产、学习和生活环境及卫生状况，保护和增进人体健康而产生的以及它们内部所发生的各种社会关系，一般可以归纳为卫生组织关系、卫生行政管理关系、卫生发展和服务活动关系。它涉及社会公共卫生管理(公共卫生、疾病控制、健康相关产品)、卫生行业管理(医疗卫生保健机构、卫生专业人员、卫生资源)、健康权益保障和生命科学、传统医学、医学教育和科研等。

卫生法的特征包括：①以保护公民健康权为根本宗旨。公民健康权是公民人身权中一项最基本的权利。卫生法以保障公民的生命健康为根本目标。健康是促进人的全面发展的必然要求、经济社会发展的基础条件、民族昌盛和国家富强的重要标志、广大人民群众的共同追求。②综合性和多样性。卫生法的表现形式具有综合性和多样性；卫生法的调节手段具有综合性和多样性，既采用纵向的行政手段调整卫生行政管理活动中产生的社会关系，又采用横向的民事手段调整卫生服务活动中的权利义务关系；卫生法需要其他部门法的调整手段，以有效地保护公民的健康权。③科学性和技术规范性。卫生法是依据生物学、医学、卫生学、药物学等自然科学的基本原理和研究成果制定的。当今人类对生命科学的探索进入了全新境界，医学科学的许多理论得到了前所未有的发展。卫生法与现代科学技术紧密结合，只有正确反映医学科学的最新成果，才能提高卫生法律、法规的质量，体现卫生法的科学性；同时卫生法保护的是人体健康这一特定的对象，这就必然要将大量的技术规范法律化，即卫生法将直接关系到公民生命健康安全的科学工作方法、程序、操作规范、卫生标准等确定下来，使其成为技术法规，把遵守技术法规确定为法律义务，使公民的健康权得到保障。④社会共同性。随着社会的发展，人类的健康受到越来越多的关注，卫生问题已成为当今人类所面临的共同问题。全世界都在探求解决人人享有卫生保健、为人们营造一个清洁卫生适宜的环境、预防和消灭疾病、增进人体健康、促进社会经济发展等问题的办法，各国卫生法中都反映了这些具有共性的问题。而且，各国在卫生立法方面不断加强国际合作和交流，以便能更好地互相借鉴，使卫生法不断完善，从而推动了国际卫生法的发展。

卫生法的基本原则包括：①保护公民身体健康的原则。公民每个人都依法享有改善卫生条件，获得基本医疗保健的权利，以增进身体健康，延长寿命，提高生命质量。②公平原则。以利益均衡作为价值判断标准来配置卫生资源，协调卫生保健活动，以便每个社会成员普遍能得到卫生保健。③预防为主的原则。卫生工作坚持“预防为主，综合治理”的方针，对待疾病首先从预防着手，主动地和疾病作斗争，做到无病防病、有病治病、防治结合、立足于防，以达到减少疾病和消灭疾病的目的。④保护社会健康原则。协调个人利益与社会健康利益的关系。个人在行使自己的卫生权利时，不得损害他人、集体和社会的健康利益。⑤动员全社会参与原则。卫生工作必须做到政府领导、部门配合、社会支持、群众参与，使卫生事业成为全民的事业。⑥国家卫生监督原则。卫生行政机关或国家授权的卫生职能部门，对辖区内有关单位和个人执行国家颁布的卫生法律、法规、规章和标准情况进行监察督导，以保证良好的社会卫生环境。⑦奖励与惩罚相结合原则。对于违反卫生法的依法追究相应的法律责任；对遵守卫生法作出成绩和贡献的单位和个人，给予精神上的表扬和物质上的奖励。

卫生法的作用包括：①贯彻党的卫生政策，保证国家对卫生工作的领导。②增强卫生法制观念，保护人体健康。③促进经济发展和医学科学的发展。④维护国家

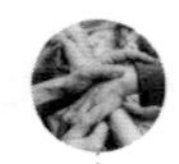

主权，促进国际卫生交流和合作。

卫生法学(health care law) 是研究卫生法律规范及其发展规律的一门学科，是自然科学和社会科学相互渗透和交融，并随着生物-心理-社会医学模式的产生而发展起来的一门新兴的边缘交叉学科。

卫生法学从医学角度看，属于理论医学的范畴；从法学角度看，则是法律科学中一门有关医药卫生问题的应用科学。因此，卫生法学的任务是将医学、药物学、卫生学等基本理论和法学的基本理论结合起来，运用于卫生事业实践，用法律手段促进卫生事业的发展，保护人体健康。

卫生法学是一门实践性很强的理论性学科，其构成可分为两大部分。一是理论构成，即综合运用社会科学和自然科学知识，阐述卫生法学的基本理论，为卫生立法提供科学理论，发挥正确的理论导向作用；二是实践构成，即制定和实践卫生法律规范，发挥保护人体健康的作用。

卫生法学的研究内容具体包括：①卫生法的产生、发展及其规律。卫生法作为一种社会现象，是一定历史时期的产物。研究卫生法的历史，特别是不同历史发展时期卫生法的表现和卫生法不同表现背后的社会、经济和文化环境，并将其加以比较，从而掌握卫生法在各个时期的演变轨迹，发现卫生法在发展过程中的独特规律，进而认识卫生法今后发展的趋势及其所需要的经济、政治、社会、文化等条件。②卫生法的内容、形式与本质。卫生法的内容涉及预防保健、医疗和与健康相关产品的法律规范和制度，而且卫生法的表现形式多样，所以在研究卫生法时，既要注意研究各个组成部分的具体规定、具体制度，又要把法律、行政法规、规章等法源形式和编、章、节、条、款、项等结构形式结合起来。在内容和形式研究的基础上，进一步总结出卫生法的价值、功能和本质。③卫生社会关系。在社会关系中，许多关系与卫生有关，但卫生法并不调整所有的与卫生有关的社会关系，而只是调整其中的一部分关系，即在卫生活动过程中所发生的社会关系。这些卫生社会关系主要分为卫生行政法律关系和卫生民事法律关系。前者是卫生行政机关在卫生行政管理过程中所形成的关系，后者是平等主体在卫生民事活动过程中所形成的关系。研究卫生法，必须研究相应法律关系的内容，即双方当事人的权利、义务及所构成的法律地位，以及这些法律关系的发生、变更和消灭等。④卫生法的理论基础。卫生法学是法学的一门分支学科，因此，法学的基本理论、原则同样适用于卫生法学。但是卫生法的绝大多数规范分别属于行政法和民法范畴，所以，行政法学和民法学为卫生法学研究提供了丰富的理论根据。研究卫生法，必须研究行政许可法、行政处罚法、行政强制法、行政复议法、行政诉讼法、国家赔偿法、民法通则、民事诉讼法、刑法等在卫生领域的具体应用，为卫生法的理论基础研究提供实证素材。

随着社会和科学的进步，医药卫生所涉及的范围和研究领域不断扩大，同社会的关系越来越密切。因此，医药卫生事业的发展必须要有法律的支持和保障。但是，法律从来也没有像今天这样面临着社会经济和科学技术发展对它提出的挑战。同样，医学科学技术的飞速发展，使卫生法学也面临着严重的挑战，诸如医药卫生资源的配置、死亡范式的转换、生殖技术的应用、临床医学中的脏器移植和人工器官的应用及行为控制、人体实验、基因和遗传工程、人口控制和计划生育、公共卫生与人类健康、食品卫生与安全、药品管理等问题。所以，世界各国和有关国际组织不断加快卫生立法进程，努力完善卫生法学的体系，呈现出如下发展趋势：①理论研究深入化。许多国家都已建立起卫生法学这门学科。美国、日本、德国等开展了卫生法学的教育工作，有的医学和法学院校开设了卫生法学或医学法学课程，并应用卫生法学理论指导卫生立法和执法工作。②法律体系完整化。卫生立法从单项立法逐步向综合立法过渡，并以此为基础，建立起较为完整的卫生法律体系。③立法范围扩大化。一是随着医学科学新技术和社会的发展，制定一批新的卫生法律，诸如器官移植和利用人造器官法、生殖技术法、患者权利法、基因工程应用法等；二是卫生立法开始涉及一些以往不可能涉及的伦理道德问题，如死亡的权利、标准、方式，计划生育和堕胎等；三是通过立法促进个人生活方式和行为健康化，制定初级卫生保健法、社会老年保健法、社会心理和卫生行为法，同时加强医疗保险和控制医疗费用增长的立法，普及全民卫生保健；四是加强环境、食品、药品等的法制管理，使人人都有一个宁静、安全、舒适的生活环境。④技术规范法律化。现代自然科学及工程技术给人类健康带来了巨大的利益，但也带来了许多复杂的问题，如何最大限度地用其利、避其害，必然涉及很多技术规范。由于技术规范与法律规范属于不同的范畴，必须把技术规范上升为技术法规，把遵守技术规范确定为法律义务，才能达到保护人类健康的目的。

医学与法律（medical and law） 医学是研究人的生命活动过程的本质以及控制疾病、促进健康、提高生命质量的科学知识体系和实践活动。法律是体现统治阶级意志，由国家行使立法权的机关依照立法程序制定，并由国家强制力保证实施的行为规范。法律是阶级统治的重要工具，是政治上层建筑的重要组成部分，是社会关系强有力的调整器。医学作为知识体系，其本身并不具有阶级性。但是在阶级存在的社会里，医学为谁服务、向着哪一个方向发展以及对医学的哲学分析等方面，却具有阶级性且受一定的政治因素的影响。从这一意义上说，医学与法律之间又是相通的，两者必然会相互影响、相互作用。

法律为医学的发展提供社会保障。医学在探索人类健康和生命的过程中，充满着难以预料的风险，需要一定的社会条件作保证，其中包括法律的保护和导向作用。没有法律的保证，医学的发展是不可能的。首先，法律为医学发展创造良好的社会环境。表现：①国家通过法律决定医学发展的方向，保证国家卫生战略的实施，如宪法关于发展医药卫生事业的规定。②国家以适应医学科技活动规律和特点的法律来调整医学活动领域中的出现的一系列社会关系，保护医药卫生科技活动的正常秩序，制裁医药卫生领域中的违法犯罪行为，保护人体健康，为医学的进步发展提供良好的法治环境。③法律作为一种管理手段，能使医学科技管理更加规范化、科学化。④通过法律确定卫生服务机构及其成员的权利和义务，明确违反卫生法律规范应承担的法律责任，从而形成有利于医学发展的运行机制。其次，法律能够控制和消除现代医学无序、失控和异化带来的社会危害。因为医学对人类社会起到的作用，需要人类的理性指引，需要法律等社会因素的制约；而法律可以协调人和医学技术的关系以及通过调整社会关系进而协调人同自然的关系、协调医学与社会经济的关系、协调医学与社会伦理道德之间的关系，控制和消除医学科技成果的误用、滥用和非道德使用带来的负面影响和引起的各种社会问题，让医学发挥出更好地造福人类、促进社会进步的巨大威力。再次，法律能够调整医学发展对社会伦理观念的冲击。医学科技成果的广泛运用，不仅极大地改变了整个人类社会的物质生活环境，而且强烈地冲击着人们的传统伦理观念，也给法律提出了一系列新的课题。这就需要制定有关法律，统一人们的行为规范，否则就会给社会带来混乱。

医学的发展促进了卫生立法的发展，使卫生法逐步形成自己的结构和体系，成为一个新的法律部门，并使卫生法学这一新兴边缘学科得以产生和发展。①医学的发展促进了保护人体健康方面许多法律的产生。现代社会，如何保护公民的健康权利是一项复杂和具体的社会工程，不仅涉及生态环境的维护和改善、卫生资源的开发和利用、疾病的预防和治疗，而且涉及公民健康权利和其他权利的关系，这就需要相应的法律规范去调整。《药品管理法》《传染病防治法》《执业医师法》等，就是为调整保护人体健康活动中产生的社会关系而制定的。②医学知识及其科学研究成果被应用于立法中，成为立法的依据，使法律的内容科学化。③现代医学的发展提出了卫生立法新课题。为了避免现代医学高新技术导致的新问题无法可依，需要加快卫生立法的进程。④医学为法律的正确实施提供了有效的手段，为案件侦破、审查提供了确凿的证据。⑤医学的发展使立法思想受到影响和启迪，促使人们的法律观念发生变化。心肺死亡的传统标准由于几千年的延续而天经地义地成为世界各国医学、哲学、宗教、伦理、法律及社会大众一致的认识。但随着生理学、医学的发展，这一标准受到了挑战。因为心肺功能的停止并不预示着整个人体的死亡，运用心脏起搏器、人工呼吸机等先进医学科学技术可以使心肺功能停止的患者人为地复苏；同时心肺移植方面的成功甚至从根本上动摇了心肺死亡标准。医学界认为确定脑死亡标准更为科学，并正在被人们所接受，而且一些国家已正式立法承认脑死亡标准。

医学法律与医学道德（medical law and medical ethics） 医学法律是法的一般原理在医学实践中的运用，是由国家制定或认可，并由国家强制力保证其实施的行为规范的总和。医学道德是一种职业道德，是评价人们行为的善与恶、正义与非正义、光荣与耻辱的行为规范的总和。

医学法律与医学道德的区别主要表现在以下几个方面：①产生的历史条件不同。医学法律是阶级社会特有的社会现象，具有阶级性。医学道德贯穿于整个人类社会，在阶级社会中，医学道德一方面具有阶级性，另一方面还具有历史性和继承性。②表现形式不同。医学法律通常由国家按一定程序制定，一般是成文的。医学道德一般是不成文的，通常存在于人们的意识和社会舆论中。③调整的范围不完全相同。医学法律调整的范围比医学道德调整的范围要小，凡医学法律调整的范围往往也是医学道德调整的范围，而医学道德调整的范围却是医学法律所包括不了的。只有当医务人员的医疗不法行为严重到一定程度，法律有规定时，医学法律才能起作用。而日常医疗工作中的有些不道德行为，就要依靠医学道德的力量去进行监督、评价和教育。④实施手段不同。医学法律的实施以国家的强制力为后盾。医学法律着眼于行为，医学法律规则的效力具有普遍性和绝对性，违法行为需要承担相应的法律责任。医学道德则依靠人们的内心信念、社会舆论和传统习俗来实现。医学道德着眼于意志和感情，医学道德准则则因人、因环境而异。⑤发展前途不同。医学法律将随着阶级的消灭和国家的消亡，也将会消亡。医学道德将随着人类社会的发展而日臻成熟，在共产主义社会将会得到全面和充分的发展。

医学法律与医学道德的联系：医学法律与医学道德都是建立在一定经济基础之上的上层建筑，都是由统治阶级的物质生活条件所决定的，都是以行为规范的形式调节人们的关系。它们的共同使命是调节人际关系，维护广大人民群众的利益和社会秩序。因此，医学法律与医学道德相互渗透，相互依存，相互补充，相互促进，相辅相成。凡是医学法律所反对的行为，也是医学道德所谴责的行为；凡是医学法律所要求的行为，也是医学道德所倡导的行为。医学法律体现了医学道德的要求，是培养、传播和实现医学道德的有力武器；医学道德体现了医学法律的要求，是维护、加强和实施医学法律的重要精神力量。

卫生法律（health law） 是全国人民代表大会及其常务委员会制定的卫生方面的专门法律和其他法律中有关卫生方面的规定。目前卫生方面的专门法律有《中华人民共和国基本医疗卫生与健康促进法》《中华人民共和国传染病防治法》《中华人民共和国母婴保健法》《中华人民共和国献血法》《中华人民共和国执业医师法》《中华人民共和国精神卫生法》《中华人民共和国中医药法》《中华人民共和国人口与计划生育法》《中华人民共和国药品管理法》《中华人民共和国国境卫生检疫法》《中华人民共和国职业病防治法》《中华人民共和国食品安全法》《中华人民共和国红十字会法》《中华

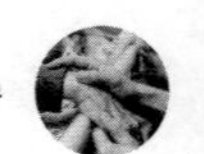

人民共和国中医药法》《中华人民共和国疫苗管理法》《中华人民共和国基本医疗卫生与健康促进法》。

卫生行政法规（health administrative codes）是国务院制定的卫生方面的专门法规和其他行政法规中有关卫生方面的规定。其法律效力低于法律而高于地方性法规等。目前，卫生方面的专门行政法规主要有《突发公共卫生事件应急条例》《传染病防治法实施办法》《艾滋病防治条例》《血吸虫病防治条例》《公共场所卫生管理条例》《学校卫生工作条例》《医疗废物管理条例》《病原微生物实验室生物安全管理条例》《医疗机构管理条例》《人体器官移植条例》《医疗事故处理条例》《医疗纠纷预防和处理条例》《母婴保健法实施办法》《计划生育技术服务条例》《流动人口计划生育工作条例》《护士条例》《乡村医生从业管理条例》《药品管理法实施条例》《麻醉药品和精神药品管理条例》《医疗用毒性药品管理条例》《放射性药品管理条例》《医疗器械监督管理条例》《医疗纠纷预防和处理条例》等。

卫生行政规章（health administrative regulations）简称卫生规章，分为国务院卫生健康等行政部门制定的卫生部门规章和有地方政府规章制定权的地方人民政府制定的卫生政府规章。包括卫生方面的专门规章和其他规章中有关卫生方面的规定。卫生规章不得与法律、行政法规以及上级和同级地方性法规、自治法规相抵触。

卫生标准（health standard）是指为实施国家卫生健康法律法规和政策，保护人体健康，在研究与实践的基础上，对职责范围内涉及人体健康和医疗卫生服务等事项制定的各类技术规定。

卫生标准既是医药卫生科学的重要内容，又是国家重要的技术法规。卫生标准是以保障人体健康为目的，以医药卫生科学成果和实践经验为依据，针对人的生存、生活、劳动和学习等有关的各种自然、人为环境因素和条件所作的一系列量值规定，以及为保证实现这些规定所必需的技术行为规定和管理要求，经有关部门协商一致，由主管部门批准，并以特定程序和形式颁布的统一规定。

卫生标准的性质：①科学性。每项卫生标准都是充分利用每个专业领域的现有科学技术资料，结合疾病防治等现场、临床、实验室等情况，进行高度浓缩、概括，并符合国家社会、经济的国情及客观规律，在理论依据、调查实验和技术方法方面都表现出很强的科学性。②法规性。卫生标准是国家的一项重要的技术法规。它是由《中华人民共和国标准化法》和相应的卫生法律法规规定的，具有约束力。

卫生标准有以下特征：①目的性和相对性。卫生标准制定的基本出发点是保障人体健康，并随着社会、经济的发展，随着医学科学的发展和医学模式的转变呈现动态变化，以有利于保护人体健康目的的实现。②应用性和效益性。卫生标准的应用是各类医药卫生产品质量和医疗服务质量的重要技术保证，对建立科学的现代化生产、管理制度，促进社会、经济发展，保护人类健康，提高生存质量产生效益。③统一性和优化性。卫生标准的基本要求是简化、统一、协调、优化。④规范性和目标性。规范是组织活动的手段和方法，卫生标准规范的对象广泛，包括技术指标规范、技术行为规范、技术程序规范、技术质量规范和技术方法规范。同时卫生标准作为相应目标管理的指标，有利于不断提高相关行业的卫生水平，不断提高健康相关产品的质量，不断提高医疗卫生服务的质量。

卫生标准的内容：①职业卫生、放射卫生有关的卫生技术要求；②环境卫生、营养、学校（包括学龄前园所）卫生及相关的卫生技术要求；③生活饮用水卫生及相关的卫生技术要求；④传染病、慢性非传染性疾病及其他与疾病预防控制有关的卫生技术要求；⑤与医疗卫生服务、医疗机构管理及采供血有关的技术要求；⑥卫生健康信息技术要求；⑦与卫生技术要求相配套的检测检验方法和评价方法；⑧其他与保护公众身体健康和生命安全相关的卫生技术要求。

卫生标准的分类：①按卫生标准的实施性质分为强制性标准和推荐性标准。《中华人民共和国标准化法》规定，国家标准、行业标准分为强制性标准和推荐性标准。《卫生标准管理办法》规定，保障公众健康、安全的标准和法律、行政法规规定强制执行的标准为强制性标准，其他标准为推荐性标准。②按卫生标准适用范围分为国家标准、行业标准和地方标准。《卫生标准管理办法》规定，对需要在全国范围内统一的卫生技术要求，应当制定国家标准；对需要在全国卫生行业范围内统一的技术要求，可以制定行业标准；对没有国家标准和行业标准而又需要在省、自治区、直辖市范围内统一的卫生技术要求，可以制定地方标准。③按卫生标准的实施对象分为技术标准、管理标准和工作标准。技术标准包括基础标准、方法标准、专业标准和综合卫生标准。管理标准包括技术行为要求及技术规范。工作标准包括工作程序、方法及评估方法。

医疗技术规范（medical technology specification）是根据医疗技术工作的程序、方法和质量标准要求等方面所做出的规定，是从事医疗技术活动的技术标准。医疗技术规范包括诊疗规范、诊疗指南、诊疗方案、诊疗原则、诊疗要点等。多年来，中国医疗技术行为缺乏全国统一的标准。2006 年国家卫生部、国家中医药管理局、中国人民解放军总后勤部卫生部联合委托中华医学会，由其各医学分会制定了相关学科的《临床诊疗指南》。同时卫生部委托中华医学会，由其各医学分会制定了《临床技术操作规范》。此外，中华医学会各专业分会制定了大量的指南、指导原则等。这些分门别类的医疗技术规范在临床医疗实践中发挥着相应的规范性作用。

病案（medical record）是医疗护理文件的总称，是以医治伤病为目的，对病员健康状况及其罹患伤病的发生、发展与转归过程，诊疗方法和治疗效果的全面而真实的记录。病案同时也是病员的医疗档案。它是按照一定要求集中保管，且有着内在联系的各种诊疗资料的总体。

自从人类出现了与疾病作斗争的医疗活动并发明了文字以后就有了病案。早在公元前 14 世纪，中国最古老的甲骨文就记载有多种疾病名称，诸如疾首（头病）、疾目（眼病）、疾腹（腹病）、疾子（小儿病）、疾育（产科病）等。古埃及的纸草文也多记载有病案，康（Kahan）氏纸草文记载有妇科疾病，史密斯（Edwin Smith）纸草文记载有外科病例，埃伯（Ebers）纸草文记有 250 余种病症和数百种药物。现今病案已成为医院临床工作中的重要文件。病案质量的优劣和病案的管理直接反映一个医院的医疗质量、学术水平和管理水平。

病案由门（急）诊、住院病案两部分组成。门（急）诊病案内容包括门（急）诊病历首页（门诊手册封面）、病历记录、化验单（检验报告）、医学影像检查资料等。住院病案内容包括住院病案首页、入院记录、病程记录、手术同意书、麻醉同意书、输血治疗知情同意书、特殊检查（特殊治疗）同意书、病危（重）通知书、医嘱单、辅助检查报告单、体温单、医学影像检查资料、病理资料等。

病案是具有高度可靠性和科学性的永久记录，因此，病案书写的总体要求是客观、真实、准确、及时、完整和规范。病案书写应当使用中文，通用的外文缩写和无正式中文译名的症状、体征、疾病名称等可以使用外文。病案书写还应当规范使用医学术语，文字工整，字迹清晰，表述准确，语句通顺，标点正确。各种记录和报告的内容要充实完整，用词简洁确切，条理清楚，结构分明，有观点，有逻辑，并按一定格式注明年月日，必要时还应记录具体时间。每页均须填写患者姓名、住院（门诊）号、记录纸页码，以免紊乱。各种记录告一段落或报告完毕后，应签署记录人或报告人姓名。

病案在医学中有着重要作用：①病案是疾病治疗经过及其治疗效果的原始记录，完整而科学的病案不仅对指导现患疾病的诊疗有着具体的现实意义，而且对本

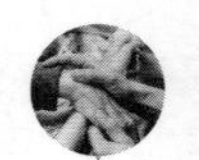

病的转归、预后乃至发生其他新疾患、并发症时也可作重要参考。②通过病案的积累,可以总结医疗实践经验,提高医疗、教学水平,为临床、教学、科研服务。③病案是判断医务人员业务行为的是非、诊疗措施实施情况的凭证,是对医务人员服务质量、学术水平、技术能力和医德等进行考核的重要依据。④完整的病案是计算医疗费用的根据。⑤病案书写质量及其管理水平可以反映一个医院医务人员的素质、各部门的配合情况、工作效率和医院的整体管理水平。

病案也具有法律意义:①病案是民事法律关系(医疗费用的计算、支付和索取)的一种重要根据。②病案可以成为法律上的一种证据,表现在3个方面:一是判断某些人是否具备行为能力,以确定其是否承担由于自己行为所带来的法律责任,就需要了解其家族病史和其本人的既往病史,即需查证病案;二是判定伤残,不仅要核查伤残者现状,同时也要查阅伤残者受伤时的病案记录;三是发生医疗纠纷,要以病案记录为评议、判明责任或处理的根据。在医疗实践中,遗漏重要病史,病程记录不详细或不仔细,笔误,以及病案删改、管理不善等都可能引发医疗纠纷。

《中华人民共和国执业医师法》(Law of the People's Republic of China on Professional Doctors)由全国人民代表大会常务委员会制定,旨在加强医生队伍的建设,提高医生的职业道德和业务素质,保障医生的合法权益,保护人民健康的卫生法律。

《中华人民共和国执业医师法》的适用范围是依法取得执业医生资格或者执业助理医生资格,经注册在医疗、预防或者保健机构中执业的专业医务人员。医生应当具备良好的职业道德,发扬人道主义精神,履行防病治病、救死扶伤、保护人民健康的神圣职责。全社会应当尊重医生;医生依法履行职责,受法律保护。

国务院卫生行政部门主管全国的医生工作。县级以上地方人民政府卫生行政部门负责管理本行政区域内的医生工作。

国家实行医生资格考试制度。医生资格考试分为执业医生资格考试和执业助理医生资格考试。具有下列条件之一的,可以参加执业医生资格考试:①具有高等学校医学专业本科以上学历,在执业医生指导下,在医疗、预防、保健机构中试用期满1年;②具有高等学校医学专科学历,取得执业助理医生执业证书后,在医疗、预防、保健机构中工作满2年;具有中等专业学校医学专业学历,在医疗、预防、保健机构中工作满5年。具有高等学校医学专科学历或者中等专业学校医学专业学历,在执业医生指导下,在医疗、预防、保健机构中试用期满1年的,可以参加执业助理医生资格考试。以师承方式学习传统医学满3年或者经多年实践医术确有专长的,经县级以上卫生行政部门确定的传统医学专业组织或者医疗、预防、保健机构考核合格并推荐,可以申请参加执业医生资格或者执业助理医生资格考试。医生资格考试成绩合格,取得执业医生资格或者执业助理医生资格。

国家实行医生执业注册制度。取得执业医生资格或者执业助理医生资格的,可以向所在地县级以上人民政府卫生行政部门申请医生执业注册。医生经注册后,方可在医疗、预防、保健机构中按照注册的执业地点、执业类别、执业范围,从事相应的医疗、预防、保健业务。未经医生注册取得执业证书,不得从事医生执业活动。

医生在执业活动中享有以下权利:①在注册的执业范围内,进行医学诊查、疾病调查、医学处置、出具相应的医学证明文件,选择合理的医疗、预防、保健方案;②按照卫生部规定的标准,获得与本人执业活动相当的医疗设备基本条件;③从事医学研究、学术交流,参加专业学术团体;④参加专业培训,接受继续医学教育;⑤在执业活动中,人格尊严、人身安全不受侵犯;⑥获取工资报酬和津贴,享受国家规定的福利待遇;⑦对所在机构的医疗、预防、保健工作和卫生行政部门的工作提出意见和建议,依法参与所在机构的民主管理。医生在执业活动中应当履行下列义务：①遵守法律、法规，遵守技术操作规范；②树立敬业精神，遵守职业道德，履行医生职责，尽职尽责为患者服务；③关心、爱护、尊重患者，保护患者的隐私；④努力钻研业务，更新知识，提高专业技术水平；⑤宣传卫生保健知识，对患者进行健康教育。

医生执业的规则包括：①实施医疗、预防、保健措施，签署有关医学证明文件，必须亲自诊查、调查，并按照规定及时填写医学文书，不得隐匿、伪造或者销毁医学文书及有关资料；不得出具与自己执业范围无关或者与执业类别不相符的医学证明文件。②对急危患者，应当采取紧急措施进行诊治；不得拒绝急救处置。③应当使用经国家有关部门批准使用的药品、消毒药剂和医疗器械；除正当诊断治疗外，不得使用麻醉药品、医疗用毒性药品、精神药品和放射性药品。④应当如实向患者或者其家属介绍病情，但应注意避免对患者产生不利后果；进行实验性临床医疗，应当经医院批准并征得患者本人或者其家属同意。⑤不得利用职务之便，索取、非法收受患者财物或者牟取其他不正当利益。⑥遇有自然灾害、传染病流行、突发重大伤亡事故及其他严重威胁人民生命健康的紧急情况时，应当服从县级以上卫生行政部门的调遣。⑦发生医疗事故或者发现传染病疫情时，应当按照有关规定及时向所在机构或者卫生行政部门报告；发现患者涉嫌伤害事件或者非正常死亡时，应当按照有关规定向有关部门报告。⑧执业助理医生应当在执业医生的指导下，在医疗、预防、保健机构中按照其执业类别执业；在乡、民族乡、镇的医疗、预防、保健机构中工作的执业助理医生，可以根据医疗诊治的情况和需要，独立从事一般的执业活动。

国家建立医生工作考核制度。受县级以上人民政府卫生行政部门委托的机构或者组织应当按照医生执业标准，对医生的业务水平、工作成绩和职业道德状况进行定期考核。

医生执业的法律责任包括：①以不正当手段取得医生执业证书的，由发给证书的卫生行政部门予以吊销；对负有直接责任的主管人员和其他直接责任人员，依法给予行政处分。②医生在执业活动中，违反执业医生法规定，由县级以上人民政府卫生行政部门给予警告或者责令暂停6个月以上1年以下执业活动；情节严重的，吊销其执业证书；构成犯罪的，依法追究刑事责任。③医生在医疗、预防、保健工作中造成事故的，依照法律或者国家有关规定处理。

《中华人民共和国民法典》(Civil Code of the People's Republic of China) 由全国人民代表大会制定，旨在保护民事主体的合法权益，调整民事关系，维护社会和经济秩序，适应中国特色社会主义发展要求，维护社会和经济秩序，适应中国特色社会主义发展需求，弘扬社会主义核心价值观的法律。

2020年5月28日第十三届全国人民代表大会第三次会议通过了《中华人民共和国民法典》(简称《民法典》)，自2021年1月1日起施行。其中，第七编侵权责任第六章是“医疗损害责任”。医疗损害既包括有过错的诊疗行为引起的患者损害，也包括有缺陷的产品和不合格血液引起的患者损害。

《民法典》规定，患者在诊疗活动中受到损害，医疗机构及其医务人员有过错的，由医疗机构承担赔偿责任。因药品、消毒产品、医疗器械的缺陷，或者输入不合格的血液造成患者损害的，患者可以向药品上市许可持有人、生产者、血液提供机构请求赔偿，也可以向医疗机构请求赔偿。患者向医疗机构请求赔偿的，医疗机构赔偿后，有权向负有责任的药品上市许可持有人、生产者、血液提供机构追偿。

医疗机构承担赔偿责任的情形包括：①医务人员在诊疗活动中应当向患者说明病情和医疗措施。需要实施手术、特殊检查、特殊治疗的，医务人员应当及时向患者说明医疗风险、替代医疗方案等情况，并取得其书面同意；不能或者不宜向患者说明

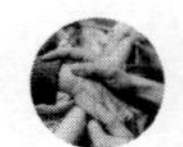

的，应当向患者的近亲属说明，并取得其书面同意。医务人员未尽到前述义务，造成患者损害的，医疗机构应当承担赔偿责任。②医务人员在诊疗活动中未尽到与当时的医疗水平相应的诊疗义务，造成患者损害的，医疗机构应当承担赔偿责任。③医疗机构及其医务人员应当对患者的隐私和个人信息保密。泄露患者隐私和个人信息或者未经患者同意公开其病历资料的，应当承担侵权责任。

《民法典》规定，患者在诊疗活动中受到损害，有下列情形之一的，推定医疗机构有过错：①违反法律、行政法规、规章以及其他有关诊疗规范的规定；②隐匿或者拒绝提供与纠纷有关的病历资料；③遗失、伪造、篡改或者销毁病历资料。

《民法典》规定，患者在诊疗活动中受到损害，有下列情形之一的，医疗机构不承担赔偿责任：①患者或者其近亲属不配合医疗机构进行符合诊疗规范的诊疗；②医务人员在抢救生命垂危的患者等紧急情况下已经尽到合理诊疗义务；③限于当时的医疗水平难以诊疗。但是在患者或者其近亲属不配合医疗机构进行符合诊疗规范的诊疗情形中，医疗机构及其医务人员也有过错的，应当承担相应的赔偿责任。

《民法典》规定，因抢救生命垂危的患者等紧急情况，不能取得患者或者其近亲属意见的，经医疗机构负责人或者授权的负责人批准，可以立即实施相应的医疗措施。

病历资料的书写、保管与查阅、复制的规定：①医疗机构及其医务人员应当按照规定填写并妥善保管住院志、医嘱单、检验报告、手术及麻醉记录、病理资料、护理记录等病历资料。②患者要求查阅、复制住院志、医嘱单、检验报告、手术及麻醉记录、病理资料、护理记录等病历资料的，医疗机构应当及时提供。

医疗机构及其医务人员不得违反诊疗规范实施不必要的检查。《民法典》规定，医疗机构及其医务人员的合法权益受法律保护。干扰医疗秩序，妨害医务人员工作、生活，侵害医务人员合法权益的，应当依法承担法律责任。

《护士条例》(Nurses Ordinance) 是由国务院制定的旨在维护护士的合法权益，规范护理行为，促进护理事业发展，保障医疗安全和人体健康的行政法规。

护士是指经执业注册取得护士执业证书，依照规定从事护理活动，履行保护生命、减轻痛苦、增进健康职责的卫生技术人员。2008 年 1 月 31 日国务院公布了《护士条例》，自 2008 年 5 月 12 日起施行。

护士执业，应当经执业注册取得护士执业证书。申请护士执业注册，应当具备下列条件：①具有完全民事行为能力；②在中等职业学校、高等学校完成国务院教育主管部门和国务院卫生主管部门规定的普通全日制 3 年以上的护理、助产专业课程学习，包括在教学、综合医院完成 8 个月以上护理临床实习，并取得相应学历证书；③通过国务院卫生主管部门组织的护士执业资格考试；④符合国务院卫生主管部门规定的健康标准。护士执业注册申请，应当自通过护士执业资格考试之日起 3 年内提出；逾期提出申请的，除应当具备①②④项规定条件外，还应当在符合国务院卫生主管部门规定条件的医疗卫生机构接受 3 个月临床护理培训并考核合格。护士执业资格考试办法由国务院卫生主管部门会同国务院人事部门制定。申请护士执业注册的，应当向拟执业地省、自治区、直辖市人民政府卫生主管部门提出申请。收到申请的卫生主管部门应当自收到申请之日起 20 个工作日内做出决定，对具备规定条件的，准予注册，并发给护士执业证书；对不具备本条例规定条件的，不予注册，并书面说明理由。护士执业注册有效期为 5 年。

护士的执业权利：①有按照国家有关规定获取工资报酬、享受福利待遇、参加社会保险的权利。任何单位或者个人不得克扣护士工资，降低或者取消护士福利等待遇。②有获得与其所从事的护理工作相适应的卫生防护、医疗保健服务的权利。从事直接接触有毒有害物质、有感染传染病危险工作的护士,有依照有关法律、行政法规的规定接受职业健康监护的权利;患职业病的,有依照有关法律、行政法规的规定获得赔偿的权利。③有按照国家有关规定获得与本人业务能力和学术水平相应的专业技术职务、职称的权利;有参加专业培训、从事学术研究和交流、参加行业协会和专业学术团体的权利。④有获得疾病诊疗、护理相关信息的权利和其他与履行护理职责相关的权利,可以对医疗卫生机构和卫生主管部门的工作提出意见和建议。护士的执业义务:①应当遵守法律、法规、规章和诊疗技术规范的规定。②在执业活动中,发现患者病情危急,应当立即通知医生;在紧急情况下为抢救垂危患者生命,应当先行实施必要的紧急救护。护士发现医嘱违反法律、法规、规章或者诊疗技术规范规定的,应当及时向开具医嘱的医生提出;必要时,应当向该医生所在科室的负责人或者医疗卫生机构负责医疗服务管理的人员报告。③应当尊重、关心、爱护患者,保护患者的隐私。④有义务参与公共卫生和疾病预防控制工作。发生自然灾害、公共卫生事件等严重威胁公众生命健康的突发事件,护士应当服从县级以上人民政府卫生主管部门或者所在医疗卫生机构的安排,参加医疗救护。

医疗卫生机构的职责包括:①配备护士的数量不得低于国务院卫生主管部门规定的护士配备标准。②不得允许未取得护士执业证书的人员、未依照规定办理执业地点变更手续的护士、执业注册有效期届满未延续执业注册的护士在本机构从事诊疗技术规范规定的护理活动。③为护士提供卫生防护用品,并采取有效的卫生防护措施和医疗保健措施。④执行国家有关工资、福利待遇等规定,按照国家有关规定为在本机构从事护理工作的护士足额缴纳社会保险费用,保障护士的合法权益。⑤制定、实施本机构护士在职培训计划,并保证护士接受培训。⑥按照国务院卫生主管部门的规定,设置专门机构或者配备专(兼)职人员负责护理管理工作。⑦建立护士岗位责任制并进行监督检查。

护士在执业活动中有下列情形之一的,由县级以上地方人民政府卫生主管部门依据职责分工责令改正,给予警告;情节严重的,暂停其 6 个月以上 1 年以下执业活动,直至由原发证部门吊销其护士执业证书:①发现患者病情危急未立即通知医生的;②发现医嘱违反法律、法规、规章或者诊疗技术规范的规定,未依照规定提出或者报告的;③泄露患者隐私的;④发生自然灾害、公共卫生事件等严重威胁公众生命健康的突发事件,不服从安排参加医疗救护的。护士在执业活动中造成医疗事故的,依照医疗事故处理的有关规定承担法律责任。护士被吊销执业证书的,自执业证书被吊销之日起 2 年内不得申请执业注册。

《医疗事故处理条例》(Regulations of the Handling of Medical Malpractices) 是由国务院制定的旨在正确处理医疗事故,保障患者和医疗机构及其医务人员的合法权益,维护医疗秩序,保障医疗安全,促进医学科学发展的行政法规。

医疗事故,是指医疗机构及其医务人员在医疗活动中,违反医疗卫生管理法律、行政法规、部门规章和诊疗护理规范、常规,过失造成患者人身损害的事故。

1987 年国务院发布了新中国第一个处理医疗事故的行政法规《医疗事故处理办法》。但是从 20 世纪 90 年代中期开始,随着医疗纠纷的大量出现,该办法已不能适应医疗纠纷处理的现实需求,2002 年 4 月 4 日国务院公布了《医疗事故处理条例》,自 2002 年 9 月 1 日起施行。

《医疗事故处理条例》规定,处理医疗事故,应当遵循公开、公平、公正、及时、便民的原则,坚持实事求是的科学态度,做到事实清楚、定性准确、责任明确、处理得当。

医疗机构及其医务人员在医疗活动中,必须严格遵守医疗卫生管理法律、行政法规、部门规章和诊疗护理规范、常规,恪守医疗服务职业道德。医疗机构应当对其医务人员进行医疗卫生管理法律、行政法规、部门规章和诊疗护理规范、常规的培训

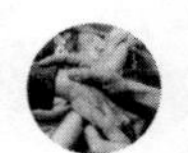

和医疗服务职业道德教育。医疗机构应当设置医疗服务质量监控部门或者配备专(兼)职人员,具体负责监督本医疗机构的医务人员的医疗服务工作,检查医务人员执业情况,接受患者对医疗服务的投诉,向其提供咨询服务。

卫生行政部门接到医疗机构关于重大医疗过失行为的报告或者医疗事故争议当事人要求处理医疗事故争议的申请后,对需要进行医疗事故技术鉴定的,应当交由负责医疗事故技术鉴定工作的医学会组织鉴定;医患双方协商解决医疗事故争议,需要进行医疗事故技术鉴定的,由双方当事人共同委托负责医疗事故技术鉴定工作的医学会组织鉴定。当事人对首次医疗事故技术鉴定结论不服的,可以自收到首次鉴定结论之日起 15 日内向医疗机构所在地卫生行政部门提出再次鉴定的申请。首次医疗事故技术鉴定工作,由设区的市级地方医学会和省、自治区、直辖市直接管辖的县(市)地方医学会负责组织。再次医疗事故技术鉴定工作,由省、自治区、直辖市地方医学会负责组织。中华医学会在必要时可以组织疑难、复杂并在全国有重大影响的医疗事故争议的技术鉴定工作。

《医疗事故处理条例》规定,有下列情形之一的,不属于医疗事故:①在紧急情况下为抢救垂危患者生命而采取紧急医学措施造成不良后果的;②在医疗活动中由于患者病情异常或者患者体质特殊而发生医疗意外的;③在现有医学科学技术条件下,发生无法预料或者不能防范的不良后果的;④无过错输血感染造成不良后果的;⑤因患方原因延误诊疗导致不良后果的;⑥因不可抗力造成不良后果的。

医疗事故的行政处理与监督包括:①卫生行政部门接到医疗机构关于重大医疗过失行为的报告后,除责令医疗机构及时采取必要的医疗救治措施,防止损害后果扩大外,应当组织调查,判定是否属于医疗事故;对不能判定是否属于医疗事故的,应当依照医疗事故处理条例的有关规定交由负责医疗事故技术鉴定工作的医学会组织鉴定。②发生医疗事故争议,当事人申请卫生行政部门处理的,由医疗机构所在地的县级人民政府卫生行政部门受理。医疗机构所在地是直辖市的,由医疗机构所在地的区、县人民政府卫生行政部门受理。③卫生行政部门应当依照医疗事故处理条例和有关法律、行政法规、部门规章的规定,对发生医疗事故的医疗机构和医务人员做出行政处理。

法律责任包括:①医疗机构发生医疗事故的,由卫生行政部门根据医疗事故等级和情节给予警告;情节严重的,责令限期整顿直至由原发证部门吊销执业许可证,对负有责任的医务人员依照《中华人民共和国刑法》关于医疗事故罪的规定,依法追究刑事责任;尚不够刑事处罚的,依法给予行政处分或者纪律处分。对发生医疗事故的有关医务人员,除依照上述处罚外,卫生行政部门还可以责令暂停 6 个月以上 1 年以下执业活动;情节严重的,吊销其执业证书。②医疗机构违反医疗事故处理条例的规定,由卫生行政部门责令改正;情节严重的,对负有责任的主管人员和其他直接责任人员依法给予行政处分或者纪律处分。

《处方管理办法》(Prescription Management Methods)是由国务院卫生行政部门制定的旨在规范处方管理,提高处方质量,促进合理用药,保障医疗安全的行政规章。

处方是指由注册的执业医生和执业助理医生在诊疗活动中为患者开具的、由取得药学专业技术职务任职资格的药学专业技术人员审核、调配、核对,并作为患者用药凭证的医疗文书。处方包括医疗机构病区用药医嘱单。2007 年 2 月 14 日卫生部发布了《处方管理办法》,自 2007 年 5 月 1 日起施行。

医生开具处方和药师调剂处方应当遵循安全、有效、经济的原则。处方药应当凭医生处方销售、调剂和使用。

处方权的获得:①经注册的执业医生在执业地点取得相应的处方权。②经注册的执业助理医生在乡、民族乡、镇、村的医疗机构独立从事一般的执业活动,可以在注册的执业地点取得相应的处方权。③进修医生由接收进修的医疗机构对其胜任本专业工作的实际情况进行认定后授予相应的处方权。执业医生经考核合格后取得麻醉药品和第一类精神药品的处方权，药师经考核合格后取得麻醉药品和第一类精神药品调剂资格。

开具处方的条件：①医生应当在注册的医疗机构签名留样或者专用签章备案后，方可开具处方。②经注册的执业助理医生在医疗机构开具的处方，应当经所在执业地点执业医生签名或加盖专用签章后方有效。③试用期人员开具处方，应当经所在医疗机构有处方权的执业医生审核、并签名或加盖专用签章后方有效。医生取得麻醉药品和第一类精神药品处方权后，方可在本机构开具麻醉药品和第一类精神药品处方，但不得为自己开具该类药品处方。药师取得麻醉药品和第一类精神药品调剂资格后，方可在本机构调剂麻醉药品和第一类精神药品。

处方的开具：①医生应当根据医疗、预防、保健需要，按照诊疗规范、药品说明书中的药品适应证、药理作用、用法、用量、禁忌、不良反应和注意事项等开具处方。开具医疗用毒性药品、放射性药品的处方应当严格遵守有关法律、法规和规章的规定。②医生开具处方应当使用经药品监督管理部门批准并公布的药品通用名称、新活性化合物的专利药品名称和复方制剂药品名称；开具院内制剂处方时应当使用经省级卫生行政部门审核、药品监督管理部门批准的名称；可以使用由卫生部公布的药品习惯名称开具处方。③医生利用计算机开具、传递普通处方时，应当同时打印出纸质处方，其格式与手写处方一致；打印的纸质处方经签名或者加盖签章后有效。药师核发药品时，应当核对打印的纸质处方，无误后发给药品，并将打印的纸质处方与计算机传递处方同时收存备查。

医疗机构应当加强对本机构处方开具、调剂和保管的管理。

处方开具的管理：①医疗机构应当建立处方点评制度，填写处方评价表，对处方实施动态监测及超常预警，登记并通报不合理处方，对不合理用药及时予以干预。②医疗机构应当对出现超常处方 3 次以上且无正当理由的医生提出警告，限制其处方权；限制处方权后，仍连续 2 次以上出现超常处方且无正当理由的，取消其处方权。③未取得处方权的人员及被取消处方权的医生不得开具处方。未取得麻醉药品和第一类精神药品处方资格的医生不得开具麻醉药品和第一类精神药品处方。④除治疗需要外，医生不得开具麻醉药品、精神药品、医疗用毒性药品和放射性药品处方。

处方调剂的管理：未取得药学专业技术职务任职资格的人员不得从事处方调剂工作。

处方保管的管理：①处方由调剂处方药品的医疗机构妥善保存。普通处方、急诊处方、儿科处方保存期限为 1 年，医疗用毒性药品、第二类精神药品处方保存期限为 2 年，麻醉药品和第一类精神药品处方保存期限为 3 年。处方保存期满后，经医疗机构主要负责人批准、登记备案，方可销毁。②医疗机构应当根据麻醉药品和精神药品处方开具情况，按照麻醉药品和精神药品品种、规格对其消耗量进行注册登记，登记内容包括发药日期、患者姓名、用药数量。专册保存期限为 3 年。

医生出现下列情形之一的，按照《执业医师法》的规定，由县级以上卫生行政部门给予警告或者责令暂停 6 个月以上 1 年以下执业活动；情节严重的，吊销其执业证书：①未取得处方权或者被取消处方权后开具药品处方的；②未按照《处方管理办法》规定开具药品处方的；③违反《处方管理办法》其他规定的。

《艾滋病防治条例》（AIDS Prevention and Control Ordinance）是由国务院制定的旨在预防、控制艾滋病的发生与流行，保障人体健康和公共卫生的行政法规。

艾滋病是指由人类免疫缺陷病毒（艾滋病病毒）引起的获得性免疫缺陷综合征。2006 年 1 月 29 日国务院发布了《艾滋病防

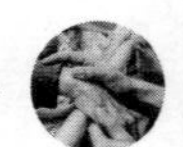

治条例》,自2006年3月1日起施行。

艾滋病防治原则:坚持预防为主、防治结合的方针,建立政府组织领导、部门各负其责、全社会共同参与的机制,加强宣传教育,采取行为干预和关怀救助等措施,实行综合防治。

预防与控制:①艾滋病监测指连续、系统地收集各类人群中艾滋病(或者艾滋病病毒感染)及其相关因素的分布资料,对这些资料综合分析,为有关部门制定预防控制策略和措施提供及时可靠的信息和依据,并对预防控制措施进行效果评价。《艾滋病防治条例》规定,国家建立健全艾滋病监测网络。②自愿咨询和自愿检测制度。艾滋病检测,是指采用实验室方法对人体血液、其他体液、组织器官、血液衍生物等进行艾滋病病毒、艾滋病病毒抗体及相关免疫指标检测,包括监测、检验检疫、自愿咨询检测、临床诊断、血液及血液制品筛查工作中的艾滋病检测。《艾滋病防治条例》规定,国家实行艾滋病自愿咨询和自愿检测制度。县级以上地方人民政府卫生主管部门指定的医疗卫生机构,应当按照国务院卫生主管部门会同国务院其他有关部门制定的艾滋病自愿咨询和检测办法,为自愿接受艾滋病咨询、检测的人员免费提供咨询和初筛检测。

艾滋病患者权益保护:①任何单位和个人不得歧视艾滋病病毒感染者、艾滋病患者及其家属。艾滋病病毒感染者、艾滋病患者及其家属享有的婚姻、就业、就医、入学等合法权益受法律保护。②未经本人或者其监护人同意,任何单位或者个人不得公开艾滋病病毒感染者、艾滋病患者及其家属的姓名、住址、工作单位、肖像、病史资料以及其他可能推断出其具体身份的信息。③艾滋病病毒感染者和艾滋病患者应当履行下列义务:接受疾病预防控制机构或者出入境检验检疫机构的流行病学调查和指导;将感染或者发病的事实及时告知与其有性关系者;就医时将感染或者发病的事实如实告知接诊医生;采取必要的防护措施,防止感染他人。艾滋病病毒感染者和艾滋病患者不得以任何方式故意传播艾滋病。

采集或使用人体血液、血浆、组织的管理:①血站、单采血浆站应当对采集的人体血液、血浆进行艾滋病检测;不得向医疗机构和血液制品生产单位供应未经艾滋病检测或者艾滋病检测阳性的人体血液、血浆。血液制品生产单位应当在原料血浆投料生产前对每一份血浆进行艾滋病检测;未经艾滋病检测或者艾滋病检测阳性的血浆,不得作为原料血浆投料生产。②医疗机构应当对因应急用血而临时采集的血液进行艾滋病检测,对临床用血艾滋病检测结果进行核查;对未经艾滋病检测、核查或者艾滋病检测阳性的血液,不得采集或者使用。③采集或者使用人体组织、器官、细胞、骨髓等机构,应当进行艾滋病检测;未经艾滋病检测或者艾滋病检测阳性的,不得采集或者使用,但是用于艾滋病防治科研、教学的除外。

医疗卫生机构在艾滋病治疗与救助中的责任:①提供艾滋病防治咨询、诊断和治疗服务。医疗机构应当为艾滋病病毒感染者和艾滋病患者提供艾滋病防治咨询、诊断和治疗服务。在开展艾滋病、性病等相关疾病咨询、诊断和治疗过程中,应当对就诊者进行艾滋病防治的宣传教育。医疗机构不得因就诊的患者是艾滋病病毒感染者或者艾滋病患者,推诿或者拒绝对其进行其他疾病治疗。②将感染或者发病事实告知本人。对确诊的艾滋病病毒感染者和艾滋病患者,医疗卫生机构的工作人员应当将其感染或者发病的事实告知本人,本人为无行为能力人或者限制行为能力人的,应当告知其监护人。③实施预防艾滋病母婴传播技术指导方案。医疗卫生机构应当按照国务院卫生主管部门制定的预防艾滋病母婴传播技术指导方案的规定,对孕产妇提供艾滋病防治咨询和检测,对感染艾滋病病毒的孕产妇及其婴儿,提供预防艾滋病母婴传播的咨询、产前指导、阻断、治疗、产后访视、婴儿随访和检测等服务。④防止发生艾滋病医院感染和医源性感染。医疗卫生机构应当按照国务院卫生行政部门的规定,遵守标准防护原则,严格执行操作规程和消毒管理制度，防止发生艾滋病医院感染和医源性感染。

法律责任：①医疗卫生机构未依照规定履行职责，有下列情形之一的，由县级以上人民政府卫生主管部门责令限期改正，通报批评，给予警告；造成艾滋病传播、流行或者其他严重后果的，对负有责任的主管人员和其他直接责任人员依法给予降级、撤职、开除的处分，并可以依法吊销有关机构或者责任人员的执业许可证件；构成犯罪的，依法追究刑事责任：未履行艾滋病监测职责的；未按照规定免费提供咨询和初筛检测的；对临时应急采集的血液未进行艾滋病检测，对临床用血艾滋病检测结果未进行核查，或者将艾滋病检测阳性的血液用于临床的；未遵守标准防护原则，或者未执行操作规程和消毒管理制度，发生艾滋病医院感染或者医源性感染的；未采取有效的卫生防护措施和医疗保健措施的；推诿、拒绝治疗艾滋病病毒感染者或者艾滋病患者的其他疾病，或者对艾滋病病毒感染者、艾滋病患者未提供咨询、诊断和治疗服务的；未对艾滋病病毒感染者或者艾滋病患者进行医学随访的；未按照规定对感染艾滋病病毒的孕产妇及其婴儿提供预防艾滋病母婴传播技术指导的。②医疗卫生机构违反规定，公开艾滋病病毒感染者、艾滋病患者或者其家属的信息的，依照传染病防治法的规定予以处罚。

《医疗纠纷预防和处理条例》(Regulations on the Prevention and Handling of Medical Dispute）是由国务院制定的旨在预防和妥善处理医疗纠纷，保护医患双方的合法权益，维护医疗秩序，保障医疗安全的行政法规。

医疗纠纷，是指医患双方因诊疗活动引发的争议。2018 年 7 月 31 日国务院颁布《医疗纠纷预防和处理条例》，自 2018 年 10 月 1 日起施行。《医疗纠纷预防和处理条例》规定，国家建立医疗质量安全管理体系，深化医药卫生体制改革，规范诊疗活动，改善医疗服务，提高医疗质量，预防、减少医疗纠纷。处理医疗纠纷，应当遵循公平、公正、及时的原则，实事求是，依法处理。

医疗机构及其医务人员在诊疗活动中应当以患者为中心，加强人文关怀，严格遵守医疗卫生法律、法规、规章和诊疗相关规范、常规，恪守职业道德。医疗机构应当制定并实施医疗质量安全管理制度；加强医疗风险管理，完善医疗风险的识别、评估和防控措施，定期检查措施落实情况，及时消除隐患；建立健全医患沟通机制，对患者在诊疗过程中提出的咨询、意见和建议，应当耐心解释、说明，并按照规定进行处理，对患者就诊疗行为提出的疑问，应当及时予以核实、自查，并指定有关人员与患者或者其近亲属沟通，如实说明情况；建立健全投诉接待制度，设置统一的投诉管理部门或者配备专(兼)职人员，在医疗机构显著位置公布医疗纠纷解决途径、程序和联系方式等，方便患者投诉或者咨询。

患者应当遵守医疗秩序和医疗机构有关就诊、治疗、检查的规定，如实提供与病情有关的信息，配合医务人员开展诊疗活动。患者有权查阅、复制其门诊病历、住院志、体温单、医嘱单、化验单(检验报告)、医学影像检查资料、特殊检查同意书、手术同意书、手术及麻醉记录、病理资料、护理记录、医疗费用以及国务院卫生主管部门规定的其他属于病历的全部资料。患者死亡的，其近亲属可以依照本条例的规定，查阅、复制病历资料。

发生医疗纠纷，医疗机构应当告知患者或者其近亲属下列事项：①解决医疗纠纷的合法途径；②有关病历资料、现场实物封存和启封的规定；③有关病历资料查阅、复制的规定。患者死亡的，还应当告知其近亲属有关尸检的规定。发生医疗纠纷，医患双方可以通过下列途径解决：①双方自愿协商。医患双方选择协商解决医疗纠纷的，应当在专门场所协商，不得影响正常医疗秩序。医患双方人数较多的，应当推举代表进行协商，每方代表人数不超过 5 人。协商解决医疗纠纷应当坚持自愿、合法、平等的原则，尊重当事人的权利，尊重客观事实。医患双方应当文明、理性

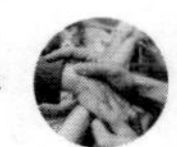

地表达意见和要求,不得有违法行为。②申请人民调解。申请医疗纠纷人民调解的,由医患双方共同向医疗纠纷人民调解委员会提出申请;一方申请调解的,医疗纠纷人民调解委员会在征得另一方同意后进行调解。医疗纠纷人民调解委员会调解医疗纠纷,需要进行医疗损害鉴定以明确责任的,由医患双方共同委托医学会或者司法鉴定机构进行鉴定,也可以经医患双方同意,由医疗纠纷人民调解委员会委托鉴定。达成调解协议的,医疗纠纷人民调解委员会应当告知医患双方可以依法向人民法院申请司法确认。③申请行政调解。医患双方申请医疗纠纷行政调解的,应当参照《医疗纠纷预防和处理条例》的有关规定向医疗纠纷发生地县级人民政府卫生主管部门提出申请。医患双方经卫生主管部门调解达成一致的,应当签署调解协议书。④向人民法院提起诉讼。发生医疗纠纷,当事人协商、调解不成的,可以依法向人民法院提起诉讼;当事人也可以直接向人民法院提起诉讼。⑤法律、法规规定的其他途径。

《医疗废物管理条例》(Management Regulation of Medical Waste) 是指对医疗废物,即医疗卫生机构在医疗、预防、保健与其他相关活动中产生的具有直接或者间接感染性、毒性以及其他危害性的废物,在收集、运送、贮存、处置和监督活动中安全管理的条例。

该条例根据《中华人民共和国传染病防治法》和《中华人民共和国固体废物污染环境防治法》而制定,由中华人民共和国国务院于 2003 年 6 月 16 日发布,自发布之日起实行。条例共计 7 章 57 条,包括总则、医疗废物管理的一般规定、医疗卫生机构对医疗废物的管理、医疗废物的集中处置、监督管理、法律责任和附则。目的是加强医疗废物的安全管理,防止疾病传播,保护环境,保障人体健康。

医疗废物有不同类型,国务院卫生行政主管部门和环境保护行政主管部门共同制定和公布医疗废物分类目录,包括感染性废物、病理性废物、损伤性废物、药物性废物和化学性废物。医疗卫生机构收治的传染病患者或者疑似传染病患者产生的生活垃圾,按照医疗废物进行管理和处置。

《医院感染管理办法》(Management Measures on Hospital Infections) 是针对各级卫生行政部门、医疗机构及医务人员在诊疗活动中存在的医院感染、医源性感染及相关的危险因素,为其预防、诊断和控制活动而制定的办法。

医院感染是指医院内获得性感染。广义上,医院感染的对象包括住院患者、医院工作人员、门急诊患者、家属和探视者等,在医院的区域里获得的感染性疾病都可称为医院感染;狭义上,医院感染对象主要是住院患者和医院工作人员,住院患者在住院期间发生的感染和在医院内获得出院后发生的感染都是属于医院感染,但不包括入院前已经开始或入院时已经处于潜伏期的感染。临床诊断主要依据临床治疗、实验室检查和其他检查,以及临床医生的判断。

《医院感染管理办法》根据《传染病防治法》《医疗机构管理条例》和《突发公共卫生事件应急条例》等法律、行政法规的规定而制定。办法于 2006 年 6 月 15 日经卫生部部务会议讨论通过,自 2006 年 9 月 1 日起施行。办法从管理层面进一步明确了医院在预防控制医院感染方面的责任、义务和应当遵循的原则,共有 7 章 39 条内容,包括总则、组织管理、预防与控制、人员培训、监督管理、罚则和附则。

国家卫生健康委员会(简称卫健委)结合我国卫生事业发展规划和医院感染预防和控制工作的现状,制定了预防和控制医院感染行动计划,进一步提出了医院感染预防和控制的具体目标、主要任务和保障措施。国家卫健委负责全国医院感染管理的监督管理工作。县级以上地方人民政府卫生行政部门负责本行政区域内医院感染管理的监督管理工作。

《医疗机构管理条例》(Management Ordinance of Medical Institutions) 是针对从事疾病诊断和治疗活动的医院、卫生院、疗养院、门诊部、诊所、卫生所(室)及急救等医疗机构而制定的条例,旨在加强医疗机构的管理,促进医疗卫生事业的发展,保障公民健康。

《医疗机构管理条例》由国务院于1994年2月26日发布,9月1日责令施行。共有7章55条内容,包括总则、规划布局和设置审批、登记、执业、监督管理、罚则及附则。2016年,国务院令第666号删除了《医疗机构管理条例》第九条中的"方可向有关部门办理其他手续",对其修改施行。

自《医疗机构管理条例》发布后不久,卫生部于同年发布了《医疗机构管理条例》的具体实施办法,即《医疗机构管理条例实施细则》。截至2017年,国家卫生和计划生育委员会于2006年、2008年和2017年先后对《医疗机构管理条例实施细则》进行了修订。

《病历书写基本规范》(Basic Standard of the Documentation of the Medical Record) 为规范医疗机构病历书写行为,即医务人员在问诊、查体、辅助检查、诊断、治疗和护理等医疗活动中对获得的有关资料进行归纳、分析、整理形成医疗活动记录的行为,卫生部根据《医疗事故处理条例》,在2002年印发实施的《病历书写基本规范(试行)》基础上修订和完善而成了《病历书写基本规范》。目的是提高病历质量,保障医疗质量和医疗安全。

《病历书写基本规范》(以下简称《规范》)于2010年1月22日发布,3月1日实施,《规范》实施之日同时废止《病历书写基本规范(试行)》。《规范》共有5章38条内容,包括基本要求、门(急)诊病历书写内容及要求、住院病历书写内容及要求、打印病历内容及要求和其他。病历指医务人员在医治活动过程中形成的文字、符号、图表、影像、切片等资料的总和,包括门(急)诊病历和住院病历。

临终关怀准入标准(the admission criteria of hospice care) 是指衡量患者能否进入临终关怀机构接受临终关怀服务的依据或准则。临终关怀准入标准包括准入对象、准入负责人员和准入程序。

准入对象:肿瘤、痴呆、终末期心脏病、终末期肺病、肾功能衰竭、终末期肝病、终末期卒中、存活不良等疾病终末期患者。

患有以上8种情形中任意一项疾病,只需患者本人及其亲属认同临终关怀服务原则,同意接受临终关怀服务,经评估符合下列标准者,皆可入住临终关怀科。具体评估标准如下。①肿瘤符合下述情况之一,且卡氏功能状态评分(KPS,详见附表)≤50%:患有远处转移的肿瘤,抗肿瘤治疗无效;任何阶段肿瘤,患者拒绝或不适合接受针对病因的治疗。②确诊痴呆,丧失日常自理能力,在行走、进食等活动中需要他人辅助,没有有意义的语言交流,并符合下述情况之一:不能经口保证足够的饮食摄入,拒绝使用人工营养支持,半年内体重下降≥10%或血清白蛋白低于25 g/L;1年内至少发生过1次下列急性病患:吸入性肺炎、肾盂肾炎、败血症、多发性压疮、抗菌药物治疗后仍反复发热。③终末期心脏病:确诊心力衰竭,其心脏病已经过充分治疗,患者不宜或拒绝有创治疗,同时符合心功能分级(NYHA)为Ⅳ级或测量射血分数≤20%;严重冠心病,静息状态下出现心绞痛,对标准的硝酸酯类治疗无效,且患者不宜或拒绝有创治疗;药物治疗无效的室上性或室性心律失常,且患者不宜或拒绝有创治疗。④终末期肺病,确诊慢性肺病并符合下述标准之一:静息状态下呼吸困难,对支气管扩张剂反应差或无反应,从而导致活动能力下降;非辅助呼吸治疗不能纠正的持续呼吸衰竭;继发于肺部疾病的右心衰竭,需要针对心衰进行治疗;过去6个月内体重进行性、非意愿性下降≥10%。⑤肾功能衰竭,确诊肾脏疾病,不再进行透析或肾移植治疗,同时符合下述条件之一:肾小球滤过率<10 ml/min(糖尿病<15 ml/min);血清肌酐>707.3 μmol/L;慢性肾功能不全,出现尿毒症表现,并出现少尿

(＜400 ml/d)、顽固性高钾血症(＞7 mmol/L)、对保守治疗无反应、尿毒症性心包炎、肝肾综合征等任何情况之一。⑥终末期肝病,确诊肝脏病同时下述症状之一持续存在,且对治疗无反应:肝脏问题所导致的严重顽固性腹水;自发性腹膜炎;对治疗反应差的肝性脑病。肝肾综合征,血肌酐和尿素氮水平升高且尿量＜400 ml/d。⑦终末期卒中,确诊卒中并且丧失全部生活自理能力的同时符合下述条件之一:不能经口保证足够的饮食摄入,拒绝使用人工营养支持,半年内体重下降≥10%或血清白蛋白低于 25 g/L;反复发生吸入性肺炎。⑧存活不良,疾病进展,出现不稳定的、进行性恶化的复杂症状,影响到患者的生活,对治疗的反应变差,逆转的可能性越来越小,且没有更好的、进一步的治疗选择,同时满足下述情况之一的:过去 6 个月内体重进行性、非意愿性下降≥10%;反复因为急性的问题住院或者去急诊;发生不良事件,如频繁跌倒、入住护理院等;血清白蛋白低于 25 g/L。

准入负责人员:临终关怀医疗机构负责临终关怀的准入通常由医护人员负责实施。由于医疗背景差异,各国临终关怀准入负责人员不同,有的是全科医生,有的是专科医生,有的是专科护士。

准入程序:世界各国较为相似。通常由全科医生或社区护士联系临终关怀机构和(或)床位,填写或不填写转诊申请表,然后由一名临终关怀团队成员在规定的时间内对患者进行评估,根据患者的病情和家属的需求等,确定是否患者准入,并制定照护计划。

世界各国由于医疗服务背景的差异,对临终关怀准入都制定有自己的标准。在美国,每个临终关怀机构都有自己准入对象的规定,但是如果患者要接受国家医疗保险补助,则需要满足以下条件才可以转诊到临终关怀服务:①患者必须符合医疗保险相关条件。②患者处于疾病临终阶段,按照疾病的正常发展过程,其生存期小于 6 个月。生存期判断需要由两名医生来确定,通常是患者的初级保健医生和临终关怀机构的医疗主任。③患者或家属(如果患者不能做决定)知情同意。④必须是医疗保险认证的临终关怀院。⑤临终关怀保险也可从一些私人保险或者收益型保险政策中获得。通常患者可以接受 6 个月的服务,以及随后的最多 2 个月服务,然后患者将会被重新评估,如果患者仍处于临终阶段,出现功能状态的下滑,则可以继续享受临终关怀服务。

英国是现代临终关怀的发源地,目前没有统一的准入指南。患者的准入主要受医护人员的知识、利益、技能等因素影响。其中一些专业临终关怀团队根据自己的实际情况建立了当地的准入指南。其中最被认可的是“利兹临终关怀准入标准”(Leeds eligibility criteria for palliative care)。此标准认为患者满足以下 3 个条件即可转入专业的姑息照护机构:①患者具有活动性、进展性和晚期的疾病。②患者有特殊水平的需求。③患者需要经过专业临终关怀服务机构的评估。加拿大的卫生保健是分省负责制,各省或者省内各区的卫生服务制度是不同的。因此临终关怀服务的准入通常参照以社区为单位的临终关怀项目。日本厚生劳动省是日本负责医疗卫生和社会保障的主要部门,对临终关怀准入标准进行了改革,要求其包含所有存在一定程度痛苦症状的癌症患者。在澳大利亚用于指导临终关怀准入标准的是以人群为基础的方法。临终关怀的主要服务对象为具有进展性和晚期不能治愈疾病的患者、初级照顾者和家属。

(达庆东　毛懿雯　吴玉苗)

十二、临终关怀制度

(一) 基本医疗保障制度

保险(insurance)是指投保人根据合同约定,向保险人支付保险费,保险人对于合同约定的可能发生的事故因其发生所造成的财产损失承担赔偿保险金责任,或者当被保险人死亡、伤残、疾病或者达到合同约定的年龄、期限等条件时承担给付保险金责任的商业保险行为。

保险是一种对风险所造成的意外损失的经济补偿制度和方法，具有以下基本要素：特定风险、集中和分散风险的功能、概率论和大数法则原理的运用。保险通过投保人的互助共济，将一定时期发生于少数人的风险，由全体投保人共同分担、补偿和减少风险带来的经济损失，但补偿金额一般不超过实际的损失。保险费率的测算通过精算确定。保险合同明确保险人和被保险人双方的权利和义务，并受法律保护。保险基金用于保险合同规定的补偿范围，专款专用。

保险常有以下几种分类：①按保险经营性质分为社会保险和商业保险；②按保险实施形式分为强制保险和自愿保险；③按保险业务范围分为财产保险、人身保险、责任保险等。

保险的功能和作用：①补偿因风险所造成的经济损失，为投保人提供安全保障，为国民经济正常运转创造良好的社会环境；②通过风险分担，将筹集的保险基金用于遭遇风险的投保人，使人民生活安定有保障；③提高投保人对风险的防范意识，减少不良事件的发生和社会财富的损失；④集聚和融通资金，支援经济建设；⑤改善投资环境，促进对外贸易和对外开放。

医疗保险（health insurance） 为分担疾病风险带来的健康损失和经济损失而建立的保障制度。其理论基础是疾病发生在一定人群中是随机现象，服从概率分布，根据数理统计原理，可以对特定人群的疾病风险的频率和损失进行测算。

医疗保险起源于西欧。1883 年，德国颁布了世界上第一部社会医疗保险法《疾病社会保险法》。随后奥地利、挪威、英国、法国相继建立了医疗保险制度。日本是亚洲最早建立医疗保险制度的国家。20 世纪中期，医疗保险在全世界范围内已经普及，许多国家根据国情实行了某种类型的医疗保险制度。20 世纪 90 年代以后，各国针对本国医疗保险制度存在的问题进行了不同程度的改革，而公平与效率成为各国医疗保险制度构建与改革的两大根本目标。

医疗保险常有以下几种分类：①医疗保险按其法律性质可分为强制医疗保险和自愿医疗保险；②按资金筹集方式可分为国家（政府）医疗保险、社会医疗保险、商业医疗保险、储蓄医疗保险和社区合作医疗保险；③按保险范围可分为广义的医疗保险和狭义的医疗保险，广义的医疗保险又称为健康保险，不仅补偿因疾病或意外事故导致的医疗费用，还补偿因疾病或意外事故导致的收入损失，而且对分娩、死亡、残疾也给予经济补偿。狭义的医疗保险只对医疗费用进行补偿。

医疗保险的社会功能：①疾病风险责任分担；②克服医疗服务中市场失灵因素，促进医疗服务资源合理分配；③规定偿付方式，规范医疗服务行为；④提高医疗服务，创造社会公平。

国家医疗保险（national health service，NHS） 亦称政府医疗保险或公共保险，是政府直接创办医疗保险事业，通过税收形式筹措医疗保险基金，以财政预算拨款形式将医疗保险基金分配给医疗机构，向国民提供免费或低收费医疗服务的医疗保险模式。

国家医疗保险是一种福利型医疗保险模式。英国、瑞典、加拿大等西方福利国家采取这种模式。在一些以社会医疗保险等其他医疗保险模式为主体模式的国家，对一些特定人群也实施国家医疗保险，如对国家公务员、军人和特殊职业人员实行政府直接提供医疗服务的政策。

国家医疗保险的特点：①政府是医疗保险的直接组织者，医疗保险基金主要来源于国家财政预算；②卫生行政部门直接参与医疗服务的计划、管理、分配和提供，医疗保险基金往往通过预算下拨给政府举办的医疗机构，或者通过购买民营医疗机构的医疗服务，为全体国民和特定人群提供所需要的医疗服务；③向全体国民提供免费或低收费的医疗服务，其保障的范围一般包括预防、基本医疗和护理康复等；

④卫生资源的配置主要靠计划调节，市场机制的作用有限。

国家医疗保险的优点在于具有较好的普遍性和公平性，有利于保障全体国民的身体健康，费用的增长也相对缓慢。其突出的问题是医疗机构微观运行缺乏活力，卫生资源配置效率低下，医疗服务供不应求矛盾较为突出，同时由于国家医疗保险模式筹资范围相对有限，政府财政负担较重。因而实施国家医疗保险模式的国家一直都在不断地对其进行改革。

长期护理保险制度（long-term care insurance，LTCI）是指为因年老、疾病或者伤残导致丧失日常生活能力而需要被长期照顾的人提供护理费用或者护理服务的保险制度。长期护理服务是通过将基本生活照料和非治疗性的护理、康复从医疗服务中分离出来，单独形成一个社会服务体系，其特征是：①服务由专设的老年服务机构提供，而不是医疗机构；②在专业设置上，长期护理服务与医疗服务分离，自成一个独立的专业。

20 世纪 70 年代，商业长期护理险率先在美国出现。1994 年，德国联邦议院颁布并于 1995 年 1 月施行《长期护理保险法案》，实施普遍、强制的长期护理社会保障体系；1997 年 12 月，日本制定并于 2000 年 4 月施行《介护保险法》，通过社会保险方式来减轻老年人接受长期护理服务的经济负担。目前，全球大部分率先步入老龄社会的发达国家都已建立了长期照护保障制度，大致分为以下 3 种基本模式：①福利制。英国、澳大利亚等英联邦国家，瑞典、丹麦等北欧高福利国家都采用了福利制，即国家政府筹集税收，并直接向全体国民提供长期护理保障。②商业保险。在美国商业保险由不同的企业提供，并没有统一的制度设计，资金来源于参保人，保险公司根据参保人的健康情况对其进行选择。③社会保险。荷兰、德国、日本、韩国、奥地利等国的长期护理制度采用的是社会保险制。社会保险制度与福利制度的最大区别是资金来源不同，社会保险资金来源于政府、用人单位、所有医疗保险参保人，贫困个人免缴，这是由国家创办的社会保险，管理运营方是国家。

我国于 2016 年 6 月由人力资源社会保障部办公厅发布《关于开展长期护理保险制度试点的指导意见》，探索建立以社会互助共济方式筹集资金，为长期失能人员的基本生活照料和与基本生活密切相关的医疗护理提供资金或服务保障的社会保险制度。我国长期护理保险制度的原则是：①坚持以人为本，着力解决失能人员长期护理保障问题，提高人民群众生活质量和人文关怀水平；②坚持基本保障，根据当地经济发展水平和各方面承受能力，合理确定基本保障范围和待遇标准；③坚持责任分担，遵循权利义务对等，多渠道筹资，合理划分筹资责任和保障责任；④坚持因地制宜，各地根据长期护理保险制度目标任务和基本政策，结合地方实际，制定具体实施办法和政策标准；⑤坚持机制创新，探索可持续发展的体制机制，提升保障绩效，提高管理水平；⑥坚持统筹协调，做好各类社会保障制度的功能衔接，协同推进健康产业和服务体系的发展。

长期护理保险制度基本政策包括：①保障范围。以长期处于失能状态的参保人群为保障对象，重点解决重度失能人员基本生活照料和与基本生活密切相关的医疗护理等所需费用。②参保范围。主要覆盖职工基本医疗保险参保人群。③资金筹集。通过优化职工医保统账结构、划转职工医保统筹基金结余、调剂职工医保费率等途径筹集资金，并逐步探索建立互助共济、责任共担的长期护理保险多渠道筹资机制。④待遇支付。长期护理保险基金按比例支付护理服务机构和护理人员为参保人提供的符合规定的护理服务所发生的费用，根据护理等级、服务提供方式等制定差别化的待遇保障政策。

城镇居民基本医疗保险制度（basic medical insurance system for urban residents）是以不属于城镇职工基本医疗保险制度覆盖范围的中小学阶段的学生、少年儿童和其他非从业城镇居民为主要参保对象的医疗保险制度。

根据2007年7月国务院颁布的《关于开展城镇居民基本医疗保险试点的指导意见》,全国开始实施覆盖全体城镇居民的基本医疗保险制度。城镇居民基本医疗保险的保障模式是以保障城镇非从业居民的住院和门诊大病医疗需求为主,城镇居民基本医疗保险只设统筹基金,不设个人账户。城镇居民基本医疗保险的管理,原则上参照城镇职工基本医疗保险的有关规定执行。城镇居民基本医疗保险费由劳动保障部门或地方税务部门负责征收。

城镇居民基本医疗保险的主要内容:①参保范围和统筹层次。参保对象为不属于城镇职工基本医疗保险制度覆盖范围的中小学阶段的学生、少年儿童和其他非从业城镇居民;原则上实行地市级统筹,以市、县(市、区)为统筹单位的,逐步过渡到市级统筹。②筹资水平和参保缴费。城镇居民基本医疗保险筹资水平需要根据当地经济发展水平、居民家庭的财政负担能力、不同人群不同疾病风险、基本医疗消费需求和医疗费用水平等,恰当地确定筹资水平和缴费标准,并考虑相应的筹资增长机制;缴费以家庭为主,参保居民按规定缴纳居民基本医疗保险费,同时享受相应的医疗保险待遇,政府给予适当补助,有条件的用人单位可以对职工家属参保缴费给予补助;国家对个人缴费和单位补助资金制定税收鼓励政策。③医疗保险费用支付。坚持以收定支、收支平衡、略有结余的原则;城镇居民基本医疗保险基金用于支付规定范围内的医疗费费用补偿,其他费用可以通过补偿医疗保险、商业健康保险、医疗救助和社会慈善捐款等方式解决;支付水平一般设置起付额、支付比例和最高支付限额。④医疗服务管理。范围包括用药、诊疗项目和医疗服务设施范围的管理;严格定点医疗机构和定点零售药店的准入条件和管理;完善基本医疗保险费用结算方式,合理确定医疗费用结算标准,并纳入定点医疗机构的协议管理。

城乡居民基本医疗保险制度(basic medical insurance system for urban and rural residents) 是整合城镇居民基本医疗保险和新型农村合作医疗两项制度而建立的统一的城乡居民基本医疗保险制度。

根据2016年1月国务院发布的《关于整合城乡居民基本医疗保险制度的意见》,整合城镇居民基本医疗保险和新型农村合作医疗两项制度,建立的统一的城乡居民基本医疗保险制度,是推进医疗卫生体制改革、实现城乡居民公平享有基本医疗保险权益、促进社会公平正义、增进人民福祉的重大举措,对促进城乡经济社会协调发展、全面建成小康社会具有重大意义。

城乡居民基本医疗保险的制度设计包括:①统一覆盖范围。城乡居民医保制度覆盖范围包括现有城镇居民医保和新农合所有应参保(合)人员,即覆盖除职工基本医疗保险应参保人员以外的其他所有城乡居民。农民工和灵活就业人员依法参加职工基本医疗保险,有困难的可按照当地规定参加城乡居民医保。②统一筹资政策。坚持多渠道筹资,继续实行个人缴费与政府补助相结合为主的筹资方式,鼓励集体、单位或其他社会经济组织给予扶持或资助。③统一保障待遇。遵循保障适度、收支平衡的原则,均衡城乡保障待遇,逐步统一保障范围和支付标准,为参保人员提供公平的基本医疗保障。④统一医保目录。统一城乡居民医保药品目录和医疗服务项目目录,明确药品和医疗服务支付范围。⑤统一定点管理。统一城乡居民医保定点机构管理办法,强化定点服务协议管理,建立健全考核评价机制和动态的准入退出机制。⑥统一基金管理。城乡居民医保执行国家统一的基金财务制度、会计制度和基金预决算管理制度。城乡居民医保基金纳入财政专户,实行"收支两条线"管理。基金独立核算、专户管理,任何单位和个人不得挤占挪用。

城镇职工基本医疗保险制度(basic medical insurance system for urban employees) 为适应社会主义市场经济体

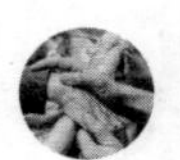

制，根据财政、企业和个人的承受能力，保障职工基本医疗需求的社会医疗保险制度。

中国城镇职工基本医疗保险制度的发展经历了4个阶段。第一阶段，20世纪80年代中期至90年代初期，约束供方医疗机构，控制医疗费用增长过快。第二阶段，20世纪90年代初期至1998年，建立统账结合的社会医疗保险制度模式。第三阶段，1998年至2002年年底，根据国务院颁布的《关于建立城镇职工基本医疗保险制度的决定》，全面推进建立城镇职工基本医疗保险制度。第四阶段，2000年以来，开始同步推进医疗保险、医疗卫生体制和药品流通体制改革，城镇职工基本医疗保险制度的基本框架已经形成并逐步完善。

我国城镇职工基本医疗保险制度的原则：①基本医疗保险的水平要与社会主义初级阶段生产力发展水平相适应；②城镇所有用人单位及其职工都要参加基本医疗保险，实行属地管理；③基本医疗保险费由用人单位和职工双方共同负担；④基本医疗保险基金实行社会统筹和个人账户相结合。

我国城镇职工基本医疗保险制度主要内容：①实施范围和统筹层次。实施范围为城镇所有的用人单位(包括各类机关、社会团体、企事业单位和民办非企业单位)及其职工，在政策规定方面，城镇灵活形式就业人员和农民工也在覆盖范畴。基本医疗保险原则上以地级市为统筹单位，也允许以县为统筹单位。中央、省属单位都要按属地原则参加统筹地区的基本医疗保险，执行当地的统一制度和政策。②缴费。基本医疗保险费由用人单位和个人共同缴纳。缴费水平由当地政府根据各方面实际负担能力、经济发展水平和医疗消费水平确定。③筹资机制。按照统账结合的制度模式，基本医疗保险基金分为统筹基金和个人账户两部分。个人账户的资金来源于个人和单位的缴费。④医疗服务管理。包括基本医疗保险服务范围(用药、诊疗项目、医疗服务设施)的管理，对提供医疗保险服务的医药机构实行定点管理，医疗保险费用的结算管理。⑤国家公务员医疗补助和职工大额医疗费用补助。⑥有关人员的医疗保障政策。

合作医疗(cooperative medical care)是我国农民群众依靠集体力量，发扬互助精神，在自愿基础上组织起来，由集体和个人共同集资举办的一种集体福利性质的医疗保障制度。

1955年，河南省正阳县王庄乡首先办起了合作医疗。1959年11月，卫生部农村卫生工作会议正式肯定了农村合作医疗制度。1965年9月，中共中央批转卫生部党委《关于把卫生工作重点放到农村的报告》，强调加强农村基层卫生保健工作，推动了农村合作医疗保障事业的发展。1979年12月，卫生部、农业部、财政部、国家医药管理总局、全国供销合作总社联合发布了《农村合作医疗章程(试行草案)》，肯定合作医疗制度在当时历史条件下，对于保障农民的身体健康、解决农民就近看病医疗问题，促进农业生产的发展发挥了积极作用。

合作医疗的特点：①政府引导，农民自愿参加；②资金的主要来源是农民个人缴纳的费用，乡村集体经济起着重要的扶持作用；③参加合作医疗的农民患病后，医疗费用可以得到一定程度的补偿；④合作医疗根据资金筹集、核算单位以及管理体制的不同，有村办、乡村联办、乡办、乡村医生承包办理等多种形式。

新型农村合作医疗制度(new rural cooperative medical system)是政府组织、引导、支持，农民自愿参加，个人、集体和政府多方筹资，以大病统筹为主的农民医疗互助共济制度。

2002年10月，《中共中央、国务院关于进一步加强农村卫生工作的决定》指出，在农村要逐步建立起适应社会主义市场经济体制要求和农村经济发展水平的、以大病统筹为主的新型的合作医疗制度。新型农村合作医疗制度的基本特点：①政府引导，农民自愿参加，政府充分发挥组织引导作用；②多方筹资，农民按时足额缴纳合作医疗经费，乡村集体给予资金扶持，中央和地方财政每年安排一定专项资金予以支持；③以收定支，保障适度，既保证合作医疗持续有效运行，又保障农民能够享有最基本的医疗服务；④以大病统筹为主要形式，充分发挥合作医疗的风险保障功能；⑤以县为单位进行筹资和管理，扩大合作医疗的社会共济范围；⑥因地制宜，实行不同水平、不同形式的合作医疗形式。

新型农村合作医疗的基本框架：①组织管理。建立健全新型农村合作医疗制度管理体制。②筹资标准。实行个人缴费、集体扶持和政府资助相结合的筹资机制。③资金管理。按照以收定支、收支平衡和公开、公平、公正的原则进行管理。④医疗服务管理。加强农村卫生服务网络建设，强化对农村医疗卫生机构的行业管理，积极推进农村医疗卫生体制改革，不断提高医疗卫生服务能力和水平，使农民得到较好的医疗服务。

目前，新型农村合作医疗的补偿模式有4种：①单纯大病住院补偿模式。将全部(或绝大部分)资金用于补偿住院大病，而不是用于补偿门诊小病。②住院与门诊大病补偿模式。除了补偿大病住院的患者以外，还将特定的几种慢性病的门诊患者纳入补偿范围。③住院与门诊统筹模式。将补偿基金分为住院补偿和门诊补偿两部分。④住院统筹与门诊家庭账户模式。以户为单位建立起一个家庭成员共享的储蓄账户，用于支付门诊医疗费用。

新型农村合作医疗的管理模式主要有3种：卫生行政主管部门模式、人力资源和社会保障部门主管模式、保险公司管理模式。其中以卫生行政主管部门模式为主要形式。

社会医疗保险（medical social insurance）通过立法强制实施，由雇主和个人按一定比例缴纳保险费和政府补助建立社会医疗保险基金，为参保人及其家属提供医疗服务的医疗保险制度。

社会医疗保险的特点：①国家通过法律强制参保和筹集医疗保险基金。②强调个人的医疗保险责任，权利与义务统一。③医疗保险基金由国家、单位、个人分担。④实行社会统筹、互助共济。⑤保险覆盖面广，项目众多。⑥实行现收现付制，一般没有基金储备。⑦由社会中介组织实施，政府负责宏观监督管理。

社会医疗保险的优点在于：①医疗保险基金来源稳定且多元化，体现了政府、社会和个人对健康的经济责任。②社会互助共济，风险分担，体现社会公平原则。③医疗保险机构与医药服务提供者建立契约关系，促使医药服务提供者提供优质的医疗服务。④重视医疗保险中权利和义务的密切联系，强化自我保障意识，在一定程度上体现了效率原则。

商业医疗保险（commercial health insurance）亦称市场医疗保险或自愿医疗保险，主要通过市场机制筹集医疗费用和提供医疗服务，并对医疗保险和医疗服务市场实行市场调节的医疗保险模式。商业医疗保险模式的典型代表国家是美国。

商业医疗保险的特点：①个人自愿投保；②医疗保险机构按市场规则自主经营；③医疗保险机构与被保险人是契约关系；④政府干预少，主要靠市场调节。

商业医疗保险的优点：①作为商业活动，减轻了政府的负担；②有利于促进医疗卫生事业的发展，加快医疗科技的进步，满足社会对高水平医疗保健服务的需求；③充分发挥市场机制的作用，促进竞争，有效配置卫生资源，提高服务效率；④自由灵活形式多样，可适应社会不同医疗保险的需求。

但是由于商业医疗保险的商业性及其营利动机，其缺点是：①利用技术优势诱导需求，刺激医疗消费，导致医疗费用高涨；②对投保人进行选择，拒绝接受健康条件差、收入低的群体参保，其公平性较差。

储蓄医疗保险（savings medical insurance）是依据法律规定，强制性地以个人或家庭为单位建立医疗储蓄账户，并逐步积累，用以支付日后家庭成员患病所

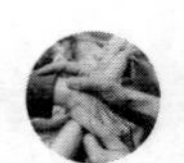

需医疗费用的一种医疗保险模式。新加坡是储蓄医疗保险模式的代表国家。

储蓄医疗保险的特点：①国家通过立法强制实施。②建立个人医疗保险储蓄账户。个人账户上的存款可以用来支付储蓄者及家属的住院费用、部分昂贵的门诊检查、治疗项目的费用。③强调个人的自我保障意识和责任，以个人储蓄为基础，没有社会统筹，政府只是通过补贴方式分担部分费用。④政府责任主要是组织建立个人储蓄医疗保险制度，保证个人储蓄医疗保险基金的保值和增值，并对公立医疗机构给予适当补贴，对私立医疗机构的收费和技术标准进行规范。

储蓄医疗保险强调个人对自己疾病风险的责任和患者对费用的分担，消除了传统社会医疗保险和国家医疗保险中第三方付费带来的弊端，避免过度利用卫生资源，减少资源浪费。其存在问题是社会共济程度较差。

养老保险制度（pension insurance system）是由国家立法强制实施，当劳动者遭遇老年风险，退出劳动领域，失去劳动收入时，为劳动者提供基本生活水平保障的制度。

老年保障至今已经过家庭养老保障时期、国家养老保障时期和社会养老保障时期 3 个历史阶段。现代的养老保障制度，即政府介入，通过立法建立强制性的养老保障制度，起始于德国在 1889 年颁布的《老年和残障社会保险法》。

养老保险具有以下特征：①国家为保障社会稳定等目标，规定养老保险必须采取立法强制执行，具有强制性。②养老保险金只能用于老年保障支出，养老金领取有条件限制，保险金不得挪用或挤占，具有风险针对性。③养老保险在操作中具有财务平衡要求，因而具有风险储蓄、权利义务对称、规模融资效应等精算特征。④养老保险无论是现收现付制还是基金制，都具有再分配特性，既可以是代际的收入转移，也可以是个人一生收入和消费的平滑，体现了养老保险制度的公平性。

养老保险的模式按责任主体来分，主要有社会养老保险、职业养老保险和个人养老保险。社会养老保险是指政府依法举办并担保支付养老金，具有社会互济性的养老保险计划，其责任主体是政府。职业养老保险是指由雇主依法和集体协议举办并担保支付养老金，具有集体互济性的养老保险计划。个人养老保险是指由个人依法建立的，依托中介服务获取养老金，不具有互济性的养老保险计划。个人养老保险包括个人商业养老保险和个人储蓄养老保险。

养老保险从资金筹集、基金管理和待遇支付的技术措施和操作流程来分，有以下分类：①资金筹集模式，主要包括现收现付模式、预先积累模式以及两者混合模式。现收现付模式是指用在职工人的缴费支付退休工人的养老金，体现为代际人群的相互赡养。预先积累模式是指在进入老龄之前进行的预防老年风险的资金储备。混合模式是指对现收现付和预先积累混合性安排，将未来养老金分为来自社会统筹的现收现付养老金和来自个人账户积累的养老金两个部分。②账户模式，主要包括社会统筹、个人账户和过渡账户。社会统筹是指养老保险基金的公共收支系统，具有社会互济功能。个人账户是指个人名下建立的养老保险积累记录和财务管理系统，具有保障个人权益的功能。过渡账户是指管理不同主体之间发生的养老保险资产权益让渡过程的财务管理系统。③支付模式，按是否确定养老金支付水平，主要分为给付确定模式与缴费确定模式；按是否与收入相关，主要分为均等待遇模式及与收入关联模式。给付确定模式是指预先确定养老金支付水平；缴费确定模式是指确定供款方法甚至最低收益，不承诺养老金支付水平。均等待遇模式是指对全体受益人支付同等水平的养老金，不需考虑受益人的工龄、最后工资或平均工资以及缴费记录；与收入关联模式是指养老金支付水平与受益人的最后工资或平均工资以及缴费记录等挂钩。

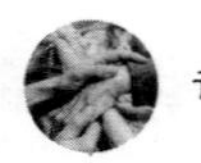

按项目付费(fee for service, FFS) 是根据医疗服务提供方提供的医疗服务的项目和数量,医疗保险机构按照每个服务项目的价格向医疗机构提供补偿的方式。

按服务项目付费是一种后付制,其偿付单元是服务项目,根据医疗服务提供方对参保人提供的服务项目(诊断、手术、化验、药品等)向医疗机构直接付费,偿付费用的数量取决于服务项目的数量,或者由参保人先垫付后再从医疗保险机构获得部分或全部补偿。

按服务项目付费具有诸多优点,如操作简便,适用范围比较宽泛;参保人选择性较大,易于满足对医疗服务的需求;易于调动医疗服务提供方提供医疗服务的积极性等。其存在的缺陷是:刺激医疗服务提供方过度提供医疗服务;加剧了医疗费用的不合理增长并导致费用增加难以监控;医疗服务提供方过多利用高补偿的医疗技术与服务,忽略了成本低、效益好的基本医疗服务和预防保健服务;增加了管理成本。由于按服务项目付费存在的弊端,世界卫生组织和世界银行积极倡导变革这种传统的偿付方式,许多国家在卫生系统和医疗保险改革中已逐步摒弃按服务项目付费方式。

按病种付费(diagnostic related groups, DRGs) 亦称按疾病诊断分类定额支付,其支付单元是病种,医疗费用的偿付与病种或诊断有关,即与根据事先确定的疾病分类(病种)的定额支付标准有关,而与患者实际花费的医疗费用无关。

按病种费用支付是根据疾病分类的方法,将住院患者的疾病按诊断分为若干组,每组又根据疾病轻重程度及有无合并症、是否有并发症分成不同的级别,然后对每组不同级别制订相应的价格。根据这种统一的固定支付标准,针对某一患者的疾病诊断,医疗保险机构向医疗服务提供方一次性支付医疗费用。

按病种费用支付的优点是:①对医疗服务提供方建立了节约疾病诊疗费用、提高服务效率的激励机制;②促进了医疗质量的改善;③引导医疗服务提供方提高管理水平。

其存在缺陷是:①医疗服务提供方易于攀升高支付费用病种;②为避免医疗费用超支,医疗服务提供方可能会拒绝或推诿高费用患者;③为了降低成本,缩短住院日,可能会减少必要的医疗服务,对医疗质量产生不利影响;④按病种费用支付对医疗服务提供方信息系统化、规范化要求较高,因此管理成本也相对高。

按人头付费(capitation) 根据合同规定的时间,由保险机构按照医疗服务提供方服务的参保人员的数量和规定的定额标准,定时向医疗服务提供方支付一笔固定的费用。

按人头付费是一种预付制,其特点是支付单元为规定期限内每人次覆盖的全部医疗服务(或每人次医疗服务),对医疗服务提供方的偿付与其服务人次数成正比,无论医疗服务提供方为参保人员提供了多少服务和提供了何种服务,都与偿付的费用无关。在规定期限内,医疗服务提供方对合同规定的服务和对服务对象提供服务不再收取费用。

按人头付费的优点是:①费用包干、超支不补、结余归己,按付费标准预先将费用支付给医疗服务提供方,激励其寻求内在费用控制机制,以减少费用开支;②有效控制医疗服务提供方提供过度医疗服务;③促使医疗服务提供方开展预防保健服务,通过提高服务人群健康水平,达到控制医疗费用和减少开支的目的。

按人头付费的缺点是:①医疗服务提供方会产生"风险选择",以降低医疗成本和疾病风险;②可能会通过减少医疗保健服务的方式来减少费用的支出,对医疗质量带来不利影响。

总额预算制(global budget) 是一种由医疗保险机构和医疗服务提供方共同协商预先制订的年度总预算并进行偿付的方式。

总额预算制是将服务捆绑起来的一揽

子服务提供与付费的方式,将一年内所有患者的所有服务加总成一个支付额而形成总预算,允许医疗服务提供方在总预算的范围内灵活使用偿付的资金。同时要求医疗服务提供方必须达到预定的产出目标,如住院床日和诊疗服务人次数未达到预定目标,则医疗服务提供方将受到一定的处罚。

总额预算制的优点是:①经济风险由医疗服务提供方承担,为医疗服务提供方提供了达到预定产出目标并控制其费用的经济激励;②促使医疗服务提供方从宏观上控制医疗费用总支出,降低医疗服务成本;③医疗保险机构可以有效地控制医疗费用的总支出水平。

总额预算制的缺点是:①只有当医疗服务提供方的服务对象均为医疗保险计划覆盖时,才能确定医疗保险费用的总预算额,因此有一定局限性;②对预算总额合理的确定和进行管理有一定的难度;③产出目标的确定不当可能产生供方诱导需求。

共付费制(co-payment system)是被保险人与保险机构共同负担医疗费用的一种方式。即被保险人要支付其医疗费用的一定比例,这种比例称为共同负担率或共同付费率。由于被保险人要负担总医疗费用的一定比例,共付费制将对被保险人整个求医过程产生影响,体现了保险方与被保险方双方共同的经济责任,有利于医疗费用的控制。

按服务人次付费(pay per service)亦称按平均定额付费,是对门诊人次和住院人次的平均定额进行补偿的方式。

按服务人次付费的支付单元是每一门诊服务人次和住院人次。医疗保险机构与医疗服务提供方事先制定每一服务人次的费用补偿标准,然后由医疗保险机构根据医疗服务提供方实际提供的总服务人次的数量提供补偿。

按服务人次付费的优点是:①有利于控制每服务人次医疗费用和减少不必要服务;医疗保险费用的偿付和结算相对便捷,效率较高;②有利于对医疗服务提供方的监督和审核。

按服务人次付费的缺点:①由于不同医疗服务提供方之间的病种构成、疾病危重程度以及诊疗技术等方面的差异,每一服务人次费用存在较大差别,难以确定统一的标准;②医疗服务提供方出于控制每一服务人次费用的目的,不从患者健康需求出发,选择不超过服务人次标准的诊疗服务,这样对开展新技术也产生一定的影响;③诱发医疗服务提供方出现分解医疗服务项目的现象,使总收益不会减少。

按住院床日付费(per day)是一种按照事先测算的住院床日的偿付标准,根据参保人实际住院床日,由保险机构向医疗服务提供方偿付医疗费用的方式。

按住院床日付费的偿付单元是每个住院床日,多适用于床日费用相对稳定的病种和医疗服务提供方。按住院床日付费的优点是:①易于操作,管理成本相对低;②医疗服务提供方有提高效率和降低成本的激励。缺点是:①医疗服务提供方为了获取更多补偿,可能会延长参保人的住院日;②由于参保人病情轻重程度有较大差异,而每个床日的标准是相同的,医疗服务提供方会选择收治病情相对较轻的患者。

(二) 卫生政策

政策(policy)是国家和政党为了实现一定的目标而确定的行动准则,它表现为对人们的利益进行分配和调节的政治措施和复杂过程。世界卫生组织在《社区应急准备——管理及政策制定者手册》中将政策定义为“一种行动方针的正式陈述”。政策按制定的主体划分,有国家政策、政党政策。政策按内容划分,有总政策、基本政策、具体政策。政策按不同的领域划分,有经济政策、外交政策、教育政策、卫生政策、人口政策等。

卫生政策(health policy)是社会为了满足人们医疗卫生需要而采取的行动方案

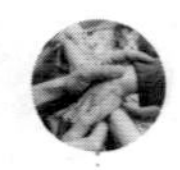

和行动依据，其目的是研究配置有限卫生资源的合理方法。包括改善卫生状况的目标和目标中的重点，以及实现这些重点目标的主要途径。

在我国，卫生政策是党和国家政策体系的一个重要组成部分，其是在正确认识和分析我国卫生事业的基本特征、性质、地位和作用的基础上，结合社会发展的不同历史时期的实际而制定出来的，是实现对卫生工作的领导及实现其卫生健康职能的重要环节和手段。目前，我国的卫生政策主要涉及：①卫生工作方针；②城镇医药卫生体制改革政策；③城市卫生服务体系改革政策；④卫生经济政策；⑤农村卫生改革政策等。

卫生政策的构成条件：①必须具有目标性。卫生政策是为实现一定的卫生工作目标而制定的，卫生政策必须先有目标，没有卫生工作目标的卫生政策是没有任何实际意义的。②必须有制定主体和实施客体。卫生政策制定的主体是政治性组织。在中国，这些政治组织主要是中共中央和地方各级委员会、全国人大和地方各级人大组织、中央和地方各级政府及政府授权的各级卫生部门。实施客体是卫生政策实施的对象，包括有关部门政府部门、有关部门企事业单位及其他社会团体和人民群众。没有主体参与卫生政策不会产生，不考虑实施客体需要和利益的政策将会失去实施的基础，不能产生任何社会效果。③必须规定行动准则。任何卫生政策都明确规定卫生工作应当做什么，不应当做什么。④必须经过正式颁布。

卫生政策的功能：①指导功能。按照卫生政策制定者的意志，确立目标，规范方向；教育指导，统一观念。具体表现在宏观指导，即指导卫生资源的合理分配和优化布局；微观指导，即对卫生保健工作具体目标、方法、措施、手段、行为的指引和导向。②控制功能。卫生政策规定了政策目标，并对可能或已经发生的偏差进行限制，对出现的利益矛盾进行调节与控制，使卫生活动按照决策者的意志，沿着预定的方向前进。这种控制的内容和范围涉及目标性控制、职责性控制、标准性控制和制裁性控制。③协调功能。卫生政策对卫生单位之间、卫生单位与服务对象之间、卫生部门与社会其他部门之间的相互关系具有协调和平衡的作用，以保证卫生发展的健康有序。具体表现在调节工作关系、调节服务关系和调节利益关系方面。④分配功能。制定与实施卫生政策就是要将卫生资源正确有效地在公众中加以分配。

政策执行(policy implementation) 即政策方案被采纳后，依据政策方案所规定的政策目标和措施，遵循合理的逻辑、步骤，以现实过程中政策实践者和政策研究者能够操作为目标，辅以公认的科学方法和考核指标，逐步将政策目标由观念形态转变为现实形态的过程，使政策目标按照方案所规定的程度和范围实现。政策执行过程的操作步骤包括：①明确政策内涵；②分析动力阻力；③制订执行计划；④配置执行资源；⑤控制政策实施。

医疗保健制度(medical care system) 国家筹集、分配和支付医疗卫生费用以及提供卫生服务的综合性制度，是政府对卫生事业实行公共管理的实现方式，是现代社会保障制度的重要组成部分。医疗保健制度直接影响卫生服务的质量、公平和效益，以及人民的整体健康水平，反映一个国家的政治、经济、文化及卫生服务体系的总体特征，体现政府管理卫生事业和保障人民健康的公共职责。医疗保健制度由于受到社会、经济、文化、传统、价值观等因素的影响，世界各国的医疗保健制度各具特色，基本模式有社会医疗保险模式、国家医疗保险模式、商业医疗保险模式、储蓄医疗保险模式等。

预立医疗照护计划(advanced care planning, ACP) 患者在意识清楚且有决策能力时，在获得病情预后和临终救护措施的相关信息下，对自己将来丧失决策能力且面临无治愈可能的生命威胁疾病时所预先设立的医疗照护选择。这是为了帮助患者在生命末期获得符合其价值观、目标和偏好的医疗服务。

预立医疗照护计划适用于特定情况，如患致命疾病或重伤的患者，当患者无法选择自己的医疗方案时，医生将根据预先制订的医疗计划为患者做出决定。

生前遗嘱(living will)就是一种很常见的预立医疗照护计划。在生前遗嘱中，患者需要解释他们的医疗需求和他们想要的治疗方式。这些治疗可以包括很多，比如心肺复苏术、利用呼吸机进行通气、药物治疗、管饲、人工营养、血液透析和静脉输液治疗等。

另外一种常见的则是医疗委托书。患者选择一个自己信任的人在患者不能自己做出决定时代其做出决定。

在中国台湾，ACP 被翻译为预立医疗自主计划，强调个人在临床医疗和护理决策上的自主权。而在中国香港被直译为预前照护计划或预立医疗照护计划，反映患者的医疗和护理决策。目前，ACP 在中国内地还处于概念推广阶段，实施过程尚需考虑文化差异。

世界卫生组织临终关怀政策(WHO hospice care policy) 20 世纪 60—70 年代开始出现姑息治疗的实践，关注生命质量和控制疼痛等治疗并积极维护患者尊严，但对姑息治疗的概念和内涵的理解不统一。1990 年，世界卫生组织在综合世界各国姑息治疗的基础上，提出了姑息医学定义，并于 2002 年进行了修订，即姑息医学是一门临床学科，通过早期识别、积极评估、控制疼痛和治疗其他痛苦症状，包括躯体、社会心理和宗教的困扰，来预防和缓解身心痛苦，从而改善面临威胁生命的疾病的患者和他们的亲人的生命质量。临终关怀是姑息治疗的延伸和终极形式，侧重于终末期患者的对症治疗、家庭护理、缓解症状、控制疼痛，从而减轻或消除患者负担及其家属的心理压力和消极情绪。由此，世界卫生组织提出临终关怀的标准是：①肯定生命，认同死亡是一种自然历程；②既不加速也不延缓死亡；③尽可能减轻痛苦及其他身体的不适症状；④支持患者，使其在死亡前能有很好的生活质量；⑤结合心理、社会和灵性照顾；⑥支持患者家属，使他们在亲人的疾病期间及去世后的悲伤期中能做适当的调整。

世界卫生组织还倡导各国政府把临终关怀、舒缓医疗作为国家卫生政策的重要组成部分，并专门绘制了“生命尽头缓和医疗全球地图册”。该地图册显示，世界上大多数接受缓和医疗的人生活在发达国家和地区，而近八成需要缓和医疗的患者却生活在广大的发展中国家。发达国家不仅通过医疗保险计划为缓和医疗提供财政上的专项支持，还通过医疗救助计划为低收入人群提供医疗服务，通过健全和完善社会保障体系，对缓和医疗服务进行有效的管理和监督。

英国临终关怀政策(hospice care policy in Britain) 英国是现代意义上的临终关怀运动的发源地。英国把临终关怀作为卫生体系的核心部分，确保将临终关怀纳入所有的卫生健康计划中。1990 年英国发布《国家卫生服务及社区关怀法》，将临终关怀服务作为公民基本医疗服务纳入国民医疗保险体系，临终关怀机构属于非营利性医疗机构。临终患者及其家属可以随时到自己所在的社区、全科诊所或政府网站寻求临终关怀服务，具备专业资质的医生、药剂师、注册护士、物理治疗师、心理治疗师等专业医护人员就会上门服务，除了根据患者的情况为其制订合理的治疗计划，还会给患者家属培训相关的临终护理知识。患者家庭不用为这些服务负担任何费用。2006 年，英国在《慈善法案》中明确规定了临终关怀机构模式之一的慈善机构的资质，要求必须满足基本条件的组织才能申请注册。

为更好地开展临终关怀服务，英国政府还从制度建设上对临终关怀加强监管，卫生部门制定临终关怀院指南，要求临终关怀机构重视公民的“死亡质量”；明确临终关怀的定义和对象，形成早期识别临终患者并进行干预定为 1 年临终关怀期的框

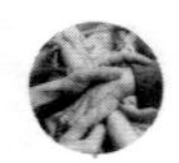

架；把临终关怀纳入医院的部门考核，实行黄、绿、红三色管理；国家相关学会（资格认证中心）负责制定临终关怀服务包括护理水平的相关指南和工具；临终关怀黄金标准认证培训中心对全国临终关怀机构进行考核评估的年度评优活动；在临终关怀医疗中，政府和社会组织之间是合作伙伴的关系；形成国家临终关怀报告并向全国推荐优秀的临终关怀示范单位及其经验；由姑息治疗委员会组织临终事务联盟。在临终关怀筹资和运作方面，临终关怀机构以非营利性医疗机构为主，资金来源主要靠国家投入和社会资金，包括慈善捐助和投资收入；综合医院临终关怀病房通过购买服务的方式提供服务；加强临终关怀从业人员的教育培训。有赖于英国全面的国家政策，姑息治疗与英国国民医疗保健制度的结合，以及广泛的临终关怀运动，英国拥有世界上最高的“死亡质量”。

2004 年，英国首先提出，每年 10 月份的第一个星期六为“世界临终关怀及舒缓医疗日”，得到数十个国家临终关怀及舒缓医疗组织的响应与支持。“世界临终关怀及舒缓医疗日”这一全球性活动旨在提高人们对临终关怀重要性的认识，寻求对临终关怀的资金支持，促进全球范围内临终关怀及舒缓医疗服务机构的发展，造福人类。

美国临终关怀政策(hospice care policy in the United States) 美国于 1974 年建立第一所临终关怀医院，开展临终关怀服务。1980 年，美国在国家医疗保险法案中增加了临终关怀的内容，从国家财政上为国民享有临终关怀提供了支持。1981 年，出台了《临终关怀法案》。1982 年美国国会制定了临终关怀医保赔付计划。1986 年，临终关怀被纳入医疗补助计划，使因贫穷而无力承担临终关怀费用者获得了国家财政支持。1987 年，纽约州通过了《纽约公共卫生法》，提出“不施行心肺复苏术法”，确立了医生签发不施行心肺复苏术医嘱的合法性及免责性。1991 年 12 月，美国联邦政府制定《患者自决法案》，规定所有患者有权自主决定是否要保留或撤销不必要的维持生命的医疗技术，所有参与国家医疗保险的医院，必须以书面形式告知成年患者此项医疗自决权益。2010 年，美国通过了《临终关怀通知法案》，明确规定所有临终患者均有权选择临终关怀或姑息疗法；同年还出台了《患者保护与平价医疗法案》，允许那些被纳入国家医疗补助与儿童健康保健计划的患儿也可以享有临终关怀。2018 年 7 月，美国众议院能源和商业委员会投票通过了由美国安宁缓和医疗学会起草的《安宁缓和医疗教育和培训法案》，提交给国会供众议院审议表决。该法案意图大力增加安宁缓和医疗的跨学科教育和培训机会，包括建设新的教育中心，加大对于医生、护士、医生助理、社会工作者和其他医疗卫生相关专业人员的职业奖励激励。该法案还将实施公众宣传活动，向患者和医疗保健提供者宣传安宁缓和医疗的益处，提供为重症患者及家庭提供专业服务的机构信息，以及划拨专项资金用于支持安宁缓和医疗临床科研，以加强临床实践的服务质量。

根据临终关怀法律和政策，美国具体做法包括：①规范临终关怀机构接受患者的标准。美国临终关怀医疗保险规定，临终关怀服务的对象为处于生命终末期的患者，即在疾病正常发展情况下，经主治医生或提供照顾的临终患者。那些未达到标准的患者则可以从其他机构接受相应的治疗或生活照顾，接受临终关怀服务的患者必须定期重新进行资格认定，以使临终关怀的服务资源得到高效率的运用。②为患者及其家属提供一系列照护。美国临终关怀服务由专业人员组成的队伍提供，通常包括医生、护士、社会工作者、神职人员或其他精神顾问以及志愿者等，以满足临终患者的多种需求，提升其生活质量。为提高临终关怀服务人员的专业素质，1993 年，美国实行专科护士资格认证项目，使临终关怀服务专业化。③临终关怀机构以不同方式提供服务。美国临终关怀机构的运营模式有 4 种：独立的临终关怀机构、综合医院内的临终关怀病房、居家医护服务机构

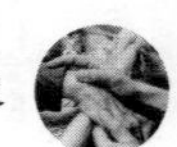

内的临终关怀病房、养老机构内的临终关怀病房。④临终关怀的资金来源主要是政府财政投入。由医疗保险、医疗救助以及医疗保险提供。

澳大利亚临终关怀政策(hospice care policy in Australia) 澳大利亚在19世纪初提出了《国家姑息治疗策略》,从政策上为老年人提供了临终关怀保障。1994年,澳大利亚首次发布了《澳大利亚临终关怀标准》,以此评估终末期患者有无受到应有的尊重和管理。之后又相继制定了《澳大利亚临终关怀服务指南》《澳大利亚国家临终关怀策略》等,组建社区团队,为老年人提供临终关怀服务,经费主要依靠政府支持。为提升临终关怀工作人员的专业素质,改善临终关怀服务质量,1998年澳大利亚启动了《国家姑息保健项目》。该项目中的姑息保健进修项目,投入大量经费支持社区护士、养老院和护理院工作人员以及医疗辅助工作者到姑息保健专科进修,提高其姑息保健服务知识和技能,以便为临终患者及其家属提供更加规范化的服务。

日本临终关怀政策(hospice care policy in Japan) 日本是亚洲最先进行缓和医疗的国家。1990年,日本政府将临终关怀纳入医疗保险,从此,99%的日本人以此形式步入死亡。日本虽然没有单独的临终关怀法律,但有一些相关法律如《国家健康保险法》《长期护理服务保险法》《癌症控制法案》和指导手册等常被用来管理临终关怀服务。

2004年,日本实施的《长期护理服务保险法》规定,65岁以上生活需要照顾的老年人和40岁以上生活不能自理的患者,经过专家鉴定委员会认定,方可享受该保险服务,包括制定范围的入院、社会福利机构及家庭的生活护理的经费保证。目前,日本临终关怀的模式有:①独立型,医疗设施全部为临终关怀服务的医院;②医院型,在医院中建立临终关怀病房;③指导型,在门诊设立临终关怀的咨询;④家庭型,医疗设施有限,建立家庭病床为患者及家属提供临终关怀服务。

在整个缓和医疗照护实施的过程中,专业的缓和医疗照护团队、缓和医疗照护病房以及咨询场所在整个临终关怀和照护中起着重要作用。缓和医疗照护团队一般包括医生、护士、理学疗法士、作业疗法士、药剂师、医学社会工作者、临床心理咨询师和志愿者等,并且配有专业的量表对照护成果和质量进行打分。医院还建有专业的咨询场所,对患者及其家属进行援助。

新加坡临终关怀政策(hospice care policy in Singapore) 新加坡于1996年制定了《预先医疗指示法》,规定患者可以通过建立预先医疗指示来说明将来若自己失去意识时是否需要接受维持生命的治疗。新加坡的临终护理机构有3种类型:上门访问的居家式护理,为到护理中心的患者提供日间护理,让患者留住护理服务。新加坡所有的医院都有一个舒缓病痛的小组,照护临终患者。临终关怀机构的费用大部分由政府提供。缓和医疗服务通常由医生、护士、心理师、社工和义工等多方人员组成的团队提供,也包括对临终者家属提供身心慰藉和支持。

中国香港地区临终关怀政策(hospice care policy in Hong Kong, China) 香港九龙圣母医院于1982年最先开展临终关怀工作,提出为癌症晚期患者提供善终的服务理念。1986年,香港成立了善终服务会;1992年,成立了第一家机构临终关怀中心——白普理宁养中心。1994年,香港医管局出台了《安老院条例》,对安老院进行分类管理。1995年又出台了《安老院实务守则》,对混合式安老院做出具体规定。2002年,香港医院管理局根据《香港注册医生专业守则》发布《对维持末期患者生命治疗的指引》,协助一线医生、护士以及其他照顾生命末期患者的工作者对末期患者的生命治疗做出决定,当医生认为停止或撤去维持生命程序能够将患者的利益最大化时,会让患者或直系亲属参与做出决定。2006年8月,香港法律改革委员会(法改会)发表了《医疗上的代作决定及预设医疗指示报告书》,指出个人做出预设医疗指示的情况。2007 年李嘉诚基金会与香港医院管理局(简称香港医管局)合作,开始推展“人间有情”宁养服务计划,在 10 所公立医院设立日间宁养中心。2009 年,香港食物及卫生局引入“预设医疗指示”的概念。“预设医疗指示”通常由患有严重、不可逆转的疾病的患者通过预设照顾计划订立。订立预设照顾计划是患者、医护人员、患者家属及其他有关人士的一个沟通过程,商讨当患者不能做出决定时,对患者提供何种适当的照顾方式。“预设医疗指示”以书面表格形式实行,其见证人必须最少有 2 人,其中 1 人必须是医生。香港医管局于 2010 年发布《医院管理局成年人预设医疗指示医护人员指引》,并于 2014 年、2019 年做出修订,就预设照顾计划采用更广泛的定义和实用指引。自 2015 年起,香港赛马会慈善信托基金投入 1.31 亿港币设立为期三年的赛马会安宁颂(JCECC)计划,用以发展香港安宁疗护事业,协助改善社区晚期护理服务的质量以及为相关从业人员提供培训,并举办公众教育活动。2017 年香港医管局发布《舒缓治疗服务策略》,规划舒缓治疗服务在未来五至十年的发展方向,强调专业合作、预设计划、共同照顾以及社区支援在舒缓照顾服务中的重要性。同年,香港特区政府在《施政报告》中提及未来安老政策以居家及社区照顾为重点,让长者在熟悉的环境接受照护并离世。香港医管局在 2018 年、2019 年加强了舒缓治疗服务,包括扩展医院的舒缓治疗会诊服务,通过护士家访优化家居舒缓治疗服务,并通过培训提升护理人员在舒缓治疗环境以外支援末期患者的技能。

中国台湾地区临终关怀政策(hospice care policy in Taiwan Province, China) 在我国台湾地区,由天主教康泰医疗基金会于 1983 年开展癌症末期患者居家照顾及服务,开设了台湾地区最早的临终关怀居家服务机构。1990 年,马偕纪念医院淡水分院成立了台湾地区第一家共有 18 张病床的安宁病房,该地区成为当时世界上第 18 个拥有临终关怀病房的地区;同年年底成立安宁照顾基金会,从宣传教育及医疗补助等各方面推动安宁疗护。1995 年台湾安宁照顾协会成立,1996 年,台湾卫生行政部门规定了安宁居家疗护给付及补助标准。1999 年,台湾地区成立了安宁缓和医学会。2000 年,台湾地区出台了《安宁缓和医学专科医师制度》,同年通过了《安宁缓和医疗条例》,并于 2002 年、2011 年修订。由此,临终关怀中的“不实施心肺复苏术”在台湾地区正式得到官方认可,同时安宁疗护被纳入全民健康保险的给付范围;同年底,台湾卫生行政部门发布《安宁住院疗护标准作业参考指引》和《安宁居家疗护标准作业参考指引》。2001 年 4 月,台湾制定了《安宁缓和医疗条例施行细则》,同年,首批安宁缓和专科医生通过考核产生。2003 年,台湾制定了癌症防治行政法规,规定为癌症晚期患者提供安宁疗护。2005 年,台湾发布了《安宁共同照护试办计划/急重症安宁照护》,并成立了安宁缓和护理学会。2007 年,台湾卫生行政部门修订了《安宁居家疗护纳入全民健康保险试办计划作业》,规定肿瘤患者和运动神经元疾病晚期患者只要选择了安宁缓和医疗并签署了意愿书,即可享受安宁居家疗护,除需负担上门服务人员的交通费外,其余的居家治疗及护理费均由政府健康保险给付。2009 年,台湾开始推动非癌症患者的安宁照护,并取消了安宁住院、居家疗护给付试办计划,正式将其纳入全民健康保险给付。2011 年,台湾发布了《全民健康保险安宁共同照护试办方案》。2014 年,台湾地区开始实施小区安宁疗护纳入健保给付计划。2016 年 1 月,台湾通过了患者自主权利法规,自 2019 年 1 月正式施行,这是亚洲第一部以患者医疗自主权利为规范核心的法规,该法规旨在尊重患者的医疗自主权,保障患者的善终权益,促进医疗关系和谐,并希望通过法律确保患者有权知道、选择或拒绝医疗的权利。另外,台湾地区自 1998 年起开始制订长期照护的计划与法规,其目标是构建完整的长期

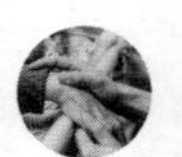

照顾体系。2008—2017 年为“长期照护十年计划”实施期,2015 年通过长期照顾服务行政法规,于 2017 年起正式施行,并启动整合性安宁全人照护培训与倡导推广计划。2017—2026 年为“长期照护十年计划”的发展期,即“长期照护计划 2.0”,在第一个长期照护十年计划的基础上扩大服务对象、扩充服务项目、完善服务体系、扩充照护服务人员,建立优质、平价、普及的长期照护服务体系,衔接居家临终安宁照顾,减少长期照护的负担。

(达庆东　赵方方)

十三、临终关怀管理学

医疗机构(medical institutions) 是指依据我国《医疗机构管理条例》及其实施细则的规定,经登记取得《医疗机构执业许可证》,从事疾病诊断和治疗活动的卫生机构的总称。

医疗机构共分为 14 个类别: ①综合医院、中医医院、中西医结合医院、民族医院、专科医院、康复医院; ②妇幼保健院、妇幼保健计划生育服务中心; ③社区卫生服务中心、社区卫生服务站; ④中心卫生院、乡(镇)卫生院、街道卫生院; ⑤疗养院; ⑥综合门诊部、专科门诊部、中医门诊部、中西医结合门诊部、民族医门诊部; ⑦诊所、中医诊所、民族医诊所、卫生所、医务室、卫生保健所、卫生站; ⑧村卫生室(所); ⑨急救中心、急救站; ⑩临床检验中心; ⑪专科疾病防治院、专科疾病防治所、专科疾病防治站; ⑫护理院、护理站; ⑬医学检验实验室、病理诊断中心、医学影像诊断中心、血液透析中心、安宁疗护中心; ⑭其他诊疗机构。

医疗机构准入程序: ①单位或者个人提出设置医疗机构申请; ②有审批权的地方政府卫生行政部门根据当地《医疗机构设置规划》做出是否同意设置的决定,对同意设置的核发《设置医疗机构批准书》; ③申请设置的单位或个人,按照《设置医疗机构批准书》规定的类别、范围和期限筹建相应的医疗机构; ④提出执业登记注册申请,填写《医疗机构申请执业登记注册书》; ⑤卫生行政部门根据《医疗机构管理条例》和医疗机构基本标准进行审核,审核合格的,发给《医疗机构执业许可证》; ⑥医疗机构按照《医疗机构执业许可证》上核定的地点、执业类别和执业范围,在核定的有效期内依法开展执业活动,同时接受卫生行政部门和其他政府主管部门的监督管理。

我国的医疗机构体系是由一系列开展疾病诊断、治疗活动的卫生机构构成的。医院、卫生院是我国医疗机构的主要形式;此外,疗养院、门诊部、诊所、卫生所(室)以及急救站等参与构成了我国的医疗机构体系。

临终关怀科(hospice care department) 是指依据国家相应的法律和法规规定,经卫生行政主管部门认证,依法取得医疗机构(临终关怀)执业许可证书,从事临终关怀服务活动的科,旨在为肿瘤晚期等临终患者提供居家或住院舒缓疗护基本服务,维护患者和家属最佳生命品质。

基本定位与功能:为临终患者包括晚期恶性肿瘤患者及其他终末期临终患者和高龄老衰自然临终者提供临终姑息医疗及临终护理照料;其功能主要是降低临终患者的身心痛苦,同时提高患者和家属的适应能力,提高临终患者在生命最后阶段的生命质量及家属的生活质量。

卫生部、国家中医药管理局发布的《城市社区卫生服务机构管理办法(试行)》规定:“有条件的社区卫生服务中心可登记注册临终关怀科。”社区卫生服务中心临终关怀科的设置,按照社区卫生服务机构科室设置要求,上报区(市、县)卫生监督所执业登记设置审批。

临终关怀科原则上配置门诊诊室和相对独立的病区。门诊诊室使用面积不少于 15 平方米,布局合理、能满足保护患者隐私,无障碍设计要求,并符合国家卫生学标准。病区一般设置 10 张临终关怀住院床位,服务量大的社区卫生服务中心可根据实际情况适当增加床位。社区卫生服务中心根据服务能力和相关要求,可在本社区范围内开展居家临终关怀服务,通过全科团队设置家庭病床的方式,根据患者的需要定期上门开展安宁疗护(临终关怀)服务,保证必要的交通工具及通讯联络设备。医护人员每周至少随访1次。临终关怀病区包括病房、护士站、治疗室、处置室、谈心室(评估室)、家属陪伴室、关怀室、医务人员办公室、配膳室、沐浴室和日常活动场所等三大功能区(即服务区、管理区、生活辅助区)11室。临终关怀科至少配备2名获得市级岗位培训合格证书执业范围为全科医学专业的临床类别或中医类别专职执业医生和4名注册护士;临终关怀病区设护士长1名;每增加4张病床至少增加配备1名执业医生,1名注册护士;每4～6张床至少配备1名护理员;每20位居家安宁疗护患者至少配备1名执业医生,1名注册护士;建议配备医务社工和社会志愿者;同时应当配备与开展的诊疗业务相应的药师、技师、临床营养师等医技人员;其他人员按需要配置。

社区卫生服务中心(community health center) 由地市级政府卫生行政部门审批设置的,以街道办事处所辖范围的3万～10万人口为服务对象,对其提供预防、保健、健康教育、计划生育和医疗、康复等服务的综合性基层卫生服务的非营利性医疗机构。

对社区卫生服务中心难以覆盖的区域,地市级政府行政部门设置社区卫生服务站以作为补充。社区卫生服务中心和社区卫生服务站共同构成社区卫生服务机构。社区卫生服务中心是社区卫生服务机构的主体。社区卫生服务中心的命名原则:区名＋所在街道名＋识别名(可选)＋社区卫生服务中心;社区卫生服务站的命名原则:所在街道名＋所在居民小区名＋社区卫生服务站。

社区卫生服务被认为是“社区建设的重要组成部分”,其特点是:在政府领导、社区参与、上级卫生机构指导下,以基层卫生机构为主体,全科医生为骨干,合理使用社区资源和适宜技术,以人的健康为中心、家庭为单位、社区为范围、需求为导向,以妇女、儿童、老年人、慢性病患者、残疾人等为重点人群,以解决社区主要卫生问题、满足基本卫生服务需求为目的,融预防、医疗、保健、康复、健康教育等为一体的,有效、经济、方便、综合、连续的基层卫生服务。

综合医院(general hospital) 是集医疗、科研或教学、预防、保健、康复于一体,包含内科、外科、妇产科、儿科、眼科、五官科和皮肤科等众多科室,可以诊疗各类疾病的医院。

医院是以诊疗疾病、照护患者为主要目的的医疗机构,其主要功能是提供医疗服务,并开展预防、保健、康复等服务,承担与其相应的临床教学培训和科学研究等任务,同时,承担部分公共卫生任务,如健康教育和健康促进等,应对突发事件的紧急医疗救治、技术指导基层卫生机构等。

医院的设置:有正式的病房和一定数量的病床设施、医疗设备和设施,为患者提供安全、有效、连续和合理的诊疗、护理和基本生活服务;有与临床功能相一致、符合卫生要求和满足患者医疗保健需求的临床科室、医技科室和行政后勤部分;提供住院、门诊服务,二级及以上医院有急诊服务;有相应的卫生人员,包括卫生技术人员,主要有医生、护士、药剂、检验、放射等医技人员,还有一定比例的行政和后勤人员;医院服务的提供有相应的工作制度和规章制度。

医院的分类:根据医院的功能任务和服务专业内容可以将其分为综合医院、专科医院、中西医结合医院和康复医院等。综合医院的临床科室设置相对其他类型医院更全面,可以诊疗各种疾病和损伤,一般为大型或超大型的医院。

我国医院按照举办主体分为政府办、社会办和私人办医院。政府办医院包括卫生、民政、公安等行政部门举办的医院,社会办医院包括企事业单位、社会团体和其他社会组织。按照所有制形式分为公立医院和非公立医院。公立医院主要由政府部

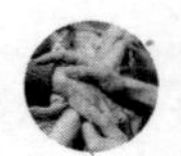

门和国有企事业单位举办的国有医院和一些集体所有医院。按照经营性质分为非营利性和营利性医院。政府不举办营利性医院,非营利医院的收入用于弥补医疗服务成本,收支结余只用于自身改善医疗条件、引进技术和开展新的服务项目等,不能分红,终止业务活动后,其资产由社会管理部门处置;而营利性医院的医疗服务收益可用于投资者经济回报。

我国的医院实行分级和分级管理。按照功能和任务不同划分为一、二、三级。一级综合医院服务人口一般在10万以内,提供基本医疗、预防、保健、康复和健康教育等综合服务;大部分一级综合医院已经转为社区卫生服务中心。二级综合医院服务人口一般在数十万,辐射多个社区,它以提供医疗服务为主,并开展预防、保健和康复医疗服务,同时承担一定的教学培训和科研任务的地区性医疗机构。三级综合医院服务人口一般在百万以上,提供高水平的医疗服务为主,并开展预防、保健和康复服务,承担较多的临床教学、培训和科研任务,医学院校的附属医院往往是省或全国的医疗卫生教学与科研结合的技术与学术中心。

护理院(nursing home) 即为长期卧床患者、晚期姑息治疗患者、慢性病患者、生活不能自理的老年人以及其他需要长期护理服务的患者提供医疗护理、康复、临终关怀等服务的医疗卫生机构。

根据卫生部发布的《护理院基本标准(2011)版》(卫医政发〔2011〕21号),护理院住院床位数总数应在50张以上。护理院的临床科室设置包括:①临床科室,至少设内科、康复医学科、临终关怀科;②医技科室,至少设药剂科、检验科、放射科、营养科、消毒供应室;③职能科室,至少设医疗质量管理部门、护理部、医院感染管理部门、器械科、病案(统计)室、信息科。

护理院一般服务于老年群体,与社会养老机构和普通医院均有所区别,它可以为老年人提供日常的保健、康复治疗、生活照顾等养老服务,也可随时提供医疗护理和临终关怀。护理院是医疗与养老的结合,是卫生与民政的结合,是医院的延续和补充。护理院的医养结合让家属有放心感,让老人有安全感。

乡镇卫生院(township health center) 由县或乡行政部门设立的兼医疗和预防保健工作的综合性医疗卫生机构,其任务是负责当地医疗卫生工作,组织领导群众卫生运动,培训卫生技术人员。

新中国成立后,经过70多年的发展,农村逐渐形成了行政村建村诊所、行政乡镇建乡镇卫生院和行政县建立县医院的“三级医疗预防保健网络”。乡镇卫生院居于农村“三级医疗预防保健网”中枢地位,与县级卫生机构和村卫生所上联下接、密切配合,是农村三级医疗网点的重要环节,担负着医疗、预防和保健的重要任务,是直接解决农村看病难、看病贵的重要一关。

安宁疗护中心(center for hospice and palliative care) 是指通过控制痛苦和不适症状为疾病终末期患者在临终前提供身体、心理、精神等方面的照护和人文关怀等服务的医疗机构。目的是帮助患者提高生命质量,舒适、安详、有尊严地离开人世。

安宁疗护亦称姑息护理、舒缓疗护,为那些对治愈性治疗无反应的晚期患者,给予控制疼痛及有关症状为重点的照护,并关注其心理、社交及精神需要,改善患者和家属的生活质量。其宗旨是尊重生命自然规律,维护患者尊严和自主权,提供人文关怀与适宜疗护,保障身心舒适安宁,维持患者生活质量,协助患者安详离世。安宁疗护以“六全”(全人、全家、全队、全程、全社区、全社会)为主要内容,通过由医生、护士、心理师、营养师、志愿者和社会工作者等人员组成的团队,为患者及其家属提供帮助,让患者有尊严地走完人生最后一段旅程。

安宁疗护关乎患者的生命质量,关乎医学的价值取向和社会的文明进步,是一个重要的民生问题。为贯彻落实《国务院关于促进健康服务业发展的若干意见》(国

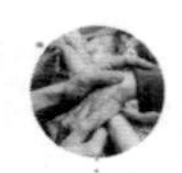

发〔2013〕40 号）和《国务院办公厅转发卫生计生委等部门关于推进医疗卫生与养老服务相结合指导意见的通知》（国办发〔2015〕84 号），进一步推进安宁疗护发展，满足人民群众健康需求，国家卫生和计划生育委员会于 2017 年 1 月制定印发了《安宁疗护中心基本标准（试行）》和《安宁疗护中心管理规范（试行）》。

各地区应根据当地实际需求和资金情况，兼顾发展等方面设置床位数，床位总数应在 50 张以上。临床科室至少设内科、疼痛科、临终关怀科；病区应当划分病房、护士站、治疗室、处置室、谈心室（评估室）、关怀室（告别室）、医务人员办公室、配膳室、沐浴室和日常活动场所等功能区域；医技和相关职能科室至少设药剂科、医疗质量管理、护理管理、医院感染管理、病案管理部门；医学影像、临床检验及消毒供应服务等，可以由签订协议的其他具备合法资质机构提供。安宁疗护中心至少有 1 名具有副主任医生及以上专业技术职务任职资格的医生；每 10 张床位至少配备 1 名执业医生；根据收治对象的疾病情况，可以聘请相关专科的兼职医生进行定期巡诊，处理各专科医疗问题；至少配备 1 名具有主管护师以上专业技术职务任职资格的注册护士，每 10 张床至少配备 4 名护士，并按照与护士 1∶3 的比例配备护理员；可以根据实际需要配备适宜的药师、技师、临床营养师、心理咨询（治疗）师、康复治疗师、中医药、行政管理、后勤、医务社会工作者及志愿服务等人员。为保障服务质量和安全，应按照 2017 年国家卫生和计划生育委员会《安宁疗护中心管理规范（试行）》中关于机构管理、质量管理、安全感染防控与安全管理、人员培训与监督管理等规范执行。

专科医院（specialized hospital） 指专门从事一个或少数几个医学分科诊疗服务的医院。

医疗经验日益积累和研究范围扩大，临床医学逐渐细化出不同分支学科。临床医学分为内科学、外科学、妇产科学和儿科学等，学科又可分成更细的科室分类，如外科有骨科、普外科、胸外科等多个科室。专科医院是专门提供分科中某一科室或几个科室疾病诊疗的医院。

专科医院分类：口腔医院、眼科医院、耳鼻喉科医院、肿瘤医院、心血管病医院、胸科医院、血液病医院、妇产（科）医院、儿童医院、精神病医院、传染病医院、皮肤病医院、职业病医院、骨科医院、康复医院等其他专科医院，不包括中医专科医院、各类专科疾病防治院和妇幼保健院。

医养结合服务（combination of medical care and daily living care） 是将医疗资源与养老资源相结合，以实现最大限度地利用社会资源的服务模式。

“医”包括医疗、康复、健康保健服务，健康咨询服务，健康检查服务，和临终关怀服务等；“养”包括生活照护服务、精神心理服务、文化活动服务。利用“医养一体化”的发展模式，集医疗、康复、养生、养老等于一体，把老年人健康放在首要位置，将养老机构和医院的功能相结合，把生活照料和医疗康复关怀等融为一体的新型模式。

医养结合服务的开展模式：①社区卫生服务中心与养老机构结合。将社区所拥有的医疗资源辐射到养老机构，为养老居民提供医疗服务；②医疗机构内设养老病床，医疗机构开展养老服务，共享医疗机构已有的医疗资源同时，也可以提供更专业的医疗服务；③长者公寓，以康复为特色的持续照料型长者公寓，有相应的医疗资源进入公寓，专门服务长者公寓中的老人。

为推动我国医疗卫生与养老结合服务，国务院办公厅于 2015 年转发了《关于推进医疗卫生与养老服务相结合指导意见的通知》，提出了具体可操作的实现路径和任务措施，明确了医养结合的 5 项重点任务：①建立健全医疗卫生机构与养老机构合作机制；②支持养老机构开展医疗服务；③推动医疗卫生服务延伸至社区、家庭；④鼓励社会力量兴办非营利性医养结合机构；⑤鼓励医疗卫生机构与养老服务融合发展。并就完善投融资和财税价格政策、加强规划布局和用地保障、探索建立多

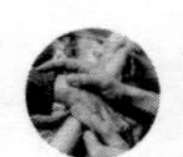

层次长期照护保障体系、加强人才队伍建设和强化信息支撑等保障措施提出明确要求。

安宁疗护质量管理(quality management of hospice care) 是指对安宁疗护开展质量管理工作,包括安宁疗护服务质量策划、质量控制、质量保证和质量改进。

安宁疗护质量管理的核心是提升安宁疗护服务水平和管理水平,旨在提高安宁疗护的工作质量。

基本内容:①建立质量管理体系,包括工作规章制度、岗位职责、诊疗操作常规等标准化和程序化的管理制度;②严格按照诊疗护理操作规范开展安宁疗护工作,包括患者疼痛控制,教会患者和家属确切地描述疼痛并根据程度打分,专业人员提供适当的止痛服务;③建立逐级报告日常工作中发现质量问题的机制;④建立患者登记及医疗文书管理制度;⑤建立良好的与患者和家属的沟通机制,提供适宜的关怀服务,包括膳食、心理、社会支持和社会志愿者服务。

考核指标:入住评估记录、病历书写和日常服务记录、安宁疗护病床使用率、人均住院日、人均医药费用、阿片类镇痛剂提供情况、为患者及家属提供心理支持和满意度情况等。

安宁疗护人力资源(human resource of hospice care) 指具有安宁疗护相关知识、技术和专长提供安宁疗护服务的从业人员。

除医生和护士外,安宁疗护人力资源还包括社会工作者、心理师、药师、营养师、志愿者和其他人才。充足的人力资源以及完善的人才培养机制在安宁疗护发展中特别重要。安宁疗护从业人员需要岗位执业资格培训,以帮助其掌握安宁疗护相关知识和适宜技能。安宁疗护医护人员上岗前都参加岗位培训并考试合格后持证上岗,同时不断接受培训,更新相关知识和进展,并传播给其他相关专业人员。对于安宁疗护相关培训,最根本的是开展医学院校学科建设,配合死亡教育、临终关怀等相关人文课程,以适应安宁疗护事业发展对高素质专业人才的需求;多学科综合性、系统性地学习临终关怀相关理论知识,配合好实习;帮助未来的从业人员树立科学的死亡观,即尊重生命的神圣性,更好地为临终患者服务。

安宁疗护人力资源中的医务社工在近几年现代化安宁疗护团队服务模式理念下逐渐走入群众视线并走向前台。医务社工是专业社会工作者,在医院和医疗卫生机构中为患者提供心理关怀、社会服务。与医生和护士不同,医务社工为患者提供“非医学诊断和非临床治疗”服务,为临终患者及家属提供更多支持,以帮助患者面对死亡挑战。

安宁疗护自我管理(self-management of hospice care) 即安宁疗护患者对自己在生命最后阶段的健康和人生目标、理想、心理和行为表现等进行的管理。

基本概念:患者认识生命自然规律,维护自身尊严和健康与生命的自主权,承认死亡是一种自然规律,是人类作为一个整体存在所必然的结果,客观对待死亡,安排好生命最后旅程,处理好未尽事宜,同时寻求人文关怀与适宜疗护,以保障身心舒适安宁,最后有尊严地、安详地走完生命历程。

自我管理:患者把自己组织起来,自己管理自己,自我约束,自我激励,最终实现自我目标的过程。通常患者为促进和维护自身健康通过计划、组织和控制的过程,针对自身影响健康的问题,采取有效的措施,养成良好的健康生活方式,从而达到目标。

临终关怀信息管理(information management of hospice care) 是对临终关怀的信息资源和信息活动的管理,其过程包括信息收集、信息处理和信息存储。为了有效地开发和利用临终关怀的信息资源,以现代信息技术为手段,对临终关怀的信息资源进行计划、组织、领导和控制。

临终关怀信息包括相关服务政策框

架，保障机制，组织网络与管理，从业的医护、社工等各类人力资源，资金及其来源，服务项目和新技术应用，服务质量，费用与效益，社区参与，服务对象的需求和利用等。每一方面的信息确定一系列核心指标，通过现代信息技术平台构建相应的模块，如住院患者管理、医嘱系统、护理信息系统、电子病历、药事管理信息、检查信息系统、人力资源信息、财务管理、物质设备管理等，收集、加工和处理信息并进行分析利用，以提高临终关怀服务质量。

安宁疗护财务管理（financial management of hospice care）是指在安宁疗护资金的筹集、分配和使用过程中，组织财务活动并处理财务关系的综合管理工作。安宁疗护财务管理的对象是资金的循环和周转，开展财务管理与分析，有利于实现安宁疗护工作社会效益和经济效益的最佳结合。

主要任务：①合理编制预算，统筹安排各项资金，保障工作计划的顺利完成；②进行成本核算，按照安宁疗护服务项目和服务价格，开展安宁疗护服务，保证服务质量和效益的前提下，节约支出，降低成本；③建立和完善各项财务规章制度，包括固定资产管理和药品管理制度等；④加强国有资产管理，提高资金使用效益；⑤加强财务控制和监督，规范资金使用，防止财务风险。

安宁疗护财务管理同医疗机构财务管理，根据国家新财会制度规定的基本原则，执行国家有关法律、法规和财务规章制度；坚持厉行节约、勤俭办事的方针；正确处理社会效益和经济效益的关系，正确处理国家、单位和个人之间的利益关系，保持安宁疗护服务的公益性。财务管理的主要内容包括预算管理、收入管理、支出管理、成本管理、收支结余管理、固定资产管理、流动资产管理、无形资产管理和净资产管理等。

临终关怀服务成本（cost of hospice care service）是指实施某项临终关怀服务所消耗的全部人力资源和物质资源。

临终关怀服务成本是一项直接成本，该成本直接用于提供临终关怀服务，能够明确追踪到既定的成本对象。

临终关怀服务成本主要包括临终关怀服务提供者工资、提供服务需使用的供应品费用、专用设备折旧费、直接消耗的购置费、交通费、租赁费等。

住院临终关怀患者费用普遍高于居家临终关怀费用。2015 年，上海居家临终关怀出院患者人均费用为 1 689.1 元/人，而住院患者人均费用为 5 611.5 元/人，远高于居家临终关怀。肿瘤患者在院与居家临终关怀费用可能相差更大。居家临终关怀费用中检查费占 8.43%，能有效避免重复检查。居家临终关怀服务相对而言更方便、患者更易承受，并大大减少医疗资源的浪费。

临终关怀服务网络体系（network system of hospice care service）是以社区为核心，政府、家庭等多元主体协同供给，并有支持性策略的临终关怀服务系统。

临终关怀服务网络体系的主要内容包括 3 个主要部分：①该服务体系的构成，即服务的直接、间接供给主体，以及供给主体之间的关系；专门的临终关怀服务机构可以是临终关怀病院、社区卫生服务中心或老年护理院中的临终关怀科、综合性医院的晚期肿瘤病房或综合病房、社区家庭病床提供的居家临终关怀服务。②各供给主体间的职责定位，合理分工，有效协作；如住院的临终关怀设在社区卫生服务中心，可以接受其他医院或家庭无法处理的严重的生理或心理问题的临终患者，社区可以提供临终关怀护理服务，专家系统应设置在肿瘤医院和三级医院，彼此联合进行教育培训和学术研究；各服务主体之间可以联动合作，如医院-社区-居家、社区-家庭-患者三要素组成的临终关怀服务，老年护理病床-社区家庭病床-安宁病床组成的三床联动临终关怀服务。③相关的支持策略，对临终关怀服务起着重要的导向性作用，包括行业准入标准以及立法保障，临终关怀服务人才培训、财政补助、机构建设

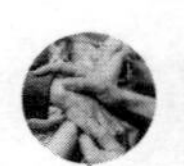

的基本标准和管理规范等。

安宁疗护持续质量改进(continuous quality improvement of hospice care) 通过计划、执行、监督和评价的方法,不断评价安宁疗护服务的效果并及时提出新的方案,使质量循环上升。

通过安宁疗护持续质量改进的评价指标对安宁疗护服务的质量进行综合评价,包括服务水平、适宜性、持续性、有效性、效果、效率、患者满意度、安全性和及时性。

基本步骤:第一步,明确任务,规划安宁疗护服务持续高质量的方法;第二步,确定服务范围,包括安宁疗护服务主要功能;第三步,明确安宁疗护关键功能、服务顺序等;第四步,确定目标,包括提供安宁疗护服务的具体指标;第五步,建立评价标准,包括每个指标标准;第六步,收集整理资料,明确安宁疗护服务指标的来源和资料的收集方式,包括患者和员工的满意度调查、意见和建议;第七步,评价,对安宁疗护的各项指标开展评价;第八步,提出建议或采取行动以提高安宁疗护服务质量;第九步,评定安宁疗护服务的效果和保证服务质量提高的连续性;第十步,信息反馈。

生命终末期预计生存期评估(assessment of expected survival at end of life) 对接近生命终点的患者预计可生存的时间进行判断,根据评估结果,决定是否准入临终关怀照护系统,并拟定对应的措施。

预计生存期:在患某种疾病后的预计生存时间。预计生存期的准确判断是构建临终关怀照护准入系统的关键技术问题,根据鉴定哪些患者处于生命终末期以决定是否启动临终关怀服务。预计生存期评估的目的是能够更好地鉴别出那些确实需要临终关怀的对象,重点在于促进人们对病情恶化的预测,更好地预见患者对临终关怀支持的需要,而不是单纯对剩余生命时间的预测。

评估指标:最常用的是终末期并发症,还包括体重减轻、总体力衰退、血清蛋白＜25 g/L、功能状态降低、卡式评分(Karnofsky performance status scale, KPS)＜50%、大部分日常生活依赖他人等。

终末期患者生命质量评定量表:除世界卫生组织生命质量测定量表(WHOQOL－100)以外,还有生命质量综合评定问卷(GQOL－74)、药物成瘾患者生命质量测定量表(QOL－DA V2.0)、糖尿病生命质量特异性量表(diabetes specific quality of life scale, DSQL)、匹兹堡睡眠质量指数量表(Pittsburgh sleep quality index, PSQI)、家庭关怀指数、领悟社会支持量表等。

心理功能评定(psychological function evaluation) 是指运用晤谈、调查、心理测量、观察和实验室检查等方法对患者的心理和行为进行系统评定的过程。

心理功能评定在康复评定中占有重要地位,心理功能评定可用于康复的各个时期,通过心理功能评定能准确掌握患者心理状况,帮助患者采取积极应对措施,调整心理环境,制订全面有效的康复治疗计划。

心理功能评定量表:最常用焦虑评定量表和抑郁评定量表。其中,常用的焦虑评定量表包括:①汉密尔顿焦虑量表(Hamilton anxiety rating scale, HAMA),世界上最常用的焦虑症状他评工具,有14项,包括躯体性焦虑和精神性焦虑两个因子。总分能较好地反映病情严重程度,即病情越轻,总分越低;病情越重,总分越高。②焦虑自评量表(self-rating anxiety scale, SAS),能以相当直观的方式反映患者的焦虑症状和严重程度,适用于焦虑症状的成人,也可用于流行病学调查。包含20个项目,使用1～4的4级评分,部分项目为反向计分,总分为各项目得分相加,总分超过40分可考虑筛查阳性,分数越高,反映焦虑程度越重。常用的抑郁评定量表包括:①汉密尔顿抑郁量表(Hamilton depression rating scale, HAMD),世界上最常用的抑郁症状他评工具,常用24项版本,总分能较好地反映病情严重程度,即病情越轻,总分越低;病情越重,总分愈高。

②抑郁自评量表(self-rating depression scale, SDS),能相当直观地反映患者抑郁的主观感受,多用于门诊患者的初筛、情绪状况评定及调查等。含有20个项目,采用1～4的4级评分,部分项目为反向计分,总分为各项目得分相加,总分超过41分,筛查阳性,可能有抑郁存在。③贝克抑郁问卷(Beck depression inventory, BDI),为评定成人抑郁严重程度的量表,共21个项目,测定的症状指最近一周以来的实际感受。

认知功能评定(cognitive function assessment) 即了解患者认知功能是否存在异常,为制订康复计划提供依据。

认知功能:人脑处理、存储和提取信息的能力,即人们对事物的构成、性能与他物的关系、发展的动力、发展方向以及基本规律的把握能力。认知功能主要涉及知觉、记忆、注意、思维和想象等,是人类高级神经活动中最重要的过程。

评定方法:①意识状态评定。在评定患者认知功能障碍程度之前,首先要了解患者有无意识障碍。判断意识障碍程度使用临床分类法,国际上还通用格拉斯哥昏迷量表(GCS),此量表可确定急性期脑损伤的严重程度。②认知功能康复评定。当患者意识清楚时,可通过简明精神状态检查量表(mini-mental state examination, MMSE)和认知功能筛查量表(cognitive abilities screening instrument, CASI)等量表进行认知功能的筛查。③注意力评定。注意力是其他各种认知功能的基础,包括觉醒水平的检查、容量性检查、视觉注意测试、听觉注意测试。④记忆功能评定。评定人脑的基本认知功能,认知康复要求对患者的记忆状况进行客观的评定,标准化的记忆测试包括记忆功能障碍的筛选、韦氏记忆测验、临床记忆测验。⑤知觉评定。临床上知觉检查一般与感觉检查同时进行,所以亦称感知觉功能评定,感知障碍在康复医学临床中常常表现为失认症和失用症,也属于后天获得的认知障碍。⑥执行功能评定。是日常应用的简单评定方法,即直接观察法,包括日常生活活动能力检查、简单操作动作检查、问题解决能力的检查、成套智力评定方法。

日常生活活动能力评定(assessment of activity of daily living) 明确患者日常生活的各项基本功能状况,包括能做多少日常生活活动,难以完成哪些项目,功能障碍的程度如何。

日常生活活动:基本或躯体日常生活活动和工具性日常生活活动。基本或躯体日常生活活动是指人维持最基本的生存、生活需要所反复进行的活动,包括自理活动和功能性移动,自理活动如穿衣、进食等,功能性移动如站、行走、驱动轮椅等。工具性日常生活活动指人们维持独立生活所进行的一些活动,是较高级的技能,如家务杂事、购物、骑车等。

日常生活活动能力评定有助于确定患者能否独立生活及独立生活受限的程度,推断预后,制定和修订治疗计划,评定治疗效果,安排患者重返家庭和工作。

评定方法:①巴塞尔指数评定,是国际康复医疗机构常用的方法,简单、可信度高和敏感度高,可评价治疗前后的功能状况,预测治疗效果、住院时间和预后。得分越高,独立性越强,依赖性越小。②卡茨指数,将日常生活活动由难到易分为6项(洗澡、穿衣、如厕、转移、大小便控制和进食);并将功能状态分为A～G共7级,A级为完全自理,G级为完全依赖,B～F级为自理能力逐渐下降,依赖程度不断增加。③修订的肯尼自理评定,将日常生活活动分为床上活动、体位转移、穿着、个人卫生、进食6个方面,共有17项。④功能活动问卷(functional activities questionnaire, FAQ),是工具性日常生活活动能力评定量表中效度最高的量表,此表多用于研究社区老人的独立性和轻度阿尔茨海默病患者日常生活活动能力。⑤快速残疾评定量表(rapid disability rating scale, RDRS),可用于住院和在社区中生活的患者,对老年患者尤为合适,共18项,每项最低分3分,最高分为54分,分值越高表示残疾程度越

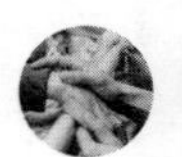

重，完全正常应为0分。

社会支持评估(social support assessment) 即采用社会支持评定量表对患者的社会支持状况进行评估。

从性质上可分为两类。一类是客观的、可见的或实际的支持，包括物质上的直接援助，社会网络、团体关系的存在和参与，如家庭、婚姻、朋友、同事等；另一类是主观的、体验到的情感上的支持，包括个体在社会中受尊重、被支持、被理解的情感体验和满意程度，与个体的主观感受密切相关。

社会支持评估通常采用肖水源于1986年编制的评定量表，该量表用于了解受评估者社会支持的特点及其与心理健康水平、精神疾病和各种躯体疾病的关系，3个维度共10个条目：①客观支持，指客观的、可见的或实际的支持；②主观支持，指个体在社会中受尊重、被支持、被理解的情感体验；③对支持的利用度，个体对各种社会支持的主动利用，包括倾诉方式、求助方式和参加活动的情况。量表得分越高，说明社会支持程度越高。该量表简便、条目易于理解无歧义，具有较好的信度和效度，适合我国人群使用。

心灵需要评估(spiritual needs assessment) 对患者患病过程中，尤其是临终患者，出现的紧张、恐惧和抑郁情绪等各种精神心理问题，进行专业的和整体的心灵关怀服务需要的评估，为安宁疗护医务人员给患者提供相应的情感支持和帮助提供依据。

心灵(灵性)：人与天、人、物、自我的关系，并在各种关系中寻求共融；体验生命的意义与价值、维系和谐的关系、超越当下的困境，并在不断超越的整合过程中达到平安的感受。

评估方法：比较成熟的评估方法为借助量表结合半结构式访谈法来了解患者心灵(灵性)需要。国外学者开发的评估工具有多个，如FICA量表，F代表信仰或信念(faith or beliefs)，I代表重要性和影响力(importance and influence)，即F对其生活是否重要；C代表社区(community)，指是否参与任何灵性或宗教团体；A代表关注(address in care)，指需要如何为其提供灵性照顾。又如欧洲跨文化癌症患者生命质量-灵性健康量表(the European organization for research and treatment of cancer quality of life questionaire spiritual well-being, EORTC-QLQ-SWB)，主要分4个维度：个人与自我的关系、个人与他人的关系、自我存在感、与重要或神圣事情的关系。国内关于灵性健康评估的量表主要有张宏的灵性评估量表、楼玮群的华人长者灵性量表及许雅文在此基础上通过焦点组访谈资料得出的灵性评估指标(spiritual self-assessment scale, SSS)，三个量表的有效性尚未证实。对癌症患者灵性健康的评估内容一般包括在其他形式的量表中，如付菊芳等研制的癌症患者需求评估量表中包括患者的生理、心理、精神、社会四个方面的需求，武永胜编制的生命意义量表中包括信仰、力量及人际关系的评价，可了解患者的灵性健康需要。由中国台湾学者萧雅竹等以护生为样本构建出的灵性健康量表，包括与人缔结、活出意义、超越逆境、宗教寄托和明己心性五个维度。

参与式评估(participatory appraisal) 是患者在医生、护士、家属等的协助下，参与分析与自身健康和生活有关的环境和条件，制订今后的医疗和护理等计划并采取相应的行动，最终使患者从中受益的一种理论、方法与实践活动。

参与式评估源于参与式农村评估，是在农村项目设计、实施、评估中常用的一种农村研究方法。其特点是强调向当地人学习，充分尊重当地人的意愿、分享经验，使社区人群参与进来，外来者作为推动者，鼓励当地人参与调查和分析，帮助增强其能力，以解决实际问题为导向的渐进过程。参与式评估强调分享，当地人和当地人之间、外来者和当地人之间共同收集信息、分析和做出计划，并共同采取行动、共享结果。

常用方法：关键知情人访谈、半结构访谈、利益相关者分析、参与式制图、打分和排序、问题矩阵排列等。

优点：①有助于探索，开发和利用当地人的知识和经验；②有助于发现当地人自我需求；③有助于设计针对性更强的项目；④能促进当地人对项目工作的参与，增加拥有感并最终增加项目的可持续性，从“你要做”变成“我要做”，从“你的项目”变成“我的事情”；⑤相对快速、花费小、能及时获得结果；⑥有活性和弹性。

缺点：①学习、应用需花费大量时间，包括态度和行为的转变；②操作者态度和行为的转变可能较困难；③可能威胁现有权力机构，或使专业人员感到不快；④往往得到相对结果，不是真实精确的数字；⑤在小范围易操作，大范围应用较困难。

居丧危险性评估（risk assessment of bereavement）是指对一个人经历了重要关系的亲人或朋友死亡后，所致负面结果易感性程度的评估。

居丧是指任何丧失事件，通常指经历某个人（亲人、爱人、亲密朋友）死亡的一段经历或体验感受。

评估方法：①居丧风险指数（bereavement risk index，BRI），居丧风险指数最初是由帕克斯（C. Parkes）编制的有 8 个条目的量表，后琳达·克里斯杰森（Linda Kristjansson）将其中 4 个关于情绪反应和应对能力的条目去掉以后，内部一致性效度增大，最终形成 4 条目量表。该量表需在某人的亲人或朋友死亡之前或死亡之时完成，由姑息照顾的工作人员对其（居丧者）进行评估。该量表短小精悍，便于使用，但评估内容相对较少，有些风险因素没有涉及，在应用时可能存在一定的局限性。②居丧风险评估工具（bereavement risk assessment tool，BRAT），是由加拿大维多利亚护理院专家制定的一个评估工具。该量表的评估对象是接受姑息照护的病患家属，并非只针对丧偶老年人；该量表主要由护理人员在姑息照护机构进行评估。③复杂居丧结果风险评估指南，该指南由澳大利亚墨尔本姑息护理中心开发，对接受姑息照护的病患家属进行复杂居丧结果风险评估，从患者接受姑息照护就已开始对其家属进行丧亲悲伤的评估，内容包括死亡者所患疾病、终末照护、死亡性质、丧亲者性质、人际关系及死亡者特征，评估比较复杂。

安宁疗护监督评价（supervision and evaluation of hospice care）对临终患者及其家属所提供的安宁疗护服务的各环节，从结构、过程和结果维度进行监测、督导和评价。

内容：安宁疗护的政策、服务网络、筹资与补偿、环境和设施设备配置、服务人员数量和结构、服务项目和方式、信息化等现代化技术的应用、服务费用、服务质量、患者及家属的认知、需求与利用及各方的满意度。

监督评价采用定量和定性结合、常规登记资料与补充调查结合的方法，对安宁疗护的适宜性、合理性、公平和效率等进行监督评价，目的是提高安宁疗护服务质量，提升临终患者生命质量和家属的生活品质。

上海市采用的生命质量指数，包括政策框架 5 项指标，保障机制 6 项指标，管理与环境 9 项指标，人力资源 11 项指标，服务质量 13 项指标，经济效益 4 项指标，社区参与 4 项指标和需求分析 2 项指标，连续数年对社区卫生服务中心的安宁疗护服务进行考核评价，促进安宁疗护服务不断改善。

安宁疗护基本需要（basic need of hospice care）是临终患者对生理与社会需要的基本反应。

安宁疗护基本需要来源于人类基本需要，是一切生命体的本能。

人类基本需要有不同的分类，具有代表性的分类方法为二维分类法及多维分类法。二维分类法根据需要的起源，把人的需要分为生理需要和社会性需要；根据需要的内涵，将其分为物质需要和精神需要。

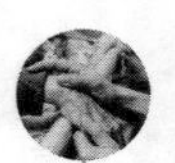

多维分类法将人的需要分为生理性、社会性、情绪性、认知性及精神性需要。

马斯洛认为,人的基本需要有不同的层次,按其重要性和发生的先后顺序,由低到高分为 5 个层次,即生理需要、安全需要、社交需要(亦称爱与归属需要)、尊重需要和自我实现需要。其中,生理和安全需要属于初级需要,爱与归属需要属于较高级别的需要,尊重和自我实现需要属于更高级别的需要。

安宁疗护患者在临终阶段的基本需要受个人情绪、价值观、死亡态度、病情变化发展程度及社会文化的影响。医护人员只有充分认识到患者基本需要的特点及内容,才能帮助患者提高生命最后阶段的质量。

(严非　张静雅)

十四、临终关怀伦理

(一) 伦理学基本理论

伦理(ethics) 指一定社会的基本人际关系规范及其相应的道德原则。"伦,辈也。从人,仑声",具有辈分、类别、等级的意思;"理,治玉也。从王,里声",具有使之条理清晰、有条有理的意思。在中国古代文献中,"伦""理"两字单用较多,"伦""理"连用较少。"伦理"既是指伦类条理的一般意义,又是指当时的道德关系,后逐渐多指人与人之间的有序关系。在西方,"伦理"一词源于古希腊文"ε'τηos",原指驻地或公共场所,后来被用来指风俗、习惯、气质和性格等,引申出品质、德性等义。今"伦理学"一词也是由此而来(参见"伦理学"词条)。

"伦理"与"道德"一词常常通用,"道德关系"即是指"伦理关系"。但两者之间也是存在一定区别的,"道德"是指人们之间的道德关系和实践道德行为,"伦理"更侧重指关于道德现象和道德关系的道理和理论,是社会人与人之间的"应然"关系。日常用法中,"伦理"更具客观、外在、社会性意味;"道德"更侧重于主观、内在、个体性意味。

伦理学(ethics) 也被称为"道德学"或"道德哲学",是哲学的一个分支学科,以道德问题为研究对象,对道德思想、道德观点等进行系统思考和研究的学科。

内涵:古希腊哲学家亚里士多德从共居的人们所形成的性格、气质和风俗习惯的意义上,首先使它成为一个形容词"ετηικos",赋予其"伦理的""德行的"意义。后来,他又赋予"ετηικε"一词"伦理学"含义,其所著《尼各马可伦理学》一书为西方最早的伦理学专著。后来此词在英文中演变为"ethics",意为"伦理或伦理学"。在中国古代没有使用"伦理学"一词,19 世纪末,中国启蒙思想家严复等人借用日本的译法,将"ethics"译为"伦理学",由此便沿用至今。

理论发展:伦理学作为一个学科延续了两千多年,是人类最古老的学科之一。从伦理学思想史发展历史上看,西方伦理思想发源于古代希腊并在西欧、北美演变和发展了各种道德思想和伦理学说。该学科围绕着"什么是善"与"什么样的行为是正当的"的基本问题对人的本性、善的本质、行为的法则和规范、德性的分类、意志自由、道德义务和良心、幸福和终极关怀、道德的结构、道德判断、道德价值、伦理关系、权利和义务等进行了探讨,基于此也形成了许多学派,如自然主义、快乐主义、经验主义、理性主义、情感主义、直觉主义、功利主义、利己主义、利他主义、个人主义等。这些学说按照体系结构大致可分为 3 类:①实践的或规范的伦理学,其认为伦理学是通过研究道德现象,向人们指出应当遵循何种行为规范,履行何种义务。这种伦理学重视实际的应用,往往分离出一些具体的应用伦理学,如各种应用伦理学分支。②理论的或纯粹的伦理学,这类伦理学说重视探讨道德理论,往往和哲学本体论交织在一起,认为伦理学就是道德哲学,就是对善恶所作的纯哲学的思辨,一旦涉及具体行为规范和准则,就会失去伦理学作为道德哲学的意义和尊严。③分析的伦理学,它的突出特点在于试图从逻辑和语言学方面对道德概念和判断进行分析。

中国作为世界文明古国之一,有着极

为丰富的伦理思想遗产，主要包括：①关于道德的根源和本质探讨，其中包括道德的起源、道德同物质生活的关系、人性的善恶、名教与自然及道德评价的根据等问题。中国古代思想家对这些问题提出了各种不同的观点和理论，如认为道德现象是从自然的“天”产生的，人性的善恶先天与后天之辨，道德评价的标准不在内心而在社会的利益等。②关于道德的最高原则问题探讨，如先秦时期的“义利之争”、宋明时期的“理欲之辨”等。儒家强调“义”重于“利”，把仁义看作最高的道德原则，并以此为核心，建立一套完整的规范体系；墨家主张“兼爱”“交利”，强调“义利并重”；法家强调赏罚，注重耕战，重利贱义；道家宣扬无为、尚朴，主张超脱一切义利。③关于道德修养问题认识。这是中国伦理思想的一个重要特色。在中国伦理思想中，“修己”和“治人”，“修身”和“治国”是密切联系的。与此相关，人生究竟有什么意义，也成为伦理学家们所关心的问题。

理论意义：伦理学的发展，与社会物质生活条件的变化，与科学技术乃至整个人类文明的发展，及其研究对象的演变都有着至关重要的作用。随着人类社会实践的发展，伦理学的理论体系在分化和综合、对立和融通中更加成熟化和科学化，其研究领域不断扩大。随着临终关怀的发展，从伦理学领域对临终关怀的研究内容不断丰富，形成了临终关怀伦理学，在一定意义上反映了伦理学在整个科学和社会实践中的地位和作用在不断增强。

医学伦理学（medical ethics）是研究临床实践、医学科学研究和公共卫生活动中人与人之间的道德关系和道德规范的一门学科。它是医学和伦理学的交叉学科，既是医学的重要组成部分，也是伦理学的分支学科。

医学伦理学的研究对象是医学领域中的道德现象和道德关系，后者已从传统意义的医务人员与患者的狭义关系扩展到医务人员之间、医务人员与公众之间、医疗机构与社会之间的广义关系。主要研究内容包括：①医学道德的作用、意义、发展规律、一般原则和规范以及各门医学学科的道德准则；②医学道德的主体与客体及其相互关系的规范；③医疗卫生实践中的具体道德问题以及由此产生的具体分支方向，如临床伦理、研究伦理、公共卫生伦理以及健康伦理等。尽管医学伦理学的含义、研究对象和研究内容随着医学与社会的发展而变化，但医学科技与伦理道德的相互作用是医学伦理学发展的主要线索。

在欧洲，医学伦理学思想萌芽于古希腊，公元前5世纪的《希波克拉底誓言》最早提出医疗职业和医生的行为规范。1803年，“医学伦理学”这一术语出现，英国作家兼医生托马斯·帕西瓦尔（Thomas Percival）出版了《医学伦理学》，并为美国医学会1847年首部伦理学准则提供了样本。然而，第二次世界大战，德国纳粹的暴行使医学伦理道德遭到严重践踏。1948年，世界医学协会发表《日内瓦宣言》（*Declaration of Geneva*），成为医学伦理学诞生的标志。1964年，世界医学会制定《赫尔辛基宣言》（*Declaration of Helsinki*），对医务人员的责任、义务和道德规范做了具体规定，又于1975年做了修改，使现代医学伦理学日臻完善。20世纪70年代后，随着人权意识增长，患者自主权受到美国哲学界和医学界很大的关注，加上医学科学技术的突飞猛进，现代医学伦理学已扩展为生命伦理学。

中国医学伦理学兴起于20世纪80年代，但中国古代已有丰富的医学伦理思想，如《黄帝内经》中的《素问·疏五过论》《素问·征四失论》，汉代张仲景《伤寒杂病论·序》，唐代孙思邈《备急千金要方·论大医精诚》等均为经典文献。中国现代医学伦理学的先驱者是宋国宾，他撰写的《医业伦理学》是我国西医学界第一部现代医学伦理学著作。1981年，我国首次医学伦理学学术会议在上海举行，标志着中国学者已开始认识到医学伦理学理论建设与医学发展的关系，并开启了医学伦理学的理论研究工作。

总之，医学伦理学的本质是维护患者

的利益，现代医学伦理学肩负着4个方面的历史任务：①塑造优秀医生的形象，调节医患关系，倡导一切为患者服务的医学专业精神；②为医学技术的正当研究与合理应用制定伦理原则与规范；③为制定合理的卫生保健政策提供伦理学辩护与支持；④为人类生存与发展的健康目标与方式提供伦理指导、教育与调节。

生命伦理学(bioethics) 亦称生物医学伦理学(biomedical ethics)，由英文“bio”(生命)和“ethis”(伦理学)构成。它是应用伦理学分支学科，是根据伦理学理论、原则和方法对生命科学和卫生保健领域内的人类行为进行系统研究的学科。具体包括：鉴定伦理问题，分析论证和解决伦理问题并提出规范性的伦理对策。

生命伦理学是20世纪60—70年代兴起的一门新学科，“生命伦理学”一词最早由美国学者范·伦塞勒·波特(Van Rensselaer Potter)于1970年提出，并在《生命伦理学：通往未来的桥梁》一书中首次使用。但他使用这个术语的含义与现在不同，意指用生命科学来改善生命质量，是“争取生存的科学”。1969年，美国纽约建立了社会、伦理学和生命科学研究所，现在通称为海斯汀中心(Hastings Center)。1971年，在美国华盛顿乔治城大学建立了肯尼迪伦理学研究所(Kennedy Institute of Ethics)，1978年，由该所编写的四卷本《生命伦理学百科全书》出版。1981年，美国出版《生物医学伦理学》一书，其内容包括：①生物医学伦理学和伦理学理论；②医患关系；③干涉权；④讲真话和知情同意；⑤患者的权利和医生的义务；⑥人体实验中的伦理问题；⑦健康、疾病和价值；⑧非自愿的民事关押和行为控制；⑨自杀和拒绝抢救；⑩安乐死；⑪成人和有缺陷新生儿；⑫人工流产和胎儿研究；⑬遗传学、人类生殖和科学研究的界限；⑭社会公正和卫生保健。此后，在北美、西欧、日本等地区和国家的大学中出现了大量的生命伦理学研究中心，各国举行了诸多生命伦理学学术会议。现在已成为医学家、哲学家、生物学家、社会学家、宗教界人士、新闻界人士以及立法决策者和公众共同关心的问题。

生命伦理学的研究内容广泛，涵盖临床实践与研究、公共卫生、生命科学研究与应用、动物和植物生命等伦理问题与伦理规范。生命伦理学与生物学、医学、人类学、社会学、法学、心理学等学科密切相关。不同学科彼此合作，不仅有助于解决医疗卫生保健和生命科技发展中的伦理问题，还有助于解决人文社会科学理论如何结合科学技术发展和社会文化进步以应用于实践的进路。

临终关怀伦理学(hospice ethics) 是临终关怀学的一个分支学科。以临终患者的生理、心理需求和为临终患者及其家属提供全面照护的实践规律为研究对象，以临终关怀中的道德原则、范畴以及有关临床各科临终关怀的道德规范为研究内容。

内涵：临终关怀伦理体现在为患者提供安静、舒适、有尊严的环境，对其所患疾病给予必要的治疗，以充满温情的态度提供护理和服务，热情地给予患者心理关怀和精神支持，尽可能地减轻和消除患者躯体及精神上的痛苦，努力满足其希望和要求，从观念和心理上进行调节和疏导，帮助其乐观地正视、接纳死亡到来的事实，安乐地度过生命的最后时光。临终关怀伦理还体现为对患者的亲属、朋友等进行友善的教育、疏导和支持，动员和帮助他们积极、主动地为患者创造安详、舒适的环境，共同实现对临终者的优化关怀，使逝者死而无憾，生者问心无愧，让临终者、亲属及周围环境都呈现一种安宁祥和的状态。

临终关怀伦理要求：认识和理解临终患者，尊重并尽量满足临终患者的生活需求，保护临终者的权益，同情并关心临终患者的家属。

理论延伸：1967年，桑德斯在英国创办圣克利斯朵夫临终关怀院。据史料记载，中国在夏朝已有最初的养老机构“序”和“学”，到唐朝时基本形成较为完整的养老制度，随后的各个朝代均有相应的养老机构设立并不断完善，这些机构是中国早期的临终关怀阶段。新中国成立后，医疗卫生事业快速发展，养老事业受到党和政府的重视，逐渐形成了对临终者提供全方位的照护的诊断、治疗、护理方案。我国当代的临终关怀理论研究和实践探索始自天津，1988 年 7 月 26 日，天津医学院成立了临终关怀研究中心，天津医学院第二医院成立了临终关怀科，开辟了临终关怀病房。20 世纪 90 年代以来，伴随着临终关怀实践的发展，中国医学界及伦理学界展开包括临终关怀伦理学在内的一系列深入、广泛讨论，促进了临终关怀事业的发展。

意义：临终关怀伦理学具有显著的理论意义和实践意义，符合我国的社会道德标准，体现了社会对临终患者实施科学有效的照护，显示了对死者家属的慰藉与关怀，彰显了人道主义，也完善了我国医疗卫生服务体系，推动其适应社会进步和老龄化社会的发展需求。

死亡伦理（ethics of death） 指与死亡相关的伦理问题，包括死亡内涵、死亡标准、死亡方式等涉及的伦理问题。死亡是机体生命活动的终止，它是生命过程的一个重要阶段，是生命的必然结果和归宿。

内涵：死亡意味着作为一个有生命的人不复存在，他（她）的人格、价值消失，其权利义务关系及其他伦理关系也随之消失。1968 年的《悉尼宣言》（*The Sydney Declaration*）要求患者死亡时间的确定应建立在临床判断和必要时的辅助诊断上，通常可以用经典标准而无须特别帮助地确定患者的死亡时间，并规定人死亡时刻的确定，使得停止抢救在伦理上被许可。

理论延伸：死亡标准在医学发展中经历了一个认识转变的过程。传统的死亡标准是指心肺死亡标准，即心搏、呼吸、血压的停止或消失，接着是体温下降。这种传统的死亡标准在医疗临床实践过程中屡遇反常状况，同时，医学技术的发展也打破了心肺功能可以导致整个机体死亡的陈规。新技术的应用，使得延长生命的能力超过了恢复健康的能力；使得传统死亡的概念逐渐显露出其不科学性和欠准确性的弊端；心脏死亡已不再是构成人整体死亡的威胁，使得传统死亡标准受到了脑死亡标准的挑战。脑死亡的概念最早见于 1968 年美国哈佛大学医学院死亡定义审查特别委员会的一份报告。同时该委员会还首次提出了较为完善的脑死亡诊断标准，即“哈佛标准”：①不可逆的深度昏迷；②自主呼吸停止；③脑干反射消失；④脑电图平直。上述状况要求在 24 小时内反复测试，结果无变化，并排除体温低于 32 ℃或刚刚服用过巴比妥类药物等中枢神经系统抑制剂 2 种情况。脑死亡标准较之传统的死亡标准更着重于人的社会性，一旦脑死亡，作为有意识、有道德、有法律地位的人已不复存在，符合脑死亡标准的人是没有生命质量的人。因此，确定脑死亡有利于关于“人”的标准的确立，有利于减轻患者和家属的痛苦，有利于促进器官移植技术的发展等。现在，不少国家（地区或组织）接受了脑死亡概念，并予立法承认脑死亡标准。目前中国医学界、社会学界、伦理学界都对脑死亡标准进行了探讨，但尚未对其立法。

死亡方式包括自然死亡、意外死亡、自杀死亡、安乐死等。围绕死亡方式对死亡权利进行了较多讨论，主要包括公民是否能够对自己生命何时结束和怎样结束的选择权和决定权。其中关于安乐死争议是一个重要问题。安乐死源自古希腊文“Ευθανασια”，意为“无痛苦、幸福地死亡”，主要是指身患绝症的患者，在治愈无望而又极度痛苦的情形下，自愿要求尽早结束生命，而为解除患者无可忍受的痛苦，由医生实施的对临终患者的死亡过程进行主动的医疗干预的行为。安乐死的分类方法很多。根据患者对死亡的意愿分为自愿安乐死与非自愿安乐死；根据医生终止患者生命的行为方式分为主动（积极）安乐死与被动（消极）安乐死。安乐死的伦理冲突体现在：①生命神圣论与生命质量、生命价值论冲突；②传统医务人员“救死扶伤”道德责任感与现代患者自主权的冲突。各国对安乐死立法都采取极为审慎的态度。荷兰是世界上第一个立法实行安乐死的国家。

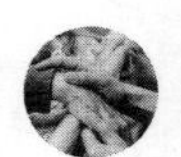

中国对安乐死的讨论始于1986年发生在陕西省汉中市的中国第一例安乐死案件。由于安乐死既是一个复杂的医学、法学问题,又是一个极为敏感的社会、伦理问题,我国目前制定安乐死法律法规的条件尚不成熟。

意义:临终关怀与死亡伦理紧密相关,其通过对临终患者主要采取生活照顾、心理疏导、姑息治疗等措施,缓解患者及其家属心理压力,减少对死亡的焦虑和恐惧,使临终患者活得有尊严,死得安逸。

关怀伦理(ethics of care) 强调人与人之间的情感、关系以及相互关怀的一种伦理理论。具有狭义与广义之分,狭义上的关怀伦理属于当代西方女性主义伦理学的一种重要理论。

内涵:广义上的关怀伦理属于规范伦理学体系,通常被看作德性伦理的具体实践,而不仅仅是一种理论。相较于以往伦理思想而言,关怀伦理主张以关系性为理论基点,认为道德根源于人们在社会生活中所形成的各种现实的、客观的具体关系,而绝不是人的某种先验的和抽象的本性,通过以关系、责任、关怀和爱为核心促进人与人、人与社会、人与自然和谐相处、协同共生。关怀伦理寻求在社会关系的网络中,通过维持人际关系,重视情境,强调关怀行为,从而满足自我和他人的需要,促进关怀者和被关怀者的幸福。

理论发展:关怀伦理思想具有悠久历史。中国传统的关怀伦理思想包括儒家的仁爱思想、墨家的兼爱思想、道家的关怀伦理等;西方古代的关怀伦理思想主要包括古希腊以友爱为主要内容的俗世之爱和中世纪基督教的神圣之爱等。关怀伦理在20世纪70年代伴随着西方女性主义运动的发展被广泛关注,最早出现在卡罗尔·吉利根(Carol Gilligon)的《不同的声音:心理学理论与妇女发展》及内尔·诺丁斯(Nel Noddings)的《关怀:伦理学和道德教育的女性视角》等著作中,后被广泛应用于医疗、教育、国际关系、法律等各个专业领域。

意义:关怀伦理是理解与阐释临终关怀的主要伦理理论之一,着重强调医务人员应以责任、关怀和爱为核心照顾并关怀临终患者及其家属。

义务论(deontology) 也称为"道义论"或"道义学",主张按照某种既定原则或某种东西本身固有的正当性去行动的道德理论,强调对社会和他人具有责任和义务,是西方伦理学基本理论之一,与效果论(后果论)相对。

内涵:义务论认为判断人们的行为道德与否,无须根据行为的结果,只要看其行为是否符合道德规则,动机是否善良,是否出于义务心等。它强调某种绝对的义务和责任,要求人们在道德实践活动中,不管行为的结果对人或是对己的"好"与"坏",必须履行这种绝对的义务和责任,不可违反绝对的道德规范。义务论主要包括行为义务论和规则义务论,前者指个人之行为是否合乎道德,完全靠直觉、良心和上帝的戒律来判定;后者指主张对某些特别的行为应用规则予以约束,因此这些行为的原则和规则就是道德的中心。

理论发展:德国哲学家康德是义务论的著名代表人物,他主张伦理学必须从人的理性出发,具有普遍道德价值的东西,只能是来自人的理性本身的善良意志,其是一切品质和行为之具有道德价值的必要条件。康德把遵照源自善良意志的、具有普遍必然性的道德法则行事称之为义务或责任,认为义务是道德价值的根据和标准;凡出于义务的行为,其道德价值不取决于它所达到的目标,而取决于它所遵循的道德法则;义务就是因尊重规律而产生的行为必然性。康德将纯粹出自理性对规律的尊重的道德法则称为"绝对命令",它是最高的道德原则,强调"人是目的"。康德从人的理性本质出发,认为人必须为尽义务而尽义务,而不能考虑任何利益、快乐、成功等外在因素;对道德规则即绝对命令无条件遵守的行为,才是真正道德的行为。直觉主义学派的英国普里查德(Pritchard)、罗斯(Ross)被认为是现代西方伦理学义务论的主要代表。罗斯的温和义务责任理论认为人们的道德生活中存在着可以直觉到的、不证自明的道德义务，即“无可争辩的义务”，如不行恶而行善、公正等。在这些义务之间相互冲突的情况下，则无法直觉到何者是必须履行的正确的义务，那就要鉴定相互对抗的各个义务的重要性，确定“实际的道德义务”。在中国，儒家伦理思想具有鲜明的义务论倾向，强调人的行为必须绝对遵从封建礼教伦常的道德规定，以“义”为社会对人们的义务和责任的规定和要求。如孔子对“义”特别重视，认为“君子义以为质，礼以行之，孙以成之，信以成之。君子哉！”(《论语・卫灵公》)孔子主张以“义”为上，即义是贯穿在一切行为规范中的最高准则，“君子义以为上”(《论语・阳货》)。

意义：义务论作为伦理学主要理论，应用到医学实践过程中形成了医学义务论，主要强调以医德义务和责任为中心，研究和探讨医务人员应该做什么、不应该做什么，进一步强化了医学工作者的道德责任，维护了医务人员与患者、个人与社会之间的关系。

德性论(virtue theory) 也称美德论，是善目的论的一部分。德性论把人自身的品质和品性完善作为关切的中心，主张德性是心灵向善的力量和品性，是人之所以为人的内在本质和生命价值的源泉，没有德性根基的人性会堕落为兽性。

所谓德性，指人们在道德活动中表现出来的思想与行为的内在优秀特质和品格。它是一种灵魂向善或崇尚高贵而凝结成的品质和行为习惯，一种依据理性原则而生活的能力，具有稳定一贯的特点。

德性论的典型代表在中国古代体现在儒家伦理学说中，中国历史上儒家一直有崇尚德性的传统。先秦儒家思想认为，对于人来说，根本的东西是在做人做事即实践中遵循并体悟道，而内心获得的东西，即我们所说的“德”，依照德性去做人做事是一个人的一生所能成就的全部，即如《礼记・中庸》所提出的“尊德性而道问学”。后世新儒家仍然尊奉以人生完善作为唯一可能进路的道德学说。朱熹在《四书集注》中将德性定义为“吾所受之于天之正理”。程朱学派认为，一个人通过长久而细致的事事磨炼的工夫，可以达到那种近乎神明的状态与境界。

在西方，德性论在其形成之初是一种更有系统性的善目的论伦理学的一部分。柏拉图把理念论作为德性论的基础。亚里士多德以经验主义的幸福论作为德性论基础，将德性定义为人的道德品质，认为“那些被称赞的或可贵的品质就是德性”，甚至把伦理学定义为“研究德性的科学”。康德认为德性是人在恪守责任时，意志不为外物所动的一种道德力量。麦金太尔(Maclntyre)在《德性之后》(*After Virtue*)一书中既把德性看作获得现实利益所必需的品质，也将其看作高于整体生活的品质。

德性论主要研究和说明做人应该具备的品格或道德品质，回答说明什么是美好积极的道德情操，如何达到道德上的完满状态。它在医学伦理学中主要讨论哪些道德品质是医务人员的职业美德，并在医疗行业中倡导和推行这些美德。这为医务人员的医德修养确立了目标和方向，决定了医务人员对人的生命的道德责任，有利于医务人员塑造完美人格。

德性论强调主体的品质以及与具体行为情境相适的判断力决定行为主体的内在动机。它主张合乎道德的行为来自拥有品德的人对当下感知的决断，而不是来自原则或规范。在临床实践中，这会导致医务人员临床行为的随意性和不确定性。另外，德性论仅从直观、理性层面提出一个人应该具备的美德，这使医务人员在应对具体临床问题时面临缺乏规范指导与约束的道德困境。尽管如此，尊重和弘扬德性乃是人之实现和完善自我的内在根据和根本标志，也是增强人们社会责任感、促进社会有序和谐发展的内在动力。

人的本质(human essence) 是一个由多种本质特性所构成的整体存在概念，通过人的多方面的本质特性而获得具体存在，通过人的各种活动获得现实表现，包括人的生理活动、心理活动和社会活动。①人的生理活动是人的生命活动最基本的部分,是由感知、记忆、思维、意志、情感等活动组成的高级的、复杂的对外界和体内的客观信息进行判别、储存、评价、分析、改造、选择并创造出新的主观信息的过程。②人的心理活动构成了人内部的精神信息活动的世界。③人的社会实践活动是以人的生理活动和心理活动为基础,是人的外化着的生理活动和心理活动(它表现为目的、价值追求、计划制订以及对生理性活动和运动的有信息指令的调控)的有机的统一。人的本质就是这三方面特性的有机统一,是以社会实践为生命线的社会存在的哲学概括。

人的价值(human value) 是人对社会(包括集体和他人)和自我的意义和作用,有广义和狭义之分。①广义的人的价值,其主体是整个人类,是指人类在自然界和社会中的地位和作用,是人类对自身存在价值的评估指人类总体对自身的意义和作用。②狭义的人的价值是指一个人的实践对他人、集体和社会所具有的意义和作用,其主体是社会现实中某一个个体。人的价值总是通过个体在社会实践生活中体现的,因此狭义的人的价值实际上是指每个人在其生命的旅途中体现的现实的生命的价值,由此也常常被称作"人生的价值"。人的价值是多维度的价值系统。人的价值是社会价值和自我价值的统一,既表现为能够满足社会需要,又必须体现为可以满足个人全面发展的需要,同时也是人的精神价值和物质价值的统一。

医患关系(physician-patient relationship) 指医疗服务团队及其成员与患者、患者家属及其他与之关系密切的个人与集体在医疗服务过程中形成的人际关系。

医患关系是医疗卫生服务提供方和需求方在诊疗或缓解疾病过程中建立的相互关系,是医学伦理学要研究的核心问题。

广义的医患关系指医疗、预防、保健从业人员等组成的医疗服务团队与患者及其家属、监护人、单位组织等在防治疾病的活动中建立和形成的关系,亦即以医生为主体的医方和以患者为中心的患方之间的人群关系。狭义的医患关系是特指医生与患者之间的关系。临终关怀学中的医患关系主要指临终关怀专业医生和护士对临终患者进行临终关怀姑息医疗实践过程中建立的相互关系,是临终关怀活动中最基本、最重要的一种人际关系。特指在临终关怀服务的特定环境下、有限时间内、特定情境中互动形成的医生与患者之间的特定人际关系。

医患关系是医护人员与患者之间相互联系、相互影响的交往过程,是一种特殊的人际关系。医患关系以医疗活动为中心,以维护患者健康为目的;它是一种帮助性的人际关系,医患交往的过程实质上是医护人员以自己的专业知识和技能帮助患者摆脱病痛、预防疾病、保持健康的过程;它还是一种以患者为中心的人际关系,一切医疗过程和医患交往过程都要作用于患者,并以解决患者健康问题为目的。

医患关系是医疗人际关系中最基本、最活跃的人际关系,其表现形式主要有:①伦理关系,即在医疗保健过程中医患双方各自依据一定的道德原则和规范所维系的相互关系。②经济关系,医务人员的医疗服务是保障社会生产力的一种特殊劳动,也是社会总劳动的一部分,它所消耗的活劳动和物化劳动也需得到补偿,一般这种补偿是通过就医人员交付的医疗费用来取得的,这样就构成了医患之间的经济关系。经济关系依靠道德与法律来维系。③法律关系,医务工作者行医和患者就医都受法律保护。当医患关系中出现涉及法律的问题时,也会出现法律关系。

在医疗活动中医患关系的内容由技术性关系和非技术性关系两大部分组成。①技术性关系是指在医疗过程中以医务人员提供医疗技术、患者接受医疗诊治为纽带的医患之间的人际关系,表现为医疗实施过程中医患之间的相互地位和作用;②非技术性关系是指求医过程中医务人员与患者(及其家属)之间在社会、心理、伦理、法律等诸多非技术方面形成的人际关系，表现为医疗作风、服务态度等。技术性关系是构成医患关系的核心，非技术关系是在技术关系的基础上产生或形成的。技术性关系在诊疗效果中起关键性作用，而非技术关系在医疗过程中对医疗效果有着无形的作用。

医患关系具有双向性、平等性、直接性、主动性、稳定性的特点。医患关系的建立是患者为了治疗疾病、解除痛苦、恢复健康，而医生是为患者提供技术服务、解除患者疾苦、挽救患者生命、帮助患者恢复健康的，医患双方的目的是一致的双向人际关系。医学活动要体现对人的尊重，对人格的尊重，在医患关系中，医患双方地位上应该是平等的，是互相尊重的。在医学活动中，一般都是医生直接面对患者，诊查疾病、询问病情，体现出医生与患者的直接、双向的交往关系。在医疗活动中，患者能主动求医，医生能积极主动地救治患者，这样一种主动性的医患关系对提高医疗效果意义重大。社区家庭全科医生的出现是人们期望有自己的保健医生，从而全面了解自身健康需求的回归，是医患关系要求稳定的表现。

医务人员专业知识和技能水平的高低及其和患者的性别、年龄、文化、经历、情感、个性、人格修养以至语言的差异等都可影响医患关系，但关键还是医生的角色行为与患者期望的吻合程度。医患关系是整个医学关系中最本质的内容，是涉及医疗质量和医疗服务水平的关键环节。在医患关系中，医者处于主导地位，决定医患关系的和谐程度；医患关系能从一定程度上反映医务人员的医术、医德水平。

医患关系是社会关系的一部分，受社会生产关系所制约，随着社会的发展和医学的进步而演变。一定时期内社会的政治经济状况、文化传统、伦理风尚、卫生政策、医学模式等都对其有重要的影响，其中医学科学技术的发展对医患关系的变化有重大影响。随着近代医学科学的迅猛发展，出现了医患关系物化、分解趋势，患者与疾病分离、自然人与社会人裂解的趋势，导致医患双方情感淡漠、彼此疏远，医生见病不见人等，对此必须加以道德的整合。通过协调和改善医患关系，提高医疗质量，以切实维护患者的利益。

根据医患双方在共同建立及发展医患关系过程中所发挥的作用、各自所具有的心理方位、主动性及感受等不同，美国的萨斯(Szass)和霍伦德(Hollender)将医患关系分为以下 3 种基本模式：①主动-被动型，是一种单向性的、以生物医学模式及疾病的医疗为主导思想的医患关系模式。其特征为“医生为患者做什么”，医生在医患关系中占主导地位，医患双方属于显著的心理差位关系。主要适用于难以表达主观意志的患者。②指导-合作型，是一种微弱单向、以生物-心理-社会模式及疾病治疗为指导思想的医患关系，其特征是“医生教会患者做什么”，医生在医患关系中仍占主导地位，医患双方为微弱的心理差位关系。主要适用于神志清晰的患者。③共同参与型，是一种双向性的、以生物-心理-社会医学模式及健康为中心的医患关系模式。其特征为“医生帮助患者自我恢复”，医患双方的关系建立在平等地位上，双方为心理等位关系。在这种模式中医患双方是相互平等、相互尊重、相互学习、相互协商的，双方对医务目标、方法及结果都较为满意。患者在临终期已经明白自己的病情和预后，有宗教信仰且受过良好死亡教育的患者适用此模式。

这是最常见的医患关系模式分类。此外，美国学者罗伯特·维奇提出 3 种医患关系模式，即纯技术模式、权威模式和契约模式。①纯技术模式中医生只负责技术工作，将与疾病和健康有关的事实提供给患者，让患者接受事实，然后医生根据事实，解决相应的问题。②权威模式中，医生充当家长式的角色，具有医疗决策权，而且还有道德决定权，患者却完全丧失自主权。③契约模式是一种医患双方非法律性的关于责任与利益的约定关系。

布朗斯坦(Braunstein)提出传统模式和人本模式 2 种类型的医患关系模式。①传统模式中，医生只处理疾病，很少考虑

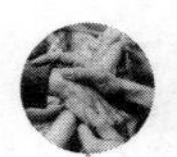

患者的期望和感受。医生对患者保持情感上的"中立",而患者则被动地服从医生的判断与决策。②人本模式中,医生和患者共同为患者的健康负责,医生既负责诊断与治疗还承担教育和情绪支持。

(二) 基本原则与规范

尊重自主原则(principle of respect for autonomy) 指尊重患者自主选择的权利,以保证患者在能够理性地选择诊疗决策时的自主选择权。

内涵:尊重自主原则有利于保障患者在面对自己的诊疗决策问题时,有做出合乎理性的决定并据此采取行动的权利,实质是对患者独立人格和自主权利的维护和尊重。

理论延伸:自主一词源于希腊文"autos"(自我)和"nomos"(统治、支配或法律),起初是指独立城邦的自治或自我支配。后来逐渐扩展到个人,并被赋予自我支配、自由意志、自主行为、个人选择等多重内涵。

在1914年斯柯伦道夫诉纽约医院协会一案中,患者的自主权通过法律的形式得以确立。第二次世界大战后的"纽伦堡审判"以及审判后通过的《纽伦堡法典》是自主权利在医学研究中被确立的标志性事件。1978年,美国国家委员会颁发《贝尔蒙报告》(*Belmont Report*),尊重自主原则在该报告中作为首要原则被提出。1979年,尊重自主、有利、不伤害和公正四项生命医学伦理基本原则由汤姆·比彻姆(Tom Beauchamp)和詹姆士·邱卓思(James Childress)在《生命医学伦理原则》一书中提出。

在我国传统儒家思想中"仁"与尊重原则相近,既是一种人人皆有的同情心和生命关怀,又体现了人与人、人与自然相处时基本的情感需要和态度。另一重要思想"知止",与自主原则相对应,反映人人都有自主选择的权利,但在自主选择的过程中应明确自身定位,知道适时停下自己的脚步。

意义:尊重自主原则有助于统筹兼顾医患各方的正当权益,有利于推动医学人道主义的内涵拓展和理论深化。

有利原则(principle of beneficence) 是指切实为患者谋利益,把促进患者健康放在首位,亦称行善原则。

有利原则要求医务人员在诊疗实践中以保护患者利益、促进患者健康为主要目的。时刻树立全面利益观,全面权衡利害得失,选择受益最大、伤害最小的医疗决策;努力为患者提供最优质的服务,杜绝或降低医疗伤害;坚持社会公益原则,将患者利益与社会公益统筹兼顾。

为患者谋利益是中外临床医学中历史悠久的优良医德传统。《希波克拉底誓言》中将"为病家谋利益"视为行医准则。1949年,世界医学会采纳的《日内瓦宣言》中明确患者健康是医生应首先考虑的要素。利他助人思想作为我国早期医德观念的精髓,后来逐步发展为行善、医乃仁术的行医准则。我国现代医院管理制度中所要求的"以患者为中心"的办院宗旨,正是有利原则的实践体现。

意义:作为医学道德的根本原则,它调整的是整个医学界医学行为引起的一切伦理关系。有利原则也是医学道德的最高原则,当医学道德原则之间发生矛盾和冲突时,医务人员的医学道德行为选择以不违背有利原则为基准。

不伤害原则(principle of nonmaleficence) 指医务人员在诊疗服务过程中不使患者受到不应有的伤害,亦称无伤原则。

不伤害不是绝对的,在临床实施医学检查和治疗时,可能会给患者带来无法避免的生理或心理上的伤害。对于不可避免的伤害,一定要将其控制在最低限度内。

不伤害原则要求医务人员杜绝有意和责任伤害,把无法避免但程度可控的伤害控制在最低限度内,尽量避免给患者造成身体或精神上的伤害和经济损失。

医疗伤害属于医疗实践的伴生物,历来被中外医者所重视。不伤害患者作为传统的行医规则,体现了医学人道观念。中国古代《黄帝内经》中的《素问·疏五过论》《素问·征四失论》等医德戒律的基本精神即要求不伤害患者，反映的是“万物悉备，莫贵于人”的人本主义思想。《希波克拉底誓言》中对于不伤害患者进行明确要求：“检束一切堕落及害人行为，我不得将危害药品给予他人，并不作该项之指导，虽有人请求亦必不与之。”不伤害患者是西方医学人道主义传统的重要组成部分，影响较为深远，后经调整和完善，现已成为四大医学伦理原则之一。

不伤害原则的意义在于强调医务人员秉持为患者负责的态度，在权衡利害之后做出“利大于弊”的决策，努力使患者免受不应有的伤害。

公正原则（principle of justice） 指医务人员在医疗服务中公平地对待每位患者。

公正包含形式公正与内容公正。①在医疗实践中，对于有同样需要的患者，应给予相同的待遇，对于不同需要的患者，则给予不同的待遇，体现的是形式公正；②根据患者的实际需要、经济能力、社会地位及贡献等合理分配相应的负担和收益，反映的是内容公正。医学服务公正观强调形式公正与内容公正的有机统一。

公平公正地对待每位患者，一直是广受提倡和遵循的医德准则。孙思邈在《备急千金要方·论大医精诚》中提出：“若有疾厄来求救者，不得问其贵贱贫富，长幼妍媸，怨亲善友，华夷愚智，普同一等，皆如至亲之想。”在阶级对抗的社会中，医患交往公正不可能在社会层面得以实现，只能体现对医生美德的要求。现代社会的公正理念要求医生平等对待患者，体现的是对患者人格尊严、健康权益的普遍尊重和关怀的医学人道品质和人文素质。

在医学服务中践行公正原则，有利于协调日趋复杂的医患关系，有利于妥善解决日益凸显的有限的卫生资源在分配中存在的矛盾。

最优化原则（principle of optimality） 指在医疗服务中，选择和实施以最小的代价取得最大诊疗效果的方案，亦称最佳方案原则。

主要体现在以下方面。①安全无害。在疗效相当的情况下，医务人员应采取安全度最高、不良反应最小、风险最低、伤害性最小的诊疗方法。②痛苦最小。在确保治疗效果的前提下选择给患者带来痛苦最小的治疗手段。③耗费最少。应当在保证诊疗效果的前提下，选择卫生资源耗费最少，患者及家属、社会及集体经济负担最低的诊疗方案。④疗效最佳。指诊疗效果在基于当地医疗技术条件或者就当前的医学发展水平而言，是最好的。

最优化是动态发展的概念，随着医学技术水平、社会文化背景及价值观念认同的发展变化，对医疗最优化的判断依据亦会发生改变。

最优化原则常常被视为优质医疗，1986 年美国医生学会提出：“优质医疗是指一贯有益于改善或保持生活质量和延长寿命的保健活动。”1990 年美国内科学会指出：“优质医疗是指在对个人或居民开展医疗卫生服务时，遵循最新的医学知识，增加了实现理想保健结果可能性的程度。”

最优化原则为医务人员树立了医学与伦理价值目标，指导医务人员在诊疗实践中为了患者的利益不断追求完美境界。

照护原则（principle of care） 指基于人权的理念，描述健康、社会护理和早期服务提供者应如何对待他们所关心的患者的方式。

健康照护是指系列性、专属性以及组织化的服务活动，提供社会大众直接的和效能化的服务，包括生理和精神层面异常状态的治疗、预防、检查，以增进患者生理、心理及社会层面的良好状态，进而发挥其功能。

健康照护体系是指政府所主导并建立而成的系统化的卫生行政组织和标准化的医疗保健专业服务活动，以促使全民更加有效地维护其健康，以及防止其因疾病导致的残障性损害。

对于临终患者实施临终关怀服务时应

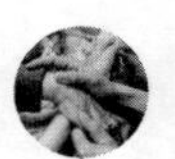

采取全方位照护的原则,既包括对患者的生理、心理和社会等层面的关心及全面照护,又包括在患者去世后为其家属提供居丧照护服务等。

提高患者的生命质量是实施医学照护的主要目的。临终关怀即对救治无望的患者进行相应的照护,其主要目的是提高临终患者的生命质量而不是单纯地延长其生存时间。

医学职业道德(medical professional ethics) 简称医德,是指医务人员在医疗服务中应该具备的道德素质、需要遵守的行为规范以及需要调整的不同人际关系的道德规范的总和。

医学职业道德是对从事医疗服务行为人员的基本职业道德要求,是社会道德在医学服务中的实践体现。医学职业道德的实现通常要依赖于医德教育的内化、医务人员的自律以及社会舆论的力量。

医德是与医学相伴而生的。《黄帝内经》中的《素问·疏五过论》《素问·征四失论》等有关于医德的论述。在神农尝百草等传说中已有"以拯夭亡""令民之所避就"等医德思想,并已认识到医学的目的是治病救人,使用药物应该注意趋利避害等医德要求。唐代孙思邈在《备急千金要方》中专门有一章论述了医生的道德准则。西方的《希波克拉底誓言》则是希波克拉底及其学派在长期的医学实践中总结出来的医德行为准则。

医疗角色和医患关系的特殊性要求有不同于其他职业的道德准则,医学职业道德是医务人员自身的道德品质和调节医务人员和患者、他人、集体及社会之间关系的行为原则和规范的总和。

医学道德规范(norms of medical morality) 规范,指"约定俗成或明文规定的标准"。医学道德规范的制定通常基于一定的医学道德原则和理论,用以调整医疗服务中不同的人际关系,同时可以作为评价医疗服务行为善恶的准则。

医学道德规范作为行为准则,通过以"哪些应该做、哪些不应该做"的简明表述,将医学伦理学的理论、原则转化成医务人员在医疗服务中应该遵循的具体标准,对所有医务人员都具有明确要求和实际约束力,是社会对医务人员的基本道德要求,是医学伦理学原则的具体体现和补充。医学道德规范不仅需要行为主体的认知,更需要其践行。

医学道德规范是在医学实践中形成和发展起来的,其存在形式多种多样。从古代"誓言""法典""戒律""宣言"及"守则"等形式中,可以看到医学活动对医务人员道德义务的要求。医学道德规范语言精练,内容简明扼要,有利于医务人员的记忆与理解,从而在医学实践中指导和规范其服务行为。戒律要求的明确,誓言的庄重,宣言的条理都对激发医务人员的职业道德情感和责任心具有积极的引导作用,使他们更加忠于医生的职责。

我国医德道德规范的主要内容包括:救死扶伤,忠于医业;尊重患者,一视同仁;刻苦钻研,精益求精;廉洁奉公,遵纪守法;慎言守密,礼貌待人;互学互尊,团结协作。

医学道德规范作为医学道德基本原则在实践中的具体体现,是医务人员在医疗实践中应该遵守的行为准则,反映出医务人员道德行为和道德关系的普遍规律。

医德教育(medical ethics education) 医生从事医疗行业所具备的基本职业道德,是医务人员在长期的医疗实践中形成的比较稳定的心理素质、职业习惯和优良传统,是调整医务人员与患者、医务人员之间以及与社会之间关系的行为准则、规范的总和。从理论层次上看,是一般伦理道德观念的医学职业表现。

内涵:医德教育就是医疗部门和医学院校对医务人员或医学生进行持续、有步骤、系统化的医德教育的过程。医德教育作为一门具有指使功能的学科,致力于教给医学生如何正确审视自身与患者、同事以及社会之间的关系,同时可以有效增强医生对于其自身价值和社会责任的理解,以及面对和处理道德困境与价值冲突的能力。它包括医德认识、医德情感、医德意志、医德信念和医德行为5个过程。医德教育主要是从医学生对于医德认识着手，建立起一个医生道德行为规范的医德情感氛围，使其自觉地履行医生基本的道德素养，在未来的执业过程中能够形成一个良性的自我教育和认识提升，从而不断的提升自己的医德水平。

历史沿革：改革开放以来，我国德育教育方针实现了从"培养有社会主义觉悟的有文化的劳动者"向"德智体全面发展的社会主义事业的建设者和接班人"的转变；德育教育逐渐从"强迫、指令、封闭"向"民主、互动和开放"进行转变；当前，在医药卫生领域要全面落实"培养有社会主义觉悟的德智体全面发展的医药卫生事业建设者和接班人"的德育教育方针，在完成学生专业教育的同时，强调立德树人，坚持"育人为本""德育为先"的教育理念，培养学生"健康所系，性命相托"的医学道德水准，强调"敬畏生命，珍重健康"的医生终极价值观。与此同时，我们的受教育群体也早已从70后、80后到90后逐渐变化，当前正积极迎接00后的新挑战。

美国医学院协会(Association of American Medical Colleges)陆续向全球发布了21世纪医学的教学目标，重点强调医生的职业道德。1992年，世界卫生组织卫生人力开发司教育处伯伦(C. Boelen)博士在题为"医学教育改革需采取全球行动"的论文中，首次提出了"五星级医生(five-star doctor)"的概念，即"医生应是保健提供者、决策者、沟通者、社区领导者和管理者"。1993年世界医学教育高峰会议，明确规定了医生的任务是："应促进健康，防止疾病，提供初级卫生保健。医生要遵守职业道德，热心为患者治病和减轻患者痛苦。""医生还应是优秀的卫生工作管理人才；患者和社区的代言人出色的交际家；有创见的思想家、信息专家、掌握社会科学和行为科学的开业医生和努力终身学习的学者。"1999年成立的国际医学教育专门委员会(Institute for International Medical Education, IIME)明确制定了本科医学教育"全球最低基本要求"，"要求"指出医疗实践的核心是"敬业精神和伦理行为"，毕业生具备"基本要求"所规定的核心能力和基本素质应该把"职业价值、态度、行为和伦理"同医学知识、临床技能一样置于同等地位。我国于2008年颁布了《本科医学院教育标准——临床医学专业(试行)》，此标准明确了本科临床医学专业毕业生应该在思想道德与职业素质、知识目标、技能目标3个方面必须达到一定的目标。2010年，《国家中长期教育改革和发展规划纲要(2010—2020年)》发布，提出了医学教育综合改革的基本思路。《教育部关于全面提高高等教育质量的若干意见》提出"推进医学教育综合改革，实施卓越医生教育培养计划，探索适应国家医疗体制改革需要的临床医学人才培养模式"。《全球医学教育最基本要求》列举出培养医生的3个重要指标，分别是职业精神和态度、科技与医学知识和临床思维与实践能力。《教育部卫生部关于实施临床医学教育综合改革的若干意见》提出实施"卓越医生教育培养计划"，其核心内容是在医学教育中要加强医德教育，并将其贯穿始终，要强化医学生"关爱患者、尊重生命"的职业操守和解决临床实际问题的能力。

意义：自20世纪以来，在信息爆炸、科技迅猛发展的全球化背景下，医务工作者更多地专注于寻求科学证据和发展医疗技术等自然科学领域，相对忽视了医学自身的社会属性，忽略了患者本身的心理、社会问题，导致医患关系紧张，医疗纠纷频发，医疗服务逐步下滑等一系列问题的产生，加强医德教育是重要且必要的。随着经济全球化与高等教育的国际化趋势日益明显，治疗人类疾病所面临的新问题、新困难愈加具有挑战性。此外，医学目标的不断更新，医学模式的转变，医学教育的国际化趋势日益深化，世界各国高等医学院校注重医德教育已经成为医学人才培养的共性要求，而医学教育的根本目的是为社会培养医术精湛、医德高尚的综合素质较高的医药卫生人才。医学同时具有自然科学和社会科学的双重属性，医学的研究对象是人，服务对象是人，本质上是一门人学。而医学的本质决定了医学教育中医德教育的重要价值，医学专业教育与职业道德教育相通相融、相辅相成，旨在培养合格的医务工作者，为国家医疗事业培养“德艺双馨”的优秀医学人才。

(三) 权利

生命健康权(right of life and health)是公民对自己的生命安全，身体组织、器官的完整和生理功能以及心理状态的健康所享有的权利，包括生命、身体和健康的权利。生命健康权是公民享有的最基本的人权。生命健康权是公民最基本的个人权利，是公民的首要权利，也是公民享有其他权利的基础。

在早期的欧洲启蒙运动中，一些政治哲学家促进了人权理论的形成和发展。弗尔默鲁斯(Volmerus)于 1537 年提出“人权”一词，他将法治与之联系在一起。此后，格劳秀斯(Grotius)、霍布斯(Hobbes)、洛克(Locke)等人分别阐述了对人权理论的看法。在随后的资产阶级革命时期，人权理论在政治和法律制度中得到了确认。2004 年，“尊重和保护人权”被写入宪法。

文艺复兴和启蒙运动之后，人的价值逐渐得到尊重。资产阶级革命以后，人的生命健康权逐渐受到世界各国的重视。美国的《权利宣言》《独立宣言》和法国的《人权与公民权利宣言》是生命健康权为人权被政治和法律制度承认的表现。第二次世界大战之后，许多国际公约和区域人权文件都涉及保护生命健康权，并通过一系列人权机构予以保护。

生命权是公民保障生命安全利益的权力，它主要表现在生命安全维护权，当他人非法侵犯自身生命安全时，受害者有权依法自卫和请求司法保护。任何导致死亡的非法行为都是对生命权的侵害。生命对我们来说只有一次，生命安全是公民从事一切活动的物质前提和基本条件，一旦失去生命，任何权利对受害者来说都是毫无价值的。我们有权珍惜和保护生命。

健康权是公民保障其身体健康的权利，即生理心理功能的正常。健康权的内容主要表现为健康维护权，有两层含义：①保持自己健康的权利。②维护健康利益的权利，当健康受到非法侵犯时，受害者享有司法保护的权利。

生命健康权是一项基本人权，是人类全面发展的基础。中国共产党提出了“以人为本”的治理理念，在尊重和维护人权的道路上开创了中国特色的新模式。

生命健康权是公民享有的最基本的个人权利。《中华人民共和国民法通则》第 98 条规定，公民享有生命健康权；第 119 条规定，公民在身体遭受伤害时，有权获得人身损害赔偿。

作为刑法保护的对象，生命健康权受到法律保护。刑法被称为保护生命健康权的实体法律依据。

医疗卫生法是研究医疗卫生法现象及其发展规律的新分支法律，与生命健康权的关系也是最密切和最直接的。

《治安管理处罚法》对危害公民身体健康的行为也具体地规定了行政处罚标准。

医疗卫生相关法律的基本原则之一是保障公民的健康权。这一原则是指医疗卫生法律的制定和实施应当以广大人民群众的健康利益为基础，应当以保护人体健康为医疗卫生法的最高宗旨，使每个公民都能依法享有改善卫生条件和获得基本医疗保障的权利，从而增进其身体健康。

1945 年，联合国国际组织大会将生命健康权纳入经济、社会和文化权利的范畴。

1946 年，《世界卫生组织宪章》承认生命权健康为基本人权。

1948 年，中国参加了《世界人权宣言》的起草工作，并在当年的联合国大会上与联合国其他成员国一道通过了该宣言。

1997 年，我国加入了《经济、社会、文化权利国际公约》，政府承诺对公民的健康权承担积极责任。2001 年，全国人民代表大会常务委员会批准通过了这项公约。

《中华人民共和国宪法》第 33 条第 3 款规定“国家尊重和保障人权”，表明国家负有义务尊重和保障公民的生命健康权。

生命论(theory of life) 从人类文明的启蒙阶段,就有了人们对生命现象的描绘(如原始岩画),就开始了人们对生命现象的观察和思考。在远古年代,人们对生命现象的认识常常是与疾病、农业禽畜生产,以及宗教信仰联系在一起的,由此人们积累着对动物、植物和人类自身的结构、生长、发育和繁殖方面的知识。到了古希腊时期,人们已开始了对生命现象的专题性研究。

目前,普遍认为现代生命科学的创建起始于16世纪,它的基本特征是人们对生命现象的研究开始植根于观察和实验的基础上,并且不同生物分支学科相继建立,逐渐形成了一个庞大的生命科学体系。

生命是生物体、有机体存在的一种方式。《现代汉语词典》(第7版)对“生命”的定义是:“生物体所具有的活动能力,生命是蛋白质存在的一种形式。”《辞海》对“生命”的解释则更为详细:“由高分子的核酸蛋白体和其他物质组成的生物体所具有的特有现象。能利用外界的物质形成自己的身体繁殖后代,按照遗传的特点生长、发育、运动,在环境变化时常常表现出适应环境的能力。”这两种对生命的解释具有权威性,也是正确的。

人类生命在实体性层面,表现为单个的个体,主要由大自然演变而生,也依靠自然之物而孕育、成长,直至死亡;而人类生命在关系性层面,则指任何人的生命都在也只能在社会文化与文明中造就、存在与发展,与他人和社会性精神产品密不可分,形成紧密的联系,无法割裂开来而单独生存与发展。

生命是由出生、成长、老去、死亡等构成的连续过程,生命的生长历程是艰难的、危险的,充满了荆棘,其中任何一个环节的变化,都会对生命产生重大影响甚至会导致生命的终止。

日本学者池田大作指出:“生命是尊严的,就是说,它没有任何等价物,任何东西都不能替代它。”这句话充分说明了生命是不可逆转的,也是不可替代的。对于每个人,生命只有一次,每个人都要千方百计保护自己的生命,保护世界上的一切生命,珍惜生命是生命教育的基础和首要前提。

不管个体处在什么样的条件下,只要生命还存在,发展的可能也就存在,生命与发展的可能永远共存。我们所拥有的生命不仅仅属于我们自己,生命还和父母、亲友、社会息息相关。

只有热爱自己生命的人,才能懂得热爱他人的生命,并不断培养正确的人生观、价值观、生命观,树立崇高的人生理想,并具有强烈的主体意识、责任感和使命感,才能在各种各样的生命体验中去认识、体验并积极努力去挖掘生命存在的意义。

生命神圣论(theory of life sanctity) 是医学伦理学的生命论观点之一。主张生命是至高无上、不可侵犯的,在任何情况下都应无条件地尊重、维护、保存和延长人的生命。因为个体失去生命意味着失去一切,没有生命就没有人类的一切社会历史活动,所以生命神圣论是历史上出现最早的生命价值观念,在动物本能基础上、在社会风俗中逐渐形成,并在社会道德意识中不断发展。

在我国传统医学道德思想中,儒家认为医学为“生生之具”,目的是仁爱救人。医学著作《黄帝内经》的《素问》中指出:“天覆地载,万物悉备,莫贵于人。”唐代孙思邈的《备急千金要方》中指出:“人命至重,有贵千金,一方济之,德逾于此。”佛教有“普度众生”“救人一命胜造七级浮屠”的训诫。这些古训、箴言都体现了生命贵重以及医者应敬重、关爱、维护生命的思想。

在西方,古希腊哲学家毕达哥拉斯曾说:“生命是神圣的,因此我们不能结束自己或别人的生命。”中世纪欧洲神学伦理学家托马斯·阿奎纳(Thomas Aquinas)有言:“谁杀死自己就是对上帝的犯罪。”古希腊的《希波克拉底誓言》和1948年世界医学会的《日内瓦宣言》等规范都反映了生命神圣的思想。

然而,生命神圣论具有一定的局限性。①具有阶级性。在阶级斗争和战争中,敌人的生命不被认为是神圣的;在奴隶制社会,奴隶的生命未被视作神圣的。②具有历史性。在原始社会,青壮年的生命是神圣的,老弱病残的生命不是神圣的;在历史上,女性、胚胎、婴儿的生命神圣性受其社会地位和医学发展的影响。③缺乏对生命的辩证分析。只重视生命的生物属性而忽视了生命的社会属性,只重视生命数量而忽视了生命质量和生命价值,导致临床实践仅以救治生命、延长寿命为目标;进而,它只重视个体生命而忽视人类整体利益,在有限医疗资源分配时亦不可避免地面临应该如何公正分配的伦理难题。

不过,生命神圣论亦有其不可否认的积极意义,即重视、尊重人的生命,这是人类繁衍、生存与发展的重要伦理基础。因此,在医学领域,它要求医务人员关心、帮助所有需要救助的患者,强化“救死扶伤”的医学宗旨,促进人类人均预期寿命的提高,推动医学科学技术和医德思想的发展,为医学人道主义理论的形成和发展奠定思想基础。

生命价值论(theory of life value) 主张以个人对他人、对社会、对自己有何作用及意义为标准,来评价和确认人的生命价值,从而合理地控制人口的数量及质量,以保证人类和谐生存与科学发展的伦理观念及其理论。

尊重与热爱生命是生命价值教育的基本向度,爱与美的人文化教学就是生命价值教育的铺陈。生命价值指人的个体生命价值,即个人的生命对他人、对社会及对自身具有何种作用与意义。人的生命价值是自然现象与社会现象的综合,它是生命的自我价值与社会价值、内在价值与外在价值、潜在价值与现实价值等诸多价值的有机统一。生命价值教育一般而言主要涉及 4 个方面:①自我身心关系,引导人正确认识自我,使人的生理和心理协调发展;②个人与他人的关系,培养合作、互助、平等、宽容的精神,创造人与人之间的和谐互动;③个人与社会的关系,维持个体性与社会性的对立统一;④人与自然的关系,协调人的个体生命与自然环境中其他生命的价值冲突,尊重生物多样性与自然规律性。生命价值教育的目标是对生命本体的尊重与热爱,对生命意义的追问与赋予,以及对生命潜能的发掘与激发。生命价值理论是对生命神圣论及生命质量论的扬弃,是生命伦理学的核心理念。生命价值理论经历了生命神圣论、生命质量论、生命价值论 3 个发展阶段,生命价值论是一种现代的生命价值观,它顺应现代生命伦理的发展趋势,已成为现代生命伦理的核心观念。

生命价值论旨在通过对生命本身的认识、超越和提升,唤起人们对生命的热爱和人生理想的追求,获得身心的全面发展,提升人的生命意义与境界,从而实现生命个体价值和社会价值的有机统一。

生命质量论(theory of quality of life) 指依据一定的社会标准对个体生命的自然素质的质量状态进行评价,是衡量生命对自身、他人和社会价值的伦理观,通常以人的体能和智能等自然素质的高低、优劣等为依据。

生命质量与个体的身体、智力及人际交往状态密切相关。生命质量论通常根据个体自然素质的优劣等来评判其生命的存在对自身、他人及社会的真正价值。

自 20 世纪 50 年代以来,随着分子生物学和人类遗传学等学科的兴起以及人口的迅速增长,产生了生命质量的价值观点和理论。个体的生命质量作为其生命价值的基础和内在决定要素,对生命价值产生影响。但生命质量论因其相对局限性,在评价个体生命价值时,往往侧重于关注其生命质量,而忽视生命的社会价值。

生命质量论的出现,使得人类对生命的态度由较低层次的“繁衍和维系生存”状态过渡到较高层次的“提高生命质量”,为人们在认识和处理生命问题提供了重要的决策依据。其作用主要体现在以下 3 个方面:①根据人类生存和发展的现实需要,为人口、环境、生态等社会政策的制定提供相应的理论根据;②为医务人员因客观需要而对患者采取避孕、流产、节育、遗传咨询等行为提供了道德支持;③为医务人员

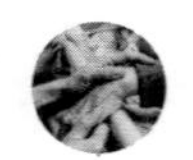

针对不同生命质量的患者采取特定的治疗方案提供了相应的取舍标准，指引其在诊疗实践中将追求生命质量作为主要参考依据。

权利(right) 指法律赋予人实现其利益的一种力量，与义务相对应，是法学的基本范畴之一、人权概念的核心词、法律规范的关键词，是在家庭、社会、国家、国际关系中隐含或明示的最广泛、最实际的一个内容。从通常的角度看，权利是法律赋予权利主体作为或不作为的许可、认定及保障。

权利是一个法律概念。指公民依法应享有的权利和利益，或者法律关系主体在法律规定的范围内，为满足其特定的利益而自主享有的权能和利益。一般指赋予人们的权力和利益，即自身拥有的维护利益之权。它表现为享有权利的公民有权做出一定的行为和要求他人做出相应的行为。权利还是指法律赋予人实现其利益的一种力量。从一般角度看，权利是法律赋予权利主体作为或不作为的许可、认定及保障。

权利毫无疑问也是伦理学的重要概念，但不同于法律意义的权利。在伦理学角度，权利与义务不是同等程度的概念，一个人承担的道德义务不以与之对应的权利为前提，但也不完全脱节。在伦理学的意义上，人拥有的权利与其承担的义务相关性表现为：为了更好地拥有权利，必须履行一定的义务；拥有一定的权利是为了更好地承担道德义务。医学道德权利一般指按照医德善恶标准判定的医患当事人应当享有的合理的正当的医药卫生保健方面的权利与利益。医德权利一般是指医务人员的权利和患者的权利。医务人员的权利主要是指对患者的诊断治疗权、知情同意权、保密权、特殊干预权、医疗教育权、维护和发展健康与生命质量的判定和处置的权利等。患者的权利主要是有要求医生诊断治疗权、知情同意权、保密权、公平公正待遇权、知悉医疗费用权等。在医疗实践中，医德权利由于事关患者生命健康的重大利益，所以特别强调公平公正的原则和患者利益优先的原则，始终贯穿着医学人权、人道、人本、人性和仁慈救人的原则，切实落实患者的权利，尊重医患双方的权利，患者权利为本，患者权利优先，充分实现和保证医患双方的医德权利和价值。

权利通常包含权能和利益的两个方面。权能是指权利能够得以实现的可能性，它并不要求权利的绝对实现，只是表明权利具有实现的现实可能；利益则是权利的另一主要表现形式，是权能现实化的结果。权能具有可能性，利益具有现实性。也可以说权能是可以实现但未实现的利益；利益是被实现了的权能。因此，权利有着应然权利和实然权利之分。

自然权利是近代西方最有影响的一种权利理论。这种观点认为权利根植于人类本性，是天赋，亦是永恒。它是人类理性的表现，人生而平等，享有自由、财产安全和反抗压迫的权利。霍布斯认为，在自然状态中，人的自然权利是无限制的，每个人都努力追求自己的利益，因此没有侵犯别人的权利。但有抵制别人侵犯的权利。人们遵从理性的命令订立契约，把一切权利都交给国家，组成了真正的人类社会。洛克认为在自然状态下人人自由平等，受自然法即理性的支配，任何人都不危害他人，每个人都有权保护保全自己，同时也有权惩罚破坏自然法的人。在此基础上，1776年，美国《独立宣言》(*The Dedariation of Independence*)，1789年，法国《人权宣言》(*Déclaration des Droitsdel' Homae et da Citoyen*)相继问世，成为人权运动的思想武器。

临终关怀权(hospice right) 公民决定自己接受临终关怀的权利，是人身权，特别是其生命健康权的重要内容。主要包括公民对自己生命终末期接受何种治疗的选择权和决定权。目前，法律上尚未对公民如何选择临终关怀方式进行明确规定。对于公民自己决定放弃有创治疗等姑息疗法的行为，在法律层面上不予支持或反对；但对于没有特殊声明的终末期患者依然选择常规治疗及抢救方法，不会征询本人意见。目前，对临终关怀权的争论主要集中在患者是否享有选择安乐死的权利，却忽略了在患者产生安乐死念头前的大段终末期应该如何度过。不仅绝症患者需要享有临终关怀权，实际上人人都在走向临终，临终关怀权的主体应该是所有人。世界卫生组织认为临终关怀是全世界范围的迫切需求，并建议各国政府把临终关怀纳入国家健康政策，而联合国更是将临终关怀权提升到了“人权”的高度。公民要求减轻和消除生命终末期的痛苦，其实质是要求更健康地度过生命的最后时刻，是在行使其生命健康权。公民享有这种权利，应当从法律上予以肯定和保障。

医疗自主权(self-determination rights of medical treatment) 患者有权就是否接受治疗、在何处治疗、选择何种治疗方案和是否拒绝治疗做出独立和自愿的决定，但需告知患者有关其病情和治疗的充分信息。患者有权事先决定指定代理人，以确保如果患者失去做出决定的能力仍可以按其意愿接受治疗。此外，选择安乐死也被认为是患者有权自己决定的。

患者的医疗自主权是医患关系中临床、心理、法律和伦理的基础。作为一项法律上的权利，医疗自主权是民法自愿原则、平等原则在医疗活动中的体现。医疗自主权包括医疗选择权、医疗同意权与拒绝医疗权3项具体的权利内容。

医疗选择权是指患者有权自由选择或变更为患者提供医疗服务的医务人员、医院或其他机构，或在有多种诊断、检查、治疗或药品时从中做出选择。《里斯本病人权利宣言》(*Declaration of Lisbon on The Rights of The Patient*)和《关于促进患者权利的欧洲宣言》(*A Declaration on the Promotion of Patient's Rights in Europe*)规定了患者享有这项权利。在我国目前的医疗卫生法律法规中，没有关于患者医疗选择权的明确规定，但是，基于《中华人民共和国消费者权益保护法》《中华人民共和国合同法》以及《中华人民共和国民法通则》的规定，不仅在学理上可以引申出对患者医疗选择权的解释，而且在医疗实践中，人们也开始通过各种努力实现患者的医疗选择权。

患者的医疗同意权，是指在医疗机构的医疗过程中，患者对医生的诊治有明示同意或不同意的权利。因为医疗行为通常直接指向患者的身体，而不同医疗措施的采取也会影响到患者医疗费用的支出，因此，医方采取的特殊检查或治疗措施，极有可能对患者的财产权或者生命健康权产生影响。侵犯患者的同意权，将直接导致侵犯患者的民事权利。

患者的拒绝医疗权是指患者遵循本人意志，拒绝某些医疗措施的权利。如果患者行使拒绝医疗权后会对他人生命健康产生严重威胁，患者的拒绝医疗权将受到限制。此外，医务人员的个人意志也应被尊重。当医务人员不认同患者的拒绝医疗决定时，医务人员无法律义务配合患者。可将患者转诊至愿意配合此项决定的医务人员。

19世纪60年代，医疗自主权的法律问题首次在美国讨论，特别是在昆兰(Karen)案件之后，引起了公众的关注。

1976年，加利福尼亚州政府通过了《自然死亡法案》(Advamce Order Agents Act)，该法案首次将“生前预立遗嘱”合法化，并明确规定成年患者在疾病末期时，有书面指示医生终止维生装置的权利。

1983年，加利福尼亚州政府通过《预立医嘱代理人法案》(Advance Order Agents Act)，该法案规定当患者失去意识或无法做出决定时，患者可以事先指定医疗代理人进行医疗决定，包括终止或取消医疗行为。

1991年，美国联邦政府颁布了《联邦病人自己决定法案》(Federal Patient Self-determination Act)，保护患者的“医疗自主权”，并要求所有参与国家医疗保险的医疗机构，必须以书面形式告知所有成年患者医疗自主的相关权益。

知情同意权(informed consent right) 是指患者在知悉病情的基础上，自主选择医疗方案的权利，其体现的是患者的自由选择权，也应当属于人格权的范畴。

知情同意作为最根本的临床伦理原则，指在人体试验中，医务人员秉承“对患者负责”的伦理原则，向受试者告知有关临床试验或治疗的各方面情况（如所需技术手段、诊治方法、预期益处、潜在危险等）后，受试者在权衡利弊的基础上，自愿同意参加该项人体试验的全过程。为防止不适当的影响、诱导或胁迫，研究者应使用合适的方式和语言向潜在的受试者充分告知研究目的、方法、潜在的风险、受益等内容；世界各国的伦理准则和法律规定，以书面方式表达同意，即签署《知情同意书》。

在将受试者的实验数据纳入临床样本库时，必须充分告知并取得受试者的同意，研究者与受试者共同签署《知情同意书》。对于限制或无行为能力者（包括未成年人）（根据《中华人民共和国民法通则》的规定：限制民事行为能力的人，包括10周岁以上的未成年人及不能完全辨认自己行为的精神病患者；无民事行为能力人，包括不满10周岁的未成年人及不能辨认自己行为的精神病患者），只有在该研究对其带来直接利益，并且风险最小时，才可从伦理和法律上得到辩护，才能考虑让未成年人及其他限制或无行为能力者参与研究。当临床样本库存储了来自未成年人可识别身份的样本和数据，当该未成年人达到法定年龄可以对一项研究表示同意时，应考虑重新获得其知情同意。当限制行为能力者或无行为能力者成为完全行为能力者时，也应考虑获得其知情同意。

代理知情同意（agency informed consent）作为现代医学一项基本伦理原则，是临床医疗活动的一项基本准则，着重强调了保障患者的基本权利，其重要性毋庸置疑。然而，知情同意在临床实践中有很大的不确定性和局限性。针对知情同意的局限性与发展趋势，委托代理应运而生。委托代理是指委托人委托代理人根据委托人利益从事某些活动，并相应地授予代理人某些决策权的契约关系。司法诉讼中当事人与律师的关系即属于典型的委托代理关系。当事人依法与律师签订委托代理合同，合同签订要点包括委托事项明确、授权范围清楚、代理期限明确等。当事人与律师依据合同约定完成司法诉讼。委托代理产生的主要原因包括：①委托人与代理人之间效用目标不一致；②委托人与代理人之间信息不对称；③委托人与代理人之间契约不完全；④委托人与代理人之间责任风险不对等。

所谓代理行使知情同意权，是指某些患者由于缺乏做决定的自主能力，在涉及医疗判断、医疗方案的选择或决定时，在医生向患者及其代理人说明有关医疗的好处、危险性和可能发生的其他意外情况等信息之后，由代理人为患者做出同意或不同意这种治疗的决定。患者知情同意权代理行使是医疗实践中普遍存在的问题。随着人们医疗知识的提升，患者往往就自己的健康状况向医生进行全面的咨询，以便其透彻地掌握病情和选择治疗方案。而在实践中，患者近亲属以及医生往往对其隐瞒真实的病情，而由其近亲属代理患者行使知情同意权。

我国的法律中关于代理知情同意权的规定主要有以下几条。①1982年，《医院工作制度》中将知情同意权的主体视作患者家属和单位。②1994年，《医疗机构管理条例》第33条规定：“医疗机构施行手术、特殊检查或者特殊治疗时，必须征得患者同意，并应当取得其家属或者关系人同意并签字；无法取得患者意见时，应当取得家属或者关系人同意并签字。”③1998年，《执业医师法》第26条规定：“医生应当如实向患者或者其家属介绍病情”，将知情同意权赋予患者及其家属。④1994年《医疗机构管理条例实施细则》、2002年《医疗事故处理条例》、2010年《病历书写基本规范》均将此项权利主体规定为患者。⑤2010年《侵权责任法》在借鉴前述各类规定后将医疗关系中知情同意权的主体界定为患者。《侵权责任法》第55条规定：“医务人员在诊疗活动中应当向患者说明病情和医疗措施。需要实施手术、特殊检查、特殊治疗的，医务人员应当及时向患者说明医疗风险、替代医疗方案等情况，并取得其书面同意;不宜向患者说明的,应当向患者的近亲属说明,并取得其书面同意。”

临床医疗活动中患者知情权难以理想实现,同意权存在盲目性与危险性,国内医患关系现状加剧了知情同意的泛化与形式化,对于医务人员,知情同意亦未发挥足够的应有作用,甚至成为医生“因言获罪”的原因。委托代理制度可视为对现行知情同意制度的有益补充,引入委托代理有助于弥补知情同意的局限性,克服知情同意的泛化与形式化。遵循自愿原则、动态原则与合法性原则有助于选择知情同意与委托代理间的最佳平衡点,可以更好地保护医患双方的权益。但实施委托代理制度仍面临诸多问题,有待进一步分析与研究。

临终患者权利(dying patient rights) 临终患者有权利要求临终关怀医院或亲属为其提供安静、舒适、有尊严的环境,对所患疾病作必要的治疗,温情的护理和服务,一定的心理关怀和精神支持。尽可能地减轻和消除躯体上、精神上的痛苦,能够在观念上和心理上获得疏导和调节,正视和接纳死亡的到来。

患者权利是指患者在接受医疗卫生服务过程中所享有的为或不为某种行为和要求他人为或不为某种行为的自由。患者首先是具有独立人格的自然人,享有自然人所应享有的一切权利,因此患者权利应有广义与狭义之分。广义的患者权利应包括健康权、人身权、财产权以及在医疗服务过程中所享有的医疗服务合同中的法定权利。狭义的患者权利仅指患者在医疗服务过程中所享有的医疗服务合同中的法定权利。纵观我国学者对患者权利内容的研究,众说纷纭,尚无统一认识。

患者权利运动发轫于 18 世纪末法国大革命时期,后来诞生的《纽伦堡法典》,首次确立了人体试验的知情同意原则。20 世纪 60 年代,美国的患者权利运动催生了卫生法学、生命伦理学等医学人文学科的产生和发展。1973 年,美国医院协会通过的《病人权利法案》成为世界上第一个有关患者权利的法案,并为其他国家效仿。1981 年,世界医生协会发表的关于患者权益的《里斯本病人权利宣言》,标志着保护患者权利已成为世界各国的共识。我国患者权利保护问题研究起步较晚。改革开放后,随着经济社会的发展,特别是社会主义市场经济体制的逐步建立和完善,医疗卫生体制改革的不断深化,患者权利法律保护问题日益成为人们关注的焦点。立法机关、政府机关、法院都在各自职责范围内做出一些有益的探索,制定了《执业医师法》《医疗机构管理条例》《医疗事故处理条例》等法律法规,以及最高人民法院出台的《关于民事诉讼证据的若干规定》《关于审理人身损害赔偿案件适用法律若干问题的解释》等司法解释,形成了中国特色患者权利保护模式的雏形。

患者权利法律保护的实现途径包括以下几种方式:①健全立法,完善患者权利保护的法律依据;②自觉守法,践行患者权利的保护义务;③严明执法,强化卫生行政部门对患者权利的保护职能。实现患者权利保护是一个系统工程,方法多样,有行政手段、伦理道德规范、思想政治教育等,且各有各的优势。法律制度是患者权利保护的基础,具有不可替代性;患者权利保护相关法律法规是提高医方尊重患者权利意识、重建医患信任关系的法宝;由于患者权利保护的立法更具有引导性、明确性且约束力度强等优势,1990 年后,各国不再满足于医院协会、医生协会制定的属行业自律性质的患者权利法案,而开始在国家法律层面立法,并成为了全球化的趋势。我国也应借鉴他国的成功经验,顺应时代潮流,早日制定患者权利保护相关法律法规,使患者权利在法律上得到切实有力的保护。

患者权利类型的确定是构建患者权利保护体系的理论基础,应分为两大类:患者作为“人”在医疗领域所享有的个体权利和作为“公共卫生体系使用人”的集体权利。①前者是患者在接受医疗服务过程中基本人权的实现,包括人格尊严权、不受歧视的权利、私生活和秘密被尊重的权利、生命健康权、获得有质量的医疗服务的权利等;

②后者则包括患者群体通过自己的社团——患者组织，在卫生法规决策过程中的介入权、在卫生机构中的代表权、在卫生监督部门中的参与权等，与国家公权力机关共同实现卫生领域的民主，以构建和谐的医患关系及促进医疗水平提高。在现有立法、司法及理论对患者个人权利已逐步承认并加强保障的情况下，认识患者集体权利的实现具有更强的理论意义及实践价值。

法律赋予公民基本权利，同时也能够通过国家强制力保障公民的权利实现，保障公民的合法权益不受任何事物侵害。医生和患者双方的权利都可以由法律阐述清楚，如果出现有争议的地方，由法律进行释明异议的争点，明确双方各自在刑事或者民事诉讼中的权利义务，让医患双方明确理解法律和法律赋予的权利，采取正确的医疗行为，是彻底解决医患矛盾的最有效的方法。在当今社会，探讨有关权利的话题仍旧非常有意义。站在宏观角度，社会、政治、经济制度都会随着时代变迁而不断地改进完善，这是一个社会乃至国家得以生存所必须进行的改变。站在微观角度，医院如果更加注重对患者权利的尊重，不仅能够为患者带来更贴心的治疗服务，同时还能够减少医疗诉讼的压力。

当前，为了避免医疗纠纷的发生，更好地稳定社会秩序，应当全民普及法律，加强法律宣传。学习法律赋予公民的权利有哪些，患者不能为了治疗疾病而放弃原本属于自己的患者权利，比如公开治疗方案、公开用药明细、自由查看诊疗记录等的权利。为了强化患者的权利意识，政府还可以通过书面的形式将医生与患者的医疗权利进行明文规定，制定相关的医患权利法。如果该类法案能够通过，将会成为确切保护入院患者基本人权以及维护医生职业尊严的有力法案，同时也是尊重患者权利的迫切要求。

隐私权(rights of privacy) 指自然人享有的私人生活安宁与私人信息秘密依法受到保护，不被他人非法侵扰、知悉、收集、利用和公开的一种人格权，而且权利主体对他人在何种程度上可以介入自己的私生活，对自己的隐私是否向他人公开以及公开的人群范围和程度等具有决定权。隐私权是一项基本人格权利。

《哥伦比亚百科全书》(*The Columbia Encyclopedia*)对隐私权的定义是："不被政府、媒体或其他机构、个人无正当理由干涉的独处权。"《牛津法律大辞典》(*The Oxford Companion to Law*)认为，隐私权是不受他人干扰的权利，关于人的私生活不受侵犯或不得将人的私生活非法公开的权利要求。我国民法学家彭万林先生认为，隐私权是指公民不愿公开或让他人知悉个人秘密的权利。张新宝先生认为，隐私权是指公民享有的私人生活安宁与私人信息依法受到保护，不被他人非法侵扰、知悉、搜集、利用和公开等的一种人格权。王利明先生则认为，隐私权是自然人享有的对其个人的、与公共利益无关的个人信息、私人活动和私有领域进行支配的一种人格权。

《美国联邦宪法第四修正案》是"隐私权"的主要法律起源。然而宪法只适用于政府工作者，不适用于私人或实体。因此在生物样本库背景下，宪法只保护那些拥有由政府生物样本库或政府雇用研究人员发布的样本或数据的个人。即使在满足"政府行为"要求的情况下，这种宪法权利的存在性或等级也长期受到争议。最高法院从未认为宪法规定了包括健康信息在内的信息隐私权。相反，法院会为了决定某一具体案件而假定有这样的权利。

美国相关法院经常将信息健康隐私的宪法权利定义得很狭窄。例如，第二巡回法院认为，所讨论的医疗状况必须是"极其私人和亲密的性质，才值得保护，例如那些可激发强烈的保护医疗保密愿望的信息"，并且是可能导致个体被歧视的信息。第六巡回法院要求隐私权是"基本或隐含的自由概念"，暗示只有那些生命处于危险之中，或暴露性行为或家庭生活的信息才属于隐私权。《隐私法案》(Privacy Act)是最古老的联邦隐私法律之一。它管辖收集、维护、使用和传播联邦机构记录系统中维护的个人信息。记录系统是由随机机构控制的随机组数据，可通过名称信息个人或识别号码，符号或分配给个人的其他识别标志来检索。隐私法试图确保个人可以获得自己的记录，并有权修改记录中的错误，并限制记录泄露。《隐私法案》要求每个联邦机构只保留"相关和必要"的信息记录以完成中转目的。并且记录的存在和释放都需要通知。此外，各机构必须确保其记录系统的完整性和保密性。因此，每个机构都应"对参与记录系统的设计、开发、操作或维护的人员制定行为规则，或保留一切记录，并告知每个人该规则和要求"。此外，每个机构也应"建立适当的行政，技术和物理保障，以确保记录的安全和保密性，并防止任何可预见的威胁危害其安全或完整性，否则可能对维护信息的个人造成重大损害、难堪、不便和不公"。

保密权(right of confidentiality) 在医疗活动中，保密权指保守医疗秘密或医疗保密。通常是指医务人员不随意向他人泄露患者信息以及医务人员应保守一旦泄露可能造成不良后果的有关信息的医德准则。

在医疗活动中，保密权是指患者享有的权利和医方必须遵守的权利，医疗保密是在医疗实践中产生的历史范畴和传统，历来的医学道德规范中都有要求医务人员为患者保密的内容，成为医务人员必须遵守的医疗道德规范。保密权的内容包括：①为患者保密。②对患者保密。③保守医疗秘密。④保守患者诊治信息或某些特殊病症、病情，如恶性肿瘤、危重疾病、影响患者名誉的疾病、影响家族关系的疾病。⑤保守患者的隐私，如生理缺陷、女性未婚妊娠流产等。

在西方，保密是临床医学中的一条古老准则。早在2 500多年前，古希腊名医希波克拉底在《希波克拉底誓言》中就提出："凡我所见所闻，无论有无业务关系，我认为应守秘密者，我愿保守秘密。"到了现代，人们对保密有了更加明确和深入的认识和阐发。1948年，世界医学会采纳的《日内瓦宣言》规定："我将要尊重所寄托给我的秘密。"1949年，世界医学会(World Medical Association, WMA)通过的《国际医德守则》也明确规定："由于患者的信任，一个医生必须绝对保守所知的患者的隐私。"这就是上述两部通行于世界并被作为基本医德法规的国际性文献所阐述的伦理理念和准则。对此，各国也都有自己的明文规定。1984年，美国内科医生学会(The American College of Physicians, ACP)制定的《伦理手册》(*The Ethics Manual*)提出："医生必须对他执导的有关患者的一切保守秘密，没有患者的允诺不得泄露，除去法律需要，或对他人造成的伤害超出了他对患者承担的义务。"法国巴黎大学医学院校训规定："病家秘密，或见或闻，凡属医者，讳莫如深。"中国卫生部1988年颁布的《中华人民共和国医务人员医德规范》也要求："为患者保守医密，实行保护性医疗，不泄露患者隐私和秘密。"

保守医疗秘密的意义在于它体现了对患者权利、人格的尊重和维护，为形成和谐的医患关系，赢得患者信任与主动合作提供了不可缺少的基础和条件，作为保护性医疗的一项具体措施，可以防范某些意外伤害和不良后果的发生。

根据医学伦理学的不伤害原则，其出发点为患者保密是符合道德的。否则，患者得知自己患了不治之症后，会导致其情绪低落、恐慌、害怕等情绪波动，有可能加速死亡过程。

但随着社会和医学的发展，保密准则受到越来越多的挑战(例如个人基因型的保密问题，医疗服务信息化、远程医疗等带来的保密问题)，尤其在对患者保密方面，对于到底该不该恪守这一准则，围绕着患者自主权、对患者讲真话和保密实效性等问题，目前医学界仍然存在着尖锐的争议。从人们的伦理争论来看，焦点是如何处理保密-不伤害准则与患者知情同意之间的关系。一般来说，医务人员出于保护患者的善意，事实上也有必要，对患者本人保密，目的在于不伤害患者，其出发点同维护患者知情同意权是一致的。这样有利于患者,符合患者的根本利益。但实际上这样做难度越来越大,而且,对患者保密的做法不能不对患者知情同意权造成限制,甚至伤害。因此,对患者保密与患者知情同意权两者之间存在着矛盾和冲突,以至于在很多时候两者之间都很难化解。于是,在患者知情意识日益增强的背景下,要求解除对患者保密的呼声也越来越高,而在实践中对这一原有保护性医疗措施采取变通的做法也越来越多。

平等医疗权(medical equal right) 是患者的基本权利之一,是宪法规定的平等权在医疗领域的延伸和具体化,它是当代人权概念的重要组成部分,在患者权利中处于重要地位。

医疗权是指人民要求政府增进国民健康,普遍推行保健事业及健全医疗制度的权利。医疗权作为一项基本人权,不能被任意剥夺或歧视。平等反映了基本的公正观念,并与人的尊严有关。平等权的伦理道德依据在于人人享有的人的尊严的平等。平等权利是人权的最核心要素。只有在平等的概念下,人们才能尊重他人的人权,才能为自己的人权而斗争。患者的平等医疗权是其诸多权利中最为重要的一项权利,是患者享有其他一切权利的前提和基础。

1789 年,法国《人权宣言》第 6 条规定了最早的平等原则:“法律表达普遍意志。所有公民皆有权亲自或经由其代表来参与法律之形成。不论是保护抑或惩罚,法律必须对所有人一样。所有公民在法律面前一律平等,并根据其能力平等享有一切公共荣誉、职位和就业;这种区别只能建立在道德和才能的基础上。”

自此,平等权一直被各国宪法视为一项基本权利。我国宪法第 33 条还规定:“公民在法律面前一律平等。”

死亡权利(death right) 是对垂死患者的死亡自由的确认。人类有要求死亡的自由,为了最终实现这一自由,人也应有死亡的权利,只要这样的死亡权利不违背他人利益和社会的公共利益。当死亡“自然地”来临时,我们应该“自然地”接受它,让它成为生命真正的一部分。面对自然来临的“死亡”,我们可以通过有意识地去体验它,构建自我内在的尊严。“自杀”不属于“死亡权利”。

从生命科学的角度来看,生命是指从人类生命的形成到结束的整个过程。因此,从逻辑上讲,生命权在生命的 3 个不同阶段包括 3 个具体的权利内容,即从怀孕开始到出生的出生权、从出生到死亡的生存权和接近生命终点的死亡权。

自主性是人之为人的基本特征,当需要“生死抉择”的时候,保证当事人(患者)的知情权,由他自身思考、判断、抉择,这十分重要,是对他人格完整性最大的尊重。

20 世纪 70 年代,于日本东京举行了“国际安乐死讨论会”,会议宣称必须尊重人们“生的权利”,同时也要尊重人们“有尊严地死去的权利”。20 世纪 80 年代在我国上海举行的“全国安乐死学术研讨会”也曾发出倡议:主张患者“有权利选择自己的死亡方式”,倡导患者的“正当权利应得到法律和社会的尊重”。荷兰于 2001 年 4 月通过《安乐死法案》,成为第一个安乐死合法化的国家。

死亡权利表现为公民了解个人的生命何时面临可能的死亡情况的权利;表现为当个人生命面临死亡的必然性时,公民有权拒绝接受治疗;表现为公民在走向死亡的“过程”中避免痛苦所带来的人格尊严受损的“结束生命权”。

死亡权利体现了法律对个人意志的尊重和保护,是社会法制发展的必然要求。人的生命是一个“向死而生”的过程,我们不仅要“活”得清清楚楚,也要“死”得清清楚楚。这就要求我们在还可以“自主”的时候做好死亡的准备,以避免在无意识的情况下失去“死亡权”的自主性。

医生权利(doctor's right) 是指医生在医疗和医患关系中合理合法的要求和利益。

《中华人民共和国执业医师法》规定了医生的下列权利：①在注册的执业范围内，进行医学诊查、疾病调查、医学处置、出具相应的医学证明文件、选择合理的医疗、预防、保健方案；②按规定获得与本人执业活动相当的医疗设备基本条件；③从事医学研究、学术交流，参加专业学术团体；④参加专业培训、接受继续医学教育；⑤在执业活动中，人格尊严、人身安全不受侵犯；⑥获取工资报酬和津贴，享受国家规定的福利待遇等。

在医学伦理学上，医生权利是在治疗过程和医疗关系中相对患者权利、医生义务而言的要求和利益。患者的权利就是医生的义务。医生的基本义务就是尽可能使患者得到及时、正确、全面和有效的治疗。为此，医生应当享有某些必要权利，以保证其义务的实现。医生的权利应该是独立的和自主的，这是由医疗职业特点所决定的医生权利的最大特征。医生权利包括一般权利和特殊权利两方面。在保证患者恢复健康或有利于病情好转的前提下和范围内，医生有完全自主的诊断权、治疗权和处方权，即医生有权决定一个人是否有疾病，有权决定采用何种诊疗方法、该不该手术、服用何种药，决定门诊住院还是隔离，是否需要会诊或转诊，以及决定患者医疗证明的开具、患者病休时间的长短，有权宣告患者是否死亡等。医生的特殊权利是指根据患者自主权而采取的措施，前提是不损害和有利于患者的诊疗和健康。医生对一些特殊的拒绝正常合理治疗的患者必要时采取的强制性治疗是合理的，如采用强制手术给服毒自杀患者洗胃等抢救措施，对精神疾病患者采取合理有效的行为控制性治疗措施。当然，医生在履行上述权利时，一般应和患者的知情同意原则结合起来，在患者自愿同意的情况下进行。

医生的权利主要来自医学上的判断、医生职业的规范和公认的社会规范，为某种立法或法定程序所保证，应受到患者及家属的尊重。但医生不能滥用自己的职业权利。医生权利与患者权利在根本上是一致的，而且，医生权利服从于患者的医疗权利。医生的权利维护、保证患者医疗权利的实现，是维护患者健康的权利。医生的权利不能超出这一范围。

医生的权利与义务的关系是辩证统一的。医生的权利是对自身利益的捍卫和追求，而义务又是医生为他人和社会的一种奉献。享有权利的人有权在法律规定或合同约定的范围内根据自己的意愿为一定行为或不为一定的行为，而且有权在法律规定或合同约定的范围内要求义务人为一定行为或不为一定行为。传统的医学有父权主义思想，它无限地夸大了医生在医疗过程中的作用，认为在临床医疗中医生的权威如同父亲在家庭中的权威一样不可动摇。由于医生与患者之间在医学知识和技能上的差距，为了患者的利益，应该由医生做出决定，成为患者的医疗决策者。事实上，在医疗决策中医生往往会主动地为患者决定一切，而以忽视患者的权利为代价。

护士权利(the nurse right) 是指护士在从事护理活动中合理合法的要求和利益。

2008 年，国务院颁布的《护士条例》规定护士有以下权利：①护士执业，有按照国家有关规定获取工资报酬、享受福利待遇、参加社会保险的权利。任何单位或个人不得克扣护士工资，降低或者取消护士福利等待遇。②护士执业，有获得与其所从事的护理工作相适应的卫生防护、医疗保健服务的权利。从事直接接触有毒有害物质，有感染传染危险工作的护士，有依照有关法律、行政法规的规定接受职业健康监护的权利；患职业病的，有依照有关法律、行政法规的规定获得赔偿的权利。③护士有按照国家有关规定获得与本人业务能力和学术水平相应的专业技术职务、职称的权利；有参加专业培训、从事学术研究和交流、参加行业协会和专业学术团体的权利。④护士有获得疾病诊疗、护理相关信息的权利和其他与履行护理相关的权利，可以对医疗机构和卫生主管部门的工作提出意见和建议。

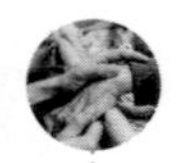

特殊干涉权(right of special interference) 又称为特殊干预权、医疗干涉权、医疗特权或者医学中的父权主义，指在特殊情况下，医生为了不损害患者或社会他人利益，对患者自主权进行干预和限制，并由医生做出医疗决定的权利。

特殊干涉权的主要内容包括：①患者非理智地拒绝治疗；②患者是出于某些目的而接受人体试验性治疗；③保护性医疗措施；④必要的行为控制(如传染病患者、发作期的精神病患者或因外界刺激导致反应性精神分裂症患者自伤和伤人事故时)。

医生特殊干涉权的适用条件包括：①患者的自主决定严重损害国家、社会或者他人的利益；②患者的自主决定严重损害患者的自身利益；③患者在某种情况下不能做出决定或者不能及时做出决定。

医生特殊干涉权的适用原则包括：①知情同意原则，包括知情与同意两个方面。同意必须以知情为前提。②有利原则。医生的任何决定都应当是在现有条件下对患者有利的决定。③危机干预原则。在危急情况下、医患之间缺乏交流沟通的条件下，为了保证患者的根本权益，医生所进行的选择。④适当干涉原则，是指对患者自主行为的干涉应适时和适度。

父权主义也称家长主义。它是指为了他人的利益而不考虑或限制他的愿望和自由的行为和意志。这是一种限制自由的伦理思想。父权主义在家庭内常存在于父母与子女之间。如子女在玩火，父母去加以干涉，这是为了子女的利益，不要让子女“引火烧身”，而对子女玩火的愿望不予考虑，这就是家庭中的父权主义。这种父权主义有两个明显的特点：①仁慈的父母心中装着子女的利益，父母的所作所为都是为了子女的利益；②父母不让子女就有关他们自己的问题做出决定，而是代替子女做出决定。

医学中的父权主义思想一直占据于传统医学和医患关系之中。在临床的医疗中由医生决定患者的医疗问题，医生的权威就如同父亲在家庭中的权威一样是不可动摇的。当然，仁慈的医生心中始终装着患者的利益，在医疗决策中会把患者利益放在首位。但医生不会或认为根本不必考虑患者的意见和愿望，不让患者自己就有关的医疗问题做出决定，而是代替患者做决定，如有的医生认为对患者做肝穿刺对弄清病情有好处，有利于患者病情，就不与患者商量，不把可能的不良反应告诉患者，担心引起患者不必要的恐慌。有的患者要求了解关于疾病的真实情况，但医生认为告诉他患病实情后会产生负面影响。这些都是医学中父权主义的表现。

在现代生物医学实践中，父权主义的衰落是与患者权利意识的觉醒相伴随的必然现象。由于社会的进步和医学科学技术的不断发展，现代医患关系发生了变化；同时，由于在现代医疗中，人们的价值观念有了变化。这些都使传统医学中的父权主义影响减弱。现代的患者越来越排斥“家长式”医生。

此外，还有诸多复杂的因素促使医患关系中父权主义伦理观的衰落。例如：①先进技术在医学中大量应用以及医学越来越细的专业分化，医学中“见物不见人”、迷信技术、“治病不治人”、医患关系淡化等倾向的发展，使公众怀疑医生能否完全代表患者的最佳利益。②人体研究中利用患者做不道德试验的丑闻在西方国家有所揭露，也使公众怀疑医生能否完全代表患者的最佳利益。③由于市场经济对医疗卫生领域的冲击以及医疗事故案例的曝光，公众怀疑医院和医生能否真正维护患者的利益。④虽然在医疗决策的技术方面，医生比患者懂得更多，但在医疗决策的个人价值取向方面，医生并不比患者懂得更多。例如临终患者是否愿意用带来极大痛苦的手术来换取延长几天的生命，只有患者才知道。⑤社会更重视、更尊重个人对涉及自己的问题做出决定。

总之，父权主义对现代医学是不完全合适的。患者拥有完整的价值观念、价值取向、生活目标和理想，有对自己的问题做出合乎理性决定的能力。生物医学伦理学不同于传统医学伦理学之一，就是取向从似乎理所当然的父权主义转向尊重患者的

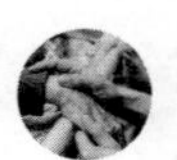

自主权。当然,这并不否认医学中父权主义在一定情况下、一定范围内仍然适用的客观事实。

(四) 义务

道德义务(moral obligation) 即人们意识到的,自愿承担的对社会、集体和他人的道德责任。

在伦理学意义上,义务同职责、责任、使命具有相同的含义。道德义务是由两方面构成的。一方面是由社会生活中各种客观的利益关系所规定的、社会和他人对个人的要求,以及个人对他人和社会应承担的责任,这是道德义务的基础;另一方面,道德义务的实现还必须有人们主观上的自觉意识和内心的自愿要求。道德义务是这两方面的统一。道德义务具有两个基本特征:①道德义务不以获得对应的权利和报偿为前提;②道德义务不是外部强制履行的义务,而是建立在对社会和他人利益的正确理解和深厚感情基础之上的、自觉自愿履行的义务。

道德义务来源于人们的社会关系。在现实生活中,人们都处在一定的社会关系和利益关系之中,必然承担一定的责任和使命。人们对这种责任、使命的理解和体验,形成了道德义务观念和义务感,并转变成符合这种义务要求的道德行为。道德义务的实质是按照一定的道德原则和规范的要求,维护包括个人利益在内的社会或阶级的整体利益。社会主义和共产主义的道德义务是从广大劳动人民的整体利益中引申出来的,是以社会主义和共产主义道德原则和规范的要求为内容的,并不否认个人对自身的义务。

义务在医学伦理学中有着重要的意义。在医疗保健行为的各种关系中,都涉及相互之间的义务"是什么"的问题。例如医务人员的义务是什么,患者的义务是什么,国家和社会在医疗保健事业上的义务是什么,医生与患者之间的关系实质是什么,国家对医疗保健是否应该有一个合理的投入等。这些问题能得到明确而正确的解决,不仅是许多医学伦理学问题解决的前提,也是医疗保健道德秩序建立的重要基础。

患者义务(patient obligations) 是建立在患者对自身健康、医务人员的诊疗及对社会负责基础之上的一种道德责任。

一般来说,患者义务包括以下几方面:①保持和恢复健康,预防疾病。一个人一旦患病,其承担社会责任的能力就将减弱,这对个人和社会都是一种损失,还会给家庭与社会造成负担。努力减轻社会的负担、减少损失,是每个社会成员不可推卸的责任。作为患者,除了患病后及时就医、积极治疗外,更为重要的是要防患于未然,建立合理的生活方式,养成良好的生活习惯,主动自觉地学习有关疾病的预防知识,相信科学,积极锻炼身体,增强机体抵抗力,减少疾病的发生。②积极配合诊疗。患者在就医诊疗过程中(无论住院、门诊)应遵守医院为维护正常医疗秩序而制定的一系列规章制度与规定;患者应积极给予医务人员必要的配合,服从医务人员的诊疗,遵守医嘱,主动向医生、护士介绍在诊治中的病情变化和主观感受,病愈后及时出院,协助医院的随访工作。③理解和尊重医务人员的劳动,尊重医务人员的人格,共同努力建立良好的医患关系;同时,谴责那些不尊重医务人员、强索药物、强行要求某些特殊检查或治疗,甚至辱骂、殴打医务人员的行为。④及时足额缴纳医疗费用,任何逃避、拖欠医疗费用都是不道德的。确实无力支付费用者应该按照有关规定办理减免手续。⑤支持医学科学研究和医学教育。医学的发展、医疗技术的提高离不开科学研究。现代诊疗为患者的康复带来的好处是建立在千千万万的前人为医学发展积累知识所作贡献的基础上的,每个患者都应在知情同意的基础上,积极配合医学科研和医学教育。

医生义务(doctor's obligations) 包括法律上和道德上两个层次的要求。首先,在法律上,是指医生在医疗活动中按照法律规定有对患者和促进公众的健康应尽的责任。其次,在道德上,是指医生对患者履行的职责和对社会的责任。

《中华人民共和国执业医师法》第 22 条规定了医生在执业活动中要履行下列义务：①遵守法律、法规，遵守技术规范；②树立敬业精神，遵守职业道德，履行医生职责，尽职尽责为患者服务；③关心、爱护、尊重患者，保护患者的隐私；④努力钻研业务、更新知识，提高专业技术水平；⑤宣传卫生保健知识，对患者进行健康教育。

在道德上，医生的义务主要是指对患者履行的职责和对社会的责任。在一切临床医疗工作中，医生都应无条件地忠实于患者的利益，尽其一切努力治疗患者的疾病，增进患者的健康。同时，医生在为患者诊治时，还必须承担对他人、社会的责任，顾及对社会的影响和后果，增进公众的健康，促进社会的文明和发展。

医生对患者的义务包括：①治疗的义务。医生必须以其所掌握的全部医学知识和治疗手段，尽最大努力为患者服务，这是医疗职业特点所决定的。②解除痛苦的义务。尤其是解除患者心理上、精神上的痛苦和负担是现代医生不容忽视的义务。③解释说明的义务，提供条件使患者能够履行知情同意原则。这是对患者自主权利的尊重，是为了更有效地合作和治疗。④保守患者秘密的义务。⑤尽可能降低医疗费用，减轻患者的经济负担。医生对社会的义务包括：①宣传、普及医学科学知识的义务。教育患者加强自我保健、积极预防、主动锻炼，减少疾病的发生。②发展医学的义务。需要有对医学发展的求实进取精神甚至奉献牺牲精神。③维护社会整体利益和公共健康。④及时报告疫情，预防疾病的发生和流行。

护士义务(nurse's obligations) 包括法律和道德要求。首先在法律上，是指护士在医疗活动中按照法律规定对患者和促进公众的健康应尽的责任。其次，在道德层面上，是指护士对患者的义务和社会应履行的义务。

2008 年，国务院颁布的《护士条例》规定护士有以下义务：①依法执业。护士在护理实践中应遵守国家法律、法规和诊疗技术标准，这是最基本、最重要的原则。②紧急处置。护士是与患者接触最直接的人，患者出现任何不良情况，家属首先会通知护士。当患者情况危急时，护士应立即通知医生。为了在紧急情况下挽救垂死患者的生命，必须首先进行必要的紧急救援。③问题医嘱报告。当发现医生的医嘱违反法律、法规、规章或诊疗技术标准的，由护士向医生提出；必要时，应当向负责人报告。④尊重照顾和保护患者隐私。护士应当尊重和照顾患者，保护患者的隐私，不得泄露给他人。⑤服从国家调遣。紧急状态时护士应服从政府紧急调遣，在国家遇到突发事件，尤其是发生重大灾害事故、疾病流行或者其他意外情况时，国家需要充分调动预防、处置、控制疾病蔓延和损伤伤害情况，需要对医疗卫生技术人员进行紧急调用，除了要调用医生外，护士也是调用的对象。

（五）遗嘱

遗嘱(testament) 是公民生前对其死后遗产所作的处分和处理其他事务的嘱咐或嘱托。遗嘱是指遗嘱人生前在法律允许的范围内，按照法律规定的方式对其遗产或其他事务所作的个人处分，并于遗嘱人死亡时发生效力的法律行为。遗嘱是单方法律行为，遗嘱人必须具备完全民事行为能力，设立遗嘱不能进行代理。

遗嘱与继承密不可分，《中华人民共和国继承法》(简称《继承法》)自 1985 年 10 月 1 日起施行。《继承法》规定了继承起始日期、遗产内容、法定继承顺序、遗产分配、遗嘱的订立等内容。根据《继承法》的有关规定，遗产必须同时符合 3 个特征：①必须是公民死亡时遗留的财产；②必须是公民个人所有的财产；③必须是合法财产。

遗嘱的订立要求遗嘱人须有遗嘱能力，遗嘱须是遗嘱人的真实意思表示，遗嘱不得取消缺乏劳动能力和没有生活来源的继承人的继承权，遗嘱中所处分的财产须为遗嘱人的个人财产，遗嘱须不违反社会公共利益和社会公德。

遗嘱的形式有5种:公证遗嘱、自书遗嘱、代书遗嘱、录音遗嘱和口头遗嘱。除自书遗嘱外,见证人是合法有效遗嘱的重要条件之一,法律规定:无行为能力人、限制行为能力人,继承人、受遗赠人,与继承人、受遗赠人有利害关系的人不能作为遗嘱见证人。一般情况下,遗嘱的内容应包括:①指明遗产的名称和数量;②指定遗嘱继承人或受遗赠人;③指明遗产的分配方法和具体遗嘱继承人或受遗赠人接受遗产的项目及份额;④指明某项遗产的用途和使用目的;⑤指定遗嘱执行人。遗嘱格式包括本人身份的说明、本人委托的遗嘱执行人的说明、本人遗嘱法律效力的说明、本人财产的说明、本人保险的说明、本人相关事务的执行情况、以前订立遗嘱的情况。数份遗嘱的内容有抵触的,以最后的遗嘱为有效声明,要有签名及日期。

遗嘱的执行,是指在遗嘱发生法律效力以后,为实现遗嘱人在遗嘱中对遗产所做出的积极的处分行为以及其他有关事项而采取的必要行为。遗嘱的变更是指立遗嘱人对自己所立遗嘱的内容进行变动、更改。"变更"包括"补充""部分撤销"。遗嘱的不生效,是指于遗嘱人死亡时,其所立遗嘱虽然不违法,但却不发生法律效力,即不能执行。遗嘱的无效,是因遗嘱不符合法律规定的条件而不能发生效力。

生前预嘱(living will)亦称"预前指示""预立医嘱""生预嘱"等,是成年人事先在健康或意识清楚时签署的,说明在不可治愈的伤病末期或临终时要或不要哪种医疗护理的指示文件。

世界各国生前预嘱推广进程不同。1976年8月,美国加利福尼亚州率先通过了《自然死亡法案》(Natural Death Act),允许不可治愈患者依照自己的意愿通过签订"生前预嘱"选择是否使用生命支持系统。这项法律规定,生前预嘱由至少2位成人签署见证,见证人不能是患者的配偶、亲属、遗产继承人或医疗费用直接负担者。生前预嘱作为患者的医疗资料放在病历中,是医生对患者是否使用生命支持系统的依据,患者自然死亡后,不影响其家属领取保险赔偿。此后近20年间,这项法律覆盖全美国。我国大陆地区还未通过"自然死亡"和其他相关法律,"生前预嘱"不是法律文件。

"自然死亡"的立法和推动"生前预嘱"成为合法文件应极为审慎,推动的目的是给社会和个人提供一种自主愿望下的选择可能。无论如何选择,没有对错之分。

生前预嘱是建立在知情同意权和自主选择权基础上的法律或非法律形式的文件,当事人对文件列出的内容充分了解,经过与家人、专业人员及医生沟通后做出选择,说明自己不要什么,如临终时的心肺复苏、气管插管、鼻饲等;也可说明需要什么,如充分止痛。这份文件发挥作用的关键是:①事先的充分了解和讨论;②与专业人员沟通并获得共识和认可;③明确的自主意愿表达;④可随时改变主意;⑤必要时的委托和代理。

生前预嘱能够帮助人们实现在生命尽头的愿望和要求,使人们知道在生命终末期不使用生命支持系统以保持尊严是一种权利,是现代社会、法律和伦理赋予人的基本权利,需要被认识和维护。

(六)临终关怀道德和医德

护理道德(nursing moral)是护理人员在职业过程中应遵循的伦理准则,是指护理人员在履行自己职责的过程中,调节护理人员与患者之间、护理人员与其他医务人员之间以及社会之间的关系的行为准则和规范的总和。具体包含护理人员在履行职责过程中应具备的道德素质、调节护理实践中各种人际关系的原则规范,以及所应当遵循的道德规范和行为准则。

基本范畴:①权利和义务;②情感和良心;③审慎与保密;④荣誉和幸福。基本原则:①自主原则;②不伤害原则;③公正原则;④行善原则。基本规范:依据护理道德的基本原则,对护理人员行为的基本要求是热爱本职,精益求精,尊重患者,一视同仁,认真负责,任劳任怨,文明礼貌，举止端正，言语贴切，保守秘密，团结协作，互相监督，廉洁奉公，遵纪守法。

在履行增进健康、预防疾病、恢复健康、减轻痛苦的基本职责时，护理人员珍视人的生命，保护人的尊严，尊重患者权利，严谨细致、兢兢业业，为患者个人及其家庭乃至公众提供人道主义的优质医疗卫生保健服务，为维护职业荣誉、守护人类健康作出贡献。

护理道德是社会道德在护理工作中的具体体现，其普遍的道德内容包括公正、情感、良心、义务、荣誉、审慎和幸福。作为护理工作的行为准则，其主要内容是：仁爱救人，扶弱济困，严谨认真，履职尽责，清正廉洁，仪表端庄，精勤不倦，好学创新，尊重同道，团结协作。

护理道德作为职业道德的一种类型，具有专业的特殊性。①社会性与普遍性。它不仅关系到医院患者的安危，而且还关系到居民的健康和幸福。②复杂性与协调性。与医生紧密合作，使治疗与护理协调一致，与患者及其家属密切配合，为患者创造有利于疾病诊治和健康恢复的环境和条件。③规范性和严谨性。严格实施各项护理标准和程序，对患者尽职，恪守职业操守，严谨细致地实施各项护理操作。④稳定性和自觉性。对患者生命和健康负责，慎独守规，不做有损患者权益和公众健康的行为，永葆护理人员的高尚情操及美德。

护理道德作为一种相对独立的职业道德，是社会道德的一个组成部分，它来自社会生活和护理实践，同时对社会生活和护理实践具有推动作用。护理道德影响着护理人员的心理和意识，形成护理人员与职业相关的特征性内心信念，是护理人员在各种条件下尽其所能完成护理任务的思想保证。护理道德是从事护理职业必备的基本素质和条件，是提高护理工作质量的重要保证，是造就新型护理人才的基础条件，也是推动护理学科发展的强大动力。

自我照顾道德（self-care moral）　自我照顾，又称自我护理或自顾，是指在维护健康、预防疾病、一般自我治疗和参与康复活动过程中，个体为维持生命、健康和完好而需要自己进行的护理活动。自我护理是以患者为主体、护理人员起主导作用的护理模式，是患者维持和恢复人体自我功能的重要手段，不仅限于伤残者，还适用于维持健康、提高生命质量的健康人。

自我照顾道德是指在以患者为主体、护理人员为主导的自我照顾的护患关系中，护理人员应当遵循的道德规范和行为准则。

内容与要求包括：①遵循个体化原则，护理计划切合实际，不要勉强患者做力不能及的事；②维护自我照顾患者的个人尊严，尊重其权利和人格；③保持高度负责的精神，控制自我护理行为风险，一旦发生缺陷要及时干预调整，帮助病员建立或恢复自护能力。实施患者自我照顾后，并不是将不负责任合法化，而是加重了护理人员的道德责任。为了完成护理任务而不愿教患者自主操作，或者错误地认为自护就是减轻护理人员工作量，将全部护理任务交给患者及家属去做，都是不负责任的不道德行为。

自我护理理论的提出与实践是护理学的重大发展，是功能医学的重要组成部分，也是护理伦理道德的进一步完善和深化。护士既要帮助人们增强体质、预防疾病，也要帮助患者减轻痛苦、恢复健康；既要为患者补偿自我护理能力的缺陷，也要为人群提高自我护理水平的能级，为人类的健康、幸福作出贡献。

老年护理道德（aged care moral）是指老年护理人员与患者、家属、社会之间，老年护理人员之间，老年护理人员与其他医务人员之间各种人际关系的协调原则、行为规范与道德准则，也被称为老年护理工作的职业道德。

老年护理道德的原则包括关怀、尊重、平等、真诚，既体现老年人医疗保健权利，也体现护理人员维护老年患者健康的义务。其特点包括：①维护尊严与尊重人格；②耐心诚恳与优质服务；③心身护理与保健咨询并重。其内涵包括：①尊老敬

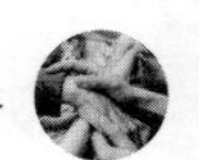

老,扶病解困;②热忱服务,一视同仁;③高度负责,技术求精。要求耐心细致,及时周到,沉着冷静,诚恳热情。

老年护理道德是提高护理质量的前提和指导思想。老年护理工作者的职业道德素质不仅直接影响老年人的身心健康、家庭幸福与社会风气,而且影响社会制度的优势体现以及党和政府有关老年人政策的落实。老年护理道德是老年护理工作的必备条件,老年护理人员应加强职业道德建设。

临终关怀道德(hospice care moral)是指临终关怀工作中,护理人员与临终患者、家属、社会、护理人员之间,与其他医务人员之间处理人际关系时,应遵循的行为守则与道德规范。

临终关怀道德的原则是尊重生命,解除痛苦,以护理照顾为主,重视心理支持,提高生存质量。其内涵包括:①对临终患者给予深切的同情和生命的关怀。了解临终患者的心理特点和不同发展阶段,善于应对他们的情绪和行为反应,真正了解患者的某些异常情绪变化,在态度和语言上体现真诚、仁爱和善良的情感,尊重临终患者的意愿,宽容以待,慷慨大度,满足他们的合理需求,使他们在临终关怀过程中获得良好的精神慰藉,在生命的最后阶段享受到良好的关怀,在极大的解脱中离世。②维护并尊重患者的权利和尊严,并体现尊重临终关怀生命的原则。在患者生命的最后阶段,个人尊严不能因生命力降低而被忽视,个人权利也不能因身体衰竭而被剥夺,临终患者依然享有生活的权利,医务人员应当尊重临终患者的最后生活和人格尊严,保守其隐私,允许其保持自己的生活方式、信仰和习俗。要从患者的根本利益出发保护临终患者的权利,让其适时知悉真实病情和预后,争取时间处理未尽事宜,避免抱憾离世,让其参与医疗护理方案的制订,享有选择死亡方式的权利。③为临终患者提供良好的临终服务,提高临终生存质量,使其在有限的生存时间内感受到关爱,采用死亡教育、医患沟通和心理疏导等各种方式,尽可能减轻患者及其家属对死亡的焦虑与恐惧。

临终关怀道德要求不仅需要关注和缓解临终患者生理和心理问题,而且需要关怀临终患者的尊严、人格权利和生命质量,并从精神、生命观、生死观等角度关照临终患者及其家属。

临终关怀道德是提高临终关怀质量的重要前提,是开展临终关怀工作的指导思想。加强职业道德修养是做好临终关怀工作的基本要求,临终关怀工作者的职业道德素质不仅直接影响临终患者的生命质量以及家属的体验和感受,还体现社会文明程度和医学模式发展的水平。

护患关系道德(nurse-patient relationship moral)是指护理工作中为协调护理人员与患者之间的关系所应遵循的行为规范与道德准则。

护患关系道德须以患者利益为中心,尊重患者的基本权利,增进护患沟通互信。内涵:①以患者利益为核心,帮助患者治疗、康复、减轻或消除痛苦;②同情与爱心,设身处地为患者着想,为患者提供周到的服务、热情的帮助和真切的关怀;③平等与合作,护理人员要尊重患者的基本权利和尊严,患者也应当尊重护理人员的人格和服务。在患者主动参与积极配合的基础上,护患之间加强沟通、互信,护理人员实施有效的护理措施,并给患者以科学正确的指导,帮助患者尽早恢复健康;④真诚与负责,对患者采取真诚和负责的态度,一切从患者出发、为患者着想、为患者服务,这是护理工作的根本宗旨。要求:①热爱专业,协作自强;②认真负责,耐心细致;③尊重患者,一视同仁;④举止端庄,态度和蔼;⑤语言贴切,维护权利;⑥知识广博,精益求精;⑦理解家属,释疑解惑。

护患关系道德是对护理职业的基本素质要求,是护理服务质量的基本保证,是以患者为中心开展医疗服务的必然要求。

医学人道主义(medical humanitarianism)是医务人员关心和爱护患者健康、守护患者生命、尊重患者人格和权利、维护患者利益和幸福的伦理思想,是医学领域指导医务人员与患者关系的伦理基础。

医学人道主义思想来源于人类对现世的依恋和对生命的渴望、对患者病痛的同情和关心,以及在社会生活中对人的平等权利的尊重。古今中外各类医家所倡导的伦理道德,均体现人道主义的思想和精神。在不同时代,医学人道主义具有不同的特点和体现形式,可大致分为古代朴素医学人道主义、近现代医学人道主义、当代医学人道主义 3 个发展阶段。

医学人道主义认为人的价值至高无上,医者应当尊重、同情、救助、关心服务对象。

医学人道主义的内容非常广泛,其核心是尊重服务对象,具体体现在如下几个方面。①尊重患者的生命。这是医学人道主义的根本理念。唐代名医孙思邈曾言"万物悉备,莫贵于人""人命至重,有贵千金",是指人是世界上最有价值的生命体,而人的生命只有一次,因此医者应当珍重生命,尊重人的价值和权利,并努力救治患者。②尊重患者的人格。除了正常人的权利之外,患者还有一些特殊的权利,患者的人格应当得到尊重。同时,尊重患者人格也是提高医疗质量和效果的必然要求。③尊重患者的平等。人人享有医疗保健权利是医学人道观和权利观的基本主张和重要目标,医疗中应当尽量排除政治、经济、文化、宗教等非医疗因素的干扰,让每位患者都能得到人道的、平等的医疗保健服务。④尊重患者的生命价值。要努力提高患者的生命质量,以此提高患者生命的内在价值,同时要使患者以良好的生命状态投入社会生活和工作之中,以此提升患者生命的外在价值。

医学人道主义是医学道德传统的精华,是医学伦理学的理论核心,并体现全人类的共同价值观。它以关心患者、尊重患者、治病救人为核心宗旨,体现医学的道德价值,定义医者的基本道德要求。医学人道主义体现了医患关系的平等性、医学的人性化和造福人类的宗旨,它是医学的基础性道德规范体系。1948 年,世界医学会通过的《日内瓦宣言》中首次提出人道主义服务应作为医生的职责。在医学人道主义的引领下,古今中外的从医者救死扶伤、防病治病,竭尽全力为人类健康服务,维护着医学职业的价值与尊严。

医德评价(medical ethics evaluation)　对于医务人员行为和医疗卫生保健机构活动的道德价值,由社会公众、患者和医务人员依据一定的医德观点、标准和原则做出善恶评判。

医德评价的主体可分为社会评价和自我评价。社会评价是指社会公众和患者对医务人员行为、医疗卫生保健机构活动所作的道德评价;自我评价是指由医疗卫生保健机构自身或医务人员本人对自己的医疗卫生保健行为所作的道德评价。客体为医务人员或医疗卫生保健机构的职业行为。标准:①浅层次,医学伦理学的原则、规范、范畴;②中层次,是否有利于预防和治疗疾病,是否有利于发展医学科学和提升社会效益,是否有利于改善人类生活和保护生存环境;③深层次,是否有利于发展生产力和推动社会文明进步。途径:①社会舆论,是指依据一定的道德原则和行为规范来评价医疗卫生保健服务的行为和品质,对符合的予以肯定与褒扬,对不符合的予以否定与谴责。按途径方式可分为正式和非正式的社会舆论、全社会舆论和医学同行评价等。②内心信念,是指医务工作者依照自身已经形成的道德观念,对自己医疗卫生保健服务行为和品质进行自觉地肯定或否定。内心信念是一种内在的、自觉的道德评价行为,是医学工作者走向更高道德境界的内在推动力,主要通过培养和教育而形成。③传统习惯,根据社会医德规范和原则对传统习惯取其精华,成为医德风范与品质不可分割的组成部分。在医德评价中,社会舆论、内心信念和传统习惯三者是相互联系、相互制约和相互促进的。内心信念的形成受到社会舆论和传统习惯的影响,社会舆论和传统习惯的作用需要通过内心信念来实现。

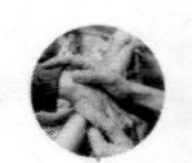

医德评价发挥着裁决、教育和促进医学发展的作用，是维护医德原则和规范的重要保障。其作用重点体现在以下 3 个方面：①对医务人员的影响。一方面，其能够帮助医务人员正确认识医德，分清行为的是非善恶并自觉进行选择；另一方面，其对医务人员的医疗服务行为具有一定的监督和调整作用。②对精神文明建设的促进作用。医德评价有助于推动良好医德医风的形成，在卫生服务领域促进行业作风和社会风气的好转，进而为全社会的精神文明建设作出积极贡献。③对医学科学发展的推动作用。医德评价是医学新技术评价中不可或缺的部分，指引医学新技术朝着有利于造福人类的方向发展。

美德(virtue) 是指道德上的卓越，指美好而高尚的品德，优秀的品质、情操和修为。美德是个人通过学习和实践发展出来的一种良好而稳定的道德品质。

美德是道德思想的精髓，其特征为进步性、稳定性和普遍性。其内涵体现在：①西方文化中的美德。古希腊文化中美德的本义是指功能的杰出表现，柏拉图提出了智慧、正义、勇气和节制四大传统美德(元德)，亚当·斯密提出了明智、仁慈、正义和自制这四大美德(德性)。②中华文化中的传统美德，是指中华民族在长期发展过程中形成的崇高的民族精神、优秀的民族品质、高尚的民族情感和良好的民族礼仪的总和。宋代以后，“仁义礼智”被提升为最高道德原则，“孝悌忠信、礼义廉耻”八德成为普遍推崇的道德规范。中华民族传统美德的基本内容可概括为爱国爱民、公平正义的社会责任感，刚健有为、自强不息的民族精神，笃志好学、奋发成才的求学精神，见利思义、以义制利的价值取向，以及仁爱孝敬、尊老爱幼的人伦意识。

美德是对进步向前、推动历史发展的人类行为的伦理学评价，也是对个人或者集体、民族、社会所具有的良好、稳定的道德品格的高度概括。医务人员的美德是医学伦理的元德，它催生了医务人员忠诚、责任、敢于担当的品格，是医疗卫生服务的原动力、医患双方的凝聚力和医学发展的重要推动力。

人文精神(humanism) 是一种普遍的人类自我关怀，是人性的体现，是对人生价值意义的洞察和欣赏。它主要表现为维护、追求和关怀个人的尊严、价值和命运，高度珍视人类遗留的各种精神文化产物，肯定和塑造全面发展的理想人格。

人文指与自然现象及其规律不同的人和社会事物。人文精神是关于人的生存方式、人的价值标准等一系列命题的自我意识，是人类价值观、人性和时代精神在特定背景下的集中体现，具有时代性和民族性。

人文精神的核心是“以人为本”，肯定人的主体地位和人本身所具有的最高价值。其内涵为：①在人本主义层次上，对人的主体性的关注、尊重、希望和提升；②在价值原则层次上，对自由、公平、正义等价值观念的渴望与呼唤；③在科学层次上，对知识、科学和真理的重视与探索；④在道德层次上，对道德行为、道德修养、道德信念和道德人格的关注和追求；⑤在终极关怀层次上，对生死、信仰、幸福、生存意义和社会终极价值取向等问题的反思与求索；⑥在历史层次上，对时代的审视与批判，以及对历史发展与未来走向的关注与追寻。

人文精神贯穿于人的思维与言行之中，从信仰、理想、价值取向、人文模式到审美趣味。人文精神是精神文明的主要内容，是一个国家、一个地区文化特征的核心，是衡量社会文明程度的重要标尺。

人文环境(humanistic environment) 指人为活动所创造的综合环境，是由各种规则耦合而成的人文生态系统。人文环境是存在于社会本体中的一种无形环境，是一种润物无声的民族之魂与时代力量。

人文环境作为一种由人类活动演变而来的社会环境，不是自然形成的，而是由人类因素所创造的，具有社会属性。

人文环境是社会系统内外文化变量演化而成的综合体，包括共同体的态度、观

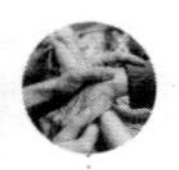

念、信仰系统、认知环境等。人文环境包括城市沿革与变迁、文化背景、经济和交通区位等人类活动所创造的各类外部环境，是人居环境中的重要组成部分。

人文环境因人为活动而形成，又会反作用于人的行为，促使人形成自我活动或推动社会发展。人文环境只有被行为主体接受，并被灌注到具体的行为之中，方能产生效用。人文环境会影响人类的发展，个人的人文环境会影响他们的道德修养、价值观和世界观。

临终关怀医德（medical ethics of hospice care）是指导医务人员以善恶标准开展临终关怀服务的思想和行为准则。通过社会舆论、内在信仰和传统习惯来评价临终关怀工作者的素质，调整医患之间、医务人员之间、医务人员与社会之间关系的行为规范。

临终关怀医德以人道主义为基本出发点，以生命质量为基本尺度，合理利用卫生资源。其原则主要包括：①医学人道主义原则。以临终患者为中心，给予关怀、尊重、照护和帮助，诚心诚意减轻临终患者的痛苦。②知情同意原则。临终患者有权要求或拒绝治疗。当患者有意识清醒并能够行使其权利时，医护人员应当尊重他们的选择；当临终患者在意识障碍、无法正确行使自身权利时，可以按患者预嘱执行。③关怀原则。从身-心-社-灵全方位、多角度照顾临终患者，给予临终患者家属同情、便利、帮助、安慰和鼓励，并引导家属参与临终护理。

临终关怀医德的特点是自主、无害、尊严、知情同意、公正公益和整体服务。其内涵为：实行人道主义，体现人文关怀，尊重临终患者的人格与尊严，维护临终者的合法权益，尽心尽力为临终患者及其亲属服务，提高临终患者生命质量。

临终关怀医德是协调解决临终关怀服务过程中各种关系和社会伦理问题的行为准则，具有评价、教育、调节、导向、激励等功能，是医务人员在临终关怀工作中职业操守的体现，也是社会文明程度和健康水平的评价指标。

（寇楠楠　李义庭　梁立智　彭迎春　顾文娟　陶志敏　孙莹炜　赵方方　李骥　邓帅　胡正娟　杨颖华）

十五、临终关怀与中医学

大医精诚（virtual of great physician）出自我国唐代孙思邈所著之《备急千金要方》第一卷，乃是中医学典籍中论述医德的一篇极重要文献，为习医者所必读，被誉为是“东方的希波克拉底誓言”。

“大医精诚”论述了有关医德的两个问题：①精，即要求医者要有精湛的医术，认为医道是“至精至微之事”，习医之人必须“博极医源，精勤不倦”。②诚，即要求医者要有高尚的品德修养，以“见彼苦恼，若已有之”感同身受的心，发“大慈恻隐之心”，进而发愿立誓“普救含灵之苦”，且不得“自逞俊快，邀射名誉”“恃己所长”“经略财物”。

大医精诚明确地说明了作为一名优秀的医生，不光要有精湛的医疗技术，还要拥有良好的医德。这篇文章广为流传，影响深远。直到现在，我国的不少中医院校仍用它作为医学誓言、医学准则。每位医生都应秉承“大医精诚之心”，全心全意为患者服务。

人命至重（life is the most important）出自我国唐代孙思邈所著之《备急千金要方》自序。文中指出，“人命至重，有贵千金，一方济之，德逾于此，故以为名也”。人命是很重要的，比千金还要贵重，医者应尽力去救治。孙思邈以人命重于千金为比喻，这是作为一个医生首先要具备的良好品质。“望闻问切宜详，补泻寒温须辨，当思人命至重，冥报难逃”意思是望、闻、问、切应因人而异，强调把脉要专业、准确；补泻寒温要辨别，虚症、实症要分清；当考虑人命至重；病入膏肓就无药可治了，例如癌症晚期。

大医（great physician）是古代医生的

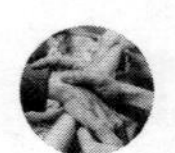

称谓，即上医，是指品德高尚、医术精湛的医生，出自我国唐代孙思邈的《备急千金要方》卷一。

诚心救人："凡大医治病，必当安神定志，无欲无求，先发大慈恻隐之心，誓愿普救含灵之苦。若有疾厄来求救者，不得问其贵贱贫富，长幼妍媸，怨亲善友，华夷愚智，普同一等，皆如至亲之想。"意为凡是品德、医术俱优的医生治病，一定要安定神志、无欲念，要有慈悲同情之心和拯救人类的决心。如果有病患求医生救治的，不管他贵贱贫富，老幼美丑，一律同样看待，绝不能瞻前顾后，考虑自身的利弊得失。强调道德高尚的人才能成为一名好医生。

大医之体："夫大医之体，欲得澄神内视，望之俨然。宽裕汪汪，不皎不昧。"意为德艺兼优的医生需保持思想纯净，知我内省，诊察疾病，专心致志，这是医生应具备的基本品质。

儒医（Confucian physician）旧时指读书人出身的医者。广义指具有一定文化知识素养的非道、非佛的医者。狭义指宗儒、习儒的医者和习医、业医的儒者。一般以儒家《周易》为圣典。

起源：儒医的概念源自儒家的"修身、齐家、治国、平天下"学说，其理论最初诞生于儒家圣典《周易》，并逐步形成了一个非常完整的传统医学系统。

文化现象：儒医是一种历史悠久的社会文化现象。阐释了"儒医"的三重境界，即良医、大医、圣医。"良医"注重"技"，属于知识论，追求的是"真"；"大医"注重"德"，属于道德论，追求的是"善"；"圣医"注重"道"，属于本体论，追求的是"美"。指的是实现医生个体自由全面的发展。

儒而知医：宋朝时期推行"崇文抑武"的国策，受到儒家济世救人的医德思想影响，宋朝屡次颁布医学诏令，大量吸收有文化素养的儒生学医，编修医学方书和本草著作等，营造宋朝浓厚的重医风气，提高了当时医生的社会地位。据《宋史》记载，宋太祖赵匡胤擅懂医道，曾亲自为其弟宋太宗艾灸治背；宋太宗赵炅素喜医术，曾亲自收集名方有验者千余首等，正所谓"上之所好，下必甚焉"。加之范仲淹"不为良相，则为良医"思想的传播影响，鼓舞宋朝众多的文人士大夫步入岐黄之路，为一代儒医成长开了风气之先。

上工(superior doctor) 是指古代对技术精良的医生的称谓。泛指知识全面、疾病诊断准确而且治愈率高之医者，现指医术上等、技术精湛的医生。

《黄帝内经》和《难经》对"上工"都有具体明确标准。工，古代医者之称谓。

上工包含以下几方面的内涵。①在疾病的诊断上，能做到多诊合参而且诊断准确、知识全面者。《灵枢・邪气脏腑病形》："故善调尺者，不待于寸。善调脉者，不待于色。能参合而行之者，可以为上工。"②疾病的治愈率上要达到 90%以上者。《灵枢・邪气脏腑病形》："上工十全九；行二者为中工，中工十全七；行一者为下工，下工十全六。"③必须会治未病，即"上工治未病"。《灵枢・逆顺》："上工，刺其未生者也；其次，刺其未盛者也；其次，刺其已衰者也。下工，刺其方袭者也，与其形之盛者也，与其病之与脉相逆者也……故曰：上工治未病，不治已病，此之谓也。"④必须会诊治疾病"已衰"者，即病势已渐退的状态。《灵枢・逆顺》："刺其已衰，势必大昌。"

仁心（benevolence）泛指医学工作者有一颗仁爱之心。

"仁"是中国古代人文科学中有关社会属性的，仁爱、仁慈，是"人"的个体素养及人际关系所应推崇的最高典范，是道德的极致。儒家最为推崇"仁"，英文标准译法为 good。"仁"的本意代表了人类一切美好品行，且与一切宗教信仰因果报应无关，是人类自发的善良，比如"恻隐之心，仁之端也"。

"仁"在中国古代文献中经常被引用。《孟子・离娄上》载："今有仁心仁闻，而民不被其泽，不可法于后世者，不行先王之道也。"宋代司马光的《马病》诗曰："羸病何其久，仁心到栈频。"

古人常云“医者仁心”，医者的“仁”比起儒家的仁，更加客观，比较符合当今的医学伦理学研究范畴。主要是指医生个人的职业道德，强调行医之人应当具有仁爱之心。常用于赞颂医生医德高尚。

仁术（benevolence skill）即仁爱之道。《孟子·梁惠王上》：“无伤也，是乃仁术也。”又指合于仁道的技术。如称医术为“仁术”。

仁术有两层含义：①仁爱之道，施行仁政的策略，指的是欣赏别人，能看到自己喜欢之人的不足之处；能够看到自己不喜欢的人的过人之处，泛指一种做人的修养和能力；②指医术，明代张浩著有《仁术便览》，清代王士雄著有《仁术志》。儒家讲“医乃仁术”，这在几千年来祖国医学不断涌现的民族良医中以及医学思想上表现得尤为突出。医生的责任是救死扶伤，一切以患者为中心。医生的关爱是“有时去治愈，常常去帮助，总是去安慰”。医生的誓言是“健康所系，性命相托”。医生的核心精神是“平等仁爱、患者至上、真诚守信、精进审慎、廉洁公正、终生学习”。

智圆行方（to have a good disposition and an upright character）是形容知识要广博周备，行事要方正不苟。

圆：圆满，周全。方：端正，不苟且。智圆行方为有雄才大志又品正方行实现德与才的结合。

该词在古代文献中被引用，如《文子·微明》：“老子曰：‘凡人之道，心欲小，志欲大；智欲圆，行欲方……智圆者，无不知也；行方者，有不为也。’”后以“智圆行方”谓智虑周到通达，行为端正不苟。

又为气功术语。即智识圆和，行为方正。指习练气功时，智识圆和、平静，行为才能方正自如。出自《淮南子·主术》：“凡人之言曰：心欲小而志欲大，智欲圆而行欲方，能欲多而事欲鲜。”

知常达变（learned can act according to the changing circumstances）是指在认识事物时通过对一般规律的掌握，进而理解事物的特殊性，从而达到全面认识事物的目的。

“知常达变，以常衡变”：是中医诊治法自古以来所遵循的一条基本原则。这条原则强调医生必须在掌握正常生理特征，才能发现与正常现象有所区别的太过、不及的异常变化，从而认识事物的本质及变化规律。中医诊疗方法中的望、闻、问、切，从常中求异，进而认识疾病的本质，这就是所谓的“以我知彼”“以观过与不及之理”诊法原理的应用。

2017年1月，中共中央办公厅、国务院办公厅印发的《关于实施中华优秀传统文化传承发展工程的意见》指出：“中华民族和中国人民在修齐治平、尊时守位、知常达变、开物成务、建功立业过程中培育和形成的基本思想理念……可以为人们认识和改造世界提供有益启迪，可以为治国理政提供有益借鉴。”“在5 000多年文明发展中孕育的中华优秀传统文化，积淀着中华民族最深沉的精神追求……对延续和发展中华文明、促进人类文明进步，发挥着重要作用。”

六不治（refusal to treat under six conditions）为战国时期，名医扁鹊的医疗主张。

据汉代司马迁的《史记·扁鹊仓公列传》载，扁鹊曰：“人之所病，病疾多；而医之所病，病道少。故病有六不治：骄恣不论于理，一不治也；轻身重财，二不治也；衣食不能适，三不治也；阴阳并，藏气不定，四不治也；形羸不能服药，五不治也；信巫不信医，六不治也。有此一者，则重难治也。”中医提倡患者患病以后，应清心寡欲，主动调整节奏、积极配合医生治疗。扁鹊的“六不治”所描述的狂妄骄横、重财轻身、衣食不适、迷信鬼神等情况，就是典型的不协调、不适应。任何疾病的治疗都离不开患者的积极配合。这也间接地强调了医患合作的必要性。

“六不治”的现代意义：①促使医、巫分离，中医摆脱古老的巫术影响，形成自己

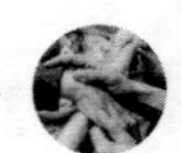

独立的理论体系。②身体的康复靠“三分治,七分养”。扁鹊十分重视疾病的预防,也就是现代中医诊疗思路中的“治未病”,预防为主,防患未然。使得后世医者更重视治“未病”,也就是养生防病。

祛邪扶正(eliminating pathogen and strengthening vital *qi*)是中医重要的临床治疗方法之一。“邪”,邪气;“正”,正气。祛邪是驱除病邪,目的是保存正气;扶正是扶助正气,使正气加强以消除病邪。对于邪气实而正气偏虚的病证,应采取以消除病邪为主,扶助正气为辅,使邪去而正安的治疗原则。

疾病的过程是正气与邪气斗争的过程。应根据正邪盛衰的具体情况而采取扶正祛邪、祛邪扶正或攻补兼施的策略。治疗疾病的根本目的就是扶助正气,祛除邪气,即所谓“虚则补之”“实则泻之”。

中医认为,邪气是通过正气内虚而发生疾病的,因此,正气的增长是战胜邪气、恢复健康的保证。实践证明,在一定的阶段突出扶正能够提高疗效。尤其是晚期癌症患者,在治疗时一方面用大量益气、养阴、补肾的中药扶正,另一方面用大量抗癌解毒的中草药如白花蛇舌草、半枝莲等祛邪。这种治疗的方法取得的效果远比单用祛邪的方法好得多,而且还能避免祛邪时易于损伤正气而引起的某些不良反应。可见中医在治疗中强调正气的重要性是很有道理的。

心主神明论(theory of heart domination)是在中医理论的指导下,用藏象学说阐述人体复杂的生命活动规律的假说。它认为人的生命活动最高主宰是“心神”,心神不仅主导脏腑功能活动的协调,还影响人对客观世界的认识以及由体验而产生的情感,是以五脏为生理基础而产生的。因此说:“心为五脏六腑之大主,而总统魂魄,兼赅意志。”“心主神明论”是在“形神合一论”的基础上,将“人身之神”依附于“藏象之心”,故心才成为“君主之官”而主神明。在这一整体观思想指导下,以藏象论为基础所形成的假说在中医长期临床实践中很好地发挥着防治疾病的效果。

神明,指神或精神。《素问·灵兰秘典论》:“心者,君主之官也,神明出焉。”或指日月星辰。《素问·五运行大论》:“论言天地之动静,神明为之纪。”也指人的精神。《楚辞·远游》:“保神明之清澄兮,精气入而粗秽除。”

《素问·八正神明论》中的“神明”为《素问》中的一篇名。其主要论证时辰与人体健康的关系,以此治疗疾病,主要内容为:①阐明四时八正对人体气血盛衰、针刺补泻的关系。②“上工救其萌芽”“下工救其已成”,说明早期诊断、早期治疗的重要意义;同时指出了三部九候的诊断价值,不但要注意外在的形征,更要分析它的本质。③阐明针刺补泻,必须掌握“方”“圆”的关键;并指出更要注意患者形体的肥瘦和营卫气血的盛衰,给以适当的治疗。④指出诊断疾病,要把望、闻、问、切四诊结合阴阳四时虚实来加以分析,并要掌握“形”“神”的病变症状。

七情学说(seven emotions theory)主要是指七情刺激的致病性和所引起的疾病及其治疗、护理、预防调摄等。

现代中医诊断学中的“七情”主要是指七情内伤:喜、怒、忧、思、悲、恐、惊等七种正常的情志活动,是身体对外界环境刺激的不同情绪反应,一般不会使人发病。只有强烈、持久的情志刺激,超越了人体适应能力,损伤身体脏腑精气,导致功能失调,或身体脏腑精气虚衰,对情志刺激的适应调节能力低下而导致疾病发生时,七情才被称为“七情内伤”。

七情内伤:《黄帝内经》中以五行理论为框架提出五志伤五脏理论,并且科学地把握情志与脏腑、阴阳、气血的关系,以及与人体疾病产生、发展、变化、治疗和调护的关系,记载着丰富的关于人类七情活动的理论认识和临床应用方面的经验。临床上存在因某些内脏病变而继发的病态情志活动现象、征象,如《灵枢·本神》:“肝气虚则恐,实则怒。”

外伤六气：是指人体情志活动所处外在环境变化过于强烈，情志过激或持续不解，引起脏腑气血功能失调而致病。《素问·举痛论》："怒则气上，喜则气缓，悲则气消，恐则气下……惊则气乱……思则气结。"

七情与脏腑气血的关系：情志活动是以五脏精气为物质基础，经外界环境的作用，由五脏气化而表现于外的情感反映。《素问·阴阳应象大论》说："人有五脏化五气，以生喜怒悲忧恐。"五脏精气充盛协调，可产生相应的情志活动：肝在志为怒，心在志为喜，脾在志为思，肺在志为忧，肾在志为恐。若五脏精气或虚或实及其功能紊乱，气血运行失常，则可出现情志的异常变化。《素问·调经论》说："血有余则怒，不足则恐。"

七情的致病特点：七情致病，除与外界情志刺激的强度、方式等有关外，主要与个体身心的功能状态和防御、调节、适应能力具有密切关系。其致病不同于六淫，六淫侵入，自口鼻或皮肤而入，发病之初多见表证，而七情内伤则直接影响相应的内脏，使脏腑气机紊乱，气血失调，久而脏腑精气耗伤，导致多种病变的发生。

中药学中的"七情"：在中药学中，"七情"泛指药物配伍的七种不同作用，即单行、相须、相使、相畏、相恶、相反、相杀（始于《神农本草经》）。

中医体质学说（the theory of TCM physique）是以中医理论为主导，以生命个体为研究出发点，旨在研究不同体质构成特点、演变规律、影响因素、分类标准，从而应用于指导疾病预防、诊治、康复与养生的学说。

体质指人体禀赋于先天、受后天诸因素影响，在其生长发育和衰老过程中所形成的形态、心理、生理功能上相对稳定的特征。

中医对体质的论述始于《黄帝内经》。20 世纪 70 年代，王琦等著的《中医体质学说》根据中医基本理论，结合病势发展和阴、阳、表、里、寒、热、虚、实的八纲类型，经过临床体质调查，提出了正常质、阳虚质、阴虚质、湿热质、气虚质、痰湿质、瘀血质、气郁质及特禀质 9 种临床体质分型。重视体质与治病求本的关系，认识体质是同病异治、异病同治的重要物质基础，以及体质差异与针刺和药物的耐受性、反应性的关系，体质与用药宜忌的关系等。

治未病思想：贯彻中医学"治未病"的学术思想，结合体质进行预防，通过改善体质、调整功能状态，充分体现了以人为本、因人制宜的思想。中医体质学说是中医学对人体认识的一部分，有助于制订个性化诊疗和养生方案，对诊断、治疗、预防疾病及养生康复均具有重要意义。

形神（身心）整体观［the holistic view of form and spirit (body and mind)］中医哲学术语。

形神整体观是中医学的重要学术思想之一，体现了人体结构与功能的统一，体现了人体生物属性与精神意识属性的和谐；中医学"四诊"是望、闻、问、切四种诊察疾病方法的概括，体现了主观思维对人体状态变化的综合识别。形神整体观的指标体系由反映"形""神"本质的中医四诊信息构成，体现形神整体观的客观表征，是对生命状态变化的真实客观反映，真正体现了"以人为本"。

形神的形是生命现象的载体，亦即形体。"神"在祖国医学中有广义和狭义之分。广义的"神"是指生命活动的外在表现；狭义的"神"即指人的精神、思维和意识活动，包括人的七情（喜、怒、忧、思、悲、恐、惊）。形神指形体和精神的关系。

形神整体论是说人的形体和精神思维活动是一个统一的整体，"形具神生""形神合一"。这一概念包括以下两层含义：①"形神一体"论如同"天人相应"论一样是祖国医学整体观的重要内涵之一，人的形体和精神思维活动在生理上相互依存，在病理上相互影响。②人的健康是形体健康和精神思维活动健康的和谐统一，任何一方的功能障碍都不是真正意义上的健康，为了提高人类的健康水平，医护人员必须

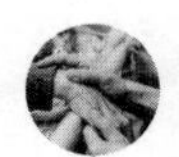

着眼于“形神一体”的整体人。

术绍岐黄(excellent medical ethics and technology) 指继承岐黄的高超医术;也指称赞医生医道高明。术,指医术;绍,继承;岐黄,也作“歧黄”,指岐伯和黄帝,相传为医家之祖,借指中医医生或医书、医术。黄帝常与岐伯讨论医学,并以问答的体裁写成《黄帝内经》。故后世亦有以“岐黄”作为“中医学”的代称。其实《黄帝内经》成书约在战国时期,只是托名于岐伯、黄帝而已,它汇集了古代医务人员和劳动人民长期与疾病作斗争的临床经验和理论知识。清代汪昂《医方集解·凡例》:“况余不业岐黄,又学无师授。”

该术语出自“术绍岐黄,妙药扫开千里雾;艺传卢扁,金针点破一天云”,意思是只要继承岐黄的高超医术,定能见难不疑,药到病除。卢扁即扁鹊,战国时期名医,其家在卢国,也称卢医,传说其创切脉医术,精通内科、妇科、五官科、小儿科等。后世以卢医扁鹊作为良医代称。后半句的意思是针灸的技艺传自扁鹊,金针却病,妙手回春,使患者愁云顿消。

悬壶济世(practise medicine in order to help the people) 颂誉医者、道者救人于病痛。医者仁心,以医技普济众生,世人称之为“悬壶济世”。

壶,即葫芦,俗称葫芦瓜,古代道家的象征之一。《诗·豳风·七月》中的“八月断壶”,特指盛药的葫芦,即“药葫芦”。古代医家挂药葫芦有深意:①向世人表明其“悬壶济世”之宏愿。②看重葫芦之实用价值,用葫芦保存药物比其他的容器如铁盒、陶罐、木箱等好,有很强的密封性能,更能保持药物的干燥。唐代药王孙思邈采药时就必挂一个药葫芦。葫芦除了能盛药,本身也可为药,医治疾病。

悬壶,即古代医生行医的代称。《后汉书·费长房传》:“市中有老翁卖药,悬一壶于肆头。”记载一老翁在街市行医卖药,确有奇效,并悬挂一壶于铺房外面,白天卖药,晚上就跳入壶中。费长房是当地管理街市的小官,想此老翁定非凡人,希望能跟老翁学得医术。后来老翁传授给他各种治病方法,费长房从此以老翁为榜样,悬壶行医济世。历代引为典故,后世遂有将行医者称为悬壶者。因此后代称行医卖药为“悬壶”,美称医生职业为“悬壶济世”,历代医家行医开业则以“悬壶之喜”等为贺。时至今日,仍有不少行医者悬葫芦在诊室作为行医的标志,这种做法更被众多药店、制药厂等沿用。

功同良相(an excellent doctor's merits and virtues is as a goodprime minister) 意为功德和良相一样,多用来比喻良医。形容医生救死扶伤的功德,等同于一个好的丞相。

清道光年间活跃于新安医林的婺源名医汪启时,人称“神医”,道光八年婺源县知事朱元理曾赠其一匾额,题曰“功同良相”,匾文取自范文正“不为良相,则为良医”之语。“功同良相”把医家的功德、作用与良相并举,充分体现了古人崇尚医学的文化风尚。

杏林(ancient Chinese medicine and medical environment) 是历代对中医界的颂称。

“杏林”源自“董奉杏成林”之典故。相传三国时期,吴国的董奉(君异)为人治病,不取报酬,只求患者于病愈后,在庐山的宅旁种几株杏树,数年后竟得杏树十余万株,蔚然成林。

庐山杏林的董奉,与南阳的张仲景、谯郡的华佗齐名,并称为东汉末年“建安三神医”。董奉的事迹在民间被广泛传颂,董奉的杏林精神被业界奉为楷模,庐山杏林被世人视为一方圣地。董奉去世后,“杏林”的故事广为流传。

据此典故,自古医家以位列“杏林中人”为荣,医著以“杏林医案”为藏,医技以“杏林圣手”为赞,医德以“杏林春暖”为誉,医道以“杏林养生”为崇。遂以“杏林春暖”“誉满杏林”等来称颂高尚医德、精湛医术的医生。近现代的一些医药团体、报刊也常以“杏林”命名。如今“杏林”已成为中华传统医学的代名词，“杏林文化”则是传统中医药文化精神的开宗。

普同一等（universal equality） 是指如果有患者来，不要区别对待，应该无论贫富、年龄、美丑、民族都一视同仁，像对待自己的亲人一样。这句话指的是对待求医的人态度应一致。

该词出自孙思邈《备急千金要方·大医精诚》曰：“若有疾厄来求救者，不得问其贵贱贫富，长幼妍媸，怨亲善友，华夷愚智，普同一等，皆如至亲之想。”“普同一等”诠释了如何对待患者，为现代医者之榜样，给当今医德规范建设提供了示范。

中医学（traditional Chinese medicine, TCM） 医学学科名。一般指以中国人民创造的传统医学为主的医学，是研究人体生理、病理以及疾病的诊断和防治等的一门医学学科，是中国传统医学的重要组成部分之一。旧称国医、汉医。中医学认为人体以及人与自然界是一个不可分割、对立统一的有机整体，并运用综合分析的方法，从宏观的角度来研究人体动态的各种内在联系和内外环境之间的相互关系，进而阐明人体生命活动的基本规律。在长期的医疗实践中，经过千百年的临床检验、总结和充实提高，并在中国古代天文、气象、地理、物候、阴阳、五行等自然科学和古代哲学的基础上，逐步形成、发展和完善了理、法、方、药及临床疗效卓越的独特的中医学理论体系。19 世纪初，随着西方医学的引入、传播和普及，为有别于西医学，始有中医学之名。

中医学最早产生于原始社会，先秦、秦、汉时期是中医理论体系的形成时期，其代表作是《黄帝内经》《难经》《伤寒杂病论》《神农本草经》。晋、隋、唐时期是中医理论体系系统化的时期，在既往的辨证论治体系，尤其是在脏腑辨证方面，有了长足的发展，其代表作是《针灸甲乙经》《诸病源候论》《备急千金要方》与《千金翼方》。在宋、金、元时期的各抒己见、百家争鸣的氛围中，中医学理论取得突破性进展，这一时期形成的“金元四大家学说”标志着中医学发展的一个新阶段，对后来的中医学发展产生深刻影响的代表作有《素问玄机原病式》《素问病机气宜保命集》《儒门事亲》《脾胃论》《格致余论》《丹溪心法》等。明、清时期提高了中医学对正常人体和对疾病发生发展的认识水平，使中医学理论得到了进一步的完善。近、现代时期，一方面继续收集和整理前人的学术成果，另一方面，在西方医学大量传入的前提下，逐步发展成中西医汇通、结合的道路。产生于中国古代的中医学，主要受当时占统治地位的哲学思想精气学说、阴阳学说、五行学说的影响，这 3 种哲学思想对中医学影响极大，几乎渗透到中医学的所有领域，成为中医学最主要的哲学思想。故中医学理论主要来自《黄帝内经》《难经》《伤寒杂病论》《神农本草经》等古代医学经典。其理论体系包括阴阳学说、五行学说、经络学说、藏象学说、运气学说、气血津液学说、病因学说以及疾病与证候、病因病机、辨证施治、治则治法等内容。其学术思想的核心是天人合一的整体观念、动而不息的恒动观念、四诊合参的辨证论治。

具有独特学术理论体系的中医学作为我国独具特色的医学学科和优秀传统文化，与临终关怀的理念高度契合，因而在临终关怀服务中具有独特的优势。中医学中“整体观念”“辨证论治”“三因制宜”“异病同治”“同病异治”以及鲜明个性化的中医药治疗方法，如中成药、中药饮片、针灸、推拿、敷贴、熏洗、热敷、冷敷、拔罐、涂搽、刮痧、指压、穴位注射、食疗药膳、气功疗法、五音疗法、情志疗法以及民间单方验方和民间的各种简易疗法等，使中医学具有良好的服务于临终患者复杂的病情且保障临终患者晚期生命质量的特点。将中医药融入临终关怀服务中，发挥中医药简易、价廉、安全、有效等明显优势，一方面可以减轻患者痛苦、提高生命质量，另一方面可以有效节约医疗资源，降低照护成本，体现中医学不仅注重对疾病本身的治疗，更重视人的心理需求、精神慰藉和社会关系对人

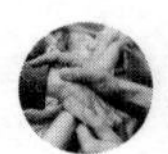

体的影响，这恰恰与临终关怀“以人为本”的人性化服务模式相适应。因此，将中医药与临终关怀有效结合，更有利于融合、推动具有我国特色的本土化、中医化、经济化、便捷化临终关怀事业形成与发展。

阴阳学说（*yin-yang* theory） 阴阳是对宇宙中相互关联的事物或对立双方属性的概括，是与气一元论紧密结合在一起的中国古代朴素的对立统一理论。该学说认为任何事物都可以分为阴和阳两个方面，而每个事物中的阴或阳的任何一方，还可以再分阴阳，这种事物既相互对立又相互联系的现象，在自然界是无穷无尽的。因此，可以把阴阳学说看成是对世界本原持二元论的学说。

阴阳概念起源于《易经》的八卦和六十四卦。阴阳的概念，目前所见资料最早出自《国语 · 周语》：“阴阳分布，震雷出滞。土不备垦，辟在司寇。”阴阳最初的含义是很朴素的，是指日光的向背而言，朝向日光则为阳，背向日光则为阴。在后续的发展中，阴阳理论内涵逐渐延伸，包罗万象，主要由阴阳的相互交感、互根互用、阴阳的消长平衡等组成。至春秋时期，医家开始将阴阳概念用于医道，说明人体的组织结构、生理功能、病理变化等，同时，应用于疾病的诊断与治疗。

精气学说（essence *qi* theory） 气是指一切无形的、不断运动的物质。而精气，是气中的精粹，是生命产生的本源。世界上的一切都是由气构成的，气运动不息、变化不止，气的升、降、出、入运动变化推动万物的发生、发展。世界是气的产物，万物的运动都是气运动的体现，万物的变化都是气运动的结果。精气学说与中医学关系尤为密切，被广泛地应用于各个领域，渗透到中医学的每个角落。

气的表现形式多种多样，其中气的运动被称为气机，经过概括，其运动形式一般归纳为升、降、出、入四种，正常情况下，升与降、出与入都是保持相对平衡的。气化的表现十分复杂，如无形之气变为有形之质，有形之质化为无形之气。气的运动必然产生各种各样的变化，这种变化被称为气化。

整体观念（holistic concept） 指的是人体是一个有机的整体，人体的结构相互联系，不可分割；人体的功能相互协调，彼此为用。同时，整体观念同时也认为人和环境之间是一对不可分割的整体，人和环境之间相互影响。

由此可知，整体观念有多重含义：①指人体是一个有机的整体，是由心、肝、脾、肺、肾五脏，筋、脉、肉、皮、骨五体，还有眼、耳、鼻、口、舌等诸窍共同组成的，其中每个组成部分都有其独特的功能。但是，所有的组成部分都需要通过全身经络而相互联系起来的，并且这种联系都有其独特的规律。②指人和自然之间、人和社会之间都有着密切的联系，人与自然环境是一个有机整体，人又是整个社会组成的一部分，所以当自然环境、生活环境改变时，人体也会发生与之相应的变化。

五行学说（five-phase theory） 属于古代哲学的范畴，是古人通过木、火、土、金、水五种物质的特性及其“相生”和“相克”规律来认识世界、解释世界和探求宇宙规律的一种世界观和方法论。五行，即木、火、土、金、水五种物质及其运动变化，属于中国古代朴素的系统论。五行学说是古人在长期的生活和生产实践中，通过对五种物质的直接观察与认知的基础上，进行抽象形成的理性概念，是用以识别各种事物的五行属性的根本依据，其通过系统的整体观点去分析事物的本质，认为任何一种事物的内部都包含着木、火、土、金、水五种功能属性的成分或因素，并且木、火、土、金、水这五个方面按照一定规律相互联系，形成这一事物的整体功能结构。

五行学说的起源，一般认为是从“五方说”和“五材说”等演变而来。古代中医将五行学说应用于医学，使哲学理论与医学知识有机融合，形成中医学的五行学说。其在中医学的应用，主要是以五行的特性来分析归纳人体脏腑、经络、形体、官窍等组织器官和精神情志等各种功能活动，说明五脏的生理特点，构建天人一体的五脏系统，并以五行的特点来分析说明五脏之间的生理联系；同时，五行学说不仅可用以说明在生理情况下脏腑间的相互联系，而且也可以说明在病理情况下脏腑间的相互影响。某脏有病可以传至他脏，他脏疾病也可以传至本脏，这种病理上的相互影响称之为传变。以五行学说阐释五脏病变的相互传变，可分为相生关系的传变和相克关系的传变两类，用以指导疾病的诊断和防治。因此，五行学说作为中医学主要的思维方法在中医学理论体系的建立中起着重要作用，而且还对中医学临床实践具有重要指导意义。

五行相生是指木、火、土、金、水之间存在着有序的依次相生、助长和促进的关系。五行之间的相生关系是：木生火，火生土，土生金、金生水、水生木。

五行相克是指木、火、土、金、水之间存在着有序的间隔相克制、制约的关系。五行之间的相克关系是：木克土、土克水、水克火、火克金、金克木。

五行相乘是指五行中的某一行对其所胜的一行的过度克制。五行相乘的次序与相克相同，即木乘土、土乘水、水乘火、火乘金、金乘木。

五行相侮是指五行中的某一行对其所不胜的一行的反向克制。五行相侮的次序是：木侮金、金侮火、火侮水、水侮土、土侮木。

四诊（the four methods of diagnosis）一般指的是望、闻、问、切四种中医学诊法。通过这四种诊断方法，医者从不同的角度来检查患者的病情以及收集临床资料。“望诊”，是指医生运用视觉观察患者的神色形态、局部表现，舌象、分泌物和排泄物色质的变化来诊察病情的方法。“闻诊”，是指医生听患者说话的声音、呼吸、咳嗽、呕吐、呃逆、嗳气等的声动，还要以鼻闻患者的体味、口臭、痰涕、大小便发出的气味。“问诊”就是问患者起病和转变的情形，寒热、汗、头身感、大小便、饮食、胸腹、耳、口等各种状况。“切诊”，分为脉诊和触诊。脉诊就是切脉，是医生用手指切按患者动脉，根据脉动应指的形象，以了解病情，辨别病症的诊疗方法。触诊，就是以手触按患者的体表病变部位，检查患者的体温、硬软、拒按或喜按等，以助诊断。

八纲辨证（syndrome-differentiation by eight principles）是指医生将“望、闻、问、切”四诊得来的资料，根据人体正气的盛衰、病邪的性质、疾病所在的部位深浅等情况，进行综合、分析并归纳为阴、阳、表、里、寒、热、虚、实八类证候。其是中医辨证论治的理论基础之一。医生运用八纲来辨别病变部位的深浅、病情性质的寒热、邪正斗争的盛衰和病证类别的阴阳，用来作为辨证施药的方法。“阴阳”用于辨别疾病性质，是八纲的总纲，虽然证候繁杂多变，但总不外阴阳两类，而诊病必须首先辨明其阴阳属性。一般表、实、热证属于阳证，里、虚、寒证属于阴证。“表里”一般用来说明病变部位深浅。皮毛、肌肤和浅表的经络属表；脏腑、血脉、骨髓及体内的经络属里。表证，即病在肌表，病位浅而病情轻；里证即病在脏腑，病位深而病情重。“寒热”是用于辨别疾病性质，一般地说，寒证是机体阳气不足或感受寒邪所表现的症候，热证是机体阳气偏盛或感受热邪所表现的症候，辨别寒热是治疗时使用温热药或寒凉药的依据。“虚实”用于辨别人体正气的强弱和病邪的盛衰。虚证一般指正气不足，而实证指邪气过盛。辨别虚实，是治疗采用扶正或祛邪的依据。

辨证论治（treatment based on syndrome differentiation）所谓辨证，就是将四诊（望、闻、问、切）所收集的资料、症状和体征，通过分析、综合、辨清疾病的原因、性质、部位和邪正之间的关系，概括、判断为某种证。论治，就是依据辨证的结果，对患者确定其适合的治疗方法。

辨证论治是在确立疾病的诊断后，根据疾病确定治疗的原则。辨证是确定治疗

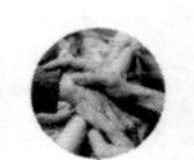

方法的前提和依据，论治是辨证的目的，通过辨证论治的效果，可以检验辨证论治是否正确。辨证和论治，是诊疗疾病过程中相互联系不可分割的两个方面。但疾病的发展瞬息万变，证也随之不停地变化，在同一种疾病当中，由于在疾病发展的不同阶段，病理变化不同，即证不相同，根据辨证论治的原则，治法也就不同，这种情况称为“同病异治”。同时，在不同的疾病中，却会出现相同或者相似的病理变化，即出现相同或相似的证。根据辨证论治的原则，证相同治疗也就相同，因而出现不同疾病采用相同治法的情况，这种情况称为“异病同治”。

舌诊（tongue diagnosis）中医通过观察舌体和舌苔两个方面的变化来判断疾病的症候。望舌体包括察舌的颜色、形质和动态，以候脏腑虚实，气血盛衰。望舌苔包括诊察苔质和苔色情况，以分析病邪的深浅，邪正的消长，属望诊范畴。舌象的变化能较客观地判断正气盛衰，分辨病位深浅，区别病邪性质，推测病情进退，为辨证论治的依据之一。

脉诊（pulse diagnosis）是中医四诊之一，又名切脉，是指医生用手指按切患者动脉，根据脉动应指的形象，以了解病情、辨别病症的诊察方法。脉象的产生与心脏的搏动、心气的盛衰、脉道的通利和气血的盈亏直接有关。人体的血脉贯通全身，周流不休，所以脉象能够反映全身脏腑功能、气血、阴阳的综合信息。一般来说，脉象可分为浮脉、沉脉、迟脉等。浮脉是指脉象轻按即得，重按反减；举之有余，按之不足。浮脉主表证，亦见虚阳外越证。沉脉是指脉象轻取不应，重按始得；举之不足，按之有余。沉脉为里证的主脉。迟脉是指脉来缓慢，一息脉动三四至（1 分钟不满 60 次）。迟脉为寒证的主脉，亦可见于邪热结聚的里实证。数脉指脉来急促，一息脉动五六至（1 分钟 90 次以上）。数脉为热证的主脉，亦可见于虚证。

病因（cause of disease）所谓病因，是指引起疾病的原因，目前分类多数是将致病因素和发病途径结合起来，分为内伤、外感及不内外因。它包括六淫、疠气、七情、饮食、劳逸、外伤、寄生虫、药邪、医过以及先天因素等。中医学的病因学说贯穿了中医的整体观念的指导思想。在中医学的发展过程中，历代医家都对病因学说提出了自己的观点。《黄帝内经》提出病因分为阴阳两类。汉代张仲景将病因传变概括为 3 个途径：①经络受邪入脏腑，为内所因也；②四肢九窍，血脉相传，壅塞不通，为外皮肤所中也；③房室、金刃、虫兽所伤。

宋代陈言在张仲景分类的基础上，明确提出了三因学说，即六淫侵袭为外所因，七情所伤为内所因，饮食劳倦、跌扑金刃及虫兽所伤为不内外因，并沿用至今。

中医学中常见的病因有风邪、寒邪、湿邪、燥邪、火邪、暑邪等。

风邪指自然界中具有风之轻扬开泄、善动不居特性的外邪，特性为：①轻扬开泄，易袭阳位；②风性善行而数变；③风性主动；④风为百病之长。

寒邪指自然界中具有寒冷、凝结特性的外邪，特性为：①寒为阴邪，易伤阳气；②寒性凝滞；③寒性收引。

湿邪指自然界中具有水湿之重浊、黏滞、趋下特性的外邪，特性为：①湿为阴邪，易阻滞气机，损伤阳气；②湿性重浊；③湿性黏滞；④湿性趋下，易袭阴位。

燥邪指大凡自然界具有干燥、收敛清肃特性的外邪，特性为：①燥性干涩、易伤津液；②燥易伤肺。

火邪指自然界中具有火之炎热特性的外邪，特性为：①火为阳邪，易伤津耗气；②火性炎上；③火邪易生风、动血；④火邪易扰心神；⑤火邪易致疮痈。

暑邪指大凡夏至之后、立秋以前，自然界中的火热外邪，特性为：①暑为阳邪，其性炎热；②暑性升散，最易耗津伤气；③暑多挟湿。

病机（pathogenesis）即疾病发生、发展、变化的机理。即病因作用于人体，致使机体某一部位或层次的生理状态遭到破坏,产生形态、功能或代谢等方面的某种失调、障碍或损害,且自身又不能一时自行康复的病理变化。

病机是疾病的临床表现、发展转归和诊断治疗的内在根据。中医病机理论源于《黄帝内经》,其所概括的"病机十九条"奠定了脏腑气机和六气病机的理论基础。汉代的《伤寒杂病论》精辟地阐述了外感伤寒病症六经病机变化及其传变、转归规律,并对脏腑、气血、经络、痰饮等病机有所发挥。隋代的《诸病源候论》为最早的中医病因病机学专著,对外邪侵袭途径、发病条件及病机转归,都有着深入的论述。金元时期,病机理论颇有发展。《脾胃论》提出"阴火的概念";《格致余论》提出"阳常有余,阴常不足"之说,发挥了阴虚相火病机。明清时期,《瘟疫论》《温病条辨》等著作对瘟疫病的病机传变也提出了独到的见解。

中医藏象学说(viscera manifestations theory of TCM) 是指中医以研究脏腑生理功能和病理变化为中心,结合脏腑与形体、诸窍的关系,以及脏腑和自然界关系的学说。又称"脏象学说",学说中的"脏"是指藏于体内的内脏;"象"指表现于外的生理功能和病理现象。所谓"脏象",即藏于体内的内脏所表现于外的生理功能和病理现象。通过对"象"的观察,推测出"脏"的状态。

"藏象"两字,首见于《素问・六节藏象论》。藏象学说中的脏腑不单纯是一个解剖学的概念,更重要的则是概括了人体某一系统的生理学和病理学概念。心、肺、脾、肝、肾等脏腑名称,虽与现代人体解剖学的脏器名称相同,但在生理学或病理学的含义中,却不完全相同。一般来讲,藏象学说中一个脏腑的生理功能可能包含着现代解剖生理学中的几个脏器的生理功能;藏象学说以脏腑为基础,脏腑是内脏的总称。肝、心、脾、肺、肾被称为五脏;胆、胃、小肠、大肠、膀胱、三焦被称为六腑;奇恒之腑即脑、髓、骨、脉、胆、女子胞。

中医经络学说(meridian theory of TCM) 经络学说是研究人体经络系统的组织结构、生理功能、病理变化及其与脏腑形体官窍、气血津液等相互关系的学说。其内容十分广泛,包括经络系统各组成部分的循行部位、生理功能、病理变化及其表现,经络中血气的运行与自然界的关系,经脉循行路线上的穴位及其主治作用,经络与脏腑的关系等。

《灵枢・海论》载有"内属于脏腑,外络于肢节"。十二经脉是经络系统中的核心部分,其分别对称地分布于人体的左右两侧,手经循行于上肢,足经循行于下肢。阴经属脏,循行于四肢内侧;阳经属腑,循行于四肢外侧。十二经脉据此规律分别命名为:手太阴肺经、手厥阴心包经、手少阴心经、手阳明大肠经、手少阳三焦经、手太阳小肠经、足太阴脾经、足厥阴肝经、足少阴肾经、足阳明胃经、足少阳胆经、足太阳膀胱经。

经络学说是以古代的针灸、推拿、气功等医疗实践为基础,经过漫长的历史过程,结合当时的解剖知识和藏象学说,逐步上升为理论的,其间受到了阴阳五行学说的深刻影响。《黄帝内经》中系统地论述了十二经脉的循行部位、属络脏腑,以及十二经脉发生病变时的症候;记载了十二经别、别络、经筋、皮部等的内容;对奇经八脉也有分散的论述;并且记载了约 160 个穴位的名称。我国现存最早的针灸学专著《黄帝内经・灵枢》确立了针灸的理论体系。

穴位(acupuncture point) 又名腧穴,是人体脏腑经络之气注于体表的部位,也称为"节""会""骨孔"等。其主要分为十四经穴、奇穴、阿是穴 3 类。腧穴并不是孤立于体表的点,而是与深部组织器官有着密切联系、互相疏通的特殊部位。腧穴又是疾病的反应点和治疗的刺激点。穴位种类繁多,功用各异。五输穴是指十二经穴分布在肘、膝以下井、荥、输、经、合五类腧穴的简称。每经五穴,十二经共六十穴,是十二经脉气出入之所,因此具有主治五脏六腑经脉病变的作用。另有部分穴位不易归

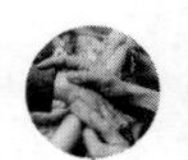

纳，称为“阿是穴”“气穴”。阿是穴又名压痛点、天应穴、不定穴等。这一类腧穴既无具体名称，又无固定位置，而是以压痛点或其他反应点作为针灸部位。阿是穴多位于病变的附近，也可在与其较远的部位。奇穴是指既有一定的穴位名，又有明确的位置，但尚未归入十四经系统的腧穴，又称“经外奇穴”。这些腧穴对病证具有特殊的治疗作用。奇穴与经络系统有一定的联系，其中一部分被列入了经穴。

十二经脉(twelve meridians) 即手三阴经(肺、心、心包经)、手三阳经(大肠、小肠、三焦经)、足三阳经(胃、膀胱、胆经)和足三阴经(脾、肾、肝经)的总称。

十二经脉的名称是根据脏腑、手足、阴阳而定的。他们分别隶属于不同的脏腑，各经都用其所属的脏腑名称，结合循行于手足、内外、前中后的不同部位，根据阴阳学说而给予不同的名称：①手三阴经，即手太阴肺经、手少阴心经、手厥阴心包经；②手三阳经，即手阳明大肠经、手太阳小肠经、手少阳三焦经；③足三阳经，即足阳明胃经、足太阳膀胱经、足少阳胆经；④足三阴经，即足太阴脾经、足少阴肾经、足厥阴肝经。

十二经脉的循行规律是手三阴经是从胸走手，手三阳经是从手走头，足三阳经是从头走足，足三阴经是从足走腹(胸)。

奇经八脉(eight extra meridians) 是督脉、任脉、冲脉、带脉、阴维脉、阳维脉、阴跷脉、阳跷脉的总称。其是经络系统的重要组成部分，但又不同于十二经脉遍布全身，不像十二经脉有上下、内外、顺逆的阴阳表里规律；也不与脏腑属络，无表里匹配关系。

作用主要有二：①沟通十二经脉之间的关系，将部位相近、功能相似的经脉联系起来。②对十二经脉气血有蓄积和渗灌的调节作用。其中行于腹部正中线，能总管一身之阴经的称为“任脉”，又为“阴脉之海”。任脉起于胞中，与女子妊娠有关，故有“任主胞胎”之说。督脉行于背部正中，能总督一身之阳经，故称为“督脉”，为“阳脉之海”，督脉起于小腹，下出会阴，上行巅顶，它与脑、脊髓、肾有密切联系。冲脉是气血的要冲，能调节十二经气血，故称“十二经脉之海”，又称“血海”，同妇女的月经有关。带脉起于季胁部的下面，斜行向下而绕身一周，如腰带，能约束纵行的诸脉。阴维脉的功能“维络诸阴”，组合所有的阴经。阳维脉的功能是“维络诸阳”，组合所有的阳经。

神(spirit) 是中医学中一个比较宽泛的概念，一般中医学上含义有 3 种：①指人体内一切生命活动的主宰者；②指一切生物，其生命力的综合外在表现；③指人的精神意识思维活动。神又是人体一切生理活动和心理活动的主宰的概念，《黄帝内经》称“心”为“君主之官”“五脏六腑之大主”，并且指出“主明则下安”“主不明则十二官危”。

它的概念源于古人对生命的认识。古人在生殖繁衍的过程中观察到男女生殖之精相结合，认为这即是神的存在。《灵枢·本神》说：“生之来谓之精，两精相搏谓之神。”随着认识的深化，在比类古代哲学中神为宇宙万物之主宰的基础上，又确立了神为人体生命之主宰的概念。人体五脏功能的协调、精气血津液的贮藏与输布、情志活动的调畅等，都必须依赖神的统帅和调控。于是又产生了神是人体一切生理活动和心理活动的主宰的概念。在中医学上，以“神”为名，引出很多与“神”相关的中医学名词，如“神色”“神昏”等。临终患者多有神识不清、不省人事的特征，并且伴有随意运动丧失、对周围事物刺激全无反应的情况。而临终关怀主要目标是提高患者的生命质量，令患者内心宁静地面对死亡。因此，通过对神的判断有助于我们选择合适的疼痛护理、生活护理以及心理支持。

形体(physique) 中医学名词，一般用于指代人体或人体形态体质。形体的概念有广义和狭义之分。广义的形体，泛指一切有一定形态结构的组织器官，包括头、躯干、肢体、五脏、六腑等有形质可见的组织。狭义的形体是指有特定含义的"五体"——皮、脉、筋、肉、骨，它们是构成整个人身形体的重要组织。形体虽为相对独立的组织或器官，各具不同的生理功能，但它们又都从属于五脏，分别为某一脏腑系统的组成部分。形体的滋养、推动和温煦依靠的脏腑化生的精、气、血，其与脏腑之间有着密切的联系。中医学上往往采用以表知里的方法，通过对形体的判断来推导人体内部脏腑组织的情况。对于临终关怀而言，久病卧床患者往往伴有多器官功能衰竭、脏腑功能衰退、气血供养失衡，形体上会出现面色无华、皮肤枯槁、肌肉瘦削、骨瘦如柴，提示脏腑精气衰竭、气液干枯，可以为临终诊断与支持提供判断依据。

五体中的"皮"又称皮肤，覆盖人体表面，皮肤表面有毛发、汗孔等附属物。皮肤具有防止外邪入侵、调节人体津液代谢与体温的功能，并有一定的辅助呼吸的作用。皮肤与肺的关系最为密切，与十二经脉也有紧密的联系。

五体中的"脉"一般指血脉，为气血运行的通道。《灵枢·决气》载"壅遏营气，令无所避，是谓脉"。脉遍布全身，环周不休，外联皮毛，内接脏腑，形成一个密闭的网络。脉与心关系最为密切。

五体中的"肉"即肌肉，包括现代所称的肌肉组织、脂肪和皮下组织。现代所称的肌肉在中医学古籍中称为"分肉"。肌肉具有保护内脏、抵御外邪和进行运动的功能。肌肉和脾关系最密切。

五体中的"筋"包括现代所说的肌腱、韧带和筋膜。筋有连接和约束骨节、主持运动、保护内脏等功能。在五脏中，筋与肝的关系最为密切，并与十二经脉有广泛的联系。

五体中的"骨"构成人体的支架。人体是由许多脆骨与硬骨加上筋、肉连接而构成全部骨骼支架的。骨具有支撑人体、保护内脏和进行运动的功能。骨与肾的关系最为密切。可以说，五体依靠脏腑化生的精、气、血、津液来滋养、推动和温煦，与脏腑之间有着密切的联系。

中医五音疗法（five-tone therapy of TCM）分别根据木、火、土、金、水五行理论，配合相应的角、徵、宫、商、羽五种音调与人体的五脏关系来选择曲目进行疗养身心的方法，也叫五行音乐疗法。传统的五音疗法最早出于《黄帝内经》。

作为音乐疗法，中医五音疗法是治疗心身疾病的非药物疗法之一。通过五音与五脏的联系来调节身心，具有调神、悦心、舒肝、解郁等诸多功能。在心身疾病和情志病的预防、治疗和保健中，使用五音疗法具有积极意义。角调，为春音，属木，主生，通于肝，能促进体内气机上升、宣发和展放。徵调，为夏音，属火，主长，通于心，能促进清阳之气上升。宫调，为长夏音，属土，主化，通于脾，能促进全身气机的稳定，调节脾胃之气升降。商调，为秋音，属金，主收，通于肺，能促进气机收敛，调节肺气的宣发和肃降。羽调，为冬音，属水，主藏，通于肾，能调节气机潜降。

子午流注（midnight-noon and ebb-flow）中医针灸学名词之一，是以井、荥、俞、经、合五输穴配合阴阳五行为基础，运用天干地支（干支计年、计月、计日、计时）配合脏腑，以推算经气流注盛衰开合，按时取穴的一个方法。

子午流注学说认为时间变化，对人体的气血运行有着直接影响。子午流注是辨证循经、按时针灸取穴的一种具体操作方法，它是依据经脉气血受自然界影响有时盛、有时衰并有一定规律而制定的。人身之气血周流出入皆有定时，运用这种方法可以推算出什么疾病应当在什么时辰取什么穴位进行治疗。例如，寅时（凌晨3点至5点）肺经流注最旺，按"肺朝百脉"的理论，肺经是十二经脉气血运行的源头。肝在丑时把血液推陈出新之后，将新鲜血液提供给肺，通过肺送往全身。这时肺功能强健的人，在清晨面色红润，精力充沛，而肺功能不足的人则在寅时反应尤为强烈，或剧咳、或哮喘、或发烧，寅时抽烟对肺的损伤也最大。因此，若能在寅时呼吸新鲜空气，进行适宜的户外运动，就是对肺经最

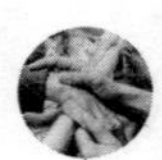

好的养护。

中医临终关怀(hospice care of TCM) 即以中医学整体观念、恒动观念、辨证论治及治未病理念为指导,借鉴中医学中阴阳、五行、运气及藏象、经络、病因病机、治则治法等理论体系,以及整体运动观、宏观辨证论治思想及其技术方法,为患有不可治愈的疾病患者在临终前提供减轻痛苦的中医药适宜照护技术服务,是临终关怀理念中国化、本土化实践的具体体现。分为药物疗法、非药物疗法及其他方法,主要包括中药方剂、针灸、推拿、指压、耳穴、脐疗、熏洗、泡洗、敷贴、热敷、冷敷、涂搽、拔罐、刮痧、穴位注射、食疗药膳、情志疗法、五音疗法、气功疗法,以及单方、验方、民间各种简易疗法等。提倡中医学参与临终关怀照护服务,以医学、心理、人文、社会多层次、多层面提供具有中国特色的临终关怀照护服务。

失荣(withered complexion) 中医病名,是以颈部肿块坚硬如石,推之不移,皮色不变,面容憔悴,形体消瘦,状如树木失去荣华为主要表现的肿瘤性疾病。相当于现代医学的颈部原发性恶性肿瘤和恶性肿瘤颈部淋巴转移,如淋巴肉瘤、何杰金氏病及鼻咽癌、喉癌的颈淋巴结转移和腮腺癌等。多发于40岁以上的男性,属古代外科四大绝症之一。本病多因脾失运化、水湿内停、聚而为痰,肝失条达、郁而化火所致。本病有原发性和继发性两类,除少数原发者外,大多数为转移性癌。根据病程进展、症状改变,临床分为三期。初期:颈部或耳之前后肿块,形如栗子,顶突根深,按之坚硬,推之不移,皮色不变,局部无热及疼痛;全身无明显不适。中期:肿块渐渐增大,微微作痛,肤色紫暗,肿块如石硬,表面不平,固定;伴形体消瘦,疲乏无力。后期:肿块溃破,并无脓液,只流血水,其味臭秽;肿块虽腐溃,但坚硬不消,反愈溃愈坚,疮口凹凸不平,形如岩石;若由其他肿瘤转移者,可伴鼻孔出血,视力模糊,耳窍失聪,吞咽困难,声音嘶哑。要明确肿大淋巴结的性质,常需依赖穿刺或切除淋巴结做病理检查。

骨疽(caries) 中医病名,是以毒气深沉,结聚于骨而发生的深部脓肿,称附骨疽、骨痈、贴骨痈。因溃后常脱出败骨,故又有多骨疽、朽骨疽、咬骨疽之称。相当于现代医学的急、慢性化脓性骨髓炎。好发于儿童,以10岁以下的男孩更为多见。发病部位以胫骨为最多,其次是股骨、肱骨、桡骨等长骨。多有疔疮或损伤病史。初起即有寒战高热,溲赤口干,患肢疼痛彻骨,1～2日内即不能活动,继则皮肤微红微热,胖肿骨胀。成脓约在得病后1～3月,身热持续不退,色红胖肿,骨胀明显。溃后脓出初稠后薄,淋漓不尽,不易收口而成漏管。患部可摸到骨骼粗大,高低不平,以药线探之,常可触到粗糙的死骨,日后必待死骨脱出方能愈合。患肢活动功能一般影响不大。发病2周后X线摄片检查,显示骨影模糊或骨破坏。发病4周后才能发现死骨。本病需与流注、髋关节流痰相鉴别。流注患处皮色不变,漫肿疼痛,为多发性,位于肌肉深部,常此处未愈,他处又起,溃后不损伤筋骨。流痰好发于骨关节间,初起局部和全身症状均不明显,化脓约在得病后半年至1年,溃后脓水清稀,且夹有败絮状物质,愈后往往形成残疾。

心身同治(psychosomatic treatment) 心身医学是专门研究心身疾病,即心理生理疾患的病因、病理、临床表现和诊治、预防的学科。心身医学学科是研究人类同疾病斗争中一切心身相关的现象,涉及医学、生物学、心理学、教育学、社会学等多学科,是当前国际上令人瞩目的新学科之一。除抑郁、焦虑等心理疾病之外,如高血压、糖尿病、消化系统疾病、冠心病、脑血管病、慢性呼吸道疾病、恶性肿瘤等均是常见的心身疾病。研究发现一些呼吸系统、心血管系统、消化系统疾病往往与心理有很大关联,它们可以由于一些心理社会因素的驱动而诱发,也可由于这些躯体病理改变或加重心理问题。因此,这类患者单纯依靠药物治疗和理疗并不足以解决问题,还需要专业的心理干预。心身同治把每位患者看作为整体的帮助对象,不是单纯的头痛医头,脚痛医脚,而是运用整体性思维,注重患者心身的关系。简而言之,就是突出了医学人文精神,用充满人文的方式与患者交流沟通,用现代技术手段为患者进行生理和心理的治疗康复,既重视病症,更注重人,注重人的整体健康。在临终关怀过程中主要体现为对临终患者心理的重视,注意情志疗法的运用。

中医治法(therapy of TCM) 通常是指中医学治疗疾病的具体办法,治法主要体现在方剂上,需要通过具体的药物及其配伍组成来实现。一般我们可以说:治法是在方剂发展到一定数量的基础上产生的,是从众多方剂和大量临床实践中总结出来的规律性认识,从方到法,完成了病症和方药之间的衔接,并成为临床运用成方和创造新方的依据。

临床上常用的治法,一般指程钟龄提出的治疗八法,分为“汗、吐、下、和、温、清、消、补”八种方法。①“汗法”:即通过开泄腠理,宣发肺气,以促进发汗,使邪气随汗而解的一种治疗方法。②吐法:即通过宣壅开郁和涌吐的作用,以祛除停留在咽喉、胸膈、胃脘等部位的痰涎、宿食、毒物的一种治疗方法。③下法:即通过泻下通便,使积聚在体内的宿食、燥屎、冷积、瘀血、水饮等有形实邪排出体外的一种治疗方法。④和法:指通过和解与调和作用,疏解肝气、调节脏腑功能的一种治疗方法。该法的特点是作用缓和,照顾全面,应用较广泛,适用的病情比较复杂。⑤温法:即通过温里、祛寒、回阳、通脉等作用,以消除脏腑经络的寒邪的一种治疗方法。⑥清法:指通过清泄气分,透营转气,凉血散血,泻火解毒等作用,以清除体内温热火毒之邪,治疗里热证的一种治疗方法。⑦消法:即通过消食导滞和消坚散结等作用,消除体内因气、血、痰、水、虫、食等久积而成的有形之痞结、癥瘕、积块的一种治疗方法。⑧补法:即指通过补益、滋养人体气血阴阳,或加强脏腑功能,主治因气、血、阴、阳不足或脏腑虚弱所引起的虚症的一种治疗方法。

作业疗法(occupational therapy, OT)是康复医学的内容之一,即选择适当方式的作业活动,有目的地对患者进行系统训练,以改善其生活自理能力、学习和工作能力或参与文娱活动的能力,并增强体质,调整心理状态。

涵盖内容:作业疗法内容包括应用有目的、经过选择的作业活动(工作、劳动以及文娱活动等各种活动),对在身体上、精神上、发育上有功能障碍或残疾,乃至不同程度地丧失生活自理和劳动能力的患者,进行评价、治疗和训练的过程,是一种康复治疗方法。目的是使患者最大限度地恢复或提高独立生活和劳动能力,缩短其回归家庭和社会的过程,对功能障碍患者的康复有重要价值。

1917 年 3 月,美国成立了国家作业疗法促进会,1923 年,该会更名为“美国作业疗法协会”(American Association of Occupational Therapy, AAOT)。1954 年,世界作业疗法师联合会(World Federation of Occupational Therapists, WFOT)正式成立。此后,作业疗法在欧洲、美洲、澳大利亚、日本等国家和地区开始广泛推行,成为康复治疗技术的一个重要组成部分。

在我国古代早已有施行作业治疗的记载。中医作业疗法即中国传统康复治疗技术。《黄帝内经》载有关于瘫痪、麻木、肌肉关节挛缩等的康复治疗的记录。此后,中国传统康复治疗技术不断发展,推陈出新。中国传统康复治疗技术包括中医推拿、中医针灸、中药拔罐、经络刮痧、小针刀、手法正脊等。

中国作业疗法是中国传统医学的重要组成部分,是临床应用的具有独特的康复理论、技术和方法的一门应用型学科。中国传统康复技术是传统康复医学体系中所应用的具体的康复手段和方法。目前我国的推拿、针灸、太极拳、气功等在康复领域上的显著作用和特色已为世界康复医学界所瞩目。

近几十年来，在许多医院、疗养院及其他医疗机构不同程度地开展了作业疗法工作，如肢体的功能训练、简单的工艺劳动、园艺、日常生活活动训练等。随着我国康复医学的发展，近十多年来我国陆续出现了专业的作业治疗师，一些医院及康复中心建立了作业疗法科；一些医学院校还设立了作业疗法课程。

中药疗法（Chinese herb therapy）是指在中医学理论（阴阳、五行、脏腑、经络、治则等）指导下，使用中药对机体遵循理法方药进行辨证论治、扶正祛邪，调整脏腑的生理功能，恢复气机的升降，纠正气血阴阳偏胜、偏衰的病理现象，进而达到治愈疾病、恢复健康的目的；同时也可用于预防疾病、康复与保健。

中药古称"本草"，是指在中医学理论指导下用以防治疾病的药物。主要为天然药及其加工品，包括植物、动物、矿物及部分化学或生物制品等。采集的原材料称"药材"。根据制法、剂型不同又有饮片、中成药等。每味中药均具有性味、归经、升降沉浮等性能。

据古代本草文献所载，中药已超过3 000种；经目前资料统计，中药资源已达12 800多种。随着科学技术的发展和中药需求量的日益增加，研究道地药材的生态环境、栽培技术，创造特定的生产条件，对发展优质药材生产、开拓新的药源都是必要的。

为了确保疗效、安全用药、避免不良反应的产生，中药必须注意用药禁忌，包括配伍禁忌、妊娠用药禁忌和服药时的饮食禁忌3个方面。

中药制剂是指根据药典、制剂规范和其他规定的处方，将中药的原料药物加工制成具有一定规格，可以直接用于防病、治病的药品。随着现代科学技术的发展，中成药剂型也不断取得进步，有浓缩丸、胶囊剂、微丸、口服液、片剂、注射剂、颗粒剂、滴丸等剂型。

针灸疗法（acumoxatherapy）是依据"虚则补之，实则泻之"的辨证原则，刺激体表穴位，并通过全身经络的传导来调整气血和脏腑的功能的一种疗法，具有疏通经络、调和阴阳、扶正祛邪的作用。针灸的方法很多，常用的有针刺法、电针法和灸法。

针灸：针刺和灸法的总称。针和灸早在《黄帝内经》中就有论述，是中医治疗学的重要组成部分。针刺，即应用各种特制针具，通过补、泻、平补、平泻等手法的配合运用于经络穴位以防治疾病；灸法，主要通过艾绒等物熏灼经络穴位以防治疾病。

针刺保健是指用毫针刺激一定穴位的养生方法。通过运用迎、随、补、泻的手法以激发经气，通经络、调虚实、和阴阳，使人体新陈代谢功能协调，达到强壮身体、益寿延年的目的。

保健灸法是养生方法之一，指在身体某些特定穴位上施灸的一种养生方法。主要作用是温通经脉、行气活血、培补先天后天、调和阴阳，从而达到强身、防病、抗衰老的目的。

敷贴疗法（application therapy）又称外敷疗法，是将药物研磨为细末，与各种不同的液体调制成糊状制剂，敷贴于所需的穴位或患部以治疗疾病的方法，是中医学常用的外治疗法之一。可使药性通过皮毛腠理由表及里，循经络传至脏腑，以调节脏腑气血阴阳，扶正祛邪，从而治愈疾病。敷贴疗法治疗感冒的效果较好。例如，选用毛茛、白芥子、大蒜、斑蝥等，可分别治疗风湿性疾病、咳喘、疟疾、慢性关节痛等；暖脐膏敷贴脐部可治疗小儿泄泻；金黄散外敷患部可治疗丹毒等。

注意事项：需要在专业医生的指导下使用本疗法，皮肤过敏者慎用本疗法。若敷贴后出现药疹、水疱等，则洗去药物，暂停外敷，或用芒硝、白矾各30克溶化，纱布浸湿敷。

药膳疗法（medicated diet therapy）是指在中医理论指导下，因时、因地、因人制宜，辨证选用不同的药物、食物及药食兼用之品，将中药与食物合理相配，经烹调加工而成美味可口的食品，并具有防病治病、滋补保健作用。

药膳疗法有广义与狭义之分。广义的药膳疗法是指整个饮食疗法，即以食物参与疾病治疗的方法；狭义的药膳疗法是指饮食疗法中的一种，即将某些药物与食物相合或用药、食两用之品，制成菜肴来防治疾病。

食疗为养生方法之一，指通过合理选择、搭配食物，使食物既具有养生健身之功，又有治疗疾病之效。食疗既能愈病又不伤正，是简便易行的养生方法。

食补亦是养生方法之一，指通过合理选择、搭配食物，使食物能起到调理人体阴阳、补益人体正气等功用的养生方法。

食节是指饮食要有规律性，需定时进食。

刮痧疗法(scrapping therapy) 即用边缘光滑的嫩竹板、瓷器片、小汤匙、铜钱、硬币、玻璃等工具，蘸食用油或清水在体表部位进行由上而下、由内向外地反复刮动。本疗法临床应用范围较广，主要用于痧症，现扩展用于呼吸系统和消化系统等的疾病。

刮痧疗法有宣通气血、发汗解表、舒筋活络、调理脾胃等功能。研究证明，本疗法还有明显的退热镇痛作用。

刮痧：民间流传的简易治病方法。多适用于治疗夏秋季时病，如中暑、外感、肠胃道疾病，症状多见头眩、胸闷、恶心、肢麻、吐泻等。用光边瓷器、硬币或牛角板等蘸食用油或清水等刮颈项、胸背、肋间等处，至皮肤呈红赤色为度。元、明时期，有较多的刮痧疗法记载，并称为“夏法”。由于本疗法不需药物，见效也快，故现仍广泛应用，在我国南方地区更为流行。

刮痧疗法的禁忌证包括：①凡危重病症，如急性传染病、重症心脏病、高血压、中风等，应立即送医院治疗，禁用本疗法。②凡刮治部位的皮肤有溃烂、损伤、炎症者，均不能用本疗法，疾病初愈也不宜采用。③饱食后或饥饿时，以及对刮痧有恐惧者，忌用本疗法。

推拿疗法(*tuina* therapy) 是在中医理论指导下，运用推拿手法作用于人体特定的部位和穴位，已达到防病治病目的的一种治疗方法。

推拿亦称“按摩”，指在人体一定部位上，运用各种手法和进行特定的肢体活动来防治疾病的一种方法。推拿的手法有推、拿、按、摩、滚、揉、摇、扳、拍击等。现代对非治疗性手法多称“按摩”(或“保健按摩”)，治疗性的手法多称“推拿”。

推拿疗法具有疏通经络、行气活血、调整脏腑、理筋散结、正骨复位等作用，常用于治疗扭挫伤、腰腿痛、痹症、肩关节周围炎、胃痛、神经痛、消化不良、小儿泄泻等病症。根据其应用范围，大致可分医疗推拿、保健按摩、运动按摩、美容按摩等，还包括养生保健的自我按摩。

推拿防治疾病过程中会应用到各种规范化的特定技巧动作，形式多样，强度各异。有以按压方式为主的，如按、压、点、掐、拨、抄、踩跻等法；有以捏拿方式为主的，如拿或擒拿、捏或捏脊、捻、弹、提等法；有以摩擦方式为主的，如推、擦、摩、揉、搓、抹、分等法；有以摆动方式为主的，如“一指禅”的推法、缠法、滚法等；有以叩击方式为主的，如拍、击等法；有以振动方式为主的，如振、抖等法；有以运动关节方式为主的，如摇、扳、拔伸等法。它通过许多不同形式的操作方法来刺激人体的经络穴位或肌肉肌腱，达到治疗目的。其中有的以按捏为主，如按法、压法、点法、拿法等；有的以摩擦为主，如平推法、擦法、摩法、搓法等；有的以活动肢体关节为主，如摇法、扳法、引申法等。

穴位注射法(acupoint-injection therapy) 是将药液注入穴位以防治疾病的一种治疗方法。它将针刺刺激、药物的性能及对穴位的渗透作用相结合，发挥综合效应，故对某些疾病有特殊的疗效。穴位注射法的适应范围很广，凡是针灸治疗的适应证，大部分均可采用本法，如痹证、腰腿痛等。

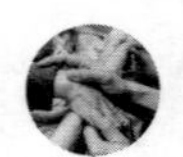

穴位注射的操作方法同针刺法，但本法的特点是结合经络、穴位按诊法以选取阳性反应点，如在背部、胸腹部或四肢的特定穴部位出现的条索、结节、压痛，以及皮肤的凹陷、隆起、色泽变异等；软组织损伤可选取最明显的压痛点。一般每次选2～4个穴位，不宜过多，以精为要。

凡是可供肌肉注射用的药物，都可供穴位注射用。常用于制作注射液的中药有：当归、丹参、红花、板蓝根、徐长卿、灯盏花、补骨脂、柴胡、鱼腥草、川芎等。西药有：25%硫酸镁，维生素B_1、维生素B_{12}、维生素C、维生素K，0.25%～2%盐酸普鲁卡因、阿托品、利血平、安络血、麻黄素、抗生素、生理盐水、风湿宁、骨宁等。

中医心理疗法（中医心理学）（psychotherapy of TCM）是以中医理论为指导，汲取现代临床心理学和精神病学的知识，研究人类的心理现象和规律，并用以指导临床实践的一门学科。

中医治疗心理疾病历史悠久，其治法包括中医情志疗法、中医认知疗法、中医行为疗法和中医低阻抗意念导入疗法等。

1985年，在成都召开了首届中医心理学学术会议，中医心理学从中医学中分支出来，成为一门新兴学科。2005年5月10日，广安门医院副院长汪卫东教授向世界中医药联合会秘书处李振吉副主席兼秘书长呈交了建立"世界中医药学会联合会中医心理学专业委员会"二级学会的申请。2006年4月18日，国家民政部正式批复。2006年6月23日，世界中医药学会联合会中医心理学专业委员会正式在北京成立。

中医心理学为20世纪后期在中医学与心理学交叉发展中形成的一门新兴学科，其思想源远流长，有自然科学与社会科学的双重属性，突出体现中医学的整体观念和辨证论治两大基本特点。中医心理学以中国传统文化为背景，同时汲取现代临床心理学和精神病学的知识，并用以指导临床实践，适应中国临床心理学"本土化"发展趋势，符合中国人的思维特点。

中医行为疗法（behavior therapy of TCM psychology）是采用中医治疗手段帮助患者消除或建立某些适应性行为，从而达到治疗目的的一门医学技术。

与西方行为疗法的关系：中医行为疗法虽然与现代行为疗法虽有着完全不同的文化背景，但两者在具体治疗方法上仍有一些相似之处：可供指导的治疗思想和用于操作的基本步骤。

中医行为疗法包括习见习闻法（系统脱敏法）、冲击疗法、反应预防法、厌恶疗法、模仿法、气功疗法和课业疗法等。

移精变气疗法（essence transfer and *qi* therapy）是一种广义疾病来由的心理咨询与心理疗法，即通过语言、行为、舞蹈等形式，调动患者的积极因素，转移患者对局部痛苦的注意，形成良好的精神自守状态，移易精气，变利血气，发挥人体自身的治疗作用。

《黄帝内经》对此古老的心理疗法作了论述。《素问·移精变气论》："古之治病，惟其移精变气，可祝由而已。"《灵枢·贼风》："黄帝曰：'其祝而已矣，其故何也？'岐伯曰：'先巫者，因知百病之胜，先知其病之所从生者，可祝而已也。'"所谓移精变气，就是通过一定的方法，转移患者的精神，以改变气机的紊乱。

移精变气疗法主要利用精神转移法。其具有中国特色，在古代利用琴、棋、书画、诗歌来调控人生遇到的种种不幸，如丧子丧妻、家破人亡、事业失败之事。典型的有司马迁遭宫刑而著《史记》，周文王遭囚禁而演《周易》，大诗人屈原被放逐而著《离骚》流芳千古。

因特大自然灾害造成的千万百姓的国破家亡之事，古代当权或民间团体、宗教组织都会举行大型的祭天祭地和祭神的活动来重建人们的生活信心并告慰死去的亲人的亡灵。

（施晓琳　张敏　苏红梅
陈波　徐东浩　黄太权）

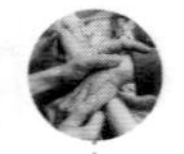

十六、社会学

(一) 基本概念

社会(society)《辞源》对“社会”有两个定义：①古时社日，里社举行的赛会。后泛指节日演义集会。②志趣相同者结合的团体。在汉语词典中有几个解释。一是指一定的经济基础和上层建筑构成的整体；二是泛指由于共同利益而互相联系起来的人群；三是指社团；四是指古时社日举行的赛会。

《辞海》中把“社会”定义为以一定的物质生产活动为基础而相互联系的人类生活共同体。人是社会的主体。劳动是人类社会生存和发展的基础。物质资料的生产是社会存在的基本条件。人们在生产中形成的与一定生产力发展状况相适应的生产关系，构成社会的经济基础。在这基础上产生与它相适应的上层建筑。社会的发展是一个有规律的自然历史过程。生产力和生产关系、经济基础和上层建筑之间的矛盾推动着社会从低级向高级发展，表现为社会形态的依次更替。社会发展是统一性和多样性的统一，曲折性和前进性的辩证统一。

“社会”的广义含义是指以共同的物质生产活动为基础而形成的人类生活的各种形式的总和。狭义含义是指历史上具体类型的社会制度，一定形式的社会关系。物质资料的生产是人类社会赖以存在和发展的基础。人类在为自身生存而必须进行的生产劳动中必然首先产生经济交往，结成生产关系；生产关系的总和构成社会的经济基础，在此基础上建立与其相适应的上层建筑。任何社会形态都是特定的经济基础和上层建筑的具体的、历史的统一。生产力与生产关系、经济基础与上层建筑的矛盾及矛盾运动是推动社会发展的基本动力，它们推动社会的不断发展。人类经历了原始社会、奴隶社会、封建社会、资本主义社会和社会主义社会(共产主义社会的初级阶段)等不同社会形态，最终必将发展到人类社会的最高形态——共产主义社会。各种不同形态和不同范围的社会都具有一定的组织结构、社会权力和各种社会规范，它们各在人们的社会生活中执行一定的功能，并按自身，尤其是该社会固有的客观规律向前发展。

社会的构成要素为自然环境、社会成员和文化、社交网络、社会组织。通过生产关系派生了各种社会关系，构成社会，并在一定的行为规范控制下从事活动，使社会正常运转和延续发展。

社会的具体特征包括：①是有文化、有组织的系统，是由人群通过一定的文化模式组织起来的信息社会的轮廓；②生产活动是一切社会活动的基础，任何一个社会都必须进行生产；任何特定的历史时期，它都是人类共同生活的最大社会群体；③有具体社会，有明确的区域界限，存在于一定空间范围之内；④有连续性和非连续性，任何一个具体社会都是从前人继承下来的一份遗产，同时又和周围的社会发生横向联系，具有自己的特点；⑤有一套自我调节的机制，是一个具有主动性、创造性和改造能力的“活的有机体”，能够主动地调整自身与环境的关系，创造适合自身生存与发展的条件。

总之，有了“社会”，才有了“临终关怀”的载体，这种载体不仅仅局限于空间上的实体，更重要的是，“社会”提供了人与人之间关系的载体，有了这个意义上的载体，才能开展和实施真正的“关怀”活动。

社会学(sociology) 是指从社会整体研究人与人之间相互关系及其发展规律的社会科学。

社会学是对于人类社会和社会互动进行系统、客观研究的一门学科，它使我们超越仅局限于将社会视为一个整体的观念——那种认为由社会成员构成该社会的群体和机构，以及改变社会的力量均享有共同的价值观念。

社会学是关于社会良性运行和协调发展的条件和机制的综合性具体社会科学。

社会学的研究对象包括：①侧重以社会及社会现象为研究对象。这类观点的主要代表是孔德、斯宾塞、杜尔凯姆等人，这种观点形成社会学中的实证主义路线。

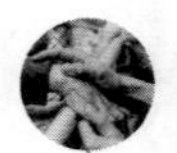

②侧重以个人及其社会行动为研究对象。这类观点的主要代表为韦伯等人，形成社会学中的反实证主义路线。③不属于以上两类的其他社会学定义可以看作第三大类，其中有些观点影响不小，但都没有成为社会学发展的主流。

其中①②两种观点对后世影响至深，后世的许多看法多为这两类观点的变形或混成。属于马克思主义派的社会学者中，既有主张第一种类型的观点的，也有赞成第二种类型的。但他们都是以社会和个人的统一为指导的，都赞成马克思的下述观点：个人是社会的存在物，应当避免把“社会”当作抽象的东西同个人对立起来；反之，社会又是人们交互作用的产物，是各个人借以生产的社会关系的总和。

社会化(socialization)《辞海》对“社会化”有几种解释：①普遍化，如“劳动社会化”“功能社会化”等；②亦称“教化”，指个人参与社会生活，通过交互活动习得知识技能和行为规范，成为一个社会成员的过程，即从自然人发展成为社会人的过程，这一过程贯穿人的一生，一般分为早期社会化(儿童、青少年期)、继续社会化(中年、老年期)和再社会化。

《应用社会学词典》指出：社会化是一个人参加社会实践，获得社会品质与特征，在实践活动中通过完成一定的角色来掌握社会经验和实现自己本质的复杂而多方面的过程。人只有在经济、社会政治、管理、文化、教育等各种不同形式的活动中，完成一定的社会角色，才能成为一个物质和精神财富的创造者，才能成为认识、价值定向、实践、沟通等社会关系的积极主体。这时，他的社会积极性被看作社会品质，而在社会实践中实现社会积极性则被看作功能。人若不参加与其他人共同进行的某种形式的活动，个体社会化的过程就不可能形成。

社会化指经过个体与社会环境的交互作用而实现的发展自我、改变自我的过程。其有两个方面的含义：一指个人学习社会的知识、技能和规范，取得参与社会生活的资格，发展自己的社会性的过程；二指社会按其文化价值标准把一个新生儿培养、教化并塑造成符合社会要求的社会分子的过程，内容包括生活技能、社会价值、道德规范、理想目标以及预期的社会角色的教育和培养。

由此可见，社会化是一个过程，是每个人一生必须经历的阶段，在社会化过程中，个体由无知到成熟，使自己不断学习，完善自己，从而获得自己生活的必备技能。

社会化是个体走向社会公共生活、融入现实社会的起点。个体的社会化过程就是在社会文化的熏陶下，使自然人转变为社会人的过程。一方面，个体接受社会的影响，接受社会群体的信仰与价值观，学习生活、生产技能和行为规范，适应社会环境；另一方面，个体作用于社会，用自己的信仰、价值观和人格特征去影响他人、社会，改造旧文化，创造出适应时代需要的新文化。因此，对个体来说，社会化是一个社会适应的过程；对社会而言，社会化是一个约束和控制的过程。

社会化具有社会强制性、主观能动性、毕生持续性等特点。其基本内容包括生活技能的社会化、职业技能的社会化、行为规范的社会化(核心)、生活目标的社会化。分为基本社会化或早期社会化、继续社会化或发展社会化、再社会化、反向社会化、语言社会化、性别角色社会化、道德社会化。其过程包括儿童期、青春期、成年期、老年期。影响因素分为主观和客观两类。主观因素，包括遗传素质、思维能力、语言能力、学习能力、生活依赖性等。客观因素，包括家庭、学校、同辈群体、大众传媒等。

社会思维(social thinking) 社会思维不是个人思维的简单相加，而由许多个人思维结合在一起时所形成的整体思维，这种整体思维与个人思维的叠加不同的是增加了整体效应，这种整体效应正是社会思维的精髓。只有将许多人组织起来形成一个集体、系统，集中许多人的智慧形成一个全面、强大的整体性思维，才能解决的重要

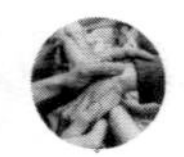

问题。因此，社会思维是应实际需要而产生的。这是理解社会思维的第二个重要环节，也是理解社会思维的关键环节。

社会思维是个体为了应对复杂的社会环境和社会危机而产生的一种进化型的思维方式。它会随着社会环境的不断变化和个体的不断成熟而愈加完善，社会思维也是不断“进化”的。

社会思维具有整体性、协同性、复杂性、最优化性等特点。其规律为：民主集中，优势互补，动态协同，整体优化。

社会思维学是研究思维的社会性、个体思维与集体思维、个体思维与社会知识体系和社会信息之间的关系的科学，社会性是思维的重要特点。首先，人类思维是在集体生活中产生的；其次，思维的产生离不开社会信息的交流；其三，思维总是以一定的知识为基础；其四，对思维成果的检验主要是靠社会实践。

社会性格(social character) 是美国社会学家、精神分析学家艾瑞克·弗洛姆(Erich Fromm)所使用的一个概念。其有广义和狭义之分，广义的社会性格指社会群体(阶级、民族、行业等)的性格；狭义的社会性格通常指某个阶级及其代表人物所表现出来的典型的、稳定的心理特征，亦称阶级性格。每个阶级都有其心理特征并在特定的社会活动中表现出它所固有的社会性格的特点。

社会人格这一概念最早出现于 1931 年出版的《基督教义的演化》一书。后来，弗洛姆一直把这一概念作为他的精神分析-马克思主义体系的核心概念。他认为，虽然马克思提出了经济基础决定上层建筑及其社会观念的命题，但并没有说明经济基础是怎样转化为意识形态的；社会经济基础并非直接决定上层建筑，在两者之间存在着无数中介结构，其中主要包括社会性格和社会潜意识两种。社会性格是一定社会关系的反映，其作用主要是维持和稳定社会及其发展；它体现着一定的社会经济关系和其他社会关系对人的行为的必然要求，而这种要求则潜意识地形成性格的内部动力。弗洛姆在《自由的人》一书中指出，现代西方社会环境塑造了 5 种不同类型的社会性格，即依赖性格、掠夺性格、囤积性格、市场性格和生产性格。他把人视为意识、活动和价值的主体，强调从整体、本质及关系上看人，注重从人的普遍本性与社会条件作用双重决定因素中去寻求人的性格的动力本质及其结构形成的机制。

社会心态(social mentality) 是具有本质特征和功能的社会心理和社会意识相互内化和流行于整个社会或社会群体的精神结构、社会共识和社会价值取向的总和。社会成员共识的社会认知是形成社会心态的认识基础。

《社会科学新辞典》对“心态”一词的解释是：“心态是指影响着个人、人类群体和各民族思想的全部舆论、习俗、传统、信仰和价值题词。”该词条的释文从词源学的角度指出，“心态”一词是 17 世纪英国哲学的产物，它表示心理的集体特征、某个民族、某个人类群体等特殊的思想和感觉方式。

社会心态具有社会性、阶级性、民族性、时代性。从历史观意义上说，社会心态有着中介作用、双向效应和自我调节的功能。从社会认识论意义上看，社会心态具有主题活动的精神器官作用，在认识活动中，它发挥着认识对象的选择和认识发展的规范作用。

学者王俊秀提出社会心态的指标体系分为 4 个维度，共有 30 个具体的指标(图 13)。

社会心态与个体心理行为互动模型：①向上模型，是指社会心态由个体自下而上汇聚而形成的整个社会或社会中的一些群体间弥漫的心境状态。在社会心态的描述中，往往采用社会态度的调查数据来表达。这些数据一般是一个量尺分数加总平均后得到的均值或人群中的累积百分比(图 14)。②向下模型，当某种社会心态逐渐形成后，它就会作为一个整体自上而下影响个体和群体的社会心态，这就是向下模型(图 15)。

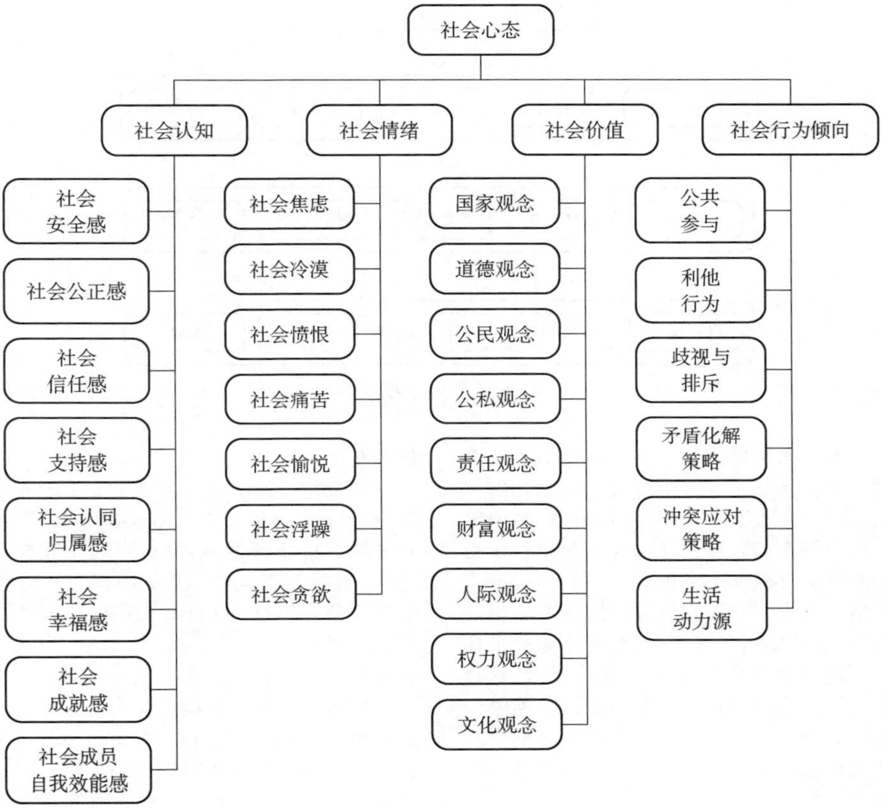

社会心态
社会认知
社会情绪
社会价值
社会行为倾向
社会安全感
社会公正感
社会信任感
社会支持感
社会认同归属感
社会幸福感
社会成就感
社会成员自我效能感
社会焦虑
社会冷漠
社会愤恨
社会痛苦
社会愉悦
社会浮躁
社会贪欲
国家观念
道德观念
公民观念
公私观念
责任观念
财富观念
人际观念
权力观念
文化观念
公共参与
利他行为
歧视与排斥
矛盾化解策略
冲突应对策略
生活动力源

图 13　社会心态整体构成

共享现实性（社会心理事实）
社会价值观
社会共识
情绪基调
一体化
文化性格
社会卷入
社会关联
社会认同
情绪分享
去个人化
关系化/镶嵌化
个体价值观
社会态度
情感/情绪
个人特性
需求及其满足

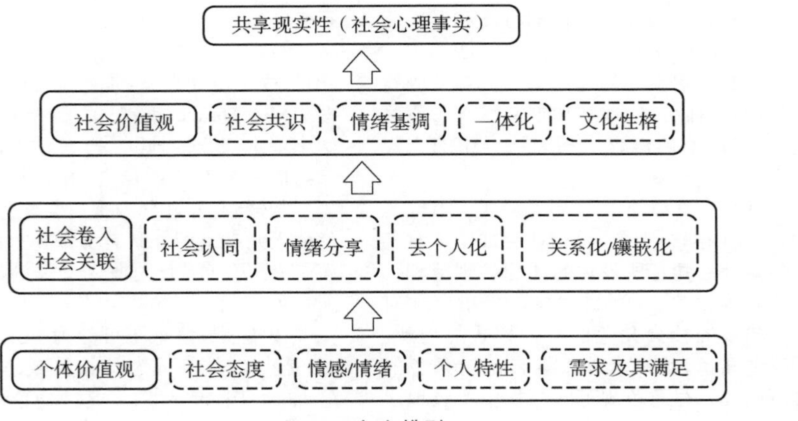

图 14　向上模型

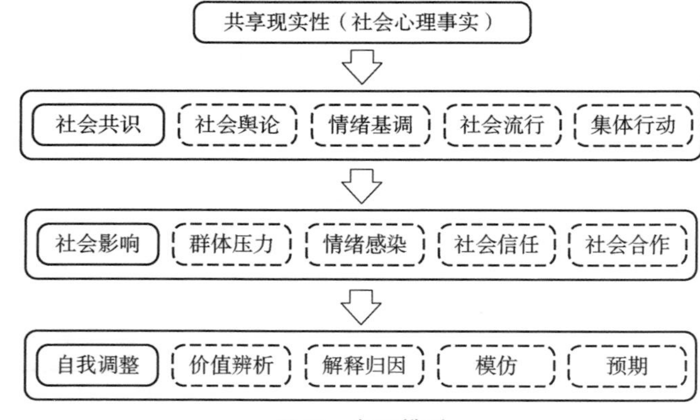

图 15　向下模型

临终关怀的发展与社会群体对于临终关怀的社会认识及接受程度有着密切的关系。以临终关怀从业人员为例，顾文娟等针对上海市的临终关怀从业人员进行了有关临终关怀认知方面的调查，结论认为，大多数从业人员对于临终关怀服务有正确的认知，支持临终关怀工作，但从事临终关怀服务的意愿有待加强；对于民众而言，对临终关怀的认知和接受也有待提高。能够形成一种理性、完整、成熟的社会心态面对临终关怀，对临终关怀事业的发展具有非常重要的意义。

社会角色(social role) 是与人的社会地位相联系并按规范执行的行为模式。社会学将其定义为社会地位的行动和动态表现。社会心理学将其定义为交往活动中一系列具有一定模式的通过学习而得来的行动。两者对此词的理解和定义尽管有所区别，但皆用角色概念来指明社会中的人际关系。

角色存在以下几种形态分类：①理想角色，也叫期望角色，是指社会或团体对某一特定社会角色所设定的理想的规范和公认的行为模式。②领悟角色，是指个体对其所扮演的社会角色的行为模式的理解。③实践角色，是指个体根据自己对角色的理解而在执行角色规范的过程中所表现出来的实际行为。领悟角色是实践角色的前提和基础。

社会角色扮演者的分类包括：①先赋角色(innate role)，指个人与生俱来或在成长过程中自然获得的角色，它通常建立在遗传、血缘等先天的或生物的基础之上。②自致角色(achieving role)，指个人通过自己的努力和活动而获得的角色。自致角色体现了个人的自主选择性。

按角色规范制约程度又可分为：①规定性角色，也称正式角色(formal role)，是指角色扮演者的行为方式和规范都有明确的规定，角色不能按照自己的理解自行其是。②开放性角色，也称非正式角色(informal role)，是指个人可以根据对自己地位和社会期望的理解，自由地履行角色行为。

按角色间权力和地位关系可分为支配角色、受支配角色，其是德国社会学家达伦多夫(R. Dahrendorf)关于冲突理论中的两个基本概念。他认为，只要人们聚在一起组成一个群体或社会，并在其中发生互动，则必然有一部分人拥有支配力，而另一部分人则被支配。具有支配他人的权力的就是支配角色，而受他人支配的即是受支配角色。

按角色最终意图可分为：①功利性角色，是指该角色行为是计算成本、讲究报酬、注重实际效益的。这种角色的价值在于利益的获得，在于行为的经济效果。

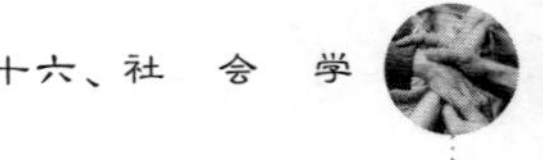

②表现性角色,是指该角色行为是不计报酬的,或虽有报酬,但不是从获得报酬出发而采取的行为模式。表现性角色的目的不是报酬的获得,而是个人表现的满足。

按角色被社会期待可分为:①正式角色,指符合一定的社会期待的角色。②非正式角色,指偏离或违反一定的社会期待的角色,或出现新的社会地位而发展出了一种新的角色,但这类新角色在一定时间内还未被社会接受和承认。

角色权利是指角色扮演者所享有的权利和利益。如工资、奖金、福利、实物等属于物质报酬,表扬、荣誉、称号等属于精神报酬。

角色义务是指角色扮演者应尽的社会责任。角色义务包括角色扮演者“必须做什么”和“不能做什么”两个方面。

角色规范是指角色扮演者在享受权利和履行义务过程中必须遵循的行为规范或准则。从具体要求上可以分为正向规范和反向规范;从表现形式上可以分为成文规范和不成文规范。

角色的特征包括客观性、对应性、单一性、职能性、扮演性、多重性、固定性。

在临终关怀服务中,无论是患者、家属,还是医疗团队,都有各自的角色。患者有“患者”的角色,家属有“照顾者”的角色,而医疗团队则有“治疗者”及其他角色。对于医疗团队而言,医生、护士、社会工作者、志愿者、心理师等又各自充当着不同的角色,他们从医疗、护理、心理、社会、灵性等方面给予患者及其家庭全方位的照顾。

社会关系(social relation) 人们在社会活动和交往过程中所形成的相互关系的总称。最基本的可分为物质的社会关系和精神的社会关系两大类。从其他角度还可分为阶级关系、民族关系、国家关系、经济关系、政治关系、法律关系、道德关系、婚姻家庭关系等。社会关系在历史上是具体的和发展变化的。一定社会历史阶段的各种社会关系,构成特定的社会形态。

在社会学中,其有以下几种分类:①按结成社会关系的主体划分,有个人与个人的关系、个人与群体的关系、群体与群体的关系、社会现象之间的关系。②按社会关系存在的形态划分,可分为静态关系与动态关系。③按交往的密切程度划分,可分为初级关系与次级关系,亦称隶属关系与次属关系。④按社会关系矛盾的性质划分,可分为对抗性关系和非对抗性关系。⑤按社会交往的方向与选择划分,可分为垂直关系与水平关系。⑥按社会关系规范化程度划分,可分为正式关系与非正式关系。⑦按社会关系建立的基础划分,可分为血缘关系、地缘关系和业缘关系。

社会关系系统,即社会形态。在系统中,社会关系演变的规律大致是:生产力的发展直接促使物质关系发生变化,进而要求种种思想关系相应地发生变化,从而导致社会关系系统的根本变化。

人际关系是人们在生产或生活过程中所建立的一种社会关系,其特点是直接性和情感性,它受诸多因素影响,如双方需求的互补性、态度的类似性、双方距离的远近程度及交往频率等。社会关系与人际关系的区别在于:先有人际关系,后有社会关系;人际关系发生在社会关系建立后,又是社会关系的具体体现;人际关系更强调相互作用的个性特征,而社会关系则是指它所包含的共性方面。

社会关系与临终关怀关系密切。“医患关系”不仅是临终关怀领域中最为重要的社会关系,也是普遍存在于医疗服务领域中最为重要的社会关系。多数患者在临终阶段不仅面临身体上的衰退与疼痛,而且在经济、家庭关系、心理层面等都面临巨大挑战。如何建立良好的医患关系,对于提升临终关怀总体质量有着重要的决定意义。

社会支持(social support) 是由社区、社会网络和亲密伙伴所提供的感知到的或实际的工具性或表达性支持。其中,社会网络是指个人可以直接接触的人,包括亲戚、同事、朋友;亲密伙伴是个人生活中的紧密关系,关系中的人认同和期待彼此负有责任;工具性支持包括引导、协助、有形

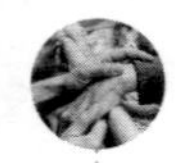

支持与解决问题的行动；表达性支持包括心理支持、情绪支持、自尊支持、情感支持、认可等。

作为一种理论范式，社会支持源于“社会病原学”，最早是和个体的生理、心理和社会适应能力联系在一起的。但就已有的研究来看，国内外对社会支持的使用都已超越了原有的解释，将其扩张为一种用于指称为弱势群体提供精神和物质资源，以帮助其摆脱生存和发展困境的社会行为的总和。

一般认为，社会支持从性质上可以分为两类。一类为客观可见的实际支持，包括物质上的直接援助以及社会网络、团体关系的存在和参与，其中后者主要是稳定的家庭、婚姻、朋友、同学、同事等或不稳定的社会联系如非正式团体、暂时性的社会交际等。社会交往、良好的朋友互动关系、良好的婚姻状况是社会支持的主要指标。另一类是主观体验到的情感上的支持，指的是个体在社会中受到尊重，被支持、理解的情感体验和满意度，与个体的观感受密切相关。

社会支持网络指通过个人之间的接触，个人得以维持社会身份并且获得情绪支持、物质援助和服务、信息与新的社会接触。依据社会支持理论的观点，一个人拥有的社会支持网络越强大，就能够越好地应对各种来自环境的挑战。个人所拥有的资源又可以分为个人资源和社会资源，个人资源包括个人的自我功能和应对能力，社会资源是指个人社会网络的广度和网络中的人所能提供的社会支持功能的程度。

社会支持网络可分为正式的社会支持网络（政府、社会组织等制度性支持）和非正式的社会支持网络（家庭、亲友、邻里和非正式社会组织）。

社会支持网络理论通常将社会支持网络对服务对象的介入分为 4 个层次，即个人网络、自助群体、组织网络联系工作以及社区网络工作。

临终关怀服务所涉及的医护人员、社工和志愿者等群体构成了患者及家属在住院或居家临终关怀期间社会支持网络的重要部分，他们从生理、心理和社会等层面提供专业的服务，满足其各个层面的需求。这些社会支持的来源，有医护人员或医疗机构，还有资源链接后的社区、基金会以及相关专业人士（宗教人士、商业保险人士、法律顾问等）等。

社会控制（social control） 亦称“社会约制”，即社会通过风俗、习惯、宗教、法律、道德等方面的规范对个人或群体的行为施加约束的过程，旨在达到社会和谐和稳定的目的。美国社会学家爱德华 · 罗斯（Edward Ross）在 1901 年出版的《社会控制》（*Social Control*）一书中首次使用“社会控制”这一概念。

社会控制有广义和狭义之分。广义的社会控制，泛指对一切社会行为的控制；狭义的社会控制，特指对偏离行为或越轨行为的控制。

在罗斯看来，社会控制是指社会对人的动物本性的控制，限制人们发生不利于社会的行为。他认为，在人的天性中存在一种“自然秩序”，包括同情心、互助性和正义感 3 个组成部分。20 世纪 60 年代以前，罗斯的社会控制理论曾在美国风行一时。此后，社会控制的理论不断得到修正和充实。

社会控制的基本特点包括：①从社会控制的本质来看，它具有明显的集中性和超个人性。②从社会控制的作用来看，它具有明显的依赖性和互动性。③从社会控制发挥作用的过程来看，它具有多向性和交叉性。

社会控制的基本类型：①按是否正式分类，分为正式控制与非正式控制。②按积极、消极分类，分为积极控制与消极控制的手段。③按硬软控制分类，分为硬控制与软控制。④按内外控制分类，分为内在控制与外在控制。两者相互渗透和转化。

社会控制通过社会文化产生一定的约束力。美国加利福尼亚大学人类学教授梅尔福德 · E. 斯皮罗（Melford E. Spiro）认为社会控制观实际上是一种社会控制的心理模式。尽管人们的行为方式是受

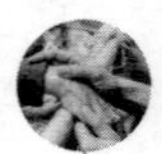

一定文化制约的，但社会文化的因素并不能直接地发挥作用，它仅仅是规范行为的“动因”。社会文化的要求只有在成为个体的需要与动机时，才可能达到社会控制的目的。

社会控制的功能包括：①为社会成员提供合乎社会目标的社会价值观念和社会行为模式，调适人际关系，制约和指导社会成员的社会行为。②规定各社会群体或社会集团的社会地位、社会权利和义务，主要表现为规定统治阶级的统治地位和被统治阶级的被统治地位，限制他们之间利益竞争的范围，调整他们之间的利益关系，避免产生大规模的对抗性冲突。③协调社会运行的各个系统，调节它们之间的关系，使之功能耦合、结构协调、相互配套，尽量使各个社会运行系统同步运行，促进社会的良性运行和协调发展。

在临终关怀服务体系当中，临终关怀的服务规范及伦理守则为医疗团队进行服务提供了行动指南。同时，在提供临终关怀服务的全过程中，需要患者及家属与医疗团队进行积极互动，以便更好地反映患者及家属的需求，使得提供的服务更加具有针对性。

社会习俗(social usage) 亦称“社会风俗习惯”。即由人们自发形成，并为社会大多数人经常重复的行为方式。对人们行为的控制是非强制性的，是潜移默化的，是特定社会的产物，与社会制度变革有密切关系。

近代社会习俗变迁是近代社会变迁的重要组成部分，并与近代社会转型相关。近代社会习俗变迁涉及社会各个角落、各个层面，大体可分为礼仪、消费、服饰、饮食、居住、出行、节日、婚丧等8个方面。

社会习俗的变迁原因包括：①随着生产力的发展，部分习俗不合时宜；②气候等地区环境的变化，造成社会习俗的变迁；③外来文化的冲击，导致人的社会观、价值观发生变化，因此社会习俗也随之变化；④科学知识的传播，使得人们认识到部分自然现象形成的科学道理，导致相关习惯、习俗开始变化。

物质生活习俗：①生产民俗(农业、渔业、采掘、捕猎、养殖等物质资料的初级生产方面)；②商业民俗(手工业、服务业和商贸诸业等物质资料的加工服务方面)；③生活民俗(衣、食、住、行等物质消费方面)。

社会生活习俗：①社会组织民俗(家族、村落、社区、社团等组织方面)；②岁时节日民俗(节期与活动所代表的时间框架)；③人生礼俗(诞生、生日、成年、婚姻、丧葬等人生历程方面)。

精神生活习俗：①游艺民俗(游戏、竞技、社火等娱乐方面)；②民俗观念(诸神崇拜、传说、故事、谚语等所代表的民间精神世界)。

不同的社会习俗根植于不同的文化，而不同文化下对待死亡态度的迥异形成了与死亡相关的社会习俗，于是也产生了各自独特的临终关怀方式。相较于西方文化，中国文化下较避讳谈论“死亡”，如何与患者、家属讨论“死亡”与“临终”，对于临终关怀团队而言，是一项较具挑战性的课题。

社会网络(social network) 是一个人同其他人形成的所有正式与非正式的社会关系。社会网络由节点与联系构成。节点通常是指个人或组织，社会网络代表各种社会关系，这些社会关系把从偶然相识的泛泛之交到紧密结合的家庭关系的各种人们或组织串联起来。联系是人与人之间交流的方式与内容。

社会网络是指社会个体成员之间因为互动而形成的相对稳定的关系体系，社会网络关注的是人们之间的互动和联系，社会互动会影响人们的社会行为。社会网络依赖于一种到多种关系而形成，如价值观、理想、观念、兴趣爱好、友谊、血缘关系、共同厌恶的事物、冲突或贸易。由此产生的网络结构往往是非常复杂的。

社会工作者(social workers) 是遵循社会工作的价值准则，运用社会工作专业方法从事职业性社会服务的人员。其由社会工作的价值观引导，运用社会工作专业

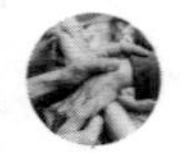

方法，帮助困境人士特别是贫困人群和弱势群体的职业化的社会服务人员。社会工作者是社会服务的提供者，是社会工作存在的前提。

社会工作者的专业角色包括：①服务提供者；②支持者；③治疗者；④倡导者；⑤教育者；⑥行政管理者；⑦资源争取者；⑧调解者；⑨政策影响者；⑩研究者。

社会工作者的伦理守则包括：①对案主的伦理责任，包括对案主的承诺、自觉、保密等；②对同事的伦理责任，包括尊重、保密、转介服务等；③对实务机构的伦理责任，包括监督与咨询、教育与培训等；④对专业人员的伦理责任，包括称职、拒绝歧视等；⑤对社会工作专业的伦理责任，包括专业正直、评估与研究等；⑥对社会的伦理责任，包括社会福利、公共参与等。

医务社会工作(medical social work) 主要是指从事预防、医疗和伤残康复等活动，运用社会工作价值理念与专业方法协助患者解决其有关的社会、经济、家庭、职业、心理等问题的专业服务活动。

医务社会工作者最开始只是医生的附属，其部门主管也是医生，其专业的生存与发展决定于医生和行政管理人员；后来医务社会工作者与医生的关系逐渐转为合作及相互教育的关系，其管理权也转移到医院行政管理。随着社会工作领域的不断扩大，医务社会工作者的规模不断扩大，医务社会工作的知识不断增加，其在医院中扮演着越来越重要的角色。

医务社会工作的目的：一是协助患者及其家属解决因疾病引发的各类社会问题；二是辅导个人、家庭和组织团体，提供专业咨询服务和各种社会服务；三是组织动员、发掘社区资源，满足社区居民健康需要，营造和谐社区环境和人际关系，创造幸福美好的生活。

患者的需要和医务社会工作的服务内容见表 17。

表 17　患者的需要与医务社会工作者的对应服务内容

患者的需要	医务社会工作者的对应服务内容
心理/人际关系需要	拒绝接纳自己的病及疾病所导致的障碍
	情绪困扰/惶恐/失望/沮丧/愤怒
	沟通困难/表达障碍
	家人排斥及远离
	家人表达关怀的障碍
心理支援服务	患者/家人辅导
	互助小组
	辅导小组
	处理压力方法训练
	沟通/表达技巧训练
	经验分享
	热线电话
就业/社会关系	工作能力障碍
	就业困难
	医疗开支
	经济困难

续　表

患者的需要	医务社会工作者的对应服务内容
	朋友不接纳及疏离
	社会歧视
	社交支援解体
社会支援服务	患者就业政策
	就业辅导及训练
	社会教育及宣传
	经济援助
	患者基金
	义工训练及协调
	社区支持网络
	家务助理
	社区康复护士
医护关系/康复	患者及家人缺乏病理常识
	缺乏家居护理知识
	各种身体功能障碍
	家庭缺乏照顾能力
	与医护人员沟通困难
医护康复服务	患者资源中心/图书馆
	候诊室的教育辅导服务
	疾病常识讲座
	自理/家居护理训练
	家居康复训练
	住宿/护理/安老院舍
	辅助仪器/家居改装
	医生会见患者家人
	“新症”辅导/讲座

临终关怀社会工作（hospice social work）是指社会工作者采用社会工作专业服务方法，与跨学科团队进行合作，为临终患者及其家属提供心理、社会、灵性层面的专业服务，以期提高患者临终生命质量。临终关怀社会工作者为临终患者和家属提供直接服务和间接服务（表18）。

临终关怀社会工作实务标准为社会工作者开展专业服务提供了一个实务框架。美国社会工作者协会（National Association of Social Workers，NASW）在2004年发布了“姑息治疗与临终关怀社会工作实务标准”，该标准为我国临终关怀社会工作的专业化发展提供了可借鉴的思路（表19）。

表 18　临终关怀社会工作者的专业角色与服务

专业角色类别	服务内容
直接服务	1）临床干预；对患者及家属进行心理与灵性辅导；疼痛管理 2）个案管理；评估社会心理状况与需求；制订综合干预方案；协助处理保险与法律相关事宜；整合社区资源与提供转介服务；建立与管理个案档案；协助安排葬礼
间接服务	1）志愿者管理与培训 2）跨学科医疗团队工作；组织与领导团队会议；协调 3）开展社区教育 4）倡导与推动临终关怀社会政策

表 19　美国姑息治疗与临终关怀社会工作实务标准

序号	主题	内容
1	伦理和价值观	价值观和道德，以及社会工作专业与当代生命伦理学共有的标准应当对社会工作者在姑息治疗和临终关怀的实务上进行指导。国家社会工作协会的道德守则（NASW, 2000）是用来进行道德决策和实践的基本指南之一
2	知识	临终关怀社会工作者应该兼具理论性和包含生物、心理、社会等重要学科的知识，以提升在实务中与案主和专业人士接触和处理问题的有效性
3	评估	社会工作者应该评估案主的状况，运用综合全面的信息来制订干预和治疗的方案
4	干预计划	社会工作者应该将评估纳入制订和实施的干预方案中，以提升案主在姑息治疗和临终关怀过程中的自身能力和自主决策力
5	态度/自我意识	临终关怀社会工作者应当对案主表现出同理心，并对案主状态保持敏感度，尊重案主自决权和尊严。社会工作者必须了解自身的信仰、价值观、情感以及这些个性化的因素对于自身行为的影响
6	充权和倡导	在姑息治疗和临终关怀过程中，社会工作者应当维护和尊重案主的需求、决定和自身权利。社会工作者应当投身于社会和政治行动中，为确保人们能够平等获取资源而寻求途径，满足人们在姑息治疗和临终关怀过程中生理、心理和社会的需求
7	档案记录	无论是案主信息记录还是病历，社会工作者必须记录所有与案主接触的信息。这些都需要被誊入电子记录中
8	跨学科团队工作	为了全面提升姑息治疗和临终关怀服务质量，社会工作者应当成为跨学科协作的重要一员。与此同时，加强与跨学科团队成员的协作，满足案主的需求，并与长期为患者提供帮助和关怀的个人与机构加强联系

续　表

序号	主题	内容
9	文化补偿	由于临终关怀社会工作者在实务中会遇到不同群体的案主,社会工作者必须具备并持续发展自身的专业知识的能力,同时要了解不同的历史、传统、价值观念和家庭制度,以服务不同的案主。社会工作者应当了解并遵照 NASW 为社工实务制定的社会文化补偿能力标准(NASW, 2001)
10	继续教育	遵照 NASW 的专业教育再深造(NASW, 2002)和国家的要求,社会工作者有责任不断提升自身的专业水平,进行持续的专业教育学习
11	督导、领导力	由于社会工作者在姑息治疗和临终关怀方面拥有专业的知识和经验,应该利用这些资源引导个人、团体和组织在教育、监督、行政和科研方面共同努力

志愿者(volunteer) 联合国将"志愿者"定义为"自愿进行社会公共利益服务而不获取任何利益、金钱、名利的活动者",具体指在不为任何物质报酬的情况下,能够主动承担社会责任而不获取报酬,奉献个人时间和行动的人。

志愿者精神包括奉献、友爱、互助、进步。国际志愿者日是每年的 12 月 5 日;中国志愿者日(学雷锋纪念日)是每年的 3 月 5 日。

在临终关怀的服务中,志愿者发挥着重要的作用。志愿者通过为临终患者提供诸如陪伴、做家务等无偿义务性的服务来缓解患者及其家庭面临的困难,并且在专业团队的带领下开展促进患者及其家属心理、社会、灵性方面的活动。

社会动员(social mobilization) 一般是指为了实现特定目的,通过各种形式的高强度的宣传、发动、组织工作,促使特定对象形成或改变一定的价值观念、态度与期望,从而产生持续性的参与行为或其他预期行为的过程。

这个概念是由美国政治学家艾森施塔特(S. Eisenstadt)在其 1965 年所著的《现代化:对抗与变迁》中首次提出的。不久,其被政治学界和社会学界普遍使用。社会动员是任何社会向现代化发展过程中都必须经历的一个过程,其是政治变迁的前提条件,也是政治发展的动力和关键一环。社会动员的重要结果是,不仅人民形成新的价值观和接受新的生活方式,而且整个社会的政治文化也开始更新。

社会动员即当权者或者处于主动地位的群体为实现某种目的或者达成某种效果而采取特定的方式对特定的对象进行思想、行为和态度上的改变,使其能更好地适应社会的变迁,从而推动社会的发展。

在革命战争时代,在政治运动中,社会动员就是政治动员,政治动员是发动群众投身革命、英勇奋斗的重要方式。正是这种经常性的政治动员,帮助人们明确了革命的方向,激发了革命积极性,提高了思想政治觉悟,增强了胜利的信心。现代的社会动员的主要内容是社会主义现代化建设,主要方式有传媒动员、竞争动员和参与动员。

社会病(social disease) 是与现代生活方式及行为相关,需要采取社会卫生措施才能有效加以控制的病伤或病理现象。产生社会病的社会因素包括社会制度、法律、政策、家庭教育、生活条件、生活方式与行为、营养、社会风俗、道德、意识形态以及医疗保健等。

社会病是某些特定的社会因素导致人

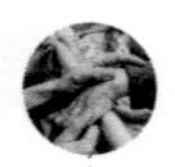

的生活方式和态度违背主流价值观的一种病态的社会现象。通常情况下，这种现象产生在具有相似特征的群体中，对人的精神和社会产生严重的影响。具体表现为性病、艾滋病、自杀、吸毒、吸烟、酗酒、少女妊娠、精神障碍等。

社会病的特征包括：①社会病必须具有公共性。②社会病产生的根源非常复杂。③社会病对社会具有严重的危害性。④社会病的防治需要全社会的综合努力。⑤社会病既是社会问题，又是健康问题或公共卫生问题。其防治措施包括：①社会医学措施，包括健康教育、初级卫生保健、行为和生活方式改变、社会预防、卫生立法、社会支持、自我保健与家庭保健、社会防治组织等。②行为医学措施，即从行为医学角度提出的增进人群身心健康的对策。所谓行为医学，就是研究人类的行为与健康和疾病的关系，及时把行为科学知识和技术应用于疾病的预防、诊断、治疗和康复的新兴学科。行为医学措施包括行为健康教育、行为治疗措施、心理调节与精神防御机制，维持机体内环境平衡，增进心理健康。③环境医学措施，即针对环境病的特征进行防治，如进行环境保护教育。

不同病症的“社会病”，无论是急性还是慢性，在生命周期的最后阶段，与其他疾病有着显著不同的照顾需求。因此，针对不同的“社会病”，跨学科医疗团队应制订相应的临终关怀方案。

社会距离(social distance) 是指群体与群体间、个人与个人间、个人与社会集团间的亲近与疏远程度，或有多少好感或反感。一般地说，越具有好感，心理距离越近。有人认为，除了心理上的社会距离外，还有表示文化差异的客观的社会距离。

通常认为，目前学术界普遍使用的社会距离(social distance)概念主要来源自法国社会学家加布里埃尔·塔尔德(Gabriel Tarde)。塔尔德在《模仿的规律》(*Law of Imitation*)一书中首创了“社会距离”概念，并将其用于表征阶级差异。塔尔德认为社会距离存在于阶级之间，是阶级间关系的亲密程度的反映，其程度是可以量度的，并认为阶级差别就是阶级距离。

叔本华在其著名的“箭猪取暖”寓言中提到，社会中的个体需要保持相互容忍而适中的身体距离，否则就会给彼此制造疼痛和伤害。叔本华希望引入距离这一概念，唤起人们对社会礼仪的重视。

社会距离包括个人之间、群体之间或个人与群体之间的分离程度。具体包括主观的距离和客观的距离两个方面：主观的社会距离指人的一种内心感受，可通过人的自我报告进行测定；客观的社会距离指人在直接交往中表现出来的时间与空间距离等，可以进行直接的观察与测量，包括亲密距离、个人距离、社交距离、公共距离。

英国人类学家爱德华·霍尔(Edward Hall)根据人们在社会交往中的实际状况，把人际距离概括为4类：①亲热距离，即亲密圈，距离从身体接触到约0.46米(1米=3.280 8英尺)以内，双方彼此能感受到对方的一切，常见于恋人和夫妻之间；②亲近距离，即个人圈，距离从0.46～1.22米，其中0.46～0.76米一般是知己朋友交往，0.76～1.22米为日常的对话；③规定距离，即社会圈，距离为1.22～3.05米，常见于同乡、同事、同学之间的交往；④大众距离，即公众圈，距离为3.05～7.62米，常见于上课、讲演、表演等公众场合。它在社会学中应用得比较广泛。

社会行为(social behavior) 是指人与人之间或群体与群体之间所表现的交互行为与共同行为。具体表现在社会关系、社会控制、社会问题和社会需要等方面。如一种行为直接或间接地影响另外一个人的行为，或因社会因素引起一个人产生的行为，均称社会行为。

社会行为与社会关系都是构成社会、社会中各种现象的最基本单位，因此，被社会学作为研究各种社会现象的基本单位。社会学史上，不少社会学家都是以社会行为作为社会学的研究对象的。如美国社会学家帕克(Park)认为，社会学就是研究共同行为的科学。我国社会学家孙本文也把社会学定义为研究社会行为的科学。德国社会学家韦伯认为,社会学研究的主要任务就是理解人的社会行为。

社会行为分为: ①人与人之间因相互作用而产生的交互行为; ②人与人结合在一起而共同做出的集体行为; ③以整体为行动单位而表现出来的团体行为。

社会行为不是单纯的个体活动,它直接或间接地受到来自主客观方面的诸多制约和影响,个体的社会行为是由个体因素和环境变量共同起作用的。个体因素包括人格、动机、态度、情绪、认知等。社会环境因素包括风俗习惯、道德规范、正式制度规范、宗教、网络及网络文化等。

社会刻板印象(social stereotype) 是指人民对某个社会群体形成的一种概括而固定的看法。人们的社会刻板印象通常有两条形成途径。①直接与某些人或某个群体接触,然后将其某些人格特点加以概括化和固定化; ②依据间接的资料形成,即通过他人的介绍、大众传媒的描述而获得。现实生活中,大多数社会刻板印象是通过后一条途径形成的。

社会刻板印象对社会认知产生的影响包括两个方面。①积极方面。刻板印象本身包含了一定的合理的、真实的成分,或多或少反映了认知对象的部分实际状况,因此,刻板印象有助于简化人们的认识过程,为人们迅速适应社会生活环境提供了一定的便利。②消极方面。由于刻板印象一旦形成便具有较高的稳定性,很难随现实的变化而发生变化,因此,它往往会阻碍人们接受新事物。在对人的认知中,刻板印象则易导致成见。

社会文明(social civilization) "文明"在《辞源》的第 3 条释义为"有文化的状态,与野蛮相对"。西方社会则把它看作一种财富,诺贝特·埃利亚斯(Norbert Elias)认为它是一种摆在我们面前的现成财富,从最基本的人类风俗习惯理解,再到有关于人类举止的一些行为,从专制主义社会发展机制再到社会内部扩张,都体现了社会文明。社会文明指人类社会的开化状态和进步程度,是人类改造客观世界和主观世界所获得的积极成果的总和,是物质文明、政治文明、精神文明和社会文明等方面的统一体。

社会文明分为两大类,一是物质文明,二是精神文明。物质文明是精神文明发展的基础,精神文明状况归根结底是由物质文明和社会制度所决定的。精神文明是物质文明发展的必要条件,对物质文明有巨大推动作用。

社会文明的层次决定着临终关怀的水平。同时,临终关怀发展水平也反映了社会文明进步的程度。临终关怀政策的制定、临终关怀硬件的提供、临终关怀团队成员的素质等都是社会文明层次的表现。

社会心理学(social psychology) 是研究个体或若干个体在特定社会情境下的社会行为及其心理依据的学科。主要课题包括社会助长,社会认知,社会动机、态度及其改变,价值观,攻击,利他主义,人际吸引沟通,人际互动,社会化,社会影响,群体心理特征等。

社会心理学有 3 种取向: ①心理学的社会心理学,其了解和解释个体的思想、情感、行为怎样受到他人的影响,包括实际存在、想象中的存在或是隐含的存在的影响。②社会学的社会心理学,其研究不同水平的交往,即个人与个人之间、组织机构与个人之间、正式组织与非正式组织之间的交往。③比较文化的社会心理学,着重研究文化作为一种因素,对人们的行为起着怎样的影响和调节作用。

社会心理学的理论有以下几种: ①动机理论。动机理论是关注个体本身需要和动机的一种研究方法。该理论认为需要能够影响认知、行为、态度。②社会学习理论。这一理论的核心思想是人们现在的行为由过去的经验所决定。在任何一个特定的环境中,人们将学会特定的行为,并且随着时间的流逝,这些行为将成为习惯。当再次处于相同环境时,人们倾向于以相同的习惯的方式行动。③认知理论。该理论强调人们的行为依赖于其如何感知社会环境。④决策理论。该理论认为个体会对不同行为的成本和获益进行评价,并选择其中最符合逻辑、最合理的一个。⑤相互依赖理论。该理论将个体行为的分析转移到对两个或多个相互作用的个体行为的分析中。当人们之间相互作用时,他们也在彼此影响。⑥社会文化理论。该理论探讨人们的各种社会背景(主要是文化)如何影响他们的思维、情感和行为。⑦进化社会心理学。该理论是将进化和自然选择的思想应用到对人类行为和社会生活的理解中。

义工网站(志愿者网站)(volunteer website)是互联网时代衍生出来的新事物,即通过构建网络平台进行志愿者招募、培训及管理,是一种新的志愿者管理模式。

20 世纪末,随着互联网技术的兴起,一些欧洲的小型民间志愿者组织开始尝试将互联网与志愿者服务相结合,以方便志愿者招募。到了 21 世纪初,开始出现比较专业的网络志愿者组织。比如加拿大的 VOE(Volunteer Opportunities Exchange)组织专门提供网络志愿服务,网民可以在网站上贴出自己的需求,而网站有注册志愿者可以根据自己的兴趣、专业等,对网民提供高质量的在线或网络服务。从网络志愿者组织的功能上看,初期的志愿者组织已经开始认识到志愿者个体兴趣和专业技能的可分享性。但那时的志愿者网站由于普及性、实时参与性方面尚不具备完善的技术条件,因此,整体上看并没有形成较大的影响力。

随着网络技术的深入发展,尤其是移动互联技术的成熟,网络志愿者服务功能越来越具有实用性和创新性。各国政府公益机构和民间志愿组织纷纷开始深度开发互联网功能,各种专业化、细分化的网络志愿者网站逐渐增多。在美国,截至 2015 年底,这一类初具规模的网络志愿者网站大约 20 多万个,例如,在线志愿者招募平台 Volunteer Match 和 Idealist 已拥有百万访问量,志愿者可以在成为网站注册会员后主动匹配组织提出的需求,并提供志愿服务;“国际志愿者(IVN)”网站(www.intvolunteer.com)在线招募志愿者并给予专业培训后,服务于国际各类公益活动,对于很多志愿者来说,这种国际性的公益活动在提供志愿服务的同时,也是一次很好的国际游学和文化体验的机会。

但是,国外的网络志愿者组织提供的功能更加偏向于社区服务、社会事务服务,实时性的网络互动功能的体现并不完善。正因为如此,国外志愿者网站对志愿者群体的管理和激励依然采用了社区化管理和激励的传统手段,一些针对网络志愿者群体的激励理论成果并没有在这些网站中得到很好的设计和体现。

近年来,我国的志愿者网站也取得了一定的发展。由共青团中央青年志愿者工作部、中国青年志愿者协会秘书处和中国青年报社合作建设的中国青年志愿者网站(www.zgzyz.org.cn)是国内较权威、影响力较大的志愿者网站,其作用为:改善社会风气和人际关系,为发展社会主义市场经济创造良好的社会环境;适应社会主义市场经济发展的需要,推动青年志愿服务体系和多层次社会保障体系的建立和完善;培养青年的公民意识、奉献精神和服务能力,促进青年健康成长;为城乡发展、社区建设、扶贫开发、抢险救灾以及大型社会活动等公益事业提供志愿服务;为具有特殊困难以及需要帮助的社会成员提供服务;规划、组织青年志愿服务活动,协调、指导全国各地、各类青年志愿者组织开展工作;培训青年志愿者;开展与海内外志愿者组织和团体的交流。

慈善公益组织(charitable organization)是指以发展公益事业为目标,开展慈善活动,促进社会公益事业发展的非营利性质的组织,是国家治理体系的重要组成部分。

慈善组织是以慈善为目的,作为慈善事业中间的载体,致力于救助社会当中的弱势群体和困境者,提高社会成员福利的整体水平的非营利性组织。

2016 年以前,我国立法中并没有对慈善和慈善组织进行界定,《公益事业捐赠

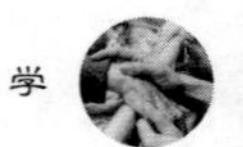

法》第3条和《信托法》第60条都只对“公益”进行了界定。从其内容来看,公益所包含的内容与慈善是一致的。

2016年3月16日,第十二届全国人民代表大会第四次会议通过的《中华人民共和国慈善法》第二章第八条明确指出:“本法所称慈善组织,是指依法成立、符合本法规定,以面向社会开展慈善活动为宗旨的非营利性组织。慈善组织可以采取基金会、社会团体、社会服务机构等组织形式。”

社会公益组织,一般是指那些非政府的、不把利润最大化当作首要目标,且以社会公益事业为主要追求目标的社会组织。早先的公益组织主要从事人道主义救援和贫民救济活动,很多公益组织起源于慈善机构。

慈善公益组织的出现和发展,在帮助改善困难群众生活、满足特殊群体服务需求、促进社会福利等方面起到了突出作用。

社会环境(social environment) 是人类通过长期社会活动创造的环境,如村落环境、工业环境、农业环境和文化环境等,是人类物质文明和精神文明发展的标志。亦有学者将其理解成人与人之间各种社会联系及联系方式的总和。

社会环境包括人类所处的各种条件、环境以及人们之间的相互作用。为了生存和发展,个人必须与环境有效互动。社会环境包括社会与文化提供的实际物质环境,这包括一个人生活于其中的家庭类型,一个人的工作类型、可得到的薪水,以及人们生活所依赖的法律和社会规则。社会环境也包括与一个人相联系的个人、团体、组织、家庭、朋友、工作群体和政府系统。而诸如卫生保健、住房供给、社会福利和教育系统等社会机构也属于社会环境的方面。

临终关怀者经过长期有意识的临终关怀活动,为临终患者提供心理和生理上的关心照顾,教授其管理疼痛的方法,为其平静地度过人生最后的时间而创造的一系列活动体系和积累临终关怀文化所形成的环境体系就是临终关怀社会环境。

社会互动(social interaction) 是指社会上个人与个人、个人与群体以及群体与群体之间通过信息的传播而发生的相互依赖的社会交往活动。社会互动的含义包括:①社会互动必然发生在两个或两个以上的人之间;②个人之间、群体之间只有发生了相互依赖性的行为才存在互动;③社会互动以信息传播为基础;④社会互动并非只是在面对面的场合才发生,还存在着间接互动;⑤社会互动总是在特定的情境下进行的,同一行为在不同的时间、不同的场合具有不同的意义;⑥社会互动还会对互动双方及他们之间的关系产生影响,并有可能对社会环境产生一定的作用。

家庭临终关怀随访(home follow-up on hospice care patients) 随访是医院根据医疗、科研、教学的需要,与诊治后的患者保持联系或要求患者定期来医院复查,对患者的疾病疗效、发展状况继续进行追踪观察所做的工作,又称作随诊,即在诊治后对患者继续追踪、查访。

在临终关怀的服务中,由于病患群体的特殊性和一些传统观念(如不想在医院去世,想留在家中去世)的影响,以及医疗资源的不足,有一部分临终患者选择接受家庭临终关怀服务。居家临终关怀给患者家属创造了更多陪伴患者、亲自护理患者的机会。而家属通过自己的双手为亲人解除痛苦,常使他们感到心理上的满足。这种满足既给患者带来了欣慰,也减少了家属在亲人去世后的悲痛。但是患者仍然会存在一些医疗需求。开展家庭临终关怀随访可以使医护人员及时关注到患者的生理、心理、社会及灵性的状况,最大限度地满足患者的医疗需求。

社会群体(social group) 是指通过一定的社会互动和社会关系结合起来的并共同活动的人群集合体。社会群体有以下基本特征:有明确的成员关系;有持续的相互交往;有一致的群体意识和规范;有一定的分工协作;有一致行动的能力。社会群体可分为不同的类型,可依群体的功能而划分,也可依人员的身份、职业、兴趣爱好等进行组合。社会群体的产生和存在基于个人和社会的双重需要。从个体来看,希望群体活动能满足自己各方面的需求,找到归属感。从社会来看,一个群体能持续、有效地存在,必须满足一个条件,即能满足社会需求,对社会有用。临终关怀领域常见的社会群体有志愿者服务群体和心理疏导群体。这些群体深入临终关怀医院、老年护理院或是临终者家庭,为临终者及家属提供各式各样的服务。他们的付出帮助临终者家庭渡过难关,使他们感受到社会的温暖,同时临终者家庭反馈给志愿者的感激之情也使他们获得了精神上的满足,提升了自己人生的价值。社会群体是社会发展不可或缺的组成部分。

社会组织(social organization) 社会组织在国际上通常有很多不同的称谓,主要是非政府组织(Non-Governmental Organization,NGO)、非营利性组织(Non-Profit Organization,NPO)等。社会组织是指依法注册登记,在经济和社会活动中发挥服务、沟通、协调、监督、维权、自律等作用的社会团体、基金会、民办非企业单位及中介组织。社会组织具有自治性、合法性、自愿性、民间性、社会性、非营利性、公益性等基本特征。从2004年开始,我国政府从国家政策的角度做出加快发展社会组织的战略性部署。随着社会主义市场经济的建立和进一步完善,各类社会组织迅猛发展,成为推动经济社会发展的重要力量,也成为党和政府联系人民群众的纽带和桥梁,在激发社会活力、促进社会公平、倡导互助友爱、反映公众诉求、推进公益事业、化解社会矛盾等方面发挥了不可替代的重要作用。我国注册登记的生命关怀协会、专门为晚期癌痛患者提供居家免费镇痛治疗的基金会、民办非营利性老年护理院及福利院等均属于临终关怀领域里的社会组织。

社交(social intercourse) 指在实践的基础上,人们在物质生产过程中所形成的一种交互性活动和社会关系。在社会生活中,每个人都有与他人保持往来、建立联系、共同受益的需要,也有与他人和睦相处和归属群体的愿望,这种在需要和愿望基础上产生的动机称之为社交动机。产生社交动机后,人们借助社交工具,即社会交往中使用的器具和技术,如信函、电话、互联网、社交网站、电脑和手机的社交软件等进行社会交往。社会交往的对象包括个体、群体和国家。交往的类型有个体之间的交往、个体与群体之间的交往以及国家与国家之间的交往等。交往的内容包括物质交流、精神交流、文化交流和信息交流等。社会交往有利于促使个人由自然人转变成社会化的人,有利于逐步完善自我。社会交往中形成的社会关系体系,也很容易使人们结合成社会共同体,例如家庭、社会组织和国家,这是社会得以存在的前提。不同地区的交往,也益于交流、传播和保存多元的社会文化,促进世界的繁荣与发展。

社交自信心(social confidence) 是一个人在社交活动中对自己能力或技能的积极肯定和确认,是对自己能有效应对各种环境的正向认知与评价。社交中的自信心可以与生俱来,也可以后天培养,取决于一个人的动力、决心、努力与恒心。一个人在社交活动中只有具备了自信心,才能无论身处何种环境都能应付自如,充分展示社交魅力,永远表现出最好的自己。

社交焦虑症(social anxiety disorder, SAD) 亦称"社交恐惧症",是一种处于任何社交或公开场合都感到恐惧或忧虑的精神疾病。在世界卫生组织制定的国际疾病分类(ICD-10)中,恐惧性焦虑障碍的主要表现为害怕在小团体中被别人审视,导致对社交情景的回避;通常伴有自我评价低和害怕批评,可有脸红、手抖、恶心和尿频的主诉;回避往往十分明显,在极端的情况下,可引起完全的社会隔离。社交焦虑症成因复杂,其中包括神经生化异常、遗传因素等。患有此症的焦虑个体会在社会中与他人疏远关系、脱离群体,无法履行自己

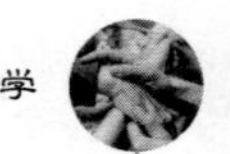

的日常功能和承担起应负的社会责任。社交焦虑症有两种治疗方法：一种是心理治疗，如美国宾夕法尼亚大学医学院教授阿伦·特姆金·贝克（Aaron Temkin Beck）于20世纪60年代提出的以矫正不良认知为主要目的的认知行为疗法；另一种是药物疗法，用药物来缓解恐惧引起的躯体不适，以稳定情绪、解除焦虑。

社区（community）是指聚居在一定地域范围内的人们所组成的社会生活共同体。这一概念最早由德国社会学家费迪南德·滕尼斯（Ferdinand Tönnies）在1887年提出。1932年，当时燕京大学的学生、后来成为我国社会学家的费孝通将此概念引入中国。社区构成的要素为：①有一定数量的人口；②有一定的地域；③有一套相对完备的生活服务设施；④有自己特定的文化；⑤所居人群有一定的归属感。目前城市社区一般指街道居委会辖区，农村社区一般指乡镇辖区。

我国民政部于2000年颁发了《民政部关于在全国推进城市社区建设的意见》，之后，我国的社区建设得到了长足的发展。目前，我国社区承载着五大功能：①管理功能，管理生活在社区的人群的社会生活事务；②服务功能，为社区居民和单位提供社会化服务；③保障功能，救助和保护社区内弱势群体；④教育功能，提高社区成员的文明素质和文化修养；⑤安全稳定功能，化解各种社会矛盾，保证居民生命财产安全。

社区卫生（community health）字面意思是在社区内卫护居住者的生命，现泛指在社区内采取的种种卫生措施，其目的是建设宜居环境，预防疾病并增进人体健康。具体的卫生措施包括：①组织开展爱国卫生运动，执行“包卫生、包秩序、包绿化”的“门前三包”政策，保持社区的干净整洁；②坚持加大除害防病工作力度，努力扩大对蟑螂、苍蝇、蚊子、老鼠“四害”的防治覆盖面，防止病媒生物传染疾病在社区发生；③开展健康教育，普及卫生知识，致力提高居民卫生意识和健康素质等。

社区卫生服务（community health service）亦称社区健康服务，是在政府领导、社区参与、上级卫生机构指导下，以基层卫生机构为主体，合理使用资源和技术，以人的健康为中心、家庭为单位、社区为范围、需求为导向，以妇女、儿童、老年人、慢性病患者、残疾人和弱势人群等为重点，以解决社区主要卫生问题、满足基本卫生需求为目的，融预防、医疗、保健、康复、健康教育、计划生育技术服务等为一体的，提供有效、经济、方便、综合、连续的基层卫生服务。社区卫生服务是通过社区卫生服务机构的工作得以实现的。社区卫生服务机构的具体工作有：①开展社区常见病、多发病的治疗；②急症的认诊和及时转诊；③执行计划免疫管理制度，包括围产期保健的宣传指导和新生儿建卡访视，对0～6周岁儿童进行喂养、营养指导与生长发育的系统管理；④对老年、慢性、伤残患者进行家庭治疗与护理并接受康复咨询；⑤建立和完善家庭、个人健康档案；⑥开展医疗预防保健工作，进行多样的卫生知识普及教育。我国的社区卫生服务保证了公共卫生服务的可及性和公平性。

社区临终关怀服务（community hospice service）亦称“社区安宁疗护服务”“社区姑息医疗服务”“社区宁养服务”，指在社区内建立由社区卫生服务者、社会工作者、心理咨询师、志愿者等组成的支持系统，对临终患者实施全方位的照顾，包括镇痛治疗、对不适症状的控制、舒适护理、心理疏导、灵性关怀等，以提高他们的生活质量，使他们能安详、舒适、有尊严地走完人生的最后旅程。对患者家属的照顾也包括在内，包括心理疏导和哀伤辅导等。

社区临终关怀服务一共有3种形式。第一种是临终患者去社区卫生服务中心相关科室就诊，诸如安宁疗护门诊、全科门诊等；第二种是入住社区卫生服务机构设立的安宁疗护病房；第三种是由社区卫生服务者或社会上其他临终关怀服务机构的医护人员在临终患者家里建立家庭病床，定期上门访视，提供居家疗护与指导。也有社区卫生服务机构将这三种服务形式连接起来，形成安宁疗护门诊、家庭病床、社区病房三位一体的服务模式，为社区临终患者提供全程服务。

社区临终患者常为身体衰老的老人或患有无法治愈疾病的患者。对这类人群，临终关怀的重点不是治愈疾病，而是免除临终患者的痛苦、控制主要的不适症状，提高他们的生活质量，使他们能安详、舒适、有尊严地走好人生的最后旅程，这是捍卫基本人权、实行人道主义的最大体现。2017 年 1 月，国家卫生和计划生育委员会颁布了《安宁疗护实践指南（试行）》。该指南规定了安宁疗护的工作内容，适用于社区临终关怀服务。该指南共分 3 个部分。第一部分列出了临终患者普遍存在的 13 种不适症状，它们是疼痛、呼吸困难、咳嗽和咳痰、咯血、恶心和呕吐、呕血和便血、腹胀、水肿、发热、厌食/恶病质、口干、睡觉/觉醒障碍（失眠）、谵妄。指南对每一种症状都从症状评估和观察、治疗原则、护理要点、注意事项 4 个方面制定了操作规范，使社区卫生服务者在治疗中有章可循。对临终患者而言，护理常常多于治疗。第二部分为舒适照护，该部分列出了对身体护理 13 项，即口腔护理、肠内营养的护理、肠外营养的护理、静脉导管的维护（PICC/CVC）、留置导尿管的护理、会阴护理、协助沐浴和床上擦浴、床上洗头、协助进食和饮水、排尿异常的护理、排便异常的护理、卧位护理、体位转换，每项也制定了详细的操作规范。临终关怀照顾者，例如家人或家政护理员的护理指导也包括在其中。另外，该指南对护理相关事项，例如对病室环境、床单位的管理及轮椅与平车的使用也做了详细规定。社区临终患者除了身体不适，受社会、环境和家庭等诸方面的影响，往往还会产生心理上、灵性上的困扰。第三部分列出了对心理支持和人文关怀的 7 个方面，即心理社会评估、医患沟通、帮助患者应对情绪反应、尊重患者权利、社会支持系统、死亡教育、哀伤辅导，每个方面也制定了具体的操作规范。《安宁疗护实践指南（试行）》的颁布，不仅使社区临终关怀服务的内容具体化，而且也使实际操作规范化，为社区临终关怀服务提供了质量保障。

社区临终关怀是我国未来临终关怀的发展方向，对国家、对个人都有好处。对临终患者而言，“逝在家里”是农村老年人的传统选择，也为越来越多的城市老年人所青睐。首先，在家里，临终患者拥有自主权。例如，临终患者临逝前常常会因为身体脱水造成的不适拒食拒水，在医院一般会对患者实行静脉注射，在家里，亲人一般会尊重患者的选择；其次，家是临终患者最为熟悉的地方，在家中去世会让患者感到安心，不会产生任何困扰和不安；最后，轻松的音乐、柔和的灯光都有助于临终患者放松身心和减轻症状，但这些个性化照顾只能在家里完成。对国家而言，临终患者难以入住人满为患的医院是我国人口老龄化的一个难题，社区临终关怀能有效地破解这一难题，并能为国家节约宝贵的医疗资源。

社区参与（community engagement）是指社区多元化主体，包括社区居民、社区公共服务机构、驻社区国家机关、企事业单位及社会组织，参与社区各种活动或事务的过程。社区参与的主要内容有：与国家政治事务或本社区权力运作有关的事务，例如选举基层人大代表及居委会成员等；与社区居民日常生活息息相关的事务，如社区卫生整治、文体健身、便民服务、捐款捐物等。社区参与对保障居民合法权益、整合利用社区资源、推动社区发展建设以及建立和谐社会等都有着重要意义。

社区卫生诊断（community health diagnosis）亦称作社区卫生需求评价。是指社区卫生工作者运用社会学、人类学和流行病学的研究方法对本社区卫生情况进行调研，以发现社区存在的健康问题，并确定优先解决主要问题的方式方法。社区卫生诊断的具体做法是：社区卫生工作者在掌握了本社区基本情况和社会人文状况后，编制调查问卷，入户调查社区居民的健康状况、社区卫生服务提供与利用的情况、社区居民的健康需求、社区卫生可利用资源等，在数据统计的基础上进行综合分析，并得出结论和建议。社区卫生诊断有利于社区卫生服务者发现社区卫生工作中存在的问题，以有针对性地制定社区疾病防治措施和全民健康方案；社区卫生诊断还能为国家卫生行政管理部门编制计划、制定决策提供科学依据。

（二）家庭

家(home) 家有广义和狭义之分。

"家"的广义含义有：①家庭，人家，如我家有三口人。②家庭的住所，如我家在北京。③掌握某种专门学识、从事某种专门活动的人，如专家、艺术家。④经营某种行业或具有某种身份的人，如厂家、企业家。⑤学术流派，如儒家、法家。⑥谦辞，用于对别人称自己辈分高或年纪大的亲属，如家父、家兄。⑦家生的或家养的，与"野"相对，如家禽、家畜。⑧量词，用来计算家庭和店铺，如两家人家、三家商店。

"家"的狭义含义是专指家庭居住的地方。家有三要素：家屋、家居和家人。家屋是指无论是楼房还是平房，无论是豪华还是简陋，无论是宽敞还是狭小，作为家，一定要有一处住所。住所应有与之配套的家居，方便家人的生活起居。作为家，必须有人气，房屋和家居只是背景，只有家人及他们所从事的活动才会给家带来勃勃生机。中国人自古以来对家怀有深厚的感情。"家"是象形字，上面一个宝盖头，下面一个豕字。宝盖头形似房屋的大梁；豕即猪，古代用来祭祀的物品。用猪、羊等祭祀的宗庙就是家。家是传宗接代世代绵延的神圣地，家人对家有着与生俱来的忠诚度和责任感。

对中国农村老年人而言，家往往是他们生命的起点和终点。家意味着亲情、温馨和关爱。他们在这里长大成人，在这里生儿育女，在这里娱乐休息……家是他们人生的寄托，拥有一个美满的家是他们毕生所追求的目标。海外华人讲究叶落归根。"根"，大指国家，小指自家。对于高龄老年人而言，往往容易怀念童真，怀念儿时的那种幸福生活，怀念那个自己曾经熟悉的环境以及得到过的爱。叶落归根，犹如回到了母亲的怀抱，让人感到温暖。叶落归根，也是高龄老人对生命历程最后一站旅行安全的下意识追求。家，永远令他们感到心安；家，是他们身体以及心灵的最后栖息之地。

家庭(family) 是以一定的婚姻关系和血缘关系或法律承认的收养关系为纽带的社会生活基本单位。

家庭关系是指在一个家庭中共同生活的家庭成员之间的关系，即夫妻关系、父母和子女关系或父母和收养人之间的关系。

家庭结构是指家庭的组成方式，即家庭是由哪些亲属及哪些代际关系所组成。

传统的家庭结构：①核心家庭，是指由一对已婚夫妇及其未婚子女组成的家庭，也包括无子女的夫妇和夫妇一方死亡但有未婚子女的家庭；②主干家庭，亦称直系家庭，是由一对已婚子女同其父母、未婚子女或未婚兄弟姐妹组成的家庭；③联合家庭，是由两个或多个性别相同的人及其配偶和子女，或者两个以上同辈兄弟姐妹结婚后组成的家庭，或有父母长辈，或没有。

非传统的家庭结构有：①单亲家庭，即由单身父亲或母亲独自养育未成年子女的家庭；②单身家庭，即人们在适婚年龄不结婚或离婚以后不再婚而是一个人生活的家庭；③再婚家庭，亦称重组家庭，即夫妇一方再婚或者夫妇双方再婚组成的家庭；④丁克家庭，即有生育能力但不要孩子，追求自由、享受人生的家庭；⑤空巢家庭，即只有老年夫妇生活在一起的家庭。

家庭功能即家庭在社会生活中所起的作用。通常认为家庭功能包括生育、性生活、抚育、赡养、教育、闲暇及感情满足等。家庭诸功能的作用因社会发展阶段的不同和家庭生命周期的不同而强弱有别。

家庭性是家庭关系及家庭生活在家庭成员个体身上的反映和体现。它包括家庭行为和家庭精神。家庭行为即人的家庭生活过程和活动，如结婚、夫妻性生活、生儿育女、消费、操持家务、娱乐、休息等。家庭精神即人因自己的家庭观而形成的理念及产生的感受，包括家庭意识、家庭道德和家庭情感。家庭行为和家庭精神的最高境界是爱，如夫妻之爱、父子之爱等，这是维系家庭存在和家庭发展的基础。

在临终关怀领域，家庭在中国所起的作用大于西方国家所起的作用。一是我们国家与西方国家有不一样的家庭观念。西方国家年青一代很早就离家独立生活，父母子女互不依赖，父母年老后一般会去养老机构养老，生命末期一般会去临终关怀机构接受照顾；在中国，养儿防老是传统观念，有史以来家庭一直承担着对老人赡养及对末期患者照顾的责任。二是国情不一样，我国人口众多，医疗资源有限，不以治疗为主的末期患者在医院控制住不适症状后，一般是要回到家里由亲属或其他照顾者继续进行照顾。因此，在中国，家庭是对末期患者实施临终关怀的最基本的单位。随着社区卫生服务中心对居民建档率、签约率的提高，越来越多的家庭照顾者会得到专业医护人员的培训与指导，遇到危急情况，社区卫生服务中心还可为患者及时转诊，家庭和社区卫生服务中心对末期患者共同照顾的无缝衔接，使得居家患者的生活质量得到提高。三是中国的家庭对末期患者有更大的临危处置权。西方国家流行预立医嘱，即患者在生前就嘱托了临危处置方式，例如是否上呼吸机、是否进行心肺复苏术等，需要时医生只要执行即可。在我国预立医嘱未立法也不普及，患者的临危处置一般是在医生进行病情告知后，由家属共同商量做出。如果未来我国预立医嘱能够立法，患者自主决定临危处置的方式或许会成为趋势以取代家庭共同决策。

家系图(family tree) 是指使用特定的符号及层次架构表来描述一个家庭的结构、家庭相互关系、家族遗传疾病、家庭重要事件、家庭存在问题的一张图表。

家系图一般包括三代人，从上到下辈分降低，从左到右年龄减小，包括夫妻双方的家庭在内。每个成员的符号旁边，可按需要加注年龄及结婚、离婚、退休、死亡等重要生活事件(图 16、17)。

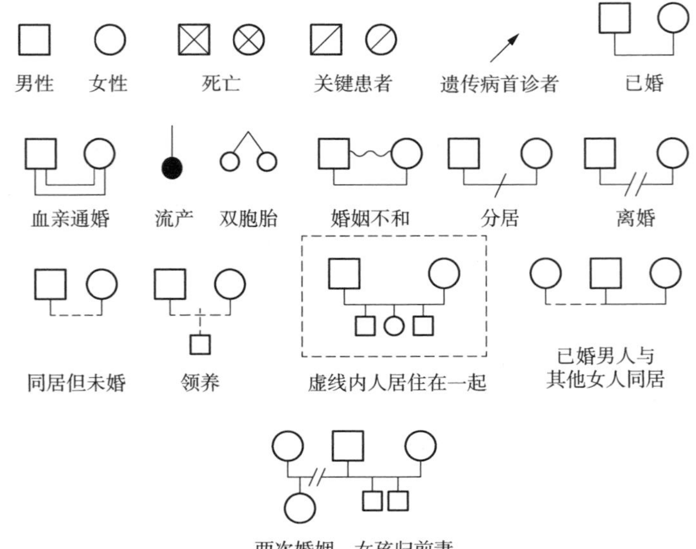

图 16　家系图常用符号及图例

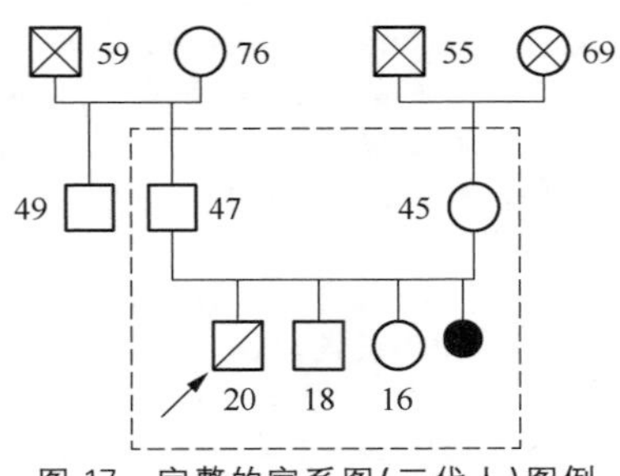

图 17　完整的家系图(三代人)图例

家系图应由患者、家属和社区医护人员共同绘制。该图不仅包括个案患者及家庭的背景信息,还应汇总与家庭有关的人文、历史、生活环境、社会、心理等各方面的信息。家系图一般包括以下具体信息:①现有家庭成员及上辈人和下辈人的基本信息,如姓名、性别、职业、出生年月日、死亡年月日和死因;②重大家庭事件,如夫妻结婚时间、孩子出生时间、孩子上大学及结婚离家时间、夫妻退休时间等;③家庭存在的问题,首先是健康方面的问题,如家庭成员是否患有疾病或有家族遗传病史等,其次是生活环境、社会、心理等方面问题,如环境污染问题、子女赡养老人的问题、空巢家庭问题等。

全科医学的家系图不仅仅是为了方便社区卫生服务者分析社区患者某种疾病的遗传方式及再发生的概率,在制图过程中,全科医生还能了解到潜在的、可利用的信息资源并能寻求到可靠、有效的帮助。因此,全科医学的家系图已是社区家庭健康档案不可缺的重要组成部分。

家庭生命周期(family life cycle) 家庭生命周期是指家庭自行产生、发展和自然结束的运动过程。一般把家庭生命周期划分为形成、扩充、稳定、收缩、空巢和解体六个阶段。家庭在不同的生命周期阶段要承担不同的责任和义务。①形成阶段。一对夫妻的新婚标志着一个家庭的诞生和形成,也是这个家庭生命周期的起点。②扩充阶段,即生儿育女阶段。这一阶段由初育开始,直至最后一个孩子出生后停止生育。这一阶段家庭中的行为不仅包括生育孩子,还包括养育和教育孩子。③稳定阶段,即扩充完成阶段。指从停止生育开始,直到第一个孩子长大离开这个家庭,组成新的家庭。④收缩阶段,指从第一个孩子长大离开家庭,并组建自己的新家庭开始,直至最后一个孩子长大离家为止。在这一阶段,子女相继离家,家庭开始收缩。⑤空巢阶段,即收缩完成阶段。在这一阶段,子女均已离家,家庭在规模上又恢复了最初的两人世界。⑥消亡阶段。从夫妻一方死亡开始,直至另一方也死亡为止。家庭生命周期理论是家庭社会工作者在进行家庭访视时对家庭进行评估的工具之一。

家族史(family history) 即家族病史,医学病历中医生要填写的信息。家族病史是指长期以来某种特定的疾病在家族成员中发病的情况。这里所指的家族成员首先是直系亲属,即患者的父母、兄弟姐妹和自己的孩子,他们有 50%的遗传基因和患者相同。其次是旁系亲戚,即祖父、祖母、外祖父、外祖母、伯父、叔父、姑母、舅父、姨母、侄子、侄女、外甥、外甥女,他们有 25%的基因与患者相同。如有可能,还要了解堂兄、堂弟、堂姐、堂妹及表兄、表弟、表姐、表妹及再远些辈分人的信息。医生会详细了解并记录家族每个成员曾患过的主要病种、发病的年龄段、发病的症状及死亡的原因等。在全科医学中,了解家族病史视为首诊的一部分,它是进行实验室检测的前提,也是全面确定患者病情的依据之一。

家庭功能(family function) 家庭对人类的功用和效能,即家庭在人类生活和社会发展中所起的作用。家庭功能的发挥是自发的。家庭功能也是多方面的。①生育功能。家庭一直是生育的基本单位,人类延绵不衰,家庭功不可没。这也是家庭的首要功能。②经济功能,包括家庭共同资产的积累和家庭成员中经济上的互相支持,这是家庭功能的物质基础。③性生活功能。社会通过一定的法律与道德规范,使家庭成为满足两性生活需求的合法场所。④抚养子女和赡养老人的功能，具体表现为家庭代际关系中双向义务与责任。抚养是上一代对下一代的抚育培养，赡养是下一代对上一代的供养帮助，这种功能是实现社会继替必不可少的保障。⑤教育和社会化功能。社会化是人通过各种教育途径，学习社会知识、技能和规范，从而形成自觉遵守与维护社会秩序、价值观念和行为方式的过程。家庭教育包括父母对子女的教育和家庭成员间的互相教育，以共同实现社会化。⑥情感交流功能，它是家庭精神生活的组成部分，是家庭生活幸福的基础。⑦休息和娱乐功能。休息与娱乐可以使家人调整身心、密切关系、和谐相处。值得注意的是，家庭诸功能的作用因社会发展阶段的不同和家庭生命周期的不同而强弱有别。

家庭角色(family role) 家庭是一个复杂的有机整体，包含很多元素，其内部有严密的组织机理，需要各个方面相互协调才能稳定有序地运行。有学者认为，在影响家庭运行的诸多因素中，家人、经济、家规、家庭伦理和信息交流 5 个元素对良性家庭机制的确立和维持起到基础性支撑作用。其中，家人即每个人在家庭中担当的角色尤为重要。在每个家庭中，家庭成员都有一个明确的身份，如丈夫、妻子、儿子、女儿，这个身份就称之为家庭角色。一个家庭成员可以在家庭担当多重角色，如一个男人可以既是儿子，又是丈夫和父亲。多重角色会随着年龄的增长而发生变化，如一个女人在公婆健在、子女尚小时，同时扮演了媳妇、妻子、母亲的角色，随着子女长大成家、公婆和丈夫去世，她扮演的是母亲、婆婆岳母或奶奶姥姥的角色。角色指导家庭成员的行为，赋予他们在家庭和社会中的权利和义务。家庭成员在其社会化过程中，获得知识、发展技能、形成自己的价值观及行为方式，从而以正确的态度，运用所学的知识和技能完成角色任务。社区卫生服务者在对社区患者家庭进行访视时，识别家庭角色是首要的工作。

家庭氛围(family atmosphere) 每个家庭都有自己独特的文化，这是在世代承续过程中形成和发展起来的为人处世之道、传统习俗以及家庭道德规范等，包括家风、家训及家规。家庭氛围是一个家庭所具有的气氛和情调。家庭氛围有多种类型，如和谐型、愉悦型、紧张型、冲突型等。家庭氛围是家庭文化的反映，并能深刻地影响到家庭成员间的关系，对家庭成员的身心产生很大的影响，也会对家中患者的康复产生很大的影响。对临终患者，温馨的家庭氛围有助于他们平静地走向生命的终点。营造良好的家庭氛围，除了要注重家庭文化的建设，每个家庭成员还应努力提高个人素质并在家庭成员间建立和谐的关系。

家庭复原力评估量表(family resilience assessment scale, FRAS) 亦称作“家庭抗逆性评估量表”“家庭韧性评估量表”。由美国佛罗里达大学的西克丝贝(Meggen Tucker Sixbey)于 2005 年编制。

家庭复原力亦称作“家庭抗逆力”“家庭韧性/韧力”，是指一个家庭面对困难、逆境甚至丧失亲人时的有效适应和应对。一个家庭在发生变化时，家庭成员出于自我保护和生存的需要，会自发启动生物遗传决定的自我调节机制，产生即时适应和应对行为。这种正向的应对行为，因与社区、环境的互动而产生动力系统，使其家庭能有效地抵抗环境和不利影响，走出阴霾并开始新的生活。家庭复原力评估量表可用于测量家庭在遇到危机时复原能力的恢复程度，有助于社区家庭工作者采取帮助措施。此量表可在梅格恩·塔克·西克丝贝博士论文的附录中找到。她博士论文的题目是“家庭复原力结构评估量表的研发”(Development of the Family Assessment Scale in Identify Family Resilience Constructs)。

量表系问卷形式。共有 54 个条目。分别从家庭沟通与问题解决(27 个条目)、社会和经济资源利用(8 个条目)、保持积极的态度(6 个条目)、家庭连结性(6 个条

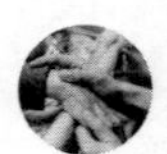

目)、家庭灵性(4个条目)和赋予逆境意义(3个条目)等6个维度对家庭复原力进行评估。采用李克特4级评分法计分。在“非常赞同、赞同、不赞同、非常不赞同”4个选项中打分,其中有4个条目为反向计分。总分66～204分。得分越高代表家庭复原力水平越高。此表的克朗巴哈系数为0.96(Cronbach's α = 0.96),各维度的Cronbach's α在0.7～0.96。此量表已被国外广泛应用于测量不同人群的家庭复原力水平,信效度良好。

我国也有学者在征得原量表编制者的同意后,采用翻译、回译和文化调适等方法,编制了中文版的FRAS,并运用此表在相关医院对癌症患者家庭进行过家庭复原力评估和信效度检验,效果良好。

家庭照护者(family caregiver) 对居家的患者、老年人或因其他原因失去生活自理能力的人进行照顾的人即为家庭照护者。家庭照护者可以是配偶、子女、亲戚、朋友,也可以是从家政公司请来的家政护理员。短期照护者还可以是邻居或志愿者。家庭照护者的职责是对照顾者日常生活的照顾,如洗浴或擦脸擦身、穿衣、喂药、喂饭、如厕或处理大小便、卧床患者的定时翻身、患者上下轮椅等;也有对家庭日常生活的打理,如购物、做饭、做家务、保洁等。不容忽视的是,照顾者本人也应得到照护,有些国家还以法律的形式规定,照顾者可在一定时间内将被照顾者送到相关机构照顾,自己得到“喘息服务”,使身心得到片刻休息。

家庭疏导(family counseling) 是对患者进行心理疏导的一种方式。患者在患病后因身体不适会产生各种各样的心理问题,表现为恐惧、悲观、焦虑、抑郁、愤怒、暴躁等,这时就需要家庭成员对他进行心理疏导。家庭疏导一般是在患者不适症状控制住之后进行。疏导的方式是多样而灵活的,如倾听、让患者宣泄、共同回忆、口头语言或肢体语言慰藉、听音乐放松、举行宗教仪式等。家庭疏导的目的是化解患者的负面情绪,提高患者生活的勇气。家庭疏导也可视情况邀请亲属及家庭社会工作者或宗教界人士参加。家庭疏导也包括家庭成员之间的互相疏导,家人之间可利用照顾患者的机会交流思想、亲密关系,增强家庭凝聚力。

家庭价值观(family values) 即一定时期内个人对现实存在的家庭及相关事务所持有的看法和观点。家庭价值观通常包括对家庭的认同、婚姻观、生育观、代际观、性观念等。家庭认同是对家庭的基本认可,即认为家庭是否满足了自己的需求。婚姻观包括对爱情的基本观点、择偶观和对多元婚姻形式的看法。生育观包括生育的意愿,对受孕及生育方式的看法。代际观包括对抚养下代的看法、对上辈赡养的意愿。性观念是对婚前和婚后性行为的认识等。家庭价值观会随着时代的发展而变化。但变化的只是诸如生育观等这样的一般价值观,受社会主义核心价值观的制约,家庭价值观的核心观念不会改变,如忠诚、责任、亲情、尊老爱幼、男女平等、夫妻和睦、勤俭持家、邻里团结等,这是社会主义核心价值观在家庭价值观的具体体现。

家庭访视(family visit) 是指社区的卫生工作者深入服务对象家中,进行访问视察的工作。需要接受家庭访视的对象包括孕产妇、新生儿、婴幼儿、高危人群、接受直接护理的患慢性疾病的患者、行动不便的患者、临终者及其家属。家庭访视的内容包括治疗、服药指导与监督、行为干预、功能锻炼指导等。在访视的过程中,社区卫生工作者要认真记录患者及家庭的情况,以便进行评估,并根据患者情况宣讲健康知识和解答受访家庭提出的种种问题。患者和家属通过家庭访视,学习和掌握了疾病的相关知识,提高了遵医嘱服药的自觉性,降低了疾病复发的概率。家庭访视的目的在于更好地了解社区居民家庭的情况,为居家的患者提供医疗便利,协助患者及其家属提高生活质量。

家庭危机(family crisis) 是指一个家庭因内部事件或外部事件陷入混乱无序的状态,使家庭功能不能正常运转。引起家庭危机的常见原因有:①意外事件,如火灾、地震、车祸等;②家庭发展所伴随的危机,如夫妻离异等;③与照顾者有关的危机,如家庭中慢性病患者的长期照顾者突然终止服务;④家庭关系造成的危机,如亲子关系发生问题导致孩子自杀或出走等。一个家庭因有临终患者也可能造成危机。常见的危机现象有:①家属之间因对临终处置的不同意见发生争执;②因对治疗效果的失望迁怒于医护人员;③对临终者离世怀有巨大的恐惧和忧伤等。家庭危机发生后,家庭成员可利用家庭内外资源努力自救,社区卫生服务者和社区家庭工作者也可根据情况采取干预措施化解危机。

家庭关系(family relationship) 是指在一个家庭中共同生活的家庭成员之间的关系,即夫妻关系、父母和子女关系及与其他家庭成员之间的关系。其中夫妻关系和亲子关系为家庭关系的基础,其他关系都是派生关系。我国夫妻是平等关系,夫妻之间享有平等的姓名权、人身自由权、婚姻住所决定权,共同承担计划生育的义务。对共同财产拥有平等的所有权、处理权。夫妻之间有互相扶养的义务,也有相互继承遗产的权利。父母和子女的关系,亦称作亲子关系。父母拥有的子女包括婚生子女或收养、过继子女。前者称为自然血亲的亲子关系,后者称为拟制血亲的亲子关系。拟制血亲的父母子女关系可因收养关系的解除而终止。对于父母子女应享有的权利和应履行的义务,我国婚姻法规定:父母对子女有抚养教育的义务,子女对父母有赡养扶助的义务;父母子女有相互继承遗产的权利。上述规定也适用于拟制血亲的父母子女。我国婚姻法规定的夫妻及父母子女关系,是以法律形式制定了在一个家庭里夫妻之间、父母和子女之间的行为规范,对每一家庭都具有约束力。

临终关怀家庭评估(hospice family assessment) 即社区的卫生服务者和社会工作者深入社区内需要临终关怀的家庭了解情况,所做出的评价估量。家庭评估一般通过入户填写评估表进行。评估表一般包括如下信息:①患者基本情况,包括姓名、性别、年龄、所患疾病、目前症状、用药、精神状态、所需服务、照顾者信息等。②家庭成员的基本情况,包括姓名、性别、年龄、职业、文化程度、与户主关系、地址及联系人电话。③家庭内外资源,包括家庭成员个人资源和家庭共有资源。个人资源是指个人拥有的人脉、学识、技巧、交际能力等;共有资源是指家庭储蓄、家族关系、家庭文化、家庭信息等。家庭外资源即社会资源,指来自家庭外部的个人、团体、机构组织的资源。临终关怀家庭评估有助于社区卫生服务者及社会工作者全面了解临终患者家庭的现状和需求,以为社区临终患者家庭提供精准服务。

身份识别(identification) 对患者的身份进行辨识和甄别,其目的是保证医疗和护理的安全性、精准性。身份识别的主要对象是住院患者。患者在办理入院手续时,由住院处负责打印条码腕带。腕带信息包括:科室名称、患者姓名、性别、年龄、药物过敏史、血型、诊断、住院号、二维条码。患者住院期间必须佩戴识别腕带,不得随意取下。医护人员在进行诊疗、护理前,会使用手持式计算机(personal digital assistant, PDA)对腕带条码进行扫描,身份核实后,才能对患者进行治疗和护理。临终患者佩戴身份识别腕带往往会唤起医护人员的更多关注,他们会根据患者的情况适时调整医护方案,为患者镇痛和控制不适症状、提供舒适护理,以使临终患者平静、安详地走向人生的终点。

亲属(relatives) 是自然人之间基于婚姻、血缘和法律拟制而发生的身份关系。我国民事法目前尚无亲属法,对亲属的范畴、亲等的计算方法、婚姻或收养亲属间的权利与义务、监护及涉外亲属关系等也未作规定。根据我国司法实践的需要,目前我国在刑事诉讼法、民事法、行政诉讼法中都各自界定了近亲属的范畴。刑事诉讼法中的近亲属包括夫、妻、父、母、子、女、同胞兄弟姐妹。民事诉讼法中的近亲属包括配偶、父母、子女、兄弟姐妹、祖父母、外祖父母、孙子女、外孙子女。行政诉讼法中的近亲属包括配偶、父母、子女、兄弟姐妹、祖父母、外祖父母、孙子女、外孙子女和其他具有扶养、赡养关系的亲属。依各个法律的不同,上述近亲属的成员也都有自己特殊的法定权利和义务。亲属关系是可以调整的。亲属关系一经法律调整,便会在相关的主体间产生法定的权利和义务。

《礼记》曰:"孝有三:大尊尊亲,其次弗辱,其下能养。""其下能养",即指子女对父母进行赡养、养老送终是最起码的孝顺行为。这是千百年来我们中华民族流传下来的传统美德,也是制约每个家庭成员的道德规范。在我国临终关怀领域,亲属往往是临终患者的主要照顾者。这是因为基于血缘关系形成的信任感往往使临终患者更依赖自己的亲人。亲属更了解患者的心理,容易帮助他们达成自己的心愿;亲属也更了解患者的生活习惯,使他们在临终前得到舒适的照顾。因此,由亲属照顾自己,也是许多临终患者对亲属的最后请求和希望。亲属照顾末期患者的角色是其他照顾者所不能替代的。

亲系(parent) 指亲属间的血缘联系或亲属间联系的脉络和途径。亲系分为直系亲、旁系亲。直系亲里又分为直系血亲和直系姻亲。直系血亲是指直接具有血缘关系的亲属,即生育自己的和自己所生育的上下各代亲属。例如,父母与子女。直系血亲包括父系和母系,它们在法律上地位相同,父母权利、义务相同,祖父母、外祖父母权利、义务也相同。直系姻亲是指直系晚辈亲属的配偶和配偶的直系长辈亲属。如儿媳和公婆、女婿和岳父母。公婆对于儿媳来说,岳父母对于女婿来说,相当于父母的地位,区别在于直系血亲有血缘的关系,是由人出生而形成的,直系姻亲则没有血缘关系,是以婚姻为中介而形成的。旁系亲里又分为旁系血亲和旁系姻亲。旁系血亲是指具有间接血缘关系的亲属。有两种情况:一种情况是辈分相同的旁系血亲,如兄弟姐妹、堂兄弟姐妹和表兄弟姐妹;另一种是辈分不同的旁系血亲,如叔、伯与侄、舅、姨与外甥,他们或是同源于父母,或是同源于祖父母、外祖父母。旁系姻亲是指配偶的旁系血亲或旁系血亲的配偶。例如,妻的旁系血亲就是夫的旁系姻亲;自己兄弟姐妹的配偶就是自己的旁系姻亲。理清亲系关系,有助于全民更好地理解、执行我国婚姻法中有关结婚和生育的规定。

血亲(consanguinity) 血亲共有两类。一类出于同一祖先,有血缘关系的亲属,即自然血亲。另一类为拟制血亲,即亲属间虽无血缘联系,但经法律拟制确认其与自然血亲有着同等的权利和义务,比如养父母与养子女,继父母与受其抚养教育的继子女。按照我国婚姻法的规定,有两类血亲禁止结婚。①直系血亲。包括父母子女间,祖父母、外祖父母与孙子女、外孙子女间。即父亲不能娶女儿为妻,母亲不能嫁儿子为夫。爷爷(姥爷)不能与孙女(外孙女)婚配,奶奶(姥姥)不能与孙子(外孙子)结合。②三代以内旁系血亲。包括:同源于父母的兄弟姐妹(含同父异母、同母异父的兄弟姐妹),即同一父母的子女之间不能结婚;不同辈的叔、伯、姑、舅、姨与侄(女)、甥(女),即叔叔(伯伯)不能和兄(弟)的女儿结婚,姑姑不能和兄弟的儿子结婚,舅舅不能和姊妹的女儿结婚,姨妈不能和姊妹的儿子结婚。对于拟制直系血亲之间能否结婚,我国婚姻法没有明确规定,但从社会伦理和法律含义方面考量,一般也列为禁止结婚的范围。人类两性关系发展史证明,血缘过近的亲属间通婚,容易把双方生理上的缺陷遗传给后代,影响家庭幸福,危害民族健康。因此,各国法律都禁止一定范围内的血亲结婚。禁止血亲结婚是我国优生的要求,也是遵循国际惯例的体现。

家族(family) 是以家庭的血缘、姻缘关系为基础而形成的宗族群体。家族有以下 4 个特点：①由有一定血缘关系的几辈人或几十代人组成。②主要成员有共同的姓氏。③有家族文化，例如忠于君国、孝于父母的伦理观念；仁义诚信、团结友爱、勤俭持家的行为规范；家法训诫及祖传家训等。④有文字记载的家史、家谱。家族有对内职能和对外职能。对内职能是指家族负有维持共同生计的使命，要保证家族的延续和扩大。对外职能是指家族为社会提供的劳动力、智力和财力，包括对社会上老、弱、病、残、孤、寡的扶养义务。家族对整个社会有一定影响和制约作用，是影响社会行为的最小单位。

家长制(patriarchy) 起源于原始社会末期，是指家长拥有统治权力的家庭制度。家长制的主要特征有：①家庭权力高度集中。家庭中所有的重大决定都由家长一人说了算。②家庭管理随意性。由于权力集中一人手里，家长全凭直觉、经验和个性来管理家庭，听不进他人意见。③任人唯亲。家长对家人的信任及任用全凭私人关系和感情亲疏。④终身制。家长的位置一般是从一而终。家长制是封建社会宗法制度的产物，新中国成立后就已废除。废除了家长制，取代的是自主决定制和家庭共同协商制。例如现代医学对临终患者的医疗处置，是应听医生的，还是应听患者的，还是应听家属的？如果临终患者生前已做过预立医嘱，则应按患者的意愿办理。如果患者没做过预立医嘱，又不具备行为能力，医生通常会召集“家属协商会”，把治疗方案告知家庭的主要成员，如配偶、子女及子女的配偶等，由家庭成员权衡利弊、共同商量做出决定。这种模式既能保障患者的权力，又尊重了家庭成员的知情权和发言权，使家庭更具凝聚力。

（程明明　马振山）

十七、行为学

（一）基本概念

行为(behavior) 是心理学和行为科学的基本概念之一，指个体在内外刺激影响下产生的各种形式的运动或活动。

行为随着进化过程的发展，从简单到复杂。生物体共有的最基本的行为生物学特征是行为发生的基础，主要表现为遗传性(趋性、反射、本能、有时限的学习行为)与习得性(习惯、模仿学习、条件反射、推理学习)。人和动物本性的共同行为可归结为趋利行为(求得满足生存条件的各种需求与欲望的实现)、避害行为(避免自取灭亡)、探索行为(好奇求新求异、探险追求感官刺激、游戏、逗乐、赌博等，以求得更好的适者生存)。

根据产生的原因，行为可分为个体行为和群体行为；根据行为的功能，分为摄食行为、躲避行为、性行为和探究行为；根据目标与动机在意识中的明确性和能动性，分为意志行为、潜意识行为和娱乐消遣行为。

行为具有目的性、能动性、预见性、有序性、多样性、可度性、可塑性、原因性等特征。行为的目的性指行为是一种有意识的、自觉的、有计划的、有目标的、可以加以组织的活动，是自觉的意志行动。能动性指人的行为动机是客观世界作用于人的感官，经过大脑思维所做出的一种能动反映。预见性指行为具有共同的规律，因而行为方式和行为结果等是可以预见的。多样性指人的行为有性质不同、时间长短不同、难易程度不同等区别。所谓可度性，是指人的行为可通过各种方法手段进行计划、控制、组织和测度。

人类与动物行为的不同，表现为：人类行为不但具有更为高级的生物学特性，而且更受社会化的雕刻；动物只是本能地适应环境，人则在对环境的刺激做出反应前，会通过反思和推理进行探索，以便找出较好的适应方式；动物从感触开始，通过刺激反应，完成行为过程，人在行为之前，通过自觉意识和认识，把外部和内部需要转化为动机和目的，指导和调节人的行为活动。

随着 18—19 世纪自然科学和社会科学的发展，研究行为的学科和理论中具有代表性的观点有：①生物学观点把行为看作大脑神经系统以及内分泌系统变化的产物；②心理动力学观点认为行为是由本能、内在冲突以及意识和无意识的动机驱使所致；③行为主义的观点认为行为是由外在的刺激条件决定的；④人本主义的观点强调外在行为受个体内在的理性抉择能力的影响；⑤认知的观点强调认知是影响行为过程的主要因素；⑥进化的观点把行为看作为了生存而适应环境的一种进化结果；⑦文化观点探索行为及其在文化环境中的含义。现代研究认为人类的行为会同时受到自身生物学规律的制约与外界自然和社会环境的调控。

行为包括可以直接观察的活动和内隐性活动(如主观体验、意识等心理活动及内脏活动)。不同心理学分支学科从各自的研究角度给行为赋予不同的含义：①行为主义心理学把人与动物对刺激所做的一切反应都称之为行为。这里的行为指一切遗传的与习得的外显行为和内隐行为，人的思维也被视为一种内隐的行为。这就无限扩大了行为的概念，还否定了心理现象对行为的影响与支配。古典行为主义者将可观察测量的外显反应或活动称之为行为。新行为主义者将行为的定义放宽，除可观测到的外显行为外，还包括内隐性的意识历程，如中间变量、中介历程、假设构念等概念均属行为的范畴。②格式塔派心理学家库尔特・勒温(Kurt Lewin)认为，人的行为是受心理支配的外部活动，即由人与环境(心理的生活空间)的相互关系决定的。行为随着人与环境这两个因素的变化而变化。③现代心理学用语中，行为是人在主客观因素的影响下而产生的外部活动，既包括有意识的，也包括无意识的，即外显的和内在的、显意识的和潜意识的一切活动。在正常情况下，人的行为一般是有意识的。④认知心理学将行为视为心理表征的历程，并不太重视可观测到的外显行为，主要集中于研究信息加工、注意、知觉、记忆、问题解决、语言获得等内在复杂的心路历程。通过研究解释人类问题解决、学习、决策以及直觉等后天习得为主的智能行为。⑤行为科学把行为视为个人行为和社会行为的统一性，并且和传统心理学、认知心理学一样，也将知觉、思维、意志等过程称作行为。

对行为的正确研究和科学理解有助于揭示行为的发展规律和基本特征，改善行为调控的状态和方式，提高行为质量和行为效果，便于做正确的行为选择。

人类行为(human behavior) 指人类为了维持个体的生存和种族的延续，在适应不断变化的复杂环境时所做出的外在反应。广义的人类行为包括心理活动和社会实践活动；狭义的人类行为是指人类的社会实践活动。

人类行为的基本要素：①行为的主体。行为的主体是人，无论是个人行为还是团体行为，都是由具体的人所表现出来。②有意识的活动。正常人的活动受意识所支配，具有一定的目的性、方向性、预见性和能动性。③行为的客体。人的行为与一定的客体相联系，作用于一定的对象，其作用的对象或是人或是物。④行为的结果。人的行为总是要产生一定的结果，其结果与行为的动机、目的有一定的内在联系。这些行为构成要素是相互联系、相互依存的。人的行为过程具有一系列相互联系的环节，最基本的环节包括需要动机、意志抉择、行动和结果。

人类行为普遍存在于人类生活的各个领域，涉及经济行为、政治行为、法律行为、艺术行为、宗教行为、日常生活行为及道德行为等。人类行为一般可分成个人行为和社会行为两大类。具有自主性、起因性、目的性、持续性、可变性 5 种共同特征。受内部因素(生理和心理因素)和外部因素(自然和社会因素)影响。伦理学所研究的行为是指人类自觉的有目的的活动，即道德行为。是人在一定道德意识支配下，自觉选择涉及社会和他人利益并能够进行道德评价的善或恶的行为。人类行为的主观能动性表现为通过不断地总结经验、更新知识，改变行为模式与生活方式，适应社会发展的要求，从而改造客观世界。

行为治疗(behaviour therapy) 亦称“行为疗法”“行为矫正”“条件反射治疗”。当代心理治疗三大流派(精神分析、行为治疗、人本主义心理治疗)之一。行为治疗是一种将心理学中有关学习的理论应用于行为障碍治疗的技术,以减轻或改善患者的症状或不良行为。其治疗范围主要是精神病和心身疾病。

行为治疗起源于20世纪20年代,并于60年代获得迅速发展,受到医学和心理学界的重视。从学习理论的观点来看,人类的一切行为都是学习的结果。学习有两种基本形式,即以巴甫洛夫经典条件反射为基础的学习和以斯金纳操作条件反射为基础的学习。人的行为不只是指动作、言语、表情等外部表现出来的外显性行为,而且也包括心跳、呼吸、胃肠蠕动等内脏活动在内的内隐性行为。所有这些行为,都可以通过学习,建立一定的条件联系获得、维持、改变或消退,因而行为是可以预测和控制的。适应不良性行为是由错误的、不适当的学习或学习能力的缺陷而建立起来的不正确条件联系。人的病态心理和躯体症状属于适应不良性异常行为,与环境不相协调,可以通过学习训练来加以调整和改造。这种治疗技术就是行为治疗,其主要方法有快速暴露法、系统脱敏法、交互抑制法、厌恶疗法、操作性行为改造法等。

行为治疗对某些心身疾病、恐惧症、强迫症、性功能性障碍以及吸烟、酗酒、药瘾、吸毒等不良行为或习惯有显著疗效。

疾病行为(illness behavior) 又称病患行为,指个体自觉身体异常或出现结构和功能改变,通过理解、评判与行动体现出来的行为。包括从自认为有病或被他人认为有病开始到脱离患者角色全部过程中所有行为的总和。

疾病行为包括疾病觉察的行为反应、求医行为、遵医行为等,决定着个体接受治疗措施和利用保健体系的态度,可发生于与卫生保健系统接触前和医疗阶段。①疾病觉察行为,指个人认定自己或他人有患某种病的可能性,并决定自己接受诊治或劝告他人接受诊治的行为。此行为包括疾病常识、病感或病征认知、社会功能障碍、认定标准等环节。②求医行为,指个体感到不适或因病寻求医疗帮助的行为,是患者的角色行为。求医行为受社会、心理、生理等多方面的影响,其中心理因素尤为重要。对疾病缺乏警惕、求医不便、花钱费时、医务人员的态度或技术生硬、对疾病的恐惧、害羞或否认、过度迷信宗教或邪教等,可能造成患者不去求医或延迟求医;焦虑、疑病的人格特征、对药物的依赖、疾病的继发获益、心理应激导致的“躯体化”症状、疾病转入慢性期等会导致反复求医行为。③遵医行为,又称为患者的依从性,指患者对于医务人员医疗行为的认同与执行,遵从处方和医嘱进行检查、治疗和预防保健的行为。疾病诊治的顺利与否及临床疗效的好坏与遵医行为有着密切关系。

在诊疗活动中,医务人员依据不同患者所表现的疾病行为,采取最适当措施,有益于疾病的及时治疗,使患者能够建立或获得健康的行为。

意志行动(will act) 指个体自觉地确定目的并受意识支配控制调节的行为过程。意志行动是人类所特有的行为。

意志行动的实现过程分为采取决定和执行决定两个阶段。前者是意志行动的开始阶段,包括确定行动目的、拟定行动计划、选择行动方式等。后者是意志行动的实际行动和完成阶段,常需更大的意志努力。

意志行动的特点:①人类特有的自觉预定明确目的的行动。人在行动前,其目的和结果就以有意识的观念形式存在于人的头脑之中。②受意识能动调节支配的行动。意志是内部的意识事实向外部动作的转化过程。这一过程集中体现了人的意识主观能动性特点。意识的主观能动性表现为激励和抑制两种功能。前者在于推动人去从事达到预定目的所必需的行动,后者在于制止不符合预定目的的行动。③克服内外部困难是意志行动最重要的特征。战胜困难就是通过意志努力来实现意志目标

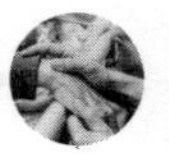

的过程。④以随意动作为基础的行动，也包括相应的自动化的动作。其机制是在第二信号系统的调节下所进行的运动分析器的活动。

行为归因(behavior attribution) 指人们对自己或他人的社会行为进行分析，并指出其性质或推论其原因，探索原因与行为的因果关系的理论。

行为归因的分类：①按原因产生的根源来分，可以分为个体的内在归因和环境的外在归因。内在归因把行为原因归于个体自身所具有的、导致其行为表现的品质和特征，包括性格、动机、情绪、心境、态度、能力和努力程度等。外在归因主要把行为原因归于行为者的外在因素，包括环境条件、情境特征、他人的影响、角色的限制、机遇、工作性质和困难程度等。②按原因持续的情况来分，可分为稳定性归因和不稳定性的归因。在引起行为的原因中，职业角色、工作性质、难度等外在原因是相当稳定的，个人的性格能力是相对稳定的；情绪态度、努力程度是缺乏稳定性的，情境变化常常是引起行为者改变行为的不稳定的外在原因。③按原因是否可由人控制，分为可控制归因和不可控制归因。努力这类内在的不稳定原因常常是个人可以控制的，而作业难度、环境特点、运气和能力往往不被认为是个人所能控制的。

行为归因于行动者、客观刺激物或情境，具有 3 个原则：①一贯性(连续性)，即一个人的行为是一贯的还是偶然的。行为的一贯性越高，观察者越倾向于对其作内部归因。②普遍性(一致性)，即是否在与其他同处境的众人具有普遍性。如果一致性高，行为进行外部归因。③特异性(区别性)，即一个人的行为是否只是在某些特定环境下或特定对象上表现特殊。如果行为的特异性低，则观察者可能会对行为内部归因；如果行为的特异性高，则活动原因可能会被归于外部。根据这 3 个原则可推测出正确的原因。

行为障碍(behavior disorde) 指认识、情感及意志活动发生障碍时表现出的行为异常。

行为障碍表现为意志活动与行为动作之间关系的破坏以及随意动作的随意性削弱或完全丧失，出现一贯的、与其年龄不相称的、导致影响社会和个人的不利行为。可分为精神运动性兴奋与精神运动性抑制两类。精神运动性兴奋是指言语动作和行为增加。当这种增多与当时的思想感情是协调的，同时身体各部分的动作也是协调的，则称为协调性兴奋。情绪激动时的兴奋、轻度躁狂时的兴奋都属于此类。当这种言语动作和行为的增多与其思想感情不协调，则称为不协调性兴奋，常见于精神分裂症。精神运动性抑制是指言语、动作和行为减少。如木僵、违拗症、蜡样屈曲等。

行为障碍可见于各种疾病，可为功能性或器质性。其中有与本能相关的进食障碍、性行为障碍、睡眠障碍等，有与社会行为有关的人际交往障碍、社会适应不良行为等，也有与精神或躯体疾病相关的精神发育迟滞、精神分裂症、强迫行为等。神经精神科或其他有某种程度心理障碍的人在病态支配下的行为障碍会危及本人或他人的健康、安全以及周围环境，严重妨碍生产，影响社会治安。

行为改变(behavior change) 指个体受外部条件刺激下的行为变化。行为改变是一个连续的、动态的过程，一般经历未考虑阶段、考虑阶段、准备阶段、行动阶段和维持阶段。

行为改变的层次包括：①知识的改变。知识结构的改变是行为改变的一个必要条件。②态度的改变。态度具有对事物的评价倾向和情感成分，态度的改变要经过一个服从、认同、同化的变化过程。③行动的改变。认识和态度的改变是行为的前提条件，行动改变是行为改变的最终结果，行动的改变最终达到改变行为的目的。

行为改变的基本内容就是行为的强化、弱化和方向引导。心理学领域的行为矫正或行为治疗又称为行为改变技术，是对人类行为进行分析和矫正。

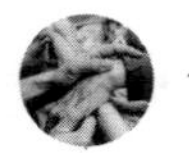

行为干预(behavioral intervention) 指通过心理学原理、技术和方法等干预方式对个体某行为的发生、发展的自然过程施加影响,进行行为改变或行为塑造的过程。即个体的行为可以通过操纵环境刺激为特定行为的产生提供机会,或操纵行为后果改变某种行为在未来增加或减少的可能性。通过行为干预改变个体的异常心理和行为,重新整合或促进具有适应性功能的健康行为。

行为干预是以行为主义的基本原则为指导思想的一种干预模式。其一般程序是选定干预目标、评价目标行为现状、拟定干预方案并实施、评价目标行为的改变。

行为干预是一项具有连续性、多面性、相关性预防与干预的系统活动,具有简单、易操作、直接针对问题的优点,广泛应用于临床心理研究及教育实验。运用行为干预,需对行为产生的前提与后果进行仔细分析,这常常是以直接观察为依据的;要创造出稳定的、结构化的干预环境;干预的规则要明确一致,尽可能以肯定的形式出现,而不要以单一的禁止形式出现。临床上通常通过行为干预调整患者行为以预防和治疗疾病。

利他行为(altruistic behavior) 指不期望任何形式报答的、自觉自愿的、有益于他人的行为。

利他行为的特征:①以帮助他人为目的;②不期望有物质或精神的奖励;③自愿的;④利他者可能会有所损失。

利他行为的分类:根据不同的动机可分为纯粹意义上的利他行为、以利他为手段的利己行为和以利己为目的的利他行为。丹尼尔·巴特森(Daniel Batson)认为,利他行为分为自我利他主义取向与纯利他主义取向。前者的动机是为自我报偿,指助人者通过助人行为来减少自我内心紧张与不安,使自己感到有力量,或者体会到一种自我价值;后者指受外部动机的驱使,看到有人处于困境而产生移情,做出助人行为以减轻他人的痛苦,其目的是他人的幸福。另外,根据情境特点,利他行为可分为紧急情况下的利他行为和非紧急情况下的利他行为。

利他行为存在于从昆虫到人类社会的动物世界中,是一种后天习得的行为,最终促进其种族繁衍。利他行为是种族保存的一种不可或缺的生物学本领。

行为观察(behavior observation) 指根据一定的研究目的、研究提纲或观察表,研究者用感官和辅助工具,对被研究对象行为进行记录、监控、描述和分类,以直接观察其行为。行为观察是对被观察者个人行为和活动进行观察而获取资料的一种研究方法,是常用的行为诊断评估技术之一。

行为观察是一种动态观察,包括非语言行为观察和语言行为观察以及可能引发和维持该行为的情景变量,如时间、地点、人物、诱发事件等观察。非语言行为观察主要是注意被观察者的手势、动作、表情、眼神、身体动作等,记录这些行为的发生频率和强度,以此来研究非语言行为在表达思想、感情时的特殊作用,以及每个动作或表情在不同社会或阶层中所赋予的不同含义。语言行为观察主要是了解被观察者的谈话内容和方式、使用的方言、相互交往的频率、信息媒介的过程等。它可以用来研究被观察者语言交往的途径、方式以及由语言等行为所反映的性格特征。

行为观察可以在行为发生的家中、工作场所、学校等自然情景中进行,也可在观察者的办公室或实验室等人工模拟情境中进行。

社群行为(community behavior) 指两个或两个以上同种动物个体间或异种动物间有一定的联系而发生的集体合作行为。这种合作可以仅表现为暂时的和松散的集群现象,但更典型的是组成一个有结构的永久性社群,其中有明确的分工、组织和合作的相互关系。

社群中存在明显的等级制度,以及排他性、强权领导下的"和平共处"、权力欲、社会惯性、分区次序等支配行为。社群行为的特征包含:①有较稳定的群体结构和一定的行为规范。②个体之间出现不同的优势等级。③成员间相互依赖频繁互动。④有一定的目标和成员的协作分工。⑤群体成员有归属和认同。

对于动物和人类,社群行为有利于更好地防御天敌、分工合作和生长繁殖,对于保护社群的安全具有重要的适应意义。如果习惯于社群生活的动物脱离社群,会影响其心理生理健康,甚至导致生存困难或死亡。

交往行为(communicative action) 是德国哲学家哈贝马斯交往理论中的基本概念,指人与人之间以符号为媒介进行交流以达到相互理解、相互承认和达成一致的行为。

交往行为是人们在社会劳动与社会生活中发生的相互作用和反应。交往行为所涉及的至少是两个具有语言能力和行为能力的主体之间的关系,主体间在语言理解的基础上,通过语言媒介等交流符号协调互动,承认和遵循交往行为中共同的规则或规范,达成人与人之间的相互理解和一致,以此决断个人行为的取舍。当遇有不同意见时,通过对话、交往达成相互谅解协调。

在各种交往中,家庭交往是社会交往行为的基础结构。电影、电视、广播等大众传播工具使交往由家庭领域扩大到公众社会,摆脱了时空条件的限制。合理的交往行为决定着社会秩序的和谐及社会制度的稳定。交往行为可以传播和更新文化知识,起着社会整体化和创造团结互助的功能,有助于造就个人独有的特征和本质。社会文化、个人、政治、历史、道德、正义、理性以及一切重大社会问题的剖析,都离不开交往行为概念。

本能行为(instinctive behavior) 亦称“先天行为”“定型行为”,是行为学术语,指个体一生下来就具备的、对外界刺激所做出的反应行为。

本能行为的特点:①是通过遗传获得的先天性行为;②不因经验和学习而改变;③同种动物对一定的刺激产生固定动作模式的行为反应;④定向性和可预测性,是指刺激引起一定时序出现的一连串反应行为;当确定刺激信号,就能预测出行为结果。

常见类型:①个体生存的本能行为,表现为满足饥渴需求的摄食行为、消除疲劳的休息行为等。②自我防卫的本能行为,表现为对外来威胁的反击行为或逃避行为。③种族延续的本能行为,包括性行为和抚幼行为等。

本能行为是在长期进化过程中形成的,通过自然选择进化而来的。1937 年,康拉德·劳伦兹(Konrad Lorenz)首次提出的理论中认为本能行为是由所谓的“钥匙”刺激引起的,而且只要内在的动机一直存在,行为就会持续下去。本能行为经过进化选择,具有适应环境和生存的意义。

压抑(repression) 是一种心理防御机制的表现形式,指个体把对察觉到的威胁或困扰自身的思想情感、矛盾冲动等排斥到意识以外的潜意识之中的心理过程。压抑是个体用来控制某些较弱但仍然有力的愿望和欲求的方法。

压抑的特点:①内向性。当个体与外界发生冲突时,压抑表现为退缩、回避到个人的主观世界,自我克制与约束。②消沉性。压抑使个体感受到情绪低落和不愉快的情感。③潜意识性。持久或反复的压抑将转化为潜意识形态,潜意识又支配人的需求和动机,导致异常的行为表现。

压抑既有积极作用,又有消极作用。其积极作用在于具有自我保护作用,压抑能控制某些不适当的冲动,主动忘记或减轻不愉快经验的打击,避开暂时的困难,推迟满足需要和获得自我调整的时间,从而避免焦虑、紧张和冲突,解除心理压力。而过于频繁地压抑,超过了意志控制的能力与心理忍受力,就可能出现心理失常,严重的还可能出现心理疾病及行为异常。

反向形成(reaction formation) 亦称“反向作用”“反转机制”,是行为与动机完

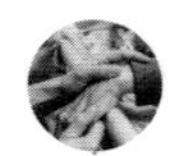

全相反的一种心理防御机制。指个体潜意识中将被压抑的冲动和欲望转化为强烈的相反形式，其行为或情感表现与其内心的动机欲望完全相反，以获得自我认可、缓解和消除内心世界的紧张不安、自我焦虑。弗洛伊德认为本能的成对性(如生与死)导致了反向形成。

采用这一防御机制的人，其行动和情绪表现不取决于另一方的需要，也非环境条件所要求，而是取决于被压抑的欲望所需要的自我防御。反向形成使用适当，有助于在生活上使之适应；但过度使用，不断压抑自己心中的欲望或动机且以相反的行为表现出来，不敢面对自己而活得辛苦、孤独，将形成严重心理困扰。在很多精神病患者身上，常可见此种防卫机制被过度使用。

置换(displacement) 亦称为"移置""转移"，一种自我保护防御机制，是指个体将限于各种因素(如不合社会规范或具有危险性或不为自我意识所允许等)而无法直接释放的情感、欲望或态度转移到其他的人或事物，从而使原始冲动伪装或隐藏起来。即潜意识内由一物体置换为另一物体以解决存在的矛盾。虽然物体已被置换，但冲动的本能性质和目的仍保持不变。

根据置换的内容，置换可以是替代性对象或目标的转移，也可以是替代性方法的置换或情绪情感的置换，这些置换都会包含着欲望和情感，以相应的态度或行为表现出来。置换可以表现为正面的感受，如喜爱、仰慕等，也可以表现出负面的感受，如憎恶、愤怒等。在精神分析治疗中的"移情"作用是置换机制较常见的一种，即求助者把对过去生活中某个重要对象的情感态度转移到咨询师身上，并做出相应反应的过程。

置换使用得当，对社会和个人都有益。置换机制可以帮助个体对抗焦虑、摆脱困境、维护心理上的安宁。此外，置换机制有可能表现出生理上的症状。极端偏激的负向置换可能会造成泄愤伤人等严重后果。

投射(projection) 是一种普遍的自我防御机制，指个体将意识中自我拒绝接受的心理行为特征(如性格情绪、态度观念、冲动欲望和动机等)不自觉地推测或转移到外界物体或他人身上的现象。其实质是个体把自己内心无法承受的冲突信息"放置"到外在他人身上(从他人身上看到这个冲突)，并认为这种施之于自己的冲突信息是外界客体所具有的性质。

此种机制不按照被观察者的真实情况进行知觉，而取决于针对外观客体的本我冲动特征。个人利用这种机制将自己内心的焦虑和内疚转移到他人身上，从而获得合理化作用，以保护自尊心，使自己得到自我安慰。但是，许多人与事，往往超越个体的理解范围，与个体的想象有所不同。良性的成熟的投射可构成共情的基础，而当投射内容与客观事实严重不符时，易导致误解和人际冲突。常见的精神病患者的被迫害妄想就是投射现象之一。

内摄(introjection) 一种本我的功能，指个体将客体的感受、想法或者客体的一部分归为自身内部心理的过程。内摄发生的同时或者之前，往往会存在主体把自己的某些欲望、需要、情绪投射到客体的现象。

内摄能够形成自我和超我的精神结构，对主体的自我结构的形成和改变有重大的影响。内摄可以形成原始性认同。好的内摄客体会推动形成一个理想的自我；坏的内摄客体或内摄使用不当会产生破坏性或攻击自体产生不良后果，如施虐、暴虐和冲动控制障碍是常见的病理性内摄。

升华(sublimation) 指将与社会规范不相符合的某些本能冲动、行为和欲望，采取社会较能接受的方式或有利于社会和本人的形式表现出来，以获得一种变相的、象征性的、满足的一种心理防御机制。弗洛伊德把"升华"作为人的心理的一种重要的"自卫机制"。

升华是一种有建设性的心理作用，是维护心理健康的心理防御机制。社会文明的进步就是以通过升华作用对人的原始本能进行压抑为基础的。升华避免某些与社会规范不相符合的行为和欲望直接表达出来,防止产生不良后果,同时改变成社会相对能接受的表现方式,使原来的动机、情感得到宣泄,消除焦虑情绪,保持良好的心理平衡和安定,还能满足个人创造与成就的需要。如有的人在生命末期书写回忆录,将自己的"忧情"升华成一种创作。升华作用为本能开辟满足的途径,这对于社会和本人均有积极意义。

惩罚(punishment) 指当个体在一定情景或刺激下做出某种行为反应后,随机呈现出一个厌恶刺激(又称惩罚物)或撤销使用中的正强化物,以期在类似情景或刺激下减少此类行为反应。给予厌恶刺激从而减少行为的概率是正惩罚;撤销愉快刺激从而减少行为的概率是负惩罚。惩罚使人或动物回避某种行为,是负性强化物。

惩罚会使机体产生对罚的恐惧,从而抑制人或动物去进行那些会受到惩罚的活动。惩罚是操作条件反射的核心思想之一。动物实验经常用电击、强光等引起生理上痛苦的事物来作为惩罚手段。对人的惩罚可分成精神惩罚和物质惩罚。运用惩罚控制人的行为时,可以对做某个反应进行惩罚,禁止人做某事;也可以对不做某个反应进行惩罚,督促人做某事。

惩罚在控制和消除不良行为习惯方面具有显著效果,但处理不当则存在潜在的缺点和不良反应。使用惩罚时若不及时则其效果明显降低,甚至没有影响;强度过高或过低会造成强化的对比效应,强烈的惩罚会引起不良的消极情绪,甚至导致攻击性行为。

强化(reinforcement) 指通过采用适当的强化物来增加动物或人反应的强度、概率或频度的过程。强化能够增强反应频率,引起行为出现频次大幅增加。①在经典条件反射中,指无条件刺激与条件刺激相结合,用前者强化后者。②在操作条件反射中,指正确反应后所给予的奖励(正强化)或免除惩罚(负强化)。

斯金纳理论认为,行为之所以发生变化,就是因为强化作用,因此对强化的控制就是对行为的控制。强化的主要方式有:①正强化(也称为积极强化),对做出适当反应的个体立即给予奖励。②负强化(也称为消极强化),是指具体行为之后,出现了刺激结果的移除,导致具体行为的增强。负强化又可分为惩罚和逃避性学习两种。前者是在个体发生消极行为后,给予某些令其不愉快的刺激,包括伤害性的刺激或剥夺个人所喜欢的东西;后者是训练个体在伤害性刺激到来之前采取回避行为以达到预期行为。负强化的刺激是批评、训斥和惩罚。③衰减,即撤销本来能产生适当行为而现已失效的刺激。

孤独(loneliness) 指一种主观自觉与他人或社会隔离与疏远的感觉和孤单寂寞的心理状态。其是自感社会交往或人际关系不满状态下的负性情绪体验,并非客观状态。

当一个人感到所处的人际关系满足不了自己的社会期望时,往往会产生孤独感。孤独可分为主动的孤独与被动的孤独。前者是为了满足一定的文化要求,特意追求的心理隔离状态,往往和宗教的皈依相结合。后者是被迫地不情愿地与他人隔离,他们有渴望接受他人的强烈需求,但社会因素使他们满足不了这种内心要求。

孤独是一种重要的心理保护机制。轻微的、短暂的孤独不会导致心理与行为的紊乱,在孤独心态下人们往往会感到寂寞、空虚、无助,从而接收信号,提醒自己积极做事加以排解。但长期的或严重的孤独可引发某些郁闷、焦虑、失落、冷漠甚至绝望等情绪障碍,导致不愿参与社交活动,降低人的免疫健康水平,甚至出现各种心理疾病、攻击行为或其他异常行为问题。冲破自卑心理、与他人交流、多为他人着想、学会享受生活有助于排解孤独。

依赖(dependence) 指依靠外界人或事物而无法自立或自给引起的特定心理效

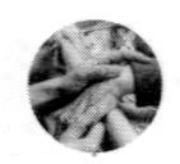

应,是一种个体对人或物质产生心理上的渴望和(或)生理上的瘾癖的特定的需求状态。

依赖的分类:①根据依赖的对象,分为主观依赖和客观依赖。主观依赖指需要依赖外界人与物来帮助肯定自己的价值,是没有自信、意志较弱的表现。常体现在社会关系和社会生活中。客观依赖,指对各种物质的依赖,包括食物、毒品、金钱等。②根据对成瘾物质的特定需求,分为精神依赖和躯体依赖两类。精神依赖是习惯性需求,躯体依赖则是机体反应性需求,两者常同时存在。通常依赖性不高的物质早期仅有精神性依赖,而依赖性强的物质在戒除躯体依赖后常可长期潜隐有精神依赖。

依赖对个人和社会容易造成不良后果。长期应用致依赖物质会引起慢性中毒和行为改变,对个人健康、家庭生活和社会治安带来不良影响,甚至形成严重的社会问题。另外,依赖思想不仅会使人丧失独立生活的能力和精神,还会使人缺乏生活的责任感,造成人格上的缺陷,无法适应社会生活,甚至危害社会和他人,走上违法犯罪的道路。克服依赖心理,可以增强意志,发现自我独立性。

依赖也是一种应激的行为反应,常见于病情危重或经抢救后脱险的患者及慢性病患者,此类患者更依赖亲人或他人的安慰、照顾和帮助。

否认(denial) 是一种相对原始简单的心理防御机制。指通过拒绝或重新解释个体在创伤情境下的想法、情感及感觉,否定不愉快的事件,来逃避心理上的焦虑痛苦。这是潜意识情况下进行的心理防御机制。

否认的特点:重新解释和重新评价。否认把已发生的不愉快的事件或者对自己不利的事件当作根本没有发生过,但并非排除于意识之外,而是对其进行重新解释。

否认的类型:①本质否认,即对存在的现实情况的否认,例如癌症患者不接受患病的事实是常见的否认现象之一。临终患者在没有心理准备处于否定期时,会表现出极力否认,拒绝接受事实的心理反应。②行动上的否认,即通过行为表达否认,试图证实事件并非真实的。③幻想中的否认,即用错误的信念回避某些事实。④言语上的否认,即利用一些特殊的言语表达自己坚信现实的虚假性。

一方面,否认可以减轻严重事件带来的痛苦,获取心理上暂时的安慰,有益心理健康;另一方面,过分和持久的否认不利于及时地采取合理的行为应对和解决问题。

猜疑(suspicion) 指在交往过程中,自我牵连倾向太重,对某些人和事物过分敏感、多疑并加以主观揣测和不信任。猜疑形成的原因主要为作茧自缚的封闭思路、对他人及自己缺乏信任、对交往挫折的自我防卫。

猜疑的特点:①猜疑与自己有关的事情并加以联想,过分关注自我;②容易往对自己不利的消极方向进行认知和理解;③进行脱离实际的判断和猜测,歪曲事实;④敏感、多疑、情绪化,言行举止表现夸张。

猜疑是一种常见的心理活动,通常用主观的看法猜测和判断他人或事情,带有人为性质,往往偏离事情的真实情况。持久的猜疑会使自己产生自卑、怯懦、消极、被动等负性心情,甚至影响到人际关系,导致不良后果。猜疑的人通常过于敏感。对事物敏感的人往往很有灵气,有创造力,但如果过于敏感,特别是与人交往时过于敏感,就会导致对他人不信任、不理解、不认可,同时也会使他人对其产生排斥,因此需要通过克制情绪、培养自信、自我安慰、及时沟通等方法加以控制。

控制感(perceived control) 心理学概念,是个体通过自己的行为预知和改变外界环境,产生自己所期望的结果或避免不期望的结果产生的感知和信念,是一种主观的感受和内在动力。

控制感有两种倾向:内控和外控。此概念来源于朱利安·伯纳德·罗特(Julian Bernard Rotter)的社会学理论。内控即人们将外界强化(应激)看作与自己的行为相关,外界强化将增加或削弱某一行为。内控的人使用以问题为中心的应对行为,即采取直接行动减少或消除应激原。外控指个体认为强化为外部力量所控制,强化不能增加或削减某一行为。

影响控制感的因素:①年龄。控制感随年龄增长而增加,到一定阶段维持高水平,而后开始下降。②性别。在一些条件下女性的控制感低于男性。③健康。生理或情绪上的受损容易降低控制感。④其他因素。包括教育、收入水平、文化水平等。

控制感影响个体的认知功能、情绪、行为功能。表现在为个体提供体验乐观、希望的认知基础,降低焦虑、抑郁和压力等负性情绪体验,使个体体验到一种处于良好状态的感受,直接或间接地影响个体行为的产生与方式、思维模式和情感反应模式。控制感弱的人会逆来顺受,压力大,生活质量下降,同时带来健康风险;控制感强的人则焦虑、抑郁情绪越低,获得确定感、价值感和安全感越高。

失去控制感的反应:①信息寻找,例如当人们发现得了自己不了解或意想不到的疾病,便会寻求关于疾病的信息。②困境反应加剧。③反作用,如出现愤怒、敌意或攻击性情绪。④绝望或无助,表现为丧失信心,感到焦虑和不安,产生习得性无助的消极后果,降低改变处境的能力和采取有效的应对措施。

面对威胁或挫折的情境时,个体可以通过初级控制(个体针对问题,采取应对措施或重构情境解决问题)和次级控制(个体放弃努力,重新调整目标和努力方向,减少控制失败的消极后果)策略来获得控制感。

无助(helplessness) 指个人的力量达不到特定的目标或没有成功的可能性,又得不到外力援助,产生的无能为力、无所适从,对现实的无望和无奈的一种心理状态。其心理基础包含了一定的抑郁悲伤成分。

当个体经反复应对和努力,仍不能摆脱应激源的影响,无法改变和突破境况,就可能产生习得性无助。往往表现为将不可控制的消极事件或失败结果归因于自身的智力、能力,弥散的、无助的和抑郁的状态就会出现,自我评价就会降低,动机也会减弱,最终意志消沉、陷入绝望。

当一个人长期处于无助状态,往往会陷入贫穷、疾病或行为失控的处境。无助感是许多心理和行为问题产生的根源。在现实生活中,那些久病缠身的患者、无依无靠的老人、亲人身患绝症的家属,常常会出现无助感,同时会感受到各种压力,影响生活质量、生命质量。

敏感(sensitiveness) 指感觉敏锐,对外界事物反应迅速。一般包括生理和心理反应层面。生理上的敏感,是生物体或其一部分对外界事物的变化感觉敏锐、察觉快速的性能。心理反应上的敏感,是一种隐含于人们内心深处无形的感情交流。

敏感在人类社会生活的各个领域中起着交流思想、传递信息、调节关系、预测未来的作用。对外界事物易于感受的人,往往凭借人们在行动过程中所显露出来的表情、神态、举止和谈吐,以及广泛的社会舆论、传统习惯、内心信念,去观察、分析和判断是非、善恶、美丑。并依据一定的道德原则和规范,做出选择,从而摒弃那些萌发于行为中不正确的东西,选择善和美的行为。敏感的性能一旦正确运用于生产和科学研究领域,对于启发智慧有着不可忽视的意义。它可以促进生产的发展,科学的进步。

敏感在性格上可认为是过度地在意细节带来的感受和变动并善于将之放大,然后做出相应的反应。对事物敏感的人心思较为细腻缜密,具有较强的洞察力、创造力;但过于敏感往往容易产生猜忌、妄想(俗称"神经质"),不仅造成自己的不良情绪,也会影响人际关系。

易激惹(irritability) 是一种剧烈但持续较短的反应过度状态。指个体一遇到刺激或不愉快的情况,即使极为轻微,也很容易产生一些剧烈的情感反应,包括易激动、易发怒、易伤感、易烦恼、易委屈、易愤慨等。通常所谓的易激惹是指激动易怒;易伤心落泪则称为情感脆弱。

易激惹是一种负性情绪,这种情绪易

启动状态是情绪启动阈值和情绪自控能力双重降低的结果。一般与外界刺激相关。可见于疲劳、思睡、女性行经前期、癔症、神经衰弱、躁狂症、情感性精神障碍、甲状腺功能亢进，以及各种脑部器质性损害如脑外伤、癫痫、老年人脑萎缩等情况。

惊恐反应(terrified reaction) 亦称急性焦虑障碍或者心脏神经官能症。指个体在无特殊的恐惧性处境时，突然感到一种突如其来的极度惊恐体验和焦虑发作状态，伴濒死感或失控感以及严重的自主神经功能紊乱症状，表现为表情紧张、面色潮红、胸闷、心慌、心跳加快有力、呼吸急促困难或过度换气、头痛头昏眩晕、四肢麻木和感觉异常、全身发抖出汗或无力，甚或无目的地到处奔跑、惊恐性失语等。

惊恐发作的核心是肾上腺分泌的皮质醇和肾上腺素释放到血液中，系交感神经兴奋性增高的征象之一。其特点是发作的不可预测性、不可自控性。起病急骤，发作突然，持续数分钟或数小时不等，终止迅速，可突然再发，发作期间意识清晰，发作后虚弱无力。

惊恐发作亦可见于甲状腺功能亢进、嗜铬细胞瘤及心脏病患者，其本身不致命，在伴随既往存在的疾病如哮喘等时，可能会致死，或者发作后出现极端的行为。抗焦虑系统规律治疗可以消除发作。

压力(stress) 指个体感受到的预期未来可能发生的难以用常规方法对付的威胁，而产生的一种不安的心理体验。是个体对各种威胁刺激的知觉并做出生理、心理和行为反应的综合模式。

压力最早的概念是用在物理学和工程学上的，指的是将力量用到一种物体或系统上，使其扭曲变形。直到20世纪初，压力的概念才转用在医学界，表示人体的过度负荷。后来，心理学家又将压力一词运用到心理学层面上。

在人和生存环境交互作用的过程中，每个人都逐渐形成具有自己特点的成功处世的常规方式，一旦用于对付威胁的个人行为模式被破坏时，个体就会产生焦虑、恐惧、愤怒、紧张等生理反应。产生压力有5个条件：①促成压力的客观社会条件；②受到威胁的个人对压力的知觉；③个人对所觉察到的压力做出生物、情绪和行为的反应；④压力给承受压力的人带来的长期结果是由个人对压力的知觉和反应引起的；⑤个人和情境的条件决定前4种变量之间的关系。压力状态由两方面因素构成：一是威胁，也称“紧张刺激物”；二是冲突或挫折等一系列条件在个体身上引起的个体生理、情感变化和个体行为反应。

压力的主要来源包括：创伤事件(极端压力情境，包括重大生理疾病)、生活事件(人们日常生活的主要改变)或日常的小困扰(如短暂的、不重要的事件)以及冲突。压力对一个人的生理状况有很大的影响。明显的症状有心跳加快、流汗增加、肌肉紧张及呼吸速度与呼吸方式的改变；另外有些并不是立即可以感受到的，譬如免疫系统及内分泌失调、血压及血糖上升、消化系统功能改变(腹泻或便秘)及膀胱肌肉松弛等。某些疾病或生理功能失调也与压力有关，包括心脏病、癌肿、偏头痛、胃溃疡、高血压、干癣、呼吸道疾病、慢性下背痛及性功能障碍等。在心理上，压力会导致人的注意力减弱、耐心降低，使人变得容易烦躁、忧郁、倦怠。过度的压力会引发众多的心理疾病。对于压力的体验因人而异。个体对压力的反应还取决于其本人的个性以及生理和心理上对面临意外事件时的异常的敏感性。

压力有积极和消极两方面的作用。压力在心理上的作用是“紧张”，过度的压力会威胁机体的健康，但适当的压力能激发潜能，促进个体的工作效率，增进成就和信心，促使个体成为更加积极的参与者。

有效的压力管理可以缓解压力：①采取积极的态度面对压力(坚信自己可以有所改变)；②观察且了解身心在压力之下的反应(认识压力的存在，并且将压力控制在一定的限度内)；③改变思维方式和角度缓解压力；④学习减轻压力的技巧。减轻压力的方式包括外在控制与内在管理两

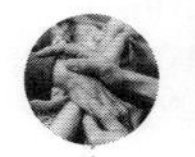

方面。外在控制包括时间与金钱的管理、寻找出最有创造性的情绪宣泄渠道(譬如运动、奖励自己等)、培养幽默感及开朗的人生态度等;内在管理包括静坐、冥想(意念或影像)、渐进式肌肉松弛练习、完全的呼吸练习等行为改变训练。

群体压力(group pressure) 亦称“社会压力”。指群体成员在群体活动中与群体规范或多数人的意见发生冲突时,其内心所产生的一种威胁感和情绪紧张、忧虑焦急、惊恐不安等心理体验。泛指群体或社会对个体成员的影响力;是对群体或社会背景导致个体在思想、情感、态度、行为等方面发生变化的一种推论解释。其有多种表现形式,根源于人类群居生活的本性。

不同的社会心理学家从不同的角度对此做出不同的解释。美国的社会心理学家穆扎弗·谢里夫(Muzafer Sherif)认为,在缺少规范的群体条件下,个体成员之间的互动产生新的规范,而规范一旦形成,便构成制约个体成员的知觉、判断、态度、行为等的影响力。美国心理学家所罗门·阿希(Solomon Asch)认为,对群体的归属是人的基本需要,遭受群体的排斥是人所不能承受的痛苦,因而倾向于屈从群体的压力。英国精神分析心理学家威尔弗雷德·拜昂(Wilfred Bion)认为,共同的活动任务或目标的存在是维系群体关系的基本力量,并促使个体对群体的认同和趋向。

一个成员体验到的群体压力愈大,要么容易致病,要么产生“顺从”或“从众”行为。群体压力有两重性,既有消极作用,又有积极作用。在企业和事业的管理工作中,既要避免由于群体压力而压制了成员的独创精神,又要采用群体压力的方式,促使具有不良行为的成员克服自己的短处和不足。

工作压力(work stress) 亦称“工作应激”“职业应激”“职业紧张”“工作紧张”。一般是指个体因工作负担过重、变换工作岗位、工作责任过大或改变等处于难以应对的处境中所产生的情绪上和身体上的异常感受和反应。

工作压力主要来源于工作条件、角色压力、人际关系、职业发展、组织系统和家庭工作交互影响。例如临终关怀工作中可能存在工作环境氛围、临终关怀角色、医患关系及职业发展前景等方面的工作压力。

美国学者杰斐(Jaffe)研究表明,工作中个人心理状态与工作压力有极大的关系。他把这些状态归纳为 5 类:完全垮台、崩溃无力、不胜负荷、平衡、最佳表现。一般而言,人们大部分的时间都是摇摆在平衡与不胜负荷两种状态之间。要趋向崩溃无力、完全垮台,或是最佳表现状态,往往是一种艰难而缓慢的过程。

通过改善工作环境和条件、提高个体心理保健能力、加强程序过程管理、保障制度增强安全感和稳定感、薪酬晋升渠道等手段,可以帮助减轻或消除社会压力源所导致的工作压力。

应激(stress) 亦称“应激反应”“紧张状态”。指机体受到各种内外环境因素及社会、心理因素刺激时,产生全身性非特异性适应反应。应激是个体生理与心理整体反应。

应激一词由美国生理学家沃尔特·布拉德福德·坎农(Walter Bradford Cannon)于 1925 年首先使用,他观察到当机体遭受寒冷、缺氧、缺血等生理有害刺激时,机体自主神经系统会出现紧急反应,其目的是使机体恢复内稳态。后来,加拿大生理学家汉斯·塞里(Hans Selye)对应激开展了系统研究,认为不论外界刺激性质如何,机体总是做出大致相同的反应,称其全身反应综合征。20 世纪 60 年代,梅森(Mason)、理查德·拉扎勒斯(Richard Lazarus)等认为应激反应的发生不是应激源直接刺激的结果,而必须通过一定的心理中介,强调应激不仅取决于外部刺激,而且取决于个体对应激的认知评价与应对过程。

应激是行为医学病因学模式中最重要的危险因素。人类生活中经常要面对各种应激事件,如果应激的强度超过个体的应对能力，就可能导致心理或躯体的损害。应激不但可以导致精神障碍，还与许多精神疾病的发生有关，甚至可诱发精神分裂症；应激也是许多躯体疾病的危险因素。一般来讲，在易感个体的基础上，遭受精神应激后出现应激反应，称为应激相关症状；出现精神活动的兴奋与抑制过程的紊乱或情绪障碍，称为神经症；如果应激损害了个体基本的生理功能，出现确定的病理生理过程，称为心理生理障碍；如果应激导致了躯体的病理改变，则称为心身疾病。

应激由 3 部分组成：①应激源，即造成机体紧张的外界刺激物；②应激本身，即身心紧张的主观反应状态；③应激反应，即对应激源的生理反应和心理反应，亦称生理应激与心理应激。

机体对应激的反应表现有两种：一种表现为活动抑制或完全紊乱，甚至造成感知记忆的错误，出现不适应的反应；另一种表现为调动各种力量，积极应对紧急情况。在应激状态下，生化系统发生激烈的变化，肾上腺素以及各腺体分泌增加，身体活力增强，使整个机体处于充分动员状态，以应对意外的突变。

长期处于应激状态，对人的健康不利，甚至导致消极状态包括疾病、死亡等危险。1974 年，塞里的研究表明，持续的应激状态能击溃机体的生物化学保护机制，降低人的抵抗力，造成心身疾病。他把应激反应称为全身适应综合征，将应激反应分为 3 个阶段：①惊觉阶段，表现为肾上腺素分泌增加、心率加快、体温和肌肉弹性降低、贫血以及血糖水平和胃酸度暂时性增加，严重可导致休克。②阻抗阶段，表现为惊觉阶段症状的消失，机体动员各种保护系统去抵抗导致危急的动因，此阶段全身代谢水平提高，肝脏大量释放血糖。如果持续时间过长，可使体内糖的储存大量消耗，以及下丘脑、脑垂体和肾上腺系统活动过度，造成内脏物理性损伤，出现胃溃疡、胸腺退化等症状。③衰竭阶段，表现为体内的各种储存几乎耗竭，机体处于危机状态，可导致重病甚至死亡。

应激，是一种普遍现象，也是人生不可避免的一部分。适度的应激对人有益，过强过久的应激不仅会损害工作和学习，并且会对人的身心健康产生威胁，甚至造成疾病。因此，要尽量减少和避免不必要的应激状态，并学会科学地对待应激状态，采取策略和方法处理和应对应激问题进行应激管理。

应激的中介变量：指应激反应中自变量对因变量发生影响的中介，即应激的影响因素，包括应激源本身的性质、个体的因素。①应激源本身的性质：应激源的强度和可预见性与可控制性。②个体的因素：认知评价、人格特征、社会支持和应对方式。个体对应激源性质、程度和可能的危害情况做出认知评价是应激作用过程的关键性中介因素。影响认识和评价的主观因素与个体以往的生活经历和经验、信念、受教育的程度和性格相关。个体处理事件和它所造成的心理应激的应对能力依赖于个体的应对经验、手段、心理防御，以及对应对效果的估计和预期等。此外，社会文化环境和自然环境、个体的心身组成特点如身体素质、遗传倾向、潜在的疾病、觉醒水平和个性等影响应激的发生。

应激源(stressor)　又称应激因素或紧张源、刺激物或压力源，是指任何向机体提出适应要求，能够被个体感知并产生正性或负性压力应对反应、稳态失衡的客观变化的内外环境刺激或情境。

应激源是多种多样的，按不同环境因素分为三大类：①家庭环境因素，如父母离异，亲子关系恶劣等；②工作或学习环境，如工作负担过重、职业转换等；③社会环境因素，如严重的自然灾害、交通事故等。布朗斯坦(J. Braunstein)按生理和心理将应激源分成 4 类。第一类为躯体性的，即借助于人的躯体而直接产生刺激作用的刺激物，如强烈的噪声、震动、高温、辐射、微生物和疾病等。第二类为心理性的，指发端于个体大脑中的各种紧张性信息，如心理冲突、凶事预感等。第三类为社会性的，指造成个体生活风格上的变化并要求个体对其适应和应对的社会生活情境、生活事件或变故，如升学、考试、离婚、亲人死亡、战争与社会动乱等。第四类为文化性的，指要求人们适应和应对的生活的文化方面，如出国旅行或留学等。

应激源作用的大小取决于应激源的性质、强度、频率、数量和持续时间。机体在应激源的作用下，产生生理、心理行为应激反应，引起机体疾病或获得适应。

应激反应(stress reactions) 指机体受到强烈刺激而发生的以交感神经兴奋和丘脑下部-垂体前叶-肾上腺皮质功能增强为主要特点的一种非特异性防御反应。应激反应是当面临应激事件时，机体启动与引起一系列变化来解决或逃避应激事件的反应，这些反应包括分子水平上的生物化学反应，激素层面的调控，个体行为、情绪和认知的变化等。

应激引起的非特异反应包括生理(躯体的)和心理(行为的)两部分，前者如"应急反应"、心血管反应、垂体-肾上腺皮质系统激活等，后者如情绪反应、自我防御反应等。机体的应激反应是刺激物同其自身的一些身心特性间交互作用的结果，而不是单方面地取决于外界的刺激物。适当强度的应激反应对人具有积极意义，表现在可以提高人的警觉性、增强身体的抵抗和适应能力，也可以增进工作和学习的效果。然而，过于强烈和持久的应激反应是有害的。所谓"心身疾病"，便是一类与过强过久的心理应激反应有关的躯体性疾病。

生理性应激反应：当机体面临应激事件时，机体启动一系列生理性变化，各系统功能尤其是神经内分泌、心血管系统、免疫系统、消化系统等发生改变，以便机体解决和应对应激事件。

沃尔特・坎农从动物在紧急事件面前表现出的"搏斗或逃跑"反应中发现，这种机制涉及同化(副交感，胆碱能)功能的抑制和异化(交感、肾上腺能)功能的激活。这两个过程的结合保证了动物在遭遇紧急情况时能量的需要，从而提出了交感-肾上腺髓质系统在应对剧变时"移缓济急"的生理原则，与此有关的各种内脏及躯体活动变化都遵循这一原则。塞里的一般适应综合征学说则偏重垂体-肾上腺皮质轴的作用。认为心理应激的神经、内分泌后果是因人而异的，与所处情境、社会角色、群体中的地位相关。

生理性应激反应及其恢复过程称为生理应激，它包括 3 个阶段：第一阶段对刺激产生直接反应及代偿反应，如肾上腺素分泌增加、心排血量增加、呼吸加快、血压升高等；第二阶段是对刺激部分出现全适应，如全身代谢水平提高、肝脏大量释放血糖、细胞活动加强、抵抗力增强；第三阶段是刺激停止后的恢复过程，应激反应逐渐消失，体内环境恢复到刺激前的内稳态平衡(由于适应机制的存在，这时体内环境可能有所改善)。

一般适应综合征(general adaptation syndrome, GAS)是机体通过下丘脑-垂体-肾上腺轴对有害刺激做出的防御反应的普遍形式。分为：①警戒期。躯体识别应激源，进入"战或逃"反应，应激激素升高。这是机体为应对有害刺激而唤起体内的整体防御能力，为动员阶段。②阻抗期。若有害刺激持续，机体会进一步提高体内结构功能水平以增强抵抗程度。机体所需的生理资源可能逐渐趋向枯竭。③衰竭期。应激刺激持续过久，或刺激过于严重，机体会丧失抵抗力进入衰竭阶段。此时机体免疫系统严重受损，机体产生疾病或死亡。

心理性应激反应：心理应激又称心理压力或心理紧张，是机体在受到外界刺激作用下，察觉需求与满足需求的能力不平衡时倾向于通过心理、生理及行为反应表现出来的多因素作用的适应过程。这种反应状态如果超出机体所能忍受的范围，就会对其心身健康带来不利影响，严重时可危及生命。

应激的心理反应可以涉及心理现象的各个方面，例如急性应激可使个体出现认识偏差、情绪激动、行动刻板，慢性应激甚至可以涉及人格的深层部分。心理性应激反应通常表现为情绪性、认知性、行为性应激反应。

情绪性应激反应：表现为焦虑、恐惧、

抑郁、愤怒等情绪反应。

认知性应激反应:表现为偏执、灾难化、反复沉思、“闪回”与“闯入性思维”、否认、投射、选择性遗忘等。

行为性应激反应:表现为逃避与回避、退化与依赖、敌对与攻击、无助与自怜、物质滥用等自我防御反应。

逃避(escape) 一种伴随应激的心理反应和行为改变,指已经接触到应激源后而采取远离应激源的行为。采用逃避的方式可以减轻自己在挫折或冲突时感受的痛苦,是一种消极性的防卫。心理防御机制中的否认是逃避机制之一,例如身患绝症的患者通过否认患病事实,以逃避心理上的焦虑痛苦。

“回避”指事先知道应激源将要出现,在接触应激源之前就采取行动远离应激源。逃避和回避两者都是远离应激源的行为,目的是摆脱情绪应激,排除自我烦恼。

求助(seek help) 一种有益的心理应对方式,指请求帮助,寻求帮助。求助是人类普遍存在的一种行为,当个人、家庭、群体等遇到难以解决的问题和困难时,通过某一种或者某几种方式发出求助信息,以达到得到对方帮助,解决问题和困难的目的。例如当人们身患疾病时,会向他人或医疗机构寻求帮助。

求助的内容涉及广泛,如生活、情感、法律、健康、医疗、创业、心理、婚恋、信息等。按求助的紧迫程度可分为紧急求助和非紧急求助。

求助除了言语、行为表达,需要通过一定的方法和媒介如网络、通信等。有时求助信息发出之后,求助方可以得到及时有效的帮助、救助,有时却只能得到很少的帮助甚至得不到任何帮助。

发泄(abreaction) 亦称“宣泄”,精神分析术语,精神分析及行为治疗的重要方法之一。指被压抑的情感或情绪能量的释放过程。这种释放通常导致强烈的情感抒发和精神疏泄从而降低应激。

这一术语由奥地利医生约瑟夫·布洛伊尔(Josef Breuer)和精神病学家弗洛伊德于1893年最初用于描述与先前被压抑的经验有关的情绪释放。1973年美国行为治疗家约瑟夫·沃尔普(Joseph Wolpe)提出,发泄期间所获得的治疗效应是所有心理治疗的非特异性治疗因素。

自然发泄往往发生于灾难性事件之后,这类发泄促使个体投入应对行动,有助于对新情境的适应。如果个体所处环境不允许发泄,那么相关的情感就被压抑,可能导致抑郁、退缩等症状。因此,发泄除了可以自然地发生,也可在心理治疗期间发生。在心理治疗期间让患者发泄,是精神分析心理治疗中的一个重要成分。另外,发泄又是交朋友小组、格式塔疗法、心理剧和行为治疗中的重要的治疗形式之一。需要注意的是,发泄不一定都能使不良情绪得到疏泄;如果患者认为自己是在不安全的状况下发泄,那么这种发泄反而会使患者的痛苦增加。

接纳(acceptance) 是一种独特的心理应对方式。指个体通过各种输入信息调节自身的心理活动,对自己、他人及一切现实特征采取接受的一种态度。

接纳是一种正视现实的积极态度。它指不仅能坦然地接受自己的现状,包括自己的需要、水平和愿望,还宽容地对待他人的缺点和问题以及客观事物。其中自我接纳是自我认知结构的一部分,是形成人格的重要因素之一,是心理健康的一项重要标准。包含两个层面的含义:一是能正视自己身体、性格和能力等方面的正面价值,不因自身的优点、成绩和特长而骄傲;二是能欣然接受自己现实的不足,不因存在的某种缺点、失误而自卑。

接纳是人类在解决生存和繁殖问题的过程中演化形成的,也是在社会文化及环境影响下逐渐形成的。通常,对问题的认知和理解可以提升接纳程度。

创伤后应激障碍(post-traumatic stress disorder, PTSD) 是个体遭受异常强烈的

精神应激后延迟发生的较持久的应激性精神障碍。主要临床表现为反复出现闯入性的创伤体验、回避与情感麻木、持续的高警觉状态。

通常在精神创伤性事件发生后数天至6个月以内起病，病程至少持续3个月。多数患者能自行恢复，但至少1/3的患者因疾病慢性化而终身不愈，丧失劳动能力；1/2的患者与物质滥用、人格障碍、精神病等共病；还有少数患者的创伤状态会渗透进其认知模式和行为模式，产生长远的负面影响，甚至持续数年或延续终生。创伤后应激障碍患者的自杀危险性增高，自杀率为普通人群的6倍。

《中国精神障碍分类与诊断标准》第3版(CCMD－3)对创伤后应激障碍的诊断标准如下：

症状标准：①遭受对每个人来说都是异乎寻常的创伤性事件或处境(如天灾人祸)。②反复重现创伤性体验(病理性重现)，并至少有下列一项：不由自主地回想受打击的经历；反复出现有创伤性内容的噩梦；反复发生错觉、幻觉；反复发生触景生情的精神痛苦，如目睹死者遗物、旧地重游或周年日等情况下会感到异常的痛苦和产生明显的生理反应，如心悸、出汗、面色苍白等。③持续的警觉性增高，至少有下列一项：入睡困难或睡眠不深；易激惹；集中注意力困难；过分担惊受怕。④对与刺激相似或有关情境的回避，至少有下列两项：极力不想有关创伤性经历的人与事；避免参加能引起痛苦回忆的活动，或避免到会引起痛苦回忆的地方；不愿与人交往、对亲人变得冷淡；兴趣爱好范围变窄，但对与创伤经历无关的某些活动仍有兴趣；选择性遗忘；对未来失去希望和信心。

严重标准：社会功能受损。

病程标准：精神障碍延迟发生，即在遭受创伤后几日至数月后出现(延迟半年以上者罕见)，符合症状标准至少已3个月。

排除标准：排除情感性精神障碍、其他应激障碍、神经症、躯体形式障碍等。

临终危机(terminal crisis) 是指在临近死亡阶段，人们的生存目标遇到障碍，自己无法利用现有资源和惯常应对机制解决或面对问题时引起的日常生活紊乱及瓦解，即人体的平衡状态突然遭到破坏，是突发的，出乎预期的。

美国精神病学家杰拉尔德·卡普兰(Gerald Caplan)认为“当人们面对一些重要生活目标的障碍时，也就是，通过使用习惯的方法来解决问题已是不可能的时候，随之而来的是一个紊乱的时期，是一个惴惴不安的时期，在此时可能做出许多不成熟的尝试。”

临终危机是由一个人处在临近死亡阶段，生存受到严重威胁这一重大突发生活变化或生活事件引起的。临终这是一个不愉快的阶段，往往是精神、躯体上最痛苦的时期。此时对境遇会感到无能为力、害怕、震惊、悲伤等。临终危机如不及时干预缓解，会导致当事人情感、认知和行为方面的功能失调。表现为陷于痛苦、不安状态，常伴有绝望、麻木不仁、焦虑，以及自主神经症状和行为障碍。

临终危机干预(terminal crisis intervention) 指通过调动处于临终危机之中的个体自身潜能来重新建立或恢复危机爆发前的心理平衡状态。即借用危机干预技术包括关注、倾听、评估以及某些具体的危机干预措施，帮助处于困境或遭受挫折的临终患者在心理上得到支持和帮助，提高心理平衡能力，尽快克服面临的危机，处理问题，摆脱困境，达到遭遇危机前的身心平衡状态，恢复生理、心理和社会功能水平。

临终危机干预是短程和紧急心理治疗，本质上属于支持性心理治疗。危机干预应尽可能在危机潜伏期就注意加强辅导，争取病情不进展。若危机已经存在，则首先对干预对象和引起危机的情况进行评估、制订计划，再进行针对性的处理。干预过程包括通过倾听和关怀弄清问题实质，鼓励当事人发挥自己的潜能，重建信心来应对临终阶段面临的问题，恢复心理平衡。

临终意识(terminal consciousness) 个体临近死亡阶段对周围环境及自我的认知能力及认知的清晰程度,包括感官刺激的分辨或内在的认知能力、对外界与内心活动的警觉和机警状态,是包括感觉、知觉、思维在内的一种具有复合结构的最高级的认识活动,思维在其中起着决定性作用。生命体通过自身的物理感知系统感知自身的存在,并根据自身的感知做出对外界环境的种种反应和行为。意识在人的实践中分为各种形式,包括记忆、思想、情绪、念头、观念等。

临终患者,疲倦与嗜睡是常见的情况。患者通常会有充分的意识。常见的临终意识变化有完全的意识状态、意识模糊、意识模糊加重或急性意识紊乱、谵妄、昏睡或木僵、昏迷。

临终患者自我认知(terminal self-cognition) 临终患者对自己的洞察和理解,包括自我观察和自我评价。自我观察是指个体对自己的感知、思维和意向等方面的觉察;自我评价是指对自己的想法、期望、行为及人格特征的判断与评估,这是自我调节的重要条件。

临终患者自我认知本身包含多个层次,主要有对自己机体功能和状态的认知,对自己心理活动的认知,对自己外部形象的认知等。它是自我意识的重要组成部分,也是自我意识产生的前提。自我认知的形成与发展是主客观因素相互作用的结果,一方面,来自客观的因素在自我认知的形成与发展过程中起着决定性作用,个体不断地把这些外在因素内化成自身的因素;另一方面,个体所具有的价值观念、理想、世界观等因素在自我形成与发展过程中起着主导作用,它是自我认知的决定性因素。临终患者个体不同的生活经验与经历、自身的心理素质、外界评价、死亡知识与态度等都会产生不同的自我认知。

临终患者通过吸收资讯、观察医护人员及家属的互动行为,洞察他人反应、自身感受、治疗方法、住院时间等获悉病情严重程度,即使不直接告知,也常常可以觉察到自身濒死状况。临终患者通过自我认知,引导自己对外界做出反应,决定自己在临终阶段行为的基本形态及生活态度。

认知功能障碍(cognitive impairment) 又称“认知功能缺陷”或“认知功能异常”。指各种原因导致的不同程度的认知功能异常,主要包括感知障碍、注意障碍、记忆障碍、智能障碍、自知障碍及思维障碍等,影响个体的日常或社会能力;是学习、记忆及思维判断相关的大脑高级智能加工过程出现异常,从而引起严重的学习、记忆障碍,同时伴有失语、失用、失认或失行等改变的病理过程。

认知功能障碍的原因多种多样,除器质性疾病原因外,大多为精神疾病所致。临床上采取有针对性的、反复的训练进行认知功能康复。

社会认知(social cognition) 又称社会知觉,指个体对社会文化情境中有关自身、他人、人际关系特性及客观事物所具有的社会意义和价值的感知、推测、评价或判断等一系列的心理活动过程。即人们在社会生活或社会实践中选择、解释、识记和用信息加工的观点分析社会性世界和社会现象并做出判断和决定。

优逝认知水平(good death cognitive level) 个体对无痛苦、有尊严离世的认识、判断、评价的能力。优逝即“优死”,又称“尊严死”“善终”等。优逝认知水平的高低与实践经验、知识水平、思维能力、信息储量等因素有关,关系着个体对完整生命中最后临终阶段品质的认识,是影响人们临终关怀思想形成的主观因素之一。

东西方文化对优逝的理解和认知均涵盖身体的需求(无痛苦)、心理安宁和个人意愿被尊重等。由于不同文化背景下优逝的构成及重要程度不同,作为优逝的主要实施者,医护人员对优逝的态度及认知起决定性作用。提高优逝认知水平,树立正确的死亡观,注重死亡的优化,有助于提高生命价值和质量,帮助人们舒适安详地走

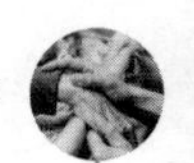

向死亡,更好地提供临终关怀服务。

(二)告知

临终病情告知(notification of terminal illness) 医务人员依据临终患者的个体情况,观察患者需要和反应,选择在恰当的情景下适时地告知其病情。一般情况下,病情告知重点内容是医务人员告知患者医疗及护理服务内容。医疗告知是指在医疗机构参与医疗行为的主体及其医务人员,在诊疗活动中,将患者的病情、治疗方法和措施、医疗风险或危险性及疾病并发症等有关诊疗信息向患者本人或亲属如实告知的行为过程。患者对自己的病情和医生据此采取的医疗诊断与治疗方案充分知晓和接纳,并能自主地做出决定,接受或者拒绝诊疗,称为知情同意。

临终病情告知是一门艺术,为达到病情告知的最佳目的和效果,告知时需要因人而异,实行不同的告知方法和策略。在告知患者病情及诊疗计划时,应根据患者的文化背景、宗教信仰、个性、认知水平和应对方式等,灵活、审慎地选择恰当的方式和时机。针对患者的心理评估,制订个性化的告知方法和策略,如评估分析最佳的告知时间、内容、程度、心理反应等。告知过程中,需根据患者的情绪波动,适时调整并及时改变与患者交流的内容和方式。

会谈(talks) 医务人员通过与患者或家属的沟通,获得患者和病情的有关信息,对病情做出判断和采取必要的诊治措施,向患者表达医嘱及实施心理干预,增强患者的依从性、合作性及帮助患者调整好心态。

会谈是典型的双向沟通,也是医患沟通的最主要形式。患者向医生提供健康问题、心理焦虑和需求等信息,医生通过询问了解患者情况,做出对问题的判断与解释,告知患者诊断结果及解决问题的计划和干预措施。传统的医患关系中,医生在医患沟通中控制着信息的流向,通常处于主动地位,给患者咨询信息的机会和提问的时间相对较少,导致患者的焦虑和需要仍然得不到解决。因此医生的责任是能够以平等的态度让患者的焦虑、担忧和需要在谈话中得到解决,通过与患者面对面地交谈、询问、倾听、解答,准确分析和查找病因,并制订具有针对性和可行性较高的计划或干预措施。

会谈反映医生的职业能力,也是医生需要掌握的最基本的职业技能。医患沟通交流能够取得成功的重要途径是掌握必要的会谈技巧。良好的会谈技巧能提升工作效率、建立和谐的医患关系和优化治疗效果,也是医生在诊疗过程中必备的一种职业技能。医患会谈的内容可以涵盖生物医学、心理及社会因素等多个领域。如何获取患者的重要信息或患者不太愿意向他人透露的个人资料,取决于医患关系是否和谐及会谈的技巧。会谈的主要基本技巧包括倾听、表达、非语言沟通、解译信息和沟通分析。

医患会谈的过程分为三个阶段。①开始阶段:营造一个轻松、平和的会谈氛围,使患者有被尊重的感觉,了解患者来就诊的目的与需求。②中间阶段:资料的收集,包括病史、理化检查等资料及患者心理与社会因素等情况。资料收集的质量直接影响医生对患者疾病的诊断与处理的正确性,是会谈最重要的部分。③结束阶段:医生与患者讨论病情,制订合理的治疗方案,提出相关建议或实施具体的健康教育指导等。

危机(crisis) 个体用来应对应激的方式或机制仍不能处理目前所遇外界或内部应激时出现的一种反应。

危机是个体遭遇重大生活逆遇或意外变故时,既不能用平常解决问题的方法来处理问题,也不能回避面临的问题,以致出现一种心理失衡的反应和状态。

危机对临终患者的影响是双向性的。在临终危机的关键时刻,如果处理得当,如进行死亡教育,不仅能顺利度过危机,临终患者还会由于经历了生死危机事件而更加正确地对待死亡,在危机中进一步思考死亡问题,更好地平衡状态。在有限时间内淡然处理好未尽之事。相反，如果临终危机处理不当，不能自我解脱、走出困境，则临终患者会失去身心灵平衡，甚至出现身心障碍恶性循环，对余生失去信心，甚至出现个体的崩溃现象。临终危机对临终患者产生的结果，取决于临终患者应对及处理危机的能力及技巧、周围的影响因素等。

反应(reaction) 有机体受到体内或体外的刺激而引起的相应的活动或改变。临终患者面对压力，可以表现出不同的生理、心理、社会、行为方面的变化，包括生理反应和心理反应。生理反应是指临终患者机体处于压力状态时，出现器官功能障碍表现，如心跳加快、呼吸加快、括约肌失去控制等。心理反应包括认知反应、情绪反应和行为反应。认知反应分为消极的认知反应和积极的认知反应。消极的认知反应指情绪过度激动或抑郁，机体不能正确地评价临终现实情景，使认知能力降低，如判断失误、思维迟钝、感知混乱、行为失控等。积极的认知反应指临终患者保持适当的情绪张力，对死亡态度及生死问题判断能力有不同程度的认知提高。情绪反应主要包括抑郁、愤怒、焦虑、恐惧、敌意、自怜等。行为反应是指在临终压力下患者出现行为混乱，对行为控制降低或丧失。常见的临终压力行为反应有渴望早日解脱求死，甚至做出自杀行为。

精神应激的神经解剖学机制(neuroanatomical mechanism of mental stress) 在精神应激状态下，人体中枢神经系统可能会发生结构可塑性的变化。这些可能发生变化的主要相关脑区有海马区、杏仁核、扣带回、脑前额叶、后脑区如脑干儿茶酚胺细胞团(如孤束核的 A2/C2 细胞团、腹旁髓质的 A1/C1 细胞团、蓝斑的 A6 细胞团)、背缝核等。这些脑区结构的可塑性变化有时是可逆的，有时是不可逆的，与所受应激的损害大小和持续时间长短有关，也与个体的易感体质有关。

这些神经解剖结构在精神应激刺激下可引起躯体疾病、精神疾病及其他健康行为问题。精神应激在个体遗传素质的基础上参与易患体质的形成而促发疾病或直接导致疾病的发生。精神应激过程本身的“异稳态平衡或失衡”在超过个体的修复或恢复能力时即具有病理损伤的“不良反应”而参与或导致疾病的发生，在精神应激的致病机制中，神经内分泌的变化及相互作用是影响中枢神经系统功能可塑性的重要机制，而由此造成的某些脑区的结构变化与长期功能失调可能是影响中枢神经系统结构可塑性的病理基础。精神应激的致病机制是错综复杂的，应激状态下机体的每个器官几乎都会发生不同程度的变化。

生理紧张指数(physiological tension index) 心率、皮温、体温和出汗的综合指数可以作为评价气象条件与机体反应的指标。由霍尔(Hall)等(1960)提出，计算公式如下：$IS=(HR)/100+\Delta T+\Delta W$。
式中：HR——工作毕时的心率(次/分)
ΔT——体温增高值(℃/时)
ΔW——出汗率(千克/时)

挫折-攻击理论(frustration attack theory) 个体遭受挫折产生攻击行为，挫折提高了攻击行为的倾向，攻击行为是挫折预先出现的充分证据。

挫折-攻击理论最早由弗洛伊德提出。后由美国耶鲁大学心理学家罗伯特·E.西尔斯(Robert E. Sears)、约翰·多拉德(John Dollard)及尼尔·米勒(Neal Elgar Miller)等人进一步研究和发展。弗洛伊德认为人类的基本欲望是寻求快乐与逃避，当趋利避害的欲望受阻时，心理上就会产生挫折感，攻击行为是对挫折的一种最普遍、最原始的反映。攻击行为有直接攻击和转向攻击。直接攻击是将愤怒的情绪发泄到直接对象身上，轻者表现为斥责、嘲笑、讽刺，重者表现为毁伤、打斗、杀害等。转向攻击是愤怒的情绪不直接指向引起个体受挫折的人或物，而是转移到他人或他物甚至是在自己身上发泄。米勒和多拉德等发展完善了这一理论，视挫折为攻击导因的理论。判断挫折是否引发攻击行为取决于四种因素：①之前所经受的挫折的频率。②因攻击反应所受到惩罚的程度。③受挫折驱力的强弱。④受挫折驱力的范围。米勒和多拉德等认为，个体受挫折的程度与发动攻击的意识的强度成正比；攻击性行为可能受到的惩罚程度与抑制攻击性行为的作用成正比。如果所预料的受到的惩罚程度是一定的，欲求不满的强度越大，攻击活动越容易发生。该理论只重视人的不良心理对犯罪的影响，而忽视了人的道德品质、法制观念对挫折的调节和制约作用，忽视了人的意志对人的情绪和行为的控制作用。如果挫折的强度是固定的，对某一攻击行为所预期的惩罚越重，该攻击行为就越难以发生。挫折仅仅是导致攻击行为的部分原因，而不是主要原因。人人都会遇到挫折，由于人们处理挫折的方式不同，道德水准不同，大多数人并未因受挫而攻击他人。因此，人在遇到挫折后，应采取积极进取的态度，学会宽容，分清是非，掌握一些心理调节方法以降低挫折感。

紧张(nervousness) 人体在精神及肉体两个方面对外界事物反应的加强。紧张的程度与生活变化的大小成正比，包括好的和坏的变化。普通的紧张是暂时性，突发的紧张会使人产生恐惧感。

紧张源自对未知的恐惧，这是一种潜意识的恐惧，并非能由自信根本解决的，属于普遍现象。轻微的恐惧感来源于对别人目光的意思的未知，对本身拥有一定的信心与勇气，当受到未知目光的挑战时，紧张的情绪就会被激发出来。期望值和把握度也是导致紧张的因素，对于事情没有足够的把握度，过程中就会紧张，期望值越高，把握度越低，紧张情绪就会越强烈。

短期紧张可导致活动力增加、情绪躁动或亢奋、身心能量消耗加快。长期紧张则会导致忧郁或烦闷、身心疲惫、免疫力下降、思想不能集中、记忆力减退，严重者可导致抑郁症、焦虑症甚至自杀等恶性事件。紧张的负性表现可分为负性生理反应、负性心理反应、负性行为反应。

因此，要有效地消除紧张心理，应坦然接受和面对自己的紧张，管理好紧张情绪，寻找适宜的放松和排遣方式，疏解情绪、行为及生理等，克服紧张情绪。

语调(intonation) 语言表达中高低、轻重、快慢、停顿等的变化。语言沟通中，不同的感情可以通过语调变化来表现，语调能反映个体说话时的内心世界、态度和情感。通过不同的语调反映表达者的情绪和情感，如表达高兴、忧伤、灰心、厌恶、不耐烦、不赞成、羡慕等。

语调在交流中起着重要作用，运用不同的语调，表达不同的情绪状态，相应地也获得不同的交流效果，因此个体的情绪状态直接影响对语言的表达效果。在与服务对象沟通谈话时，要充满热情与活力，发音洪亮且生机勃勃，感觉底气十足，给人以充满活力与生命力之感。要注意说话时的节奏、发音与停顿，形成抑扬顿挫和周期性的变化，避免单调乏味。

在医患沟通中，医务人员谈话时要注意语境，也要注意运用恰当的语调，使得语言的内容及情感能够清楚地表达，同时借助语境和语调，了解对方说话的含义和态度。如果不注意语境和语调，往往达不到预期的沟通目的，甚至会引起相反的后果。

悲伤(grief) 由于失去对自己十分重要的人或自己心爱的人带来的“自我”丧失而产生的内在情绪反应。

悲伤是动态的情感反应，也是一种适应过程。一般认为经历悲伤的持续时间为6个月到2年。悲伤的持续期与居丧者的年龄、经济收入、社会地位、文化背景、心理状态和亲人死亡时的情景、对待死亡的态度及与死者关系的亲密程度等因素相关。美国心理学家施奈德提出，悲伤可分为八阶段模式：①丧失的起初得知。②尝试通过坚持来限制这种得知。③试图通过放弃来限制这种得知。④认识到丧失程度。⑤获得有关丧失的观点。⑥解决丧失。⑦在发展的背景下重构丧失。⑧把丧失转化成新的依恋。

美国社会学家科林·默里·帕克斯(Colin Murry Parkes)将悲伤反应分为4个阶段:①麻木阶段。②渴望阶段。③颓丧阶段。④复原阶段。他认为悲伤的过程是逐步进展的,每个阶段的转换是循序渐进的。

悲伤有正常的和病态的之分,视悲伤行为是否在常态的悲伤期间而定。常见的病态悲伤反应表现为不正常的否认、无缘由的恐惧、无法排遣的忧伤、迟来的悲痛、强迫性思想、麻木呆滞、幻想和幻觉、极度的绝望感等。

认识悲伤及其发展过程,对医护人员在临床实践中对临终患者及家属进行悲伤护理是有帮助的,可分为3个阶段:①患者死亡前,提前告知患者不可避免的死亡结果和大概死亡时间,给予家属适当的必要的缓冲期来接受和容纳"前发性悲伤",让家属在以后真正面临至亲死亡时有最佳的心理准备。医护人员可对家属进行心理疏导、传授保持健康及精力的方法。②患者死亡时,适时地进行悲伤辅导和护理。强化死亡的真实感,让家属参与对死者的护理,利用社会网络帮助家属,鼓励家属适度地表达悲伤情绪,帮助家属适度地处理依附情节。③患者死亡后,医护人员可以通过上门访视、电话和信件随访、抚慰卡片、发送抚慰信息等形式,和家属保持联系,继续给予悲伤抚慰服务和提供有利信息,帮助家属尽早度过悲伤期。

沟通(communicate) 人与人之间的信息交流、传递和理解,以及获得反应效果的过程。沟通是人际交往的主要形式和方法,信息发送者与接收者凭借一定的媒介交流信息,通过反馈达到相互理解的目的。

沟通是一门艺术。在沟通过程中要注意"一个要求""两个技巧"。"一个要求"是指在人际沟通过程中要本着双方相互尊重、诚信、理解的原则。"两个技巧"是沟通构成中最基本的技巧:①积极、主动、有效地倾听,通过恰当的面部表情、肢体语言和语言积极回应对方。②从双方感兴趣的话题开始,使沟通有良好的开局。

语言沟通(language communication) 人们运用语言构建话语和理解话语的言语行为过程。

语言沟通的形式通常分为口头沟通和书面沟通。口头沟通信息传递速度快且直接,是最直接、最有影响力的沟通形式。但口头沟通易受人与人之间相互关系中某些因素的影响,存在信息失真的可能性。在信息传递中,涉及的人和渠道越多,信息失真的潜在可能性越大。书面沟通又称文字沟通,是指用文字或符号为传递信息的工具的交流方式。书面沟通具有沟通准确、不受时空限制、沟通内容可保存、分析之后所反馈的信息更全面等多种优点,其缺点是沟通速度慢、耗时长、形式单调、传达的信息比口头沟通少,不能及时提供信息反馈。患者来自社会各层面,有不同的文化背景和认知水平,医护人员的语言沟通特别是口头沟通应通俗易懂、简洁明了。注意:①要用口头词语,不用书面语。②要用双音词,不用单音词。③避免或少用专业术语。④不滥用简称。

在语言沟通中,提问是收集、核对信息的重要方式,是医患有效沟通的基本技巧之一。医护人员要了解患者的各种情况,调控谈话内容,都需要提问。提问的方式分为3种:①中立式提问。②封闭式提问。③开放式提问。在诊疗开始阶段,一般使用中立式或开放式提问,使患者易于敞开心扉,建立自由倾诉的氛围,在医患形成信任关系时,可以使用封闭式提问,以获得准确、翔实的信息,避免连珠炮式"审问",围绕核心问题逐步推进,把倾听、观察、思考与提问结合起来,注意适应患者及其家属的反应。

人际沟通(interpersonal communication) 人与人以全方位信息交流来建立共识、分享利益并发展关系的过程。人际沟通是信息传递和被传递、了解和被了解的过程,包括3个重点:①信息的传递。②发生在两人或两人以上的团体之间。③通常有理由。

完整的人际沟通行为包含6个要素:

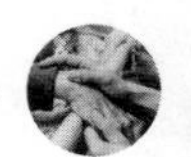

①人际沟通要求的发生与接受者。②自愿沟通。③沟通的信息。④沟通的系统。⑤沟通的形式(如语言或非语言)与途径。⑥沟通的环境。

人际沟通的基本要求为:①平等、互相尊重、换位思考。②正确采用人际关系的信息。③正确运用人际关系的技巧和途径。④正确安排和利用沟通的环境。⑤把握面对面沟通的要素内容。

人际沟通的特点是沟通过程的每个参与者都是积极的主体,沟通的目的在于互相影响以改变对方行为。有效的人际沟通依赖四个条件:①双方对所交流的信息有一致的理解。②信息反馈较及时。③沟通渠道较恰当。④有一定沟通技能和沟通愿望。任何一个条件的缺乏,都可能降低沟通效率。通过人际沟通,有助于建立良好的人际关系,交流思想感情,相互传递信息,从而有力保障心理健康。

人际沟通的作用主要表现在 6 个方面:①正确的沟通是一项工作技能,良好的运用可以提高工作效率,可以使人的利益需求得以实现。②正确的沟通可以建立良好的人际关系,促进人际关系良性发展,从而满足个人的发展需求。③正确的沟通可以促进人格健康发展,满足双方的心理和人文需求。④正确的沟通是生活的良伴,可促进实现人的身心健康和利益需求。⑤正确的沟通可帮助人际学习,促进实现人的社会利益需求。⑥正确的沟通可发展和优化人际关系,并促进实现人的精神利益需求。

沟通模式(communication mode) 医疗活动中,医患双方围绕疾病、诊疗、健康及相关因素,通过各具特征的全方位、多途径的信息交流方式,科学指引患者诊疗,使医患双方达成共识并建立信任合作关系。

不同的学者提出了不同的沟通模式。①拉斯韦尔模式:哈罗德·拉斯韦尔(Harold Lasswell)于 1948 年提出的“5W”模式:谁(who),说什么(says what),以何种途径(in which channel),对谁(to who),有何种效果(with what effects)。此模式由控制研究、内容分析、媒介分析、受众分析、效果分析组成。②申农-韦弗模式:认为人际沟通包含以下五种基本成分:资讯源,说话者的大脑;传送器,说话者的发声器官;接收器,听话者的听觉器官;终端器,听话者的大脑;干扰源,包含任何会使讯息传达失真的影响因素。③杰诺模式:认为人际沟通是某人知觉某件事情并做出反应,在某一情境中,通过某种方式,使现有的资料以某种形式传递内容,获得某种结果。④施拉姆模式:由简单到复杂,又可分为以下四种。a. 来源,发讯者代表一个人传达讯息(信号)给其他人(收讯者—目的端);b. 在第一种情况下,强调发讯者与收讯者所累积的经验对沟通也有重要作用;c. 每个从事沟通的人,是发讯者又是收讯者,他根据经验去解读所发出与接收的讯号;d. 在第三种情况的基础上,沟通被认为是持续性的回应系统,沟通的双方同时在进行发讯和收讯。⑤伯洛模式:来源、讯息、途径、收讯者是沟通的要素,影响这些要素的因素会对沟通产生影响。⑥丹斯螺旋线模式:由弗兰克·丹斯(Frank Dance)于 1967 年提出,结合了线性向前运行模式和循环延续作用模式。指出沟通的性质犹如儿童所玩的盘旋的弹簧,如弹簧掉落阶梯上,沟通即使再向前进行,也会经常有向后的回应,向前进行视其过去的表现而定。⑦使用人际沟通模式:由罗杰·费希尔(Roger Fisher)和约翰·斯塔西·亚当斯(John Stacey Adams)于 1994 年提出的,揭示了人际沟通犹如螺旋线动能流动的过程,更强调使用人际沟通模式是由个人内在系统即个人、人际系统及情景 3 个要素所组成的。⑧韦伯人际沟通模式:由马克斯·韦伯(Max Weber)于 1975 年提出。他认为人际沟通关系是随着时间而发展的。人际沟通是动态的相互关系,沟通者双方同时且持续的发送和接收讯息。人际关系是一种交流关系,这种关系不只存在于人与人之间,也发生于人与周围环境之间。人际关系沟通的研究核心是人际关系。

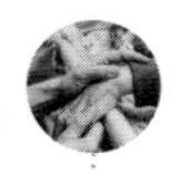

沟通技巧(communication skills)　亦称沟通艺术(communication arts)。人具有收集和发送信息的能力,通过口头、书写与肢体语言的媒介方式,明确有效地向他人表达自己的想法、感受与态度,并快速、准确地解读对方的信息,从而了解对方的想法、感受与态度。

医患沟通技巧是指医患双方在医疗实践中进行互动交流,建立医患关系所需掌握并能运用的专门的技术和能力。

医患关系中的沟通技巧分为:①倾听。倾听是医患沟通的重要技巧。倾听需要医患双方做到用"心"、用"耳"、用"目",主动倾听、感受性地听、非评判性地听;积极反馈,适当提问;善于听出"言外之意";善于整合所听内容。②共情运用。医务人员具备识别患者情绪状态的能力,对患者情感需求给予及时恰当的回应,以更好地促进临床治疗。共情运用是建立医患信任关系的重要沟通技巧,也是减少医患纠纷的重要途径和方法。③情感信任。医患沟通中,情感的沟通是重要组成部分。以医患关系中的信任为基础,通过医患、护患之间的互动来增进双方沟通信任和关系的优良状态。④尊重需求。患者在就医过程中的需求是多层次的,除了得到应有的治疗和照护,还包括医疗过程中拥有安全的医疗环境,对诊疗的知情同意,受到医护人员的尊重,得到良好的服务,找到归属感等。

医患沟通技巧分为言语技巧和非语言技巧。言语技巧主要包括:①称呼语得体。②合理利用幽默。③善用职业性口语。④不评价他人的诊疗方案。非语言沟通技巧主要包括:①重视印象管理。②面部表情与目光接触。③恰当的身体姿势。④合理的人际距离。

医患沟通时应尊重对方,本着诚信的原则,应做到四点。①一个技巧,尽量让患者和家属宣泄和倾诉,多听患者或家属叙述,对患者的病情尽可能做出准确而详细的解释。②两个掌握,掌握病情、检查结果和治疗情况;掌握患者、家属的社会心理状况及医疗费用情况。③三个留意,留意沟通对象的情绪状态及沟通后的感受和接受程度;留意沟通对象对病情的理解程度和对交流的期望值;留意自身的情绪波动、学会自我控制。④四个避免,避免刻意压抑对方情绪,改变对方的观点;避免使用刺激对方、会产生情绪波动的语气、语句、语调;避免频繁使用对方不易理解的专业术语;避免强求对方立即接受医生的意见和医疗事实。

语言(language)　由词汇、语法构成的特定系统。语言是思维存在和传播的工具,是人类区别于其他动物的基本特征之一。

语言在表达方式上可分为积极语言和消极语言。积极语言是指赞美、信任、期待的话语,能使个体感到获得社会支持,变得自信、自尊,增强自我价值,获得一种积极向上的动力,从而积极、主动地参与活动。消极语言是指消沉、反面、悲观的话语,会使个体产生消极心态,容易出现意志消沉、自卑心理、失去自信、自我否定,从而产生消极行为。在医患沟通中,积极语言能够解除患者的后顾之忧,增强患者战胜疾病的信心,有助于康复,提高治愈率和生存率;消极的语言会影响患者的生理、心理功能,甚至导致病情恶化。

一般来说,医护人员使用的语言类型可分为:安慰性语言、鼓励性语言、劝说性语言、恰当的指令性语言和积极的暗示性语言。医患沟通中,语言交流方法可表现为:关心体贴法、亲切问候法、解释开导法、准确合理法和鼓励暗示法。

身体语言(body language)　简称体语。以身体的各种举动反映出内心世界的语言,如通过目光、眼神、动作、步态、面部表情、姿势、手势、身躯等人体的各部分姿态动作传递的信息,表达自我的情感和意愿,是利用人体表情和动态来传情达意的视觉性表意,是非言语符号体系的重要分支之一。

体语通常表现为:①通过面部表情、目光、手势、身体姿态和身体接触及其他非言语交流形式,来表达无意识的冲动、冲突及情感。②在社会交际活动中，以面部表情、手势、姿态及其他非有声言语手段，来帮助交流信息、情感和意愿。

体语的作用：①替代功能。用简洁明了的身体语言突出某种重要信息；特殊场合言谈话语已成多余时，使用体语比较含蓄、端庄得体。②补充功能。有声语言的表达无力或不清晰时，体语可发挥补充功能。③否定功能。体语与有声语言不一致时，两者的表达含义可能相反，体语可发挥其否定功能。④调节功能。用于调节对话结构，有利于更准确地传达信息。⑤强调功能。

在医患交流中，适时地运用好身体语言，是医务人员需要掌握的基本技能。使用身体语言需注意：①不同的对象和场合。②适度和准确。③自觉克服不当的动作和姿态。④身体语言的文化性。

倾听(listen for) 听觉器官接收语言信息后由大脑分析了解语言内容的全过程。广义的倾听指通过文字和肢体语言交流等形式，全面分析理解对方所表达内容的内涵。

美国心理学家托马斯·戈登(Thomas Gordon)将倾听分为三个层次。①听者貌似在听，其实在思考其他无关的事项，没有注意对方所说的内容。错误的信息接收方式导致决策错误。②听者单纯听字词和内容，未通过语气、姿态、手势、表情等了解对方所表达的内涵。说话人却以为听者已理解其表达的内容。③倾听者在交流中不断向对方了解感兴趣的内容，获取有用信息，真实理解对方的表达。

语言是人类最直接、最有效、最方便的交流方式。有效倾听是接收对方的思想、情感、信息的良好途径。不断培养倾听能力、提高倾听技巧是增强沟通能力、建立良好人际关系的有效方式。

倾听是沟通的基础，从事临终关怀的工作人员通过倾听，认同患者和家属的内心体验，接纳其思维方式，充分理解临终患者，才能获得患者的信任和好感，全面掌握临终患者和家属的需要。

信念(belief) 人们在一定的理解基础上建立的精神状态，即对某种思想或事物的坚定性及身体力行的承诺。

信念是认知、情感和意志的有机结合。它代表了对某种理想和职业前途的坚定的道德品质，以及一种激励人们按照自己的观点和原则行事的需求体系。信念是人的行为动机和基本方向的直接动力。

人们普遍认为，积极的信念可以帮助个人获得积极的情感体验，促使个人采取积极主动的行动；消极信念往往与抑郁、焦虑和无助相联系，给个人带来消极的情感经历，削弱个人的行动能力。

控制信念：对促进或阻碍行为效果的相关因素的感知，以及对感知这些因素的控制力。

哭(cry) 人类心理感情的一种表达或流露，亦是人类表达、发泄感情的一种形式，因激动或疾苦、悲痛而流泪，偶尔发出声音。

哭的形式有饮泣、大哭、嚎哭、哀哭、偷哭、喜极而泣等。也是悲剧的表现形式之一，引起悲伤落泪的审美效果。它的客观根源是具有合理性的悲剧性事物遭到不应有的厄运。心理基础是对象被自己同化，感同身受，唤起同情心、怜悯感、悲痛感或苦尽甘来引起悲喜混合的情感，并在面部表情、身体动作和泪腺上得到表征。

悲哀(grieved) 面对丧失而产生的情感反应，通常表现为伤心、不安、难过，同时包含同情和怜悯的成分。还引申为“悲剧”。

悲痛、悲伤和悲哀词义接近但内涵有区别。“悲痛”和“悲伤”都有伤心和痛苦的意思，“悲伤”多指难过、伤心，“悲痛”旨在表达心中的那份痛苦，一般只用于人，大多指因亲密的或尊敬的人去世而产生的情绪。“悲哀”除哀伤、难过外，还含有怜悯和悲剧的意思。

悲哀可能在预感即将面临某种丧失或遭遇某种丧失后发生。

悲哀的情感反应：痛苦、愤怒、焦虑、内疚、孤独、疲惫、麻木等；生理反应：头疼、失眠、饥饿、气紧、肌肉乏力、口干等；认知反应：神不守舍、心不在焉、健忘、思维不能集中等；行为反应：哭泣、茶不思饭不想、多梦、睹物思情、怪异行为等。

美国医学家恩格尔(G. L. Engle)提出悲哀三阶段学说：①震惊与猜疑阶段，个体对丧失事件感到震惊、猜疑、无法接受、无法处理。②逐步认知阶段：个体对丧失事件逐步认知，接受丧失事实，但十分痛苦、愤怒、焦虑。③修复重建阶段：个体逐渐理智面对丧失，理性表达内心的悲哀。

影响悲哀反应的因素：性别角色、年龄、宗教文化背景、家庭经济状况、社会支持系统、丧失的性质。

病痛(slight illness) 疾病引起的疼痛或痛苦。哈佛大学人类学教授阿瑟·克莱曼(Arthur Kleinman)认为，疼痛是患者个人对疾病造成的身体异常和不适的经历，如哮喘和腹部痉挛。患者可以自己对躯体不适反应的严重程度及是否需要治疗做出评估。同时，病痛经验还包括利用外行人可以接受的常识，寻找和分析这些病理和生理反应所造成的疼痛和痛苦，以及解决它所造成的现实生活问题的态度和意见。

疼痛评估及应答工具(pain assessment and response tool) 疼痛管理的目标是有效控制疼痛，制订疼痛控制方案需要进行准确的疼痛评估。目前，国内外常用的疼痛评估量表如下。

疼痛强度的评估方法有以下5种。

一是视觉模拟评分法(visual analogue scale, VAS)：使用一根标有“1～10”刻度的游标尺，两端分别标记“0分”和“10分”，它们之间有一个滑动的滑块，“0分”表示患者无任何疼痛，“10分”表示患者剧痛，游标尺背面有“0～10”的刻度(图18)。测试时无刻度的一面面向患者，让患者用游标的位置来代表当前疼痛级别，测评者根据游标位置评出分数。该工具直观、简单易行，相对客观和敏感。在临床上使用较为广泛，较多用于科研。部分老年人和文化教育程度低的患者使用此评分法可能有困难。

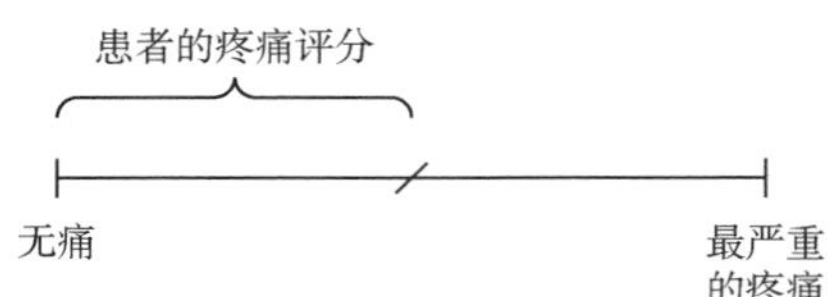

图18　视觉模拟评分法

二是数字评分法(numeric rating scale, NRS)：临床应用最广的评估量表，国际通用。用0～10之间的数字表示从无痛到最剧烈疼痛，0无痛；1～3轻度疼痛；4～6中度疼痛；7～10重度疼痛。适用于老年人和文化程度较低者(见疼痛分级词条)。

三是口述评分法(verbal rating scale, VRS)：患者通过语言描述对疼痛程度进行评分，由一系列描绘疼痛的形容词组成。无疼痛的描述被评为0分，以后每级增加1分，使每个级别都有相应的评分标准，便于定量分析疼痛。有四点口述分级评分法(VRS-4)、五点口述分级评分法(VRS-5)和六点行为评分法(BRS-6)。将疼痛用“无痛”“轻度痛”“中度痛”“重度痛”和“剧痛”等词汇来描述，其程度与数字评分法相对应(图19)。此法最为简便，但受患者文化水平影响较大。

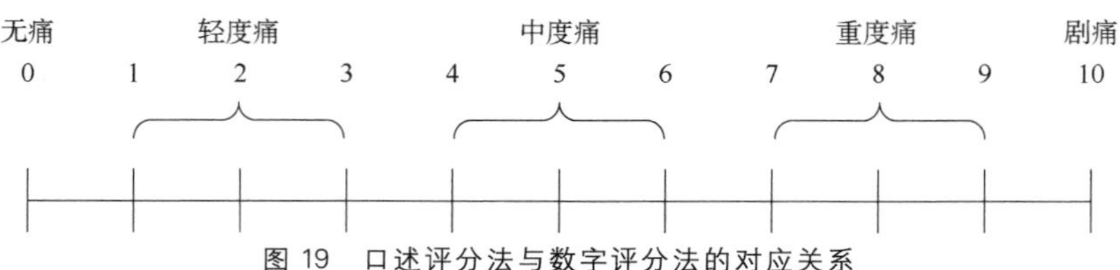

图19　口述评分法与数字评分法的对应关系

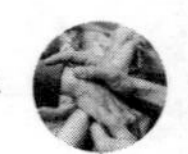

四是面部表情疼痛量表(faces pain scale, FPS):采用6种面部表情(从微笑至哭泣)表达疼痛程度,适用于3岁及以上人群,尤其适用于急性疼痛者、老人、小儿、表达能力丧失者、沟通困难者(见疼痛分级词条)。

五是长海痛尺:既有比较精确NRS评分,又有患者易于理解的文字描述,评价结果能够真实反映患者的疼痛感觉(图20)。

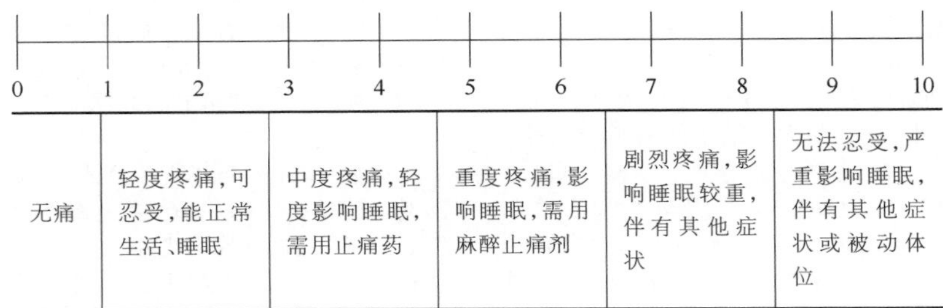

无痛	轻度疼痛,可忍受,能正常生活、睡眠	中度疼痛,轻度影响睡眠,需用止痛药	重度疼痛,影响睡眠,需用麻醉止痛剂	剧烈疼痛,影响睡眠较重,伴有其他症状	无法忍受,严重影响睡眠,伴有其他症状或被动体位

图20 长海痛尺

按病理生理学机制,疼痛性质主要分为:①伤害感受性疼痛,是一种生理性感觉,由有害性刺激物(机械的、热的、化学的)激活机体伤害感受器引起短暂疼痛。②神经病理性的疼痛,由躯体感受神经系统的病变或疾病引起,需要依靠特殊量表进行评分诊断。常用的神经病理性疼痛评估量表有ID pain、LANSS、NPQ、DN4等。

McGill疼痛问卷简表(SF-MPQ)有22个条目,包含伤害感受性疼痛条目16个和神经病理性疼痛条目6个,疼痛分11个等级(0～10分),对疼痛性质和强度进行全面、准确的评估,能区分伤害感受性疼痛与神经病理性疼痛,是一种综合性疼痛评估量表,广泛应用于临床。

McGill疼痛问卷简表(SF-MPQ),1～11项对疼痛感觉程度进行评估,12～15项对疼痛情感状况进行评估。每个描述程度分为0=无痛,1=轻度,2=中度,3=重度。同时,标准McGill疼痛问卷里的现在疼痛状况和视觉模拟评分也用于对总体疼痛状况进行评估。

痛苦表露指数量表(distress disclosure index scale, DDIS) 2009年,河北师范大学李新民等对痛苦表露指数量表的英文版12个项目翻译并进行了修改完善,形成了痛苦表露指数量表(2009中文版)。

日常生活中,人们通常会为了自身形象,避免否定评价,不愿意将自己完全暴露,特别是自认为负面的、痛苦的信息(如缺陷、违法记录)。而痛苦表露测量倾向于个体将自己的烦恼、创伤、痛苦等负面信息向他人进行表露。通过痛苦表露能有效进行自我情绪疏导。

弗洛伊德的哀伤思想(Freud's thought of sadness) 哀伤是对丧失的反应。弗洛伊德认为哀伤通常是对失去亲近和敬仰的人,或是对失去自由和理想,或是离开自己热爱的祖国而产生的悲伤反应。

哀伤有以下特点:①哀伤者的"症状"无须特殊治疗,随着时间的延长"症状"自然消失。人们永远不会认为这是一种疾病,更不用说为它寻求医疗帮助了,人们甚至认为医疗干预是有害的。②哀伤者有时自我价值感较低,或者有时因亲人的死亡而自责,但他们仍有很好的现实检验能力。③在失去对象一段时间后,仍会继续关注所失去的对象,但他们的现实功能保持不变。经过不断的验证,他们的关注点可以转移到新的对象上。因此,在相当长的一段时间内,个人功能的整体受限、对外部世界兴趣的下降,特别是爱的能力的丧失,实

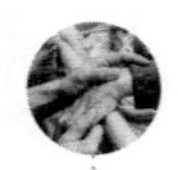

际上是关注重心聚焦于所失去的对象，经过一段时间的哀伤过程后自然会痊愈。

思想、情感、行为和身体感觉的变化参与哀伤过程，从表达、面对，到重建平衡，是人们面临亲人、健康和幸福的破损要做的一项工作，对重建心理平衡和恢复自我功能具有重要作用。

动机（motivation）直接导致个人行为的内在原因或动力。动机的基础是需要。无论是物质上的还是精神上的，只要以意图、欲望或理想的方式指向某一对象，并刺激人类的活动，就可以构成活动的动机。在有意识地执行每项具体行动之前，必须清楚地了解行动的原因和意图。

动机对于人类的行动有 3 个基本功能：激发功能、引导功能和维持功能。①激发功能：机体受动机的激发而从事相关反应或活动。如医务工作者参加临终关怀岗位培训，是由学习掌握临终关怀专业知识的动机所激发的。②引导功能（指向功能）：动机是针对某个目标（或激励），受目标所指导。例如，医务工作者在掌握临终关怀知识的动机指导下，会自觉参加临终关怀相关知识培训。③调控功能：目标进程中，不断调节活动的强度和持续时间，以便将活动维持到一定目标。如果目标实现，动机会导致生物体终止这种活动。如果目标没有达到，动机将促使生物体克服困难，维持和加强此类活动而实现目标。

临终关怀服务动机（motivation of hospice care service）推动临终关怀服务事业的内部动因或动力。临终关怀是一种改善面临威胁生命疾病的患者及其亲人生活质量的方法，特别是在疾病进程的最后 6 个月。“我们会尽一切努力，帮助你安然逝去。但也会尽一切努力，让你活到最后一刻。”临终关怀服务的目的是为临终患者缓解疼痛症状，减少无意义的创伤性治疗和抢救，为濒死的患者及其家属提供全方位的照护。使他们能够安享有限的生命，有尊严地走完生命的最后阶段。

临终关怀是一项符合人类利益的崇高事业，对人类社会的进步具有重要的意义：①让患者安逝，家属安然。符合人类追求高生命质量的客观需求。②让每个人有尊严、舒适地到达人生彼岸，是社会文明的标志。③减轻患者躯体和精神上的痛苦，提高生命质量，使患者平静地、有尊严地走完生命最后阶段，充分体现了以提高生命价值和生命质量为动机的高尚职业道德。

抑郁（despondent）心境低落、负性情感增强的精神状态。抑郁状态是常见的心境低落状态，缺乏奋斗目标，精神颓废、情绪悲伤、忧心忡忡、悲观失望、自我评价降低。心中极其压抑，严重时会有绝望、自责、罪恶感，甚至出现自杀念头和行为。

抑郁是癌症患者最常见的心理状态，严重影响患者的身心健康。原因包括：癌痛未能有效控制，严重影响患者生存质量，加重患者的精神痛苦；治疗过程中各种不良反应影响患者生活质量，加重心理负担；癌症的高复发率导致患者忧心忡忡；高昂的治疗费用加重癌症患者及家庭的生活负担；家庭与社会的不理解及患者自身的心理承受能力差，导致负性情绪乃至心理障碍。

癌症的主要情绪障碍包括怀疑、否认、恐惧、怨恨、焦虑、抑郁和对抗治疗。主要经历否认期、愤怒期、协议期、忧郁期和接受期五个心理阶段。

焦虑（anxiety）人对可能即将发生的不良事件担心无力应对时产生的情绪反应。以忧虑焦急、烦恼惧怕和紧张恐惧为主要表现。严重者会出现惊恐。

焦虑是一种负性情绪，其生理反应可引起交感神经系统的兴奋，表现为心率加快、血压增高、面色苍白或潮红、四肢发冷、出汗、肢体颤抖、腹肌紧张、失眠、头痛等现象，副交感神经系统兴奋后胃肠蠕动增加导致腹泻。轻度焦虑是一种保护性反应，可激发人的斗志，但强烈而持续的焦虑会严重影响生活、学习和工作，还易影响身心健康，导致精神障碍，需要接受医学检查和治疗。

焦虑的分类：①现实性焦虑。人们面对现实的威胁事件或情景时的情绪反应。焦虑伴随威胁而存在，焦虑强度与现实威胁程度相关，威胁消失则焦虑消失。②病理性焦虑。缺乏事实基础的紧张不安，除神经功能紊乱及运动性不安外，常伴随主观痛苦感或社会功能受损。

病理性焦虑包括：①惊恐障碍。呈间歇性急性发作，是最严重的一种急性焦虑发作，具有不可预测性。惊恐发作的精神症状包括濒死感、失去控制感和精神崩溃感。躯体症状包括心悸、出汗、气短、胸痛、恶心、呕吐、腹胀、腹泻、腹痛、眩晕、麻木、震颤、人格解体或现实解体的感觉等。②广泛性焦虑。以对两种或多种生活情况有持续的不现实的过分担心和焦急为特征。主要症状有精神性焦虑、躯体性焦虑和运动性不安。强迫障碍表现为强迫观念或强迫行为。病理性焦虑患者在一定时期对应激性事件生动的再体验，可导致长期回避与创伤性事件有关的刺激。

老年抑郁量表（geriatric depression scale，GDS）1982年由美国心理学家布林克（T. L. Brink）和精神病医生耶萨维奇（Yesavage）编写，广泛应用于全球老年抑郁水平的评估。1986年，贾瓦德·I.谢赫（Javaid I. Sheikh）和耶萨维奇设计了简化版的老年抑郁症量表（GDS－15），仅涉及15个项目，操作更为简便。

临终恐惧（fear of dying）人类在疾病终末期或向死亡过渡阶段产生的恐惧、焦虑和不安等心理状态。

濒死阶段初期为心理否认期，此时，患者往往不接受自己的严重病情，希望有各种奇迹般的治疗方法来挽救生命。当患者确认无力救治，并且有临死的预兆时，面对无法预测的未来、孤独和疏远、失去亲人朋友、自我的丧失、痛苦等时，就进入了临终恐惧期，特征是烦躁、恐惧和愤怒。

恐惧疾病进展简化量表（fear of progression questionnaire short form，FoP－Q－SF）基于恐惧疾病进展量表制订的简化量表，对12个条目，由患者自己采用likert 5级（非常同意、同意、一般同意、不同意、非常不同意）评分方法进行评价，评分范围为12～60分。分值越高，患者的恐惧就越强烈，34分以上提示心理功能失常。

恐惧疾病进展简化量表的项目：①想到疾病可能会进展，我变得焦虑；②在医生预约或定期检查前我感到紧张；③我害怕此病引起的疼痛；④因病降低工作效率的想法使我烦恼；⑤当我焦虑时会有一些身体不适，如心跳加快、胃痛、紧张等；⑥我担心我的病可能会传给我的孩子；⑦我的日常生活可能不得不依靠陌生人，这使我焦虑；⑧我担心某些时候因病不能再继续自己的爱好/嗜好；⑨我担心疾病过程中会有一些重大的治疗；⑩我担心药物会损害我的身体；⑪我担心如果我发生什么事情，家庭会怎么样；⑫因病可能无法工作的想法使我烦恼。

恐怖（terror）当人们遇到危险，生命受到威胁或看到暴力、血腥的场面时产生的恐惧情绪。

恐怖是人的正常情绪反应。恐怖对象可分为：①处境恐怖，对高处或密室等处境恐惧；②社交恐怖：对人际交往感到恐惧；③单纯恐怖：对锐器、动物等感到恐惧。

人们明知这些恐怖是不必要的，但不能克制。当不面对恐怖对象时，则表现正常。因此，恐怖与缺乏处理或逃离危险场景的能力有关。

疾病恐惧症（pathophobia）对并不存在的某些特定疾病的病态恐惧。

疾病恐惧症在神经质症中患病率较高。这是一种异常的恐惧和怀疑。自认为所患的疾病常有高血压、癌症、性传播病、急性传染病、结核病、精神病、麻风、心脏病等。患者尽一切努力寻找证据证明自己患有某种疾病。当所有的检查都不能证明患者所怀疑的疾病存在时，仍坚信自己身患某种疾病，知道这种恐怖没有意义但仍无法控制。还有的患者知道自己现在没有患病，却坚信将来一定会得这种病，对日常生活造成极大的负担。

疾病恐惧症的发病机制还不清楚。多认为是自身的强迫症。可能与疾病知识缺乏、不适当宣传、自身行为记忆、精神创伤所致的心理行为不正常等有关。

疾病恐惧症的治疗应以支持性心理疗法为主，采用系统脱敏法，同时需得到患者及家属的信任和密切配合。鼓励患者积极参与一些社会活动，处理好各种关系，改善社会生活环境，培养他们健康开朗的性格。合理应用抗焦虑和抗抑郁药物治疗。

临终焦虑（anxiety of dying） 处于疾病的末期或进入死亡的过渡阶段的恐惧、焦虑和不安等心理状态。

临终焦虑的原因：①对死亡后现实世界的未知。临终者尤其是癌症患者得知病情后，常为即将遭受的病痛折磨、为身后的财产分割、为亲人未来的生活而牵挂，担忧自己的身后事，自己是否会被人记得，为医疗费用给家庭造成巨大的负担等而焦虑；②对灵魂世界的未知。面临死亡的人即将离开他的家庭和现实世界，但他不知道自己死后会去哪里，常感到孤独、无助和焦虑；③亲人的诀别。临终者害怕死亡将他与亲人、朋友分开。

临终关怀医务工作者应该将医疗重点转向尽最大可能降低患者的痛苦，提高患者的生存质量。除了给予临终者周到的护理，还应与其家人密切联系，配合心理关怀，多理解、多陪伴，减少他们的孤独感和无助感，消除后顾之忧，减轻临终焦虑，以平和的心态达到生命的终点。

死亡焦虑（death anxiety） 面临死亡威胁时，由于机体防御机制的启动而产生烦躁不安、心跳加速、呼吸变化、忧虑和害怕等复杂的心理状态。

死亡焦虑是与死亡有关的一种负性情绪，与性别、年龄、知识背景、生活经历、宗教信仰等有不同程度的关系。

缓解死亡焦虑的措施：①提高医疗卫生服务质量，加强医务工作者对死亡焦虑的认知和处理能力；②进行与死亡有关的生死观教育，加深对死亡的理解；③提升自尊水平，通过自我肯定、良好的声誉缓冲死亡恐惧；④转移注意力，减少死亡焦虑的影响；⑤减少过去及未来的相关悲伤和具有重大意义的死亡事件对个体的负面影响。

焦虑自评量表（self-rating anxiety scale, SAS） 评定焦虑患者的主观感受及量化患者焦虑程度的自评量表。适用于门诊咨询及心理疾病患者，如焦虑症、抑郁性神经症、神经衰弱等。

（王华萍　李义庭　崔静
顾伟民　周琦　刘荣辉）

十八、临终关怀与心理学

沮丧（dejection） 个体因失败、挫折与逆境产生的一种消极、无力的情绪状态，有灰心、失望、难堪的情绪体验和软弱无力的外部表现。其心理成分包括灰心、失望、狼狈、难堪等，往往伴随诸如泄气、软弱无力、无精打采等行为表现。除了客观因素，受个体主观心理条件的影响更大，例如思维方法的片面性、意志薄弱、缺乏理想和信念、控制和调节自我感情的能力差等，严重者会导致抑郁症。沮丧可以用来形容情绪、精神、神气、神情、神色、脸色、脸孔和行为、动作等，也可以直接形容人。

沮丧情绪的产生及其影响主要取决于两个方面：①所遭遇的失败或打击的严重程度；②与失败或打击的突然性相关，即是否有某种心理上的准备。发生轻微程度的沮丧可导致一段时间内的情绪低落和行动受阻，然而，发生强烈的沮丧时，则可能导致精神解体，丧失生活的信心及兴趣。为了保持健康的心理生活，要注意避免此类情绪的发生，尤其是预防其过于强烈的影响。为此，一方面，我们需要努力减少可能的失败和打击；另一方面，我们需要不断

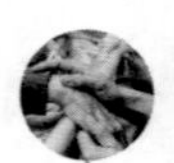

加强自身思想修养，使自己具有一定的对不可避免的失败和打击的心理准备和承受能力。

沮丧是一种消极的减力性情绪，对于人继续工作、活动有阻碍作用。沮丧的产生有较大的个体差异，与人的思想境界和认识事物的水平有关，也与人的个性心理特点的某些方面有关。

放松训练法（relaxation training） 心理训练方法的一种，以暗示语集中注意力、调节呼吸，有意识地、系统地降低肌肉活动强度，从而减轻心理压力，达到身体、心理上松弛的效果，使肌肉得到充分放松，从而调节中枢神经系统。

放松训练是一项有序的训练，首先是肌肉、骨骼、关节韧带的松弛训练；其次是减慢呼吸的训练，精神放松或神经放松的训练。分段放松训练后，又可进行全身心的整体放松训练。

有许多方法可以进行放松训练，比如呼吸放松法、肌肉放松法和想象放松法等。放松训练不仅有暗示效应，而且有利于身体与心理的放松。放松训练后，大脑呈现一种特殊的松静状态，此时，人受暗示性极强，对言语及其相应形象特征更为敏感，容易产生符合言语暗示内容的行为意向。放松训练时可采用姿势如坐式、卧式和站式三种。

放松训练是一个有益的过程，可降低机体生理、心理能量需求，使机体活动受控，渐趋静态；使大脑功能处于敏化状态，注意焦点集中，空间定向准确，时机符合，排除内外干扰力强，只对特异的言语暗示有奇效，智敏行速，出现最佳心理灵感状态。放松技能熟练，不但有益于身心健康，而且有助于应对复杂多变的环境。

情感脆弱（emotional vulnerability） 在外界轻微刺激甚至不存在明显的外界因素影响下即可引起人的情感波动，并产生较强烈而又无法克制的悲伤、恼怒、惧怕、兴奋、激动的情绪，常见于器质性精神病患者，如脑动脉硬化性疾病，也可见于癔症、神经衰弱等疾病。

因微不足道的小事而伤感、流泪甚至啼哭，是情感脆弱的重要表现。情感脆弱的原因多是受挫折太多而又没有好的转机，精神创伤严重而又难以及时修复。此外，既往获得父母或他人过于周全的照顾、怜悯和同情，也是情感脆弱的重要原因。情感脆弱的人，常为自己的不幸和不良处境、生活波折长吁短叹。如果碰到稍微严重一点的挫折，将悲痛欲绝，并丧失信心，自觉软弱无力。情感脆弱是情感障碍的一种表现，一般常有脑器质性病变。对很平常的事也容易表现为伤心流泪或兴奋激动。

偏执（paranoia） 指病态的自我援引性偏激而又固执的优势观念或妄想，常见的是关于被害、爱、仇恨、嫉妒、荣誉、诉讼、夸大和超自然力的妄想。它与器质性精神病、中毒、分裂症有关，或是对应激的反应，或者可能是一种人格障碍。

猜疑和偏执是偏执性格的主要临床特点。持久的敏感、多疑、固执、自傲、心胸狭隘和好嫉妒为其主要行为表现。拒绝接受他人的批评，认为别人的好意是动机不纯而防范。深信自己被人议论，感到委屈或被迫害，处理不好人际关系，常与人发生争执。

临终期情绪（end-of-life mood） 一系列认知体验的通称，是多种感觉、思想和行为综合产生的心理和生理状态的体验，目前对于其没有明确的定义。大多数临终患者已没有治愈可能，因此，生理和心理上都要承受难以忍受的痛苦和压力，产生各种悲观失望的心理和情绪，主要有焦虑、抑郁、恐惧、渴望生存、悲观失落等。临终患者的焦虑表现为紧张不安、烦躁、注意力难以集中，心理焦虑可导致自主神经系统和副交感神经亢进，特别是当积极治疗没有明显效果时，患者的精神极度紧张，多种功能失调。临终患者的抑郁表现为消沉、自责，丧失对生活及治疗的信心，严重者表现为自暴自弃，放弃治疗，甚至可能出现自杀倾向。临终患者的恐惧表现为常有末日来临的感觉，主要是对死亡的恐惧。渴望生存表现为患者认为自己得到良好的治疗，好好吃饭就能治愈疾病，渴望找到最优秀的医生，使用最好的药，千方百计地延长自己的生命，即使当病情进入危险期后，依然抱有康复期待，希望自己能够起死回生。悲观失落表现为患者感到自己无助于家庭和社会，不能再承担以前的社会、家庭角色，产生悲观情绪。

临终期情绪是临终患者具有的独特主观体验。分析临终患者的情绪及其产生的原因，有助于更好地提出心理疏导方案，积极对症治疗，提高临终患者的生命质量，使他们平静、安详地度过人生最后的旅程。

临终期精神错乱（end-of-life mental disorder） 作为危急症状的一个组成部分，目前缺乏明确的定义，尚未对这种症状进行认真的研究和评估。精神疾病诊断统计手册定义：精神错乱是伴随认知改变出现的知觉障碍，主要特征包括：①伴随注意力集中或转移能力损害的知觉障碍；②认知改变（记忆障碍、定向力障碍、语言障碍），能见到障碍在发展，不是已经存在的或发展着的痴呆；③在一天中的某个时段内发展和波动；④经病史、体格检查、实验室检查，排除药物治疗原因。

精神错乱发生的原因：任何降低脑氧化代谢的因素都可能影响神经细胞的功能，特别是神经介质的合成改变及失衡，应激诱导的肾上腺皮质功能亢进等。有很多药物也会导致精神错乱。晚期癌症患者的急性精神错乱通常是暂时、可逆的。

氟哌啶醇是治疗急性精神错乱的首选药物，易于穿透血脑屏障，其在脑脊液中的浓度是血液中的10倍，药效较强，对生命体征的影响较小，具有较弱的镇痛作用，与劳拉西泮（氯羟安定）联合应用可以降低锥体外系反应出现的风险。联合安定的应用应慎重考虑，因其有较长的半衰期，会对老年人的中枢神经系统会产生许多不良反应。

住院的疾病终末期患者中，精神错乱的发病率高达85%，尤其是在离开家庭环境的老年患者中，发病率可因听力和视力下降而增加。鉴别高危患者，有助于对精神错乱早期症状的识别。认知障碍有碍患者同护士和家人有效交流。当患者不能清楚地表达生理需求时，护士应询问患者有否疼痛、口渴等不适。研究证实，基于患者的症状进行精神错乱患者的护理干预是有效的。护理计划还应包括家庭成员的情感支持和教育，取得家属的帮助可以使患者减轻焦虑和恢复定向力。

精神错乱（amentia） 一种较重的意识障碍，以周围意识及自我意识均发生障碍为特征，患者常有严重的不协调运动性兴奋片段的幻觉和思维不连贯，并且躯体呈显著衰竭状态。病程较长，事后对病中体验全部遗忘，预后很差。

精神错乱患者定向力和自知力均差，思维内容凌乱，有大量不系统、无逻辑的幻觉和妄想。情感反应多变，恐惧、紧张、不安、激动、愤怒，有时情感爆发，大哭、大笑、大喊、大叫，胡言乱语。意志行为也随着思维内容变化，衣服凌乱、污秽，外貌不整，随地大小便，冲动自伤、伤人，裸体外奔均可能出现。恢复后不能回忆发病经过。常见于急性精神病如急性精神分裂症或急性躁狂发作时。

精神错乱是以意识内容改变为主的意识障碍的表现，它与谵妄状态相似，但较严重。患者言语、思维极不连贯，偶尔会出现片段性的幻觉和妄想，对周围环境的意识和自我意识也会丧失。运动性兴奋常表现为不规则的伸展、抖动、翻转身体、单调的动作。患者认识周围环境的某一部分感知是正确的，但没有能力把个人的感知结合到一个完整事物中。这种状态持续时间较长，可持续数周甚至数月。

谵妄（delirium） 一种认知功能障碍综合征，以意识障碍为主，伴有注意、觉醒、记忆、定向、知觉和言语功能的缺陷，是在意识障碍的基础上表现普遍性精神活动紊乱

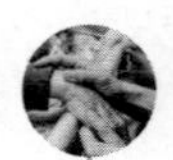

的病理状态。

处于谵妄状态的患者，其意识清晰度明显降低，对外界一切刺激的感知阈均提高，不能正确辨别周围环境，出现定向障碍，特别是对时间与地点的定向障碍尤为明显，对人物定向的能力可以相对保持良好，如尚能正确辨认亲属，保持对自我的认识等。谵妄一般起病较急，持续时间长短不一(一般数小时或数天)，症状呈明显波动性，常在光线暗淡或黄昏时加重，白天尤其是清晨时减轻，甚至意识可恢复清晰。通常病情可逆，以彻底缓解告终。

谵妄不仅表现为意识清晰度降低，其突出症状是出现大量带有恐怖性质的错觉与幻觉，特别是视幻觉，致使患者极度惊骇，甚至发生意外。患者伴有紧张、恐惧、兴奋不安和行为冲动。患者的思维过程很不连贯，喃喃自语或突然大声叫喊。患者情绪不稳，烦躁不安，以惊恐、焦虑为多见。有时无故哭泣，偶尔也会出现欣喜表情。患者常处于精神运动性兴奋状态，在床上辗转反侧、用手乱摸或对空抓捏，或起床欲逃。意识恢复后，患者对病中过程可有部分回忆，也可能完全遗忘。听幻觉表现为听到某些单调的声音、简单的恐吓言语等。持续的言语性听幻觉并不多见。其他的幻觉如触幻觉(身体上有触电感、虫爬感)、运动性幻觉(感觉身体处于摇晃不定的状态中)也可出现。

各种谵妄的发生，均以一定的急性脑弥散性损害为基础。这种损害可由于高热时的代谢障碍，内、外毒素的作用，脑部直接受损及脑缺氧、脑水肿等引起。如病情未能控制，则可由谵妄进一步发展为昏迷。各种疾病时的谵妄，除震颤性谵妄稍具特征性外，其他谵妄均无特异性。

病理性心境恶劣(morbid dysphoria) 无任何外界和内在因素而突然出现的不满、紧张、委屈、伤感、愠怒、易激动的心情和攻击行为。病理性心境恶劣常发生在精神病理基础上，如某患者突闻其丈夫车祸身亡后，能机械地去探望其遗体，但是没有悲伤的情绪和表情，两眼呆滞，缺乏表情，呈茫然状。多见于反应性精神病和癔症。

病理性心境恶劣发生时，躁狂型患者常表现为情绪高涨，动辄发怒或要求多，且激惹性高；抑郁型患者表现为无故伤感、消极悲观及低落；癫痫患者的表现短暂，一般持续1～2天，表现为无故恐惧、不安、焦虑、苦闷、忧郁、不满，看不惯一切、抱怨、挑剔、敌视，要求多、易激动等，以致出现发泄性的冲动和自伤、自残甚至自杀。

自伤(parasuicide) 一种行为障碍，指自己故意实施对自己躯体组织或器官的直接残害，但并无自杀观念，并且不会导致生命终结的行为。

自伤多为切创和刺创。原因有多种，如精神创伤或未达到个人目的等。多为本人能够到达且实施伤害的部位，轻伤数目较多，致命伤多为一处，方向相同，无抵抗搏斗伤。自伤与许多心理问题/障碍(如情绪管理障碍、冲动等)相关，并会增加自杀的风险，自伤与遗传相关，但并非单一先天因素的作用，而是先天和后天复杂因素共同作用的结果。

悲观(pessimistic) 一种精神或心理状态。该精神状态是由于个体对人、事、物持消极态度而在主观上形成的精神颓丧、对未来缺乏信心或专注形成的。

癌症倾向人格(cancer-prone personality) 也称为C型人格，是易患癌症的人格特征的总称。目前测定C型人格的方法有“C型人格问卷”。与A型人格的个体容易患上冠心病类似，一些人格特征也与癌症的发生密切相关。主要表现为长期闷闷不乐，被动地回应各种生活事件，消极对待自身和未来，缺乏竞争，逆来顺受，不能表达情感等。

C型人格特征中有两个主要的特征与癌症的发生相关，一是不能表达自己的感情和情绪，否认与不表达愤怒，把愤怒藏在心里并加以控制，外表平静，内心愤怒、害怕和焦虑。另一方面是不能适当地应对压力，往往会产生无助、失望和抑郁的情绪。很多临床研究发现，无助感和失望感会导致癌症。癌症患者有半数以上都有抑郁问题，且比其他人更易抑郁，患者具有倾向于避免冲突和不表达消极感情等一些人格特征。

汉密尔顿焦虑量表（Hamilton anxiety scale, HAMA） 一种用于评定焦虑症状的检查方法，是目前公认的经典的焦虑评定量表。

在信度方面，评定者经过10次以上的系统训练后，可取得极好的一致性。在效度方面，量表总分能较好地反映焦虑状态的严重程度。量表包括14个项目，分为躯体性和精神性两类结构：①躯体性焦虑包括肌肉系统症状、感觉系统症状、心血管系统症状、呼吸系统症状、泌尿生殖系统症状、胃肠道症状、自主神经系统症状7项。②精神性焦虑包括紧张、害怕、失眠、认知功能或注意力障碍、抑郁及与人谈话时的行为表现7项。每个项目采用0～4分的5级评分法，评分标准：0为无症状，1为轻度，2为中等，3为重，4为极重。

量表由经过培训的专业医生进行评估，每次需10～15分钟，根据与人谈话时的行为表现和观察的结果评分，评分越高，症状越严重。通常认为量表总分能较好地反映病情严重程度。根据我国的研究数据，总分超过29分，可能为严重焦虑；超过21分，肯定有明显焦虑；超过14分，肯定有焦虑；超过7分，可能有焦虑；小于6分，无焦虑。本量表信度和效度良好。评定方法简便易行，但无法对抑郁症和焦虑症进行很好的鉴别。

汉密尔顿抑郁量表（Hamilton depression scale, HAMD） 精神医学中用于评定抑郁程度的检查方法。临床上常用来对抑郁症、抑郁性神经症等疾病的症状进行评定。

该量表共有17项、21项和24项三种版本，是临床上应用最普遍的评定抑郁状态的量表。24个项目几乎包含了抑郁症所有的常见症状，可归纳为7个因子：焦虑/躯体化、体重减轻、认知障碍、日夜节律变化、阻滞、睡眠障碍、绝望感。本量表的主要统计指标为总分和因子分。总分反映了病情的严重程度，总分的变化可用来了解病情的演变和治疗效果。因子分可具体反映个体的靶症状群特点，以及评估临床治疗效果。量表17项小于7分为无抑郁症状，超过17分可能是轻或中度抑郁，超过24分可能是重度抑郁。

量表由经过培训的专业医生进行评估，每次约需20分钟，一般采用交谈和观察的结果评分，有的项目需向家属或病房工作人员收集资料后评定。量表大部分项目采用0～4分的5分制评分法，少数项目采用0～2分的三分制评分法，评分越高症状越严重。量表信度和效度良好，适用于具有抑郁症状的成年患者。本量表无法有效鉴别抑郁症和焦虑症。

临终心理学（hospice psychology） 在临终阶段表现出来的认知、情绪和行为等心理活动。美国学者库布勒·罗斯(Kubler Ross)将临终患者的心理过程归纳为五个阶段，即从得知患绝症或疾病发展到晚期面临死亡，心理发展大致经历否认、愤怒、协商、抑郁和接纳的过程。罗斯强调临终患者的临终心理差异受到性别、年龄、个性、认知和文化环境差异的影响。

根据马斯洛需要层次理论研究演化出临终心理需求理论：生理需求、安全需求、社交需求、尊重需求和自我实现需求。临终患者安全感很差，希望得到关怀与慰藉，渴望亲友和同事的探望和关心，有归属和爱的需求；家庭、好友是他们爱的源泉，激发其自尊和自我价值的需求；希望维护自身的权利与社会地位、名誉。这些需求的满足是由低级向高级发展的。临终过程面临死亡，患者所受打击极大，是个体压力的源泉，会产生害怕、恐惧与痛苦，临终护理和家庭社会支持能使患者将外在环境内化，进行自我调节，出现正向的转变，学会激赏、珍惜生命，生命态度变得较积极，懂得感恩、珍惜与他人的人际关系，有生活目标与人生目的。

心理环境（psychological situation） 某一时刻与个体有关的所有心理上的环境因素，对人的心理产生实际影响的整个生活环境，包括自然环境和社会环境。它包括对人发生影响的一切过去、现在和将来的人、事、物等，其中更为重要的心理环境则是历史传统、文化习俗、社会关系等。

心理气候（psychological climate） 群体或集体中占优势的、比较稳定的情绪状态，包括人的心境、精神体验、情绪波动、人与人之间的关系、对待工作及周围事物的态度。

心理现象（psychological phenomenon） 人脑对主、客观世界的各种现象及关系的反映。人的心理现象非常复杂，是心理活动的表现形式，一般将其分为心理过程、心理状态和心理特征三类。

心理冲突（psychological conflict） 两种或多种不同方向的冲动、欲望、动机、目标和反应同时出现时所产生的一种矛盾的心理状态。

心理痛苦（psychological distress） 由多种因素引起的不愉快的情感体验，本质上是心理认知、行为和情感、社会、精神上的体验变化。

继体温、呼吸、血压、脉搏、疼痛之后，心理痛苦被认为是第六项生命体征。对患者进行心理痛苦的常规筛查和全程管理是癌症治疗过程中较为重要的一部分，通过筛查癌症人群，发现心理痛苦被视为肿瘤患者抗肿瘤治疗过程中的必要组成部分。因此，临床医务人员可以采用心理评估工具更有效地确定患者是否存在心理痛苦，有效识别需要深入心理治疗的患者。

影响心理痛苦的因素包括肿瘤类型、家庭居住地、治疗阶段、年龄等。心理痛苦表现形式可为正常的情绪反应，如脆弱、悲伤、害怕等，也可为严重的异常情绪反应，如抑郁、焦虑、恐惧、孤独、生存和精神危机等。

心理痛苦温度计（distress thermometer, DT） 一种快速识别心理痛苦的筛选工具。是一个从0（无痛苦）～10（极度痛苦）的单一条目量表，是痛苦管理临床实践指南中的重要筛选工具。以图表（图21～23）和问卷（表20）的形式由患者自评心理痛苦程度。

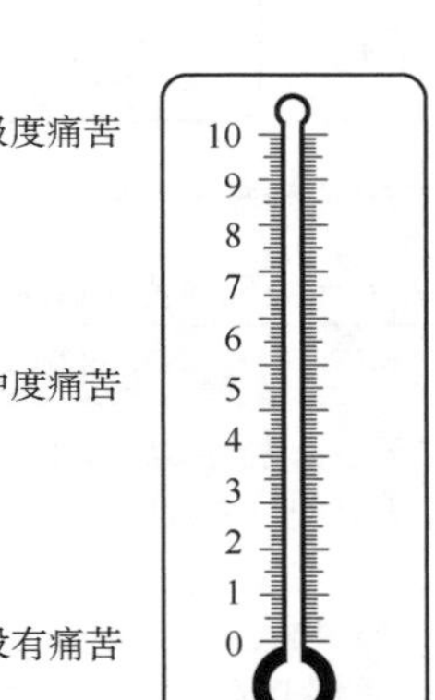

图21　心理痛苦温度计

> 亲爱的患者朋友：您好！
>
> 首先感谢您对我院的信任，选择到我院进行治疗。我们全体医护人员将与您携手共抗病魔，并衷心祝愿您早日康复！
>
> 在疾病的治疗和康复中，您可能会因为一些身体或心理上的不适而产生痛苦的体验。比如睡眠、疼痛、食欲不振、心烦心慌等。作为医护人员，我们非常希望能够了解您的痛苦并提供专业的服务。
>
> 请您认真填写这份短小的问卷，如实告诉我们是什么原因或哪儿不舒服使您感到痛苦，以及痛苦的程度。只要您告诉我们，我们会在医疗中尽力减轻您的痛苦，给予您更多的人文关怀。

图22　患者问卷说明

首先，请在最符合您近一周所经历的平均痛苦水平的数字上画“○”。

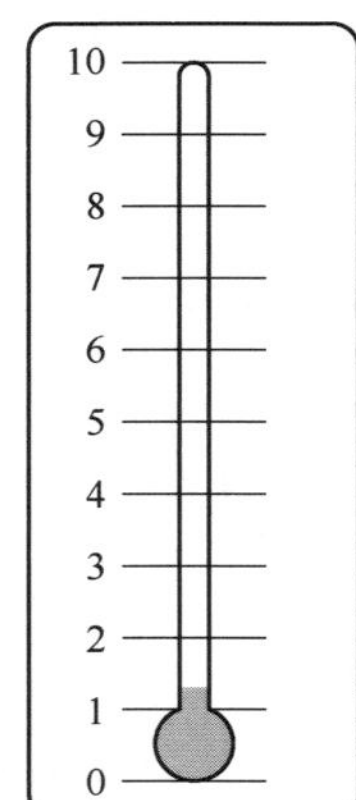

图 23　心理痛苦温度计的使用

表 20　心理痛苦评估问卷

选择	实际问题
□	无时间精力照顾孩子/老人
□	无时间精力做家务
□	经济问题
□	交通出行
□	工作/上学
□	周围环境
选择	**交往问题**
□	与孩子/老人相处
□	与伴侣相处
□	与亲友相处
□	与医护人员相处
选择	**情绪问题**
□	抑郁
□	恐惧
□	孤独
□	紧张
□	悲伤
□	担忧
□	对日常活动丧失兴趣
□	睡眠障碍
□	记忆力下降/注意力不集中

续　表

选择	身体问题
□	外表/形体
□	洗澡/穿衣
□	呼吸
□	排尿改变
□	便秘
□	腹泻
□	进食
□	疲乏
□	水肿
□	发热
□	头晕
□	消化不良
□	口腔疼痛
□	恶心
□	鼻子干燥/充血
□	疼痛
□	性
□	皮肤干燥
□	手/脚麻木
□	身体活动受限制
选择	**信仰/宗教问题**
□	信仰/宗教问题

临终患者心理（terminal patient psychology）临终患者接近死亡时产生的十分复杂的心理和行为反应。库布勒·罗斯认为临终患者心理发展过程的五个阶段并非完全按顺序发生，心理发展过程具有个体差异，可能提前或者推后，甚至重合，每个阶段持续时间也不同。

否认期：当患者得知自己身患绝症时表现出震惊与否认，他们常说的话就是“不，不是我！”或“这不是真的！肯定是搞错了！”患者不承认自己患不治之症或病情进一步恶化，认为是医生的误诊。常怀着侥幸心理四处求医以期推翻当前诊断。

愤怒期：当临终患者对其病情的否定无法维持下去，并且当自己疾病相关的坏消息被证实时，患者的心理反应是气愤、暴怒和嫉妒，进入此阶段的患者常常表现出生气、愤怒、怨恨，常会愤恨地想："为什么会是我？""上天太不公平了！""为何我这么倒霉？"

妥协期：愤怒的心理逐渐消失后，患者开始慢慢接受自己身患绝症的现实。他们常常会表达："如果给我一年时间，我会……"此阶段患者承认目前存在的事实，只盼望能发生奇迹。为了尽量延长生命，渴望得到有效的治疗，肯做出许多承诺作为延长生命的交换条件。此阶段的患者对生存还抱有希望，积极配合治疗。妥协阶段的心理反应实际上是对延缓死亡的乞求，是个人的生命本能和生存欲望的体现。这也是一种自然的心理发展过程。

抑郁期：当患者发现身体状况每况愈下，讨价还价无效后会产生一系列心理反应，主要表现是悲伤、情绪低落、退缩、沉默、抑郁和绝望。患者体验到准备后事的悲哀，此阶段他们最渴望与亲朋好友见面，希望亲人、家属每时每刻在身边陪伴。

接受期："好吧，既然是我，那就去面对吧。""我准备好了。"患者会感到已经竭尽全力，没有悲哀和痛苦，于是开始接受死亡这一事实。此阶段患者表现比较平静、坦然，他们不再抱怨命运的不公，比较喜欢独处，睡眠时间较前增加，情感功能减退。

由于躯体疾病的折磨，对生的渴求和对死亡的恐惧，临终患者会产生一系列强烈而又复杂的心理变化。因此，临终关怀团队通过态度、姿势、言语和行为等影响及改变临终患者的心理状态与行为，有利于患者更加平稳地度过临终阶段，平静地离去。

临床心理评估（clinical psychological assessment）将心理评估的理论与方法应用于临床，主要对象为患者，排除精神异常人群，融合生物学、心理学、医学、社会学等多学科内容，运用谈话、观察、测验的方法，对个体或团体的心理现象进行全面、系统和深入的分析。临床心理评估对于了解患者心理现象、做出心理诊断、提出有效治疗方案具有关键作用，多为心理学家和临床医生所应用，对于评估者来说，不仅要具备专业知识，还须有大量的临床经验。

临床心理评估的主要方法是行为观察法、访谈技术和评定量表。临床心理评估的条件：评估者具备良好的职业道德；具有多学科的知识，包括人文科学、自然科学、社会科学及行为科学的基本理论；评估过程中要注意倾听，谈话要适度，注意情感交流。

临床心理评估的实施原则：①综合评估原则（了解心理测验的局限性，不把测验结果绝对化）；②循序渐进原则；③动态实时原则（考虑疾病进程、环境变化等因素）。临床心理评估的注意事项是赢得患者认同，注意保护患者隐私，尊重患者的权益。

心理诊断（psychological diagnosis）用心理学的方法与技术测量患者在认知能力或个性特征等方面的心理障碍，并对测量结果予以分析，确定其性质、程度，为患者治疗提供心理学的客观依据的过程。从广义上讲，它涉及临床心理学中的心理问题与心理障碍的诊断，同时涉及临床精神病学的辅助诊断、疗效及预后的判断。从狭义上讲，它专指临床心理学对各类心理障碍的定性与评估。

通过个案方法、会谈方法、观察方法、实验方法和测验方法获得临床资料，通过对资料的分析与综合，对当事人的心理过程、心理状态、智力水平及人格特征等做出诊断。由于临终患者心理现象错综复杂，造成心理问题的原因往往都是多因素交织在一起的，并且同一种心理疾病常常有不同的表现方式。因此，做出正确的心理诊断对于治疗临终心理疾病和缓解心理压力非常重要。

心理障碍（psychological disorder）个体受到生活或活动环境中的不良刺激而出现的轻度心理创伤和异常心理现象。分为三大类：精神病、神经官能症（即神经症）、人格障碍和其他非精神病性心理障碍及精神发育迟滞。

心理障碍主要表现为情绪的异常，例如失落感、自卑感、冷漠、孤独、焦虑、抑郁、恐惧等；或少言寡语、记忆力下降、注意力不集中、思维迟缓、睡眠障碍、消化功能异常、品行障碍及不能适应社会环境等。

临终患者心理障碍主要表现为愤怒、焦虑、恐惧、抑郁、孤独等。临终关怀针对临终患者将会出现的心理障碍采取合理、有效的预防及治疗方式，帮助患者建立良好的心态，安详、顺利地度过生命的最后阶段。

哀伤心理(sad psychological) 广义的哀伤是指因为任何的丧失而引发的哀伤情绪体验。狭义的哀伤是指人在失去所爱或所依恋的至亲时，经历的一种复杂的情感体验及心理变化过程，这种境况既是一种状态，也是一个过程。哀伤是对居丧或其他重大不幸的一种正常反应。哀伤的过程可分为四个阶段，并且是循序渐进发展的，即麻木阶段、渴望阶段、颓丧阶段、复原阶段。各个阶段的发展逐渐推进，中间并不存在明显的界限。居丧者经历上述四个阶段大约需要一年。有时居丧者在许多年后，会触景生情，思念失去的亲人，再度出现哀伤反应，但在此时“哀伤”已经融入了许多令人快乐的思念，即思念与亲友在一起时的快乐时光。

哀伤过程的第一阶段是麻木阶段，丧失亲人的第一反应是麻木和震惊，特别是亲友突然或意料之外的死亡。这种反应可能会出现发呆几分钟、几小时，甚至几天，丧亲者无法发泄哀伤情绪。第二阶段是渴望阶段，麻木之后的反应是哀伤、渴望和思念已逝去的亲人，并希望逝者能够回来，丧亲者将前往已故亲人去过的地方、珍惜死者用过的东西，反复回忆死者在世时自己对死者的言行，同时检视自己以往对死者是否存在过错等，有时丧亲者会强烈地感觉到死者存在、看到影子或听到声音等。第三阶段是颓丧阶段，在这一阶段，丧亲者开始接受亲人已经逝去的现实，痛苦的程度会随着时间的流逝而降低，但会变得颓丧，感到人生的空虚和平淡，对一切不感兴趣。第四阶段是复原阶段，丧亲者的哀伤渐渐减弱，并且开始探索其可以面对的世界，意识到只有放弃不现实的希望，放弃原有的“自我”，重新建立一种新的生活取向，才能恢复正常的生活。

哀伤辅导是协助人们在合理时间内，引发正常的悲伤，并健康地度过悲伤时期，从而增进重新开始正常生活的能力。介入方法包括：①对丧亲者家庭的评估，及时识别和筛选高危人群，包括患者逝去产生的影响，对个体或家庭功能可能造成的障碍。②建立信任关系，与丧亲者第一次会面时，有必要帮助家属在无助状态中建立安全感和控制感。③在访谈开始时，首先了解丧亲者的期望并达成共识，包括辅导的目的与内容等。④探索丧亲者的丧亲经历可追溯到家属死亡的那一刻，最后的陪伴时刻，葬礼及葬礼后的家属生活作为开始。

心理危机干预(psychological crisis intervention) 心理危机是指当事人突然遭受严重灾难、重大生活事件或精神压力，导致生活状况发生明显的变化，尤其是一些用现有的生活条件和经验难以克服的困难，当事人陷于痛苦、不安状态，常伴有绝望、麻木、焦虑及自主神经症状和行为障碍。心理危机干预是一种短暂的帮助过程，是从简单心理治疗基础上发展起来的，对处于困境或遭受挫折的人予以帮助和关怀，对处于心理危机状态的个人及时给予适当的心理援助，使之尽快摆脱困难。心理危机干预属于支持性心理治疗，强调倾听，故又称倾听心理治疗。

心理危机干预的适应证包括：①目前心理失衡状态直接与某一应激性生活事件相关者；②处于严重焦虑、紧张或抑郁等情绪反应或有自杀倾向的人；③近期丧失解决问题能力的人；④求治动机明确并有潜在能力改善者；⑤尚未从适应不良性应对方式中继发性获益的人。

心理危机干预的措施主要包括：①回避应激源或转移注意或与之隔绝；②从家

庭、朋友或专业人员处寻求支持和帮助；③应用各种放松的方法减轻紧张或与不愉快应激相关的其他情绪状态；④认出应激性处境的挑战性特征；⑤应用问题解决的策略，确定危机的性质，阐明其本质，做出应对危机的可能选择，决定最适当的手段并观察其有效性；⑥凭借过去处理危机的经验；⑦应用幽默达到一种较为平衡的境地；⑧选择一种淡泊的态度。

心理咨询(psychological counseling) 运用心理学的方法，对心理适应方面出现问题并企求解决问题的来访者，对于心理成长问题和心理困惑给予相应帮助、指导和教育的过程。咨询模式，一为发展性模式，解决健康成长问题，属于心理(素质)教育的范畴；二为适应性模式，解决社会适应问题，属于心理辅导的范畴；三为障碍性(或治疗性)模式，解决心理障碍问题，带有心理治疗性质的心理咨询。

根据不同的需要，心理咨询可以采用不同形式。常用的形式有门诊咨询、互联网咨询、电话咨询等。心理咨询在医疗卫生部门是十分必要的，特别是对临终患者尤为重要。临终患者除了要面临死亡带来的恐惧，在生活、家庭、人际关系等方面经常遇到各种问题，会引起更加消极的情绪和心理变化。通过医护人员的心理咨询，给予当事人耐心指导、劝说和鼓励，解决心理矛盾，患者的情绪会得到缓解，病痛的折磨也会减少。

同感(same feeling) 心理咨询者设身处地、像体验自己的精神世界那样体验他人精神世界的态度和能力。强调主体应运用自己心理的情感区域去感受对方的情感和情绪。同感反映人们对某人、某事的道德认识相近，观点、看法一致，反映一个人的道德修养水平和道德评价能力的高低，与人的生活境遇、社会环境、文化程度等有一定的关系。

同感包括态度和能力两个方面，其核心内容是理解。共情有两个层次的内容。首先，初级的共情，即局限于对某种情境做出具体情感的反应，反映在一般会谈技巧上。其次，高级而准确的共情，即治疗者进一步从对方的角度出发，表明自己若处于相同的情境将会有怎样的反应及对待事情的态度，使得来访者进行更深入的自我探讨。同感的步骤：一是准确感受来访者的内心世界，并从来访者的角度看事物；二是以言语和非言语方式准确地表达对来访者精神世界的理解。为了最大限度地了解来访者，并尽力了解其精神活动的每个细微变化，治疗者必须完全融入对方的观念，进入并欣赏对方的精神世界，并将对这一世界的理解准确地传达给对方。只有这样，治疗者才能接近来访者的体验与情感，在理解和尊重的基础上不断深化治疗关系，从而促进来访者的成长。

心理韧性(mental toughness) 个体经历危险因素与保护因素同时作用的过程后适应良好的结果，体现个体应对消极事件的能力或特质。心理韧性是各种因素相互影响的结果，包括个人能力(智力、体质、社交等)和人格特质(自尊、自我效能感、控制感、幽默感等)、家庭支持系统(父母的鼓励和帮助、家庭内部的和谐、亲密的关系、非责备的态度、物质支持等)、社会支持系统(社会经济地位、学校经历等)。

目前，心理韧性的测量工具已有数十种，如心理韧性量表(resilience scale, RS)；康纳-戴维森心理韧性量表(Connor-Davidson Resilience Scale, CD-RISC)；成人心理韧性量表(resilience scale for adults, RSA)；中文版心理韧性量表包括中文版CD-RISC和中学生社会适应性量表等。

幻觉(hallucination) 一种虚幻的、无中生有的知觉障碍，是在客观现实中并不存在的某种事物作用于感官的情况下出现的知觉体验。幻觉是一种常见的精神症状和严重的知觉障碍。正常人在入睡、觉醒、感觉剥夺或处于危机时偶然可能出现短暂的幻觉。如果在意识清醒状态下出现幻觉，大多数为精神分裂症或酒精中毒幻觉

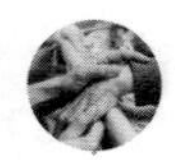

症，此时以幻听为主。

在意识障碍情况下出现幻觉则多为急性感染中毒性精神病，如震颤、谵妄，此时以幻视为主。幻觉可从不同的维度分类：①按所涉及的感官，可分为幻听、幻视、幻嗅、幻味、幻触和本体幻觉（包括内脏幻觉、运动幻觉和前庭幻觉）；②按结构可分为真性幻觉（体验存在于客观定向）和假性幻觉（出现于主观定向）；其中真性幻觉具有知觉的四个特点：形象生动，刺激存在于客观空间，不从属于自己，不能随自己的意愿加以改变；③按其完善程度可分为完全性幻觉、不完全性幻觉、要素性幻觉和阴性幻觉；④按其产生的特殊条件可分为功能性幻觉、反射性幻觉、心因性幻觉、暗示性幻觉、入睡前幻觉、醒前幻觉、理解性幻觉。

所有幻觉都严重影响和支配患者的思维、情感及行为。

生命回顾（life review）对过去的回忆和生命的回想，包括对当事人非常深入、完全地自传性描述，即对人一生的回想、评价和再次整理，解决一生中未被处理的问题，从而发现生命新的意义，是一种新的、非常积极有效的心理、精神干预方法。

生命回顾是由罗伯特·巴特勒（Robert Bulter）于1963年提出的。最初，由于老年人喜欢回忆，因此常用于临终关怀治疗，协助老年人从另一个比较正向的角度去诠释旧的懊悔、不满意的生活经验，将人生经历重新定义再出发。巴特勒认为，生命回顾是老年人为了检验生活中的冲突，为死亡做好准备而回忆过去的一种自然过程，这个过程被认为是一种伴随着人生阶段的发展而产生的一种回忆形式。

对老年人来说，这是一项重要的功能性活动。在进行生命回顾的过程中，老年人希望通过回顾过去的人生经历，感到自己的人生是独一无二的，同时重新整理、分析、评估过去的岁月，以达到生命的融合，进一步改变个人的负面认知，增强自信和自尊。

生命回顾作为临床护理领域中新的干预方法，已经广泛存在于国外研究中，随着近些年的不断发展，研究越来越深入，研究者亲自参与到临床实践，发现生命回顾可以引入姑息护理领域，并且已经成为现在国际护理领域研究的热点。然而在国内，生命回顾仍然是一个崭新的领域。

心身障碍（psychosomatic disorder）由不良心理刺激引起的躯体疾病或综合征。心身障碍是心理障碍的一种，由于应激导致自主神经和内脏功能出现障碍。通常不包括细胞组织的损害。如在持续或强烈应激因素影响下会出现头昏、失眠、胸闷、食欲减退、消化道紊乱、过度换气、血压不稳和心动过速等反应。

同时具备以下3个标准才可确诊为身心疾病：①具有由心理因素引起的躯体症状。②该躯体症状有明确的器质性病理改变，或者有已知的病理生理学变化的基础。③不是神经症或精神病。典型的心身疾病包括消化性溃疡、原发性高血压、溃疡性结肠炎、冠心病、支气管哮喘、糖尿病、肥胖症、荨麻疹、神经性皮炎和类风湿关节炎等。

在诊断心身障碍时，除了常用的医学检查，还应了解致病的心理、社会因素、患者的人格特点、当前的心理状态及生活方式等。在治疗过程中，不仅要使用有效的生物医学手段来处理实际的病理过程，还要通过心理治疗和精神药物来解决患者的心理问题。

张景岳的身心观（Zhang Jingyue's view of body and mind）明代医学家张景岳对精神与身体关系的观点，反对心身二元论，主张形神统一说，神离不开形。张景岳的中医心身医学思想主要表现在以下4个方面：①主张神以魂魄分阴阳，同时强调"凡情志之属，惟心所统"，形神合一。②完善了中医学治疗心身疾病的准则和方法，提出郁证的治疗应首先辨虚实；狂证的治疗应分虚实两途，滋阴降火；痴呆的治疗则应心身探因，温复胃气等。③总结概括出七情所伤的脉象。④丰富了中医学对诈病的认识。张景岳认识到情志具有生理和病理

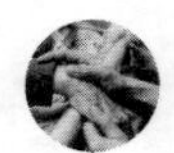

的双重性，即情志活动是脏腑的正常生理功能表现，是人类自我调整以适应环境所必需的，具有生理性；情志可因脏腑病变而出现异常表现，成为脏腑病变的征象，具有病理性。情志具有致病和治疗的双重性，即情志可以在一定条件下影响脏腑气机而导致疾病，具有致病因素的特性；情志本身的生理功能可调节人体，治疗情志之病，具有治疗因素的特性。

身心合一（harmony of body and mind）身心协调一致，即一种内在目的和外在现实、主观意志和客观效果高度合一的状态。道家和道教养生理论最基本的内容是身心统一与融合。在道家思想中，身心统一的状态是人类存在的自然和真实状态，可以达到人类行为规律性和目的性的完美统一。具体来说：①可以转化为一种人生的智慧。在理想的生命存在状态下，人们可以体会到身心和谐统一，有可能获得一种自然、自发、正确的直觉来面对生活中的各种事物。②它是人的道德行为的先天基础。③它是统治者管理社会的唯一途径。④鉴于各种神奇的影响，道家将这种思想和身体融为一体，原本是人类生活的理想状态及特殊效果，推广为道家的普遍特征，即宇宙万物生存和发展的一般规律。

人不单有躯体，而且有心理，人的心理是全部自我的表达；过去、现在、个人和人际经历、人类无意识和有意识的态度、动机和情绪，这一切才统一合成人的存在。因此，身体活动可以反映内在活动，而身体活动的调整可以影响内部活动。身心合一是精神和肉体的高度协调。在日常生活中，人们往往处在一种身心相对分离的状态。这种状态的典型表现就是身之所行并不是心之所思，而心之所思又往往不能身体力行。而在直觉中，这种身心分离的现象不见了，取而代之的是身心合一的状态。直觉者融化在自己的直觉境界中，达到了物我两忘的境界。其身体的运动节奏与其精神的运动节奏完全协调，心身合一、知行一体，悠然自得。

由知性思维到直觉的转化，在这个意义上说是由身心分离、不协调到身心合一和协调状态的转变。这一过程是在有意与无意的有机结合中实现的。要自觉促进这种推移的实现，需要主体在身心两个方面进行修养，进行积极的调节，尽量减少执着。

情绪调控信念量表（emotion and regulation beliefs scale, ERBS）一种用来评价情绪调控信念的情况的工具，可在短时间内测量情绪可控性，并且能够预测临床的相关结果，具有条目数量少、简洁、易懂等特点。情绪调控信念量表从 3 个维度出发，包含 21 个条目，量表采用 Likert 5 级评分法，依次记为 1～5 分。

情绪休克(emotional shock）在急性应激状态下，个体神志清晰但反应速度和强度减弱的一种心理反应。情绪休克多发生在工伤、车祸、打架斗殴、战场的伤情等造成的急性外伤者身上，由于受伤者往往原本身体健壮，事件发生突然，后果严重，因此造成严重的心理冲突，常常表现出这样的心理反应。伤者如果神志清楚，常表现为出人意料的镇静和冷漠，伤者的反应阈值提高，反应迟钝、强度减弱，结果答话简单，对治疗的反应平淡。这种心理反应有时可以持续数天，直到转变为其他心理反应。

情绪休克是一种心理防卫机制，但实际上也是一种超限抑制。它可以减少因为焦虑和恐惧而造成的过度心身反应，因此在一定程度上对个体起着保护作用。

情绪休克期的患者，虽然终日昏昏入睡，但能够随叫随醒，不醒时也可以做出各种反应。它的特点是：神志是清晰的，在此期间与患者交谈时，他们常常重复一个动作或一句话，按照自己的思维进行交谈，常常与问话无关。因此在照护这些患者时，应注意与意识障碍区分开，病情观察应更准确，及时为医生提供准确、可靠的信息。

移情(empathize）患者将自己对父母或对过去生活中重要人物的情感、态度和

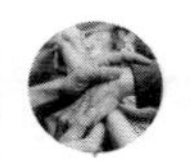

属性转移到治疗者身上，并相应地对治疗者做出反应的过程。移情的特点有：①反应的强烈性和非适宜性；②反应的持久性。反应持续不断，一再发生，原因是患者在接受新知识和克服情绪障碍时，往往会不自觉地重复过去，而精神分析治疗又重在挖掘患者童年时期的心理体验。

移情主要有两种形式：①正移情，即对治疗者的依恋和爱恋，要求用被爱作为酬答。②负移情，即对治疗者敌意的拒绝，被动的抵抗或者屈从。正移情和负移情都有利于揭示患者潜意识中隐藏的各种复杂情结，让患者重新体验和理解这种情结，从而消除过去遗留的心理冲突和创伤，促进治疗。此外，反向移情是指治疗者将自己隐藏在潜意识中的对特定对象的某种情感转移到患者身上，另外，反向移情不利于治疗甚至可能导致治疗失败。

情感体验(emotional experience) 个体对情感的主观体验，既包含体验到的情感内容，也包含个体的体验过程。

在生命的最后阶段，临终患者常常具有复杂的情感体验。由于患者身体功能逐渐衰退，面对不适的症状，丧失生活自理能力，病痛的不断折磨、过度的医疗、缺乏社会支持并存，加上传统观念对死亡的讳莫如深、长期住院与社会环境脱离、经济压力较大、缺乏专业的临终关怀，临终患者常常身心煎熬，渴望得到家庭、医疗系统及社会等各方面的支持，心怀生存的希望，然而死亡的迫近又使他们感到恐惧，常因拖累他人而深感愧疚。

心灵(spirit) 人内在的生命，内心的思想意志、情感、是非之心。

心灵观(view of the mind) 人们对于心灵的本质看法。

灵(soul) 上帝、神或精灵类，也指精神品格中的神圣部分。

灵性关怀(spiritual care) 临终关怀服务必不可少的内容之一，认识并满足患者的灵性需求是姑息治疗的基础，灵性关怀涉及宗教、痛苦和人性问题，通过倾听、陪伴、见证和同情来提供灵性关怀。灵性关怀的注意事项包括：建立良好的信任关系；选择适当时机讨论负面及敏感话题；帮助患者完成最后心愿。

守望(keep watch) 因心灵上的期盼和关爱而主动靠近、保持关照维护。在安宁疗护工作中，指医护人员因关爱而靠近、帮助、照顾、维护患者免除疼痛和其他症状及灵性问题的主动行为。

恐惧(fear) 生命、健康、财产、名声、地位等对个体十分有价值的事物突然受到严重威胁，被引向死亡、寂灭时，内心强烈的拒绝但又不知所措的慌乱心理状态。在安宁疗护领域特指患者的生命或健康突然受到严重威胁，面对死亡，内心强烈拒绝而又毫无办法的无助心理状态。

心愿(wish) 心为人体五脏之一，主血脉，中医学认为心还藏神，与人的意识和思维活动有关(脑的功能)，而且认为这两种作用是相互联系的。在中国古代哲学里用"心"指代人的意识。而在中国文字中，"愿"的本义为谨慎，引申为希望、愿望、愿心、愿意，多与"心"联用。《汉语大词典》解释为内心的愿望。

安宁疗护工作中，心愿多是已知生命有限的患者回顾自己一生的经历，理解自己生命意义与价值后，为体现自己生命永恒而产生发自内心深处的终极愿望。

失落(the sense of lost) 在安宁疗护工作中，"失落"多与"哀伤"联系，表现为哀伤源于失落。患者和家属从疾病诊断阶段健康的失落，到诊治过程中社会角色的失落，直至终末期意识到生命即将逝去，均会出现心理的变化，表现为震惊、否认、讨价还价、接受、沮丧等阶段，最终表现为哀伤。失落越大，哀伤越严重。对生命永恒的理解是化解因失落导致的哀伤的有效方向。

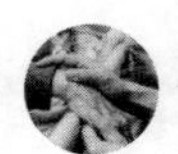

陪伴的艺术(the art of companionship) 在安宁疗护工作中,面临生命威胁的患者,因为身体症状而不满意的愤怒,社会、家庭角色的逐渐丧失,面对生命的失落,对去世后世界的恐惧,内心世界的无人理解等会呈现孤独无援的状态,而这种心理状态即使是身边有人伴随,但如果伴随的人不能做出正确的回应,就会同样存在,甚至会感觉更加孤独。因此,高质量的陪伴成为包括患者家属、安宁疗护团队在内的全体给患者提供陪伴的人员的必修课,而且安宁疗护的团队人员有责任对家属提供必要的培训与引导。对身体不适症状的缓解技能既是陪伴工作的重要组成部分,也是建立信任的可靠前提。"幽谷伴行"成为这种陪伴的较高境界,"幽谷"是形容患者无法独自面对的一段人生之路。

陪伴的艺术在于身、心、社、灵等全人层面的共鸣。如何在共情(或同理心)中合理地回应,如何在沉默中用心倾听,如何运用好肢体语言是使陪伴成为艺术的常用技巧。首先,接受人生受苦的现实,不去设法淡化痛苦。倾听中,通过眼前呈现的画面,感同身受,充分共情,共同探讨受苦的意义。其次,陪伴中肢体语言的艺术在于它通过身体的温度让彼此有共在的感觉。这种感觉是支持的力量,让患者不再孤单,增添勇气。同时,彼此也要分清边界、定位,陪伴者在陪伴时专注、用心,离开后放下、安心,及时恢复自己的生活轨迹,以免在陪伴关系中彼此束缚、牵制。

爱伦·沃夫特(Alan D. Wolfelt)对此做出精辟的总结:"陪伴"是保持静止,而非急于前行;是发现沉默的奥秘,而非用语言去充填痛苦的片刻;是用心倾听,而非用脑分析;是见证他人的挣扎历程,而非亲自指导他们脱离挣扎;是出席他人的痛苦,而非加强秩序与逻辑;是与另一个人一起进入心灵深处探险,而非肩负助其走出幽谷的责任。

伤逝(grieve over the deceased) ①悲伤的悼念去世的人;②为死亡感到哀伤。安宁疗护工作中,服务对象包括面临生命威胁的患者及其家属,甚至包括为患者服务的工作人员。患者的伤逝多是为自己生命的逝去而感到哀伤。患者家属的伤逝相对复杂,包括在患者疾病的发病、末期、临终和追思等多个阶段因为担忧、疑惑、挣扎、压抑、无助、反思及情绪的截断等多种原因而出现的对亲人的不舍和对自己生命脆弱性的哀伤,在这些家属中,会因为各种因素综合作用产生最哀伤遗属(安宁疗护重点关注对象之一)。工作人员的伤逝多因为上述两种情况而表现出不同程度的哀伤,甚至因此而失志(demoralization,一种心理状态,包括沮丧、失望,甚至丧失希望和生存意志)。

弗洛伊德论死亡(Freudian Death) 作为一位创造了精神分析学的伟大的心理学家,弗洛伊德从自身对死亡的恐惧、焦虑着手,从心理学的角度提出著名的"生本能和死本能"理论体系。但这种"死本能"也因为与他提出的"本能"的概念相违背而偏离了正确的路径,成为谬误。

"死本能",弗洛伊德沿着他的"生本能"的方向,认为自地球上出现最初的生命开始,在每个生命实体中即存在一种能自我毁灭的本能,它在生命中致力于破坏生命,最终目标是死亡,从而把生命导向最初、最原始的物质状态。弗洛伊德认为生命是生本能和死本能之间相互冲突、转化和妥协的结果,是本能伴随着整个生命过程而起作用。死本能凭借自身的内驱力,常通过它的转换形式(死本能的派生本能,如破坏本能、攻击本能等)达到与其相同的目的。派生本能可以将自身或外在对象作为发泄对象,如自杀、自我惩罚、侵略欲、控制欲、反抗、嫉妒,使生命因此而走向死亡。

弗洛伊德创造的"本能"是指动物对外界刺激做出的无意识的、表现为可预见的、相对固定的行为模式的应答。本能因为它的遗传性而相对稳定,但因为自然选择的压力,为了适应生存,这种相对稳定的行为模式也会表现出可改变性,目的仍然是个体的生存和物种的延续。但死亡是一种生物学现象,它服从生物的自然规律,是一切生命的必然归宿，它不受社会调节，也不被理性支配，因此就不符合本能这个概念的主要特性。

弗洛伊德认为死本能是生物的原动力，却没有找到类似其他本能在身体内拥有特定起源区的死本能的起源区域。

弗洛伊德认为，地球上出现生命之前的无生命物质的自然状态便规定了死本能，这就决定了人类的心理和行为，也就是死本能先于生命存在，但一个不依赖生命本身的死本能又是如何产生充满生本能的生命呢？

现代研究均肯定地球物种的存与亡取决于地球自然环境的变化，而非生物内部固定的死本能。

与本能的存在是为了维系个体的生存和物种的延续相符，人和高级动物面对死亡表现的无可奈何和极度恐惧正是一种本能表现，这在精神和心理层面也可能不支持死本能的存在。

弗洛伊德未能发现死亡恐惧是造成人类心灵最根本的压抑和人自我超越最深刻的动机，这些工作已经被后世的心理学家完成，使“死亡压抑”成为精神分析学的关键概念，是文明的基础。文明是人类克服死亡的尝试，不朽的作品是作者超越死亡的根本途径。

命运（destiny） 生命的经历，是生命在时间与空间层面无数个片段的结合，这些结合常有规则可循，对这种规则的不同认识决定了每个人对命运的不同哲学认识。

在安宁疗护的临床过程中，面临生命威胁的患者会以不同的方式回顾自己的一生，每个人会以自己的命运观评估自己生命在其中的意义与价值，因此会产生相应的困扰与痛苦。安宁疗护人员应秉承科学的命运观去理解每个服务对象的命运观，并给出相应的疏导与解释，从而化解患者的困苦。

自我表露（self-disclosure） 一种人们自愿地、有意识地把他人未知的关于自我的信息传递给别人的行为。临终关怀服务中，临终患者及家属自愿将患者病情和内心感受主动、真实地表达给医护人员和其他临终关怀团队人员的过程即是一种自我表露。

自我表露是人际交往中常用的沟通方式。这一方式强调了交往双方的平等关系，表明交往双方之间人际关系的主动性，体现了个体表达自身感受和信息的主观意愿；同时强调了表达是真实的。

对善于交际的人来说，自我表露是很重要的；对不善交际的人来说，自我表露是建立良好的人际关系，获取所需帮助的有效方法。临终患者其特殊的生理和心理状态使其有些病情症状不易被发现，影响诊治；尤其是患者和家属可能会有的一些特殊的心理需求，如果患者或家属自己不主动、明确表达，医生很难发现，或是很难找到患者内心真正的需求及原因，因此很难提供适时适度的照护服务。自我表露是临终关怀专业人员深入、全面了解患者病情，提供优质临终关怀服务的重要前提，也是良好医患关系的一种体现，表现了临终关怀专业人员与患者及家属之间平等、互信、互相合作的人际关系。

临终患者及家属在主动表达自我病情和心理感受时采用的方式包括非言语的和言语的、不自觉的和自觉的等几种。这是自我秘密区向开放区转化的过程，也是一种以意义沟通为目的的信息交流过程。表露必须以别人理解为第一要旨。交往过程中自我表露的水平和速度应遵循相互性原则，即一方的自我表露水平和速度要视另一方的水平和速度而定。自我表露有利于加深和丰富人际关系。

亲密关系（intimate relationship） 临终关怀中，临终患者及家属和临终关怀团队成员尤其是医生与护士之间的高度信任、相互依赖、相处融洽的人际关系。

亲密关系也被称作亲密关系心理学，本意是指不限性别、年龄的两人之间和谐融洽的关系。也可以说，亲密关系指的就是特殊的朋友，双方更加要好，有依赖、信任，对于心里话会更愿意沟通。

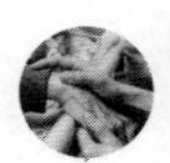

当两个人的互赖性很大时，这种关系就称为亲密关系。亲密关系的特点有三个：①两人有长时间的频繁互动；②在这种关系中包含许多不同种类的活动或事件，共享很多共同的活动及兴趣；③两个人相互影响力很大。

临终关怀中，医护人员通过与患者及家属频繁沟通，了解患者病情，商议诊疗计划或了解患者及家属需求，通过倾听、抚慰等方式鼓励患者情绪宣泄，帮助患者及家属完成角色任务，完成终末期的人生任务，达到人生圆满，以期能笑对死亡。在此过程中，医护人员精湛的专业技艺、真诚关切的态度和行为、慈爱同情的情感等使得患者和家属对医护人员十分信任，并逐渐产生心理上的高度依赖；医护人员在服务的过程中本着人道主义精神，发生医学移情，对患者也产生一定情感依赖。医患双方相处和谐融洽，关系亲密。

（李玲　尤少华　邓涤　路桂军　陶志敏）

十九、临终关怀与精神障碍

精神障碍（mental disorder）一类以认知、情绪、行为等方面的改变为特征的大脑功能活动紊乱，可伴有痛苦体验和（或）功能损害。

根据有无器质性因素，精神障碍分为“器质性”精神障碍（如脑炎所致的精神障碍）和“功能性”精神障碍，后者又分为重性精神障碍（又称精神病性障碍，如精神分裂症）和轻性精神障碍（如焦虑症、应激所致的精神障碍）。还有一类起于早年，可能持续终生的精神障碍（如人格障碍、精神发育迟滞）。致病因素包括先天遗传、个性特征及体质因素、器质因素、社会性环境因素等。

幻听（auditory hallucination）一种虚幻的听觉，即患者听到了并不存在的声音。

幻听是精神科临床最常见的幻觉，其中，言语性幻听最常见，也可以是非言语性的，如机器轰鸣声、流水声、鸟叫声等。幻听的内容通常与患者有关且多对患者不利，如对患者的言行评头论足、议论患者的人品、命令患者做一些危险的事情等。因此，患者常为之苦恼和不安，并产生自言自语、对空谩骂、拒饮拒食、自杀自伤或伤人毁物等行为。

幻听可见于多种精神障碍，其中评论性幻听、议论性幻听和命令性幻听是精神分裂症的典型症状。

妄想（delusion）在病态推理和判断基础上形成的一种病理性的歪曲的信念，是思维内容障碍的主要表现，是精神科临床上常见且重要的精神病性症状之一。

特征包括：①妄想内容与事实不符，缺乏客观现实基础，但患者仍坚信不疑；②妄想内容涉及患者本人，且与个人有利害关系；③妄想内容具有个体独特性，是个体的心理现象，并非集体信念；④妄想内容与患者的文化背景和经历有关，且通常有浓厚的时代色彩。

根据妄想的起源，可分为原发性妄想和继发性妄想；根据妄想的结构，可分为系统性妄想和非系统性妄想；根据妄想的主要内容，可分为关系妄想、被害妄想、夸大妄想、罪恶妄想、疑病妄想、钟情妄想、嫉妒妄想、非血统妄想等。

失眠症（insomnia）以入睡和（或）睡眠维持困难所导致的睡眠质量或数量达不到正常生理需求而影响白天社会功能的一种主观体验，是最常见的睡眠障碍性疾病。失眠可引起焦虑、抑郁情绪，或恐惧心理，并可能导致精神活动效率下降以致影响社会功能。失眠有多种形式，包括入睡困难、睡眠不深、易醒、多梦早醒、再睡困难、醒后不适或疲乏感，或白天困倦。

国际上对失眠症的诊断标准不尽相同，但有以下共同点。

患者主诉失眠，包括入睡困难（卧床30分钟没有入睡）、易醒、频繁觉醒（每夜超过2次）、多梦、早醒或醒后再次入睡超过30分钟，总睡眠时间不足6小时。有上述1项以上情况，同时伴有多梦、醒后有头昏、乏力等不适症状。

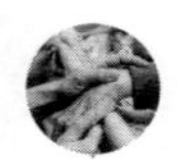

社会功能受损，白天有头昏、乏力、精力不足、疲劳、昏昏欲睡及注意力不集中等症状，严重者出现认知能力下降，影响工作和学习。

上述情况每周至少 3 次，持续至少 1 个月。

排除各种神经、精神和躯体疾病导致的继发性失眠。

根据失眠持续时间，将失眠症分为短暂性失眠（1 周内）、急性失眠（1 周至 1 个月）、亚急性失眠（1～6 个月）和慢性失眠（持续 6 个月以上）。一般短暂性失眠多由短暂性精神因素、环境因素及时差等导致，经过一段时间的调整可以完全恢复。长期失眠多由心理因素、长时间从事夜班、生活不规律及长期饮酒等因素导致。

睡眠障碍（dyssomnia）一组以睡眠质和量的异常为主要表现的精神疾病，指个人无法自主或控制自己的睡眠，想睡时无法入睡，不想睡时又无法维持清醒。

按症状特征可分为失眠症、嗜睡症、异态睡眠和睡眠-觉醒紊乱；按病因可分为原发性睡眠障碍和继发性睡眠障碍，或非器质性睡眠障碍和器质性睡眠障碍。

美国睡眠障碍中心发布的“睡眠和觉醒障碍诊断分类”将睡眠障碍分为睡眠起始和维持障碍（失眠症）、过度嗜睡症、睡眠-觉醒节律紊乱和睡眠行为障碍。美国睡眠障碍协会制定的“睡眠障碍国际分类”将睡眠疾病分为睡眠障碍、异态睡眠和继发性睡眠障碍。美国精神病学协会发布的第五版精神疾病诊断和统计手册将睡眠障碍分为失眠障碍、嗜睡障碍、发作性睡病、与呼吸有关的睡眠障碍（包括阻塞性睡眠呼吸暂停低通气、中枢性睡眠呼吸暂停、睡眠相关的通气不足、昼夜节律睡眠-觉醒障碍）和睡眠异态（包括非快速眼动睡眠唤醒障碍、梦魇障碍、快速眼动睡眠行为障碍、不安腿综合征、物质/药物所致的睡眠障碍、其他特定的失眠障碍、未特定的失眠障碍、其他特定的嗜睡障碍、未特定的嗜睡障碍、其他特定的睡眠-觉醒障碍、未特定的睡眠-觉醒障碍）。中国精神障碍分类与诊断标准第 3 版将非器质性睡眠障碍分为失眠症、嗜睡症、睡眠-觉醒节律障碍、睡行症、夜惊症和梦魇症。

睡眠-觉醒障碍（sleep-wake disorders）睡眠-觉醒节律与常规不符引起的睡眠紊乱。多见于成年人，儿童期或青少年期发病者少见。患者的睡眠-觉醒节律与环境和大多数人所要求的节律不一致，使患者在主要的睡眠时段内失眠，在应该清醒时段出现嗜睡。为此患者感到明显苦恼或社会功能受损。几乎每天发生，并至少持续 1 个月。诊断时应排除躯体疾病或精神障碍（如抑郁症）导致的继发性睡眠-觉醒周期障碍。

临床表现主要有睡眠-觉醒节律紊乱、反常。有的睡眠时相延迟，比如患者常在凌晨入睡，下午醒来；有的入睡时间变化不定，总睡眠时间也随入睡时间的变化而长短不一；有时可连续 2～3 天不入睡，有时整个睡眠时间提前，过于早睡和过于早醒。患者多伴有忧虑或恐惧心理，并引起精神活动效率下降，妨碍社会功能。

匹兹堡睡眠质量指数量表（Pittsburgh sleep quality index，PSQI）用于评定被试者最近一个月主观睡眠质量的自评量表。量表由 19 个条目、7 个分量表组成，反映睡眠的 7 个方面：主观睡眠质量、睡眠潜伏期（即入睡所需时间）、睡眠持续时间、习惯性睡眠效率（如睡觉时间占在床上时间的百分比）、睡眠障碍、睡眠药物的使用和日间功能障碍，每个分量表按 0～3 分等级计分，“0”分指没有困难，“3”分指非常困难，累积各分量表得分即为量表的总分，总分范围为 0～21 分，得分越高，表示睡眠质量越差。

（蔡静芳　崔静）

二十、死亡学

（一）死亡概念

死亡（death）亦称“去世”“逝世”或“谢世”等。指人生命活动和新陈代谢的停止，是生命过程的一个重要阶段，是生命的必然结果和归宿。

传统概念中，把人的心跳、呼吸永久性停止作为死亡的标志。目前公认的医学观念以脑干死亡作为脑死亡的标准，一旦出现脑死亡现象，就意味着一个人的实质性与功能性死亡。

在实际临床工作中还有心性死亡的概念，是指心跳停止先于呼吸停止和脑功能完全停止所引起的个体死亡。心跳停止主要表现为心室纤颤、心脏骤停和室性濒死节律。心性死亡主要由原发性心脏病变、功能障碍及暴力损伤引起，如心外膜、心肌、心内膜、心冠状动脉系统和传导系统的各种病变和心脏的严重损伤等。心跳停止使心脏不能将血液搏出以供脑及全身的组织与细胞利用，使机体出现突然意识丧失、颈动脉和股动脉搏动消失等症状。

从微观角度来看还有细胞死亡的概念，是指细胞因受严重损伤而累及细胞核时发生代谢停止、结构破坏和功能丧失等不可逆变化。细胞死亡主要分为主动死亡（细胞程序性死亡或细胞凋亡）和被动死亡（细胞坏死）。前者是为了维持机体内环境的稳定，细胞发生主动的、由基因控制的细胞自我消亡过程，此过程需要消耗能量，这是因为损伤因子作用达到一定强度或持续一段时间，从而使受损组织代谢完全停止，引起细胞死亡。后者是指细胞受到环境因素的影响，导致细胞死亡的病理过程，多数情况下是由于细胞受到强烈理化或生物因素作用，引起细胞无序变化而死亡，表现为细胞胀大、细胞膜破裂、细胞内容物外溢等现象。

临床死亡（clinical death） 人体处于心跳、呼吸停止，各种反射消失，瞳孔散大，但各种组织细胞仍有短暂而微弱代谢活动的状态。

法医学将典型的死亡发展过程分为三个阶段，即濒死期、临床死亡期和生物学死亡期。临床死亡期，又称躯体死亡期或个体死亡期，一般在心搏和呼吸停止 5～6 分钟内，从外表看，人体生命活动已经消失，但组织内微弱的代谢过程仍在进行。此期中枢神经系统的抑制过程由大脑皮质扩散至皮质下部位，延髓也处于深度抑制状态，中枢功能活动不正常，但是尚未进入不可逆转的状态；若抢救及时，患者可以恢复血液循环和氧气供给，依然有完全复苏的可能性。究其原因，处于此期的患者，虽然心跳和呼吸停止，但机体内稍存少量氧，还能保持最低的生活状态，如果使用人工呼吸机、心脏按压、心脏起搏器等急救措施，生命尚有复苏的可能。然而超过该时间即便可以恢复心肺功能亦不可能恢复意识。若心跳停止超过 8 分钟，则患者进入生物学死亡期，此时机体细胞已发生退行性变化，患者无法被复苏。

在不同情况下，临床死亡期的长短是可变的，如在低温或耗氧量低的情况下，临床死亡期就可能延长，甚至可延长到 1 小时或更久。此外，老年人、甲状腺功能亢进者、高温环境及濒死期较长者，临床死亡期时间较短。新生儿、经缺氧耐受训练者，濒死期短或者低温环境内，则临床死亡期时间较长。

过去，多数国家一直把“心跳停止”“呼吸消失”和“血压为零”作为死亡的标准。但随着医学的发展，患者的心跳、呼吸、血压等生命体征都可以通过一系列药物和先进设备加以逆转或长期维持。但是如果脑干发生结构性损伤破坏，无论采取何种医疗手段，最终都会发展为心脏死亡和呼吸停止。因此，与心脏死亡相比，脑死亡更为科学，标准更为可靠。

死亡者（the dead） 简称“死者”或“亡者”，指已死亡的人。可分正常死亡者和非正常死亡者。前者主要是因正常衰老或病理性衰老，器官功能逐渐衰竭，无法维持生命活动而死亡的人；后者属意外死亡，见于因医疗事故、交通事故、突发疾病、自然灾害、食物中毒、高空坠物、触电、溺水、工伤、自杀、他杀等造成的死亡者。

根据死者的死亡状态，如肌肉松弛、尸斑、尸僵、尸体痉挛、尸体干燥、尸温降低和自溶等，可以判定死者的死亡时间，这一点尤其在法医学上有重要的应用价值。

由死亡者延伸出很多概念，下面简单介绍几个延伸概念：①引发死亡者：从字面意思理解，是指导致死亡事件发生的直接或间接责任人。②自寻死亡者：指自寻短见自杀身亡者。自杀身亡者最常见于以下四类人：一是患抑郁症无法治愈者；二是因感情危机、家庭破裂而万念俱灰者；三是因患躯体疾病，如癌症、艾滋病等，有极大的心理压力导致精神崩溃者；四是因人际关系、工作压力等问题找不到其他办法寻求解脱者。③无知死亡者：指因缺乏一般知识和重要常识而导致的非正常死亡者。④接受死亡者：指进入临终阶段、能坦然接受死亡来临的患者。他们对死亡既不感到沮丧也不感到愤怒，不再惋惜自己将失去精彩的人生美景，睡眠变得像婴儿一样单纯，对一切事物都不再有任何兴趣，默默守候即将离去的那一刻。⑤加速死亡者：指因不良的行为习惯或生活习惯、不适当的手术治疗或药物治疗、不符合实际的处置或决定等因素而造成过早死亡的人。有研究表明，无保护的性行为、反复减肥、吸烟与酗酒、酷爱日光浴、经常处于嘈杂的环境、癌症晚期患者手术、吸毒同时饮酒、多重用药或不适当用药、超负荷的工作量、过重的精神压力和经济压力等，均是加速人体死亡的因素。⑥佯装死亡者：即假装死亡者。此外，还有欢迎死亡者、畏惧死亡者和试验死亡者等概念。

猝死(sudden death) 亦称“突然死亡”或“急死”等，指看似健康的人或病情经过治疗后已经稳定或正在好转的患者，突然在短时间内发生意想不到的非创伤性死亡。

世界卫生组织的定义为：平素身体健康或貌似健康的患者，在出乎意料的短时间内，因自然疾病突然死亡。短时间的概念，不同学科、不同学者有不同的观点，从其发病至死亡的时间，分别有 1、6、12 和 24 小时之内的猝死之说，也有人认为应包括 48 小时之内的死亡者。世界卫生组织认为的时间是 6 小时之内。若以 1 小时为限，则绝大多数限于心源性猝死，其中以冠心病居首位。

猝死是人类最致命、最棘手的疾病，发生率占所有死亡者的 10%～25%，主要见于 40 岁以上者，男多于女。各种心脏病都可导致猝死，冠心病是猝死的最常见原因，约占半数以上。其他病因虽较多，但除外伤外均少见。不同原因的猝死有不同的发病机理。

诊断猝死的要点有：①患者已经死亡。猝死只能预防，不能够治疗，任何能够治疗甚至治愈或复苏成功的情况都不能称为猝死。②患者属于自然死亡。因自身疾病而死亡，死亡的原因是患者身体内部因素，不是死于患者身体以外的非自然因素。③突然发生，其发生时间不可预料，凡是能预料的死亡都不属于猝死。患者没有出现即将死亡的征兆，没有人认为患者将要死亡，但是死亡偏偏发生了。

自然死亡(natural death) 亦称生理性死亡或衰老死亡，指人在通常的自然条件下，由于机体各器官的自然老化或衰竭而使生命终止。

自然死亡是自然人生理功能的绝对终止，是生命的最终结束。人的自然寿命是 120～160 岁，但由于疾病、机械或化学的伤害易造成生命活动和代谢的终止，自然死亡极为少见。

自然安宁死亦称自然尊严死，指对于疾病无治愈希望的患者，让疾病自然发展而死亡，既不对其进行强加致死，也不强行延续生命。相对于自然死亡，自然安宁死是以减少患者痛苦和家属的沉重精神负担为出发点，通过安宁护理提高患者临终生命质量，不主动为患者提供致死手段和方法，让患者自然因疾病而死亡。

非自然死亡指受到生命或疾病发展规律以外的因素作用而提前发生的死亡，亦可理解为非正常死亡。

急性死亡(acute death) 损伤或疾病从发作几个小时到 24 小时内发生的死亡，其机制主要是心、肺或脑功能的急性衰竭。

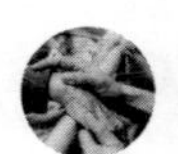

猝死是急性死亡的一种,是由于疾病而发生的急性死亡。

引发急性死亡的原因有:①脑功能障碍,见于中枢神经系统的某些损伤或疾病,以及它们的急性并发症,如外伤性或病理性大量脑出血、急性硬脑膜外或硬脑膜下血肿、重度蛛网膜下腔出血、脑室积血、脑干损伤、暴发性脑炎、脑膜炎、高颅压所致脑疝及脑脊液循环的急性障碍等。②急性心力衰竭,如心脏和进出心脏大血管的严重损伤、冠心病伴大片急性心肌梗死或心脏破裂、重度心肌炎、心肌病、二尖瓣脱垂等。由于心输出量急剧减少,机体来不及发挥代偿作用,多伴有心源性休克。③急性循环衰竭,如创伤性、急性失血或失液性、过敏性、感染中毒性休克等。病理学上主要表现为微循环障碍引起的组织灌流不足;临床上主要表现为血压的显著下降。④急性呼吸衰竭,见于各种机械性窒息、病理性或中毒性窒息。⑤其他,如重度日射病、热射病引起的中枢神经系统急性功能障碍和心脏节律紊乱,低温引起的心脏传导阻滞伴发心室纤颤,急性中毒所引起的相应器官的功能衰竭或障碍。

安详死亡(serene death) 采取某些措施,使临终者能够克服负面情绪和不良的心理状态,让其在无牵挂、无恐惧、无焦虑的氛围中舒适、安详地死去。可通过死亡教育或优逝教育,使临终者轻松、无忧、安详而死。

尊严死(death with dignity) 患者不经延续生命的治疗而发生的自然、安详、有尊严的死亡。

尊严死是指在患者弥留之际,不做过分的治疗,而是用安宁缓和的方式给患者以临终关怀,最大限度地减轻他们的痛苦,让他们自然而有尊严地离开这个世界,让患者在经历极度病痛的折磨之后能够保持尊严,体面地死去。

尊严死遵从自然规律,体现生命和谐的理念。通过临终者事先签署的"生前预嘱",使其在生命末期尽量按照自然的方式有尊严地离世,这不仅是对患者生命的最大尊重,也可使医务人员和家属在处理这类问题时,产生心理上的崇高感和满足伦理道德的要求。这种建立在个人"知情同意权"基础上的死亡方式,是缓和医患矛盾的良药。而对生命本身而言,死亡是所有生命的归宿,在生命尽头选择不使用生命支持系统以保持尊严,也是一种基本人权。

善终(good death) 也称适当的死亡、体面的死亡、合意的死亡等,指临终者能够妥善处理好其心理、生理上的重要事情,能够意识到并接受即将来临的死亡,安详地去世。临终关怀的目的就是善终。

善终不仅要求临终者身体上无痛苦,也要求心理上的平静。1997 年,美国医学研究所提出善终的概念:患者和家属没有痛苦,基本符合患者和家属的意愿,临终关怀应尽量与临床、文化、伦理标准相一致。每个人都希望得到善终,希望没有痛苦,平静而有尊严地离开人世。伊曼纽尔应用概念分析技术对善终进行研究,综合分析了死亡过程中的经历,提出了善终的重要环节:患者的个人特点、患者可变化的经历、照护系统的干预和总体的效果。这些环节涉及患者的症状、人际关系和社会支持、希望和期望、经济需求、照顾需求、精神和信念等。善终的期望主要表现在:有良好的家庭关系和医患关系,态度乐观、坦然,无痛苦、有尊严、平静、独立自理地在喜爱的地方逝去。善终的原则包括:临终者知道死亡何时来临并理解预期结果,能够主宰所发生的一切;临终者享有尊严和隐私权,有权减轻痛苦和缓解其他不适症状,有权利选择死亡的地点(家中或其他地方),能够获得所需要的任何信息与专门经验;临终者在任何地方都能够得到关怀,而不仅仅是在医院,能够获得所需要的来自家庭和社会的、精神上或情感上的支持;临终者有权决定谁到场探视及谁能与他分享最后的时光,能在生前颁布遗嘱并且确保死后遗嘱能够得到实现;临终者享有道别的时间并有权决定其他时间的安排,永别之时能够及时离去,而不无意义地拖延生命。

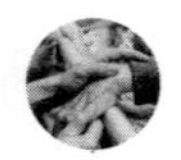

我国传统文化讳死，很少研究临终问题，对善终相关的知识相对匮乏。善终是人生命结束时的理想状态，是医学人道主义所追求的终极目标，善终能够有效地避免盲目、无意义的延长患者生命的治疗和抢救，减轻家庭的经济负担，使公共卫生资源得到合理、有效的利用。

慢性死亡（chronic death） 损伤3周以后发生的死亡。有的可能在几个月、几年，甚至更长的时间后才发生死亡。

导致慢性死亡的原因：①颅脑外伤后的癫痫发作或迟发性脑出血，引发中枢神经系统功能障碍；②下丘脑、垂体的损伤或疾病引起了代谢紊乱性疾病（如糖尿病、尿崩症），导致多器官功能衰竭；③心包或胸膜广泛粘连致心包腔或胸膜腔闭塞，引起心脏或呼吸衰竭；④外伤性胰腺炎、肝胆损伤、胃肠道狭窄或梗阻等引起水电解质紊乱；⑤职业中毒和多次小剂量投毒导致重要器官功能的逐渐衰竭；⑥老年人术后伤口迁延不愈，导致低蛋白血症、水电解质紊乱；⑦其他慢性消耗性疾病。

假死（apparent death） 人的循环、呼吸和脑的功能活动高度抑制，生命活动处于极度微弱的状态，从外表上看几乎与死人一样，表现为四肢发凉、皮肤苍白、身体被动、反射消失，呼吸、脉搏、心跳等生命体征不易测到，须用临床检验方法才能查明的状态。

对于处于假死状态的人，若缺乏精确而细致的检查，有时会把假死认为真死，造成严重后果。

死亡状态（state of death） 有机体死亡以后所表现出来的形态：①肌肉松弛；②尸斑；③尸僵；④尸体痉挛；⑤尸体干燥和尸温降低；⑥自溶。

死亡钟（death clock） 死亡发生与昼夜和时辰变化之间的关系。由生物钟的概念演化而来。从时间生物学角度对死亡进行分析，发现一天24小时中，死亡高峰在下半夜及中午，上半夜最低。

死亡节律（death rhythm） 死亡发生与昼夜和季节变化之间的关系。由生物节律的概念演化而来。从时间生物学角度对死亡节律进行分析，可以掌握人体疾病致死规律的特点，从而指导临床、提高疗效和降低死亡率。

死亡意识（death consciousness） 人类关于对死亡感觉、思维等各种心理活动的总和，既包括个体对死亡的感觉、情感、愿望、意志和思想，也包括社会对死亡的观念、心理及思想体系。包括三个层次：①关于生存状态的死亡意识。这是普通人在日常生活中逐渐积累起来的对死亡认识的经验，以及对摆脱死亡恐惧的意识活动。②关于现象学存在论的死亡意识。按海德格尔的观点，日常生活中人们总是掩藏对死亡的态度或行为，存在逃避死亡的事实。③关于死亡的形而上学意识，即对人死后灵魂是否还存在的意识。

尸体护理（corpse care） 对临床死亡患者死后的处理，是以保持尸体清洁无渗液、维持良好姿势、使家属易于鉴别为目的的一项基础护理操作。尸体护理是临终关怀的重要组成部分，体现了对逝者的尊重和对家属的抚慰。

尸体护理是对逝者实施整体护理的最后步骤，它不仅是一种必要的医学护理学操作手段，而且涉及死者、亲属、家庭、医院，以及心理学、社会学、宗教学、民俗学等多方面的问题。在医院里，医护人员相当重视尸体的料理工作，这不仅体现了死者的尊严，也体现了生者对死者的人道主义精神。

遗体美容（corpse beauty） 由死者家属或遗体美容师使用化妆品、药品和器具等，对死者遗体进行修复、整形、整容、化妆和美发，使死者遗体尽可能还原到生前模样的技术和方法。这给死者以生动鲜活的面容，更给生者带来无声的安慰。

死亡恐惧症(death phobia) 指一种非正常的、害怕死亡的神经恐惧症。当被提及任何与死有关的话题或遇到死亡事件的暗示时,患者会出现四肢发抖、浑身出汗等神经症状。

此症源自怕死情结。生老病死本是一种自然规律,没有任何人可以摆脱死亡的结局,但由于人们受"讳死"文化的影响,严重缺乏死亡教育的熏陶,使得绝大多数人害怕死亡而拒绝谈论死亡;只要一谈到死亡,便产生害怕或恐惧的心理。可以说,恐惧死亡是人的本能,但怕死的程度并不一样。死亡恐惧症就是一种非正常的怕,在没有面临死亡威胁时也会产生恐惧,常由幻觉、错觉或妄想引起,并且在深度幻觉中强烈发作。恐惧症发作时,除了精神极度紧张外,还伴有明显的自主神经系统症状,如四肢冰冷、冒冷汗和心悸等。

(二) 死亡分类

濒死(agonal) 即临近死亡,指突然遭受急性、意外的致命性伤害时或长期患病的人在接受积极治疗和姑息治疗后,各种生命迹象接近死亡的阶段。主要特点是脑干以上神经功能丧失或深度抑制,而脑干以下的功能犹存,由于失去上位中枢的控制而导致意识、心跳、呼吸和代谢方面的紊乱。

濒死经验(near-death experience) 人在濒临死亡时的生理反应,死亡瞬间意识的最后一种反映形式,临床死亡阶段所产生的幻觉,也是人在生命最后弥留之际自我意识的一种特殊反映。

死亡临界点(critical point of death) 死亡是一个过程,到达死亡过程的端点时,具有完整体系的生命开始解体,永久性不能再恢复成一个有机整体,死亡临界点之后残余的部分细胞、组织、器官的不完整生物活性不再表明生命个体的继续存在。死亡临界点的确立代表死亡在时间上和细胞种类上的精确判断。在现代医学上泛指脑死亡。

脑死亡是相对于传统的心搏、呼吸永久性停止而言的,首先于1968年由美国哈佛大学医学院学者提出,对象是重度脑损害且不能自主呼吸的患者,是包括脑干功能在内的全脑功能消失的不可逆转的状态,脑干功能丧失后,无论采取何种医学技术手段都不可避免地导致心脏死亡。脑死亡的前提需要明确昏迷原因,排除一切可逆性昏迷的原因、麻醉药品、精神药品等药物残存效应的影响、神经肌肉阻滞性疾病等。深昏迷、自主呼吸完全停止、脑干反射全部消失三项条件是脑死亡临床诊断依据,三者缺一不可。

回光返照(momentary recovery of consciousness just before death) 机体在临终前发生的一种应激生理状态,是临终者濒临死亡时精神突然兴奋的现象,是机体应激反应的表现。这种应激反应是人体最后能量的释放,然后再归于寂静,是临终者即将离世的先兆。

临终患者各种器官的功能处于衰竭状态,新陈代谢也处于最低水平,这些都可以导致机体产生"应激反应",促使交感神经兴奋和肾上腺分泌激素相应增加。肾上腺髓质分泌的肾上腺素和去甲肾上腺素,能使心跳加快,血压上升,心搏出量加大使原来不能充分得到血液供应的器官暂时又获得较多的血液供应,增加了营养的氧气供应,出现暂时性兴奋。表现为临终者顿时神志清楚、情绪兴奋、记忆恢复、能够交谈、手脚能动、能吞咽、面色泛红,能趁此机会留下遗嘱,与守候一旁的亲人诀别等。一旦激素耗尽,临终者很快进入不可挽回的衰竭而死亡。这种回光返照时间一般是几小时到一两天,也有很短的。

在死亡过程中,临终者都会出现回光返照现象,回光返照是濒死体验境界的高潮,是一种临终的最佳状态。

衰老死亡(death from ageing) 指机体各器官由于生理性衰老或病理性衰老,功能逐渐减退直至衰竭,尤其是脑、心或肺功能因衰老而发生衰竭,致不能维持生命功能而死。

生物性死亡(biological death) 亦即生物学死亡,或称细胞性死亡。指细胞群体死亡,是死亡过程的最后阶段。处于生物性死亡期的患者,从大脑皮层开始整个神经系统及其他器官系统的新陈代谢相继停止,整个机体出现不可逆变化,已不能复苏。机体相继出现体温降低、尸冷、尸斑、尸僵、细胞组织腐败裂解等表现。

脑心综合征死亡(death of brain-heart syndrome) 指脑心综合征(BHS)所致的死亡。BHS 指因脑出血、脑梗死、蛛网膜下腔出血或急性颅脑外伤等急性脑病累及下丘脑、脑干自主神经中枢所引起类似急性心肌梗死、心肌缺血、心律失常或心力衰竭等一系列临床综合征。

优化死亡过程(optimization process of death) 通过一定的方式方法使临终者安详、舒适、有尊严地离开人世。以减轻临终者受病痛的煎熬和其他矛盾的折磨,摆脱死亡的痛苦、恐惧与哀愁为目的。模式有临终关怀、安乐死和宗教的终极关怀等。临终关怀是为临终患者及其家属提供旨在缓解身心痛苦及改善生命质量的舒缓性及支持性的特殊照护服务,是对临终患者身、心、社、灵全方位实施综合服务的一种模式,它使临终患者在人生的最后旅程得到温暖的关怀,感受到人间的真情,体会到生命的价值,品味到生活的意义,享受到生存的尊严。安乐死是对不治之症患者解除身心极端痛苦的一种人道主义方法,可让患者在无痛苦状态下提前终结生命。宗教的终极关怀有助于临终信徒安详地度过人生的最后一程。宗教人士通过丰富的生死智慧为临终信徒提供挑战死神的精神力量,并在死亡真正降临时给予他们相应的关照,在一定程度上可消解他们对死亡的恐惧和焦虑,使他们在人生的最后阶段能够保持精神上的安详宁静,带着人性的尊严安然告别人世。

善终期望量表(good death inventory, GDI) 亦称优逝期望量表,是一种用于评估善终的测量工具。以问卷的形式对普通人、护士和医生等不同人群进行调查,来了解不同职业和经历的人群对善终的期望和对善终理解的差异,经信效度检验,被证明是一种有效的评估善终的量表。通过善终期望量表了解患者对善终的期望,将医务人员对善终的理解同患者对善终的理解相结合,从而更好地衡量什么是善终,从而帮助患者实现善终。

善终期望量表有身心舒适、在希望的地方逝去、维持希望和快乐、良好的医患关系、不成为负担、良好的家庭关系、独立自理、环境舒适、获得个人尊重、人生使命的完成、接受足够的治疗、自然死亡、临终前的准备、对将来的把握、自觉意识、自尊和美丽、有人生价值、宗教信仰和精神慰藉共 18 项评估内容,每项评估有完全不同意、不同意、不确定、同意、完全同意 5 个选项。修订后的中文版善终期望量表也有较好的信效度,可用于对普通人和医护人员等的调查研究。

安宁自然死制度(peaceful natural death system) 国家和政府为了推动安宁疗护工作的开展而建立的有关安宁自然死的政策体系、办事规程或行为准则。

安宁自然死是指对明确诊断为生命末期的患者,在其本人或近亲属同意的情况下,对其不施行心肺复苏术,只进行安宁疗护,让其随病程自然进行直至死亡。其中末期患者是指患有严重伤病,经医生确诊不可治愈,且有医学上的充分证据证实近期内将会死亡,生命已无法挽回的患者。安宁疗护是指为减轻或免除终末期患者的痛苦,只施予舒缓治疗和临终照护,不再施行心肺复苏术等无效的治疗和抢救。

癌症患者自杀意念(the suicidal ideation of cancer patients) 晚期癌症患者的自杀动机。疼痛不仅是身体的痛苦,癌症患者对疼痛的主观感受差距明显,有些晚期癌症患者的疼痛包含生命的绝望感、无意义感。世界卫生组织统计,晚期癌症患者的疼痛比例在 60%～90%,包括身体肿瘤、

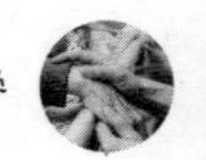

便秘、褥疮、肿瘤压迫神经、骨转移等;身体疼痛的恶化影响患者心理,导致沮丧、焦虑、抑郁;亲属的陪伴对患者感到温馨至关重要,有些患者家庭经济拮据、与家人有难以化解的矛盾、缺少家人的关怀和社会的支持、陷入临终贫困的状态,患者可能为减轻家人经济负担、精神压力而产生自杀意愿;身体、心理、社会的困境加剧了患者对生命的绝望,认为生命没有意义,这些疼痛严重影响患者的生存质量和活下去的希望,患者会产生自杀倾向。

李献云、费立鹏于 2007 年编制的中文版贝克自杀意念量表(Beck scale for suicide ideation Chinese version, BSI. CV),通过自评或访谈方式了解患者的自杀倾向强度,有较高信任度和有效度。

自杀风险评估(suicide risk assessment) 分析和评估个体的自杀危险性,识别出自杀高危人群。通过观察或深入访谈的方式,同时参照世界卫生组织关于健康的 5 个标准、汉密尔顿抑郁量表、自杀风险评估量表等评估患者的现状,了解观察对象身体疾患、精神状态、过去自杀方面的情况、社会关系的强弱等,判断是否存在潜在的自杀行为倾向。

自杀者会通过言行在某种程度上表现出自杀倾向。近期向他人明确表示过自杀的言语或自杀未遂的行为,尤其是晚期癌症患者,身体遭受难以忍受的痛苦。自杀者前期会表现出抑郁、生活失去意义、活力降低、食欲下降、睡眠不好等特点。会做与自杀有关的准备,选择自杀的工具、地点,言语反常,向亲人交代后事的安排等行为。

粗略自杀风险评估需要判断观察对象是否存在自杀风险的可能性;精细自杀风险评估依靠专业人士参与访谈,能够通过现象看到本质,发现访谈对象的深层次痛苦,为下一步预防自杀与干预做好准备。

自杀干预(suicide intervention) 即自杀危机介入(suicide crisis intervention),是指为了阻止或防止自杀的企图而采取的介入措施,以减少自杀的风险。

自杀干预对象应包括正常人群和有自杀倾向的个体。对有自杀意念或决定自杀者的干预是一项技术性很强的严肃工作。自杀干预者需要:①提高自身对自杀理论和心理健康知识的学习、自身拥有良好心理素质、责任心和热情、真诚的态度。②掌握沟通技巧,善于观察、捕捉言行中的蛛丝马迹。③救助有自杀意念的人的工作重点是重构其思维,使其认识到自己有可能做出有利的选择,相信自己有控制能力,引导个体发掘出对生命的希望,提高家人的关爱与陪伴和社会支持力量。不要在其暂时脱离危机状态时,放松对其的监护。④与地方危机干预中心、心理治疗机构、保安部门联系,及时干预、转介或转诊。

自杀行为的危险性评估(risk assessment suicidal behavior) 通过评估自杀威胁、自杀方式和自杀企图,确定某人即刻或在不久的将来可能危及自身或试图自杀的可能性。

评估的危险因素包括自杀意念和自杀史、个人统计学特征(年龄、独身、失业等)、情感功能(遭受“丧失性事件”应激、缺乏应对能力、无助或绝望、孤僻悲观人格改变、与死亡相关的幻听、幻想)、行为模式(社会隔绝、冲动、固执)、躯体状态(长期失眠、慢性疼痛、难治或导致逐渐衰退的慢性病)等。

评估工具种类较多,常见的有贝克绝望量表(BHS)、自杀倾向量表(ISO)、生命态度量表(LAS)、生存理由调查问卷(RFL)、洛杉矶预防自杀中心开发的“自杀量表”、SAD PERSONS 自杀风险评估量表等。

对相关患者进行自杀危险性的评估是预防自杀的重要一环。通过对有关因素的分析和评估,可以提高对自杀行为的预测和防范。如及时进行自杀行为的危险性评估,有助于识别个体的自杀风险因素和保护因素,以估计自杀风险;做出个体是否可能自杀的判断,尽早识别自杀的高危人群,并帮助个体深刻理解自杀的动机;识别出可进行干预的可变因素;及时采取预防措

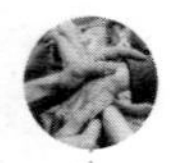

施，指导干预过程以降低自杀风险。

安乐死(euthanasia) 目前安乐死还没有统一的定义。有两种基本意见。第一种是目前在欧美各国较为流行的、狭义地把安乐死定义为为结束不治之症患者的痛苦而施行的无痛苦致死术。第二种广义的安乐死，是指“无痛死亡”“安乐的死”“安详去世”。

《辞海》的解释是：因现代医学无法挽救而面临死亡的患者的主动真诚要求，医生为解除其不堪忍受的痛苦而采取无痛苦的措施，提前结束其生命。《现代汉语词典》解释为：医生应无法救治而极为痛苦的患者的主动要求停止治疗或使用药物，让患者无痛苦地死去。

在中国，安乐死定义为：患不治之症的疾病终末期患者，由于躯体、心理和精神的无法忍受的极端痛苦，在其意识清醒和主动要求下，医生用人道的方法使患者在无痛苦状态下提前结束生命。

安乐死义务论(euthanasia deontology) 认为人类选择死亡是权利，也是一种义务，即对家庭、社会乃至人类的义务。

脑死亡(brain death) 脑干永久性功能死亡。人脑可以分为大脑、小脑和脑干。脑死亡是指人脑的这些部分全部死亡。

各国对脑干死亡的标准尚未统一，所以目前仍然以脑死亡作为死亡的标准。

脑死亡的判定应该符合以下标准：①自主呼吸停止(脑干是控制呼吸和心跳的中枢，脑干死亡以呼吸、心跳停止为标准。然而，由于心肌具有自发收缩特性，在脑干死亡后的一定时间内还可能有微弱的心跳，因此，自主呼吸停止被认为是临床脑死亡的首要指标)。②不可逆性深度昏迷。③脑干神经反射消失(如瞳孔散大或固定，瞳孔对光反射、角膜反射、咳嗽反射、吞咽反射等均消失)。④脑电波消失。⑤脑血液循环完全停止。

确定脑死亡的主要意义为：①可协助医务人员判定患者的死亡时间、适时终止复苏抢救。不但可以节省卫生资源，还可以减轻社会和家庭的经济和情感负担。②有利于器官移植。虽然确定脑死亡并非器官移植的需要，然而由于借助呼吸、循环辅助装置，可使脑死亡者在一定时间内维持器官组织的低水平血液灌注，有利于局部器官移植后的功能复苏，为更多人提供生存和健康生活的机会。

(三) 死亡标准

死亡标准(death standard) 衡量与判断自然人死亡与否的标准。

世界卫生组织建立的国际医学科学组织委员会规定的死亡标准为：①对环境失去一切反应。②完全没有反射和肌肉张力。③停止自主呼吸。④动脉压陡降和脑电图平直。这与哈佛标准基本一致。

在医疗实践中，心死亡和脑死亡互相影响、互为因果。心肺功能丧失、血液循环停止，大脑细胞必然死亡。另一方面，人的呼吸、循环中枢都在脑干，脑干功能停止，最终必然导致心搏、呼吸功能结束。在复苏机械和器官移植手术等人为因素介入时，心肺功能发生不可逆转的停止，在未导致脑死亡之前采用人工机械进行生命维持，或采用器官移植进行人工置换，不足以导致人体死亡。但是如果心、肺功能发生不可逆转的停止，已经导致脑死亡，再采用复苏机械人工维持或器官移植进行人工置换，最终仍将导致人体死亡。

现代脑死亡的定义和标准与生命本体论的问题是一致的。人的本质是一切社会关系的总和，人的特性和本质即是有理性思考、语言和意识等方面的能力，与社会中其他成员处于相互作用之中。一个人已处于不可逆昏迷状态，即使他的呼吸、心跳仍然存在，或心肺功能在人工机械作用下得以维持，但作为人的特性和本质已不可复原地丧失，已不具有人的本体，那么可以确定这个人已经死亡。脑死亡标准比传统的死亡标准更科学，更有利于医学的发展和人类社会的进步，表现在：①排除了假死的可能，主要指在呼吸、心跳已经停止而脑死亡尚未成立时，应该尽力抢救。②为早期

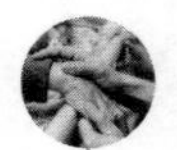

器官移植提供了更广阔的前景。③提出了有关抢救"植物人"的意义和安乐死等问题的讨论,有利于解决一系列现代医学难题。④为医疗立法、医疗事故处理提供了科学的依据。⑤深化了人类对于死亡和生命的认识,促进了关于死亡的社会伦理观念的转变。现代医学伦理学已确认:死亡是人的本质特征的消失,是由生到死的过渡,是一个人的整个脑功能不可逆性的停止。接受脑死亡标准是现代医学、社会学和医学伦理学发展的客观要求。

死亡证明(death certificate) 一种能证明所指自然人已经死亡的证明文件或证书。

死亡三联征(the deadly triad of hypothermia, metabolic acidosis and coagulopathy) 又称死亡三角,是一组严重威胁生命的综合征,包括体温不升、凝血机制紊乱和代谢性酸中毒。

脑死亡标准(brain death criteria) 整个机体的重要生理功能停止而不能恢复的一种状态。首先是大脑皮质,接着整个中枢神经系统发生不可逆变化,以后各个器官和组织的功能相继发生解体,大脑功能永久性丧失,外表征象是躯体逐渐变冷,发生尸僵,形成尸斑。

人脑是生命中枢,以脑为中心的中枢神经系统是生命赖以维系的根本。脑死亡后,其他器官功能不可逆转地相继丧失,现代医学不能使其恢复;而其他器官的死亡,不但可以人工复苏,并可进行彻底的替代治疗——手术移植。因此器官死并不能导致人死,只要脑功能存在,生命就可以恢复。而脑死则不可逆转,并且在目前还没有替代疗法。

(四) 死亡研究

死亡评估(death assessment) 对临终者进行生存期预测评估、是否死亡评估和对死者进行死亡原因评估、死亡质量评估等的总称。

随着临终关怀学科的兴起,临终者生存期的预测评估显得越来越重要,其目的是通过采集特定患者相关的、比较精确的信息来预测其生存期的长短。对生存期的预测评估,主要通过临床积累的经验和一些评估量表来进行,评估量表如姑息功能评价量表(PPS)、姑息预后评分(PaP)、姑息预后指数(PPI)和卡氏功能状态评分量表(KPS)等。是否死亡评估是根据脑死亡标准或心死亡标准等来判断被评估者是否已经死亡的活动。死亡原因的评估是对死者进行死亡原因的具体分析和判断,这在法医学上有重要的研究和应用价值。死亡质量的评估主要通过死亡质量指数等来进行。

死亡评估对临终者而言,能使其比较清楚地了解自身的生存期限,便于其充分安排身后事,也便于其坦然面对死亡。对于医护人员,能够指导其采用适当、合理、有效的治疗或照护措施,避免过度治疗,减少医疗资源浪费,提高患者生存质量。对于临终患者家属或照护者,可使其比较理性地面对亲人的死亡,比较清楚地了解患者死亡的原因和时间,有条不紊地安排患者的丧葬事宜,降低失去亲人的悲伤程度,减少不必要的抢救费用支出。

死亡质量(death quality) 临终者或死者在死亡前和死亡过程中身、心、社、灵等方面的满足程度和舒适程度。"优逝"意味着死亡质量比较高。

不同民族、不同国家或地区、不同人群对死亡质量的要求和看法不同,临终者可能认为信仰、精神、无痛苦层面的满足是重要的,而家属可能认为尊严和生命的完整性更重要。一般认为,死亡质量高的核心要素有以下 10 个方面:①倾向性的特定死亡过程;②无痛苦状态;③人们希望的、合适的宗教信仰仪式;④有幸福感;⑤达到生命的完满终点;⑥接受了适宜的治疗;⑦尊严地死去;⑧有家人的陪伴;⑨比较高的生命质量;⑩和谐的医患关系。

一个国家的群体性的死亡质量常用死亡质量指数(death quality index, DQI)来评估。DQI 指评估死亡质量的一些具体指标。DQI 由新加坡慈善机构连氏基金委托英国经济学人智库研究小组设计和创立,是第一个对各国姑息治疗和临终关怀进行客观排名的指数。该指数是一项从国家层面对姑息治疗服务进行排名的研究,用于发现各国在姑息治疗方面的优势和存在的问题,也用来评估姑息治疗的需求,从而为制定高质量、可负担的姑息治疗计划提供支持。2015 年发布的死亡质量指数,由 5 个类别共 20 项定性与定量指标构成,包含了姑息与医疗环境、人力资源、医疗护理的可负担程度、护理质量和公众参与水平等方面的综合排名。

死亡态度(death attitude) 人们对于死亡的思考或看法,以及在死亡事件中采取的行为方式。死亡态度有三种主要类型:

接受死亡:认为死亡是不可避免的,死亡赋予生命循环以有意义的连贯性,是人类作为一个整体存在所必要的事情。

蔑视死亡:多与宗教信仰有关,以死亡为解脱或新生活的开始。

否认死亡:认为人不应死亡,特别期望医学的发展能使人永生。

死亡教育的目的在于使人们具有第一类对待死亡的态度,接受死亡。

死亡态度涵盖以下几个方面:死亡恐惧、死亡焦虑、死亡逃避、死亡接受等。其中,对死亡的恐惧、逃避、焦虑属于负向的态度,而接受则属于正向的态度。

死亡恐惧与死亡焦虑:死亡恐惧(fear of death)和死亡焦虑(death anxiety)常被互换使用,然而两者是有区别的。死亡恐惧是较为明确的、可知觉到的,其恐惧的对象是现实的、具体的;而死亡焦虑则是模糊的、不易觉察到的,其对象是不确定、不具体的。

死亡逃避:指人们尽可能地回避与死亡相关的、可引发死亡恐惧的象征物,尽量不去想到死亡或讨论死亡,如死人、曾发生死亡的场所、医院、殡仪馆、墓地等,对"死亡"字眼感到不自在或忌讳,因此尽可能地以其他用语来代替。

死亡接受:分为 3 个层面。

第一,中性的死亡接受(neutral acceptance)。这种态度认为,死亡是生命中不可缺少的部分,生与死是相互并存的。持这种态度的人不害怕死亡,也不欢迎死亡,只是把死亡看作生命中自然存在的一部分,把它当作不可改变的事实。他们明白死是不可避免的,因此在日常生活中,能够很好地进行生涯规划,试图让自己度过一个有意义的人生。

第二,趋近导向的死亡接受(approach acceptance)。指某些人相信会有一个更好的来生,因此不害怕死亡,甚至希望死亡早些到来。宗教信仰与趋近导向的死亡接受有关,强烈的宗教承诺使得信徒们相信有来生,认为死后有更加美好的来生,死亡只是通往来生的一个过程。因此有宗教信仰的人,其接受死亡倾向愈高,死亡焦虑也愈低。这大概是因为他们对死后的情形比较确定,因而能降低对死亡产生的恐惧。

死亡接受对一般人而言,指的是为我们的最后结束做好心理准备,坦然接受,愿意面对自己必死的结局且对此有正面情绪反应。

第三,逃离导向的死亡接受(escape acceptance)。当生命充满痛苦与艰辛、不幸时,死亡可能是一个受欢迎的选择。特别是当人们没有办法摆脱这一切痛苦时,死亡似乎提供了唯一的解决办法。此时,人们对生活的恐惧会超越对死亡的恐惧,死亡因而成了受欢迎的选择,他们视死亡为解脱今生痛苦的途径。因此,逃离接受中对死亡的接受并不是因为"死亡的美好",而是"活着的痛苦",人们表现出逃避导向的接受是因为他们无法有效地处理痛苦及存在的问题。

死亡观(thanatopsis) 人类对自身死亡的本质、价值和意义的根本观点和根本看法,是世界观、人生观的组成部分。

死亡观是对死亡的认识和立场,死亡观的形成与个人信仰、经历、职业和教育呈相关性。人的死亡观是人生态度概念的扩展,是个体对待死亡的观念的心理倾向,包括认知、情感和意向 3 个基本构成要素。死亡问题本身蕴含着丰富的社会文化内涵,具有明显的地域文化色彩。

人类死亡学(human thanatology) 运用自然科学和社会科学的研究成果,综合相关的学科知识,对濒死与死亡及相关问题进行研究所形成的一门新兴学科。通过对人类的死亡态度、死亡观、濒死心理予以探讨,对人类死亡的丧葬仪式、居丧辅导予以论述,以及对人类关于死亡哲学、宗教学、社会学、伦理学、法学、文学艺术、死亡教育等研究的成果加以综合。内容涵盖对人类死亡的定义和机制的研究,对人类死亡心理的研究,死亡学相关学科的研究,对死亡教育问题的研究,和对死亡致死问题的研究等。

由于涉及的学科广泛,所以人类死亡学属于一个学科群。综合相关学科如医学、哲学、社会学、心理学、伦理学及文学艺术等学科基础理论和基础方法,对人类死亡的概念、原因、过程、机制予以识别和规范。学科从多角度对死亡进行研究,从社会科学的高度来认识死亡,使人类群体和个体建立科学的死亡观、人生观和完整的现代科学死亡观体系,逐步从否认、回避和恐惧死亡,转变为减弱或消除对死亡的恐惧和焦虑,并能在必要的时刻接纳死亡。

通过对人体生物性死亡原因的探索,揭示死亡发生、发展与转归的机理,从医学、心理学、社会学等角度来减少或消除促进人体死亡的原因或条件,延缓衰老、推迟死亡的来临,尽可能达到预想的寿命指数。

死亡过程(death process) 个体死亡的时间历程。

一般情况下,绝大多数死亡并非突然发生,而要经历一个逐渐演变、量变到质变的过程,死亡来临时人体内部各器官组织的生理功能逐渐停止。死亡过程呈线性,人体死亡是个体生命的终点。但由于死亡的“他人不可体验性”,使得每个人都不能体验自已的死亡,人们只能以现有的手段,对死亡的若干表象过程加以研究,得出“濒死期—临床死亡期—生物学死亡期”这一人类死亡过程模式。

死亡阶段:死亡过程中的第一阶段是濒死期,此时人体各系统功能发生严重障碍,出现意识模糊或丧失,各种反应迟钝或消失,心跳、呼吸减弱或不规则及血压降低等症状。有些个体也可有中枢神经系统兴奋性的短暂加强,出现血压稍有回升,心肌收缩加强,肌肉强直等症状。一般 3～5 天,短则数小时,其长短和症状表现因不同死因而有所不同,也有极少的死因不经过濒死期而直接到临床死亡期。死亡过程中的第二阶段是临床死亡期,主要特点是延髓深度抑制和功能丧失的状态。此时患者的心跳、呼吸停止,反射完全消失,循环已中止。呼吸、心跳停止是临床死亡期的最主要标准,从外表看人体的生命活动均已停止,但组织内微弱代谢仍在进行,脑中枢尚未进入不可逆转状态。脑缺氧 3～7 分钟后发生脑死亡,4～6 分钟后发生大脑皮质死亡,中脑为 5～10 分钟,小脑为 10～15 分钟。临床死亡期时限 5～6 分钟,但在低温或耗氧量低的情况下可以延长至 1 小时或更久。死亡过程中的最后阶段是生物学死亡期,此时从大脑皮质开始整个神经系统及其他器官系统的新陈代谢相继停止,整个机体出现不可逆变化,已不能复苏。机体逐渐出现体温降低、尸冷、尸斑、尸僵,细胞组织腐败裂解(图 24)。

死亡要素:死亡过程中有一个点被称为死亡临界点,代表死亡在时间上和细胞种类上的精确判断。临界点之后残余的部分细胞、组织、器官的不完整生物活性不再表明生命个体的继续存在,生命作为一个完整体系开始解体,永远不能再恢复成一个有机的整体。图 24 为死亡过程的时间跨度示意图,左上象限为临床死亡过程,以脑死亡为终点,其可逆性为 1～0,超过临界点后为负值。

临终关怀是对死亡过程的科学化人工调节,是一种死亡文明。基本目的是尊重生命的自然过程,消除不可克服的痛苦,让生命保持尽可能的舒服和有意义,既不加速也不拖延死亡过程,允许其自然死亡。

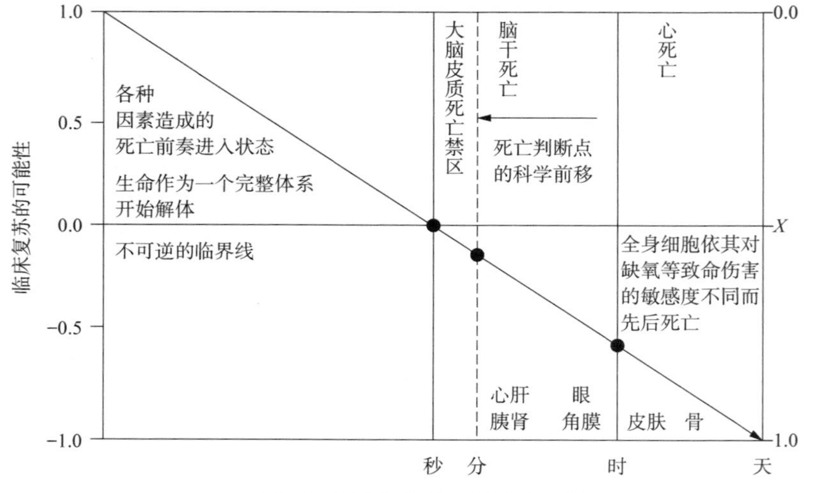

图 24　死亡过程的时间跨度示意图

用科学的方法对人的死亡过程进行优化调节、消除死亡痛苦、优化死亡状态，使死亡安乐化，是死亡过程的“健康态”。

死亡本质(nature of death) 是个体自我生命与个体自我意识的终结与消失。

死亡首先是一种物质现象，是人的本质属性之一。从死亡这一客观现象来看，它所带来的结果有两方面：①生物学生命的终止，即死亡是生物学生命新陈代谢的停止。②人类个体存在的完全结束。尽管死亡从根本上定义了每个人，决定了每个人必然的归宿，但作为一种自然现象和社会现象，死亡又是在人的认识能力范围之内的，所以社会性才是它最深层的本质。

死亡是一个人做人的权利，也是一个人为社会发展所尽义务的一部分，是人的价值和尊严的体现，是个体社会性存在的证明。正确认识死亡的本质，是人们追求优生、优活和优死辩证统一的必然要求，也是人们追求生命尊严和死亡尊严辩证统一的必然要求。认识到死亡的社会本质，可以使人们准确把握死亡与其他社会现象的关系，有助于人们认识死亡现象在社会发展中的地位和作用，并且可以在一定程度上消除人们对死亡的恐惧，提高现代人的生活质量。

死亡本质的社会性是指死亡超出个体的范围，从社会发展的角度来理解死亡的价值和意义。主要包括：①死亡是社会存在与发展的必然。②死亡是个人社会关系的断裂。③死亡是个人社会价值的最终证明。④死亡是人的基本矛盾的体现。死亡不是个体的私事，不是远离社会的。它涉及未死者，涉及许多的社会关系。

死亡制度(system of death) 在资源有限和选择的多样性面前，社会的死因状况和死亡率高低不可避免地带有社会和个人选择的意义，因此个人和社会的多种选择及这种选择的规定性就构成了死亡制度。

死亡问题作为每个民族、社会、文化都要面临和处理的个人和社会事件，存在着一整套行为体系和观念信仰，这些体系已经制度化并具有稳定性。如死亡率分布状况与原因，在不同的历史条件下的特点和变化规律，以及死亡率变化内涵的社会变迁等。社会制度不仅影响着人类以什么样的方式生育和生育多少，还影响着人类以怎样的速度离开这个世界。

死亡制度的表现形式为死因结构和死亡率结构。死因结构分析是指引起死亡的原因分析,从社会角度可将死因分为 3 类:①传染性疾病引起的死亡;②退行性疾病引起的死亡;③社会、经济等外在环境因素引起的死亡。三者在社会中所占的比例反映了社会的发展状况。死亡率结构分析则是指对不同特质的人群的死亡率存在的差异进行分析。导致死亡率差异的本质是不同年龄、性别、阶层的人,具有的生物性、社会性及经济生活水平等差异,这些差异通过营养状况、工作条件、居住环境、医疗服务及生理和心理健康等表现出来。

死亡激素(decreasing consumption of oxygen, DECO) 一种由垂体分泌的被称为“减少氧消耗”的激素(DECO)。

死亡激素由老年病学家登克拉(W. Denckla)发现,他认为人进入老年以后,这种激素能阻碍甲状腺素功能的正常发挥,从而使身体更加容易受到更为明显的疾病的侵犯。

死亡激素的生理学功能:登克拉认为 DECO 在控制体内热生成上是必要的,甲状腺素是促进耗氧及产热的,而 DECO 是抑制耗氧和减少产热的,两者之间的平衡是维持机体恒温所必需的。

衰老是由一种从青春期开始自垂体释放出来的激素控制的。登克拉认为,人并非真正死于心力衰竭、肾衰竭、肝功能异常或者中风,这些病理情况都是由于某些免疫细胞不能把生命所必需的氧和营养物输送到器官中去。根据大鼠实验,登克拉认为垂体可以制造一种尚未提纯的化合物,即 DECO,又被其他科学家称为“死亡激素”。如果把一个衰老大鼠的垂体切除,该大鼠即停止衰老变化,此时如果再给予生长激素、甲状腺素,则许多功能,包括有力的心脏搏动和重长新的毛发等都恢复到年轻时的高峰状态。但是垂体完整的大鼠在给予生长激素后,并不能变得年轻。这一发现意味着人的死亡不可避免,因机体本身就具备最终自我消灭的手段,即死亡激素的存在。

死亡基因(death gene) 细胞中抑制细胞增殖或促进细胞死亡的基因。

细胞程序性死亡是一种由基因控制的、为维持细胞内环境稳定发生的一种自主性的死亡过程。与之有关的基因可以分成两大类,第一类是促进细胞程序化死亡的基因,又称细胞自杀基因(cell suicide gene);第二类是促进细胞生存的基因,又称细胞生存基因(cell survival gene)。细胞的生存与死亡,就是细胞自杀基因与细胞生存基因表达水平和相互作用最终平衡的结局。当前已经发现的抑制细胞生长的基因有 *P35*、*P53*、*RB*、*DCC*、*WT - 1*、*CpGV*、*Bcr - abl*、*V - erb - A*、*tat S20*、*DAD1* 等;促进细胞死亡基因则包括 *Apo - 1/Fas*、*TGF - β*、*RP - 2*、*RP - 8*、*TRPM -2/SGP -2*、*T1A*、*Bax*、*ICE*、*C - rel*、*irre C - rst* 等。如果细胞凋亡及其相关的基因表达水平占优势,则决定了细胞的死亡;如果细胞生存及其相关的基因表达水平占优势,则决定了细胞的生存。

现代死亡特征(modern features of death) 特征是一个客体或一组客体特性的抽象结果。死亡这一事实对于现代社会人类来说,具有一些共有的、有别于过去的特性,在此特性之上抽象出某组概念,即现代死亡特征。

现代死亡具有 3 个显著特征。①死亡过程的延长。100 年前人类死亡的主要疾病是急性烈性传染病,死亡过程很短。而现代的疾病谱发生了明显的转变,导致死亡的主要疾病是心脑血管疾病、恶性肿瘤、慢性退行性疾病等慢性病,患者患病后至死亡的过程延长,造成了社会上的濒死患者数量要比 100 年前大量增加。患者的死亡过程减缓,因此需要临终照顾的患者越来越多。②死亡程序化。100 年前人们患病更多的是住在家里,受家属的照顾,医生多为上门服务。患者家属会尽最大努力给予精神和躯体的照顾。现在绝大多数患者的濒死期是在医院度过的,接受许多人为的拖延生命的措施。由于医学技术的进步,一些延长生命的方法和手段反而给那些濒临死亡的患者造成了很多不必要的痛

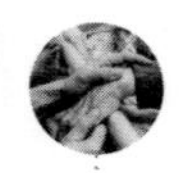

苦。③死亡世俗化。在古代,死亡通常和宗教信仰紧密联系。不管是西方的基督教、伊斯兰教还是东方的佛教或儒家思想,均有清晰明确的死亡观——即其思想的生命观。现代人过于世俗化,畏惧死亡,缺乏正确的死亡观念,不了解生命的意义,也不知道死亡的意义。

死亡模式(death pattern) 描述某一人口的整体死亡水平的变化趋势,主要是关于死亡率的研究。死亡模式反映了不同社会经济文化条件下具有明显差异的死亡类型,死亡模式变化直接影响人口健康水平,死亡率是死亡模式重要组成部分,在死亡水平的变化中,死因构成、疾病构成与国家卫生服务利用之间相互影响、相互作用,其综合作用对人口健康水平的影响十分巨大。通过全面的死亡分析,同时联系人口健康需求,探索减少死亡、减少疾病、增进人口健康的途径。从人类的发展历史看,死亡率从集中于低龄人口向高龄人口转变,从传染性疾病所致的高死亡率向退行性疾病所致的低死亡率转变。

死亡体验(death experiences) 人生命体验不可缺少的组成部分,指主体(人)带有强烈情感色彩的对生命的最后价值与意义的感性把握。死亡体验有两层含义。狭义死亡体验主要指临终者濒死前的感受。广义的死亡体验指人对生命价值的终极体验。死亡体验主体也有两大类,一是个体生命临终者,另一类是生者。对临终者来说,死亡体验是生命展开过程的终极体验,是一种无以复加的体验;对生者的死亡体验主要借助他人的死亡来体验生命的最终感受。不管何种体验,从生命强度来说,死亡体验都是最高最强的体验。广义的死亡体验的内容由于个体生前阅历、文化素质、教育状况、性格年龄不同,其死亡体验也具有无限多样的个性特征。但在所有死亡体验中,有一种死亡体验却是深刻的,是一种包含对宇宙奥秘深刻理解的体验,是洞察了社会发展规律和感悟生存真谛和生命意义的死亡体验,即一种积极的、有进步意义和社会意义的死亡体验。

狭义的死亡体验是一种濒死体验,即濒临死亡的体验,指由某些遭受严重创伤或疾病但意外获得恢复的人,以及处于潜在毁灭性境遇中预感即将死亡而又侥幸脱险的人所叙述的死亡威胁时刻的主观体验。它和人的临终心理一样,是人类走向死亡时的精神活动。同时濒死体验也是人们遇到危险时的一种反应。科学未能最终解释为何有些人会经历濒死体验。但这并不表示科学解释是谬误的,只能说明濒死体验是一种复杂、主观并饱含情绪化的体验。

广义的死亡体验作为一种感性心理功能,不是对事物表面现象的认识,而是一种穿透力、洞察力,是一种情感体验,它所表现的是主体对事物本质深刻理解后的感觉。死亡体验是生命的最高形式体验,包含对生命的深刻理解体验:①主体对生命的自我否定的理解。②主体对人类有限生命和无限生命辩证关系的理解。③主体社会生命的理解。④主体对生命价值的理解。

死亡体验具有十分重要的现实意义:①通过观望别人死亡获得生命意义的认识。在死亡体验的高度上,对生之价值做出感性的重新肯定,从而进一步唤起自我生命存在的幸福感和对生的百般珍惜。死亡是一种客观实在,那么人们把握的只能是一种对待死亡的态度,因此必须学会尊重生命,热爱生命,珍惜生命。②在体验死者与命运的搏斗中获得生命力量。在死者与命运的搏斗中,美好的人生被毁灭,能激发人们巨大的正义感,使生者获得生命的力量。③死亡体验有助于修身养性,净化心灵。体验过死亡的人往往淡泊名利,万事看开,得失随缘,心无增减,一切都坦然而无悔。有人高风亮节,以出世的精神做入世的事,往往也恩泽于死亡体验。④死亡体验能助人以审美态度走完人生。死亡体验的意义还在于它为临终者展现了一条通往生命归途的道路,那就是不仅以人生态度对待死亡,而且以审美态度对待死亡。

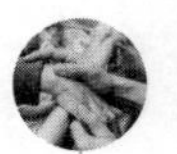

死亡一维性(single dimension of death) 死亡仅具有单一维度。死亡是线性向前而不可逆的。死亡具有生物学和哲学双重含义。生物学中的死亡是指一切生命特征的丧失且永久性的终止,最终变成无生命特征的物体。哲学中的死亡是生命(或者事物)系统所有的本来的维持其存在(存活)属性的丧失且不可逆转的永久性的终止。

虽然人们目前对生命与死亡的本质的认识还不够深入。但是,作为一对相互排斥、相互对立的矛盾来说,生命与死亡是不可能同时体现在同一个生物体的同一生命层次中的,生命现象的延续是具有时间性的,而时间是一种一维性的不可逆转的"矢量"。

死亡哲学(the philosophy of death) 概念意蕴丰富,包含许多不同层面。从抽象的意义来说,死亡哲学是哲学的一个分支,属于哲学范畴,涉及对死亡的哲学思考,也就是说,死亡哲学虽然以死亡为研究对象,但却有其独特的研究领域或范围,涉及的只是对死亡哲学的思考,和其他一切以死亡为研究对象的具体科学或精确科学有着本质的区别。

死亡文化(culture of death) 是指与死亡相关的各种社会文化现象。从广义上讲,它应当是"死亡学"与"文化学"的交叉再生学科。从狭义上讲,它又可被列为"文化学"的分支学科,即所谓的"死亡文化学"。

中国死亡文化,主要分为以下 4 个方面。

一是中国传统的死亡心态文化,包括死亡心理文化和死亡意识文化,前者诸如:对待死亡、濒死的态度,想到死亡时的感觉,面临死亡最关心的事情,对自杀的态度,对死亡现实的接受程度等。后者诸如:死亡价值观、死亡权利观、死后世界观等。

二是中国传统的死亡行为文化,包括与死亡相关的不同民族的居丧习俗,不同民族的埋葬方式等。

三是中国传统的死亡制度文化,包括人死之后的埋葬制度,丧礼制度,丧服制度等。

四是中国传统的死亡物态文化,包括不同民族现在保存的陵墓建筑、葬具和随葬物品等。

死亡辩证法(dialectics of death) 生与死是辩证关系,就像矛盾的对立面一样相依相生,人之生就必然会伴随着人之死,每个有机体都是这样,这是一切的宿命,是任何有机体都无法逃避的。因而只有面对、思考,才是面对死亡时应有的态度。人们惧怕死亡的原因在于不了解死亡,没有认识到死亡的正面价值和意义。从生物学角度而言,死亡是整个机体的重要生理功能停止而陷于不能恢复的状态,生命活动和新陈代谢终止。唯物主义认为,死亡是不可逆的意识的消逝;唯心主义认为,死亡只是通往另外一个世界的起点。就社会层面来讲,死亡是社会公平的一个机制,每个人都会死,也就给他人的生留下余地。从社会学角度而言,死亡指人类有意义生命的消失,没有思想、没有感觉。

(五) 死亡教育

死亡教育(death education) 探索生与死的关系,从科学、伦理等不同角度指导人们正确理解与合理对待死亡的教育,是传播与死亡、临终、生死等相关理念、知识、态度、技能的教育,是利用医学死亡知识为医疗实践服务、推动社会文明发展的一种预防性教育。又称生死教育、生命教育、临终关怀教育等。其主旨是使人们正确地认识和对待自己及他人的生死问题,从而更加珍惜生命、敬佑生命,并将这种态度体现在日常生活中。

死亡教育的目的并非劝导死亡,而是正确认识和对待人人不可回避的生死问题,探索生与死的意义,提高临终保健意识和能力,做好死亡的心理准备和支持,从而提高生命质量,合理利用医疗资源,提升健康和文明水平。

死亡教育的本质是一种预防性的生命教育,有助于了解生命的本质,接受生命的

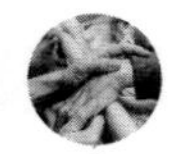

规律，体验生命的意义，提升生命的价值，从而建立对待死亡的健康意识和理性行为，帮助从容地准备和迎接死亡的到来。

死亡教育的对象：贯穿于生命教育的整个过程中，是每个人从小就应当接受的基础性教育，也是生命中任何时候都可以接受的教育。

死亡教育的原则是尊重教育对象的权利，保持坦诚友好、理解同情的态度，了解对方处境和立场，不勉强他人谈论死亡，不评判不同的死亡观念及言行。

死亡教育的内容：传播与死亡相关的概念、理论与信息，发展应对死亡事件的能力与技术，树立与培养个人正确的生命观、死亡观和价值观。具体包括：①指导人们对生与死的思考，理解死亡是不可抗拒的自然法则，树立科学、理性、健康的死亡观。②帮助人们正确认识死亡的各种现象、情境和反应。③减少和消除人们对死亡的恐惧和焦虑，教育人们冷静、从容地面对死亡。④促使人们对各种死亡问题的思考，研究和探索死亡的心理过程和死亡的心理影响，为处理自己和亲属的死亡做好心理准备。⑤懂得尊重、保护和不伤害他人的生命；了解死亡的原因、预防和延缓死亡的措施。⑥勇敢面对生、老、病、死，加深对死亡的深刻理解，了解生命的优生、优活、优逝三大阶段，并转化为对生命价值的维护和提升，珍惜生命、享受人生。

医护人员在死亡教育中的职责包括帮助临终患者及家属认识终末期疾病的严重程度、影响因素及预后，提供临终及死亡的信息，指导接受临终关怀，帮助服务对象达到缓解躯体、心理、精神和心灵的困扰，预防和缓解患者身心灵的痛苦。进行哀伤辅导，帮助患者家属度过丧痛期，重新建立自我和社会关系。开展临终关怀学研究。

死亡教育的作用：①帮助正确面对死亡。从死亡的角度出发，深刻反思人生的价值和意义，树立正确的人生观和价值观，从而更加珍惜和尊重生命。②提升对死亡的认识。帮助人们以健康、正常的观点谈论生死，用有效的技术与策略来处理内在的冲突和对死亡的恐惧，从而提升文明水平，促进社会良好风尚。③帮助患者正确看待生命与死亡。缓解焦虑、恐惧等心理，真诚地表达自己的内心感受，得到家人和社会的帮助，保持平衡的状态和健全的人格，提升患者对生命质量和生命价值的认识。④帮助临终患者平静地接受即将死亡的现实。直言不讳地谈论死亡相关话题，一方面有利于患者积极配合治疗，另一方面可以妥善安排身后事，坦然地为自己做好立遗嘱、丧葬仪式、遗体处理等善后准备，自始至终保持患者的尊严，从而提高生命最后阶段的质量，帮助患者安详、无憾地走向人生终点。⑤为临终患者家属和护理人员提供情绪支持和安慰。给予家属安慰、关怀与支持，缓解悲痛，帮助其面对和解决亲人死亡带来的问题。⑥提高临终关怀人员的素质。提升临终关怀工作者对临终者及家人身心照护的综合关怀能力，更好地帮助临终者有尊严、安宁地逝去，帮助丧亲者度过艰难的哀伤阶段。⑦有效预防和减少自杀。树立科学文明的死亡观，提升责任感和价值观，正确对待荣辱得失，珍惜生命，预防自杀行为及其不良后果。

死亡教育有利于树立正确的生命观和价值观，有利于促进社会文明进步，有利于人们珍爱生命、珍惜生活，有利于医学科学的发展，有利于临终关怀工作的开展与普及。

死亡教育与临终关怀的关系：死亡教育是实施临终关怀的首要任务，也是临终关怀全过程的重要内容。在临终关怀工作中，死亡教育能够提升医务人员、患者及其亲属对死亡的认识，给予情绪支持安慰，形成良性互动，正确地面对、理解和迎接死亡，有利于临终关怀工作的开展与普及。

死亡教育学(death pedagogy) 研究死亡教育的定义、目标、内容、实施策略等一系列理论、方法和实践的科学。

死亡教育学的对象包括医护人员、临终患者及其家属、社会工作者、志愿服务者、学生和社区居民等各类接受死亡教育的人员。

死亡教育的程序：包括 5 个步骤，即死

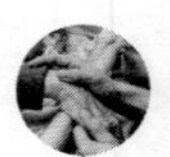

亡教育评估、建立教育目标、制订教学计划、实施计划及效果评价。

死亡教育学的内容非常广泛,在哲学、宗教、伦理学、心理学、社会学、人类学、医学、生物学、经济学、法学、文学艺术等学科中讨论与死亡相关的话题,都属于死亡教育的内容。

死亡教育模式(death education model) 死亡教育的方法论,可以帮助理解、分析行为变化的过程,是评估死亡教育需求、实施死亡教育计划、评价死亡教育结果的理论框架。死亡教育目前分为以下模式。①健康死亡信念模式:常用于解释个体认知对健康死亡行为改变的影响。从影响社会人群的健康死亡信念入手,利用各类媒体普及临终关怀和健康死亡的知识与方法,帮助形成正确认知,增强健康信念。②健康死亡态度模式:有助于建立健康、积极的死亡态度。认为死亡是社会进步的必要条件,尚不能被克服和阻挡,具有公平性特征。此模式下死亡教育主要包括威胁生命的疾病、死亡影响机制和死亡提示因素三大部分。③死亡教育过程模式:用于指导服务提供者和利用者鉴别影响健康死亡决策的行为因素,帮助制订适宜的死亡教育规划、计划和行为干预措施。主要内容为:四类培训对象,包括医护人员、患者及其家属、学生、居民;四类培训方式,包括课程教学式、学术团体继续教育培训项目、全社会死亡教育培训、临终关怀服务人员职业培训;五大实施环节,包括制订死亡教育实施时间表、控制死亡教育质量、建立实施组织机构、配备和培训死亡教育工作人员、配备和购置所需设备物品;三个评价手段,包括短期评价、中期评价和远期评价。该模式的特点是采用演绎法,从最终的结果追溯到最初的动因,广泛应用于死亡教育和健康死亡促进计划的设计、执行及评价,从而帮助树立干预手段和工作目标。④健康死亡促进模式:包括死亡教育及其他促使行为改变的一切支持系统,主要由认知因素、修正因素及提示线索三部分组成,重视和发挥个人、家庭和社会的潜能,促进社会人群不利生死的行为改变,改善预防性服务。⑤“四阶梯”死亡教育模式:通过“认识—面对—准备—超越”死亡这四个层面逐渐深入,采取“推荐阅读—影视欣赏—课堂讲授—死亡体验”四种授课形式,分阶段、分层次推进死亡教育的模式。该模式有助于降低临终患者的死亡焦虑和恐惧感,改善死亡逃避的态度,促进干预对象的死亡接受。⑥社区死亡教育模式:在社区内对癌症晚期患者及其家属进行死亡教育和健康管理的模式。该模式可以帮助癌症晚期患者及家属提高对死亡的认知和应对技能,促进身心健康,提高生存质量,并显著提高健康管理的依从性和有效性。

死亡教育技巧(death education skills) 在死亡教育方面娴熟的技能,是对死亡教育工作方法的熟练和灵活运用。

死亡教育方法:可采取文字材料、集体讲解、个人指导、多媒体教学等形式,运用随机教育法、欣赏与讨论法、模拟想象法、阅读指导法、情境教育法等进行死亡教育。

死亡教育的原则:①根据不同对象的不同心理状态,及时进行针对性的死亡教育;②布置良好环境,营造死亡教育的良好氛围;③保持对教育对象的尊重和关心,而非简单说教;④开展死亡教育全过程评估,评价死亡教育的有效性。

营造讨论死亡话题氛围的技巧:借题发挥、由远及近、开放式讨论、渐入式讨论、回顾式总结、欣赏与回应等。

医护人员实施死亡教育的技巧:①因材施教,评估临终患者的死亡心理反应,根据其所处的不同心理阶段,开展相应内容和形式的死亡教育;②体贴关心,与患者谈论死亡,多给予支持关心,避免说教或侵犯,建议使用患者的语言谈论死亡;③学会倾听,仔细聆听;④鼓励表达,帮助和鼓励患者说出自己的恐惧和忧虑。

对临终患者及其家属个别会谈式死亡教育的注意事项:①医务人员要对受教育者的基本背景有一定的了解,才能让临终患者及其家属产生信任感。②医护人员要熟悉死亡教育的内容,提前做好准备。

③及时观察和了解受教育者对谈话内容的反应,鼓励对方积极参与及交谈互动,并尊重其想法和判断。④死亡教育内容一次不应过多,要有针对性,不可泛泛而谈。⑤在谈话过程中把握议题和节奏,防止谈话内容偏离主题。⑥可适当使用视听教材。⑦会谈结束时小结本次死亡教育内容。

儿童死亡教育技巧:不逃避、不敷衍,合理掌握分寸,从孩子兴趣和好奇心出发,以其经历为讨论死亡话题的基础。应孩子的理解能力和心智发展,进行适龄适性的引导,用最常沟通、最自然、最正确的字眼进行表达,纠正其对死亡不正确的想法,避免情绪化的字眼,克制自我情绪,并适时安抚孩子心情。

老年人死亡教育技巧:关注老年人的文化素养和宗教背景,关注老年人对死亡的初始看法,以及他们当前最恐惧、最担心、最忧虑的问题。根据实际情况,运用生死学知识,帮助老年人针对性解决对死亡的焦虑、恐惧和各种思想负担,使他们能够平静地面对死亡的必然性。帮助老年人正确对待疾病,做好对死亡的心理准备,认识和尊重临终的生命价值,尽可能使其生命的最后时光过得有意义。

对处于不同阶段临终患者的死亡教育技巧:①否认期,仔细听,多关心,让他们感受到关心;②愤怒期,给予宽容、谅解、安抚、疏导;③协议期,尽可能满足需要,对于难以实现的愿望要想方设法帮助其实现;④忧郁期,允许他们表达悲哀的心情,鼓励其增强面对疾病和死亡的信心和勇气;⑤接受期,尊重他们的信仰,延长护理陪伴时间,使其在平和、安逸的心境中完成人生旅程。

对家属进行哀伤辅导的死亡教育技巧:①心理转移法。在倾听诉苦、诱导发泄消极情绪、排解心结的基础上,通过旅游、更换居住地等建议转移其注意力;②心理补偿法。通过看照片、抚旧物、忆时光等方法调适心情,减轻其内心焦虑感;③心理升华法。帮助其将痛苦、烦恼、忧愁等不良情绪转化为积极而有益的行动,导向有利于社会的良好意义和价值,并予以积极肯定。

死亡教育评价(evaluation of death education) 通过收集、分析和报告等一系列过程,判定死亡教育的科学性、适宜性、效果产出及作用影响等,旨在确定死亡教育实施过程的质量和目标的达成程度,从而为死亡教育计划的进一步实施和后续项目决策提供依据。评价应当贯穿死亡教育的全过程。

死亡教育评价的目的是通过教育过程来检验是否增进学习者对死亡的认知与了解、减少对死亡的恐惧,并将这些知识、技能应用于生活中,解决关于死亡的种种问题,建立积极的人生观,拥有更积极、有意义的生命。

死亡教育评价的内容:①是否实现死亡教育的目标;②是否被教育对象需要和接受;③死亡教育计划是否具有操作性和可行性;④死亡教育计划实施的效率和效果;⑤是否需要修订死亡教育计划等。死亡教育结果应当包括四个递进水平,依次是患者或家属参与死亡教育,患者或家属接受死亡教育后的表现,在临终阶段对死亡的态度,能否以平静的态度应对死亡等。

死亡教育评价的方法:观察,询问,查看教育对象记录,考核评分,教育对象自我评价,家属或社会评价等。

死亡教育评价的作用和意义:①有利于改进死亡教育的内容、教学方法、教材、活动及效果,真正实现学习与教育的目的;②有利于提升临终关怀服务的内涵质量和水平,切实提高临终患者的生命质量;③死亡教育评价结果的整合利用,有利于克服社会公众对死亡的恐惧和避讳,从而促进社会文明程度的提升。

死亡教育促进(death education promotion) 通过倡导、促成、协调多部门的行动,促进社会和民众实施、接受、推广死亡教育,从而更好地认识和对待死亡、维护和改善临终生命质量的过程。

死亡教育促进的目的是调动社会、政治、经济、文化力量,改变影响死亡教育的

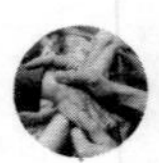

社会和物质环境条件，促使人们更好地接受死亡教育，达到预期的效果。

死亡教育促进的核心：进行赋权，提升人们的权利和能力，为自己及家人如何对待死亡做出更好的选择。这是健康促进在死亡教育领域的应用。

死亡教育促进的内容：①传播死亡教育的理念、知识和技能；②改变社会、环境和经济的条件，以淡化中国传统文化对死亡的禁忌、避讳，增强大众和个人对死亡教育的接受程度；③组织改变、政策支持、大众媒体宣传等多项死亡教育促进策略。

死亡教育促进的层次：分为个体水平、人际水平、组织水平、社区水平及社会水平等不同层次。不同层次的因素可以直接或间接地影响个体行为，它们之间存在相互作用。

死亡教育促进的策略：包括制定公共政策，创造社会氛围，强化社区行动，发展个人技能，调整服务资源等。同时，开展学校、社区、医院、家庭等场所死亡教育促进活动，并覆盖不同教育对象。

死亡教育促进的作用和意义：为死亡教育、临终关怀工作的推广和普及提供理论框架、行动策略、公共资源和环境支持。

死亡教育体系（death eduction system） 面向儿童、青少年、老年、医务人员、社会工作者等各种不同类型人员所提供的不同层次、不同形态和不同类型的死亡教育服务系统，是生命教育体系的一个重要组成部分。死亡教育体系包括教学管理、师资培训、课程教材、教学科研、经费筹措、考核评估、激励创新体系等不同组成部分。

按照不同对象的死亡教育体系分类，分为专业性死亡教育和普及性死亡教育两大类。其中专业性死亡教育针对医学生、医务人员和从事临终关怀相关服务的社会工作者，主要教育内容包括死亡学的基本概念、死亡心理、哲学与宗教死亡思想、死亡社会文化、死亡的文学艺术表现、死亡相关道德法律、人类死亡的超越等。教育方式为讲授与实践相结合，开设系统、完整、独立的死亡教育专业课程，并参与临床实践、临终关怀。专业性死亡教育应当作为医学专业学生的必修课，以及从事临终关怀服务的医务人员和社会工作者的岗位培训教育内容。

普及性死亡教育，按照接受对象的不同年龄，分为青少年死亡教育、老年人死亡教育和亲属死亡教育。其中青少年死亡教育包括常规死亡教育和危机干预教育两种类型。常规死亡教育包含死亡知识、死亡权利、死亡心理、临终关怀等。对青少年的常规死亡教育，主要通过开设课程、学科渗透、社会实践等方式进行。危机干预教育是指危机发生后对青少年的干预治疗、心理重建、行为引导等方面的教育，以社会教育、学校教育为主。社会教育主要是指哀伤辅导，学校教育通常以集体形式讨论生命的喜悦、成长、生病、衰老和死亡。

根据学校层次，青少年死亡教育又可分为幼儿园、小学、中学和大学死亡教育。幼儿园死亡教育应以图画书、故事、漫画、动植物死亡为主要载体；中小学生死亡教育应以体验、参观灾难教育基地、与心理健康教育结合、学科渗透等方式开展；大学生死亡教育可通过学校开设死亡教育课程、学科渗透、讲座、研讨会等方式进行。

老年人死亡教育，老年人是死亡教育中比较特殊的对象，需要立见效果。其目的是帮助老年人克服对死亡的焦虑和恐惧，面对出生、衰老、疾病、死亡的问题，学习为死亡做准备，面对死亡和接受死亡。针对临终患者心理变化的五个阶段，结合不同年龄、个性、职业、家庭背景和经历等情况，因人因时因地开展死亡教育，帮助其克服死亡恐惧，正确对待疾病，树立积极的人生态度，做好对死亡的充分心理准备。

亲属死亡教育：临终患者家属从患者确诊到濒临死亡直至死亡之后，有不同的心理变化和支持需求。在患者终末期，主要是指导家属正确面对亲人的临终死亡，克服自身的恐惧，有效地支持患者，帮助患者安宁度过终末阶段；在患者濒死期，指导家属陪伴、触摸、倾诉，表达亲人之爱，并帮助家属按照临终者的愿望安排身前身后事宜，让临终者不留遗憾地离世；在患者过世后，协助亲属完成哀悼的任务，支持其重建心理平衡，可通过心理转移、心理补偿、心理升华等心理学方法缓解家属的丧亲之痛，帮助他们重新投入新的生活。

（六）器官捐献

器官捐献（organ donation） 自然人生前表现出自愿在死亡后将其遗体的部分捐献给医学科学事业；或者虽然生前未表示是否自愿捐献的自然人死亡后，其直系亲属将遗体的全部或部分捐献给医学科学事业的行为。

器官捐献基于个人生前的意愿或家属同意，以无偿捐赠的形式，将死后遗体的器官捐赠给其他患者，让他人的生命得以延续，或者捐赠给医学院校用于医学教育。器官捐赠范围包括细胞捐献、组织捐献和器官捐献。

器官收集（organ collection） 也叫器官获取，当捐献者在临床上达到待捐献状态时，由捐献者所在的医院进行医学检查，由器官捐献协调员将捐献者的相关信息报送器官获取组织，器官获取组织根据人体器官捐献标准进行判断，确保有效捐赠，最后按人体器官获取标准进行器官切取及保存。器官收集和器官分配是器官移植涉及的两大伦理问题。

（宋岳涛　李颖　吴玉苗　吴孙坚　王华萍　顾竞春　顾怡勤　蔡静芳　罗维　胡敏　陈琦　杨婧　杨颖华）

二十一、安宁疗护

安宁疗护（hospice and palliative care） 原国家卫生和计划生育委员会于 2017 年提出我国将临终关怀、舒缓医疗、姑息治疗等统称为安宁疗护。即安宁疾病痛苦，疗护生命尊严。其定义是为疾病终末期或老年患者在临终前提供身体、心理、精神等方面的照料和人文关怀等服务，控制痛苦和不适症状，提高生命质量，帮助患者舒适、安详、有尊严地离世。安宁疗护实践以临终患者和家属为中心，通过多学科协作模式进行。主要内容包括疼痛及其他症状控制；舒适照护；心理、精神及社会支持等。

2008 年，世界卫生组织将安宁疗护定义为对治愈性治疗无反应的临终患者，给予积极和全面的照顾，以控制疼痛及有关症状为重点，并关注其心理、精神及社会需要，目标在于提高和改善患者及其家属的生活质量。2015 年对安宁疗护重新定义：是一种改善面临威胁生命疾病的患者及其家属的生活质量的方法，主要通过早期识别、评估和治疗疼痛及其他生理、心理、社会和灵性问题，预防和缓解他们的痛苦。

安宁疗护的内涵：①缓解疼痛及其他痛苦症状；②肯定生命，但同时也认知临终是人生的正常历程；③既不加速也不延缓死亡的来临；④整合心理和精神层面的患者照护；⑤提供支持系统，协助患者尽可能以积极的态度生活，直到死亡自然来临；⑥协助家属能够面对患者的疾病过程及其哀伤历程；⑦提高患者及家属的生活质量，同时对整个疾病过程产生积极的影响；⑧安宁疗护在疾病的早期即可实施，并可与延长生命的化学治疗、放射治疗或是为了处理难治症状的临床治疗一起进行；⑨以整个医疗团队的合作来处理患者及家属的需求。

安宁疗护调查研究（investigation research of hospice and palliative care） 安宁疗护研究中，研究者没有采取干预措施，只是客观地观察和记录研究对象的现状及其特征。

目的是运用调查研究的方法，了解安宁疗护现状，分析影响安宁疗护的因素，从而找到提高安宁疗护服务覆盖面、可及性、可负担性、有效性与质量的方法。

研究对象：人员包括安宁疗护患者及其家属、安宁疗护机构工作人员、卫生及相关政府部门管理人员与政策制定者及相关学者等；机构包括安宁疗护中心、病区或科室等；也可以研究具体每项服务或干预措施等。

研究内容包括公众对安宁疗护的认知、患者特征、服务需要与需求、提供服务

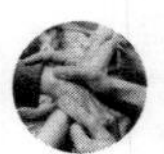

的类型或性质、提供服务的主体及其特征、服务质量、相关政策与保障及存在问题等。

分类：根据研究目的，可分为描述性研究和分析性研究。根据调查范围，可分为全面调查(亦称普查)和非全面调查。非全面调查可分为抽样调查和典型调查。按样本抽取方式可以分为概率抽样和非概率抽样。

步骤：在安宁疗护研究之前，要针对研究目的进行调查设计，包括资料收集、整理和分析整个过程的研究设计和组织安排，目的是用尽可能少的人、财、物和时间获得高质量的安宁疗护调查资料，得出可靠的结论。具体步骤：①明确调查目的。调查目的是开展安宁疗护调查的动因和出发点，并紧紧围绕此目的开展调查工作。②确定调查方法。根据研究目的和条件选择合适的安宁疗护调查方法。③确定调查对象。根据调查目的，确定调查研究的总体，之后采用合适的抽样方法抽出样本，确定最终的研究对象，安宁疗护调查一般采用抽样调查或典型调查。④确定样本量。样本量是样本中观察单位数量，通过样本量估计可获得在一定精度的前提下研究所需的最少观察单位数。不同的抽样方法有不同的估计样本例数的方法，安宁疗护研究可使用方便抽样后典型抽样进行研究。⑤确定调查指标。调查指标是调查目的的具体体现，在进行研究设计时，调查目的应转化为调查指标，通过对指标的分析达到目的，指标的确定应遵守代表性、客观性、可行性的原则。如安宁疗护的利用率、费用、满意度等。⑥设计调查表。调查表是资料收集的工具，是把调查条目按照提问的逻辑顺序列成表格。⑦确定资料收集方式。资料收集方式有直接调查法和间接调查法，直接调查法直接询问信息、填写调查表等，间接调查法是通过信函和电话等方法收集数据。可根据不同研究目的和条件酌情选择不同方法。⑧制定调查的组织计划。主要包含动员宣传、时间进度安排、分工协调等。⑨整理和分析计划。使用专业的分析软件和数据库进行资料整理和分析。⑩调查研究的质量控制。调查研究很容易产生误差和偏倚，需要采取有效的方法对全过程进行控制。⑪预调查。调查方案设计好以后，除了请安宁疗护相关专家进行论证，还进行预调查来考察调查方案设计得是否合理可行，调查表中各项指标的选择是否合理，调查的组织能否顺利进行，以及可能出现的异常情况等。因此在正式的调查之前，需要预调查发现不足进行修改。

安宁疗护文献研究(literature review on hospice care) 通过期刊、档案、统计报表、著作及其他历史资料等信息渠道收集安宁疗护相关的第二手资料，然后对这些资料进行综合、分析、归纳和提炼结论。

目的：文献研究是一项研究设计的源头，目的一是了解安宁疗护研究开展了哪些，有什么进展，还有什么方面问题没有解决而需要进行研究，为此追踪学术进展；二是为了专业兴趣而长期关注和积累；三是为了研究安宁疗护政策规范和宏观环境变化而跟进社会热点。

内容：安宁疗护的内涵、国内外发展、服务现状、存在的问题、今后发展方向等总体概况；也可以是对某一具体方面的深入研究，如安宁疗护对患者和家属的死亡教育开展情况、影响安宁疗护服务利用的社会文化因素等。安宁疗护文献研究的主要成果是安宁疗护文献综述。

主要文献检索工具为利用图书馆数据库，如中文数据库知网和万方、英文数据库PUBMED等，收集各种中英文文献、专业论著和论文等，查询网页亦可获得很多信息，常用网站有相关政府网站、国际组织网站、专业论坛和网络新闻等。

步骤：确定主题、文献收集、文献阅读、归纳与比较分析、结论与展望。文献收集需要制定检索说明，根据文献数量限定关键词，文献较多时，则应进行分类、选择重要期刊，以及有建树的研究者，文献较少时，则可以关注网络新闻。通读文献时应了解概况，形成Excel表格记录，或使用EndNote等软件进行文献管理。精读文献

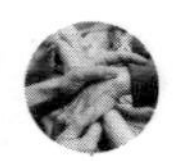

时形成思路，搭建陈述框架。整合时使用材料充实综述的陈述脉络。

安宁疗护案例调查研究（case study on hospice care）亦称安宁疗护典型调查。在对安宁疗护有较全面了解的基础上，有目的地选定典型的人或单位或事物进行调查研究，广泛而深入地收集有关资料，从而进行系统地分析、解释、推理的过程。

对象：安宁疗护患者及其家属、安宁疗护服务人员等，一般选择可获得信息较多的对象，要选择有关键性、独特性、启示性的案例。

内容：安宁疗护服务项目、服务质量、方法实践、知识普及等。旨在了解安宁疗护服务具体情况，帮助研究者获得解决问题的途径；解释安宁疗护服务特定行为，解释是案例调查的基本特点，也是为寻找个体行为及事件发生的原因、为解决实际问题提供依据；案例调查研究可以获得很多相关资料和具体实例，由此产生许多需要验证的解决方案和研究假设，有助于理论发展和实践与运用；案例是同类事物特征的集中体现，抓住典型案例有利于对安宁疗护服务特征进行深入的了解。案例调查可以与普查结合，分别从不同角度细致全面地说明问题。案例调查不能用于估计总体参数，但通过案例调查可推广安宁疗护服务经验。

方法：通过访谈、观察、文件分析等收集信息，从而进行综合分析。

安宁疗护案例调查研究是提高安宁疗护质量不可缺少的研究方法，具体问题具体分析，具有实践意义。有时用于不能预测、控制，而且由于道德原因不能人为重复进行的事例的调查研究。

安宁疗护病床使用率（occupied rate of hospice beds）一定时期内安宁疗护患者实际占用的总床日数与实际开放的总床日数之比，反映安宁疗护机构使用床位与实有床位的比例。计算公式：安宁疗护病床使用率＝期内实际占用总床日数/期内实际开放总床日数×100%。

实际开放总床日数：年内医院各科每日夜晚12点开放病床数总和，不论该床是否被患者占用，都应计算在内。包括消毒和小修理等暂停使用的病床，超过半年的加床。不包括因病房扩建或大修而停用的病床及临时增设病床。

实际占用总床日数：医院各科每日夜晚12点实际占用病床数（即每日夜晚12点住院人数）总和，包括实际占用的临时加床在内。患者入院后于当晚12点前死亡或因故出院的患者，作为实际占用床位1天进行统计，同时亦统计为“出院者占用总床日数”1天，入院及出院人数各1人。

实际占用的总床日数从安宁疗护机构各科室或者安宁疗护机构的每日动态报表中记录的实际占床人数中累加得到。

安宁疗护病床使用率可说明安宁疗护机构病床的利用效率，如住院患者多，病床利用率则高。使用过低，说明病床有空闲，尚有潜力发挥；太高说明病床负担过重，没有足够的时间对病床进行消毒处理，容易增加医院感染；临时加床会影响病房管理，可能给医疗质量带来不利影响，应尽量避免。安宁疗护病床使用率的高低受供需双方和政策等影响，公众对安宁疗护的知晓、认识和接受程度影响安宁疗护病床的利用，安宁疗护服务提供的质量，政府对供需双方的制度保障也会影响利用。

安宁疗护病床周转次数（turnover of hospice beds）一定时期内平均每张安宁疗护病床出院人数，计算公式：安宁疗护病床周转次数（全院）＝出院人数/平均开放病床数，安宁疗护病床周转次数（科）＝（出院人数＋转往他科人数）/平均开放病床数。

平均开放病床数＝实际开放总床日数/本年日历日数（365）。

安宁疗护出院，大多是死亡为结局，也有些转换到其他机构或回家。

病床周转次数：了解在一定时期内一张病床曾有几名患者使用。安宁疗护病床周转次数的多少和收容安宁疗护患者的病种、病情轻重有密切关系。安宁疗护病床收容慢性病患者、重症患者多，因此病床周

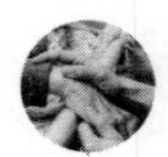

转一般较慢。病床周转次数还和医疗技术水平、诊断治疗质量及医疗机构管理有着密切关系。

病床使用率和病床周转次数：病床使用率只能说明病床工作一般的负荷情况，不能完全说明病床工作效率。如果一个患者长期不出院，从病床使用率看是高的，病床没有空闲，但不能认为病床工作效率高，因为它只为一个患者服务。因此，须把病床使用率与病床周转次数结合起来评定。病床使用率和周转次数均高，反映床位满足不了患者需要，应考虑适当增加固定床位；病床使用率高而周转次数低，说明患者住院时间长，在保证服务效果的基础上，缩短平均住院日，加快周转；使用率低而周转次数高，说明平均住院日短，病床周转快；使用率和周转次数均低，说明床位未得到充分利用，部分病床和工作人员较空闲；使用率较低，则说明病床未得到有效利用，供大于求，存在资源浪费。

安宁疗护出院患者平均住院日（average length of stay of hospice care） 一定时期内每一安宁疗护出院者平均住院时间的长短。计算公式：安宁疗护出院者平均住院日＝出院者占用总床日数/出院人数。安宁疗护患者的出院大多是死亡为结局，也有些转到其他机构或回家的患者。

出院者占用总床日数：所有出院人数的住院床日之总和。

意义：反映安宁疗护机构医疗资源利用情况和总体医疗服务质量的综合指标，是集中表现安宁疗护机构管理、机构效率和效益较重要而敏感的指标。在开放病床不变的情况下，病床周转次数和病床使用率的高低也影响了平均住院日的长短，平均住院天数越短，病床周转次数才能越高。

安宁疗护出院者平均住院日也是评价安宁疗护工作效率和效益、医疗质量和技术水平的综合指标，它全面反映安宁疗护机构的医、护、技力量和管理水平。在确保服务质量，保障患者尊严的前提下，有效缩短平均住院日能使机构在实现资源成本最小化的同时，减少患者的直接和间接费用，达到机构综合效益的最大化。

安宁疗护患者死因构成（composition of cause of death in hospice care） 某地或某机构在一定时期内（通常是一年）接受安宁疗护服务的所有死亡患者中因某种原因（疾病）所致的死亡者所占的百分比。

作用：分析安宁疗护患者死因构成，可了解安宁疗护患者最后因哪些疾病去世，何种疾病是死亡的主要原因。同时可以进行同一地区前后比较、不同地区横向比较，不同患者个人特征比较，以了解不同阶段、不同地区、不同患者特征安宁疗护患者死因构成的变化与区别。也可间接了解利用安宁疗护服务的患者所患主要疾病种类。

有研究指出，到 2020 年，中国将有 3/4 的死亡与老年病有关，死因的顺位变化对临终关怀事业是巨大挑战。恶性肿瘤作为中国城市居民的首位死亡原因，其发病率和死亡率呈明显上升趋势。据统计，我国每年新发癌症病例 350 万，每年癌症患者的死亡数约为 230 万。癌症患者安宁疗护需求巨大，对安宁疗护事业既是巨大的挑战，也是迫切的需要。

安宁疗护患者年龄别死亡构成（age specific cause of death in hospice care） 某地或某机构在一定时期内接受安宁疗护的所有死亡患者中各年龄组的死亡患者所占的百分比。

作用：分析安宁疗护患者年龄组死亡构成，可了解这些死者主要是哪些年龄组的患者，同时也可间接了解利用安宁疗护的患者年龄组特征。

总死亡率要受人口年龄结构的影响，不同年龄的死亡率差别很大。年龄别死亡率的变动特征是零岁的婴儿死亡率较高，以后各年龄组死亡率随年龄增长而下降，一般在 10～14 岁组达最低点，15 岁以后缓慢上升，50 岁以后急剧上升，形成一个“V”字形或“U”字形的曲线。由于各年龄组死亡率存在较大差异，因此，在分析研究人口总死亡率时，必须注意人口年龄构成。

老年人口的迅速增长为我国带来一系

列问题，如社会保障、基建设施、医疗服务、长期赡养等。随着患有恶性肿瘤、慢性病等不可治愈疾病的老年人口逐渐增多，老年人需要的医疗服务逐渐增加，安宁疗护正越来越受人关注。当然，临终关怀不仅仅针对老年人，所有年龄段的患者，只要处于疾病终末期，都可以接受临终关怀。

安宁疗护出院患者人均医药费用(health expenses in hospice care per patient) 亦称安宁疗护住院患者人均医药费用、安宁疗护患者人均住院费用，包括机构住院和居家床位临终关怀服务费用。

计算方法：人均医药费用 = 安宁疗护住院收入/出院人数，或安宁疗护居家服务收入/居家床位人数。

内容：床位费、护理费、检查费、治疗费、材料费、药费等，居家服务费用包括上门费、护理费、治疗费、材料费、药费等。安宁疗护一般不进行较大的检查和治疗，因此，费用较低。安宁疗护患者较多需要生活照料和心理关怀等，而这些服务不一定都有收费标准，有必要在针对性研究的基础上制定合理标准。

晚期肿瘤患者过度检查和治疗对患者的预后并无益处，社区临终关怀机构总体可以降低人均医疗费用。上海市临终出院患者的费用以医疗费用为主体，药品费中镇痛药和镇静药占超过 1/3。说明患者的身体舒适度、控制疼痛、缓解焦虑、生活护理和心理支持亟待关注，这符合大部分晚期恶性肿瘤患者要求获得临终关怀的服务首要是解除疼痛，另有一部分患者要求获得医学和心理支持的需求。临终关怀服务通过缓解患者症状，辅以心理支持，可以节省医疗资源，同时减轻患者的经济负担。

安宁疗护出院患者日均医药费用(health expenses in hospice care per day) 亦称安宁疗护住院患者日均医药费用，包括机构住院和居家床位临终关怀服务费用。

计算方法：安宁疗护住院收入/出院者占用总床日数，或安宁疗护居家服务收入/居家床位占用总床日数。

安宁疗护患者一般住院天数较长，人均住院医药费用较低，因此日均医药费用更低。

2010 年五省市临终关怀机构晚期恶性肿瘤患者的日均医疗费用为 359.92 元，其中床位费占 11.81%，药品费占 45.40%，诊疗费占 2.80%，检查费占 14.18%，护理费占 5.22%，治疗费占 8.39%，材料费占 6.86%。临终阶段晚期恶性肿瘤患者中仍然存在一定的过度医疗现象。随着新的医学技术发展，费用将日益昂贵，国家需实行成本-效果核算，只有通过临终关怀服务效果和效力评估，已被证明有效的服务才能拓展推广。临终关怀服务要符合高效、低成本和令人接受的保健照护，以满足接受服务人群的需要和可负担性。

死亡率(death rate) 亦称总死亡率，某地某年平均每千人口中的死亡数。反映居民的死亡水平，通常以每年每 1 000 人为单位来表示。

计算方法：死亡率(‰) = 单位时间死亡人数/单位时间平均人口数×1 000‰。

广义的死亡率包括粗死因别死亡率、分年龄死亡率和分年龄性别死亡率等。

特征：通过死亡率可得知区域的卫生状况、医疗品质。国家的先进程度越高，死亡率随之下降。

2017 年底，中国内地(大陆)总人口(包括 31 个省、自治区、直辖市和中国人民解放军现役军人，不包括香港、澳门特别行政区和台湾省，以及海外华侨的人数) 139 008 万人，比上年末(2016 年底)的 138 271 万人增加 737 万人，增速为 0.59%。2017 年，中国死亡人口数量为 986 万人，人口死亡率为 7.11‰；2016 年，中国人口死亡率为 7.09‰。

(黑子明　杨颖华　严非　刘爽　王伟　杨婧)

二十二、临终关怀文化

生命文化(cultural life) 关于生命的全部文化的总和。其主要是从文化角度来

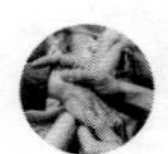

诠释生命的意义与价值，规范对生命的态度。简而言之，生命文化就是对生命的基本观点和态度。

生命文化包括生命意义、生命意识、生命质量、生命价值、生命尊严、生命关怀等。生命的意义是生命文化的核心。只有懂得了生命的意义，才能对生命有一个正确的认识和态度。

生命文化对生命及其意义的阐释为珍惜和敬佑生命提供了认识基础。生命的意义包括生命本身的意义和生活的意义。生命本身的意义是先天的、绝对的、无条件的；生活的意义则是后天的、相对的、有条件的。生活的意义，取决于个体在发挥自身潜能方面所做的努力，取决于个体对社会进步及对他人所作出的贡献。这些认识为人们努力打造生活、不断超越自我奠定了思想基础。

如何认识生命，如何对待生命，不仅关系到个人的生命历程，更是个人和民族文明的重要标志。

正确认识生命文化，提高人们的生命价值，丰富人们的生命意义，满足人们的精神追求，是人类社会可持续发展的必然要求，也是时代发展的需要。

临终关怀文化（hospice care culture） 人们对于临终者及其家属给予支持性照护过程中逐步形成并遵循的理念、思维方式、价值观念、生活态度、道德准则、人文环境、行为方式和社会制度等的总和。不同历史时期、不同民族、不同地域、不同宗教的人对待临终者及其家属的态度、相处方式、风俗习惯等各不相同，因此临终关怀文化也是丰富多样的。

临终关怀文化从内涵上包括临终病房环境文化、道德文化、服务文化、组织文化、制度文化等。

临终病房环境文化主要指作为专门为临终者提供专业支持性照护的场所，在长期的实践中逐渐形成的具有鲜明特点的物质和精神文化的总和。它包括物质环境文化、人文环境文化、制度环境文化等。

临终关怀道德文化主要是指人们对于临终者及其家属给予支持性照护过程中所形成并共同遵守的行为准则和规范的总和，包括临终关怀的道德观念、道德情感、道德规范、道德行为等。临终关怀道德文化是临终关怀文化的重要组成部分，它以道德规范为准则，以道德情感为内在动力，通过道德评价来调整临终关怀实践中人与人之间、个人与组织之间及人与社会之间的相互关系。

临终关怀服务文化是临终关怀专门机构或组织在长期对临终者及其家属提供服务的过程中所形成的理念、职业观念、服务特色、服务水平等的总和。其中服务理念是临终关怀服务文化的精神内核，是影响临终关怀服务一切问题的根本。

临终关怀组织文化是指在一定条件下，临终关怀机构或组织在产生和发展过程中所创造并逐步形成的被组织成员普遍认同的价值观念、行为准则、团队意识、文化观念、工作作风、组织制度、社会责任等总和。其中价值观念是临终关怀组织文化的核心。临终关怀组织文化可以通过临终关怀机构或组织的结构和制度设计、从业人员行为规范、建筑物布局与装饰等物质设施得以体现。临终关怀组织文化是临终关怀机构或组织的灵魂，是推动临终关怀机构或组织发展的不竭动力。

临终关怀制度文化是人们在临终关怀实践过程中所形成的各种关系的总和，是为了临终关怀产生和发展的需要而创造制定出来的有组织的规范体系。包括临终关怀机构或组织的章程、规定、管理体制、工作制度、服务规范、社会制度等。

在临终关怀服务过程中，应尊重不同文化背景下临终患者的文化需要、信仰和行为方式等，尽可能为其提供与其文化一致的多层次、全方位、有效的临终关怀服务。

临终关怀文化休克（hospice care culture shock） 一个人在得知即将面临生命的结束，突然感觉处于一种被社会隔离、要与家人永别，一时间丧失自己熟悉的所有社会交流的符号与手段而产生恐惧、否认、焦虑、抑郁、绝望等的心理状态。

当个体得知生命即将结束,原有的生活态度、思维认知、价值取向、行为方式等与临终关怀理念、价值观念、死亡态度、生活方式等之间的冲突,我们也把它称为临终关怀的文化冲突。这种冲突主要表现为临终者内心的抵触或对立状态。冲突中,最难改变的是心理积淀。心理积淀不仅是临终者个体长期形成的心理习惯,更主要的是一个民族数代人积淀而形成的心理习惯。由于这种传统文化积淀在人们心理上形成了一定的生死观念定式、思维定式和价值标准定式,与外来的临终关怀文化,人们在心理上一时不容易理解和接受。有些人反应激烈甚至会产生"文化休克"。

"临终关怀文化休克"有别于临床上由于疾病引起的血压下降、丧失意识的病理性休克现象,它主要是主观心理的反应,是临终者在瞬间面对极度不愿面对的死亡的现实冲撞下产生的一种短期效应。因此要正确地看待,更重要的是帮助临终者跨越这种现象。

护理文化(nursing culture) 护理人员在长期护理实践中逐渐形成的基本信念、价值取向、伦理道德和行为准则等的总和。

护理文化指在人们对文化及其属性、范畴、功能、价值的认识的基础上,形成的具有护理专业特征的一种群体文化,是全体护理人员在护理实践中创造出来的物质和精神成果的集中表现,也是建立和谐护患关系的重要因素。护理文化会随着时代的变迁而变化发展,其内涵与精髓在长期的护理教育和实践中不断得以丰富并传承和升华。

护理文化包括物质文化、制度文化和精神文化。物质文化主要是护理工作文化要素在社会表象中的显露,如护理工作环境、护理人员形象、工作作风、服务态度、精神面貌等。制度文化主要是将无形的价值观、精神信仰和思维方式转化为有形的、可操作的规章制度,用于强制性控制护理人员的行为。主要包括护理的组织管理形式和各项护理规章制度,如护理工作的组织机构、各级人员工作职责、护理常规、操作流程、行为规范、考核办法、职业要求等。精神文化是护理人员在长期护理实践中形成的共同的意识形态和文化观念,是护理文化的核心,它是组织内所共同认同和遵守的信念、价值观、职业道德、专业理念、行为准则和生活方式,如以人为本、以患者为中心的服务理念、整体护理理念等。

护理文化作为医院文化的重要组成部分,不仅限于医院,还包括校园和社区护理文化等。护理文化的作用不仅体现在其外部的文化形象中,而且在指导、凝聚、激励和约束护理人员方面发挥着内在积极作用。良好的护理文化有利于培养正确的价值观和职业道德,能激励和凝聚护理人员不断提高护理质量、创新护理技术,创造更大的社会效益。

中国死亡文化(Chinese culture of death) 中国人在死亡及相关活动中形成的物质文明与精神文明的总和,内容包括死亡观念、死亡态度、死亡教育、伦理、道德、丧仪习俗、殡葬制度、临终关怀及相关的文学艺术等。

中国死亡文化是伴随着中国历史的演变而不断变化的。因不同时代、不同民族、不同信仰、不同宗教对待死亡的态度、观念存在差异,因此中国死亡文化不仅是丰富的、多样的,而且是动态变化的。新型死亡文化是在先进生产力和社会制度基础上形成的,包括用科学文明的对待死亡的态度和观念代替传统的对待死亡的态度和观念。

丧葬文化(funeral culture) 即在社会发展过程中形成并积淀下来的、人类特有的围绕个体自然生命死亡进行的各种活动的总和,包括生命价值观念、对待死亡的态度、伦理道德、殡葬方式、殡葬用品、丧事礼仪、地方习俗及殡葬制度等。

儒家死亡文化(Confucianism culture of death) 崇尚或信奉儒家思想的人在死亡及相关活动中形成的意识形态和相应的

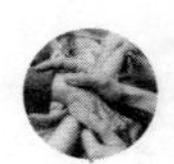

行为规范，内容包括死亡观念、死亡态度、信仰、道德、伦理、丧葬用物、丧仪习俗、社会制度及相关艺术等。

道教死亡文化（Taoism culture of death）信奉道教的人遵循道教教义在长期社会生活实践中，在死亡及其相关活动中所形成的意识形态和行为方式等，内容包括死亡观念、死亡态度、信仰、道德、伦理、丧葬用物、丧仪习俗、行为方式及相关艺术等。

祭祀观(sacrificial view) 祭祀，始于原始社会，是人们对超自然现象崇拜的一种体现。在人类的所知范畴中，神灵具有超越人类的力量，是人的主宰者，祭祀是为了更好地膜拜神灵并祈求神灵的庇佑和免除责罚，因此，祭祀是人们祈祷和膜拜神灵的形式之一。

中国人的祭祀观念与我国的传统宗教文化有着不可分割的关系，中国人的祭祀包括祭拜祖先和祭拜上天。在中国，祭祀和丧葬同时具有强烈的宗教色彩，也具有一定的政治色彩。在中国古人的观念中，祭祀和丧葬的意义是交织、融合在一起的，儒家的祭祀表达对祖先的恭敬，悲伤地思念先辈，同时具有“孝”“德”的观念，认为必须记住父母的养育之恩，必须“生，事之以礼；死，葬之以礼，祭之以礼”。

孔子非常讲究祭祀礼仪的细节，对于穿着、礼器、祭祀品、时间等各方面都有严格的规定。在时间上，孔子非常强调“三年之丧”。祭祀时，必须洁简自己的衣食与生活行为。在祭祀的过程中不仅强调外在礼仪，更注重人内心的真情流露。同时，孔子也强调必须身体力行，如果因为时间而没有亲自参与祭典，只是象征性由别人代表，这就等于没有祭祀。

“哀”是孔子祭祀观中重要的情感标准，这种真切的“哀思”是对祖先诚挚的敬意，是生人对先人养之恩德的缅怀。孔子丧葬祭祀的精神实质是“孝”，外在原则是“礼”，基本要求为“哀敬”。它立足于现实的人生，内含着节制、节俭的要求，其目的在于慎终追远，让民心归于仁厚，使社会道德风尚日渐淳厚，是非常理性的丧祭观。

此外，东汉哲学家王充树立的“报功、修先”祭祀观，其影响是不可忽视的。王充反对淫祀，否定通过祭祀求取福寿，而认为祭祀只是依照生人报答恩义的方法来报答被祭者的功德，以表达对被祭者的追念。所谓“报功”，是报答对人类有功者；所谓“修先”，则是崇敬地对待自己的祖先，“报功、修先”都是为了回报和崇尚他们的恩德。“报功、修先”的祭祀观是王充对先秦至汉代祭祀观念的总结与升华，也对后代祭祀观产生了影响，得到了一定的继承和传播。

为了对死者表示哀悼，亲属们还要定期进行祭祀，祭祀主要有“三天祭祀”“七天祭祀”“四十天祭祀”和“周年祭”等。“三天祭”与“七天祭”在遗体下葬后的第三天和第七天举行。“四十天祭”与“七天祭”基本相同。当死者去世满周年时要为死者祭祀，即周年祭。周年祭，不一定是在死者去世整一年那天，而往往是提前几天举行。悼念活动是为了缅怀死者，以慰亡灵，反映了生者对死者的感情和意愿。

讣告(obituary notice) 也叫讣文，又叫讣闻，是人死后报丧的凶讯。“讣”原指报丧、告丧，也指死者亲属向亲友及有关方面报告丧事用的文书，“告”是让人知晓，讣告就是告知某人去世消息的一种丧葬应用文体。它是死者所属单位组织的治丧委员会或者家属向其亲友、同事、社会公众报告某人去世的消息。

追悼词(funerary orations) 又称悼词，是生者表达对于逝者的情感的一种主要方式，有悼念、哀思、缅怀、追念等情感，是叙述逝者生平、对逝者生前事迹、成就进行高度总结和评价的文章；在现代殡葬礼仪中，常由具有一定社会地位或身份的人在逝者的追悼会上当众诵读。

默哀(stand in silent tribute) 低头静立，以表示哀悼，为某件事、某个人悼念的

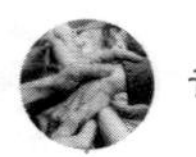

一种方式。默:不出声音的;哀:悲哀的悼念。

在怀念去世的人时,在庄重场合默哀时要摘下帽子,以表对故人的尊敬。默哀时要闭眼,还要低头三分钟、三鞠躬等,以回忆你要默哀的人和你自己的美好回忆。

挽联(white banners bearing memorial couplets) 哀悼死者、治丧祭祀专用的对联,是专为哀悼死者而写的对联。它是对死者的哀悼,也是对活人的慰藉,有其社会性,也有其时代的代表性。挽联一般分上、下两联,内容涉及逝者的生平叙述、歌功颂德,以及逝者的殒殁对社会层次的影响等。

戴黑纱(mourning armlet) 开追悼会时每个人都要在袖子上戴上一块黑纱,以此来表达对死者的悼念。对于死者的家属来说,佩戴黑纱意味着对长辈死者表达的一种孝礼。

花圈(wreath) 用鲜花或纸花扎成环状的祭奠物品。殡葬仪式中,给逝者送花圈是如今最通用的丧礼。

扫墓(tomb sweeping) 祭扫先人之墓。扫墓俗称上坟,指到坟墓上祭奠和打扫,是祭祀死者的一种活动。

哭丧(wail at funeral) 以哭的形式表达对死者的哀思,是中国丧葬礼俗的一大特色,并贯穿丧葬仪式的始终。出殡时的哭丧仪式是最受重视的。

追悼会(memorial meeting) 追悼,是对死者追念哀悼。追悼会,是生者对死者悼念及评价的会议,以悲痛的心情表达对死者的缅怀和追念。开追悼会,就是寄托哀思。

慰问死者家属礼仪(the ceremony of condolences to the families of the deceased) 丧事是一种悲痛的事情,展开哀伤辅导、心理关怀、灵性关怀、生命教育也是现代殡仪(生命礼仪)的重要部分,并由专业临终关怀从业人员或殡仪礼仪师、心理咨询师或医护及社工人员完成。关怀及安慰对于亡者的亲属很有必要,既要显示悲伤的情绪,更要说些安慰当事人的话。可以使用电话、文字慰问、拥抱等行为来表达对故人的哀悼之情,同时也安慰家属。可以给予一定的帮助,让家属的生活能够相对容易些;通过协助采购、清理居室,故人家属可以专心安排葬礼后的招待事项。

安慰死者家属不仅仅是表示同情,或者相伴流泪。一般来说,要注意以下几个方面。①对于故人家属的身体健康等状况要积极了解。过度的悲伤、对死者临终前连日侍奉的劳累、葬礼前后的操办及招待事项,都会消耗死者亲属的体力,甚至导致疾病的发生。对于患有慢性病症的家属,则更应劝其节哀止悲。此外,可找几个平日知心的朋友一起相劝,尽量转移话题,分散其注意力。对于特别会引起亲人悲伤的送葬或火化场面,如死者亲属身体多病或年迈,则应劝阻其不要去现场,以免因悲恸过分而发生意外。②了解死者亲属在死者去世后的主要思想顾虑,或是家庭困难,或是子女教育,或者有未解决之遗业。对此,要有的放矢地做好劝慰。如需通过组织、亲友、师长或子弟解决的,则应积极协助解决,以使亲属打消顾虑,减轻忧虑和悲痛。③针对亲属的喜好,多讲令其高兴的事。例如亲人虽已亡故,但子女们已经成才,且学有长进,工作有成绩的,则应多多提及子女情况,使亲属看到希望。如果能让子女同时进行劝慰,效果当然更好。④如死者亲属由于悲痛而对丧事的料理或接待工作有所疏忽或不周,都应予以谅解。不仅如此,还要积极帮助死者亲属完成好各项家务,决不要因事而心存芥蒂,以致死者亲属更加伤心和悲痛。

人生观(outlook on life) 人们对于人生的总体看法和根本观点,是世界观的重要组成部分,是世界观在人生问题上的具体表现,世界观指导着人生观。主要包括对人生目的、人生意义、人生价值和人生态度的认识。具体内容有生死观、苦乐观、幸

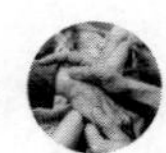

福观、荣辱观、公私观、爱情观等。不同社会条件下，人们会形成不同的人生观，阶级社会中人生观具有鲜明的阶级烙印。人生观决定着人们不同的人生道路选择、人生价值取舍和对待生活的态度。正确的人生观有赖于自觉、有意识地培养。持有不同人生观的人，临终之际对待死亡的态度和采取的行为也会有所不同，临终关怀工作者应根据服务对象不同的人生观，对临终者进行有针对性的心理抚慰和灵性关怀。

齐同生死(life and death are the same except of different forms) 又称“生死一条”。战国时期庄子的重要思想。庄子从“道未始有封”，即“道”是从没有界限差别的观点出发看待生死，认为生存或死亡不过是“气”聚散变化的结果，因而生死一体、生死自然、生死相续。生和死虽然是相对的，但是在“道”的层面上，却是齐同的。“万物一府，死生同状”；生死是和四季交替一样的自然现象，“是相与为春秋冬夏四时行也”；生死是相互依赖、相互转化的过程，“生也死之徒，死也生之始”。生死只是生命过程的自然循环，故而生不足喜，死不足悲，一切顺其自然，才能达到“逍遥”的理想境界。此思想一方面混淆了生和死的原则界限，另一方面也消解人们乐生恶死的思想基础。有助于引导临终者和家属超越生死的束缚，缓解死亡恐惧。

道教死亡观(Taoist death view) 道教对于死亡的观点和态度。老子采取一种自然主义的豁达的态度，认为万物生于天地之间，复归于天地之间，是自然变化的一个阶段，死亡是必然的归宿。道教崇尚“道”法自然，主张“出生入死”“生死齐一”。道教死亡观不仅是潇洒、飘逸的，也是一种容易被常人接纳的死亡观，它要求人们不执着于生死，顺其自然，以一种安身立命、本真超然的态度来体验人生，寻找一种积极乐观的人生态度。在道家学派看来，万物的意义在于在死亡之前诞生其他的生命体。对于人来说，可以是繁衍后代，也可以是创造知识贡献社会。

信仰(belief) 从内心深处对某种理论、思想、学说的尊崇，并以之为行动的准则。信仰是人们在一定社会实践基础上和心理活动过程中产生和发展起来的，并通过心理过程制约着人们的实践活动。信仰是心灵的主观产物，是个人的意识行为，是人类的一种情绪，一种强烈信念，一种灵魂式的关爱。信仰有原始信仰、宗教信仰、哲学信仰、政治信仰等。信仰有科学信仰和盲目信仰之分，前者以科学认识为基础，是信任所在、价值所在，后者则是指没有科学根据的缺乏理性的崇拜。

科学信仰来自对自然界和人类社会发展规律的正确认识，以及科学的成就和人民群众实践的成功，能给人以可靠的鼓舞和坚强的力量。

精神世界(spiritual world) 人的意识活动及其活动结果的总和，即主观世界，它在本质上揭示的是人的精神性。精神世界包括三大要素，即人的能力素质状况、道德品质修养及精神境界高低。精神世界的四大层面包括心理层面、思维层面、伦理层面和精神层面。人的精神世界是人独有的生存过程，精神世界的充实是实现个人和谐发展的前提。关注人的精神世界的目的是消除人的精神世界的困惑和痛苦，促进人的健康发展，最终使人获得全面发展。构建和谐精神世界，应注重打造适合现代社会的内在世界，需要培养和提升现代公民意识，要用丰富的精神文化生活陶冶情操，同时还需关注宗教对精神世界建设的重要意义。

（张鹊　肖立军　张学茹　潘毅慧）

二十三、临终关怀学相关文献

（一）现代文献

安乐死法案(Euthanasia Act) 2001 年荷兰成为世界上第一个给安乐死立法的国家。依法实施安乐死必须符合以下条件：①患者没有治愈希望且正经历着无法忍受的病痛折磨，经过深思熟虑后主动提出安乐死。②主治医生必须如实将病情及后续治疗前景告知患者，让患者明白其病情已无任何合理的方法可以改变。③患者的主治医生就上述内容写出书面意见，并且征得另一位具有独立判断处理问题能力的医生的支持。④实施安乐死必须报告地区“终止生命监督委员会”，取得其同意后再执行。⑤执行安乐死的行为必须符合规范的医疗行为。该法案还规定，父母必须参与未成年人的安乐死，年龄在16～18岁之间的未成年患者可以与父母或监护人一起决定，而12～16岁的青少年则必须由家长或监护人做出决定。

关于安乐死行为，我国目前仍有不同的声音。

患者权利法案（Patient's Bill of Rights）于1972年由美国医院联合会提出制定，并于1973年由美国医院联合会代表局通过。该法案旨在通过引入患者权利法案来确保患者的权利，并使患者、医生和医院之间的关系更加和谐，还希望将患者的这些权利视为治疗过程的组成部分。

该法案的主要内容：①患者有权得到合理而有尊严的治疗，并获得知情同意权，自主决定接受或者拒绝医生提供的治疗方案，并知悉后果。②患者有权要求医务人员对自己的诊治资料保密并干涉某些涉及自己隐私的诊疗计划。③患者有权要求医院在可行的范围内对患者的要求做出合理的响应。④患者有权获知与他本人医疗护理相关的医院信息，同时有权了解为其诊治的医疗人员的全部信息。⑤患者有权拒绝对其产生影响的人体实验和相关研究计划。⑥患者有权要求在出院后继续得到合理的医疗护理照顾。⑦患者有权对其医疗费用账单进行核查。⑧患者有权了解涉及患者的行为准则中相关的医院规章制度。该法案于1992年进行重新修订。

预先医疗指示法案(Advance Medical Instructions Act) 预先医疗指示起源于20世纪70年代的美国。新加坡于1996年颁布了《预先医疗指示法案》并于1997年正式实施。预先医疗指示的产生主要是使患者能够正视即将来临的死亡，在具有理性判断能力的时候对将来选择何种医疗服务做出预先安排。

该法案的对象是处于疾病末期，没有任何治愈希望的患者。法案就患者在生命即将到达终点时是选择放弃还是继续维持医疗措施做出明确指示，放弃治疗的方式不包括临终关怀。疾病末期必须是患者的主管医生及另外两名专家医生同时认定，才能生效。法案的目的是在病情不可逆转时，患者可以有尊严地离开。预先医疗指示的撤销，必须在有一名证人在场的情况下，以书面或口头的方式向登记部门申请撤销。

患者自决法案（Patients' Self-Determination Act）1991年12月，美国联邦政府颁布了《患者自决法案》，该法案是《综合调解法案》的一个组成部分。法案的主要内容是表明尊重患者的医疗自主权，通过患者的医疗决定和预先医疗指示，以保护患者选择或者拒绝医疗行为的权利，并且要求所有医疗服务的提供必须告知患者这些权利的内容，法案提出患者的权利包括以下3条。①患者有得到精致护理的权利。②在允许的范围内，患者有权就其医疗行为做出决定，包括接受或拒绝治疗的权利，以及有预先医疗指示或指定代理人对将来某种医疗行为做出医疗决定的权利。③患者有权获得关于自己疾病的信息，帮助其做出能表达自己意愿的治疗方案的决定。

患者的权利与义务（Rights and Duties of Patients）为了维护患者的权利，让患者了解自己应尽的义务，有利于患者健康，促进和谐医患关系，营造良好的医疗环境，1998年中华医学会医学伦理分会制定了《患者的权利与义务》。患者的权利包括：①患者有维护生命的权利。②患者有权在诊治中获得自己病情、预后及选择和同意治疗计划。③患者有权监督自己医疗权利

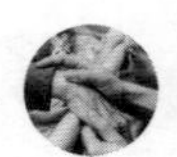

的实现，在支付医疗费用时有要求提供明细的权利。④当发生医疗事故时有要求赔偿及诉讼的权利。⑤有要求保护个人隐私的权利。⑥有因病免除一定的社会责任及义务的权利。

患者的义务包括：①有提供与疾病有关真实情况的义务。②有遵从医嘱，配合诊断和治疗的义务。③有爱护个人身体，积极恢复健康的义务。④有遵守医院规章制度，维护医院秩序，尊重、爱护、支持医务人员的义务。⑤有交纳医疗费用的义务。

只有权利和义务相结合，才能真正有利于患者的身心健康，提高医患之间的和谐度。

恶性肿瘤疼痛诊疗规范（Standard for diagnosis and treatment of pain in malignant tumors） 为进一步提高我国癌痛规范化治疗水平，完善重大疾病规范化诊疗体系，提高肿瘤患者生存质量，保障医疗质量和安全，卫生部（现国家卫生健康委员会）启动了“癌痛规范化治疗示范病房”创建活动，并组织专家制定了《癌症疼痛诊疗规范（2011 年版）》，于 2011 年 12 月 31 日颁发，2018 年对该规范进行修订，形成《癌症疼痛诊疗规范（2018 年版）》。

疼痛是癌症患者最常见和难以忍受的症状之一，严重影响癌症患者的生活质量。初诊癌症患者疼痛发生率约为 25%。

癌痛的病因主要分为肿瘤相关性疼痛、抗肿瘤治疗相关性疼痛及非肿瘤因素性疼痛。机制主要为伤害感受性疼痛及神经病理性疼痛。按发病持续时间分为急性疼痛和慢性疼痛。

癌痛的评估原则是以合理、有效进行止痛治疗为前提，癌症疼痛评估应当遵循“常规、量化、全面、动态”的原则。

癌痛应当采用综合治疗的原则，根据患者的病情和身体状况，有效应用止痛治疗手段，及早、持续、有效地消除疼痛，预防和控制药物的不良反应，降低疼痛及治疗带来的心理负担，提高患者生活质量。主要治疗方法有病因治疗、药物止痛治疗和非药物治疗。

患者和家属宣教随访：癌痛治疗过程中，患者及家属的理解和配合至关重要，应当有针对性地开展止痛知识宣传教育。重点宣教以下内容：鼓励患者主动向医护人员描述疼痛的程度；多数癌痛可通过药物治疗有效控制，患者应当在医生指导下进行止痛治疗，规律服药，不宜自行调整止痛方案和药物；止痛治疗时要密切观察疗效和药物的不良反应，随时与医务人员沟通，调整治疗目标及治疗措施；对于接受癌痛规范化治疗的患者进行定期随访、疼痛评估，最大限度满足患者的镇痛需求，保障患者获得持续、合理、安全、有效的治疗。

世界生物伦理与人权宣言（Universal Declaration on Bioethics and Human Rights） 2005 年通过，旨在根据社会、法律和环境因素来论述涉及人的医学、生命科学及相关技术的各种伦理问题，为各国，必要时为个人、群体、社区、公共或私人机构和公司决策和实践提供指导。宣言的目的是指导各国制定生物伦理法律、政策及个人、群体、社区、公共或私人机构和公司的行动，尊重人的生命尊严，保护人权和基本自由。宣言的原则主要强调：在应用医学、生命科学和相关科技知识时面对伦理问题，要充分尊重人的尊严、人权、基本自由。尊重他人的自主权和事先知情同意的权利，尊重人脆弱性和人格及隐私，尊严和权利面前人人平等，不歧视、不诋毁他人或群体，尊重文化的多元化和多样性，鼓励人与人之间的合作，保护后代，保护环境、生物圈和生物多样性。各国政府及社会各界就促进民众健康和社会发展达成共识，享有最高水准的健康是所有人的基本权利，科学技术的发展应当有助于促进全人类的健康和改善生活环境，科学研究的成果和利益应当与全社会共享。教科文组织应当宣传和传播本宣言，让世界各国人民都了解宣言的各项原则，在享受科学技术进步成果的同时保证人权和基本自由得到充分尊重。

世界人权宣言（Universal Declaration

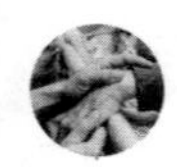

of Human Rights）1948 年 12 月 10 日，在巴黎召开的联合国大会第 217A(Ⅲ)号决议通过并颁布了具有里程碑意义的《世界人权宣言》，它由来自世界各个国家和地区的不同法律和文化背景的代表起草。《世界人权宣言》颁布后，大会要求所有会员国广为宣传，并且"不分国家或领土及政治地位，主要在各级学校和其他教育机构加以传播、展示、阅读和阐述。"

宣言真正体现了人权的平等和自由，并且将这种平等和自由扩大范围，不分种族、肤色、性别、语言、宗教、政治、国籍或社会出身、财产等任何区别。全文共有 30 条，其中前 27 条是对人权的具体规定，从第三条至第二十一条具体说明了个人在社会和政治生活中应该享有的各种自由和平等权利，主要体现在以下几条：第四条，任何人不得被奴隶或奴役；一切形式的奴隶制度和奴隶买卖，均应予以禁止；第五条，任何人不得被加以酷刑，或施以残忍的、不人道的或侮辱性的待遇或刑罚；第六条，人在任何地方有权被承认在法律面前的人格；第七条，法律面前人人平等，并有权享受法律的平等保护，不受任何歧视。人人有权享受平等保护，以免受违反本宣言的任何歧视行为及煽动这种歧视的任何行为之害；第二十一条，人人有直接或通过自由选择的代表参与治理本国的权利。第二十二条至第二十七条则是对经济、社会、文化权利的说明。

《世界人权宣言》颁布半个多世纪以来，世界人权事业的发展取得了巨大的成就，在国际社会的共同努力和世界文明进步的力量推动下，联合国又先后制定了关于人权的各类公约和宣言，如 1966 年联合国大会通过的《国际人权公约》、1968 年国际人权会议通过的《德黑兰宣言》、1977 年联合国大会通过的《关于人权新概念决议》、1986 年联合国大会通过的《发展权宣言》，以及 1993 年国际人权会议通过的《维也纳宣言和行动纲领》等。

患者权利宣言（Declaration on the Rights of Patients）又称《里斯本患者权利宣言》，由 1981 年 12 月第 34 届世界医学会通过。《患者权利宣言》重在维护患者的基本权益，使患者获得最优质的医疗服务，该宣言表明患者有 6 项权利。①患者有权自由选择自己信任的医生给自己治疗，医院及医生应当予以尊重。②患者有权在不受外界干扰的情况下，接受医生的各种检查和治疗。③具有行为能力的患者在了解正确的资讯后，有权接受或拒绝治疗，但在紧急情况下，无法得到患者的同意时，医护人员有权为患者治疗。患者不具有行为能力时，医护人员有权对其进行挽救生命的全部必需的治疗，其法定代理人或监护人不得拒绝，除非医护人员挽救生命的治疗只能在短时间内延长患者的生命或患者将永久昏迷，则可拒绝治疗。如果患者有较强传染性疾病，不治疗会影响他人，则患者没有权利拒绝治疗。④患者有权要求医生为其个人的资料保密。⑤面临死亡的患者，有权得到医生的尊重，让其有尊严地死去。⑥患者有权接受或者拒绝宗教协助，医生应当予以尊重和支持。

世界医学会分别于 1995 年 9 月和 2005 年 10 月对该宣言进行了修订。

联合国老人原则（United Nations Principles for Older Persons）附属于《老龄问题国际行为计划》。1982 年 12 月 3 日联合国大会召开了老龄问题世界大会，通过并核准第 37/51 号决议，即《老龄问题国际行为计划》，该计划认识到国际老龄问题的严重性，老年人数不断增加，而健康状况比以往更好，提倡有能力、有意愿的老年人参加社会日常活动作出贡献。1991 年 12 月 16 日，联合国大会第 74 次全体会议第 46/91 号决议通过了根据《老龄问题国际行为计划》制定的附属于该决议的《联合国老人原则》，赞赏老年人对社会所作出的贡献，并鼓励各国政府尽可能将该原则纳入本国国家方案。《联合国老人原则》主要包括老年人的独立、参与、照顾、自我充实、尊严 5 个方面的内容，全文共 18 条，概要如下。①独立：提倡老年人尽可能长期在家居住，参加适当的教育培训，保持工作的能力，适

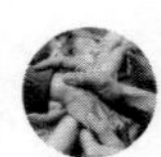

应各种环境，老年人应能通过提供收入、家庭和社会互助及自助，享有足够的食物、水、住房、衣着和保健。②参与：老年人应当融入社会，积极参与制定和执行影响其福祉的政策，寻求和发展为社会服务的机会。③照顾：老年人应按照每个社会的文化价值体系，享有家庭和社区的照顾和保护，帮助他们保持或恢复身体和智力到最佳水平，预防或延缓疾病的发生。老年人居住在任何住所、安养院或治疗所时，均应能享有人权和基本自由，包括充分尊重他们的尊严、信仰、需要和隐私，并尊重他们对自己的照顾和生活品质做抉择的权利。④自我充实：老年人应能追寻充分发挥自己潜力的机会，享用社会的教育、文化、精神和文娱资源。⑤尊严：老年人的生活应有尊严、有保障，不论其年龄、性别、种族或族裔背景、残疾或其他状况，均应受到公平对待，不论其经济贡献大小均应受到尊重。

希波克拉底誓言（Hippocratic Oath）是西方医学之父希波克拉底于 2 400 多年前为他自己撰写的个人道德自律准则，后来成为古希腊立志从医的年轻人宣读的誓言。这个誓言共五百多字（中文版），影响深远，成为几乎所有医学生入学第一课的必修内容。而今，希波克拉底誓言的影响力已远远超出医学范畴，成为职业道德、事业良知的准则。

《希波克拉底誓言》主要传递了四个方面的思想：①像尊敬自己的父母一样尊重传授自己知识的人，并时刻心存感激。②尽自己最大的努力为患者谋求利益，决不能利用职务之便，做一些损害患者的行为。③对待患者要一视同仁。④严格为患者保守秘密，不予泄露。

后希波克拉底誓言（Post-Hippocratic Oath）即“一个医生所承诺的促进患者的利益的义务”，是美国当代医德文献著作《为了患者利益》中的主要内容。因为传承了希波克拉底誓言中为患者谋利益的道德原则，故被赞誉为后希波克拉底誓言，被西方很多国家的医学院校作为毕业生毕业时的背诵誓言。主要内容包括：①把促进患者的利益作为专业理论的第一原则，我从事的工作主要是为了患者的最佳利益，而非为了推动社会进步或者是我自己的利益，无论患者有没有能力支付，我都要尽自己最大的力量去关怀那些需要我帮助的人。②由于我个人能力有限，凡是患者需要，我一定会向我的同事请教，并不断地提升自己的能力，尊重同仁。③尊重患者的权利，用他（她）能听懂的话语向他（她）说明疾病的性质、治疗方案及将要面临的危险。帮助患者做出符合他们价值取向的选择，并为他们保密，除外对他们有严重伤害的危险的情况。④当死亡不可避免时，我也要尽力帮助患者，按照他（她）的意愿去做，但绝不参与直接杀死患者的行动。

南丁格尔誓言（Nightingale Oath） 近代护理教育的创始人和奠基人、英国著名护理专家弗洛伦斯·南丁格尔（Florence Nightingale）为护士立下的誓约。南丁格尔进行护理工作训练的重要意义是使社会知道护理工作不仅是一种“技术”，更是一门“专门职业”，因此南丁格尔被誉为“现代护理工作的创始人”。

誓言全文（张英芙译）：“余谨以至诚，于上帝及公众面前宣誓：终身纯洁，忠贞职守，尽力提高护理专业标准，勿为有损之事，勿取服或故用有害之药，慎守患者及家务之秘密，竭诚协助医生之诊治，务谋病者之福利。”

今天，很多护士仍将南丁格尔誓言作为其一生的追求，1912 年国际护士理事会将南丁格尔的生日 5 月 12 日作为国际护士节，以此来纪念这位伟大的护理先驱。

迈蒙尼提斯祷文（Prayer of Maimonides）中世纪犹太哲学家、医生、神学家迈蒙尼提斯（Maimonides）的著作，是当时重要的医德文献，在阿拉伯和世界医学中都有重大的影响。祷文中写道：“事功艰且巨，愿神全我功，若无神佑助，人力每有穷，启我爱医术，复爱世间人，存心好名利，真理日沉沦，愿绝名利心，服务一念诚，神清求体健，尽力医患者,无分爱与憎,不问富与贫,凡诸疾病者,一视如同仁。"(王吉民译)主要思想是:上帝造就了人类,同时也带来了各种疾病,希望伟大的上帝能够用爱来鼓励和支持我,让我的身心保持精力,无论患者是贫穷还是富有,是敌人还是朋友,对待他们都要一视同仁,尽力帮助他们,要时刻葆有一颗医德之心,不能因名利、贪欲的干扰而将这造福的事业导入歧途。保佑我的患者能够信任我和我的医术,不要去相信那些庸医,同时也希望那些比我医术更加高明的人能够多提点我,使我的知识能够不断增长。祷文中体现的行为、思想及对患者的奉献精神是后代医者效仿的榜样。

国际护士道德守则(International Code of Ethics for Nurses) 来源于《护士伦理学国际法》。1953 年 7 月,国际护理学会通过了《护士伦理学国际法》,并于 1965 年 6 月在德国法兰克福议会进行了修订并正式采纳。《护士伦理学国际法》对护士的任务、基本职责、职业道德标准和行为作了明确的规定。1973 年,国际护理学会在此基础上进行了修改,公布了《国际护士道德守则》并沿用至今。《国际护士道德守则》中规定护士的基本职责包括增进健康、预防疾病、恢复健康和减轻痛苦。明确规定了护理服务的需要是全人类性的,护理的本质是尊重人的生命,尊重人的尊严和权利。护士在提供健康服务的同时,与有关团体进行协作,主要内容有:①护士和患者:护士为患者提供护理服务时要尊重患者的价值理念,并保护患者的隐私。②护士与实践:护士应该通过不断学习来提高自己的技术,给患者提供高标准护理服务,在从事专业活动时要有职业荣誉感。③护士与社会:身为一名护士,也要和其他公民一起参与能满足公众卫生和社会需要的行动。④护士与合作者:保持合作共事的关系。⑤护士与专业:在护理教育和护理实践中,护士的决定起着重要作用。

医德十二箴(Twelve Virtues of Medicine) 由德国柏林大学教授、医生克里斯托夫·威廉·胡弗兰德(Christoph Wilhelm Hufeland)提出的规范医生行为的著作,是医学道德的经典文献之一。胡弗兰德,曾任普鲁士国王的御医,于 1797 年出版的《论个人》《论长寿》两本著作在当时的欧洲产生了很大影响。《医德十二箴》的主要内容有:①医生的宗旨是治病救人、救死扶伤,无论患者是拥有财富还是一无所有,无论患者处于什么社会地位,在患者面前,我们只考虑他们的病情,把患者的利益置于个人名誉和利益之上。②对待患者,要认真为他(她)检查,仔细询问病情,通过自己的言行来取得患者的信任,不可以虚伪地对待患者。即使患者无法救治,还是要尽自己最大的努力来维持他(她)的生命,解除他(她)的痛苦,不能轻易放弃,作为医生应该通过自己的言语安慰患者,避免无望的病情令其绝望,同时,还要尽可能地减少患者的医疗费用。③要不断地提高技术,把那些时兴的东西扔掉,每天晚上应该认真回顾白天发生的事情,把一天所观察到的东西及获得的体验认真记录下来,这样有利于自己的技术不断提高。④尊重同行,不要议论别人,每个人都有自己的特点,不能轻易地去评判,无论是比你年长还是年轻的医生,要爱护他们,发扬他们的长处。

《医德十二箴》作为医德典范,对医生从医的宗旨及如何对待患者提出了明确的要求。

临终姑息治疗全球地图集(*Global Atlas of Palliative Care at the End of Life*) 简称地图集,是一份对全球姑息治疗的概念、模式、现状、需求,以及发展障碍、可获得资源和政策支持的广泛搜集的完整的资料图集,以 88 份图表及列表标示和文字分析结果,全方位多角度地呈现各国在该领域的数据资料和比较差异。2014 年,世界卫生组织授权世界临终关怀与姑息治疗联盟发布该地图集,含以下七个主题:姑息治疗基本概念、姑息治疗现状及需求、姑息治疗发展的障碍、有质量的姑息治疗、不同资源条件下的姑息治疗模式、在全球及区域

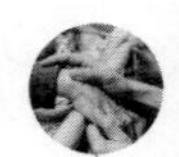

内中低收入国家可获得的姑息治疗资源与政策支持、在全球卫生与人权的进程中就如何推动姑息治疗，分别进行比较并予以阐述。据估计，每年有1 920万患有心血管病、癌症、慢性阻塞性肺病、糖尿病、神经性系统疾病及其他疾病的人群需要姑息治疗，而目前仅有1/10的人获得这类服务。随着非传染性疾病的流行率上升和人口老龄化的趋势，对姑息治疗的需求持续加剧。该地图集通过对各国基本政策、教育和阿片类药物可获得性，以及社会、心理、文化、经济壁垒、公共卫生服务，乃至政府政策的影响力等方面的综合分析，指出姑息治疗面临的重大障碍，并呼吁各国政府在推动全民健康覆盖的过程中，将姑息治疗作为现代医疗体系的重要组成部分。以符合当地文化不同层面多方参与的形式，为患者提供更广泛的姑息治疗，并给予家属身心方面的支持。编辑出版该地图集的目的在于使人们认识到姑息治疗对患者的急迫性和重要性，以及尝试改变现状的紧迫性，并提出可供选择的主要方向和若干途径。

将姑息治疗作为持续照顾范畴内的综合性治疗内容予以加强（Strengthening of Palliative Care as a Component of Comprehensive care）是2014年世界卫生组织发表的敦促各成员国将姑息治疗作为持续性照护范畴内的综合性治疗予以加强的指导性文件（以下简称报告）。报告指出，每年有4 000多万人需要姑息治疗，随着人口老龄化，以及非传染性疾病和其他慢性病增多，对姑息治疗的需求将增加。“铭记姑息治疗是一种手段”，对改善个人生活质量、福祉及尊严至关重要；不论疾病或病症能否得到治愈，姑息治疗是卫生系统的一项道德义务。考虑到姑息治疗对儿童的重要性及世界许多地区对该服务的获取有限，报告重点强调将姑息治疗纳入全民健康覆盖计划的框架中，建立供资机制及姑息治疗规划，确保其药物供应；并将其纳入各级持续照护，特别是初级卫生保健。包括对医院和社区卫生保健提供者，社会照护群体及家庭人员的持续教育和培训。采用跨学科方法满足患者及家庭的需要；促进政府与社会组织多部门合作伙伴关系及协作行动，提供成本效益兼具的综合姑息治疗模式。报告提醒各国在使用阿片类疼痛药物时要了解国际麻醉管制局的信息，促进用于医疗和科研目的的麻醉及精神药物的充分供应，并防止其被移作他用。报告要求世界卫生组织总干事将姑息治疗纳入其成员国的国家与区域的合作计划，并协调国际合作；以及促使各国卫生部门与有关当局，就管制药物建立供应与监管机制，并切实履行职责。报告对全球姑息治疗发展趋势的前瞻分析，再次提醒各国政府及卫生保健人员重新认识姑息治疗的重要性，以及了解麻醉药物国际规则的必要性。

英国黄金标准框架（The Gold Standards Framework，GSF）简称金标准，是基于循证的、培训具有多方面安宁疗护能力，可为所有生命末期的人群提供最优照护的一线从业人员的培训体系。金标准是英国照护行业认证质量的标准。2000年由英国格雷·汤姆森（Grey Thomson）医生创建的金标准与英国国家卫生部门合作，成为一个为所有照护生命末期的从业人员提供培训的项目和相关资质的中心。中心由40位临床医生组成委员会，在英国13个地区设有分中心，在若干家医院和社区建立合作小组，其目标是通过提高员工的照护技能、跨界沟通与协调能力，帮助人们在自己选择的地方获取有质量的生活及善终。金标准的使命是通过培训和支持，为照护者和照护组织带来新的变革。培训对象是综合医院、全科初级保健、社区医院、临终关怀院、养老院等机构的医护人员、社工、心理师、医学生、家庭照护者及志愿者等。金标准通过将基层组织与政府机构及其相关政策进行广泛深入的对接并付诸行动，有效推动政府政策的普及与实施。金标准学习的路径有培训项目、虚拟学习区和资质认证区。人们可通过几种方式参加培训并获得证书：①通过本地区金标准中心的工作坊；②虚拟学习区提供的远程

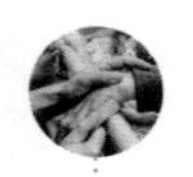

培训影像;③几种培训方式相结合;④通过普及提高水平授予认证及奖励;⑤国际伙伴,与其他国家合作时则调整培训内容以满足他们的背景及需求。金标准的合作伙伴有英国伯明翰大学等。其培训中心对患者和家属并不提供直接的照护,但是会推荐并联系全科医护人员及社区医院的服务小组协调患者的照护。据统计,通过金标准培训的区域拓展了被照护人群的范围,降低了急诊率、住院比例,帮助更多的生命末期患者实现了善终。

(二)古代文献

大医精诚论(virtual of great physician theory) 载于唐代名医孙思邈《备急千金要方》书首,其中有些观念和临终关怀的思想契合,主旨是医生既要技术精,又要品德好,提出了对待患者和同道应遵循的准则。对包括临终患者在内的所有患者都应该一视同仁。对于解除临终者生理上的苦楚,表现出了人道主义精神,要求“不轻忽临危患者”。中国传统的临终关怀理论与实践,在“生物医学模式”转换为“生物-心理-社会医学模式”的今天,仍然具有指导意义。

医家五戒十要(five precepts and ten essentials for doctors) 明代杰出的外科医学家陈实功所撰医学专著《外科正宗》中提到的医德方面的内容,是中国古代医德史中一份较全面而有条理的医德规范,其中有些思想同临终关怀思想相符合。

菜根谭(*Tan Roots*) 明朝还初道人洪应明收集编著的一部论述修养、人生、处世、出世的语录集,对于人的正心修身、养性育德有潜移默化的力量。其中关于人的生死有令人深省的看法。当一个人把生命看实了时,他就会珍惜生命而不虚度此生。当一个人把生命看虚了时,他就会看破尘缘而不贪恋此生。然而,不管你如何会利用时间,死亡仍不可避免。人生最大的勇敢,莫过于平静地直面死亡。躯体是灵魂的小屋,梁朽墙圮,不可居矣。生死平常的逻辑大抵如是。这同临终关怀的思想——平静的无痛苦地离开人世的思想相契合。知道成功就必然有失败,所以希求事事成功的心念没有必要太过坚持;知道生存就必然有死亡,所以保护生存繁衍的方法就不必过分操劳。生死之道,不能一味追求养生、长寿。人在精神上不充实就必然会追求各种私欲的满足,这实际上有违养生之道,可能还会加速死亡的降临。生死成败,一任自然。天地所成之物,早晚必败,人也是难免一死,既然如此,则人对于长生之道,也就不必过于辛劳,所以人对事过于强求,往往招致相反的结果,最好是守着自然适当的尺度为要。这与临终关怀对待死亡要遵循自然、不要过度治疗一致。

传习录(*Instructions for Practical Living*) 明代哲学家王守仁(王阳明)著作。此书记载了他的问答语录和论学书信集,是一部儒家简明而有代表性的哲学著作。不但全面阐述了王阳明的思想,也体现了他辩证的授课方法,以及生动活泼、善于用譬、常带机锋的语言艺术。传习一词源于《论语》中的“传不习乎”一语。《传习录》包含了王阳明的主要哲学思想,是研究王阳明思想及心学发展的重要资料。其中有关于生死的看法。王阳明认为“人于生死念头,本从生身命根上带来,故不易去。若于此处见得破,透得过,此心全体方是流行无碍,方是尽性至命之学。”阳明先生看破生死,也超越了生死。本书记载萧惠问死生之道,阳明先生回答“知昼夜,即知死生。”萧惠续问昼夜之道,阳明先生回答说“知昼则知夜。”他更加说明:“汝能知昼,懵懵而兴、蠢蠢而食,行不着、习不察,终日昏昏,只是梦昼。唯‘息有养,瞬有存’,此心惺惺明明,天理无一息间断,才是能知昼。这便是天德。”他是靠着充实生,因而超越了死。如同了解昼,就能了解夜;若能了解生的意义,就已同时超脱了“死”。这对于临终关怀工作的开展具有良好的指导意义。

万病回春(*Curative Measures for all*

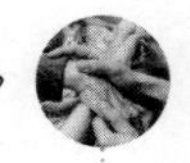

Diseases) 明代临床医家龚廷贤著，是一部流传甚广的中医临床珍籍，着重阐述了中医基础理论及内、外、妇、儿、五官等科184种病症的诊治，集中体现了龚氏的学术思想和临床经验，卷末还附有《云林暇笔》等，广泛涉及医学心理学、医学伦理学和医学社会学的问题。此书与临终关怀相关的思想主要有"医家十要""病家十要"及论述"医家病家通病"等篇章。在"医家十要"中，作者首先提出："一存仁心""二通儒道"，以此作为规范医生行为的基本准则。对待患者，应当一视同仁，做到"贫富虽殊，药施无二"。在"病家十要"中，作者对患者在择医、服药、生活及思想、情绪等方面提出了许多合理要求："一择明医""二肯服药""三宜早治""四绝空房""五戒恼怒""六息妄想""七节饮食""八慎起居""九莫信邪""十勿惜费"。这是病家在治病中应予遵循的行为规范。在"医家通病"中指出：今世之医多不知医道"原为活人"之义，"每于富者用心，贫者忽略"；"有等无行之徒""每至病家，不问疾疴，惟毁前医之过以骇患者"。"病家通病"中指出，一些患者不相信医生，不主诉病情，随便易医、难医。对此诸端，作者反复叮嘱医者务必"戒之戒之"，病者亦当戒之。

黄帝内经(*Inner Canon of the Yellow Emperor*) 是我国现存最早的一部较系统的医学理论著作。现在所传之《内经》包括《素问》与《灵枢》两部。《黄帝内经》是一本综合性的医书，在黄老道家理论上建立了中医学的"阴阳五行学说""脉象学说""藏象学说""经络学说""病因学说""病机学说""病症""诊法""论治""养生学""运气学"等学说，从整体观上来论述医学，呈现了"自然-生物-心理-社会"整体医学模式。其基本素材来源于中国古人对生命现象的长期观察、大量的临床实践及简单的解剖学知识。《黄帝内经》奠定了人体生理、病理、诊断及治疗的认识基础，是影响极大的一部中国医学著作，被称为"医之始祖"。

在《黄帝内经》看来，宇宙万事万物都在不断演变，人类属于自然，与万物皆为一体，每个人都无可避免地要经历生老病死的变化，人的生死规律不能被人类随意地控制，更不能由人类所抗拒，《黄帝内经》追求以一种自然平和的心态正视而非抗拒死亡的态度。

从《黄帝内经》的视角来看，应该鼓励人们顺应自然、正视死亡，而不是鼓励人们不择手段、不计一切代价地拒绝死亡、征服死亡。需要强调的一点是，正视死亡的态度并非指向放弃治疗。它关心的是生命的质量而不是生命的长短。《黄帝内经》要求人们能够顺应大自然的规律来保养自己的身体，同时也向医生提出了"治未病"的要求。

（黄长富　王娜宁　杨颖华　徐东浩　黄太权）

二十四、临终关怀学相关人物

(一) 外国

叔本华(Arthur Schopenhauer) 德国哲学家。其主要伦理学著作有《作为意志和表象的世界》《论人的意志与自由》《道德的基础》。

尼采(Friedrich Wilhelm Nietzsche) 德国哲学家。年幼的尼采经历了父亲、弟弟的接连离世，深切地感受到死亡的无常，因此认为最可贵的是能够永远且真正地活着。因此他的哲学思想的主题是生命的意义的问题，而他对此问题的解答是靠艺术来拯救人生，赋予生命一种审美的意义。

南丁格尔(Florence Nightingale) 英国护士和统计学家，现代护理事业和现代护理教育的奠基人，创立了世界上第一所正规的护理学校。

阿尔贝特·史怀泽(Albert Schweitzer) 主要著作有《康德的宗教哲学》《文明的哲学》，《敬畏生命》是其伦理学的代表作。1915年因为第一次世界大战蔑视生命的悲剧，史怀泽第一次提出了"敬畏生命"的理论，首次将伦理学的范围由人扩展到所有生命，是生命伦理学的奠基人。他认为敬畏生命、生命之间的休戚与共是世界上最大的事，提出人应当敬畏自然界的一切生命，包括动物和植物，主张和强调生命价值的平等性，强调一切生命存在的神圣性。实际上史怀泽用自己一生的善良行为践行着“敬畏生命”的思想，把“敬畏生命”的崇高信仰融入生活中。

罗素(Bertrand Russell) 英国哲学家、数学家。主要著作有《莱布尼茨哲学评释》《哲学大纲》《宗教与科学》《伦理学与政治学中的人类社会》。罗素认为必须寻求对待死亡的正确态度，但是不能老是想着死亡的问题，特别是死亡这件事情我们只能思考但却不能付诸行动时更是如此。因此，唯有对外界的事物保持兴趣及持有“死亡是通向美好生活的途径”这一信念，才可以减少人们对死亡的恐惧。

海德格尔(Martin Heidegger) 德国哲学家。主要著作有《康德和形而上学问题》《真理的本质》《林中路》《路标》。海德格尔死亡哲学的真正主题是此在的去死性，而不是一般意义上的死亡。他提出的死亡问题的思路与以往截然不同，他认为死亡问题不是一个实践性的态度问题，而是一个存在论问题。

卡尔·兰塞姆·罗杰斯(Carl Ranson Rogers) 美国心理学家。他因首倡以患者为中心治疗而驰名，还在心理治疗的基础上提出了关于人格的“自我理论”，并将这一理论推广到教育改革和其他人际关系的一般领域中。1951 年命名为“以患者为中心的心理治疗”，整个医患关系应以患者为中心，通过临床实践不断积累经验逐步形成。如果得到充分的理解和爱护，儿童和成人都有能力自主地改变他们的生活。

马斯洛(Abraham H. Maslow) 美国社会心理学家，第三代心理学的开创者。其代表作有《动机和人格》《存在心理学探索》《人性能达到的境界》。他的心理学理论的核心是人通过“自我实现”，满足多层次的需要，达到“高峰体验”，实现完美人格。马斯洛首次提出了需求层次理论，认为人的低层次需求被满足后会再寻求更高层次的需要，并将需要层次分为 5 个层次：生理需要、安全需要、爱与归属的需要、尊重的需要、自我实现的需要。

奥瑞姆(Dorothea E. Orem) 美国护理理论专家。1971 年出版的《护理：实践的概念》是她自护理论的精髓和结晶。本书系统地阐述了自护理论，并将自护理论明确定义为帮助患者进行自我护理，满足自护需要。该理论认为个人应该对与自身健康相关的自我护理负责，应该有能力学习自我护理能力，必要的护理介入只是为了帮助人们提高自我照护的能力，提高生活质量。奥瑞姆认为自我护理是人类个体为保证生存、维持和增进健康而创造和采取的行为，强调护理的最终目标是恢复和增强个体乃至整个社会的自护能力，提高健康水平。

西西里·桑德斯(Cicely Saunders) 英国人，现代安宁疗护之母。1940 年成为一名护士，后在英国圣约瑟临终关怀医院任职。在工作期间，看见一位癌症晚期患者带着巨大的疼痛离开，至死都无法得到缓解，桑德斯有很大的触动，她认为癌症末期的患者身体和心理都要经历极大的痛苦，如果我们仅仅只是以博爱的精神来照顾患者，并不能缓解其身体上的痛苦，那也是对患者照顾不足，相当于是医生遗弃了患者。医护人员的职责是救死扶伤、治病救人，解除患者的痛苦，当患者的疾病不可治的时候，我们应该多给予照顾和陪伴，但也不能忽视其身体上的疾痛，将所有的痛苦减至最低，让患者安稳地、有尊严地死去。于是桑德斯攻读医学、社工专业，身兼医生、护士及社工多职，经过多年努力，于 1967 年在英国伦敦郊区建立了世界上第一所集医疗护理和爱心照顾于一体的安宁疗护医院——圣克利斯朵夫临终关怀医院。她亲

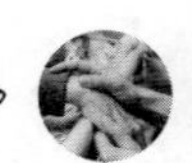

自带领自己的团队对癌症疼痛及症状控制进行深入研究，她所开设的临终关怀医院很快就能做到当患者无法医治时，不会让患者带着莫大的痛苦离开，同时陪伴其家属度过最悲伤的时候。桑德斯作为临终关怀医疗实践的第一人，后其所创办的圣克利斯朵夫临终关怀模式的医院在欧美各国得到极大的推广。

伊莫詹妮·金(Imogene M. King) 美国护理专家。她提出的达标理论认为：护理的重点在于人，护理的目标是增进和保持个体及群体的健康，尽管环境不断变化，但护理是人类生存不可缺少的部分。在科学的动态相互作用研究的基础上提出系统理论，包括3个不同程度的系统：个体、群体、社会，以及3个开放系统：个体开放系统、群体开放系统、社会开放系统。基于以上3个开放系统，她发展了达标理论。达标理论注重群体系统，也就是人与人之间的相互作用，特别强调患者和护士相互协作及两者间的关系。该理论的基本观点是护患沟通，共同制定目标，共同谋求实现目标的行为，与护理程序的基本观点一致。强调护理是为全人类健康服务的，护士与患者在护理活动过程中共同参与、相互作用，确立共同的目标，并通过双方的努力达到共同的目标。

卡利斯塔·罗伊(Sister Callista Roy) 美国当代护理理论家、护理思想家，作家。1976年发表《护理学导论——一种适应模式》。罗伊的适应模式是将人视为一个整体适应系统，将人的生命过程视为对内外环境各种刺激的适应过程，深入探讨了人的适应机制、适应方式、适应过程。提出护理的目的是促进人的适应性反应和提高人的适应性，从而提高人的健康水平。罗伊的适应模式一经提出，就在各个领域得到广泛的传播和应用，在临床实践、管理、研究、教育等领域得到很大拓展，被认为是护理理论模式指导护理实践的典范。经过25年的不断研究及完善，1999年发表《以罗伊适应模式为基础的研究——对护理科学的25年贡献》，概述了罗伊25年间对有关适应模式研究成果的总结、分析及评判。

吉恩·沃森(Gene Waston) 美国当代护理理论家，她第一次将人文关怀与护理结合，创立了人文关怀科学理论，并得出关怀是护理的本质这一结论。沃森在长期的护理实践中，通过对照护行为及照护本质的研究，于1979年出版第一本专著《护理：照护的哲学和科学》。此书第一次提出了关于照护观的假说：照护是护理的核心，包含了关怀照护性要素，使人们的需求得到满足。沃森认为照护是护理为人类提供的最有价值的实践活动，医学技术的发展可以使疾病通过治疗而痊愈，但如果缺乏有效的关怀照护，那健康是最终无法实现的。在1985年出版的第二本专著《护理：人性的科学和人性的照护》中系统阐述了其护理人文观。沃森的人性照护理论借鉴了早期的护理理论家如南丁格尔、韩德森、莉迪亚·海尔等人的理论或思想，认为人性照护是护理实践的核心和本质，并强调护理活动中人文的重要性。专业的护理活动是科学性和人文性的整合，这种整合是在护患间关怀照护的过程中相互渗透、互动，建立信任的关系，达到最佳效果。她的人性化照护理论指出，护理的目标是促进个体达到“身体、心理、心灵”的最高和谐境界，从而实现自我学习、自我尊重、自我康复、自我照护，同时容许个体差异的存在。沃森的人性照护理论指出，护理学是促进健康、预防疾病、照护患者、恢复健康的学科。护理致力于对人类健康、疾病和经历的理解，护理与人类生命质量有着密切的关系。

(二) 中国

扁鹊(Bian Que) 春秋战国时期名医。扁鹊有丰富的医疗实践经验，精通望、闻、问、切四诊，尤以望诊和切脉著称。他给人看病时，注意观察患者形色，听患者发出的各种声音。其对于“身体虚弱不能服药的不治”，包含了朴素的对于临终患者不主张过度治疗的思想，有利于指导现在的临终

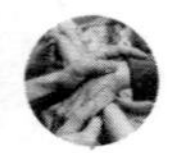

关怀实践。

淳于意(Chunyu Yi) 即仓公。汉初临床医学家，中医医案记录创始人。善于望、闻、问、切四诊，尤以望诊和切脉见长，许多病症是根据脉象来诊断的。他能辨证审脉，治病多验。

董奉(Dong Feng) 东汉建安时期名医。董奉医术高明，治病不取钱物，只要重病愈者在山中栽杏5株，轻病愈者栽杏1株。数年之后，有杏万株，郁然成林。春天杏子熟时，董奉便在树下建一草仓储杏。需要杏子的人，可用谷子自行交换。再将所得之谷赈济贫民，供给行旅。后世称颂医家"杏林春暖"之语，概源于此，称道医家医德。

葛洪(Ge Hong) 东晋时期有名的医生，是预防医学的先驱。著有《肘后备急方》《抱朴子》等。葛洪阅读大量医书，注重分析与研究，在行医实践中，总结治疗心得并搜集民间医疗经验，以此为基础，完成了百卷著作《玉函方》。由于卷帙浩繁，难于携带检索，便将其中有关临床常见疾病、急病及其治疗等摘要简编而成《肘后备急方》三卷，使医者便于携带，以应临床急救检索之需，此书堪称中医史上第一部临床急救手册。

华佗(Hua Tuo) 东汉末年著名的医学家。他学识渊博，医技精湛，品德高尚，一生在民间行医，在疾病的诊断、治疗和体育保健等方面都有卓越的成就。他精于内、外、妇、儿、针灸各科，尤擅外科。公元2世纪，对"肠胃积聚"等病首创用麻沸散进行全身麻醉后施行腹部手术，反映了中国医学于公元2世纪时，在麻醉方法和外科手术方面已有相当高的成就。华佗并不滥用药物。对于病入膏肓的患者，则不加针药，坦然相告。也就是对于临终患者并不积极治疗，不让患者带着莫大痛苦离开，而是告知患者，使他们安详离去。

李时珍(Li Shizhen) 明代著名医药学家。在他35岁时，开始全力从事《本草纲目》的著述。他生活在明末文化发达地区，长期学习儒学，文化水平高，又受到医药家庭的熏陶，因而能把握当时医药发展中存在的问题。《本草纲目》博大精深的内容和优美的文笔，把中国古代药物学的发展推向高峰。《本草纲目》纲举目张，分类明确科学，在国内外科学界有深远的影响，是中医药学的一份宝贵遗产。

刘完素(Liu Wansu) 金代医学家，世称刘河间，是中医学历史上著名的金元四大家之一。他据《素问》病机十九条，阐明六气过甚皆能化火的理论。治法上多用寒凉药，并创制了不少治疗伤寒病的方剂，对后世温病学说有所启发。开创了金元医学发展的新局面，形成金元时期一个重要学术流派"河间学派"。他是中医金元四大家之首，"寒凉派"创始人，温病学的奠基人之一。

刘完素发展了"五运六气"的学说，并特别强调运气的重要性。刘完素一方面承认"五运六气"分主四时的正常规律，注意到自然界气候变化与人体疾病的发生和发展的密切关系，同时又强调人在适应自然中的主观能动性。刘完素把性命的去、留、保归结于人，而且相信人能掌握自己的命运，已经不仅限于病家而且及于群体；不仅限于医疗客体，而且扩展到医疗的主体。

孟子(Mencius) 战国时期儒家的代表人物，他要求医生重视人的生命，要以"无伤"为原则，"无伤也，是乃仁术"。孟子"尊重生命"的思想可以从以下几个方面认识：①维护人生存的权利，反对战争，这是对生命关怀的最基本层次。②保障人的生命质量，即制民之产，关爱所有社会成员，从物质层面上关爱生命。③培养对生命的感情，通过修身提升人的"人格"，实现生命的价值，提高精神层次，从而提升生命的质量。④尊重人的地位和权利，只有在社会生活中才能体现人的价值，让人从对社会事务的参与中获得切实的利益。借用西方学者史怀泽的说法，提出对生命的尊重是"护生"的感情基础，认为人对生命的同情

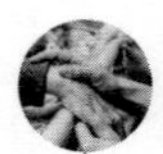

和珍爱是出于人的本能，这是人类伦理活动的中心原则，是对人道主义系统地整理和归纳。

墨子(Mozi) 春秋末期战国初期人。其弟子根据墨子生平事迹的史料，收集其语录，编成《墨子》一书传世。据统计，《墨子》一书提到"生"80余次，提到"死"则多达90余次。墨子从哲学的角度探讨生命的价值、死亡的社会意义，建立了颇具特色的生死观。墨子认为生命对人的存在是十分珍贵的，是人的存在的前提性价值所在。外物是无法与之相比的。在物与生命相权之际，墨子毅然首选生命，因生是人之存在，从事一切生产、社会活动的前提性条件，故应当重生轻物，爱惜生命。墨子亦认为，爱惜生命，畏避死亡是人的天性，也是人的权力。墨子既重视对生之存在的物质需求的满足，也注重生命存在的社会意义。中国古代对死亡问题的探讨是较为深刻的。先秦思想家对人的生理死亡大都持自然主义的态度，认为其是不可抗拒的必然规律，但探讨死亡问题的侧重点各有不同。墨子更加侧重生死选择中的价值准则问题，认为死亡应该具有社会价值，墨子固然重生，但为了某种理想、信念或原则，人们应当勇于赴死、舍生取义，这样死亡才是值得的。死亡除了会给逝者的心灵造成极大的恐惧与空虚，还会给逝者的亲人和朋友造成极大的痛苦。人死后亲友会悼念逝者，以此表达自己的哀思，这关系到对殡葬问题的看法。儒家的观点是"厚葬久丧"，而墨子提出了与儒家截然不同的"节葬"的观点。适度地表达对逝者的哀思，不能影响正常的社会生活，提倡"心丧"，注重以哀为本。墨子认为礼仪只是个形式，虽然必不可少，但不是最主要的。在丧葬时最根本的还是要"哀"。

荀子(Xunzi) 战国末期赵国人。荀子继承和发展了孔子的"礼"，他的生死观集中地体现在对"礼"的诠释之中。同时，作为先秦思想的集大成者，在批判与继承中，荀子亦形成了自身鲜明的理论特色，这也极大地影响了他对生死的态度。

荀子对生命的价值的肯定建立在道德生命、人文生命的构成性生命的基础之上。所以，在礼乐的教化与君师的范导之下，成为一个有德的君子，即是一种生命的实践过程。这种生命实践建立了个体生命与类生命的联系，也更好地体现了个体生命的价值。

荀子既重视"生"，又重视"死"。他既反对"厚其生而薄其死"，又反对"杀生而送死""伤生"而送死。对于前者而言，是亵渎死者，是割断生命的有机联系，所以，荀子讥之为"奸人之道，而背叛之心"。而且，荀子认为，人的生命只有一次，所谓"死之为道也，一而不可再而复也"。所以，针对死者的生命礼仪就显得格外重要。这主要包括三种：丧礼、葬礼和祭礼。死亡的礼仪，实际上是一种延伸生命意义的过程。生者并没有把死者抛弃，而是在尊重和敬意中保持着与死者的联系。对于生者而言，对死者的悼念实际也是一种具有深刻意义的生命教育。显然，"礼"既是生命的礼仪，也是生命的教育和人文关怀落实于社会制度层面最具体的体现。

孙思邈(Sun Simiao) 唐代著名医药学家，被后人尊称为"药王"。他医术精湛，医德高尚，勤于著书，一生著书80余部，写成《大医精诚》《大医习业》等，其中以《备急千金要方》影响巨大，是古代三大医德思想家之一。《备急千金要方》有云"人命至重，有贵千金，一方济之，德逾于此"，又说"夫二仪之内，阴阳之中，唯人最贵"，还说"凡大医治病……先发大慈恻隐之心，誓愿普救含灵之苦。"说明医者首先要把人的生命看得高于一切，必须具有仁爱之心，高度重视人的生命健康，把挽救患者的生命作为医者的最高职责。孙思邈的《备急千金要方》，不只是一家一派的观点，而是集中国古代的主要思想流派于一身，儒释道三位一体的理论。孙思邈的一生深受儒家仁爱思想的影响，弃官从医正是为了实践儒家的仁爱精神，他的注重自身修养、爱护患者、尊重同道的精神，堪为后世医者之行为

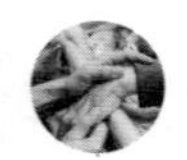

准则。作为身负济世救人重任的医者，必须要有精湛的医疗技术，使自己具有坚实的医学基础和较高的医学素养。孙思邈说："凡欲为大医，必须谙《素问》《甲乙》《黄帝针经》《明堂流注》……"必须"涉猎群书""博极医源，精勤不倦，不得道听途说，而言医道已了"。否则"如无目夜游，动致颠殒"，他告诫天下医者，须刻苦学习，精研医理，勤求古训，博采众长，努力探求至精至微之医理，掌握至纯至熟之医术。这样，将高超的医术和高尚的医德统一起来，才能达到治病救人的目的。"人者，仁也""医乃仁术"等思想始终统领其整个医疗过程。对于临终关怀以人为本的思想具有重要启示。

王阳明(Wang Yangming) 名守仁，字伯安，号阳明，明代著名思想家。

王阳明晚年提出"良知无善无恶"的思想，认为良知是超出善恶的绝对至善，是超出是非的绝对真理，提出"四句教"作为立言宗旨："无善无恶是心之本，有善有恶是意之动，知善知恶是良知，为善去恶是格物。"随意苟活，全不知生之唯一，故必须悟得死，方生得慎；世人常任性轻生，全不觉死之绝灭，故必须珍重生，方死得值。人生在世，既在"知生"，又在"行死"。人一出生，即走向死，既在求生，又在赴死。这就是老子所说的"出生入死"。"知之真切笃实处即是行，行之明觉精察处即是知"。生之茂盛灿烂时便趋死，死之寂静萌动时便趋生。天下没有免费的午餐，没有无成本的收益，没有无付出的收获。惟有生死齐一，才能超越生死。

张仲景(Zhang Zhongjing) 东汉末年著名医学家，被后人尊称为"医圣"。张仲景广泛收集医方，写出了传世巨著《伤寒杂病论》，确立了六经辨证论治原则。

张仲景倡导"贵生轻利""知人爱人""精诚合一"的伦理思想。其对"名"与"身"的反思展现了对人生真义的参透和领悟，由"爱身""爱亲"推及"爱人"，体现了仁爱济世之心，"精"与"诚"则凸显了崇高的医德风尚和强烈的社会责任。张仲景以皮与毛的关系比喻生命与名利，认为"皮之不存，毛将安附焉"，提出珍视生命进而精研医药方术，其意义不仅在于保全生命、延年益寿，更在于对世间浮华名利保存的一份清醒认识和对人生真义的参透和领悟。张仲景的可贵之处在于，将观察视角由人与自然关系转向人与社会的现实关系，使论题由生与死、人与天、地和人与神转换为"名"与"身"，从而拷问人的生命伦理意义。人的生命重于名利财货，即便是步入耄耋之年的老者，其生命也比"隋侯之珠"更为珍贵，因而，仔细权衡自己的生命和身外之"名"与"利"，做到"重生""贵生"，是善待自己、体悟生命要义最为重要的道德规则。张仲景"贵生轻利"的思想与传统伦理也是相通的，其理论源头在于道家的"贵生"哲学。道家注重个体生命，重视养生和珍视生命本身的价值，因而秉持重人贵生的理念。此外，张仲景"贵生轻利"思想又在某些方面体现了儒家的生命观念。虽然儒家也珍视生命的意义，提倡尊重人、关爱人。但儒家进一步认为，与肉体生命相比，精神生命更为重要，生命的意义不在于时间维度的延展，而在于生命内蕴价值的实现。在张仲景看来，虽然"身"是本，"名"和"利"是末，但钻研医术并不仅仅是为了自我的保全和个体生命的存续，它有着更为"入世"的立场，那就是为他人身心着想，去除疾患、减轻病痛，进而实现"爱人知人，爱身知己"，这也与临终关怀的思想相吻合。

朱丹溪(Zhu Danxi) 名震亨，字彦修，元代医学家，"滋阴派"的创始人，金元四大医家之一，因其居处有溪名"丹溪"，故被人尊称为"丹溪先生"。其受刘完素、张从正、李杲、王好古诸家学说的影响较深，博采各家之长，并能创造性发挥，在医学上造诣很高。他常采用滋阴降火之剂疗病，被称为养阴派的代表人物。朱丹溪认为治病救人并不是做医生的根本任务，医生的根本任务应该是真正以人为本，促进健康，防病比治病更为重要。

中国传统医学历来注重从"天-地-人"

"三才"的医学整体观的角度去思考人的疾病与健康,整体观念和辨证论治成为中国传统医学理论体系的基本特点和思维方法,是中国传统医学的优势和特色。因人、因地、因时论治,在统一整体中把握个人的健康与疾病的特色,凸显人文主义传统和精神,较为贴近现代生物-心理-社会医学模式。朱丹溪认为,郁是很多疾病产生的一个重要原因,"气血冲和,百病不生,一有怫郁,诸病生焉。故人身诸病多生于郁"。他将人身之郁证分为六种,即气郁、血郁、湿郁、痰郁、火郁、食郁。其中又以气郁最为关键。他创立了越鞠丸以统治六郁。他强调辨证论治,认为患者的年龄、体质、病程久暂、标本先后、发病时令、所处方域等因素各不相同,即使同患一种疾病,也应因人、因时、因地制宜,处以不同方药。不经辨证即以前人已效之方,应今人无限之病,则无异于刻舟求剑、按图索骥,难以获效。朴素的生命质量观、生命质量论是以人的生存质量或生活质量来衡量其社会存在价值和医学目的的一种伦理观。中国传统医学伦理中的生命质量观一般从自然素质和生理功能的角度出发,关注优生优育,思考生命质量,在理论和实践上都注意人口质量问题,带有朴素的色彩。

庄子(Zhuangzi) 战国中期著名的思想家、哲学家和文学家。庄子的伦理思想贯穿着"道"的观点。"道"是中国道家哲学的核心概念,"道"的根本特征在于自然无为,并不有意识地追求什么,却自然而然地成就了一切目的。庄子认为,人类生活也应当一切纯正自然,这样就能超出一切利害得失的考虑,解除人生的一切痛苦,达到一种绝对自由的境界。庄子是在宇宙之道这一大背景下来认识生命和死亡的,认为死亡是自然现象,是不可抗拒的,从自然的层面赋予死亡以价值,因而普通人的死亡价值也有可能超过生命价值。对于临终关怀、正视死亡是一致的。

孔子(Confucius) 春秋末期思想家,儒家的创始人。孔子把人的存在及意义同一个永恒的存在整体(仁道)连接在一起,为人的有限存在找到了一个稳定的根基。人生的有限性,总是针对生命个体而言的,现实中的死亡就是具体某个人的逝去。如果仅从人与自身的关系来解读个体的生存,结果只能是分外强烈地感受到生命短暂性的痛苦。孔子解决这个问题的方式是把人从感性个体层面的存在,提升为体现理性无限的仁德性的存在,造成人的感觉和思考的重点都发生了转向。人在这样高远的位置上思考个人的存在就与无限性的仁道融为一体,由此完成了终极关怀所追求的对生存问题的终极解决。

(黄长富　徐东浩　黄太权)

二十五、临终关怀组织

(一) 外国

加拿大临终关怀协会(Canadian Hospice Palliative Care Association, CHPCA) 加拿大的国家临终关怀组织,成立于1991年,代表加拿大国家临终关怀的声音,旨在推动和倡导高质量的终末期照护/临终关怀/姑息照护服务。其工作内容是推动临终关怀公共政策、公众教育和公众意识的发展。协会在加拿大临终关怀实践规范中将临终关怀定义为"致力于解除患者及丧亲者痛苦、提高其生活和死亡质量的实践活动",为临终患者及其家人提供舒适、有尊严的照护,使其获得最佳的生活质量,包括全面满足患者及其家人生理、心理、社会、文化、情感及精神等各方面的需求;帮助他们准备和自主决定自己生命的结束和濒死过程;应对疾病带来的"丧失感"和悲伤,以及哀伤辅导。临终关怀/姑息照护服务的目标是帮助患者及家属处理现存的所有问题;预防新问题发生;促进有意义和有价值的经历、个人和精神的成长和自我实现。协会认为临终关怀/姑息照护服务的对象包括诊断为威胁生命或有发展为威胁生命危险的疾病的患者及家属,不管年龄如何,只要他们有未满足的期望或需求,就应该接受照护。临终关怀/姑息照护服务可以是现有疾病治疗的补充和完善,也可以是治疗的重点。临终关怀/姑息照护服务的有效开展需要一支多学科合作的医疗照护团队,团队的成员在其领域内具有照护患者的丰富知识和技术,并需要接受符合国家教育标准管理的学校或组织的培训。

加拿大高质量临终护理联盟(Quality End-of-Life Care Coalition of Canada, QELCCC) 由全加拿大 36 个致力于终末期照护质量的国家组织组成的联盟。包括 5 个工作小组(宣传、沟通和公众意识、家庭照顾者支持、专业教育和研究小组),以及由 5 个工作组主席组成的执行委员会。加拿大临终关怀协会是加拿大高质量临终护理联盟的秘书处,为工作组的工作开展提供行政支持。

联盟认为,所有加拿大人都有权享有优质的临终关怀,使他们能够在亲人的陪伴下,按照自己选择的地点,有尊严地、无痛苦地死去。为所有加拿大人实现优质的临终关怀,必须有一个资金充足、可持续的国家临终关怀和终末期照护战略。高质量临终护理联盟的使命就是携手合作,实现这一目标。

澳大利亚姑息照护协会(Palliative Care Australia, PCA) 澳大利亚临终关怀的国家机构,于 1998 年建立,其前身是成立于 1991 年的澳大利亚临终关怀与姑息照护协会。其目标是为所有人提供高质量的姑息照护,使命是在国家姑息照护指南的指导下,影响、促进和提升姑息照护的质量。

该组织认为,高质量的姑息照护需要姑息照护专业服务人员、初级全科医生、初级专家、支持照护者和社区之间建立强有力的服务网络。协会与服务对象、会员组织和姑息照护的工作人员密切合作,旨在改善和促进姑息照护,满足服务对象的需求。协会包括 8 个成员组织,代表了所有致力于高质量姑息照护的澳大利亚人。

日本临终关怀与姑息照护基金会(Japan Hospice/Palliative Care Foundation, JHPF) 2000 年 12 月 28 日正式获得批准成立的日本临终关怀和姑息照护基金会,其最终目标是实现人类的理想:安宁地走到生命的最后一刻。

基金会的主要目标是更好的临终关怀和姑息照护,提高日本公共卫生服务。主要通过以下活动达到此目的:①调查/研究,积极支持临终关怀和姑息治疗相关的信息网络,包括临终关怀和姑息治疗机构,家庭临终关怀工作,以及世界各地临终关怀和姑息治疗机构的活动。②工作人员的培训,向医务人员提供讲座、培训课程,并在可能的情况下,引进国外的知识渊博的教师。同时为受训人员和培训机构提供财政支持。③公共活动,利用书籍、各种材料和宣传册宣传基本理念、信息和技术,开展全面的公共活动,以推进临终关怀和姑息治疗。④国际交流,推动与这一领域更先进国家的国际对话,并努力与这些国家交流最新信息。帮助日本医务人员在国外学习,同时,也接受来自其他国家的医务人员在日本接受培训。⑤积极开展其他对基金会的目标至关重要的活动,以促使更好和更令人满意的安宁疗护的发展。

新加坡慈怀理事会(Singapore Hospice Council, SHC) 新加坡临终关怀和姑息照护服务慈善和公共机构,成立于 1995 年,代表所有在新加坡积极提供临终关怀和姑息照护服务的组织的总机构。致力于改善严重末期疾病患者的生活,并对患者的亲人提供支持。其目的是协调和促进新加坡的临终关怀和姑息照护服务;为医生、护士、专职卫生工作者、照顾者和志愿人员的培训提供支持;提高姑息照护的质量和公众认识。它是新加坡国内和在国际上临终关怀和姑息照护的声音。

世界临终关怀与姑息治疗联盟(Worldwide Hospice Palliative Care Alliance, WHPCA) 全球国家与地区的临终关怀与姑息治疗机构及附属网络,是致力于推动临终关怀与姑息治疗发展而组织的一个交

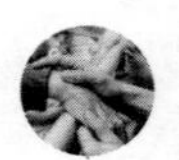

流平台。联盟成立于2008年,愿景是让更多需要姑息治疗的人能够获取此项服务。其使命是培养、影响及推动人们享有可负担的姑息治疗。联盟专注5个战略目标:①关注生命末期患者的整体需求,注重心理及精神呵护。强调使用最简便、便宜、有效及易获得的口服吗啡制剂,这是缓解痛苦、提高生活质量的关键。②推出可行的规则或方案,筹集资金,敦促国家制定相关政策,将临终关怀和姑息治疗整合到全民健康保险计划中,包括贫困和边缘的国家和地区。③世界临终关怀日,这是联盟自2004年发起的在每年10月的第二个周六,组织世界各国支持临终关怀与缓和医疗事业发展的联合行动日。世界临终关怀日每年设不同的主题,呼吁各国共同发声,让人们关注并支持临终关怀。④新闻资讯与观察。联盟建立的"信息网络"对业界的新闻、动向进行评论和信息分析,除了帮助专业人员和对此感兴趣的人们获得资讯,还鼓励、支持人们采取行动。⑤政策与倡导。通过帮助各国及地区的草根组织搭建桥梁,参与制定当地的相关政策,例如促进政府官员审视现有的药物政策并做出改进。联盟通过建立供全球姑息治疗领域从业人员广泛参与的平台,对政府和社会发声并采取务实的行动,使生命末期患者及其家属受益。

欧洲姑息治疗协会(European Association for Palliative Care, EAPC) 简称欧协,是欧洲各国推动姑息治疗实践与发展的组织,是为欧洲及欧洲以外的姑息治疗工作者及对此有兴趣的人们建立的一个开放的论坛。欧协成立于1988年,由来自48个国家的56个组织,以及全球52个国家的个人组成,欧协总部设在比利时首都布鲁塞尔。欧协的目标是"同一个声音和愿景"。欧协的愿景是将姑息治疗作为健康体系的一部分,使那些患有威胁生命疾病的人们及时获得姑息治疗而不再痛苦。欧协的任务是尊重成员的多样性及协同合作,促进和分享姑息治疗的研究、政策、教育及基于循证的实践:影响、推动和支持跨学科及全生命周期的有质量的姑息治疗。欧协关于姑息治疗的课题项目和任务分为十大类,包括医学、哀伤辅导、儿童与青少年、灵性照顾等。欧协具有影响力的研究成果是2012年出台的"癌症的阿片类药物治疗——欧洲姑息治疗协会基于循证的推荐",这份指南为全球姑息治疗阿片类药物的使用奠定了基础。2009年,欧协成立的欧洲姑息治疗研究中心是国际环境下以推广姑息治疗为目的的研究、教学及应用的专家成员小组。欧协网络提供姑息治疗广泛的资源和信息供人们使用。

英国圣克利斯朵夫临终关怀院(St. Christopher's Hospice Houses) 英国桑德斯1967年创建的世界上第一个临终关怀医疗护理服务机构,是集医疗护理、教学及科研为一体的英国最大的临终关怀院(简称圣院)。圣院是在当地注册的慈善机构,其愿景是为走向生命终点的人和他们周围的人提供任何时候及任何地点所需要的照护和支持。圣院有48张床位,600多名工作人员及上千名志愿者,为圣院及其周边的五个区(其中有非常贫穷及多元种族的地区)的癌症晚期、运动神经系统疾病和老年病晚期的患者提供免费服务。圣院每年需要约2 100万英镑维持运营,其中1/3的经费来自英国国民健康保险,其余资金需要自筹,包括依靠公司基金、信托公司、个人捐赠和其他收入等来源。圣院设住院部、门诊部、日间照护部、家庭临终关怀部、医疗部、护理部、理疗部、社工部、培训部、资金募集部与临床信息部。采用由医生、护士、社工、神职人员、物理治疗师、志愿者组成的团队服务模式。圣院制定五个优先事项并推动其实现:①推动及开创新型照护模式。②让公众更多地了解社区及丧亲辅导。③不断延伸关怀院的工作,确保圣院的正常运行。④与同道共同倡导及维系生命终末期照护的质量。⑤设住院、门诊和日间照护服务,以及居家访问、夜间及周末应急出诊。圣院的西德纳姆(Sydenham)周年纪念中心每周七天开放,宗旨是为患者及其家人、朋友建立一个现代化的社会

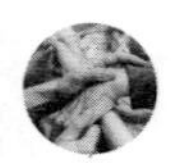

环境，为患者、家属及照护者提供社会交往和心灵歇息的场所，访问者亦可光顾。圣院每年接受约4 000人的培训，是全球缓和医疗教育最大的机构之一；也是英国和国际临终关怀从业人员的培训基地与学术交流的中心，更是世界各地医护人员及各界人士参观、学习和交流的场所。

亚太慈怀暨缓和医疗协会（Asia Pacific Hospice Palliative Care Network, APHN）简称协会，是为亚洲和太平洋地区的安宁缓和疗护的群体交流合作，帮助患者获得这项服务的组织。2001年在新加坡成立，是在当地注册的非政府慈善机构，会址设在新加坡。协会的宗旨是让亚洲和太平洋区域的患者得到慈怀（安宁）与缓和（姑息）医疗服务。协会的目标是协助社群开展缓和医疗服务，提倡缓和医疗纳入当地医疗政策，并促进教育及研究的发展。主要活动包括：①提供医疗技术、领导者及能力建设的平台。②推动将缓和医疗纳入本国的医疗体系。③开办适合当地的培训计划。④推动缓解疼痛药物的药品方案，提供药物的可获得性。⑤提供海外实习奖学金。⑥促进亚太缓和医疗同道的交流，建立友谊。⑦促进不同地区在教育、研究、学术研讨方面的协作。自1989年起，协会每两年举办亚太缓和医疗年会，2017年年会首次开办了华语论坛。协会为社会公众提供安宁疗护的影视宣传片、网络课程及电子刊物。

（二）中国

中国生命关怀协会（Chinese Association for Life Care, CALC）安宁疗护行业从业人员进行交流及关注支持它的各界人士共同推动安宁疗护事业发展进步的社会组织（简称协会）。协会于2006年在四位主要发起人李家熙、吴蔚然、耿德昌和崔以泰的倡导下，在全国人大常委会原副委员长彭珮云的支持下成立，在北京注册的全国非营利性社会团体。协会致力于临终关怀服务，舒缓治疗，老年医疗护理及保健，建立和发展中国的生命关怀事业。协会的任务是实施全国安宁疗护行业的管理，开展国内外学术交流，组织和培训安宁疗护专业队伍，宣传安宁疗护理念，动员社会各界参与安宁疗护服务活动等。2008年，协会成立“生命关怀研究中心”，旨在促进信息整合，交流分享学术成果。2008年，协会开展由国家卫生部疾控局立项的《中国城市临终关怀服务现状与政策研究》的课题，并向卫生部报告研究的结果及政策建议。2014年，协会在上海举办《临终关怀（舒缓疗护）伦理与实践国际研讨会》，会上，前世界卫生组织总干事、协会顾问胡庆澧宣布“世界卫生组织和世界临终关怀和姑息治疗联盟在今年1月出版的《临终姑息治疗全球地图集》中，缺少了占世界人口1/5的中国临终关怀的资料，如今这一空白已被填补”。让世界了解，在国际安宁疗护领域，中国没有缺席。2013年，协会的宗旨被修改为“传播生命文化，关怀生命全过程，维护生命尊严，提高生命质量，延长生命预期，创立并发展有中国特色的安宁疗护事业”。协会增加了“医养融合”“人文护理”等二级机构。2015年，协会立项并完成《构建中国临终关怀医疗服务体系研究》的课题，研究结果为政府在该领域的顶层设计提供了参考依据。中国生命关怀协会开创并奠定了中国安宁疗护事业的基础，发挥了引领及凝聚行业群体的作用，担负起中国安宁疗护领域先驱的历史重任，并在该领域进行了从理论到实践的有益探索，在改革开放的进程中，协会开启安宁疗护事业，对社会产生了深远的影响。

李嘉诚基金会全国宁养医疗服务计划（National Hospice Medical Service Plan of Li Jiacheng Foundation）李嘉诚基金会是1980年李嘉诚先生创办的在香港注册的慈善基金会（简称基金会）。1998年由基金会与广东汕头大学第一附属医院创建“全国首家试点宁养院”，为晚期癌症、贫困、疼痛的患者提供以居家为重点的宁养医疗服务模式。“宁养院”是由李嘉诚先生倡导、命名、捐资创立的为患者提供镇痛治疗、护理指导、心理辅导、哀伤支持、社会资源链接、义工服务和临终关怀知识宣传教育服务的医疗慈善机构。2001 年,基金会与内地一些医院合作建立宁养院,正式实施"'人间有情'全国宁养医疗服务计划"(简称"宁养项目")。宁养项目的宗旨是"以人为本,全人服务",秉承"造福患者,造福社会"的理念,已在全国成立 30 多家宁养院。宁养计划统筹管理机构是设在汕头大学医学院的宁养项目办公室,负责管理宁养院的日常工作及运营,致力于提高晚期癌症患者的生活质量,推动安宁疗护的发展,促进社会对晚期癌症患者的关怀与支持。

上海市浦东新区老年医院(Shanghai Pudong New Area Geriatric Hospital) 是中国率先开展临终关怀服务及老年护理的二级医院。1966 年建院,1987 年成为"上海南汇县结核病防治医院"。1988 年,在市卫生局及总工会支持下,创立临终关怀医院——上海市退休职工南汇护理院。2009 年更名为"上海市浦东新区老年医院"。20 世纪 80 年代末,由于本市退休职工老年慢病患者增多,反复住院使家庭经济和照顾负担过重,老年医院提供的医疗、护理、临终关怀、生活照顾、殡葬事宜的全方位服务,满足了患者及家庭的需求。医院设有 32 张临终关怀床位及"临终室",患者的住院及医疗费根据当时的公费及劳保条例予以支付,极大地减轻了患者和家庭的经济及照顾负担。2010 年,医院设立舒缓疗护科,与复旦大学肿瘤医院建立专科协作关系,并与本市浦东医院肿瘤科开展对接转诊合作。面对国内最早退休的一批慢病和残疾老人,老年医院因地制宜开展临终关怀工作,缓解了上海市老年职工慢病长期照护及善终殡葬的压力及困难;也为上海市后续开展安宁疗护工作打下基础并积累了宝贵经验。

天津医科大学临终关怀研究中心(Hospice Care Research Center of Tianjin Medical University) 简称中心,是首个在中国推广临终关怀理念,开展教育培训专业人才、临床服务及理论研究的机构。1987 年,美国心理学家黄天中博士将"临终关怀"介绍到中国,时任天津医科大学党委书记的崔以泰认同并接受这一国际理念,与黄天中教授开展合作,依托天津医科大学,于 1988 年 7 月 15 日成立天津医科大学临终关怀研究中心,崔以泰任中心主任。史宝欣为现任主任。中心由黄天中和中华护理学会天津市学会会长王桂英等筹资,共同建立临终关怀研究基金会。中心做了"国人对死亡和濒死态度的调查"。与天津肿瘤医院合作,撰写《癌症患者心理特征分析》等论文,并与天津医学院第二附属医院合作开办"临终关怀病区",进行临床实践的探索。中心举办国内培训班及国际研讨会,培训安宁疗护医护人员。崔以泰与黄天中合著的《临终关怀理论与实践》等国内临终关怀专著的出版,为临终关怀教育的普及奠定了理论基础。崔以泰等接受国际临终关怀理念并抓住机遇,开启了探索中国临终关怀的征程。自此,中国也成为国际临终关怀领域中的一员。

中国香港善宁会(Society for the Promotion of Hospice Care in Hong Kong, China) 是 1986 年在中国香港特别行政区政府注册的致力于推广临终患者的宁养照顾,并为丧亲者提供善别辅导服务的非营利慈善团体。善宁会的宗旨是"天为寿命定寿元,人为生命赋意义",其使命是通过倡导开展生命教育及宁养照顾,改变公众对死亡的认识,回应社会对善终的需求,并通过提供临终关怀相关知识及生命教育及培训交流,促进香港宁养疗护的进步。通过为医护人员、照顾者及公众设立培训课程及举办善别辅导活动,激发公众思考并获得参与探讨有关生命、临终及哀伤,以及计划未来的机会。善宁会出版年报、会刊和书籍供公众使用,以唤起社会大众关注生命及善终等人生议题。

中国台湾财团法人安宁照顾基金会(Hospice Foundation of Taiwan, China) 中国台湾财团法人安宁照顾基金会(简称基金会)是推动安宁疗护临床实务、教育训练、民众教育及募集资金的非营利性社会团体。1990年,台湾马偕医院成立当地首家安宁病房,基金会由马偕纪念社会事业基金会、马偕医院和双连基督长老教会共同发起、出资及募集成立,会址设在台北市。基金会的宗旨是协助临终患者获得适当之医疗,并促进各界对临终患者的关怀。基金会的服务项目有:宣传推广、教育训练、特需经济补助、安宁疗护运动、合约医院、多媒体/文宣和学术活动。基金会已和台湾91家医院签约,建立安宁病房住院、居家探访及安宁共照服务。基金会网站为专业人士提供期刊及公众教育的资料。基金会发挥协调与支持中国台湾安宁疗护事业的作用。

中国台湾安宁缓和医学学会(Taiwan Academy of Hospice Palliative Medicine, China) 简称学会,是团结联络中国台湾地区安宁缓和医学界群体,开展安宁缓和医学专业教育培训,参与行业交流合作,促进完善安宁缓和医疗行业进步的社会组织。学会是1999年成立的非营利性社会团体,办公地点设在台北市。学会的宗旨是提升中国台湾地区安宁疗护暨缓和医学水平,促进学术研究发展,推动专科医生制度,加强学术交流,辅导其他安宁疗护相关专业的发展。

中国台湾马偕纪念医院安宁疗护病房(Hospice Ward of Mackay Memorial Hospital) 是为生命末期患者实施安宁缓和医疗照护的住院病房。病房的安宁疗护团队在马偕纪念医院开展"安宁共同照顾模式",为院内其他科室提供安宁缓和医疗会诊咨询。2005年,病房成立安宁共同照护团队,为出院后的患者提供服务。安宁共照团队通过评估出院后患者的照顾需求,以及医疗照护的执行情况,实施照顾质量监测,并进行哀伤辅导,形成完整的安宁共照临床服务及管理机制。马偕纪念医院安宁疗护团队在中国台湾地区安宁疗护事业的发展及与大陆地区同行的交流互动中发挥了积极的作用。

(崔静　王娜宁)

附录一　临终关怀相关评价表

具体内容可扫描下方二维码进行查阅。

附录二 汉英对照索引

（按笔画排序）

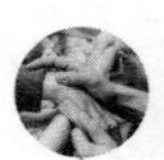

四画

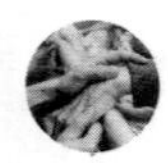

五画

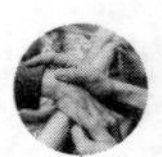

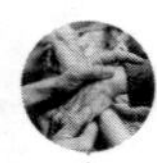

六画

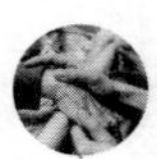

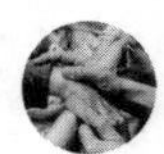

七画

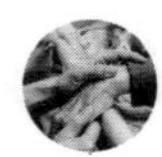

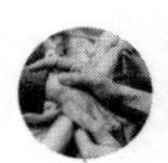

八画

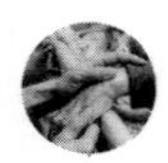

九画

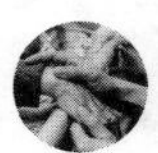

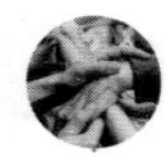

十画

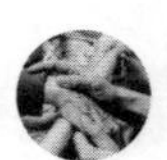

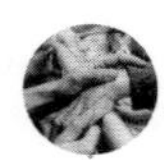

十一画

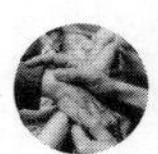

十二画

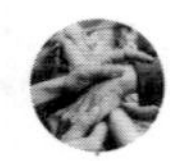

十三画

十四画

十五画

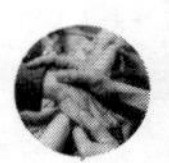

十六画

十七画

二十画

附录三　英汉对照索引

（按字母排序）

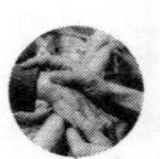

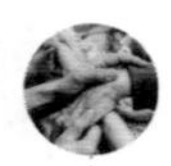

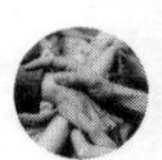

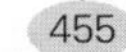

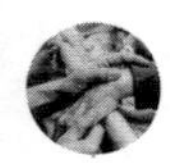

E

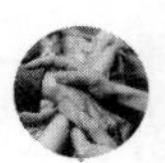

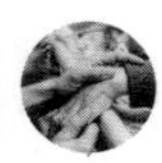

G

H

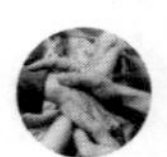

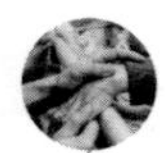

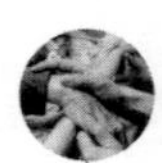

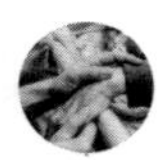

N

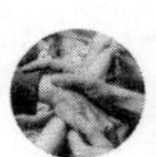

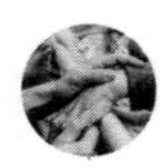

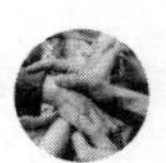

Q

R

S

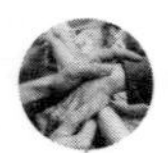

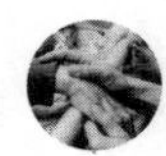

T

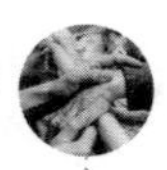

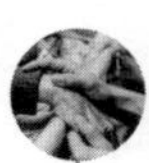

图书在版编目(CIP)数据

临终关怀学词典/施永兴,罗冀兰主编. —上海：复旦大学出版社，2024. 5
ISBN 978-7-309-15453-5

Ⅰ. ①临… Ⅱ. ①施… ②罗… Ⅲ. ①临终关怀学-词典 Ⅳ. ①R48-61

中国版本图书馆 CIP 数据核字(2020)第 268993 号

临终关怀学词典
施永兴　罗冀兰　主编
责任编辑/张　怡　江黎涵

复旦大学出版社有限公司出版发行
上海市国权路 579 号　邮编：200433
网址：fupnet@fudanpress. com　http://www. fudanpress. com
门市零售：86-21-65102580　团体订购：86-21-65104505
出版部电话：86-21-65642845
江阴市机关印刷服务有限公司

开本 787 毫米×960 毫米　1/16　印张 30. 25　字数 767 千字
2024 年 5 月第 1 版
2024 年 5 月第 1 版第 1 次印刷
印数 1—4 500

ISBN 978-7-309-15453-5/R・1852
定价：268. 00 元